现代肝癌
诊断治疗学

（第2版）

芮静安　吴健雄　李志伟　主编

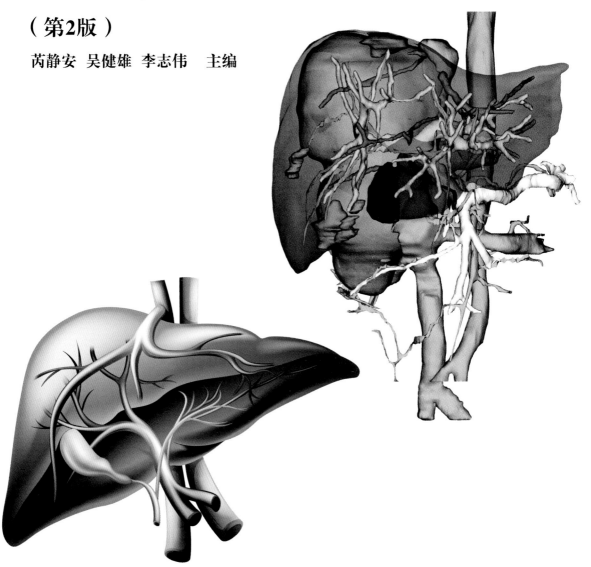

清华大学出版社

北京

内 容 简 介

本书系统阐述了原发性肝癌的基础理论和临床诊治知识,共分六篇:第一篇基础理论论述了肝脏解剖学、分子细胞生物学和肝癌细胞分子医学、流行病学、病因学和病理学等相关知识。其中的第二章是本书最有特色的章节,从细胞和分子层面系统介绍了肝脏结构与功能、肝再生和肝癌等相关理论,包括近年来的新进展,如肝干细胞、肝癌干细胞、肝癌遗传学与表观遗传学、信号转导及其网络、免疫逃逸及肿瘤微环境等。第二篇诊断学包括临床病学、肝癌标志物、酶学分析、超声诊断、CT 诊断、MR 诊断、血管造影、PET-CT 检查、肝癌分期等内容。第三篇外科治疗学是本书的重点,介绍各类型肝切除术、肝脏移植术、肝癌合并门静脉高压症的治疗、肝外科麻醉学、肝癌复发转移的外科治疗以及肝癌诊治规范化等。第四篇肝癌多学科治疗理论和实践包括肝病患者营养支持、肝癌肝动脉化疗栓塞、射频消融治疗、微波消融治疗、化学消融、放射性 ^{125}I 种子源、放射免疫靶向治疗、放疗、缓释库治疗、化疗和中医治疗等。第五篇介绍肝癌相关肝炎的诊断和治疗。第六篇对 21世纪肝癌诊断治疗情况进行了展望。本书由肝癌相关领域造诣深厚的专家联合编纂,反映肝癌相关领域的最新进展和我国肝癌诊治的最高水平,具有相当的权威性,是广大临床医师、医学生和相关科研人员重要的参考书。

图书在版编目(CIP)数据

现代肝癌诊断治疗学/芮静安,吴健雄,李志伟主编. — 2版. — 北京:清华大学出版社,2021.1
ISBN 978-7-302-46617-8

Ⅰ.①现… Ⅱ.①芮…②吴…③李… Ⅲ.①肝癌-诊疗 Ⅳ.①R735.7

中国版本图书馆CIP数据核字(2017)第031331号

责任编辑:罗　健
封面设计:钟　达
责任校对:赵丽敏
责任印制:丛怀宇

出版发行:清华大学出版社
　　　　网　　址:http://www.tup.com.cn, http://www.wqbook.com
　　　　地　　址:北京清华大学学研大厦 A 座　　　　邮　编:100084
　　　　社 总 机:010-62770175　　　　　　　　　　邮　购:010-62786544
　　　　投稿与读者服务:010-62776969, c-service@tup.tsinghua.edu.cn
　　　　质量反馈:010-62772015, zhiliang@tup.tsinghua.edu.cn
印 刷 者:三河市铭诚印务有限公司
装 订 者:三河市启晨纸制品加工有限公司
经　　销:全国新华书店
开　　本:185mm×260mm　　　印　张:48.75　　　插　页:30　　字　数:1445 千字
版　　次:2004 年 5 月第 1 版　2021 年 1 月第 2 版　　印　次:2021 年 1 月第 1 次印刷
定　　价:398.00 元

产品编号:038845-01

主 编 简 介

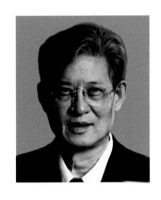

芮静安

1936 年生于江苏溧阳。1960 年毕业于北京医学院（现为北京大学医学部）医疗系。1960—1981 年，为北京医学院附属第三医院（现北京大学第三医院）外科医师、讲师、副主任。1982 年 1 月—1983 年 3 月，为美国约翰·霍普金斯医院（Johns Hopkins Hospital）外科博士后。1983—1991 年，为中国医学科学院肿瘤医院外科副主任医师、副教授、大外科副主任兼腹部外科主任。1991 年 10 月—1992 年 5 月，为美国匹兹堡大学托马斯 E. 斯塔尔（Thomas E.Starzl）肝脏移植研究所研究员。1992 —2002 年，任邮电总医院（北京医科大学第八临床医学院，现为协和医院西院）外科主任医师、教授、外科教研室主任、肝脏外科主任、肝癌研究所所长、副院长。2002 年 5 月起，为中国医学科学院北京协和医院外科主任医师、教授，被评为北京协和医院名医。现为国际肝胆胰协会会员、中华医学会外科学分会肝脏学组资深委员、中国抗癌协会癌转移专业委员会名誉副主任、中国医学基金会名誉理事。担任《中华医学杂志》《中华肝脏病杂志》等 6 种杂志编委。

提出以手术为主治疗大肝癌的理念，并建立大肝癌肝切除"120"模式，主张一次性肝门阻断法行半肝切除术、大肝癌肝脏左三区或右三区切除术（极限切除术，切除肝脏 75%～80%）。曾创连续 100 例肝脏切除无手术死亡的记录。1986 年撰写的论文《常温下一次性肝门阻断法行半肝切除术》被国际肝胆胰学术会议确定为高级课程教材。通过肝外科临床实践，提出"肝脏雕刻外科"和"肝脏无手术禁区"的新概念。多年来开展大型肝切除术不输异体血的临床研究，证明可降低肝癌术后复发率。在肝癌基础研究方面，与北京大学基础医学院周柔丽教授领导的团队合作，发现、克隆和鉴定了一个新基因（LAPTM4B），研究它在肝癌发生、发展中的驱动作用、细胞与分子机制及其在肝癌诊断、治疗中的潜在应用价值。曾多次主持国际、国内肿瘤和肝脏外科学术会议。应邀赴美国、英国、德国、法国、日本、俄罗斯、西班牙、澳大利亚、马来西亚等国和中国香港、澳门特别行政区及台湾地区讲学和参加学术会议。2006 年应邀赴美国哈佛大学医学院附属医院和约翰·霍普金斯医院做肝脏外科演讲，受到同行极大关注。

1993 年起被批准享受国务院颁发的"医疗卫生事业突出贡献"政府特殊津贴。1999 年，英国国际传记中心为芮静安教授颁发"20 世纪世界杰出肝脏外科科学家"证书。20 世纪 90 年代，芮静安被载入《亚洲太平洋地区名人录》。曾获部级科技进步奖一、二、三等奖各 1 次，获吴孟超肝胆外科医学奖、北京医科大学第八临床医学院桃李奖、北京协和医院医疗成果奖和基本外科桃李奖、北京医学会肝病分会"终身贡献奖"（2012）和中华医学会外科分会肝脏学组"中国肝脏外科终身成就奖"（2016）。

发表中、英文论文 80 余篇，参编中、英文专著 16 部，主编《现代肝癌诊断治疗学》（第 1 版，2004）和《现代肝脏外科学》（2008）（均为清华大学出版社出版）。

主 编 简 介

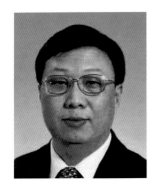

吴健雄

1962 年出生于福建省永定县。1985 年毕业于同济医科大学（现华中科技大学同济医学院）医疗系，而后在中国医学科学院肿瘤医院工作至今。1995 年获协和医科大学肿瘤外科学博士学位。2000 年以来一直担任腹部外科副主任，并兼任肝胆外科主任，为国家癌症中心、中国医学科学院肿瘤医院学术委员，博士生导师。

任卫生部海峡两岸医药卫生交流协会肿瘤防治专家委员会主任委员、中华医学会肿瘤学分会全国肝癌专业学组主任委员、中华医学会肠外肠内营养学分会常务委员、北京医学会肠外肠内营养学专业委员会副主任委员、中国医师协会结直肠癌肝转移专业委员会副主任委员、全国卫生产业企业管理协会外科技术创新与推广分会副会长、中国中医药信息研究会临床研究分会副会长、北京市医疗事故技术鉴定专家委员会委员，为国际肝胆胰外科协会会员、美国加州大学洛杉矶分校客座教授。

担任《中华临床医师杂志》《中华现代外科杂志》《中华临床营养杂志》《中国肿瘤临床》《中国肿瘤临床与康复》《肿瘤研究与临床》《中华中西医杂志》《世界中西医结合杂志》《国际肿瘤学杂志》《世界华人消化杂志》等期刊编委。

从事肝胆胰、胃肠及乳腺癌临床诊治及研究工作三十多年，主要研究方向为原发性肝癌及肝转移瘤的外科治疗，在中央型肝癌综合治疗研究中取得突出成绩。1995 年在国内率先开展转移相关基因 CD44v mRNA 与大肠癌的相关性研究。2000 年在国内率先采用手助腹腔镜和超声刀新技术，成功地进行了结直肠癌根治术，取得满意疗效。2006 年在国际上首次发现 COX-2 启动子区与大肠癌发病及进展相关。2006 年 7 月以来采用肝区域选择性适时血流阻断以及超声乳化技术进行肝切除，将我国中央型肝细胞肝癌的切除率、治愈率及生存率提高到国际领先水平。

承担国家肝癌防治重大专项（为首席科学家）、国家 863 重点课题、国家重点基础研究 973 计划课题、国家自然科学基金项目、首都临床特色应用研究课题等，不断深入研究中央型肝细胞肝癌发生、发展的生物学特征，研究其病因学、流行病学、肿瘤标志物及免疫学指征，研究肝癌术后高危复发因素及其作用机制，在国际及国内核心期刊发表学术论文 170 余篇。

近年来，先后被评为中国医学科学院和北京协和医学院优秀教师、北京市卫生系统先进个人、首都优秀医务工作者、北京市爱国立功标兵、北京市高校系统优秀共产党员。2014 年被北京抗癌乐园评为"首都最美医生"，被 39 健康网中国健康年度总评榜评为"最受欢迎在线名医"。2015 年被中央人民广播电台评为"金牌好医生"。

主 编 简 介

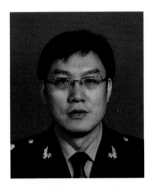

李志伟

李志伟，1967 年 6 月出生，汉族，山西偏关人，主任医师，从事肝胆外科临床工作 30 余年，1989 年毕业于山西医科大学临床医学专业，2000 年毕业于北京大学第三医院普通外科学专业，获得临床硕士学位，同年入伍，在中国人民解放军总医院第五医学中心外科工作多年，现为深圳市第三人民医院肝胆外科主任。期间赴天津第一中心医院学习同种异体肝脏移植，赴韩国短期学习亲体肝脏移植。

主要从事门静脉高压症、肝癌及肝脏移植的临床及基础研究，擅长肝硬化门静脉高压症规范化诊断及治疗。完成各类门静脉高压开腹脾切除断流术、分流术逾 3000 例，手助腹腔镜脾切除断流术 200 余例，全腹腔镜脾切除断流术 100 余例。参与完成各类肝癌切除术 1000 余例，开展肝移植术 300 余例。

曾任中国人民解放军总医院第五医学中心普通外科中心及门静脉高压外科中心主任、全军普通外科专业委员会委员、全军肝胆外科专业委员会委员、全军门静脉高压症专业委员会副主任委员、北京医学会手术技艺研究专业委员会委员、北京医学会腹膜后肿瘤专业委员会委员、海峡两岸医学会胰腺肿瘤专业委员会委员、北京中西医结合专业委员会肿瘤专业委员会副主任委员。现任中华医学会外科学分会脾脏及门静脉高压症学组委员、广东省脾脏及门静脉高压症专业委员会副主任委员、深圳市普通外科专业委员会副主任委员。

担任《中华肝胆外科杂志》编委，担任《临床肝胆病杂志》《中国普通外科杂志》《传染病信息》杂志审稿专家。多次在全国、全军学术会议上发言，2015 年、2016 年主办两期全国门静脉高压症外科学习班。主持完成及在研首都特色临床课题 2 项，在研院长创新基金重大项目 1 项。发表普通外科及肝胆外科论文 60 多篇，以第一作者及通讯作者身份发表肝脏移植、肝脏肿瘤及门静脉高压症相关核心期刊论文 20 余篇。其中，无创门静脉压力测量的相关研究成果发表在权威英文学术期刊《肝脏学杂志》《欧洲消化病学杂志》上。

主编《肝硬化门静脉高压介入治疗经验与技巧》《门静脉系统血栓介入治疗经验与技巧》，副主编《漫谈肝硬化门静脉高压症》，参编《现代传染病学》，参译《希夫肝脏病学》。

主持的"门静脉高压症外科手术治疗"项目获 2014 年度全军科研成果三等奖；主持的"脾切断流术治疗门静脉高压的临床疗效及其对免疫影响研究"项目获 2017 年度北京市科技成果三等奖。

编委会名单

主　编　芮静安　吴健雄　李志伟

副主编　段钟平　刘振文　李　铎　于保法　王少斌　张克明

编　者　（按编写的章节顺序排名）

刘晓欣　香港中文大学医学院

刘允怡　香港中文大学医学院、中国科学院院士

赖俊雄　香港中文大学医学院

周柔丽　北京大学基础医学院

陈建国　启东肝癌防治研究所

张永辉　启东肝癌防治研究所

周　立　中国医学科学院北京协和医院

滕晓英　首都医科大学附属北京地坛医院

苏　勤　中国医学科学院肿瘤医院

王少斌　中国医学科学院北京协和医院

刘振元　中国医学科学院北京协和医院

李志艳　中国人民解放军总医院第五医学中心

马　威　中国人民解放军总医院第五医学中心

董景辉　中国人民解放军总医院第五医学中心

欧阳汉　中国医学科学院肿瘤医院

邢古生　中国医学科学院肿瘤医院

李晓光　北京医院

张雯杰　中国医学科学院肿瘤医院

吴　宁　中国医学科学院肿瘤医院

曲　强　中国医学科学院北京协和医院

吴健雄　中国医学科学院肿瘤医院

王黎明　中国医学科学院肿瘤医院

余微波　中国医学科学院肿瘤医院

刘立国　中日友好医院

吴　凡　中国医学科学院肿瘤医院

安松林　首都医科大学附属北京世纪坛医院

柳云贺　中国医学科学院肿瘤医院

荣维淇　中国医学科学院肿瘤医院

徐　泉　中国医学科学院肿瘤医院

钟宇新　中国医学科学院肿瘤医院

郑艺玲　中国医学科学院肿瘤医院

林圣涛　中国医学科学院肿瘤医院

张　凯　中国医学科学院肿瘤医院

陶常诚　中国医学科学院肿瘤医院

芮静安　中国医学科学院北京协和医院

张克明　北京大学国际医院

李　鹏　中国人民解放军总医院第五医学中心

刘　荣　中国人民解放军总医院

赵国栋　中国人民解放军总医院

刘全达　中国人民解放军火箭军总医院

周宁新　中国人民解放军火箭军总医院

王洪波　中国人民解放军总医院第五医学中心

刘振文　中国人民解放军总医院第五医学中心

齐瑞兆　中国人民解放军总医院第五医学中心

李志伟　深圳市第三人民医院

高　峰　北京保法肿瘤医院

刘　建　北京保法肿瘤医院

李　健　北京保法肿瘤医院

井　鹏　北京保法肿瘤医院

崔光辉　北京保法肿瘤医院

韩　燕　北京保法肿瘤医院

俞　悦　中国医学科学院肿瘤医院

周爱萍　中国医学科学院肿瘤医院

李　青　中国医学科学院肿瘤医院

孙　燕　中国医学科学院肿瘤医院、中国工程院院士

段钟平　首都医科大学附属北京佑安医院

陈　煜　首都医科大学附属北京佑安医院

张代钊　中日友好医院

郝迎旭　中日友好医院

孟繁平　中国人民解放军总医院第五医学中心

李捍卫　中国人民解放军总医院第五医学中心

陈国凤　中国人民解放军总医院第五医学中心

编委会秘书　齐瑞兆　中国人民解放军总医院第五医学中心

序

原发性肝细胞癌（简称肝癌）是临床上最常见的恶性肿瘤之一，全球发病率逐年增长。我国是肝癌高发区，在肿瘤相关死亡中仅次于肺癌，位居第二。

我国原发性肝癌分布于广大农村和城市，已属常见病、多发病。其早期诊断和早期治疗仍然存在许多重要问题。"早发现、早确诊、早治疗"极为重要，普及有关知识是第一步。

《现代肝癌诊断治疗学》2004年5月出版后，深受广大读者欢迎。现在，很高兴看到北京协和医院芮静安教授等再次主编《现代肝癌诊断治疗学》（第2版）。经数年的撰写，即将出版。本书编写过程中邀请国内（包括香港）对肝癌诊断、治疗有丰富经验的著名专家、教授及后起之秀撰写，特点为全面、系统、实用，并注入新进展。

我希望它能成为肿瘤专业医师、研究生和医学生的一本有价值的参考书。

北京医院名誉院长　吴蔚然

前 言

原发性肝癌是我国高发的恶性肿瘤，每年新发和死亡患者均占全球总数的54%左右。据2019年1月报道：2015年中国肝癌发病人数37万，死亡人数32.6万，居肿瘤第二位，仅次于肺癌，中国可谓"肝癌大国"，其防治任务十分繁重，不容乐观和自满。

进入21世纪，临床肿瘤学在治疗方面已经有三点共识，即循证医学、个体化治疗和标准化治疗。

本书是笔者主编的《现代肝癌诊断治疗学》（清华大学出版社出版，2004年）的第2版。本人有幸邀请到我们所崇仰的、德高望重的外科老前辈吴蔚然教授为本书作序，并邀请国际肝胆胰协会原主席、中国科学院院士、香港中文大学外科教授刘允怡及亚洲临床肿瘤学会和中国临床肿瘤学会名誉主席、中国工程院院士、中国医学科学院协和医科大学肿瘤医院内科孙燕教授编撰有关章节。同时邀请著名教授、专家刘晓欣、赖俊雄、周柔丽、陈建国、张永辉、周立、滕晓英、苏勤、刘振元、李志艳、马威、欧阳汉、李晓光、吴宁、曲强、周爱萍、荣维淇、王黎明、吴凡、徐泉、王洪波、刘荣、周宁新、徐晨、毛一雷、于健春、史仲华、刘福全、杨永平、梁萍、董宝玮、冯威健、陈峰、杨立军、王维虎、余子豪、李青、陈煜、张代钊、郝迎旭、孟繁平、李捍卫和陈国凤等编撰相关章节，博采众长，使本书可读性和权威性大大提高。

编撰者多承担繁重的临床、科研、教学任务，故耗时数年才完稿。本书各位教授和专家肩负教书育人和思想探索的责任，在繁忙工作之余，笔耕不辍，可谓安贫乐道，不辱使命，本书将为我国肝胆外科贡献自己的力量！

在本书编写过程中，对吴蔚然名誉院长和周宁新教授的逝世表示沉痛的哀悼！

对齐瑞兆博士、安松林副主任医师在定稿中所做的努力表示深深的感谢！

本人才疏学浅，疏漏和不妥之处在所难免，敬请诸位同仁和读者不吝批评指正。

苟静安

2020年6月

于北京协和医院

目 录

第四篇

肝癌多学科治疗理论和实践　/479

第五篇

肝癌相关病毒性肝炎诊断和治疗　/721

第六篇

展望　/755

第一篇　基础理论

第一章
现代肝脏解剖学

一、肝段的概念

过去对肝脏解剖的认识是，镰状韧带将肝脏分成左、右两叶。但是这一观念被杰姆斯·坎特利（James Cantlie，1851—1926）推翻了，他发现了肝中界面是斜行的，以 70° 角从脏面延伸到膈面，从右侧延伸到左侧，因此，左、右半肝的分界大约是从前下方的胆囊床延伸到后上方的下腔静脉右缘。霍斯托（Hjorstjo）、希利（Healey）和施罗伊（Schroy）更深入地开展了肝脏解剖研究工作，他们用肝脏的铸型模型证明了右半肝可以进一步分为右前区和右后区（希利和施罗伊称之为段），左半肝可以被镰状韧带分为左内区和左外区（希利和施罗伊称之为段）。这些解剖学分段是根据局部解剖和肝内动脉 / 胆管系统（即动脉胆管分段法）得出的。希利描述了被其他人称之为"亚段"的第三级划分"区域"（area）。希利提出的"区域"和奎诺（Couinaud）提出的"肝段"是相对应的，但有一点不同：奎诺表述的单独的 4 段，是用来描述肝脏的肝中界面和脐裂之间的肝脏组织的，而希利将其描述为两个"区域"，奎诺的观点被广为接受，希利和施罗伊提出再进一步的划分是人为的，现在人们仍常常将奎诺的 4 段分为 4a 段和 4b 段。

二、肝扇区和肝段的概念

奎诺向门静脉和肝静脉注入塑料，随后腐蚀周围的实质，制成铸型模型。根据其研究成果，他提出了门静脉分段法。该方法有别于希利的动脉胆管分段法。该方法是通过肝脏的三条肝静脉把肝分成四个扇区。肝中静脉走行在肝中界面中，并将肝脏分成左半肝和右半肝。在右侧，肝右静脉走行在右区界面，并将右半肝分成右前扇区（或右旁正中扇区）和右后扇区（或右外扇区）。值得注意的是，在右半肝，希利提出的"区"（他称之为段）和奎诺提出的"扇区"是一致的。在左侧，肝左静脉走行在左肝裂中，将左半肝分成左内扇区（或左旁正中扇区）和左外扇区（或左后扇区）。因此，在左半肝，希利的"区"（他称之为段）与奎诺的"扇区"不同。奎诺根据门静脉的分支，进一步把肝脏分成 8 个段（图 1-1-1）。

在右半肝，区和扇区是一样的，右前区（即右前扇区）可被分成上方的 8 段和下方的 5 段。右后区（即右后扇区）被分成上方的 7 段和下方的 6 段。

在左半肝，区和扇区是不一样的。左内区位于肝中界面和镰状韧带之间，仅包括 4 段；而左外区被肝左静脉分隔为 3 段和 2 段。左内扇区包括 3 段和 4 段，位于肝中静脉和肝左静脉之间。镰状韧带和脐裂分隔 4 段和 3 段。左外扇区位于肝左静脉的外侧，仅包括 2 段（图 1-1-1）。

肝的 I 段在希利提出的动脉胆管肝段划分法和奎诺提出的门静脉肝段划分法中等同。

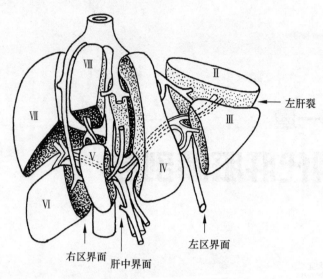

右区界面　肝中界面　左区界面

图 1-1-1　肝扇区和肝段的概念

　　美国肝脏解剖术语命名方法主要由希利提出，而欧洲肝脏解剖术语命名方法主要由奎诺提出。必须明确指出，希利提出的"段"与奎诺提出的"段"不同，跟日本人高崎（Takasaki）提出的"段"更加不同，如不清楚指出所用段的意思，很容易引起混淆。此外，不同的人对"叶"也有不同的理解。另一方面，有很多术语都用来表达同一件事情，如将肝脏分成左半肝和右半肝的肝中界面，也称为坎特利（Cantlie）线、正中线、主平面、主裂、主沟、肝门主裂（奎诺）以及叶间接口。

　　因此，应该采用统一的、国际认可的肝脏解剖和肝脏切除命名方法。

三、布里斯班 2000 肝脏解剖和肝脏切除命名方法

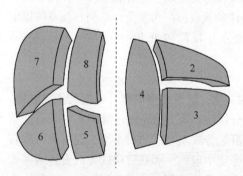

图 1-1-2　布里斯班 2000 肝脏解剖和
肝脏切除命名方法

　　国际肝胰胆学会（International Hepato-Pancreato-Biliary Association，IHPBA）科学委员会，于 1998 年 12 月在瑞士伯恩召开的会议上，决定设立由国际专家组成的命名委员会，以解决肝脏解剖和肝脏切除的命名问题。寻找一种与解剖学和手术学术语一致的命名方法很有必要，这种术语命名方法在解剖学上必须正确，并且前后一致，可以自我解释，语言文字也必须正确，易于翻译，精确而简洁。18 个月后，该委员会提交了一份术语命名方法，2000 年 5 月，该命名方法得到 IHPBA 于 2000 年 5 月在澳大利亚布里斯班举行的世界大会认可（图 1-1-2）。

　　按照该术语命名方法，肝脏可分为两部分：主肝和尾状叶（被奎诺称为背扇区或 1 段）。关于该术语命名方法对尾状叶的命名，学界仍然存在一些争议。

　　主肝被分为下列三级结构：半肝（或肝）、区、段。每个肝段是一个独立的单位，拥有独立的动脉胆管系统、门静脉的血液供应和肝静脉的回流。因此，肝段可以独立切除或与其相邻的肝段一并切除。

　　将肝脏分为左半肝和右半肝的第一级划分是指一个与胆囊窝和下腔静脉（inferior vena cava，IVC）的窝相交的平面（表 1-1-1），被称为肝中界面。在此平面内走行的是肝中静脉。

表 1-1-1　第一级划分

解剖名称	奎诺肝段	手术名称	图示（相关区域用灰色表示）
右半肝**或者**右肝	Sg 5-8（+/-Sg 1）	右肝切除术**或者**右半肝切除术（±1 段）	
左半肝**或者**左肝	Sg 2-4（+/-Sg 1）	左肝切除术**或者**左半肝切除术（±1 段）	

　　第二级划分是根据左区接口和右区接口。右区接口没有表面标志，肝右静脉走行其中。而左区界面内通过脐裂和镰状韧带附着线（图 1-1-3、表 1-1-2）。

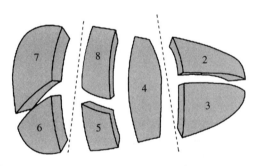

图 1-1-3　第二级划分示意图

表 1-1-2　第二级划分

解剖名称	奎诺肝段	手术名称	图示
右前区	Sg 5，8	在每个解剖名称后面加上"切除术"，如右前区肝切除术	

续表

解剖名称	奎诺肝段	手术名称	图示
右后区	Sg 6，7	右后区肝切除术	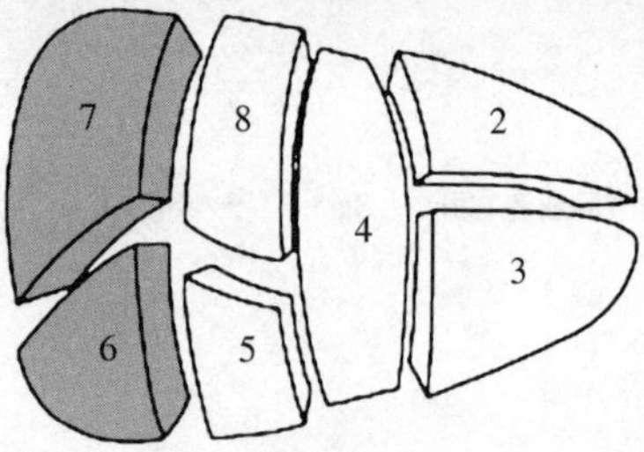
左内区	Sg 4	左内区肝切除术**或者**切除4段术（也可参见第三级划分）**或者**4段切除术（也可参见第三级划分）	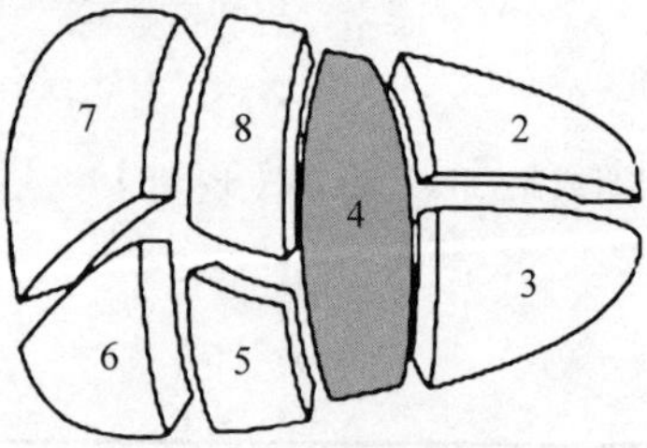
左外区	Sg 2，3	左外区肝切除术**或者**2、3段肝切除术（也可参见第三级划分）	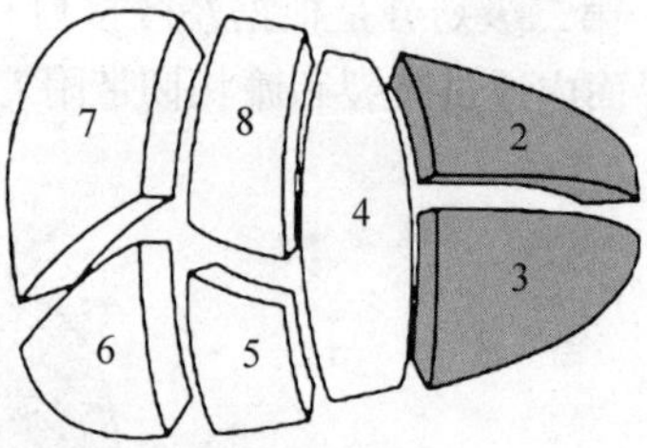
右半肝加左内区	Sg 4-8（+/-Sg 1）	右三区肝切除术或者扩大右肝切除术或者扩大右半肝切除术（±1段）	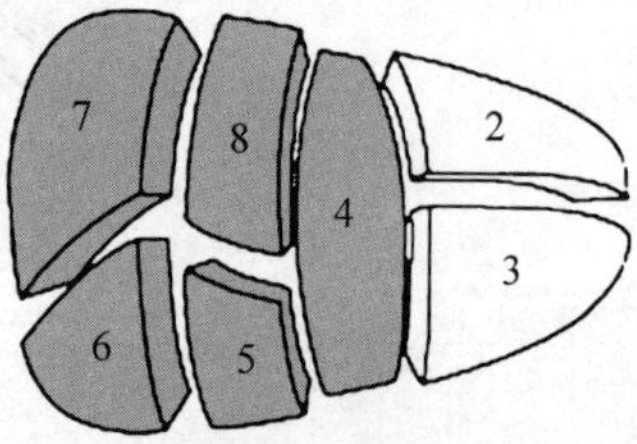
左半肝加右前区	Sg 2-5，8（+/-Sg 1）	左三区肝切除术或者扩大左肝切除术或者扩大左半肝切除术（±1段）	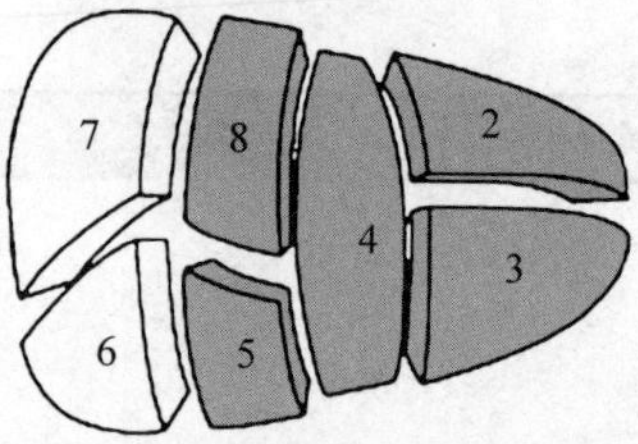

　　第三级划分是根据肝段之间的接口而进行的，它们被称为段接口，但是没有表面标志，也没有主要结构在这些平面内走行。请注意，肝左静脉开始走行于2段和4段之间，尔后走行在2段和3段之间（图1-1-4，表1-1-3）。

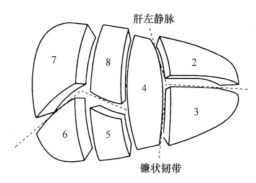

图 1-1-4 第三级划分示意图

表 1-1-3 第三级划分

解剖名称	奎诺肝段	手术名称	图示
1-8 段 （6 段切除术）	Sg 1 到 Sg 8 中的任意一个段	如 6 段肝切除术	
2 个相邻的肝段	Sg 1 到 Sg 8 中的任意连续两个段	如肝 5、6 段切除术	

　　请注意上述命名方法是根据希利的第二级划分方法（动脉胆管分段法）而定的（表 1-1-1，表 1-1-2，表 1-1-3）。

　　基于奎诺门脉肝段分段法的第二级划分同样是一种可选的正确命名方法，已列入布里斯班 2000 命名法的附加文档中（表 1-1-4），因为它可以命名不常见的左侧肝切除术，如左内扇区切除术（即 3、4 段切除术）。

表 1-1-4 可选择的第二级划分法（根据门静脉的第二级划分法）

解剖名称	奎诺肝段	手术名称	图示
右前扇区 或者右旁正中扇区	Sg 5，8	在每个解剖名称后面加上"切除术"，如右前扇区切除术 或者右旁正中扇区肝切除术	

续表

解剖名称	奎诺肝段	手术名称	图示
右后扇区**或者**右外侧扇区	Sg 6, 7	右后扇区肝切除术**或者**右外扇区肝切除术	
左内扇区**或者**左旁正中扇区	Sg 3, 4	左内扇区肝切除术**或者**左旁正中扇区肝切除术**或者**肝3、4段切除术	
左外扇区**或者**左后扇区	Sg 2	左外扇区肝切除术**或者**左后扇区肝切除术**或者**2段肝切除术	

注：右前扇区和右前区是同义词。右后扇区和右后区是同义词。

左内扇区和左内区不是同义词，而且是不可互换的词。它们描述的不是同一个解剖区域。

左外扇区和左外段不是同义词，而且是不可互换的词。

边界或分界面：

门静脉第二级划分法的边界或分接口是指右扇区接口和左扇区接口。这些划分法没有表面标志。

另外，在布里斯班2000肝脏解剖和肝脏切除命名方法中比较重要的方面是：

（1）奎诺分段简写为 Sg 1-8（如 Sg 6），为了避免段与区和扇区相混淆，段的缩写常选用 Sg，而不是 S。阿拉伯数字比罗马数字更常用，因为许多非西方国家不使用罗马数字。

（2）粗体字"**或者**"连接的命名方法是等同的，如："右半肝'**或者**'右肝"，由使用者自行选择。普通体字"或者"连接的命名方法表明优先选择第一个名称，但是第二个名称也是可以接受的，如："右肝三区切除术'或者'右肝扩大切除术"，由使用者自行选择，但是第一个名称是优先选择的。产生这种情况的原因是：使用形容词"扩大的"来表明切除范围超过正中平面（在有些情况下，比全切范围要小），表中包含"扩大的"那些命名方法是可以接受的，但不是优先选择的。

我们希望表 1-1-5 有助于澄清一些由于不同的解剖学家使用不同的术语描述肝脏的同一个解剖部位而造成的混淆。希望布里斯班2000肝脏解剖和肝切除术术语命名方法会被全世界的解剖学家和外科医生采用。

表 1-1-5　相同意思但不同命名的术语

布里斯班 2000	欧洲（奎诺）	美国（希利和施罗伊）	其他
（1）肝中界面	肝门主裂、主裂	叶间界面	坎特利线、坎特利裂、中线、主裂、主沟、主平面、右肝和左肝的分界面
（2）右/左肝 右/左半肝	右/左肝 右/左半肝	右/左叶	右/左叶可能是解剖学的分叶，如：右肝=4段至8段；左肝=2段，3段；也可能是生理分叶，如：右肝=5段至8段，左肝=2段至4段
（3）右区接口、右扇区接口	肝门右裂、右裂	右段界面	右裂、右沟
（4）右前区，Sg 5，8	右前扇区、右旁正中扇区	右前段	—
（5）右后区，Sg 6，7	右后扇区、右外侧扇区	右后段	—
（6）左区界面	—	左段界面	脐裂
（7）左内区，Sg 4	—	左内侧段	方叶
（8）左外区，Sg 2，3	—	左外侧段	外侧叶
（9）左扇区界面	肝门左裂、左裂	—	
（10）Sg 3，4	左内扇区、左旁正中扇区	—	—
（11）Sg 2	左外扇区、左后扇区	—	—
（12）段界面	段界面	区域接口	亚段界面
（13）段，Sg 1-8	Ⅰ-Ⅷ段	区域	亚段
（14）尾状叶，Sg 1，8	背扇区，Sg Ⅰ	尾状叶	斯皮尔格莲（Spiegelian）叶+腔静脉旁部+尾状突

四、尾状叶（1段）解剖

尾状叶是肝脏背面的部分，它位于后部，以半环状包绕肝后下腔静脉。尾状叶位于肝内大血管之间，其后方是下腔静脉，下方是门管三联，上方是肝静脉汇合部（图 1-1-3）。尾状叶血流通过一系列肝短静脉回流至肝后下腔静脉。因此，尾状叶被重要的、术中易引发出血的血管结构所包绕，并且它深藏于肝脏的中心位置，从尾状叶独特的解剖位置来看，它的切除，特别是单独的尾状叶切除，被认为是外科技术上的一项挑战。

静脉韧带自门脉左支发出，从尾状叶前面跨过，止于中肝静脉和左肝静脉共干后方的下腔静脉（图 1-1-5）：①斯皮尔格莲叶，在静脉韧带的左侧；②腔静脉旁部，走行在肝后下腔静脉的前方和斯皮尔格莲叶的右侧，紧贴肝右和肝中静脉；③尾状突是位于下腔静脉和前方相邻的门静脉之间的小突起，恰好位于腔静脉旁部的右侧。

由于尾状叶不同部分有不同门管三联供应，部分尾状叶切除是可行的。尾状的门管三联变异很常见，血管和胆管从尾状叶的一个部分穿到另一个部分中。对尾状叶进行横断，如果不注意处理，切开后尾状叶的创面，可能会导致出血和胆瘘的问题。对尾状叶进行横断后，如果累及供应此部分尾状叶的门管三联，则剩余的尾状叶可能会发生缺血。

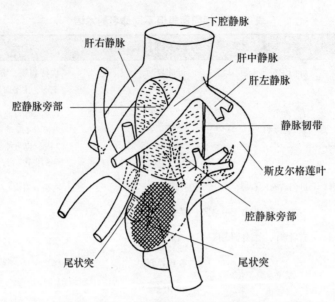

图 1-1-5 背扇区：去除肝脏的主要部分（即奎诺 2～8 段）后

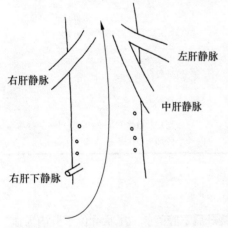

图 1-1-6 左侧和右侧肝短静脉之间的无血管区

由于进入尾状叶的胆管与肝门部胆管的分叉离得很近，因此肝门部胆管癌多较早累及尾状叶。根治性切除肝门部胆管癌应联合切除尾状叶。

尾状叶的静脉回流是从肝短静脉直接回流到下腔静脉。通常在下腔静脉右侧有 2～4 条较粗的静脉。较粗的肝短静脉经常出现在尾状叶的下或中三分之一，几乎不会出现在上三分之一。引流尾状叶上三分之一的肝短静脉的小分支，有时汇入肝右静脉或下腔静脉，但这些分支太小，在手术时基本没有意义。下腔静脉左侧也有 2～4 条较粗的肝短静脉。因肝短静脉通常分布在下腔静脉的两侧，故可以在大多数患者的两侧肝短静脉间与上方的肝右和肝中静脉间中建立一条安全的无血管通路（图 1-1-6）。贝尔吉提（Belghiti）在右/左肝切除术中应用的悬吊技术正是利用肝的这一解剖特点。

五、肝 - 腔静脉韧带

这是一条纤维组织条带，偶尔会被肝脏组织桥所替代。在右侧，它起始于右后肝，正好处于肝右静脉从下腔静脉分出水平的下面。在这一水平，这三种结构（下腔静脉、右肝静脉和肝 - 腔静脉韧带）紧挨着。

为了解剖肝右静脉，应先分离和切断这条韧带，由于韧带内可能有一较粗的肝静脉，所以韧带断口应结扎。只有在完成该步骤后才能从下方接近肝右静脉解剖，然后沿下腔静脉前面钝性分离至肝右静脉左侧。在游离右肝静脉后，放置阻断带。

肝 - 腔静脉韧带包绕下腔静脉，在静脉的左侧可以显示。在下腔静脉左缘的前外侧面，它与尾状叶融合。此韧带将尾状叶和下腔静脉连接在一起。在尾状叶切除术术中游离尾状叶时，需要将其分离（图 1-1-7）。

六、格利森鞘的解剖

格利森（Glisson）囊覆盖了肝门部肝脏以及门管三联，称之为格利森鞘。格利森囊也涵盖肝内的格利森蒂。奎诺称此鞘为瓦洛尔斯（Valoeus）鞘，以瓦洛尔斯（一位中世纪的解剖学家，他第一个描述了肝囊）的名字命名。格利森鞘这个术语通常仅用于指格利森蒂的肝内部分。

在格利森蒂的肝外部分，肝十二指肠韧带中的门管三联也被结缔组织和腹膜所包绕，一直到肝门部。门管三联的肝内部分和肝外部分在解剖上具有相同的结构。换言之，肝外和肝内门管三联可以看作是同一格利森蒂树的一部分。

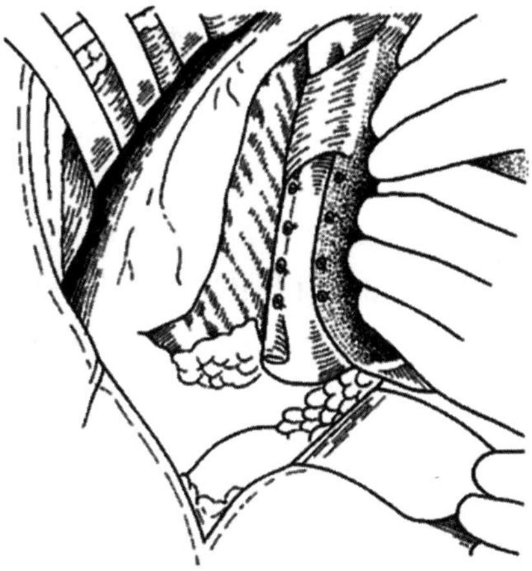

图 1-1-7　分离引流右肝的肝短静脉

七、肝门板系统

（一）肝门板系统的解剖

格利森囊与肝脏下表面胆管和血管周围结缔组织鞘相互融合组成了肝门板系统。此肝门板系统还包含了大量的淋巴管、神经以及一个小的血管网。虽然大多数人认为门管三联包含在肝门板系统中，但是奎诺认为胆管和肝动脉位于肝门板系统中，而门静脉被独立的疏松结缔组织鞘所包绕。这可解释为什么包含肝外胆管和肝动脉的肝门板很容易与门静脉分离的原因。

肝门板系统包括胆管汇合处上方的门板，与胆囊相关的胆囊板，位于左肝静脉脐部上方的脐板，以及覆盖静脉韧带的阿兰（Arantian）板。

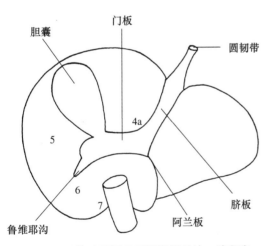

图 1-1-8　肝的脏面显示了肝门板系统。请留意鲁维耶沟把肝右前区和肝右后区分开

（二）门板

门板位于肝门区。它的上界是肝 4a 段（肝 4 段的后部），右侧界是鲁维耶（Rouviere）沟（前方的肝 5 段和后方的肝 6 段的分界标志）（图 1-1-8）和胆囊板，左侧与前方的脐板以及后方的阿兰板相延续。

（三）胆囊板

胆囊板位于胆囊床。胆囊板的内缘位于肝门区域的肝正中平面。奎诺也观察到，在大多数个体（83%），胆囊板的后缘位于门静脉右支的右侧。

（四）脐板

脐板位于脐裂腹侧面的下缘。它包括 2、3 和 4 段的胆管和血管，与其下方周围的韧带相延续。因此，左肝的段分支在脐板内分开或融合，可以通过切开周围韧带的上边而到达脐板的上缘。

（五）阿兰板

阿兰板相互融合，并与其后方的静脉韧带相延续。

八、肝内格利森三联体：与肝切除以及肝移植相关的解剖

肝内每支胆管、肝动脉和门静脉均被一束纤维鞘所包绕，此鞘称为格利森鞘（或瓦洛尔斯鞘）。每一肝段都独立地由一个或多个包含在格利森鞘中的格利森三联体（或称为格利森三联、肝蒂、门管三联）供应，因此每一肝段可作为一个独立的单位，使单一肝段切除或联合肝段切除成为可能。由于有些肝段由不止一个格利森三联体供应，可以对这些肝段进行亚段切除。然而，在这些胆管或血管进入各自的格利森鞘之前，它们可以在肝外，甚至在肝门板系统内独立分支。这就解释了为什么动脉胆管分支的变异与门静脉分支的变异可以不同。

如果我们观察进入每一独立肝段的格利森鞘的数量，它们的数量差别是很大的（表 1-1-6）。

表 1-1-6　每一肝段的格利森鞘的数量

分段		通常	偶尔
	斯皮尔格莲叶	1	2~3
1 段	腔静脉旁部	1	2~3
	尾状突	1	2
2 段		1	2
3 段		1~2	3
4 段		3~10	可以更多
5 段		若干	1
6 段		1（<50%）	2~3
7 段		1	2
8 段		3~4	可以更多

1989 年谢勒（Scheele）研究肝门结构和人类肝脏腐蚀铸型模型时，得出的结论是：通向肝周的 2、3、6、7 段的格利森三联体有较大的主干，而且在 6 段和 7 段有树梢样外周树枝状结构。相反，中央段 4、5、8 段的结构表现为较早即有分支，有时候像灌木丛，通常是扇形，沿身体的纵轴排列。因此，对这些中央肝段行单一肝段切除术时，原则上必须处理肝实质中不同深度的格利森鞘。虽然谢勒没有提到，I 段的格利森鞘也像其他中央肝段一样呈灌木状或扇形分布。

根据这些格利森鞘分布的特点，在技术上，切除周围肝段比切除中央肝段要容易。而且，由于一个中央肝段有多个格利森鞘，所以对中央肝段（1、4、5、8）行亚段切除在技术上比周围肝段（2、3、6、7）要容易。同样幸运的是，多数扩大肝切除术均涉及部分中央肝段，如右半肝扩大切除术包括切除部分肝 4 段，左半肝扩大切除术包括切除部分肝 8 段和（或）5 段，同时使部分尾状叶切除成为可能。

九、肝圆韧带裂和肝切除术

门静脉脐部走行在肝圆韧带裂中。切除肝 2 段和 3 段（左外侧区切除术）时，肝脏需在距脐裂左侧 5mm 处横断。要多加小心，避免损伤门静脉左支脐部，否则会切断肝 2 段、3 段和 4 段的门静脉血供。对于已侵及脐裂的肿瘤，解剖脐裂，分离并保护门静脉脐部以及肝 4 段的门静脉分支，这样可以保证额外的边缘。

十、肝圆韧带和肝脏手术

出生后，左脐静脉退化为一根纤维条索，称为肝圆韧带。肝圆韧带从脐部向上走行至肝脏下表面，从脐部正中平面起始，然后稍向右倾斜，并从腹前壁处稍向后倾斜。它在向上走行的过程中，腹前壁和膈肌下表面形成了三角形的腹膜皱褶，称为肝镰状韧带。在到达肝脏下表面之后，肝圆韧带进入肝圆韧带裂中。它被纤维条带或肝脏组织部分或全部跨越。肝圆韧带止于门静脉左支末端肝3段和4段分支发生部。

肝圆韧带的手术学重要性体现在以下方面：

（1）胚胎学起源；

（2）解剖肝3段胆管的肝圆韧带入路（不在本章讨论范围）；

（3）与静脉韧带一起形成肝左外区和左内区的分界；

（4）肝圆韧带裂中有门静脉左支脐部走行；

（5）在肝硬化或者门静脉发生阻塞或血栓栓塞时，走行在肝圆韧带中的静脉与腹壁上静脉相交通而发生扩张，形成海蛇头，这是一种静脉曲张状态，静脉从脐部呈放射状分布。

十一、静脉韧带和肝脏手术

静脉韧带是静脉导管的纤维残迹。它从门静脉左支横部和脐部转接处走行全肝中静脉和肝左静脉共干汇入下腔静脉处。在它的行程中，静脉韧带从前面跨过尾状叶。

静脉韧带的手术学重要性体现在以下方面：

（1）胚胎学起源；

（2）与肝圆韧带一起形成肝左外区和左内区的分界；

（3）它将尾状叶分成斯皮尔格莲叶和腔静脉旁部/尾状突；

（4）它标记了门静脉左支横部与脐部的分界，门静脉左支横部在肝4段和1段仅有细小的分支，而脐部在肝2、3、4段均有较大的分支；

（5）通过跟踪和分离静脉韧带在肝中静脉和肝左静脉共干附近的末端，并且在肝右静脉和肝左静脉之间的沟内解剖共干后，可以轻易绕以吊带；

（6）肝左静脉在走行于肝2段和3段之前，其起始部走行在静脉韧带沟中。

（刘晓欣　刘允怡　赖俊雄）

参 考 文 献

［1］LAU W Y. The history of liver surgery［J］. J R Coll Surg Edinb, 1997, 42 (5): 303-309.

［2］JAMIESON G G. The anatomy of general surgical operation［M］. 2nd Ed. Edinburgh: Elsevier Churchill Livingstone, 2006.

［3］TERMINOLOGY COMMITTEE OF THE IHPBA . The Brisbane 2000 terminology of liver anatomy and resection［J］. HPB, 2000, 2 (3): 333-339.

［4］COUINAUD C, LE FOIE. Etudes anatomiques et chirurgicales［M］. Paris: Masson & Cie, 1957.

［5］HEALEY J E JR, SCHROY P C. Anatomy of the biliary ducts within the human liver: analysis of the prevailing pattern of branchings and the major variations of the biliary ducts［J］. AMA Arch Surg, 1953, 66 (5): 599-616.

［6］LAU W Y. Hepatocellular carcinoma［M］. Singapore: World Scientific Publishing, 2008.

Chapter **2**

第二章

肝脏、肝再生和肝癌的细胞分子医学基础

　　肝脏是体内最大的内脏器官和最大的腺体，也是最广泛影响全身的代谢和解毒中心，是维持机体内环境稳态所不可或缺的器官。肝脏约占成年男子体重的 2.5%，占初生儿体重的 5%。肝脏无论在结构上还是功能上都有其独特之处，它是人体内唯一可以再生的器官。肝脏病是人类罹患的十大最主要疾病之一，肝癌在我国恶性肿瘤死亡人数中占第二位，有些地区甚至为第一位，因而掌握肝脏及肝癌的基本知识和新的进展对预防、诊断、治疗和研究肝癌等肝病是十分必要和重要的。本章将分三节分别介绍肝脏的结构与功能、肝再生以及肝癌，并在器官、细胞和分子生物学水平阐述相关的基础知识以及近年的研究进展，旨在帮助临床医师和肝癌研究者系统地了解相关知识。

第一节　肝脏的微细结构与多样功能

　　肝脏是连接消化系统与循环系统的桥梁。肝脏与血液有特殊的关系。肝脏的解剖学位置为其特殊的结构与功能提供了基础。鉴于肝脏具有门静脉和肝动脉双重血液供应，每一个肝细胞都与从门静脉和肝动脉输送来的血浆直接接触，既有利于肝细胞及时处理来自肠道的氨基酸、糖类、脂类、维生素等营养物以及药物和毒物，也便于其代谢物释放入血液而惠及全身。

一、微细结构

（一）肝被膜（Glisson capsule）

　　肝脏的外表面被覆着一薄层由致密结缔组织构成的纤维性被膜称为肝被膜。肝被膜中有感觉神经末梢分布，肝在受到牵拉和刺激时有痛感。除肝门外，肝被膜的大部分被间皮细胞构成的浆膜（腹膜脏层）覆盖。

（二）肝基（间）质（liver stroma）

　　肝被膜在肝门延续为疏松结缔组织，其中有血管、淋巴管和胆管走行，交感和副交感神经末梢附着于脉管壁的平滑肌细胞。这些含有脉管和胆管的疏松结缔组织延伸入肝实质，并将之分隔为众多的肝小叶，构成肝基质。换言之，肝基质伴随脉管和胆管延伸进入肝实质，包绕着肝小叶。

（三）肝实质（liver parenchyma）

　　肝实质的组织结构复杂，以往仅以经典肝小叶来描述肝脏的组织结构，近年则以三种不同方

式来描述，以使肝脏的组织结构与功能的关系更为清晰。肝脏中的实质细胞主要为肝细胞，另外还有极少量的肝干/祖细胞。肝细胞排列成相互连接的板和索。

1. 肝小叶（liver lobule）

它又称经典小叶（classic lobule），是肝脏的基本结构单位，呈六角棱柱形（图 1-2-1）。肝小叶的中心为沿柱体长轴走行的中央静脉（central vein）。中央静脉周围呈放射状排列着肝细胞板（hepatocyte plate）。肝细胞板由 1～2 层肝细胞构成，并相互连成网状。肝细胞板之间由肝窦分隔。肝小叶周边有疏松结缔组织围绕。在 6 个棱角处的结缔组织中有小叶间静脉、小叶间动脉和小叶间胆管汇集，称为门管区（portal area）。猪的肝小叶因小叶间结缔组织较多而分界十分清楚；而人的肝小叶则因小叶间结缔组织很少而分界不清。

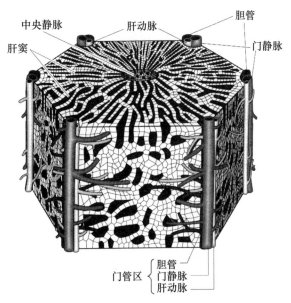

图 1-2-1 肝小叶及门管区模式图

2. 肝腺泡（liver acinus）

肝腺泡是基于肝的血液供应而划分的一个功能性区域，代表肝实质中的微循环单位和最小功能单位，呈菱形。其长轴为两个相邻中央静脉的连线，短轴是两个相邻门管区的交叉线（图 1-2-2）。这种结构模式将肝实质的血液灌流与其代谢活动梯度相关联。每一个肝腺泡中的肝细胞以短轴为中心划分为三个区：1 区最接近短轴，3 区最接近中央静脉。1 区中的肝细胞最先接触血液中的营养和毒物，故而糖原和蛋白质的合成最为活跃；血液循环受阻时通常最后死亡；肝再生时最先进行增殖；胆道梗阻时则首先受到胆汁逆流的损害。3 区中的肝细胞由于接触的是中央静脉（终末肝静脉）的血液，氧和营养物的供应相对较低，比 1 区的肝细胞对缺氧和毒物损伤更为敏感，故

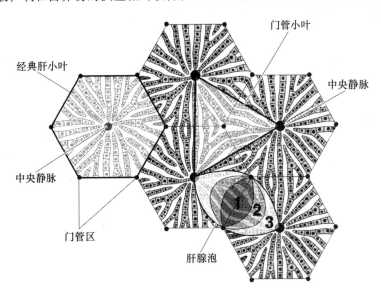

图 1-2-2 肝实质的三种结构模式：经典肝小叶、
肝腺泡和门管小叶

最先出现缺血性坏死信号，死亡肝细胞较多见于此区；3区肝细胞是乙醇及药物解毒的主要部位，对毒素或胆道梗阻的反应最迟；发生代谢性或药物性脂肪肝时首先出现脂肪堆积。此外，1区和3区的肝细胞在酶活性、糖原含量与利用，以及细胞器数量和大小等方面也有差异。2区则在形态与功能上均介于1区与3区之间。

3. 门管小叶（portal lobule）

它是以门管区的小叶间胆管为轴心，以三个相邻的中央静脉为顶点的三角形区域。从图1-2-2可见，门管小叶包括从三个经典小叶中将所分泌的胆汁引流到门管小叶轴心胆管的部分。这种结构模式强调的是肝脏的外分泌功能。

（四）肝窦（sinusoid）

肝细胞板之间被窦状毛细血管分隔，称为肝窦。肝窦壁由不连续的扁平内皮细胞覆盖。肝窦内皮层的独特之处在于其不连续性，体现在两个方面：一是肝窦的扁平内皮细胞胞体存在大的窗孔；二是相邻内皮细胞之间有较大的缝隙。而且肝窦内皮细胞的基底仅有少量不连续的基膜成分。这些结构特点使肝细胞与血液之间非常容易进行物质交换。肝窦内充满来自于门静脉和肝动脉的血液。无数肝窦所形成的海绵状结构可储存血液，成年肝脏至少可储存300mL血液，因而肝脏参与血流及血容量的调节。在肝窦内皮细胞间的缝隙处存在星状巨噬细胞，称为库普弗细胞（Küpffer cell）。损伤的或衰老的红细胞在被脾内巨噬细胞捕获之前可被库普弗细胞吞噬。脾切除后肝窦库普弗细胞的这一功能会增强，以提供必要的代偿。库普弗细胞异常增多和内吞红细胞的能力过度增强可导致血红蛋白铁在肝中堆积，阻塞肝窦，参与非酒精性硬化性肝炎的发病过程。

（五）窦周间隙（perisinusoidal space）

又称迪塞（Disse）间隙，肝窦内皮与肝细胞之间保持一定的间隙，称为窦周间隙（图1-2-3）。窦周间隙中含有网状纤维和少量不连续的非阻隔性的基膜成分。缺乏连续的基膜是正常肝小叶肝细胞窦周间隙的重要结构特点，最大限度地有利于肝细胞和血液之间的物质交换。血液中的血细胞被肝窦内皮阻隔于窦周间隙之外，而血浆则极易通过内皮细胞的窗孔和内皮细胞之间的缝隙进入窦周间隙，并在此进行肝细胞与血液之间的物质（营养物与废物）交换；肝细胞的内分泌产物也在此进入血液。窦周间隙还存在星形细胞（储脂细胞），对肝窦有一定的支撑作用。肝纤维化时，窦周间隙被阻塞，肝细胞与血浆之间的物质交换发生障碍。

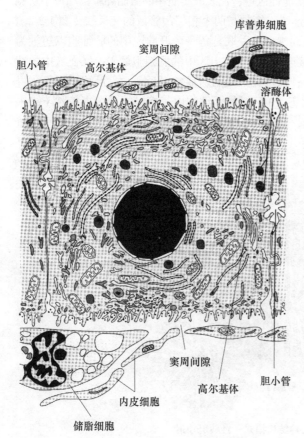

库普弗细胞
窦周间隙
胆小管　高尔基体
溶酶体
窦周间隙
高尔基体
胆小管
内皮细胞
储脂细胞

图1-2-3　肝细胞与细胞器及窦周间隙

二、肝内血流、胆汁流及淋巴流

肝脏的血液供给75%来自于门静脉，25%来自于肝动脉。门静脉血大部分直接来自于肠系膜上静脉，小部分来自于脾静脉，它汇集了小肠、大部分大肠、胰腺和脾脏的血液。从肠道吸收的营养物在输送到身体其他部位被利用之前，先在肝脏进行加工。门静脉和肝动脉入肝后，其分支分别形成小叶间静脉和小叶间动脉，其终末分支共同注入肝窦并相互汇合，最终汇入肝小叶的中央静脉。中央静脉汇合成小叶下静脉，最终汇合到肝静脉出肝，然后汇入下腔静脉。在肝小叶中，血流的方向是向心性的，即自门管区流向中央静脉；而胆汁流动的方向是远心性的，即肝细胞分泌的胆汁首先进入肝细胞间的胆小管（bile canaliculis）。胆小管也称毛细胆管（bile capillaries），在肝板内连接成管网。胆汁顺管网流向门管区的小叶间胆管，然后向肝门方向汇集形成左、右肝管而出肝，再经胆囊进入十二指肠。因此，肝细胞也通过自身形成的胆毛细管和胆管体系与肠腔保持联系：包括分泌代谢废物和胆汁进入肠道。胆汁中的溶质（如胆固醇、胆汁酸盐等）又在小肠重吸收，进行肝肠循环。鉴于肝中的胆道与血道相隔离，使肝脏的外分泌与其他肝功能得以分离。

　　肝脏中的淋巴液来自于窦周间隙的血浆，占胸导管内淋巴总量的25%～50%。换言之，窦周间隙中的血浆不返回肝窦而流经小叶周围结缔组织间隙，进入小叶间淋巴管，然后汇入肝门淋巴管。还有一些肝淋巴液流入与肝静脉伴行的淋巴网。肝硬化时，由于肝脏血液循环不畅，产生大量淋巴液并漏出至腹膜腔，成为腹水形成的主要来源。

三、肝脏中的各种细胞与细胞外基质

　　肝组织与其他组织一样，也由细胞和细胞外基质构成。肝中含有多种细胞，包括肝实质细胞和间质细胞。实质细胞包括肝细胞和肝干/祖细胞；间质细胞包括胆管上皮细胞、肝星形细胞、肝窦内皮细胞、库普弗细胞及自然杀伤细胞（natural killer cell，也称为NK细胞）等。

（一）肝脏中的实质细胞

　　从发生上讲，肝细胞和胆管上皮细胞与胰腺细胞共同来源于原始肠道（前肠内胚层）的上皮细胞。近年发现在成年小鼠的胰脏存在着肝细胞的祖先；在人的胰腺导管内或其附近也发现了具有肝细胞特性的细胞。

　　1. 肝细胞（hepatocyte）

　　肝细胞是肝脏主要的功能细胞，也是数量最多的细胞。一个肝脏有100亿～1000亿肝细胞，占肝脏细胞总数的60%。在发生上，肝细胞来自于内胚层的成肝细胞（hepatoblasts），亦称肝母细胞，它属于上皮细胞，但没有连续的基膜。肝细胞体积较大，直径为20～30μm，呈多边柱形。肝细胞的寿命远比消化道上皮细胞为长，平均更新时间约为5个月，有的也可存活一年或更久。肝细胞的正常生理性更新是由分化成熟的肝细胞的分裂增殖完成的，这与骨髓、皮肤和肠上皮等组织的更新来自于干细胞的自我复制与分化不同。肝细胞的标志物包括白蛋白、α_1-抗胰蛋白酶、丙酮酸激酶同工酶、运铁蛋白、葡萄糖-6-磷酸酶等。

　　1）肝细胞表面：与其他细胞相似，肝细胞表面也是由质膜及其外的细胞衣（cell coat）构成。在质膜的脂质双分子层（包括糖脂）中镶嵌着各种蛋白质分子，其中暴露在外表面的肽链常共价连接着糖链（即糖蛋白和蛋白聚糖）。糖脂、糖蛋白和蛋白聚糖的糖链共同构成细胞衣（又称糖萼，glycocalyx）。糖链结构比蛋白质和核酸分子结构有更高的多样性，参与细胞间和分子间的识别。肝细胞表面的糖蛋白包括各种肽类激素的受体、生长因子和细胞因子的受体、细胞外基质成分的受体、药物的受体，各种细胞黏附分子以及一些穿膜的蛋白水解酶等。这些表面分子介导肝细胞与其外环境的相互作用，影响肝细胞全方位的生命活动。

　　肝细胞具有极性，其表面按结构和功能可分为三种（图1-2-4）：

　　（1）窦面或基底面（sinusoidal or basal surface）：肝细胞的窦面相当于其他上皮细胞的基底

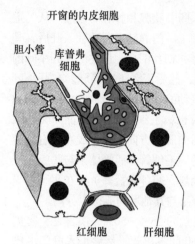

图 1-2-4　肝细胞的三种表面及其相邻的细胞示意图

库普弗细胞：位于肝窦内表面的吞噬细胞。

面，但肝细胞底面并无基膜直接相连。肝细胞窦面虽与肝窦内皮细胞十分接近，但并不直接接触，其间也存在窦周间隙。虽然血窦中的血小板和血细胞被肝窦内皮阻挡，但血浆可进入窦周间隙，肝细胞的窦面浸浴在窦周间隙的血浆中，并在此进行从血液中摄取营养物、异物等和向血浆中分泌蛋白质、脂蛋白及葡萄糖等的活动。在肝细胞窦面还有 Na^+-K^+ ATP 酶及各种特异性的转运蛋白参与肝细胞的摄取和分泌。与这一生理功能相适应，肝细胞的窦面向窦周间隙伸出许多突起（微绒毛），以增加接触面积，以利于其间的物质交换。此外，整合在质膜窦面中的蛋白质暴露于外表面的部分可被质膜中的蛋白酶水解，并释放于窦周间隙，成为血液循环中的可溶性分子。

（2）胆小管面（canalicular surface）或顶面（apical surface）：胆小管面相当于其他上皮细胞的顶面，具有外分泌功能。顶面质膜中存在三种固有的运载体系分别对白三烯（leukotrience）、胆汁酸盐及药物进行转运。从顶面分泌的物质进入胆毛细管。胆毛细管是由两排肝板相邻肝细胞顶面质膜局部地向内凹陷形成的并由紧密连接封闭的细管，在显微镜下观察肝组织切面，胆毛细管为细胞间隙的膨大部分（直径为 0.5～1.5μm），在立体上则是肝细胞间的微管道，并相互连接成网，与赫瑞管（canal of Hering）网相连。换言之，肝细胞生成的胆汁在顶面分泌入胆毛细管，其管腔中有肝细胞表面突出的微绒毛伸入，负责推动胆汁流入赫瑞管网，然后流入门管区的小叶间胆管。赫瑞管壁由单层柱状上皮构成，是肝干/祖细胞龛（niche）所在地。而小叶间胆管则由胆管上皮细胞构成管壁。在纤维化的肝组织中，肝细胞的微绒毛消失。

（3）细胞间面（intercellular surface）或侧面（lateral surface）：肝细胞的细胞间面相当于其他上皮细胞的侧面，是肝细胞彼此毗连的质膜面。在相邻的肝细胞质膜之间存在紧密连接、桥粒及间隙连接等结构，也有由整连蛋白（integrin）介导的细胞黏合。

2）细胞质及其中的细胞器（图 1-2-3）：细胞质是除细胞质膜和细胞核之外的细胞结构，由细胞质基质、内膜系统和细胞骨架构成。内膜系统包括由脂双层膜及其内腔构成的膜管或膜泡细胞器。此处主要介绍肝细胞的细胞器和胞质内含物。

（1）内质网（endoplasmic reticulum，ER）：内质网是由脂双层膜及其围成的腔所形成的膜管网，按结构和功能可分为粗面内质网和光面内质网两种。

① 粗面内质网（rough endoplasmic reticulum，rER）和游离核糖核蛋白体（free ribosome）：粗面内质网多呈扁囊状，因有大量核糖核蛋白体附着在内质网膜的胞质面而得名。粗面内质网膜整合各种酶，执行催化蛋白质合成及翻译后修饰的功能。肝细胞的 rER 负责合成各种血浆蛋白，包括白蛋白、非免疫球蛋白（α- 球蛋白和 β- 球蛋白）、载脂蛋白、纤维蛋白原和凝血酶原等凝血因子，以及各种可溶性糖蛋白（包括纤连蛋白、运铁蛋白）等。在粗面内质网合成的各种分泌蛋白质经膜泡运输至高尔基体，经过进一步的修饰及分选，再由膜泡运至质膜窦面而分泌至窦周间隙。

游离核糖体通常聚合成梭形或玫瑰花形，存在于肝细胞的胞质中，在此合成肝细胞自身的非膜蛋白。

② 光面内质网（smooth reticulum，sER）：肝细胞的光面内质网特别丰富，负责糖原的代谢、脂类（磷脂、糖脂和胆固醇）的合成、胆汁酸盐的生成以及脂蛋白颗粒的产生。还在这里进行解

毒反应，包括胆红素、类固醇激素、毒性代谢产物及药物等与葡萄糖醛酸相结合的反应，以使其由脂溶性转变为水溶性，便于运出细胞排出体外。此外，甲状腺素 T_4 的脱碘反应也在光面内质网进行，以产生活性更高的三碘甲状腺原氨酸（T_3）。在光面内质网膜中存在催化上述反应的各种酶体系，如各种合成酶、水解酶、糖基转移酶、氧化还原酶类、生物转化酶类（细胞色素 P450 等）和葡萄糖醛酸转移酶等。

　　某些药物和激素的刺激可增加光面内质网的面积和酶活性，例如，肝细胞暴露于大量的苯巴比妥、乙醇、类固醇和黄体酮以及某些抗癌化疗药物后，新的光面内质网膜和相关的酶可在数日内翻倍合成。药物一旦消失，多余的光面内质网则可通过依赖于溶酶体的自噬作用（autophagocytosis）而消除。再者，一种毒物对光面内质网的刺激可增强肝细胞对其他毒物（包括某些致癌物和杀虫剂）的解毒能力。这种交互刺激作用具有重要的临床意义。例如，对于慢性酒精中毒的人，在麻醉时由于患者解毒速度加快，需要增大麻醉药的剂量，从而加大风险。

　　（2）高尔基体：由 3～5 层弓形的扁平膜囊及其周围的众多大小不等的囊泡组成，多分布在细胞核的周围。在肝细胞中，靠近窦面的高尔基体与内分泌功能相关，即在 rER 合成的分泌蛋白（血浆蛋白、脂蛋白等）在高尔基体进一步加工、修饰、分拣后由窦面出胞；靠近胆小管面的高尔基体与其外分泌胆汁的功能相关。

　　（3）溶酶体（lysosome）：是膜泡状的细胞器，内含多种酸性水解酶类，被比喻为细胞内的消化"器官"。肝细胞的溶酶体广泛消化各种内源性和外源性的物质。内源性物质包括细胞过量合成的产物、结构错误的产物、衰老的细胞器、过度发展而又不需要的光面内质网膜等。这些物质可通过自噬以及自噬体与溶酶体相融合而进入溶酶体内。经过溶酶体酶的消化，糖类、蛋白质、核酸等大分子的降解产物（如单糖、氨基酸、核苷酸等）可通过不同的载体转运到细胞质基质以被再利用。外源性物质主要是从肝窦摄入的代谢中间产物和通过受体介导的内吞作用而入胞的各种分子和微生物。肝溶酶体除参与肝细胞内的分解代谢和无用细胞器的清除外，还参与胆红素的代谢、转运和铁的储存。溶酶体是异质性的细胞器，肝溶酶体在形态和功能上极不均一。有的含有色素颗粒，有的含有以铁蛋白形式储存的铁并与某些遗传性铁累积病有关。肝溶酶体膜通透性异常可启动肝细胞凋亡。在某些病理条件下，例如单纯性阻塞性黄疸、病毒性肝炎及缺氧等，肝溶酶体的数量增多。癌细胞中溶酶体酶的含量常有增多，可能与侵袭潜能相关。

　　（4）过氧化物酶体（peroxisome）又称微体（microbody）：为圆形的均质膜小体。每个肝细胞有 200～300 个过氧化物酶体。其内含有过氧化物酶和过氧化氢酶。前者氧化某些代谢物产生 H_2O_2；后者将 H_2O_2 氧化成水和氧。二者偶联以避免细胞受到 H_2O_2 的伤害。肝细胞的过氧化物酶体参与长链脂肪酸的 β 氧化和乙醇的氧化等。

　　（5）线粒体（mitochondria）：肝细胞的线粒体非常丰富，每个肝细胞有 800～1000 个，遍布于胞质中，为肝细胞的各种活动提供能量。此外。还参与细胞凋亡和坏死的调控。多种急、慢性肝病会出现肝细胞线粒体功能障碍，例如病毒性肝炎、肝癌、胆汁性肝硬化、缺血再灌注损伤、移植物排斥、药物诱导的肝毒性等。

　　（6）内含物（inclusion）：肝细胞内含有糖原、脂滴和色素等内含物。其含量随机体的生理和病理状况而异。例如，糖原的含量随进食和饥饿而增减；脂滴随肥胖和肝病而增多；脂褐素随年龄的增长而增加。

　　3）细胞核（nuclei）：肝细胞核大而圆，通常位居细胞的中央。成人约 50% 肝细胞为多倍体（四倍体、八倍体或更多倍体）。核的大小随倍体数而增加。每个核中有两个或更多的核仁，还有成团的异染色质。1/3 体外培养的大鼠和人类肝细胞为具有两个二倍体或两个四倍体的双核细胞，还偶见 3 核肝细胞。在部分肝切除后，残余肝中进行分裂增殖的肝细胞主要是二倍体细胞。四倍体细胞和双核细胞产生的白蛋白为二倍体细胞的两倍。

2. 肝干 / 祖细胞（hepatic stem cell /progenitor）

早在半个多世纪前就提出了肝干细胞的概念，以后陆续证实在成年的啮齿类动物和人类肝中确实存在着具有自我复制和双向分化潜能的干 / 祖细胞。近年成为一个新的研究热点并为肝纤维化和肝癌等的发病理论和临床治疗打开了新的窗口。

在成体肝中，肝干细胞的数量通常很少（仅占肝实质的 0.5%～2%），在人一生中维持相对稳定的数量。肝干细胞个体小（直径 7～9μm），核 / 质比高（胞质少），核呈卵圆形；耐缺血，在死后的尸体中还能维持存活约 6h。

多年来对肝干细胞的标志物多有报道，但尚缺一致认可的统一标志物，可能与肝干细胞的异质性有关。其中包括 EpCAM、NCAM、CD133、CXCR4、SOX9、SOX17、FOXA2、细胞角蛋白（cytokeratin，CK）8/18/19、Hedgehog 蛋白质（Shh 和 Ihh）、端粒酶（在核中）、密封蛋白（claudin）3、MDR1 和 MHC 等。肝干细胞不表达白蛋白；低表达 AFP、ICAM-1、细胞色素 P450，或造血系统、内皮细胞及间质细胞的标志物［如 CD34/38/45/90、血型糖蛋白（glycophorin）、VEGFR、CD31、冯·维勒布兰德因子（von Willebrand factor）、CD146、结蛋白（desmin）、维生素 A 和 CD105］等。胎儿和成年肝干细胞的基因表达谱基本相同，同时表达肝细胞和胆管细胞抗原。从成人肝中分离肝干细胞，可通过免疫选择 EpCAM$^+$、NCAM$^+$ 和 CD133$^+$ 细胞获得。

如同所有的干细胞，胎儿的肝干细胞经不对称分裂，自我复制产生一个新的肝干细胞，同时分化产生一个肝祖细胞（progenitor cell），又称为成肝细胞（hepatoblasts），或肝母细胞。在肝脏发育早期，Dlk1$^+$/EpCAM$^+$ 的成肝细胞可分化为 EpCAM$^-$/Dlk1$^-$/Alb$^+$/CK19$^-$ 的肝细胞和 EpCAM$^+$/Dlk1$^-$/Alb$^-$/CK19$^+$ 的胆管细胞。简言之，成肝细胞作为肝祖细胞，是胎儿和新生儿肝中的主要细胞，随年龄的增长而减少；而在成人肝实质细胞中所占比例不足 0.1%。肝祖细胞与肝干细胞相比，体积较大（直径 10～12μm），胞质也略多，为二倍体双潜能细胞，可以经过几个阶段逐步分化为肝细胞或胆管细胞。肝祖细胞在慢性炎症或毒物所致严重肝损伤时可被激活而增殖，以补充损失的肝细胞。成肝细胞的基因表达谱既不同于肝干细胞，也不同于成熟肝细胞，低或不表达肝干细胞特有的基因和成熟肝细胞高表达的基因。例如，CXCR4、CD133、SOX17、MDR1、CK8/18 和 Hedgehog 蛋白虽有表达，而 EpCAM 水平与肝干细胞相比有所降低；密封蛋白 3 和细胞色素 P450（如 P450-3A）均无表达，也不表达造血系统、内皮细胞及间质细胞的标志物，CK14 和 CK19 低表达，而 AFP 高表达，白蛋白的表达高于肝干细胞，早 P450（如 P450-A7）和 CK17 有表达，而端粒酶的活性 5 倍于肝干细胞并在核及胞质中同时存在。此外，以 ICAM-1 取代了 NCAM 的表达，因而可通过 EpCAM$^+$ 和 ICAM-1$^+$ 两次免疫选择的方法来分离成肝细胞。当成肝细胞分化为成熟的肝细胞时，则不表达 EpCAM、NCAM、AFP、密封蛋白 3 和 CK19，而高表达白蛋白、细胞色素 P450 3A4、connexin、磷酸烯醇式丙酮酸羧激酶和运铁蛋白等。

当啮齿类动物肝脏受到毒物的损伤后，在门管区及门管周围区（periportal region）可见一种卵圆形的细胞，个体小，核大胞质少，核呈卵圆形，故名卵圆细胞，它被认为是肝干细胞的后代。卵圆细胞似肝祖细胞，可双向分化为肝细胞或胆管上皮细胞。在人类的肝脏也已鉴定出肝祖细胞，形态和分化潜能均与啮齿类的卵圆细胞相似，有人也将之称为卵圆细胞。实际上，卵圆细胞并不均一，而是一个混合细胞群。因而未能确定其特有的统一标志物。已报告的标志物有 CD44、CK19、EP-CAM、CD133、密封蛋白和 NCAM 等。人类和大鼠的卵圆细胞均表达白蛋白和 AFP，而小鼠的卵圆细胞不表达 AFP。大鼠卵圆细胞还表达 OV-6。基于肝祖细胞可表达骨髓造血干细胞的标志物，有人提出了其前体存在于骨髓的假说。再者，不同种属卵圆细胞的标志物也有所不同。

肝干/祖细胞定位于肝干细胞龛（stem cell niche）。莫里森（Morrison）、斯普德林（Spradling）将"stem cell niche"定义为直接维持干细胞的特化微环境。在胎儿和新生儿的肝脏，干细胞龛存在于管板（ductal plate），在儿童和成人，它以单个或小聚合体形式主要存在于胆树分支的终末胆小管（terminal bile ductules）又称赫瑞（Hering）小管，还有小叶间胆管等处。干/祖细胞龛是维持和调控干/祖细胞的生态微环境。换言之，干细胞的命运是被其微环境紧紧控制着的。在干/祖细胞龛中，肝星形细胞、脉管内皮细胞、成纤维细胞和库普弗细胞等作为支持细胞。还有特化的细胞外基质网，其中蕴含着上述细胞分泌的各种可溶性分子（如生长因子、细胞因子等），加上肝干/祖细胞自分泌的细胞因子和生长因子，共同作为胞外的信号分子调控细胞的复杂信号网络，为肝干/祖细胞提供赖以存活、增殖或分化的指令。简言之，由干/祖细胞龛中的支持细胞以及各种可溶性和基质中不溶性信号分子（尤其是层粘连蛋白）共同决定干/祖细胞的数量、命运和行为，即干细胞通过与其微环境中的细胞和分子的相互作用来保持其自我复制与分化之间的平衡。最近发现，成体的干/祖细胞有一部分处于静息（quiescent）或休眠（dormant）状态，即处于细胞增殖的 G_0 期和低代谢状态，保护干细胞不被外环境的攻击而耗竭；另一部分处于活化（active）状态。这两种状态的干/祖细胞可共存于同一组织中，共同发挥有别而协调的功能。龛作为调节干/祖细胞功能的微环境，或提供调控信号来活化"休眠"的干/祖细胞进行增殖或者使活化的干/祖细胞停止增殖进行分化或进入休眠。

关于肝干/祖细胞的来源虽有争论，而根据其与胆管细胞共享分子标志物和定位于赫瑞小管（作为肝细胞和胆管细胞彼此相遇的部位），有人认为肝干/祖细胞来自于胆管细胞。不过，并非所有的胆管细胞，而可能是胆管细胞的一个亚群。

近年的研究证明，肝脏中存在间充质干细胞（mesenchymal stem cell，MSC）。形态为具有卵圆形核的长梭形细胞。具有阳性的干细胞标志物（如 vimentin 和 nestin）和 MSC 标志物（如 CD29、CD73、CD44、CD90、CD105 和 CD166），表达白蛋白、CD26、CK8 和 CK18，指明其向肝细胞分化的趋势。通过 Wnt 信号通路调控其增殖。可进行自我更新和多潜能分化。可分化为具有肝功能的肝细胞样细胞，产生白蛋白、细胞色素 P450 和尿素。可分泌较多具有治疗和免疫调变效应的生长因子和细胞因子，如 HGF、IFNγ 和 IL-10。由于 MSC 缺乏 MHC Ⅱ类抗原，故免疫原性低，还具有显著的免疫调节效果和免疫抑制功能，因而产生免疫排斥的可能性低，适于进行细胞移植，可用于肝病的细胞治疗及药物毒性的体外检测。值得注意的是，肝 MSC 的增殖、分化能力随年龄增长而减低，因此胎肝的 MSC 最佳。

此外，有一定的证据表明肝脏中存在极少量的来自于骨髓和外周血的外源性干细胞，与肝脏内源性的干/祖细胞相比，它们具有较持久的增殖潜能。

（二）肝脏中的间质细胞（stroma cell）

1. **星形细胞（stellate cell）**

属于成纤维细胞的一种类型，位于窦周间隙（图 1-2-3），常在肝窦的拐弯处，故又称转角细胞（corner cell）。其形态不规则并伸出若干突起附着于内皮细胞及肝细胞的表面；粗面内质网及高尔基体较发达；胞质内含有许多大小不等的脂滴，故曾称储脂细胞（lipocyte）；也可聚集并储存维生素 A 和其他类似色素。无脂的星形细胞在形态上类似于成纤维细胞。星形细胞周围散在着以Ⅲ型胶原为主构成的网状纤维，成为窦周间隙的支架。网状纤维增多、增宽是肝脏对毒素反应的早期信号。

星形细胞是在窦周间隙产生细胞外基质成分的主要细胞，参与肝纤维化和肝硬化。肝细胞在受损伤时会释放一种使星形细胞转变为肌成纤维细胞样细胞（myofibroblast-like cell）的蛋白质。肌成纤维细胞一旦被激活，便获得收缩和纤维生成的功能，可合成大量Ⅰ型及Ⅲ型胶原取代其通常仅少量合成的Ⅳ型胶原。连续的损伤性刺激可在窦周间隙形成从门管区至中央静脉的连续网状基质，是纤维化的最早期指征。轻度的可以恢复；但若损伤持续不断发生则导致修复紊乱而发展为肝硬化。

2. 肝窦内皮细胞（liver sinusoid endothelial cell）

构成肝窦壁的内皮细胞与其他脉管内皮细胞不同，胞体存在许多窗孔，内皮细胞下的基底膜也不连续，这样的结构有助于肝细胞与血液之间的物质交换。

3. 库普弗细胞（kupffer cell）

肝中的巨噬细胞特化为库普弗细胞，属于体内单核吞噬细胞系统，是由源于骨髓的单核细胞分化而来的。换言之，库普弗细胞是肝中的常驻性巨噬细胞，分散在肝窦的内皮细胞之间（图1-2-3），其胞体较大并因含有吞噬物而易被识别，可吞噬血流中衰老的和丧失功能的红细胞、细菌以及颗粒物。位于门管区周围的库普弗细胞的内吞能力及其溶酶体功能更强。此外，库普弗细胞也能呈递抗原和分泌某些炎症介质，如IL-1、IL-6、TNFα、TGFβ等细胞因子，从而具有对微生物和被感染细胞的细胞毒杀伤作用。在中心静脉周围的库普弗细胞的细胞毒活性更强。

4. 免疫细胞

肝脏含有相当丰富的免疫细胞，正常肝脏中约有10^{10}个淋巴细胞，包括NK、NKT、αβT、δγT、CTL和B细胞等。肝中的免疫细胞在门管区周围居多，以伪足或微绒毛附着于窦内皮细胞，参与清除肿瘤细胞及被病毒感染的细胞，也参与肝脏的炎症和损伤。肝血窦中的NK细胞又称隐窝细胞（pit cell），血液中的大颗粒淋巴细胞进入肝脏后密度降低、颗粒变小而数量增多，并在IL-2等因子刺激下可增殖；通过黏附于肿瘤细胞和病毒感染细胞而发挥天然的细胞毒性。

5. 胆管上皮细胞（cholangiocytes 或 bile duct epithelial cell 或 biliary epithelial cell）

是构成肝内和肝外胆管管壁的上皮细胞，具有与肝细胞相似的自我复制潜能。在发生上，与肝细胞共同来源于胚胎的成肝细胞。其标志物为细胞角蛋白7和19（cytokeratins 7和19，CK7和CK19）。碱性磷酸酶（alkaline phosphatase，ALP）虽普遍存在于各种细胞，而血液中的ALP最主要来自于胆管上皮细胞，其水平升高虽特异性不强，却表示可能存在胆道梗阻，并伴有γ谷氨酰转肽酶（γ-glutamyltransferase，GGT）的升高。此外，骨相关疾病也会有血液ALP的升高，但不会伴有GGT的升高。

（三）细胞外基质（extracellular matrix，ECM）

肝脏的细胞外基质和肝中的细胞共同构成肝组织结构，是肝干细胞微环境中的关键成分（维持干细胞并调节干细胞的行为），与肝脏的发生、肝再生、肝纤维化及肝癌的发生、发展等密切相关，也是肝中各种细胞存活、增殖、分化和肝功能不可或缺的成分。肝脏的细胞外基质不仅存在于脉管壁、脉管周和肝被膜，在肝实质中也有少量存在，主要分布在窦周间隙。肝脏ECM的组成成分与其他器官类似，包括四大类物质：胶原、非胶原糖蛋白、蛋白聚糖和弹性蛋白。肝被膜、肝内主要间隔和肝门区的ECM成分与其他腺体器官者相似，而肝小叶的ECM与其他间隙组织者不同。

1. 细胞外基质的组成成分

1）胶原（collagen）：至今已陆续发现21种类型（Ⅰ～ⅩⅪ型）胶原。每个胶原分子由三条α链构成独特的三股螺旋。已鉴定的编码胶原α链的基因超过了30个。由此可见胶原结构与功能的复杂性。各α链含有长度不等的Gly-X-Y重复序列（Gly为甘氨酸，X和Y多为脯氨酸和羟脯氨酸，少数为赖氨酸和羟赖氨酸；某些羟赖氨酸残基可被糖基化）；这样的重复序列是形成胶原三股螺旋典型结构的分子基础。α链中的羟脯氨酸和羟赖氨酸可发生糖基化（为仅有 1～2 个糖基的短糖链），因而胶原是一种特殊的糖蛋白。Ⅰ、Ⅲ、Ⅴ、Ⅵ型胶原存在于肝被膜的结缔组织中，在间皮细胞基膜之下。肝被膜基质与肝间隔、肝门区、肝小叶及中央静脉的细胞外基质是直接连续的。肝脏中的胶原主要是Ⅰ、Ⅲ型胶原，也有少量Ⅳ、Ⅴ型基膜胶原；在纤维化肝中Ⅲ型胶原增多。

2）非胶原糖蛋白：主要有纤连蛋白、层粘连蛋白、哑铃蛋白、巢蛋白和生腱蛋白（tenascin）等。

纤连蛋白（fibronectin，FN）是由两条相似的肽链在 C 端以二硫键交联而成的二聚体，存在多种同型分子。FN 以可溶的形式存在于血液及各种细胞外液中；以不溶的形式存在于细胞表面和细胞外基质。FN 是一种可与多种大分子（胶原、纤维蛋白、肝素等）和多种间质细胞相结合的多功能糖蛋白。在肝基质中，FN 与Ⅰ、Ⅲ型胶原并行，普遍存在于肝被膜、肝间隔和门管区，它是窦周间隙中最丰富的细胞外基质成分。基质中的 FN 可由肝细胞、星形细胞及内皮细胞产生；血液中的 FN 则主要由肝细胞生成。

层粘连蛋白（laminin，LN）原本认为只是基（底）膜中的重要功能成分，参与上皮细胞的增殖、分化和迁移的调节。近年发现它与干细胞，特别是肿瘤干细胞的表型和功能密切相关，是肿瘤干细胞微环境中的一个调控成分，参与肿瘤血管生成、上皮间质变迁（epithelial-mesenchymal transition, EMT）、侵袭、转移和干细胞调控，因而备受关注。LN 由 α、β 和 γ 三条肽链构成的高分子质量糖蛋白（400～900kDa）。已发现 15 种 LN 同型分子，分别由 $\alpha_{1\sim5}$、$\beta_{1\sim4}$、$\gamma_{1\sim3}$ 共 12 种亚单位以不同的组合方式构成。大多数 LN 同型分子呈不对称十字形（三个短臂和一个长臂）。三个短臂分别由三个亚单位肽链的 N 端序列构成，长臂由三条肽链相互缠绕构成干，并由 α 链 C 端构成五个球区。也有少数 LN 分子呈 T 形，系因 α_3 链 N 端截短以致缺少一个短臂而成。LN 同型分子的命名过去以发现的先后顺序编号作为后缀；新系统命名法以其 α、β 和 γ 亚单位的编号依次排列作为后缀（表 1-2-1）。层粘连蛋白是基膜中的重要成分。LN 通常以特定的结构域与哑铃蛋白、Ⅳ型胶原及硫酸乙酰肝素蛋白聚糖相结合而整合成各种基膜。不同的层粘连蛋白同型分子分布于不同部位的基膜中，发挥不一样的功能。基膜存在于各种上皮细胞和内皮细胞的基底以及肌细胞、脂肪细胞和神经鞘细胞的周围，对于有基膜细胞的存活、增殖、分化、迁移以及上皮和内皮细胞的极性等具有重要调控作用。在肝脏，胆管、胆小管及脉管的基膜中表达的是 LN111、LN211、LN121 及 LN221。在体的正常成年肝细胞不表达 LN；纤维化的肝实质中 LN 增多；肝癌细胞则表达 LN332 及含 α5 的 LN，并与血管生成和侵袭、转移密切相关。

表 1-2-1 层粘连蛋白的异形分子

系统名	组成亚单位	曾用名	正常组织和肿瘤中的表达
laminin111	$\alpha_1\beta_1\gamma_1$	laminin-1，EHS laminin	大多数胚胎和某些成体上皮的基膜，肌细胞基膜；小鼠 EHS 瘤，黑色素瘤，胶质母细胞瘤
laminin 211	$\alpha_2\beta_1\gamma_1$	laminin-2，merosin	心肌、骨骼肌、平滑肌细胞和神经鞘细胞基膜，胸腺上皮和肾小球基膜，内皮细胞基膜；黑色素瘤
laminin 121	$\alpha_1\beta_2\gamma_1$	laminin-3，S-laminin	细精管基膜、胎盘；黑色素瘤
laminin 221	$\alpha_2\beta_2\gamma_1$	laminin-4，S-merosin	内皮和肌细胞基膜，突触
laminin 332 或 *3A32	$\alpha_{3A}\beta_3\gamma_2$	laminin-5 或 5A	皮肤、膀胱、肺、食管、结肠等上皮组织基膜，皮肤角化细胞，真皮 - 表皮连接，毛发形态发生；肝癌、膀胱肿瘤、乳腺癌、头颈癌、口腔鳞状细胞癌、黑色素瘤

续表

系统名	组成亚单位	曾用名	正常组织和肿瘤中的表达
laminin 3B32	$\alpha_{3B}\beta_3\gamma_2$	laminin-5B	不明
laminin 311 或 *3A11	$\alpha_3\beta_1\gamma_1$	laminin-6A, k-laminin	皮肤、膀胱、肺、食管
laminin 3B11	$\alpha_3\beta_1\gamma_1$	laminin-6B	脉管基膜；乳腺癌
laminin 321 或 *3A21	$\alpha_3\beta_2\gamma_1$	laminin-7 或 7A, ks-laminin	皮肤和人类羊膜的基膜、真皮 - 表皮连接，上皮和胎盘基膜
laminin3B21	$\alpha_3\beta_2\gamma_1$	laminin 7B	皮肤、食管、乳腺和肺上皮的基膜
laminin 411	$\alpha_4\beta_1\gamma_1$	laminin-8	脉管内皮细胞（特别是动脉）、心肌及骨骼肌和脂肪细胞基膜；黑色素瘤、乳腺癌、口腔鳞状细胞癌、胶质瘤
laminin 421	$\alpha_4\beta_2\gamma_1$	laminin-9	脉管内皮细胞基膜；黑色素瘤、胶质瘤
laminin 511	$\alpha_5\beta_1\gamma_1$	laminin-10	大多数上皮和内皮的基膜（成年体内最丰富的存在形式）；黑色素瘤、乳腺、结直肠、肺、前列腺、甲状腺和卵巢的肿瘤，肝癌，胶质瘤
laminin 521	$\alpha_5\beta_2\gamma_1$	laminin-11	角膜、肾小球和肺泡上皮基膜；神经 - 肌肉突触；对于发育和再生中的神经，作为轴突生长的终止信号；黑色素瘤，肝癌
laminin 213	$\alpha_2\beta_1\gamma_3$	laminin-12	肌细胞和内皮细胞基膜
laminin 323	$\alpha_3\beta_2\gamma_3$	laminin-13	
laminin 423	$\alpha_4\beta_2\gamma_3$	laminin 14	内皮细胞基膜
laminin 522	$\alpha_5\beta_2\gamma_2$		
laminin 523	$\alpha_5\beta_2\gamma_3$	laminin 15	

laminin：层粘连蛋白；

*3A 为 α_3 链的截短剪接体，与 β 和 γ 链构成 T 字形层粘连蛋白；全长 α_3 链与 β 和 γ 链构成不对称十字形层粘连蛋白。

哑铃蛋白 / 巢蛋白（entactin/nidogin）为哑铃形的硫酸化糖蛋白，可与 LN 形成一对一的复合物，介导 LN 与Ⅳ型胶原的结合，可能是基膜的基本组织者。

生腱蛋白为由 6 个相似的亚单位在 N 端借二硫键交联的蜘蛛形糖蛋白，主要存在于肝被膜。在窦周间隙并不普遍存在，少量存在于门管区和中央静脉附近。

3）蛋白聚糖（proteoglycan, PG）：蛋白聚糖为共价结合 1～100 条氨基聚糖（glycosaminoglycan, GAG）糖链的糖蛋白。其蛋白质骨架称为核心蛋白。不同蛋白聚糖的核心蛋白各不相同；核心蛋白共价连接的氨基聚糖为直链杂多糖，基本由重复的二糖单位构成，糖链结构的变化不多。氨基聚糖带有大量的负电荷（由其分子中的羧基及硫酸基提供），可结合正离子及大量水分子，赋予组织以黏弹性和抗压性。蛋白聚糖在肝中普遍存在，正常肝主要是硫酸乙酰肝素蛋白聚糖（heparan sulfate proteoglycan, HS-PG），在肝细胞窦面的质膜中有黏结蛋白聚糖（syndecan），是一种整合在质膜中的 HS-PG，可结合成纤维细胞生长因子 FGF，并作为其辅助受体；β 蛋白聚糖（betaglycan）为 TGFβ Ⅲ型受体，即 TGFβ 的辅助受体，主要参与 TGF-β2 的信号转导。在窦周间隙有串珠蛋白聚糖（perlecan）。纤维化肝中的氨基聚糖则以硫酸皮肤素（dermatan sulfate proteoglycan, DS-PG）和 硫酸软骨素蛋白聚糖（chondroitin sulfate proteoglycan, CS-PG）替代了 HS-PG。

4）弹性蛋白（elastin）：是弹性纤维核心的主要成分，主要存在于肝被膜、门区及动脉壁，赋予组织以弹性。

2．细胞外基质的功能

1）支持与连接：胶原作为支持肝实质的框架，保持肝脏的完整性。Ⅰ型胶原是此框架的基本成分，其他类型的胶原、糖蛋白和蛋白聚糖附着于其上。细胞则黏附于各种细胞外基质成分上。

2）影响细胞的存活和增殖：除血细胞外大多数真核细胞若脱离了一定的细胞外基质成分就会走向凋亡，称为"失巢凋亡"（anoikis）；而且进行蛋白质、RNA 及 DNA 的合成也依赖于细胞黏附在一定的细胞外基质成分。不同的细胞外基质成分对不同的细胞具有或促进或抑制增殖的作用。

3）维持细胞的分化状态：一定的细胞外基质成分可诱导并维持一定细胞的分化状态。体外实验表明，培养的肝细胞在人工基膜（matrigel）上具有天然的多边柱形形态并可表达白蛋白；而在 LN 基质上则呈扁平形，且不表达白蛋白。多能干细胞的诱导分化也需要一定的细胞外基质成分的支持。

4）促进细胞的迁移：细胞外基质是细胞迁移不可缺少的条件，在肝脏发生和肝再生中尤其具有重要意义。

5）储存和控制细胞因子的释放：FGF 和 TGFβ 等细胞因子结合在 ECM 中的蛋白聚糖分子上，储以备用。需要时则释放出来，结合到细胞表面的相应受体，启动一定的信号转导途径，促进或抑制细胞的增殖。特别是，TGFβ 通常以与 LTBP（latent TGF-β binding proteins）相结合的形式储存在 ECM 中，从而不发挥信号作用。LTBP 分子具有对 TGFβ 和 ECM 的双亲和性，并具有多个对蛋白酶敏感的位点。当基质中出现基质金属蛋白酶活性时，则 LTBP 被降解而释放 TGFβ，发挥其信号功能。纤维化的肝脏 ECM 增加，TGFβ 被增量储留，可一时削减其抑制增殖作用，促进凋亡作用。

6）参与肝再生、肝纤维化和肝癌的发生、发展：参见本章第二节和第三节。

3．窦周间隙的细胞外基质

肝实质中的 ECM 主要存在于窦周间隙，含有不连续的Ⅳ型胶原纤维，丰富的纤连蛋白、血小板应答蛋白（thrombospondin）和稀疏的灶状分布的生腱蛋白，唯缺少层黏连蛋白。硫酸乙酰肝素蛋白聚糖类的串珠蛋白聚糖，在窦周间隙也很丰富；肝细胞和胆管上皮细胞都高表达黏结蛋白聚糖（syndecan-1）。因此，硫酸乙酰肝素型糖链在肝细胞膜及窦周间隙都存在。

在肝纤维化、肝硬化组织中，窦周间隙的 ECM 发生显著的改变：含量增加和组成成分改变。慢性肝损伤首先引起 FN 在窦周间隙沉积，接着引起Ⅰ型胶原及其他 ECM 成分的堆积。表明 FN 可能是肝纤维化和肝硬化 ECM 的组织者。随着损伤的继续，储脂细胞质中的脂滴减少，大量产生Ⅰ型胶原及其他 ECM 成分，转变为成肌细胞的表型。在硬化的肝脏，Ⅳ型胶原、FN 及生腱蛋白的含量均有增多。同时，内皮细胞失去窗孔并合成 LN。最后使肝窦转变为具有连续内皮和显著基膜的毛细血管，窦周间隙转变为致密的纤维组织。在再生结节中，基膜的大部分 ECM 成分进一步增多。在慢性损伤时，肝细胞、内皮细胞和储脂细胞都可分泌 ECM 成分，而以何者为主尚无定论。

四、肝脏的功能

肝脏对于维持机体内环境的稳定是必不可少的器官，丧失肝脏基本功能的患者通常会在 12h 内死亡。肝脏在物质代谢、解毒、维持血浆蛋白等方面具有广泛而多样的功能，被誉为人体的化工厂，其功能（近百种）归纳起来可分为以下十大类：

（一）摄取功能

肝脏的重要功能之一是有效地摄取由门静脉输送来的肠道营养物，然后在肝中经合成、降介或转化，再分配到血液和胆汁中。

（二）代谢功能

肝脏在糖、脂、蛋白质及维生素代谢中均具有重要而独特的作用。肝脏的代谢功能与其他器官相比更为广泛和多样，并对全身有重大影响。

1. 能量代谢

像其他器官一样，肝脏可进行糖、脂肪及氨基酸的氧化供能；而不同的是，肝脏所需能量约一半来自于氨基酸的氧化。肝脏是氨基酸分解代谢的主要部位。来自于膳食的氨基酸，除用于合成蛋白质及其他特殊的分子外，多余的在肝中氧化供能或进行糖异生。

2. 糖代谢

经门静脉摄取的来自于食物的葡萄糖可在肝中合成为糖原储以备用，并防止血糖过高；当血糖降低时又可在激素的控制下将糖原分解为葡萄糖，以补充血糖；非糖物质，如氨基酸、乳酸、甘油等，也可在肝脏通过糖异生而转变为葡萄糖来补充血糖。因此，肝脏在维持血糖稳定上具有无可替代的作用，肝功能不良者易在饥饿时发生低血糖。

3. 氨基酸代谢

氨基酸可在肝脏进行转氨基、脱氨基及脱羧基作用。通过转氨基作用不仅可进行氨基酸的分解代谢而且可以合成食物中所缺乏的非必需氨基酸，因而肝脏在保持氨基酸供应的稳定性上具有一定的协调作用。膳食中过量的氨基酸可在肝中转变为葡萄糖，称为糖异生作用。所生成的葡萄糖可进入血液增补血糖供其他组织利用。氨基酸在肝中经联合脱氨基作用（转氨基作用和 L-谷氨酸的氧化脱氨基作用的联合）和其他脱氨基作用所产生的氨，以及肠道细菌分解生成的氨，可在肝脏通过尿素循环（又称鸟氨酸循环）而合成为尿素。这是肝脏特有的功能，肝功能失代偿时，尿素生成减少，血氨增高，可引起神经症状，是引起肝性脑病的因素之一。游离氨过高可抑制尿素循环中的某些酶；而参与尿素循环的精氨酸可拮抗此种抑制作用。因而对于氨中毒的肝病患者给予精氨酸有一定促进尿素循环降低血氨的作用。然而，精氨酸可促进肿瘤生长，对于肝癌患者则应避免输注精氨酸。支链氨基酸（branched chain amino acids，BCAA，包括缬氨酸、亮氨酸和异亮氨酸）不能在肝中分解和提供能量，而主要在肌肉中进行分解代谢，因而其在血中的水平并不随肝功能状态而波动。除 BCAA 外所有各种氨基酸，尤其是芳香族氨基酸（aromatic amino acids，AAA，包括酪氨酸、苯丙氨酸和色氨酸），主要在肝中进行分解代谢。肝功能障碍时，血中 AAA 升高，以致 BCAA/AAA 比值降低。故而 BCAA/AAA 比值是衡量肝细胞功能的一个指标。正常国人的 BCAA/AAA 比值 >3，若肝病患者的 BCAA/AAA 比值 <1.5 则难以承受肝部分切除手术。临床上对肝功能失代偿者补充支链氨基酸意在调节其氨基酸平衡。

4. 蛋白质合成

肝固有蛋白质的更新率非常高，平均半衰期仅有数日。肝脏每天可合成蛋白质 48g，其中除肝固有的蛋白质外，主要合成血浆蛋白，是各种血浆蛋白的主要来源。其中数量最多的是血浆白蛋白（albumin），每天合成高达 12g。肝功能不良时，血浆白蛋白降低，白蛋白/球蛋白比值下降，甚至倒置，以致血浆胶体渗透压下降。白蛋白降至 3.0g/dL 以下时则出现水肿或腹水。肝脏还合成多种凝血因子（包括纤维蛋白原，凝血酶原，凝血因子Ⅷ、Ⅸ、Ⅹ等），肝功能不好时可发生凝血障碍。此外，各种转运蛋白（载体蛋白）、丝氨酸蛋白酶抑制物（如 α_1 抗胰蛋白酶）、载脂蛋白、纤连蛋白、补体成分和 C 反应蛋白等也在肝中合成。胎儿肝、再生肝、严重病毒感染和化学毒物损伤后恢复中的肝以及肝癌组织均可合成胎儿甲种蛋白（α-fetal protein，AFP）。AFP 是一种糖蛋白，其肽链与白蛋白有 40% 同源，并共用同一启动子。AFP 具有免疫抑制作用，主要抑制细胞免疫（降低 T_H 细胞的活性，增强 T_S 细胞的活性），在胎儿可保护其免受母体的排斥。AFP 长期以来作为肝癌早期诊断和病情监测的标志物，但是由于其假阳性和假阴性各占 30%，并不是一个理想的肝癌标志物。虽然检测其糖链的核心岩藻糖可以鉴别其良、恶性细胞来源，但检测方法难于普及。

5. 脂类代谢

肝脏在脂类的消化、吸收、分解、合成乃至转运中均发挥重要作用。肝脏是脂类分解代谢产生酮体的部位。酮体可在肝外氧化供能，尤其对于心肌是重要的能量来源之一（约占 1/3）；也可作为脑的能量来源。肝脏还是合成胆固醇的最主要场所，每天合成 1~1.5g，主要在夜间进行；其中有 0.4~0.6g 在肝中转变为胆汁酸。肝脏是体内唯一能从胆固醇合成胆汁酸的器官，主要在门管区周围的肝细胞中进行。各种游离型胆汁酸（包括胆酸、脱氧胆酸、鹅脱氧胆酸和石胆酸）以及结合型胆汁酸（包括甘氨胆酸、牛磺胆酸、甘氨鹅脱氧胆酸和牛磺鹅脱氧胆酸）都是在肝脏由胆固醇合成的。胆汁酸通过外分泌进入肠道，其中 90% 被肠黏膜重吸收，再经门静脉回肝，在肝中，游离型胆汁酸转变为结合型胆汁酸，并再分泌至十二指肠，此即胆汁酸的肝肠循环。其意义在于充分反复利用胆汁酸来乳化每餐进食的脂肪，促进脂肪的吸收；胆囊中被浓缩的胆汁酸具有防止胆石形成的作用。此外，肝脏不仅合成极低密度脂蛋白（very low density lipoprotein，VLDL），也是降解低密度脂蛋白（low density lipoprotein，LDL）的主要器官。VLDL 的合成障碍可引起三酰甘油在肝脏堆积，出现脂肪肝。因而肝脏也是脂代谢的中心。

6. 维生素代谢

肝脏在维生素的吸收、储存和转化中都发挥重要作用。脂溶性维生素的吸收依赖于胆汁酸，胆道梗阻可致脂溶性维生素的缺乏。多种维生素在肝中储存。肝脏还可将 β 胡萝卜素转变为维生素 A；也可将维生素 D_3 羟化成 25 羟维生素 D_3。肝脏也合成视黄醇结合蛋白和维生素 D 结合蛋白，分别参与血浆中维生素 A 和 D 的转运。

7. 无机盐代谢

肝脏具有摄取和储存金属离子的作用，并可在需要时释放之。肝细胞表面的运铁蛋白受体可结合 Fe^{2+}，内吞后进入肝细胞。肝细胞内的铁蛋白可储存铁并维持铁的内稳。肝细胞内的谷胱甘肽和金属硫蛋白也都在铁、锌和铜的代谢中发挥重要作用。

（三）生物转化与解毒功能

类固醇激素（包括雄性激素、雌性激素和肾上腺皮质激素）、乙醇、某些代谢副产物以及进入血中的各种药物、食品添加剂、毒物等凡不能以可溶性形式通过尿和胆汁直接排出体外的，则在肝脏通过氧化、还原、水解或结合四种生物转化反应而失去活性、降低毒性、增加水溶性，以利于排出体外；否则堆积在体内会影响细胞的代谢和功能。肝功能不良时，激素的灭活障碍可致激素水平紊乱，出现相应的体征和症状。

生物转化作用主要在肝细胞的光面内质网进行。在氧化反应中，最重要的催化酶是单加氧酶系（monooxygenases）。它可利用来自血液的 O_2 将一个氧原子直接加到作用物分子上，使其氧化，同时另一氧原子被还原为水，因而又称为混合功能氧化酶系，也称为羟化酶系。细胞色素 P_{450} 是此酶系的重要成员，具有 150 种同工酶，分属于 10 个基因家族。它们可催化羟化反应，从而使一些药物或毒物的水溶性增加。在肝线粒体中还存在单胺氧化酶系（monoamine oxidase），可将来自于肠道氨基酸被细菌分解而产生的有毒胺类物质进行氧化脱氨基，生成相应的醛，从而解毒。此外，肝细胞的胞液中还存在醇脱氢酶和醛脱氢酶，可分别催化醇或醛脱氢生成相应的醛或酸，再经混合功能氧化酶或过氧化物酶体的过氧化物酶进行解毒。此外，以还原型 GSH（glutathione）

作为底物的非氧化途径在肝细胞也特别活跃。外源性和内源性的有毒物质或药物在肝脏先经氧化或还原，而使其对后续的转化反应更敏感。然后，可再进一步经葡萄糖醛酸化或硫酸化而使脂溶性物质变成水溶性物质，最终经胆汁或尿排出体外。值得注意的是，肝脏的生物转化功能不仅可以解毒，也可产生一些有毒的或致癌的代谢物。

肝脏也是胺类解毒的重要场所。例如芳香族氨基酸在肠道细菌作用下产生的一些芳香胺经门静脉进入肝中解毒。在肝功能障碍或形成门-腔侧支时血液中的芳香胺增多，可进入脑组织，经β羟化生成β羟酪氨酸或苯乙醇胺。由于其结构与儿茶酚胺相似而成为"假性神经递质"，可抑制儿茶酚胺的合成或干扰儿茶酚胺的功能，从而成为肝性脑病的另一重要原因。

（四）胆色素代谢与黄疸

胆色素来自血红蛋白的分解代谢产物——高铁血红素。高铁血红素在网状内皮系统（包括肝、脾、骨髓）经血红素加氧酶催化转变为胆绿素，再经胆绿素还原酶催化生成游离胆红素（free bilirubin），又称间接胆红素（indirect-reacting bilirubin）。游离胆红素在血中被白蛋白运载到肝窦，在那里，胆红素与白蛋白分离并通过载体介导进入肝细胞。游离胆红素具有亲脂性，在肝细胞质中与一种称为配体蛋白（ligandin）或γ-蛋白的蛋白质结合以防其在水性胞液中沉淀。与γ-蛋白结合的胆红素被运送至光滑内质网。在那里，经葡萄糖醛酸转移酶催化与UDP-葡萄糖醛酸相结合，生成水溶性的结合胆红素（直接胆红素），然后随胆汁排至肠道。在发生溶血或肝中葡萄糖醛酸转移酶活性缺乏时，血液中的游离胆红素（间接胆红素）增多；在胆道梗阻时，胆汁溢出入血，致血液中结合胆红素（直接胆红素）升高；肝损伤时，肝细胞的功能障碍和肝细胞破损，可致血中游离胆红素和结合胆红素均升高。总之，上述三种病理情况都可引起黄疸，在临床上可通过血液中增高的胆红素种类而鉴别。

（五）内分泌功能

肝脏是人体最大的分泌腺，肝细胞产生并分泌胆汁，经胆道进入胆囊。胆汁中含有水、离子、胆固醇、磷脂、直接胆红素（葡萄糖醛酸结合的胆红素）及胆汁酸盐。胆汁酸盐协助脂肪和亲脂性物质的乳化和吸收。

（六）外分泌功能

肝细胞产生的各种血浆蛋白和葡萄糖被分泌入血液，以维持各种血浆蛋白和血糖的稳定。肝细胞每天所产生和分泌的白蛋白高达数克。血浆白蛋白不但在维持血液胶体渗透压以及作为激素、脂肪酸、代谢物和药物在血中转运的载体方面发挥主要作用，而且近年发现它还有调节微脉管的通透性、抗氧化、抗血栓和抗炎症的作用，并对脑具有神经保护作用。对于肝功能失代偿的患者，不可忽视其血浆白蛋白的下降。

（七）内吞功能

肝脏是最能有效吞噬固体物质的器官。肝窦的衬里细胞具有相当大的内吞潜能，例如库普弗细胞可吞噬入侵的微生物和衰老的血细胞，乃至一些肿瘤细胞。肝脏还可内吞从淋巴系统（主要是脾）进入肝脏的免疫复合物和来自于小肠菌丛的内毒素。

受体介导的内吞是肝细胞的一个重要功能。肝细胞可通过这一机制摄取去唾液酸的血浆蛋白。例如，肝细胞表面存在半乳糖受体（galactose receptor），又称肝凝集素（hepatic lectin），可特异性地与游离的或者暴露在糖缀合物的糖链非还原末端（末梢）的β-半乳糖（β-Gal）或β-N-

乙酰氨基半乳糖（β-GalNAc）相结合。鉴于血浆蛋白大多为具有典型的二天线 N 连接寡糖链的糖蛋白，其糖链非还原末端的糖基为唾液酸基，唾液酸基脱落后即暴露出次末端的 β- 半乳糖基，因而糖链末梢为 β- 半乳糖的糖蛋白可被肝细胞表面的肝凝集素识别并结合，然后被内吞，进而运至溶酶体被消化；受体则可进行再循环而反复利用。肝细胞表面的凝集素不仅可从血液中清除去唾液酸血浆蛋白，还可介导某些在细胞表面具有暴露的 β- 半乳糖基的癌细胞的肝转移。此外，肝细胞表面还有运铁蛋白的受体、α_1 抗胰蛋白酶受体和 EGF 受体等等，可分别介导血浆中相应蛋白质的内吞。

（八）储存功能

肝脏是机体营养和能量的储存库，可储存糖原、脂质和维生素（A、D、E、K 和 B_1、B_2、B_6、B_{12}、泛酸及叶酸等），并于必要时将之释放入血。

（九）转运功能

肝细胞可将血液中的 IgA 转运至胆汁，然后进入小肠腔。

（十）造血功能

胚胎时期的肝脏具有造血功能。在胚胎第 6 周，造血干细胞从卵黄囊迁移全肝，肝脏开始造血，并逐渐成为主要的造血器官；至第 16 周达到造血高峰；至出生前和新生儿时期，仅存一些残留的造血灶，肝脏造血功能逐渐被骨髓造血（于胚胎第 8 周出现）所取代。

总之，肝脏众多的功能由肝实质细胞和 4 种非实质细胞单独或协同完成。其中物质代谢和解毒功能主要由肝细胞完成。需要特别指出的是，肝脏中不同分区的肝细胞的基因表达谱和所执行的功能上是有差异的，这取决于其在肝小叶中的位置、血液供应、细胞表面的转运载体和受体、亚细胞结构以及细胞间和细胞与胞外基质间的相互作用，乃至激素暴露和神经分布等。例如，糖原分解为葡萄糖、糖异生作用、氨基酸利用、氨解毒（尿素合成）、保护性代谢、胆汁形成、白蛋白和纤维蛋白原等血浆蛋白的合成主要在门管区周围（periportal area）的肝细胞中进行；而葡萄糖的利用、外源物的代谢、α_1- 抗胰蛋白酶或甲胎蛋白（alpha-fetoprotein，AFP）等血浆蛋白的合成则主要在中央静脉周围区域（perivenous zone）的肝细胞中进行。

五、肝细胞的增殖、分化及凋亡

增殖（proliferation）、分化（differentiation）及凋亡（apoptosis）是肝细胞的基本生命活动。它们之间存在着复杂的相互制约关系，并与医学密切相关。肝细胞增殖异常既可导致良性疾病，如局灶性结节性过度增生（focal nodular hyperplasia，FNH）和肝细胞腺瘤（hepatocellular adenoma，HCA）；也可导致恶性肿瘤，如肝细胞癌。本节重点介绍与肝细胞癌发生密切相关的增殖及其调控，简要介绍肝细胞增殖以及增殖、分化及凋亡的相互制约。

（一）肝细胞的增殖及其调控

正常成人的成熟肝细胞大多处于增殖休眠期（G_0 态）。整体上，通过复杂的调节细胞增殖与存活的双重机制共同保持肝细胞新生和死亡速度之间的平衡，以使肝脏的大小不变。成年大鼠给予苯巴比妥后，肝细胞被刺激而进行分裂，引起肝脏增大；当停止给予苯巴比妥后，肝细胞的死亡大大加速，直到肝脏恢复到原来的大小（约需一周）。像其他脊椎动物细胞一样，肝细胞也依赖于体内其他细胞发送的信号而存活。通常肝脏通过复杂的肝内、外调控机制使肝内新生的细胞数与死亡的细胞数保持平衡，以保持肝脏的大小不变，并维持肝脏的大小与体内其他器官相称。如果人的肝细胞每周以 2% 的速度增殖，而以 1% 的速度凋亡，则 8 年之内肝脏的质量会超过身体其余部分的总质量。实际上，肝脏的大小受全身因素的控制。例如，将一个小狗的肝脏移植给一条大狗，则移植肝可迅速长大，最终达到宿主肝的大小；反之，一条大狗的肝脏移植给一只小狗，移植肝也会缩小到小狗肝的大小。肝脏被部分切除或者受到各种化学或生物因素的损伤后发生肝细胞坏死，导致肝体积缩小，遂引起肝脏细胞的增殖加速，并可恢复到原来的大小，称为肝再生。大鼠肝被切除 2/3 之后 10 天左右便可恢复到正常大小。

成人的肝细胞是一种高度分化的细胞，即虽已分化成熟但并非终末分化。分化成熟的肝细胞通常处于增殖休眠（G_0）状态。在必要和适宜的条件下，肝细胞可迅速进入细胞增殖周期；在不需增殖时又可返回 G_0 状态。能够在细胞的增殖与静息状态之间自由转换是肝细胞独有的特性。已分化的成熟肝细胞在一生中都可保持分裂增殖的能力，这表明组织的更新并非全是依赖一种特殊类型的干细胞。

有关肝细胞增殖的研究大多是用体外培养的肝细胞进行的。需要注意的是，肝细胞一旦从肝组织中分离，在体外进行培养，其表型和功能便发生改变，细胞增殖的控制机制也与体内有所不同。例如，肝细胞在体外培养时需要相对大量的 EGF、TGFα 和 HGF 等生长因子以维持其 DNA 的复制。因此，从体外培养的肝细胞所得到的增殖调控研究结果不宜直接照搬到体内，但有很大的参考价值。

肝细胞的增殖受到促进和抑制正、负两方面调控。影响肝细胞增殖的因素很多。很多激素及生长因子均可对肝细胞的增殖发挥刺激或抑制作用，包括内分泌激素、多肽类生长因子、细胞因子和其他旁分泌因子以及神经递质等。肝细胞能够对多种激素和各种因子进行反应以调节其增殖。这说明肝细胞具有将其同时或先后接受的多种生长调节信号进行协调和整合的能力。促进肝细胞增殖的因子可分为两类：一类是直接对肝细胞增殖发挥刺激作用的丝裂原（mitogen）；另一类是促使或增强肝细胞对丝裂原进行反应的因子。第一类因子称为完全丝裂原（complete mitogen），例如，生长因子中的 EGF 家族和 HGF。它们可引发出诱导细胞增殖所需的全部信号的级联反应。第二类因子称为辅丝裂原（comitogen）或不完全丝裂原（incomplete mitogen），例如，胰岛素、七次穿膜受体的激动剂、肾上腺素和雌激素等。它们不能单独诱导肝细胞增殖，但可增强丝裂原的效果。然而这种区分不是绝对的。例如，在大鼠肝细胞原代培养时，即使在完全限定的无血清条件下，完全没有其他附加的生长因子，单胰岛素就能使 25%～30% 的肝细胞进入 S 期。

1. 促进肝细胞增殖的因素

1）激素和神经递质：胰岛素（insulin）：胰岛素一般不能单独刺激体外培养的和在体的肝细胞增殖，但在肝细胞培养液中必须加入胰岛素。它可促进肝细胞的存活（防止肝细胞变性和死亡）、增加 EGF 对原代培养的大鼠肝细胞增殖的刺激作用和肝细胞的 DNA 合成。一般而言，切除胰脏可使肝质量减轻。而给予胰岛素和胰高血糖素可部分逆转肝脏的萎缩。胰腺切除也可减少肝再生时的 DNA 合成。推测胰岛素可能通过 IGF-1 受体而刺激生长，但又有实验证据表明这一作用是通过胰岛素受体启动的信号途径而实现的。

胰高血糖素（glucagon）：胰高血糖素通过 cAMP 参与肝细胞增殖的正、负调控。它对肝细胞增殖可发挥促进或者抑制的双向作用，效果取决于给予的时间和剂量。在肝细胞分离、接种后，早期给予低剂量胰高血糖素对 EGF 作用的增强效果明显。

肾上腺素（epinepherine）：肾上腺素是交感神经系统的神经递质。体内实验表明肝细胞的增殖通过交感神经及儿茶酚胺而接受肾上腺素能的控制。在体外单层培养的肝细胞，用各种肾上腺素能的激动剂和抑制剂证明其对儿茶酚胺的生长调节有反应，α_1 和 β_2 肾上腺素受体可能都参与作用。

雌激素（estrogens）：雌激素参与肝再生。切除 2/3 肝后，雌激素升高，于 24～48h 达到高峰；雌激素的核受体及其在核内的滞留时间均有增加；雌激素可增强肝细胞对各种丝裂原的反应；给予他莫西芬可以阻断肝 DNA 的合成。从雄性大鼠分离的肝细胞比来自于雌性者对雌激素的反应性更强。

此外，血管升压素（vasopressin）、血管紧张素（angiotensin Ⅱ）、5- 羟色胺（serotonin）及几种胃肠激素，如促胃液素（gastrin）、神经降压素（neurotensin）和血管活性肠肽均可增强体外培养肝细胞的 DNA 合成。除雌激素外，通过核受体而发挥作用的其他激素也影响肝细胞的生长。例如，糖皮质激素对肝细胞具有复杂而深刻的影响，虽然主要是抑制作用，但根据与其他激素（如胰岛素）和升高 cAMP 的激动剂共作用的实验结果，其产生效果是有条件的。此外，甲状腺素对于体内的肝细胞增殖反应也是必需的。

前列腺素由非实质细胞产生，对肝脏似有细胞保护效果，作用于肝细胞，促进肝再生。几种前列腺素可促进新生的及成年的大鼠肝细胞的 DNA 合成，甚至可能促进肝肿瘤的发展。

2）表皮生长因子（epidermal growth factor，EGF）家族生长因子：EGF 对大多数上皮细胞是一种丝裂原，也可刺激肝细胞增殖并调节肝功能。此外，共用 EGF 受体（EGFR）的其他配体，如转化生长因子（transforming growth factor-α，TGFα）、HB-EGF（heparin-bind EGF）及双调蛋白（amphiregulin，AR）均能活化 EGF 受体，并可刺激肝细胞的 DNA 合成和肝的生长。这个家族的生长因子具有共同的 EGF-like 结构域，可提供与 EGFR 相结合的特异性，此外还有不同的其他结构域，如肝素（heparin）结合蛋白结构域或免疫球蛋白（Ig）结构域等。这些生长因子都是以穿膜蛋白的前体形式合成的，并在整合于质膜中的具有基质金属蛋白酶活性的 ADAM（a disintegrin and metalloproteinases）的作用下从细胞表面释放。TGFα 是由 50 个氨基酸残基构成的多肽，与 EGF 同源 30%～40%。肝细胞通常并不表达 TGFα，而在 EGF 诱导下，可在 mRNA 及蛋白质水平表达 TGFα。这可视为一种扩大的自分泌机制。例如，TGFα 过表达的转基因大鼠可出现肝、胰及乳腺的增生和肿瘤形成。大量实验证明，肝细胞的 EGFR 能够转导很强的生长刺激信号。与大多数其他正常细胞相比，肝细胞 EGFR 的数量较多。在每个新分离的大鼠肝细胞表面约有 200000 个 EGFR，其中 5% 处于高亲和状态。虽然 EGFR 与 EGF 的亲和性大于与 TGFα 的亲和性，但 TGFα 对肝细胞增殖的刺激作用比 EGF 强，可引起快速的生长反应。EGF 的作用则比较持久。

3）肝细胞生长因子（hepatocyte growth factor，HGF）：HGF 在正常肝的间质细胞和胆管上皮细胞表达，不在肝细胞表达；在肝基质（主要在肝小叶的小胆管周围）含量较高，同时也存在于肺、脾、胎盘和脑等器官的基质中。HGF 是由 64kD 的重（α）链和 32kDa 的轻（β）链通过二硫键交联的异二聚体糖蛋白，与任何已知的生长因子没有同源性。其前体含 728 个氨基酸残基（87～92kD），比其他生长因子大，分泌至细胞外后，经蛋白酶（u-PA 和 t-PA）降解，生成两个以共价键交联的亚单位，这时才具有活性。α 链与纤溶酶原同源 40%，结构中从 N 端依次含有一个发夹结构域和四个（K₁～K₄）经典的三环结构域（Kringle domain）。K₁具有与其受体 c-Met 结合的高亲和性位点；发夹结构和 K₂ 组成一个与细胞质膜中的硫酸乙酰肝素蛋白聚糖（HS-PG）低亲和性的结合区，负责将 HGF 富集于靶细胞的表面。β 链与丝氨酸蛋白酶同源，但因在进化过程中发生了突变而失去了蛋白酶活性。结合在基质中的 HGF 以无活性的单体形式存在。启动肝再生时，在尿激酶（urokinase，u-PA）的作用下降解，并形成有活性的共价键交联的二聚体。HGF 并非肝特异的生长刺激物，对多种其他细胞也有促增殖作用。研究证明，HGF 与 SF（scatter factor）是由同一基因编码的同一种物质。HGF/SF 可由全身的间质细胞产生并分泌进入血液；除通过内分泌外，也可通过旁分泌和自分泌作用于靶细胞。血液中的 HGF 大都在肝脏中被清除。HGF 作用于上皮细胞及其他几种细胞，刺激细胞增殖和迁移，可能是肝脏形态发生所必需的。体外培养的大鼠及人肝细胞证明，HGF 刺激 DNA 合成的潜能极高，作用比 EGF 强 10 倍。与 EGF 不同，在部分肝切除或中毒性及炎症性肝损伤者的血液中，HGF 的水平会升高许多倍，以刺激肝细胞的 DNA 合成，参与肝再生。再者，HGF 与 TGFα 在刺激肝细胞增殖上具有加和作用：在肝细胞原代培养液中加入 TGFα，约 45% 的细胞出现 DNA 复制；而在同时含有 TGFα 和 HGF 的培养液中，DNA 复制的细胞数可提高到 80%。此外，HGF 还促进肝癌的转移。

c-Met 为 HGF 的唯一受体，存在于体内大多数上皮细胞、内皮细胞和神经元；在肝脏中，存在于肝细胞、胆管细胞和内皮细胞。c-Met 属于受体酪氨酸激酶（receptor tyrosine kinase，RTK）超家族，由两个以二硫键连接的 α 和 β 亚单位构成。它们是原癌基因 *c-met* 同一 ORF 编码的产物。c-Met 前体的 N 端有多个半胱氨酸残基和 10 个可能的 N 糖基化位点；经糖基化修饰后，被蛋白酶水解为 α 和 β 两个亚单位，因而 α 亚单位（50kD）是高度糖基化的，β 亚单位（140kD）由胞外区、跨膜区及胞内区三部分构成。其胞外区和 α 亚单位共同参与 HGF 配体的结合；其胞质区存在 ATP 结合域和激酶结构域，并有一个 Ser 磷酸化位点（与其激酶活性的抑制有关）和 4 个 Tyr（Y）磷酸化位点。与 HGF 结合后，c-Met 受体二聚化，其中 Y_{1234} 和 Y_{1235} 两个位点发生自磷酸化，并使激酶活性提高，催化 Akt（蛋白激酶 B）磷酸化；进一步的 Y_{1349} 和 Y_{1356} 磷酸化可形成多功能的停泊位点，招募一些信号传导分子（PI3K、Src 等）和衔接分子（Grb2 和 Shc），从而启动多条信号转导途径，并依实时的细胞内、外环境来调节细胞的存活、增殖、分化和迁移。Met 可通过与 Fas 结合，阻止 Fas 形成三聚体来启动细胞死亡事件。c-Met 受体与 HGF 结合后不仅二聚化，还与其他细胞表面受体相结合。例如，可与胰岛素受体结合，在肝细胞以及其他细胞中调节葡萄糖等代谢过程。HGF/Met 不仅在肝细胞代谢调节中发挥主要作用，而且在肝脏的胚胎发育及肝再生中也发挥重要作用。

4）酸性成纤维细胞生长因子（acid fibroblast growth factor，aFGF）又称肝素结合生长因子（heparin-binding growth factor，HBGF-1）：除 EGF 家族及 HGF 外，还有一些可激活受体酪氨酸激酶的多肽生长因子。aFGF 是与质膜中硫酸乙酰肝素蛋白聚糖结合的生长因子。没有硫酸乙酰肝素蛋白聚糖的结合，便不能与其受体相结合，因而也就没有活性。肝细胞和肝中的非实质细胞均可产生 aFGF，可刺激肝细胞的 DNA 合成。在大鼠肝部分切除后持续分泌 7 天，但对人类肝细胞似乎没有作用。

5）肝再生增强物（augmenter of liver regeneration，ALR），原称肝刺激物（hepatic stimulatory substance，HSS）或肝生成素（hepatopoietin）：ALR 在所有的器官都广泛表达，功能尚未完全明了，可能具有组织特异性。在肝脏，ALR 仅由肝细胞产生和分泌，存在于肝细胞的细胞液、线粒体、内质网和细胞核中，为肝细胞存活所必需。大鼠肝部分切除后，ALR 迅速从残留肝释放，以自分泌的形式作用于肝细胞，增加 DNA 合成，刺激肝再生。ALR 只对肝细胞和肝癌细胞具有刺激增殖作用，对其他组织细胞和非肝细胞来源的其他癌细胞均无此作用。其刺激肝细胞增殖作用可能是通过影响 NF-κB、c-Myc、多胺和细胞色素 P-450 而产生的。

2. 抑制肝细胞增殖的因子

肝细胞的 G_0 态是在肝细胞增殖抑制因子的严格控制下保持的。对抑制肝细胞增殖的因子所知有限。已知的主要有：

1）转化生长因子 B（transforming growth factor β，TGFβ）：TGFβ 在哺乳动物组织中以 $β_1$、

β_2 及 β_3 三种形式存在，可能是迄今所鉴定的最强的生长抑制性因子，对多数上皮细胞和一些其他类型的细胞有抑制增殖作用，只对间质来源的细胞有生长刺激作用，并参与创伤的愈合。TGFβ 是肝细胞在体内、外增殖的强烈抑制物。1～20pmol/L 的 TGFβ 便可抑制肝细胞的 DNA 合成。TGFβ 也可引起肝细胞凋亡。其抑制增殖和诱导凋亡的效应在维持肝实质的大小、终止肝再生及防止肿瘤生成方面具有重要作用。

2）活化素（activin）：在结构上与 TGFβ₁ 相关，属于 TGFβ 家族，也抑制肝细胞的 DNA 合成，并可能通过自分泌起作用。

（二）肝细胞增殖、分化的相互制约

细胞增殖与分化是相互制约、严密调控的。其机制非常复杂，目前科研人员对其还所知甚少。在正常细胞，特异性的高度分化与增殖活性是相互排斥的。细胞只有在"跳"出细胞周期之后才能进行分化；而达到终末分化的细胞一般丧失增殖能力。细胞的微环境对调控此种平衡发挥重要作用。肝细胞增殖、分化的调控似乎更为错综复杂。分化诱导剂丁酸钠和 1.5%～2% 的 DMSO（dimethyl sulpoxide）加到无血清培养基中能够在很长时间内稳定肝细胞分化的特异功能，使细胞阻滞在 G₁ 期，不进行分裂。这些促进分化的因子似乎也可抑制凋亡。

肌细胞、脂肪细胞、神经细胞和造血细胞在进行了几次分裂之后便丧失增殖能力而进入终末分化。而成年人的肝细胞虽然是已分化的细胞，却并非终末分化的细胞，因而在增殖长期休止的情况下仍能保持高度的增殖潜能。肝细胞增殖的启动需要一个激发过程。关于已分化肝细胞启动活跃增殖的激发机制，目前还不完全清楚。已在一个肝癌细胞系 HGB 中发现了可逆的分化过程。在体外培养中生长休止的细胞在静息了数周之后可以再开始活跃的增殖。Cip/Kip 家族的两个成员，p27 和 p21 蛋白（CDK 的抑制物），在调节细胞周期的进展和终末分化上具有关键性作用。在分化、增殖及凋亡过程中，深入了解影响肝细胞作出选择性决定的控制机制，可提高人类肝病治疗中体外培养肝细胞体系的应用水平。

（三）肝细胞的凋亡

肝细胞的死亡方式主要是通过不同机制进行的坏死（necrosis）或凋亡（apoptosis）。细胞坏死是一种被动的过程，质膜破裂并将细胞内含物释放到细胞外环境和血液中，并启动炎症反应。而凋亡则是一种消耗能量（ATP）的程序性死亡（programed cell death），细胞皱缩、质膜出泡、染色质凝集和边缘化、DNA 和细胞核碎片化，而无质膜破裂。细胞凋亡最终生成若干由膜包裹的凋亡小体，然后被周围具有吞噬功能的细胞（在肝脏主要是库普弗细胞）吞噬。肝细胞凋亡可以是生理性的，其作用在于处理过多的和衰老的肝细胞，并且是以严密的时 - 空（spatio-temporal pattern）控制模式进行的，一般不引起炎症反应。正常情况下肝脏中很少见到凋亡的肝细胞。然而在多种情况下可出现病理性的肝细胞凋亡，例如饥饿、肝缺血、氧化应激、肝毒素作用、炎症和胆道梗阻、胆汁酸反流等诱导肝细胞凋亡。病理性的肝细胞凋亡不受控制，且往往是大面积的。

病理性肝细胞凋亡与肝脏的炎症和纤维化相互关联。肝细胞凋亡产生的凋亡小体被库普弗细胞吞噬后可将吞噬细胞激活。激活的库普弗细胞表达 TNFα、TRAIL 和 Fas 配体等死亡配体，通过死亡受体启动凋亡的级联反应，从而加重肝损伤。同时，激活的库普弗细胞释放到细胞外的 TNF-α、白细胞介素（interleukins）和干扰素（interferon）等细胞因子可引起炎症反应；激活的库普弗细胞还释放 TGFβ，可增强肝星形细胞的活化，使之转变为肌成纤维细胞，产生 I 型胶原等细胞外基质，从而导致肝纤维化。由此可见，肝细胞凋亡是纤维生成的刺激因素。实验证明，抑

制肝细胞凋亡可以阻止肝纤维化，故而以抗凋亡策略来减少肝细胞凋亡所导致的炎症和纤维化是治疗慢性肝病患者必要的辅助手段。

细胞凋亡的机制颇为复杂，包括由细胞外的死亡配体（Fas 配体、TNFa 和 TRAIL）与肝细胞质膜中的死亡受体（Fas、TNFa-R1 和 TRAILR1/2）相结合而启动的膜受体介导的外源途径（extrinsic pathway）和由细胞内的细胞器应激介导的内源途径（intrinsic pathway），还可分为胱天蛋白酶（caspase）依赖的和不依赖的凋亡途径。参与细胞凋亡途径的分子众多：死亡配体和死亡受体、胱天蛋白酶家族（caspase 8、9、3/7 等）和 Bcl-2 家族（Bax、Bak、Bad 等）是凋亡信号途径中的重要成员，此外还有很多重要的衔接蛋白质和信号通路的分子参与细胞凋亡的调控。线粒体、内质网和溶酶体等细胞器是启动细胞内应激凋亡途径的重要部位。线粒体膜通透性的改变是细胞凋亡和坏死过程中的重要环节。肝细胞凋亡无论是外源途径或是内源途径都会引起线粒体外膜通透性的增加，释放细胞色素 C 等促凋亡分子，再逐步激活被称为凋亡效应分子的胱天蛋白酶 3（caspase 3），最终导致细胞内 200 余种结构蛋白和调节蛋白的降解，细胞解体成为膜包裹的凋亡小体。以上过程的细节可参阅有关专著和论文，此处不详述。此外，线粒体内膜通透性的增加，引起膜电位丧失、线粒体肿胀和外膜破裂，导致细胞坏死。内质网应激可由 DNA 损伤、氧自由基、UV 和 γ- 射线、毒素作用以及生长因子空竭等引发，通过复杂的分子途径导致肝细胞凋亡。内质网应激与其他细胞器的应激反应之间可相互沟通（cross-talk）。溶酶体参与细胞的坏死、凋亡和自噬性死亡，依溶酶体膜的通透性及其释放到细胞液中的蛋白酶量决定细胞死亡的方式：溶酶体的大量破损可引起不可控的坏死，而选择性的通透可启动凋亡。胆道梗阻时溢流的胆汁酸、脂肪肝中过量的游离饱和脂肪酸、微环境中的氧自由基、肝毒素、游离铁和神经鞘氨醇等都可引起溶酶体膜通透性依赖的细胞死亡。综上可知，诱导肝细胞凋亡的因子有多种，包括 TNFα、TGFβ、胆汁酸、活性氧自由基、肝毒素、非 caspase 蛋白酶、游离脂肪酸升高、蛋白质磷酸化异常及 Ca^{2+} 信号通路等，它们都可诱导凋亡过程。而 HGF 则可抑制肝细胞凋亡。总之，肝细胞凋亡在肝病中的普遍存在，使之成为研发某些肝病治疗策略的靶标，可在中毒和炎症等情况下采取针对性的抗凋亡策略。近年发现 microRNA 在抑制肝星形细胞的活化，进而阻止肝纤维化和肝癌的发生上具有令人鼓舞的前景；而对肝癌患者则需采取针对性的诱导肝癌细胞凋亡的策略，可作为辅助治疗方法。

肝缺血再灌注可通过凋亡和坏死两种途径导致肝细胞和血窦内皮细胞死亡。肝切除术阻断血流后，对温缺血再灌注损伤最敏感的是肝细胞；而对于肝移植供体，对肝的冷缺血再灌注更敏感的是血窦内皮细胞。冷缺血温灌注可引起细胞凋亡。血窦内皮细胞凋亡常发生在肝细胞凋亡之前。因此，应在做肝手术时对肝缺血再灌注损伤的不同机制采取必要的保护措施。

第二节　肝再生及其医学意义

一、概述

肝脏是人体中唯一的在组织实质遭受损失后能够借再生恢复的器官，即在失去一部分肝组织（如部分肝切除）或损失一部分肝细胞（如中毒性或炎症性肝细胞坏死）时，可在不长的时间内恢复原来肝脏的大小，这就是肝再生。例如，将大鼠 5 叶肝中的 3 叶（70% 或 2/3）切除，剩余的两叶肝很快出现肥大，7～10 天后可恢复原来的体积、质量和细胞数。人的肝脏被部分切除后也可在 8 周左右恢复正常大小。这是肝切除术重要的生物学基础。动物在摄食时，从消化道进入的毒物首先接触肝脏和毒害肝脏，肝细胞的死亡可能是经常发生的，肝脏的再生能力是动物进化不可或缺的能力，是脊椎动物唯肝脏所独有的能力和特性，并关乎整个机体的稳态和健康。而且，肝再生可以重复进行。有人曾对同一实验动物相继进行了 12 次肝切除，每次肝切除后都可完成肝再生，提示其再生潜能是十分强劲的。需要明确的是，与低等生物的器官再生不同，肝再生实际上是存留肝的代偿性增大，虽能恢复肝脏的大小，而不能按原来的宏观和微观结构恢复固有的肝脏构造。例如，正常人肝脏的肝板平均有 1.5 个肝细胞的厚度，而再生肝的小叶则普遍增大，没有新建的三联管结构，肝板平均有 2.5 个肝细胞的厚度。这一特征是长期、慢性肝损伤所致肝再生的后果，可作为病理学诊断慢性肝损伤的依据。

　　高等动物器官独有的肝再生及其调控机制多年来一直是生物学家和医学家饶有兴趣和迷惑不解的问题，而且肝再生是一把"双刃剑"，除具有补偿肝脏损失、维持机体稳态的重要生理作用外，也与肝肿瘤发生的病理过程相关，科学家为此进行不懈的努力，肝再生一直是医学和生物学的研究热点。1931 年安德森（Anderson）和希金斯（Higgins）建立的"肝再生"动物模型、20 世纪 70 年代肝细胞分离和体外培养技术的发展、基因敲除和转基因动物的成功大大推动了肝再生的实验研究。近年，通过转基因和基因敲除鼠进行的研究和全基因表达谱的检测进一步推动了肝再生调控分子机制研究的进展。肝干 / 祖细胞以及肝癌干细胞的研究和肝再生两种模式的阐明使科研人员对肝再生与肝纤维化和肝癌的相关性有了进一步的认识。外源性干 / 祖细胞在肝再生中的作用的研究更为慢性肝病的治疗提供一条令人满怀希望却又充满质疑的新途径，成为再生医学的一个重要研究领域。

二、肝再生的细胞来源及其医学意义

　　肝脏可按损伤的类型和程度以不同的模式再生。近年来的研究证明有以下两种肝再生模式，具体采用何种再生模式取决于肝细胞损失的病理机制。

（一）通过肝脏中各种类型细胞忠实地复制 / 增殖来弥补损失的细胞群体，恢复肝脏原来的大小

　　肝中的上皮细胞（肝细胞和胆管上皮细胞）和非上皮细胞（肝星形细胞、内皮细胞和库普弗细胞）按整个机体的代谢和功能需要通过 1～3 轮的分裂增殖而恢复肝脏原来的细胞数量和器官大小。这是一个多步骤的非常复杂而协调的过程。对这种模式的肝再生过程的认识主要来自于鼠类肝部分切除模型的研究。这一模型被广泛和长期采用，不仅因为其操作简单并避免了炎症和坏死相关改变的干扰，而且能以准确的时间节点获得肝再生起点、终点和过程中仅与肝再生相关的资料，可以得到纯粹肝再生的认知。然而对于人类肝病中的肝再生，则需要把炎症、凋亡、坏死和免疫反应等不可忽略的因素整合起来认识。需要指出的是，肝细胞是迄今所知人体唯一可以分裂增殖的成熟分化细胞。

　　在部分肝切除或不严重的肝损伤（包括药物、毒物或急性病毒感染所致部分肝细胞坏死）时，小叶中心附近的成熟肝细胞可迅速分裂增殖并单向分化为肝细胞，成为肝再生的主要细胞来源。即使切除 70% 的肝脏，剩余的肝细胞至多经过 2 次分裂即可恢复到原来的肝细胞数。实际上，成熟肝细胞的分裂增殖是最迅速和最有效地补充肝细胞的途径。以往曾经认为肝细胞的分裂增殖能力通常不超过 2 个细胞周期，近年已有不少证据表明虽然部分肝切除后正常肝细胞的分裂增殖能力是受控的、有限的，而在某些条件下这种复制限制可以解除。实验证明，移植到特定的转基因或基因敲除小鼠的肝细胞可以分裂 12～70 次或更多。

　　在大鼠行部分（2/3）肝切除术后，肝中的各种细胞先后进行增殖；肝中的细胞外基质成分也随之合成。肝切除后首先增殖的是肝实质细胞，但并非所有存留的肝细胞都同样地进行增殖，15% 的肝细胞是不进行增殖的，11% 的肝细胞则运行至少 3 轮细胞周期（分裂三次）。再者，不

同年龄大鼠的留存肝细胞以不同的比率从静息态（G_0 态）进入细胞周期，参与肝再生：年青大鼠为 95%，老年大鼠为 75%，可能与生长激素（growth hormone，GH）的水平有关。年龄虽然影响肝再生的速度，但并不严重，即使很老也依然可以实现完全的肝再生。在肝部分切除术后，存留肝细胞的基因表达谱随即发生改变，30 分钟就开始出现早期即刻反应基因（immediate early gene）的表达和转录因子的活化（NF-κB、AP-1、STAT3 和 C/EBPβ），大鼠一般在 12～15h 即出现肝细胞的 DNA 复制，在 24h 达到高峰；随之而来的肝细胞分裂在 30h 达到高峰。小鼠的 DNA 合成高峰较缓慢，在 36～48h。肝切除术后残留肝细胞开始进行 DNA 合成的迟与早受若干因素（包括规律的生活和摄食）的影响。人类行部分肝切除后的肝细胞增殖高峰取决于疾病状况、肝切除范围和营养状态。在肝再生时，肝细胞的结构会发生一些变化：核体积迅速增大，核仁的密度增加；线粒体数量增多；脂滴大量聚集而糖原逐渐减少。值得注意的是，成熟肝细胞在体内重新进入增殖状态后，仍然继续执行生命攸关的肝特异功能。除肝细胞外，胆管上皮细胞、肝星形细胞和肝窦内皮细胞在肝细胞 DNA 合成启动后 24h 也依次先后开始增殖。这些细胞的增殖信号来自于增殖中的肝细胞通过旁分泌所提供的生长因子。肝再生过程中来自骨髓的祖细胞进入肝中，并可分化为内皮细胞和库普弗细胞。

大鼠肝部分切除术后首先（16h）开始有丝分裂的是靠近门管区（即肝腺泡 1 区）的肝细胞，其次是 2 区，最后（48h）是邻近小叶中央静脉（3 区）的肝细胞。这种差异是由 G_1 期的长短不同而决定的。肝细胞的迅速增殖形成了由 10～14 个肝细胞组成的球形细胞团，其间没有血窦和细胞外基质成分。部分肝切除术后 4 天，肝细胞的增殖减慢，肝星形细胞伸出长长的突起插入肝细胞团之间，同时星形细胞中编码层粘连蛋白 $β_1$、$β_2$ 和 $γ_1$ 链的基因被活化，故可检测到 $β_1$、$β_2$ 和 $γ_1$ 链，但没有 $α_1$ 链，也未见巢蛋白（entactin）的表达，并且没有基膜形成；随后，有窗的内皮细胞侵入肝细胞团，并将肝细胞分隔为细胞板，使之至少在两个表面出现脉管间隙。正常肝小叶的脉管结构就此形成。前已述及，正常肝小叶的血窦是没有连续基膜的。LN 链的组合方式决定了是否形成连续基膜，因而也决定了小叶的结构。正常肝小叶结构一旦建立，LN 基因即行关闭。在肝部分切除后 7～8 天可见含 LN 的星形细胞；至 10 天可形成具有正常 ECM 分布的小叶结构。上述 LN 链表达的动态变化过程在肝脏发生时也可见到。胚肝发生时由前肠末端的内胚层延伸长入原始横隔。在成肝细胞出现之前，横隔中存在有连续基膜的毛细血管。随着特定 LN 链（$α_2$、$β_1$、$β_2$ 和 $γ_1$ 链）的表达，连续的毛细血管转变成有窗孔的血窦。综上所述，缺乏 $α_1$ 链的特定 LN 分子的组合可能是在肝细胞团内形成窦状脉管的信号。然而，在慢性肝损伤修复时，情况有所不同：星形细胞分泌 LN $α_1$ 链和巢蛋白，结果形成完整的基膜和连续的毛细血管，而非有窗的血窦。这种脉管生成模式显然不利于肝细胞与血液之间的物质交换，大大妨碍了肝功能的发挥，并可进一步引起肝细胞的损伤。总之，巢蛋白及特定的 LN$α_1$ 链的表达与否对肝损伤的后果起着关键性作用。这为临床预防和治疗肝纤维化提供了新的思考。

在肝再生过程中，肝细胞的凋亡率降低；在肝再生完成后的一段不长时期内，凋亡率有所增加。细胞增殖与凋亡速率之间有序的调节及新平衡的建立确保再生肝恢复到原来的大小。

（二）通过干 / 祖细胞的活化和转分化来弥补损失的细胞群体，恢复原来肝脏的大小

肝脏中的干细胞被认为有内、外两个来源：定位于肝内赫瑞小管和小叶间胆管内的内源性干细胞以及来自于骨髓和外周血的外源性干细胞。前者的增殖能力维持时间较短；后者的增殖能力维持时间较久，但数量非常有限。两个来源的干细胞可分别通过活化和转分化参与肝再生。

哪些情况下通过干 / 祖细胞进行肝再生呢？当原本正常的肝脏遭到药物、毒物或病毒所致急性、广泛、严重肝坏死或凋亡时，或者慢性活动性肝炎导致肝细胞的死亡持续发生，而且炎症和

纤维化的微环境使肝细胞的增殖能力逐渐丧失，进入增殖老化状态，复制、分裂能力降低时，肝干/祖细胞则被活化进入增殖周期来支持或承担肝再生的任务。组织化学证明在后者的状态下，在成熟肝细胞中很少见到增殖细胞核抗原（PCNA）的阳性染色；在这种情况下进行增殖的细胞不是成熟的肝细胞而主要是肝干/祖细胞（或称为"卵圆细胞"），因而血中AFP往往升高。由于HBV病毒难以感染未分化的卵圆细胞，也不能在卵圆细胞中复制，故此时患者血中HBV及其表面抗原HbsAg的滴度可能下降。

"卵圆细胞"是1984年法珀（Farber E.）对化学性肝损伤大鼠进行部分肝切除后出现的一种细胞。它的体积小，胞质少，核为卵圆形，故取名为卵圆细胞。后来伊凡茨（Evarts R. P.）等证明卵圆细胞可分化为成熟肝细胞并补偿肝细胞的损失。在化学损伤的小鼠肝和急性肝衰竭的人类肝脏中，在肝细胞增殖受到抑制时，发生的肝再生过程也出现类似的卵圆细胞，它被认为是可双向分化的肝祖细胞。此外，已有充分的证据表明卵圆细胞来自于胆系，例如，卵圆细胞定位于门管区和赫瑞小管，并以管式排列；在卵圆细胞扩增的最早期阶段，基因表达谱主要为胆管细胞模式，尔后出现肝细胞转录因子和标志物，其表型和基因表达谱介于肝细胞和胆管上皮细胞之间。

实际上，肝脏中内源性的祖细胞在成体肝脏数量很少，通常处于静息状态。在大鼠部分肝切除和人类轻度肝损伤的肝再生过程中一般不被激活；而在严重的肝损伤或者当成熟肝细胞已衰老或增殖周期受到阻滞时，静息的肝/祖细胞则被激活而扩增，从小叶周围向中心形成窄的小索，伸入到损伤的肝实质，并可双向分化为肝细胞和胆管细胞，以补偿损失的肝脏细胞。严重的急性肝坏死和一些慢性肝病（包括病毒性、药物性和自身免疫性肝炎，原发硬化性胆管炎，胆汁性肝硬化，酒精性肝病和非酒精性脂肪性肝炎以及小儿的威尔逊（Wilson）病和α_1抗胰蛋白酶缺乏症等）均可激活肝干/祖细胞。慢性肝炎导致肝细胞死亡之初肝细胞增殖加速，尔后逐渐减慢，出现衰老，同时肝祖细胞活化。实验证据表明，肝干/祖细胞向肝细胞分化过程中经过"中间肝细胞"（intermediate hepatocyte）阶段。中间肝细胞是多角形的细胞，其大小和表型介于祖细胞和干细胞之间。肝祖细胞的增殖是慢性肝炎时弥补肝细胞坏死、保持肝再生的主要细胞来源，并且其活跃程度与炎症的活动度及疾病的发展阶段相符合。值得注意到是，在慢性活动性肝损伤和严重受损的硬化肝中，肝干/祖细胞的持续活跃增殖为原癌基因的突变提供了条件，从而形成恶性转化的温床，存在癌变的高风险。近年的研究还表明，肝硬化增生结节是由肝祖细胞增殖而来，并有细胞外基质嵌入。纤维化的基质可能是建立肝祖细胞活化和分化所需微环境的重要条件之一。

当内源性肝干/祖细胞也不足以满足肝再生的需要时，来自于骨髓和外周血的外源性干细胞是否能对肝再生发挥重要作用以及是否具有实际上的治疗价值？这是21世纪生物学和医学领域的一个研究热点和争论焦点。基于正常小鼠胚胎肝中存在与骨髓造血干细胞表型相似的细胞；特别是，对异性骨髓移植或异性肝移植接受者肝中的细胞类型进行遗传学及标志物的鉴定，发现受体肝中存在具有供体遗传学特征的成熟肝细胞。这在大鼠、小鼠及人类均已得到普遍证明。再者，向肝损伤动物模型的肝中输入骨髓干细胞，可以在肝中出现具有骨髓细胞标志物并表达白蛋白的肝细胞样细胞，有的还可见肝功能改善，包括血胆红素降低和白蛋白升高。向肝硬化患者输入自体骨髓细胞的临床试验业已起步，一部分患者在一定的时期内（如2～12个月）同样也可见类似的肝功能改善或存活率提高。因而确认骨髓干细胞可能是肝再生的一个细胞来源。许多以不同损伤模式的动物模型进行的研究证明，骨髓干细胞，包括骨髓造血干细胞（hematopoietic stem cell，HSC）和间质干细胞（MSC），外周血造血干细胞和脐带血干细胞均可在肝中定居并分化为肝细胞，但其数量、增殖与分化潜能以及持续时间有很大的差异。以脐带血干细胞生成肝细胞的潜能最强，外周血干细胞最弱。骨髓中的间质干细胞极其稀少（估算只占其有核细胞总数的

0.001%～0.01%），但是可在体外培养中长期持续扩增，提供细胞来源。动物实验表明，向实验性肝硬化肝中输入间质干细胞，可减轻肝纤维化，这可能是通过分泌基质金属蛋白酶（matrix metalloproteinase, MMP）促进纤维化基质的降解所致；然而间质干细胞也可分化为肌成纤维细胞，从而存在增加肝纤维化的风险。再者，间质干细胞分泌的可溶性因子可能具有刺激内源性肝实质细胞再生、促进组织修复的重要作用。此外，骨髓干细胞是肝再生中库普弗细胞和内皮细胞等非实质细胞的重要来源。而一直争论的问题是，外源性干细胞是否可以和如何在肝中转变为成熟的肝细胞？近年的研究对前一问已经做出了肯定的结论。对于后一问，迄今的研究提出了两种机制：一种是外源干细胞通过横向分化或称转分化（transdifferentiation）成为成熟肝细胞。这个过程可能经过卵圆细胞阶段。另一种机制是骨髓干细胞通过与肝细胞融合而激活了内源性肝细胞的增殖。大量的佐证表明，这两种机制确实都存在于体内，可能分别在不同的肝损伤情况下发挥作用。另一个重要的问题是，哪些因素唤起或抑制外源干细胞在肝中转变为肝细胞和/或胆管细胞？这是一个极其复杂的问题，在肝脏定居的外源干细胞的不同类别、不同表型以及不同病因的肝损伤所营造的不同微环境都会对外源干细胞的转变产生决定性影响。现在虽然研究结果很多，但在不同的条件下结论并不一致，要阐明这一问题还有待更多的深入研究。再者，骨髓干细胞通过什么机制进入肝组织？有研究证明，基质因子1（stromal derived factor-1, SDF-1）是一种与干细胞转运相关的趋化因子，CXCR-4是其受体。CD34$^+$的骨髓造血干细胞同时表达SDF-1和CXCR-4。骨髓基质中的SDF-1对造血干细胞保留和回归于骨髓有重要作用。骨髓干细胞可顺SDF-1浓度梯度而迁移，当其表面的CXCR-4降低或血浆SDF-1升高时，便从骨髓释放而进入外周血。慢性丙型肝炎、乙醇性肝炎、自身免疫性肝炎和原发性胆汁性肝硬化患者均可见血清和肝组织中SDF-1升高，从而可诱导骨髓干细胞进入受损的肝脏。SDF-1对于CD34$^+$细胞不仅具有趋化作用，还可通过自分泌或旁分泌途径使进入肝中的CD34$^+$骨髓细胞抵抗凋亡，并从增殖静息状态进入细胞增殖周期。然而，骨髓干细胞在肝中建立的肝细胞群落（移植物）数量有限，而且转分化过程非常缓慢。例如，以绿色荧光蛋白（green fluorescence protein, GFP）做标签的转基因骨髓干细胞在输入到四氯化碳肝损伤大鼠肝后，90天后才可见到转分化的肝细胞，还有的150天后才出现转分化肝细胞，因此其实际意义令人质疑。总之，尽管还有很多问题有待研究，外源干细胞能在受损伤的肝中参与肝再生、发挥修复作用这一事实给人们带来了用骨髓和其他来源（如脐带血、羊膜细胞等）干细胞治疗肝病的希望和新途径。不过，目前以干细胞治疗慢性肝病（主要是肝硬化）的临床实验还处于早期，需要慎重实行。另据报道，向急性肝损伤患者输入自体骨髓细胞可以提高患者生存率，降低肝损伤的生化指标，但不能真正改善肝功能和肝再生。2013年7月《自然》杂志报道，横滨大学用人类多能干细胞（induced pluripotent stem cells, iPSC）诱导的肝细胞与脐静脉内皮细胞和间充质干细胞共培养培育出的肝芽（liver buds）植入小鼠体内可建立血液循环，并具有合成蛋白质和进行药物代谢的功能。这为利用诱导的多能干细胞培育肝器官提供了雏形，为人工生物肝脏的成功迈出了可喜的一步。然而肝脏是多细胞构成的功能极为复杂的三维结构器官，这个类肝器官没有胆道系统，也没有有窗孔的内皮细胞构成的肝窦，基因表达谱远比肝脏简单，与真正的肝脏还有很大的区别。

　　综上可知，肝再生的细胞来源取决于肝细胞损失的病理机制和肝背景状况。肝再生通常并非依靠干细胞或祖细胞的活化、增殖来完成，再生时进行分裂增殖的通常是已分化成熟的肝细胞。正常成年人的在体肝细胞具有分裂相的很少，大多处于增殖休眠期（G_0态）。大鼠行肝部分切除术后残肝中的成熟肝细胞群全部投入分裂增殖。轻微的肝损伤也主要以肝细胞的补偿性增殖来修复。当成熟肝细胞进行增殖时，干细胞样（stem-like）细胞的增殖反被阻止或延迟。换言之，肝细胞和肝干/祖细胞一般不会同时增殖。只有发生急性大面积肝细胞坏死和凋亡或慢性严重肝损伤（如重度肝硬化）所致肝细胞的增殖能力发生阻滞时，才会激活干/祖细胞群投入到肝再生。实验性大鼠肝再生模型的证据表明，如果肝再生时以成熟肝细胞的增殖为主，AFP 并无明显的表达，血液中的 AFP 也仅轻度升高；如果肝再生以卵圆细胞的增殖为主，则血液中的 AFP 显著升高。当内源性肝干细胞的增殖不足以完成肝再生时，外源性干细胞可能参与肝再生。这为干细胞治疗肝病打开了一扇窗。然而，值得注意到是，当肝干细胞和外源性干细胞投入到肝再生时，如果失控可能导致发育不良结节、肝细胞癌以及胆管细胞癌，因而是有风险的。此外，在慢性肝损伤的修复中由于发生"上皮间质变迁"（epithelial-mesenchymal transition, EMT），致使肝细胞和胆管上皮细胞转变成产生基质的成纤维细胞，导致上皮细胞的增殖与间质的重建处于不平衡状态。部分肝切除后，除肝细胞外，肝脏中的胆管上皮细胞、星形细胞以及内皮细胞，也都与肝实质细胞同步或先后增殖以恢复功能完善的肝组织，实现肝再生。库普弗细胞在肝再生过程中主要由骨髓的间质祖细胞迁移入肝而来。

相当多的研究证明了一个非常重要和有意义的事实：在肝再生时，肝细胞或胆管细胞如果任何一种细胞的增殖受到抑制，便可以互为干细胞通过转分化或称横向分化（transdifferenciation）而填补另一种细胞的缺失。这个过程自然是十分复杂的，有多条信号通路参与，虽然其具体分子机制尚不完全明了，但它对人类肝病的治疗显然具有潜在的重大意义。

2006 年，日人山中伸弥（Shinya Yamanaka）利用病毒载体将四个转录因子（Oct4、Sox2、Klf4 和 c-Myc）基因导入分化的体细胞，成功地制备了具有多向分化潜能的类似胚胎干细胞的诱导多能干细胞，并于 2012 年与 John B. Gurdon 分享诺贝尔生理学或医学奖。随后 iPSC 研究进展飞快。2010 年美国霍普金斯大学医学院 Jang Y. Y. 研究组 Liu H. 等发表论文首次成功地从来自于人类内胚层的原代肝细胞经过重编程诱导出与胚胎干细胞等同的 iPS。这些来自肝细胞的 iPS 可以直接分化为肝祖细胞和成熟肝细胞。这一成果不仅在理论上证明了肝细胞可以去分化返祖，而且在肝病的细胞治疗和发病机制的研究上具有应用价值。我国惠利健等在诱导小鼠皮肤细胞转变为肝细胞的基础上，又联合多个单位，于 2014 年发表了以慢病毒为载体通过转入 FOXA3、HNF1A 和 HNF4A 三个转录因子的基因诱导人类成纤维细胞重编程而产生具有成熟肝细胞功能的诱导肝细胞（induced hepatocytes, hiHeps）。在优化条件下的诱导过程中细胞逐渐增加成熟肝细胞特异基因（如白蛋白、运铁蛋白等）的表达，沉默成纤维细胞特异基因的表达。生成的 hiHeps 可合成白蛋白，储存糖原，摄取乙酰化低密度脂蛋白，具有细胞色素 P450 酶活性，也可分泌胆汁，清除药物；经再转染 SV40 大 T 抗原则可在体外扩增；移植到急性肝功能衰竭的小鼠，可恢复其肝功能并延长小鼠寿命。这一成果推动了肝病的细胞治疗和生物人工肝的发展。

三、肝再生的调控

（一）肝再生的启动

阐明肝再生的机制对于临床医生准确掌握肝切除的适应证和切除术后恰当的处理具有重要意义。然而，尽管人们对于肝脏特有的极强再生能力自古就有了一定的认识，而且近年来在整体动物和体外分离、培养的细胞进行的实验研究积累了大量资料，但对于肝再生的精确调节机制仍然不完全明了。因为这是一个非常复杂的过程，在其不同阶段参与调节的分子又不尽相同；不仅有肝内的因子，还有肝外的因子参与调节；不仅参加的因素多，而且彼此相互制约；同时存在内分泌、旁分泌和自分泌多种方式的调节。目前了解较多的主要是肝细胞在肝再生中的调控机制，对于胆管上皮细胞、内皮细胞及星形细胞于肝再生时的增殖调控机制还所知甚少；对于肝祖细胞增殖的启动也还不很明了。

成年人的正常肝细胞通常大都处于增殖休止（G_0）态。行部分肝切除后，最先由 G_0 态进入细胞周期，进行增殖分裂的是肝细胞。肝细胞在体内由 G_0 态转入细胞增殖周期需要一个准备过程。细胞因子 $TNF\alpha$ 和 IL-6 在此具有关键性作用。$TNF\alpha$ 既可诱导增殖，又可启动凋亡。活性氧的种类和谷胱甘肽浓度对于决定细胞增殖与凋亡的走向具有重要作用。缺失 $TNF\alpha$ 受体或 IL-6 的小鼠在肝切除后均不能发生肝再生。二者对于实现生长因子启动的信号转导是必要的。经过预备阶段，肝细胞便可接受各种生长因子（如 HGF、$TGF\alpha$、EGF 等）的刺激开始细胞周期的运行，进行分裂增殖，扩大肝细胞数量。当肝再生完成后，分裂增殖的细胞又恢复到 G_0 态，停止增殖。肝细胞在增殖状态下出现一些在胚胎肝表达的标志物，但仍保持着其分化基因的表达，执行着生命攸关的功能，例如，血糖的调节、白蛋白和凝血因子的合成、解毒及胆汁的分泌等功能。增殖停止后，胚胎型基因的表达关闭，分化为完全成熟的肝细胞。

肝再生时激发肝细胞增殖信号的分子可分为完全丝裂原（complete mitogen）和辅丝裂原（auxilary mitogen）。前者包括肝细胞质膜中两种生长因子受体（c-Met 和 EGFR）的配体。c-Met 的配体为 HGF；EGFR 的配体为 EGF、TGFa、HB（heparin binding）-EGF 和双向调节蛋白（amphiregulin）。完全丝裂原可激起体外无血清培养肝细胞的分裂增殖；注入动物体内可激起肝细胞的 DNA 合成和肝脏增大。辅丝裂原包括：去甲肾上腺素、前列腺素、肿瘤坏死因子（TNF）α、雌激素和胰岛素、白介素（IL）6、VEGF 及其受体 Ⅰ 和 Ⅱ、成纤维细胞生长因子（FGF）1 和 2、*Notch*、*Jagged* 等。辅丝裂原不直接引起细胞增殖，但可增强完全丝裂原的作用，缺乏时可延缓肝细胞增殖的启动，而不会阻止增殖。

刺激肝细胞分裂增殖的信号分子来自于血液以及通过旁分泌和自分泌建立的局部微环境。通过整体动物实验证明，血源性刺激因子在启动肝细胞增殖分裂上具有重要作用。例如，原位肝部分切除后可诱发异位移植肝的肝细胞进行 DNA 合成；联体动物中的一只进行了肝部分切除后可导致另一只动物肝脏的增大；移植到肝外部位的肝组织或分离的肝细胞，在宿主的肝行部分切除后同样也进入 DNA 合成期。此外，在大鼠肝部分切除后，可见血浆中去甲肾上腺素水平增高；存留的肝细胞具有典型的肾上腺素能 α_1 受体介导的反应，如膜过度极化、肝糖原分解和二酰甘油增加；向体外培养的肝细胞加入去甲肾上腺素可诱导其对 EGF（来自于十二指肠的腺体，经门脉进入肝中）的反应性增强和对 $TGF\beta$ 抑制增殖效应的抵抗更为敏感。同时，在大鼠肝切除术后 1h 内，血浆中的 HGF 增高 20 倍以上。同时，肝基质中结合的无活性的 HGF 在肝切除后迅速升高的 uPA 作用下被活化并释放；肝切除术后 3～6h 可见肝内合成 HGF，主要由肝星形细胞产生，并至少维持 24h；再者，增殖中的肝细胞所产生的 VEGF 也可通过 VEGF 受体刺激肝内皮细胞生成 HGF。同时，HGF 也在肝外组织生成，例如在胰脏、肺、脾中的间质细胞可见 HGF mRNA 表达增加。肝部分切除后，血浆去甲肾上腺素和 IL-6 的升高可刺激其反应细胞产生 HGF。总之，HGF 通过血源输送、从基质释放和新合成三种来源为肝细胞增殖提供了启动信号。HGF 与肝细胞表面的受体 c-Met 相结合而激活 Met，并通过信号转导途径刺激肝细胞的 DNA 合成，引起肝细胞的分裂增殖。HGF 可以诱导肝再生相关的大部分反应。输入 HGF 抗体或将大鼠肝脏的 c-Met 定向敲除，则肝再生反应显著减弱或消失。HGF 和 c-Met 对肝再生的启动是必要的，是不能被任何其他分子取代的。长期持续的去甲肾上腺素刺激可以增强生长因子 HGF 和 EGF 的有丝分裂效应，对肝细胞发出有效的增殖信号。同样，HGF 对胆管上皮细胞和内皮细胞也是有效的丝裂原。微环境中刺激肝再生的信号分子来自于肝组织中各种间质细胞的旁分泌和肝细胞的自分泌。例如，肝部分切除后，库普弗细胞被激活，遂产生和分泌细胞因子 $TNF\alpha$ 及 IL-6。$TNF\alpha$ 可激活肝细胞的 NF-κB，从而促进其分裂增殖。IL-6 可激活 STAT3 转录因子，并促进其转位入核。此外，血小板可促进肝特异内皮细胞增殖，并产生和分泌 IL-6 和 VEGF。IL-6 先与可溶性受体相结合，再与肝细胞表面的 gp-130 受体相结合，促进细胞进入组织周期。IL-6 并非肝细胞的直接丝裂原，而是胆管细胞的直接丝裂原，并在调控肝内胆树的完整性上具有重要作用。来自于微环境中的间质细胞旁分泌的细胞因子也可刺激肝细胞产生并（自）分泌 HGF、EGF 和 TGFα 等生长因子，促进肝细胞的增殖。不仅如此，由肝细胞产生的生长因子又能以旁分泌的形式刺激其周围的非实质细胞进行增殖。例如，增殖中的肝细胞可产生 PDGF、VEGF、FGF、GB-EGF 及血管生成素（angiopoitin）。这些生长因子和细胞因子可刺激周围的星形细胞和内皮细胞增殖。例如内皮细胞被肝细胞分泌的 VEGF 吸引，侵入到增殖的肝细胞团中进行增殖并重建新的窦样血管网，而内皮细胞（尤其是骨髓间质祖细胞来源的内皮细胞）又可分泌 HGF，促进肝细胞增殖。可见，内皮细胞与肝细胞具有相互促进增殖的关系。总之，肝部分切除后来自血液和局部微环境的细胞因子和生长因子都提供充足的刺激信号促进肝中细胞的增殖。在肝再生过程中，肝脏中的各种细胞通过旁分泌而建立起复杂的相互作用，并在肝再生的不同阶段而有所差异。

肝部分切除后，在 c-Met 配体（HGF）和 EGFR 配体（EGF、TGF 和 HB-EGF）等丝裂原以及辅丝裂原的作用下，成熟的肝细胞，可能也包括肝干/祖细胞中的多条信号途径被激活，遂进一步活化转录因子（NF-κB、STAT3、AP-1 和 C/EBP 等），再引起下游多个靶基因的活化，促进细胞周期蛋白的表达，细胞从静息（G_0）态进入增殖周期，通过细胞周期各检验点（restriction point）依序进入 G_1 期、S 期和 G_2/M 期，最后经过胞质分裂而形成两个子细胞。需要特别指出的是，TNFα 既可作为辅丝裂原促进肝细胞增殖，又可促进肝细胞凋亡，具体结果取决于 NF-κB 的活化状态。换言之，TNFα 只有在 NF-κB 活化时才有促进肝细胞增殖作用，否则促进凋亡。而 NF-κB 的活化来自于 HGF 和 EGF 与其受体结合后对 PI3K/AKT 信号途径的激活。此外，EGF 和 TGFα 激活的 EGFR/MAPK 信号途径和 Wnt/β- 联蛋白信号通路也都在肝再生中具有不可或缺的重要作用。此外，端粒酶在肝再生过程中会被活化。而且端粒酶的活化与细胞周期的进展及生长相关信号有关。在肝细胞进入 S 期之前可见端粒酶的上调，EGF 和 HGF 等生长因子及其受体所启动的 Ras-MAPK 信号途径对于肝细胞端粒酶的活化具有重要作用。总之，肝再生时细胞增殖的启动和完成可能有上百条信号通路参与，构成一个极其复杂的信号网络，不同的信号通路之间存在沟通，可以相互调节和互补，因此不会因为任何单一信号通路的障碍而使肝再生完全停止。鉴于相关信号网络十分复杂，涉及面很宽，有兴趣的读者可参阅相关专著和论文。

重要的是，在肝再生过程中，肝细胞分裂增殖的同时，依然执行着维持机体内环境稳定的功能（如合成血浆蛋白和凝血因子、进行生物转化和解毒等）。换言之，在肝脏损失肝细胞之后，存留的肝细胞不仅做好了进入细胞周期以进行分裂增殖的准备，而且调整其基因表达谱以保持肝功能的正常进行。这两种事件被福斯托（Fausto，2000）统称为肝再生的"priming"。

在鼠类的肝再生过程中，发现肝细胞会一过性出现脂微滴，而且是肝再生的必要过程。反之，肝细胞中过量的脂肪堆积（脂肪肝）会干扰肝再生。二者的调控机制均不甚明了。

关于肝干/祖细胞活化的机制，近年通过动物模型和基因工程小鼠进行的研究表明，炎症因子 TNFα、肝损伤时释放的 IFNγ，此外还有 FGF-7、OV6 和 OSM（oncostatin）等均参与了肝干/祖细胞活化的启动。HGF/c-MET 和 EGF/EGFR 信号途径分别是肝干/祖细胞活化增殖和分化的决定因素。EGF/EGFR 途径的激活可启动 Notch1 通路，导致其向胆管细胞分化，而抑制向肝细胞分化。深入阐明调控肝干/祖细胞活化、分化和休眠的机制尚有待进一步的研究。

（二）肝再生的终止

肝再生的显著特点是在肝脏恢复到原来的大小时再生过程即行终止，最终 100% 精确地恢复原来的细胞数，既不超过也无不及。肝再生的终止并非由再生肝自身的大小决定，而是由肝重与体重之比决定的。不过有证据表明，肝再生结束时所生成的细胞数会略微过量，然后由小幅的细胞凋亡来校准细胞数。通过实验研究及理论计算得知大鼠在 2/3 肝切除后肝细胞平均运行 1.66 细胞周期即可恢复原有的数量，换言之，从 G_0 态进入细胞增殖周期的肝细胞在分裂 1～2 次之后即停止增殖重新返回 G_0 态。目前对保持肝脏稳态（hepatostat）的精确机制尚知之不多，远少于肝再生启动机制。

TGF-β 在肝再生中的作用一直颇受重视。TGF-β 是由肝脏的间质细胞产生的，肝细胞并不产生 TGF-β，但在其细胞表面存在 TGF-β 受体。TGF-β 对肝细胞具有抑制分裂增殖作用。对肝切除小鼠给予 TGF-β 可延迟肝再生。TGF-β 在肝再生中的作用非常复杂，在不同阶段被不同的机制调控。正常肝细胞的 G_0 态可能是在 TGF-β 的抑制作用和 HGF/EGF 的促进作用的共同控制之下维持的。大鼠肝切除后 1h 血液中的 TGF-β 与 HGF 同时升高，前者的升高可能是由于肝再生启动时肝细胞外的基质降解引起 TGF-β 释放入血。这样就从肝细胞周围的基质中清除了 TGF-β。与此同时，肝细胞表面的 TGF-β 受体下调。在二者共同作用下，TGF-β 对肝细胞增殖的抑制作用被削弱。在肝再生的前 24h，去甲肾上腺素及其 $α_1$ 受体也有抑制 TGF-β 的作用。在以上几种因素的影响下，TGF-β 对增殖的抑制作用被解除，肝细胞遂在 HGF 和 EGF 等生长因子的作用下进入细胞增殖周期，因而虽然 TGFβ 在肝切除后很早就在 HGF/MET 和 EGFR 所启动的信号途径的刺激下由间质细胞产生，却在 72h 之前并不能发挥抑制增殖作用；而在肝再生的后期则相反。在肝再生的不同时段，存在着不同程度的抵抗 TGF-β 的机制。在肝再生之初，可能是 TGFα、HGF 和 HBGF-1 的促增殖作用强；然而，随着 TGF-β 浓度的增加，使生长因子对其作用的抵抗被解除，遂迫使肝细胞在肝再生的终点停止 DNA 合成。同时，在肝再生后期，在 TGF-β 刺激下间质细胞合成新的细胞外基质成分（decorin、perlecan、syndecan 和 I 型与 III 型胶原），肝细胞表面重建的基质中的 decorin（一种蛋白聚糖）与 TGF-β 结合，使其发挥抑制肝细胞增殖作用，而且 decorin 本身对 MET 和 EGFR 有直接抑制作用。Decorin 这两种作用的平衡可能在终止肝再生上发挥重要作用。再者，新合成的基质也可结合 HGF，使其不能被 uPA 活化；同时 TGF-β 也能抑制 uPA 的表达。从而阻止了 HGF 促进肝细胞增殖的作用。新合成的基质成分还可通过肝细胞表面的整联蛋白（integrin）和 ILK（integrin linked kinase）介导的信号途径使肝细胞回到 G_0 期。此外，也有另一种可能，即肝细胞在进行了 1～2 个周期的分裂增殖之后就会程序性地停止增殖。实验证明，肝细胞在含 DMSO（dimethyl sulfoxide）和 EGF 的条件下培养，在去除 DMSO 之后，肝细胞开始合成 DNA，但细胞增殖持续两天便停止；在随后的两天，DNA 合成不能再被激发。然而，若将肝细胞在含 DMSO 和 EGF 的培养液中继续培养 3 天，然后再去除 DMSO，肝细胞仍然可以进行为时两天的 DNA 合成。这说明肝细胞增殖的停止可能是由于被肝细胞内部的信号所控制。

细胞因子信号传导抑制物（suppressors of cytokine signaling，SOCS3）对于细胞因子介导的信号转导有负调控作用。在被施行部分肝切除术后，敲除肝细胞 SOCS3 表达的小鼠肝再生增强，而且再生肝超过正常大小，并可在 DEN 的诱导下较早发生肝癌，证明了其在控制正常和异常肝细胞增殖中的关键性作用。

Glypican-3（GPC3）是一个肝细胞质膜中的 GPI（糖基化磷酸肌醇）的锚定蛋白，具有抑制肝细胞增殖和肝再生作用，在肝再生的末期表达；敲除 GPC3 则可致再生肝过度增大。

细胞外基质（extracellular matrix，ECM）在肝再生的启动和终止上都具有不可或缺的作用。肝再生之初，在尿激酶、纤溶酶和基质金属蛋白酶的级联作用下，引起 ECM 的降解，从而释放 HGF、HB-EGF 和 FGF 等生长因子以及 TGF-β 等细胞因子，参与肝再生的启动。当肝再生终止时，再重新合成 ECM 成分，并通过其受体——整联蛋白（integrin），建立复杂的信号转导通路。近年发现，整联蛋白连接激酶（integrin-linked kinase, ILK）参与肝再生的终止。当被特异地敲除了肝 *ILK* 的小鼠施行肝部分切除后，再生的肝会增大至切除前的 2 倍。若通过敲除肝细胞的 *ILK* 来破坏 ECM/integrin 信号通路，则可干扰肝再生终止信号的传导。体外实验也表明，敲除了 *ILK* 的肝细胞对 HGF 和 EGF 的反应增强，细胞增殖加强，这对 *ILK* 参与肝稳态的保持提供了进一步的支持。

微环境对肝再生的关键性作用近年受到特别重视。例如，Liu L. P. 等从正常大鼠、早期肝纤维化大鼠和晚期失代偿肝纤维化大鼠肝分别分离肝细胞，将这三种肝细胞分别接种到正常大鼠肝，然后对受体鼠的肝脏进行 2/3 肝切除，研究移植肝细胞的肝再生和肝功能情况。结果表明，正常大鼠和早期肝纤维化大鼠肝细胞的肝再生和再生肝细胞的功能（如白蛋白合成）都正常，且二者无差异；而晚期的失代偿肝纤维化大鼠的肝细胞在受体鼠肝的正常微环境中起初并无肝再生迹象，也无合成白蛋白等功能，却可见表达 CD44 和 Ep-CAM（干 / 祖细胞标志物）以及 AFP 的细胞增多，细胞移植 42 天时可见移植细胞的扩增，不过扩增细胞的数量少于前两组；2 个月后可见合成白蛋白等功能重建。这项研究证明，正常的肝脏微环境可使晚期硬化肝的细胞重建肝功能，并通过祖细胞的增殖恢复肝再生潜能。这为晚期肝病患者恢复其肝再生的补偿功能指明了一条新的探索之路。

综上可知，肝再生的启动和终止机制非常复杂，全身性以及局部性机制的共同精密调控确保了肝脏的稳态，确保了肝脏功能的正常发挥，并为医学发展提供创新的空间。

四、肝再生与临床

前面所述有关肝再生的知识多来自于实验室的研究资料，临床所见的肝再生主要发生在肝肿瘤相关的肝切除和来自于病毒感染或化学物质损伤后的肝再生。

人肝手术切除后的肝再生与鼠类相似，同样在肝切除后迅速出现外周血液中 HGF、TNF、IL-6、去甲肾上腺素和 5- 羟色胺等升高，并迅速启动肝再生，恢复肝脏的大小。不过由于再生肝的形状与原有不同，原本负责固定肝脏的三条韧带有可能不足以稳固地固定新生的肝而发生扭转，影响出入肝的大管道畅通，导致肝脏血液供应和肝功能的损伤。

实际上，临床更多见的是病毒感染或化学物质造成的肝细胞坏死后的肝再生。长期的病毒感染或化学物质作用对肝脏的损伤，造成整个肝脏的局部（肝小叶中心）肝细胞坏死。这种情况下的肝再生是强制性的，即使在恶劣的条件下也发生肝细胞的增殖。然而，增殖中的肝细胞对损伤因素较为敏感，而且 DNA 损伤修复效果不佳。在炎症和外来化学物质代谢（解毒）过程中产生的多种自由基的作用下，增殖中的肝细胞比静息肝细胞更容易发生基因突变和恶性转化。再者，人类正常肝细胞染色体的天然非整倍性也为杂合性丢失（loss of heterozygosity, LOH）提供了更多可能性。这些都为恶性转化提供了有利条件。反之，在多数急性肝病中，肝的再生能力可保护人类，通过高效的肝细胞增殖可使肝实质的组织学保持相对完整，肝脏的正常功能得以维持。如果肝细胞的快速死亡超过了肝再生能力或肝再生不足，则唤起祖细胞参与的替代途径进行肝再生。在爆发性肝炎患者的外周血中，HGF 水平极高，并与预后负相关。极高水平的 HGF 一方面可能是刺激胆系祖细胞增殖的信号，另一方面也是损伤肝功能的因素。因为适量的 HGF 只需占据 10%～20% 的 Met 受体即足以对肝细胞增殖发挥最大效力；过多的 Met 受体被 HGF 占据，则会减少 Met 与死亡受体 Fas 的结合，导致 Fas 的释放，从而启动肝细胞死亡途径，可引起肝功能衰竭，因此对急性大量肝细胞坏死的患者，不可给予 HGF 试图促进肝再生。

第三节　提高肝癌诊治水平和开展肝癌研究所需的分子细胞生物学基础

2002年，癌生物学权威克劳斯纳（Klausner R. D.）总结了一个世纪以来人们对癌症的认识，提出了癌瘤的三大本质特征：

（1）癌是一种基因组不稳定性疾病：指明了肿瘤发生、发展的遗传学基础；

（2）癌是一种细胞行为发生改变的疾病：提供了认识肿瘤细胞特性必要的最传统观点；

（3）癌是一种组织行为改变的疾病：指明肿瘤不仅是肿瘤细胞的集合体，而且是一个或一套复杂的"器官"，其性质反映了肿瘤细胞与宿主间的相互作用。

上述这些特征决定了癌症的异质性、演进性、侵袭、转移性以及耐药性等一系列威胁患者生命的恶性表型，并且都同样适用于肝癌。本节分别从这三大本质特征论述肝癌。

一、概论

肝癌是严重威胁人类生命的重大疾病之一，不仅发病率在全球不断上升，而且其治愈率也不像其他多种肿瘤那样已在近年有显著提高。原因在于其发生、发展的机制极其复杂，为预防其发生与复发并提高治愈率，特别是要做到个体化的循证医学诊疗，以减少治疗的盲目性和无效损耗，肝癌的细胞分子生物学基础具有不可或缺的重要性。这个领域的研究进展非常迅猛，本节就目前所知予以综合性的系统介绍。

（一）肝脏肿瘤的种类和病因的多样性

成年肝脏的原发性恶性肿瘤（肝癌）包括肝细胞癌（hepatocellular carcinoma，HCC）、肝内胆管细胞癌（intrahepatic cholangiocarcinoma）和混合细胞癌；儿童的肝癌多为成肝细胞瘤或称肝母细胞瘤（hepatoblastoma，HB）。

导致肝癌的因素多种多样：在世界范围内，80%的肝细胞癌由HBV或HCV感染导致的慢性肝炎所致。此外，食物受黄曲霉毒素B_1污染，生活、工作环境中接触某些致癌化合物，酗酒，吸烟，遭受过量内、外照射，长期服用某些药物（如口服避孕药），摄入过量铁，自身免疫性肝炎、肝寄生虫（如肝吸虫）以及遗传病所致严重代谢异常［如血色素沉着病、α_1-抗胰蛋白酶缺乏病、酪氨酸血症、某些卟啉症和威尔逊（Wilson）病］等均为肝癌的危险因素。上述各种危险因素对肝癌发生的贡献依地域和种族背景而异。近年，流行病学研究指出，一些与遗传或生活方式相关的代谢综合征，包括肥胖、1型糖尿病、血脂紊乱等，可导致非酒精性脂肪性肝病（nonalcoholic fatty liver disease，NAFLD），其病理学改变与酒精性肝病（alcohol associated liver disease，ALD）相似，但患者无过量饮酒史。NAFLD包括非酒精性单纯性脂肪肝（nonalcoholic simple fatty liver，NAFL）和非酒精性脂肪性肝炎（non-alcoholic steatohepatitis，NASH）。中国的NAFLD发病率在最近十年中增加了一倍，涉及全国约2亿人口。而西方国家则更甚，它是发展为肝癌的最重要的慢性肝病，可以经过或不经过肝纤维化/肝硬化阶段发展为肝癌。据国外的流行病学研究，4%~20% NAFLD可发展为肝硬化，因肝细胞坏死和纤维化程度而异；在肝硬化的NAFLD中，肝癌的发生率为2.4%~12.8%（追踪年限3.2~7.2年）。即使没有肝纤维化和肝硬化，NAFLD也可发展为肝癌。因此，NAFLD无论是否存在肝纤维化/肝硬化（各占50%）均已被视为发生肝癌的重要危险因素。2015年报告，NAFLD在美国已成为超过HCV的HCC首位病因。然而，对其发病机制尚所知有限。血清高胰岛素水平、脂质过氧化和自由基造成的氧化应激通过刺激细胞增殖可诱发癌变。慢性炎症、适应性免疫反应（如NKT的聚集）、肝祖细胞活化和PNPLA3突变都参与NAFLD的癌变。有研究证明，NAFLD的严重程度与Hedgehog信号通路的活化相平行。Hedgehog信号通路的过度活化和失控使肝祖细胞活化、增殖，在取代死亡的肝细胞的同时，也启动了纤维化和癌变。NAFLD 相关的肝细胞癌若在早期得到治疗，存活率相对较高。但是目前除 MRI、MRE 和肝活检外，尚缺乏简便的无创检测手段和生物标志物，因而诊断时常已到晚期，因而预后不良。综上所述，引起肝癌的因素多种多样（图 1-2-5）。我国绝大多数成人肝细胞癌与 HBV 或 / 和 HCV 慢性感染相关，同时化学致癌物与 HBV、HCV 具有协同致癌作用；酒精的摄入又会增加化学致癌物与肝炎病毒的致癌作用；非酒精性脂肪性肝病是近年日益得到重视的肝细胞癌不可忽视的危险因素。

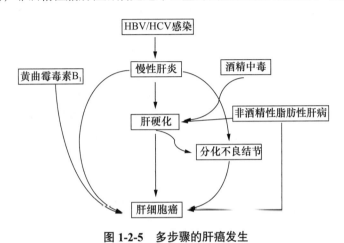

图 1-2-5　多步骤的肝癌发生

大多数肝细胞癌在慢性肝炎和肝硬化的肝病背景下发生

（引自 WONG C M，Ng I O. Liver International，2007.）

肝癌中 75%～80% 为肝细胞癌，可在任何年龄发生，而发病高峰年龄为 50～70 年龄段。80%以上因病毒感染诱发的肝细胞癌是在肝硬化基础上发生的，而因代谢综合征相关的 NAFLD 和黄曲霉毒素 B 诱发的肝细胞癌则可在非硬化的肝脏发生。一般情况下，在肝硬化背景中发生的肝癌与无纤维化肝中的肝癌相比，多分化较差。至于成肝细胞瘤，通常在肝脏的胚胎发生时期从胚胎肝 / 祖细胞发展而来，在成人罕见，多见于 5 岁以下的儿童，有的与遗传性疾病，包括维尔姆斯（Wilms）瘤、贝克威思 - 威德曼（Beckwith-Wiedemann）综合征、腺瘤样多瘤病、偏侧肥大和某些慢性代谢性异常有关，与双亲接触石油产品、油漆和金属相关，而与肝炎病毒感染无关。

肝脏的良性肿瘤包括肝细胞腺瘤（hepatocellular adenoma，HCA）、局部结节性过度增生（focal nodular hyperplasia，FNH）和肝血管瘤。肝细胞腺瘤的发生与长期使用某些避孕药、类固醇以及某些遗传性代谢异常有关。极少数肝细胞腺瘤会转变为肝细胞癌，*CTNNB* 基因（编码 β-联蛋白）的突变是其恶变的信号。局部结节性过度增生是对血管损伤的反应，细胞分化好，没有演变为肝癌的风险。

综上所述，肝占位性病变的种类和病因具有多样性。依肝肿瘤的发生机制不同而具有各不相同的基因型和表（现）型。本节将着重介绍肝细胞癌的细胞分子生物学及其与临床诊断、治疗的相关性。

（二）肝炎病毒感染和肝纤维化在肝细胞癌发生、发展中的作用及细胞与分子机制

我国 90% HCC 与 HBV 或 / 和 HCV 感染所导致的慢性炎症及肝硬化相关。肝脏对损伤的反应方式独特，再生和纤维化同时发生，从而形成了特有的癌变途径。

世界范围内的 HCC 以 HBV 感染为诱因；而美国、日本和欧洲以 HCV 感染为主要诱因。HBV 属于 DNA 病毒，其致肝硬化和肝癌的潜能与其基因型有关。迄今已鉴定出 10 个 HBV 基因型和数个亚型，分布于不同的地域。其中 C 型和 D 型 HBV 感染导致肝硬化和肝癌的概率较高。HBV 病毒感染的致癌过程包括直接和间接两种机制：

（1）直接机制有两个方面：一方面是 HBV DNA 可以完整的序列或以其片段随机整合入肝细胞基因组导致细胞基因组的不稳定和插入性突变，增加了肝细胞对内源性及外源性突变原的敏感性而易于发生遗传学和表观遗传学改变；另一方面病毒蛋白在肝细胞大量的持续表达干扰了肝细胞的内环境稳定性。已知 HBV 的表面抗原 S 蛋白（HBsAg）和 X 蛋白（HBx）在肝癌发生上具有重要作用。HBsAg 携带者患肝癌的风险是无 HBV 感染者的 25～27 倍。编码 HBx 的 HBV X 基因是最普遍整合入肝细胞基因组的开放读码框架（open reading frame, ORF）的病毒基因。HBx 蛋白是一个多功能的调节物，可以影响细胞基因组的稳定性，并调控基因转录、信号转导途径、DNA 损伤修复、细胞周期运行和细胞凋亡，是 HBV 相关肝病发病的罪魁祸首。HBx 通过与宿主细胞不同要素相互作用发挥不同的作用。例如，HBx 不仅是 HBV 病毒的，也是被感染肝细胞的多个启动子的转录活化因子，因而对受感染细胞的基因表达有多方面的干扰。此外，病毒蛋白质还可与肝细胞的抑癌蛋白质相互作用而使之失活。例如，整合到宿主细胞基因组的 *HBx* 常发生突变，突变的 HBx 蛋白可与有功能的野生型 p53 蛋白相结合，消除了其在 DNA 损伤修复和诱导凋亡方面的抗肿瘤功能。HBx 也可增加宿主细胞对化学致癌物的敏感性，或通过活化一些转录因子，如 NFκB、CREB、AP-1，而活化一些启动子，促进原癌基因（如 *c-myc*、*c-jun*、*c-fos*）的转录。HBx 还可通过 microRNA 对癌基因的表达进行调控。HBx 又可调节信号转导，例如激活 Wnt/β- 联蛋白、Hedgehog（Hh）、RAS/RAF/MAPK 和 JAK/STAT 等促进肝癌发生的信号通路。总之，HBx 是多功能的调节物，对肝细胞的基因转录、信号转导、细胞周期的演进、凋亡和蛋白质降解等具有广泛影响。不过至今对于其在肝癌发生中的作用机制尚未完全明了。

（2）HBV 致肝癌的间接机制在于病毒感染所致的慢性炎症和肝细胞死亡在启动肝再生修复的同时，也伴有诱导肝癌干细胞活化的致癌风险；而且慢性活动性炎症引起的肝细胞死亡和肝再生增殖反应的反复进行也为基因突变和肿瘤发生提供了有利条件。至于 HCV 感染致肝癌的机制则与 HBV 不同，由于 HCV 是 RNA 病毒，其基因组不能直接整合入肝细胞。它在宿主细胞中以自身的逆转录酶反向转录为 DNA 并复制成双链的原病毒（privirus）；并只能以原病毒形式整合到宿主细胞的基因组，并且与之一同复制。复制的 HCV 以出芽的方式释放并感染其他肝细胞，而其复制所依赖的宿主细胞并不崩解，它导致的慢性肝炎和肝硬化的发生率分别为 HBV 感染的 6～8 倍和 10～20 倍，因而在肝再生过程中发生的恶性转化是 HCV 相关肝癌的主要发病机制。换言之，在 HCV 感染基础上发生的 HCC 几乎全都具有肝硬化的背景，而且其罹患肝癌的风险与肝纤维化严重程度直接相关；而在 HBV 感染基础上发生的 HCC 中 10%～30% 可以没有明显的肝硬化背景。此外，其他原因，如中毒（包括乙醇和黄曲霉毒素等）或代谢因素（损伤）所造成的肝细胞癌也与肝组织损伤后的肝再生和肝纤维化 / 硬化相关。

肝纤维化究竟仅仅是慢性肝损伤和炎症的伴随改变还是发生肝癌的依赖因素？近年的研究从以下几方面阐述了肝纤维化对肝癌发生的促成作用。

（1）负责肝纤维化的主要间质细胞（活化肝星形细胞和肌成纤维细胞）通过旁分泌促进肝癌的发生、发展。活化肝星形细胞和肌成纤维细胞与肝癌细胞之间通过旁分泌生长因子和细胞因子建立丰富的信号网络联系，并直接支持肝肿瘤的发生、发展：①活化肝星形细胞分泌的 HGF、IL-6 和 Wnt 营造了促进细胞增殖的微环境；分泌的 angiopoietin 1 利于血管生成而支持肿瘤生长。肌成纤维细胞通过分泌 PDGF 和 TGF-β 而分别促进转化细胞增殖和迁移。②在肝祖细胞巢发现了活化的肝星形细胞样细胞，它们可为肝干 / 祖细胞提供支持其扩增的旁分泌信号（增殖中的细胞比静息的细胞容易发生突变）。③活化肝星形细胞和肌成纤维细胞改变了细胞外基质的成分和组装，增加了细胞外基质的含量和硬度，可促进肿瘤细胞的生长和迁移。④肝损伤可致 Hedgehog 信号通路活化，进而促进肝纤维化和恶性转化，并通过上皮间质变迁（EMT）促进肝癌细胞的侵袭/转移。也有临床资料证明肝癌基质中的基因表达谱与患者的生存期相关。

（2）纤维化肝中细胞外基质含量和硬度的增加扩大了多种生长因子（FGF、TGFβ、VEGF）的储存库，可增强癌前肝细胞和肝星形细胞的存活能力，促进血管生成。

（3）纤维化基质中的纤维形胶原（如 I 型和 III 型胶原）和非胶原糖蛋白（如纤连蛋白和层粘连蛋白）通过其细胞表面整联蛋白受体及其下游的信号分子 FAK 而激活 Ras/MAPK 信号通路及 PI3K/Akt 信号通路，从而促进癌前肝细胞的存活、增殖和迁移。

（4）纤维化削弱了 NK（T）细胞对肿瘤进行免疫监视的活性。NK 细胞可对 MHC I 类分子下调而应激诱导配体上调的细胞（如肿瘤细胞）诱导凋亡，故具有对肿瘤的免疫监视作用。同时，NK 细胞也可诱导活化的星形细胞凋亡，而对非活化的星形细胞没有此作用，从而具有减轻肝纤维化的功能。NK 细胞在肝脏中虽很丰富，但在慢性肝病时活性降低。纤维化肝中的 NK 细胞被纤维阻隔了其与靶细胞（肿瘤细胞和活化星形细胞）的接触，因而功能无法发挥。

总之，肝纤维化/硬化相关的上述种种改变与炎症信号（包括端粒酶重新活化和活性氧分子释放等）共同营造了肝癌发生的温床。因此为了预防和治愈肝癌，防止肝癌复发，进一步阐明纤维化依赖的肿瘤发生机制和研发抗纤维化疗法是十分重要和必要的。

（三）肝癌的细胞来源、肝癌干细胞以及肝癌干细胞的休眠与复发、转移和治愈的相关性

1. 肿瘤干细胞

肿瘤细胞的来源一直是人们非常关心的问题。早在 1937 年弗斯（Furth）、卡亨（Kahn）根据一个白血病细胞就能在小鼠传播白血病提出了肿瘤干细胞的概念。直至 1994 年拉皮多特（Lapidot T.）等在《自然》发表论文，证明了仅移植一个具有特定标志物（$CD34^+CD38^-$）的人类白血病细胞就可在严重免疫缺陷小鼠形成急性髓性白血病，证实了肿瘤干细胞的存在。又经过二十多年的探讨和争论，现已公认肿瘤干细胞或称肿瘤起始细胞（tumor-initiatng cell）既存在于血液系统肿瘤，也存在于实体肿瘤。近年乳腺、脑、肺、肝、胰腺、结肠和前列腺等实体肿瘤都已确认肿瘤干细胞的存在。肿瘤干细胞（tumor stem cell, TSC 或 cancer stem cell, CSC）亦称肿瘤起始细胞（tumor-initiating cell 或 cancer-initiating cell）具有起始肿瘤生成的潜能，也是肿瘤生长、转移和复发的来源。它们是存在于肿瘤组织中具有干细胞和肿瘤细胞双重特性的细胞。CSC 在初始肿瘤中只占极少数，随着肿瘤的进展，肿瘤干细胞的占比逐渐增加。即使同一个肿瘤中的 CSC 也是异质性的，具有不同的生物学特性。CSC 不但维持着肿瘤的生长和造成肿瘤的转移，并因其对放、化疗具有天然抵抗性，这是肿瘤难以治愈、易于复发的症结所在。最近还发现 CSC 参与肿瘤脉管体系的构建。

2. 肝癌细胞的来源

以往认为肝癌细胞来自于分化成熟的肝细胞的恶性转化，近年不少研究指明肝癌干细胞在肝癌发生、发展中具有关键性作用。通过大鼠和小鼠实验证明，激活的肝祖细胞（卵圆细胞）也可以产生肝细胞癌、肝内胆管细胞癌和儿童的肝母细胞（成肝细胞）瘤，因而认为激活的卵圆细胞是肝癌干细胞。在临床病理上发现，随着慢性肝病严重性的进展，肝中卵圆细胞数也相应增多，这一现象也支持上述推论。卵圆细胞同样具有不均一性，至少某些卵圆细胞是肝癌的前体细胞。在人类肝细胞癌、胆管细胞癌和慢性肝病患者的肝中均可见到类似于卵圆细胞/中间肝胆细胞的细胞。那些核/质比和胞质嗜碱性略微增加的小肝细胞具有较强的增殖潜能，并具有介于肝细胞与肝癌细胞之间的中间表型。这些小肝细胞能够形成小的非典型增生灶（dysplastic foci），并能发展为非典型增生结节（dysplastic nodules）。非典型增生结节仅见于肝硬化或慢性肝炎的肝组织中，

可分为大细胞非典型增生结节和小细胞非典型增生结节。前者由衰老的成熟肝细胞组成，不认为是 HCC 的来源，而后者具有祖细胞/卵圆细胞的免疫组化表型，为卵圆细胞样增殖集落，是最早的癌前病变和重要的 HCC 独立危险因素。临床病理研究（活检证据）表明 50% 的非典型增生结节在 6～50 个月内会演变为 HCC。在尸检中还发现具有非典型增生结节者的肝中几乎总有 HCC 共存。这一现象支持 HCC 的多位发生假说。已有足够的形态学证据指明，在肝细胞癌之先有癌前肝细胞灶，此与结肠肿瘤形成过程中由良性腺瘤演变为癌的过程相似。近年发现，开环类视色素（acyclic retinoid，ACR）用在大鼠模型中可抑制卵圆细胞，减少肝癌的形成；在临床肝癌患者中，ACR 对消除癌前克隆、预防肝癌复发有一定的效果。其作用机制为抑制 Ras/MAPK 信号通路的活化和 retinoid X receptor-α（RXRα）的磷酸化。

艾格尼丝·霍兹鲍尔（Agnes Holczbauer）等将小鼠的成年成熟肝细胞（AH）、胎肝祖细胞（成肝细胞，HB）和成年肝祖细胞（HPC）以 H-ras 和 SV40 大 T 抗原进行转化，均可获得 CSC/祖细胞标志物的表达和体外自我更新能力，也可以在体内成瘤。而自 HPC 转化的细胞成瘤性最高。自 AH 转化的肿瘤以肝细胞癌为主，自 HB 转化的肿瘤以胆管细胞癌为主，而自 HPC 转化的是未分化的癌。这项研究证明，肝癌干细胞不仅可来自于肝干/祖细胞恶性转化，也是成熟肝细胞重编程的结果。换言之，在肝细胞发育成熟的各个阶段都可能变成肝癌干细胞。再者，同样的遗传学改变发生在不同的起源细胞可产生不同的肿瘤表型和后果。

总之，肝癌干细胞有三个可能的来源（图 1-2-6）：包括已分化成熟的肝细胞、肝干/祖细胞和造血干细胞（hematopoietic stem cells）。有充分的实验证据表明，肝干/祖细胞和增殖中的成熟肝细胞均可因致癌的遗传学和表观遗传学改变而获得成瘤潜能；已分化的肝细胞在一定的微环境作用下通过重新编程可去分化并逐步发展成为肝癌干细胞；造血干细胞进入肝中发展成为肝癌干细胞也有一些实验证据。上述这些不同来源的肝癌干细胞通过自我复制和差异分化最终发展为异质性的肝癌瘤体。

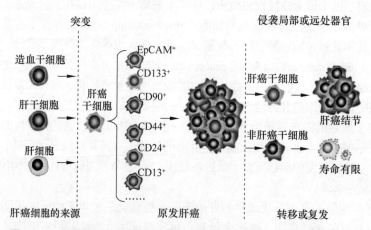

图 1-2-6　肝癌干细胞的来源及其在肝癌发生和转移中的作用的模式图
（引自 Ji J, Wang X W. Semin Oncol, 2012, 39：461-472）

3. 肝癌干细胞的标志物

为了鉴定肝癌干细胞和癌前细胞，多年来人们一直致力于探索其标志物，提出了很多候选分子，但至今还没有找到满意的特异性标志分子。目前报道较多的候选标志分子包括以下三类：细胞表面的膜分子有表皮细胞黏附分子（epithelial cell adhesion molecule，Ep-CAM，CD326）、CD133、CK19、CD90（Thy1）、CD44、CD24、CD13、CD15、CXCR4、ABC transporters、

DLK1、Nope、DCLK1 和新近提出的钙通道亚基 α2δ1（亚型 5），胞质中的蛋白质有 OV6、nestin、Musashi-1、ALDH 和 CK19，以及核蛋白 SOX2、SOX9、Oct3/4、ABCG2 和 Nanog 等。以下重点介绍几种较公认的分子。

　　表皮细胞黏附分子（epithelial cell adhesion molecule, Ep-CAM）是最初在结肠癌发现的细胞表面同亲性细胞黏附分子，作为穿膜糖蛋白不仅参与细胞黏附，而且是促进细胞分裂的信号转导分子。Ep-CAM 的表达非常广泛：在胎肝发育、肝再生和肝硬化相关的肝损伤修复时、肝硬化的增殖胆管细胞以及肝癌和癌前肝组织中均有表达。在胚胎、新生儿和成年的生殖细胞也有表达，在几乎所有上皮细胞，包括胆管上皮细胞，也都有表达；只有成熟肝细胞和鳞状上皮细胞不表达。不少研究指出，Ep-CAM 是肝癌干细胞的标志物。还有人提出以 Ep-CAM 和 AFP 的表达与否将肝癌分为四类，并依此判断肝癌的预后：Ep-CAM$^+$ 和 AFP$^+$ 者为肝干细胞样肝癌（hepatic stem cell-like HCC），Ep-CAM$^+$ 和 AFP$^-$ 者为胆管上皮样肝癌（bile duct epithelium-like HCC）或称肝内胆管癌（intrahepatic cholangiocarcinoma, ICC），Ep-CAM$^-$ 和 AFP$^+$ 者为肝细胞祖细胞样肝癌（hepatocytic progenitor-like HCC），Ep-CAM$^-$ 和 AFP$^-$ 者为成熟肝细胞样肝癌（mature hepatocyte-like HCC）。四类肝癌各有不同的基因表达谱。Ep-CAM$^+$ 和 AFP$^+$ 与 Ep-CAM$^-$ 和 AFP$^-$ 者相比预后差，容易转移和复发。肝干细胞样肝癌（Ep-CAM$^+$ 和 AFP$^+$）同时伴有 Wnt-β-联蛋白信号通路的活化。Ep-CAM 是 Wnt-β-联蛋白信号通路激活的 β-联蛋白/TCF 转录因子的靶基因。Ep-CAM 的功能不仅作为黏附分子，而且通过激活的信号通路发挥促进增殖作用。实验证明，无论通过 RNAi 抑制 Ep-CAM 的表达或特异性抑制 β-联蛋白都可使 Ep-CAM$^+$ 的肝癌细胞死亡，从而为肝癌靶向治疗提供了一个新的可能途径。

　　CD133（prominin-1）是五次穿膜的糖蛋白，是多种正常组织（包括骨髓造血干/祖细胞、内皮祖细胞、神经元和胶质干细胞、胎肝干细胞、脐带血和外周血干细胞等）和肿瘤（包括肝癌）干细胞的重要标志物。Zhong C. L. 等进行的包括 2592 例肝癌的荟萃分析（*Tumor Biology*，2015，36：7623–7630）表明，肝癌组织中 CD133 表达水平的高低与肿瘤的病理分级、进展阶段、血清 AFP 水平、血管侵袭、门静脉瘤栓、复发以及总存活期相关，是肝癌患者的独立预后因子。Ma S. 等证明，CD133$^+$ 肝癌细胞通过活化 AKT 信号通路而更具有药物抵抗性；Hagiwara S. 等证明，索拉非尼的治疗反应与 CD133 的高表达和 JNK 通路的活化负相关（1997）。Piao L. S. 等证明，CD133 通过活化 MAPK（ERK）通路与放疗抵抗相关（2012）。综上所述，CD133 作为肝癌干细胞的标志物，可能是肝癌治疗的一个靶标。

　　CD90（Thy 1）是一种高度糖基化的 GPI（glycosylphosphatidylinositol）-锚定蛋白，在 T-细胞、胸腺细胞、神经元、内皮细胞和成纤维细胞等多种细胞均表达。调节细胞之间及细胞与基质间的相互作用，在炎症、纤维化和转移中发挥重要作用。Zhen F. Y. 等报告，在所有检测的肝癌组织和 90% 肝癌患者血液中均可检测到 CD90$^+$CD45$^-$ 细胞，它被认为是肝肿瘤干细胞的一个标志物。一些研究证明，CD90 的高表达通过 Wnt/β-联蛋白信号途径促进细胞增殖，抵抗凋亡，并与肝癌的低分化、远处转移相关。

　　CD44 是一种细胞表面糖蛋白，为透明质酸的受体，介导细胞与基质的黏附、淋巴细胞活化和归巢，并参与肿瘤细胞的迁移、侵袭和转移，被认为是乳腺、胰腺、结直肠、胃和肝癌等肿瘤干细胞的标志物。CD44 在肝癌的表达与较高的肝外转移率和较低的存活率相关。重复的索拉非尼治疗可使 CD44$^+$ 细胞增多，而药物抵抗直接与 CD44$^+$ 细胞成正比。CD44 的表达还可诱导 EMT。不少研究表明，共表达 CD44 和 CD133 或 CD90 的细胞更具有肝癌干细胞表型（如自我复制、表达干细胞相关 β-联蛋白和 BMI-1 基因以及多药耐药）。在裸鼠中，CD44$^+$CD133$^+$ 细胞比单一 CD133$^+$ 的细胞成瘤性更高；CD90 和 CD44 双阳性的肝癌细胞比单一表达 CD133 或 CD44 者更具有侵袭、转移性。此外，CD44 可与 CD133 或 CD90 联合用于体外富集肝癌干细胞。

CD24 是一种黏蛋白样的细胞表面糖蛋白，在干 / 祖细胞中高表达，为其自我复制和分化所必需，与乳腺、结肠、卵巢、胰腺和头颈鳞癌的肿瘤干细胞相关。在抵抗化疗的肝癌细胞中，其表达上调。大多数 CD24$^+$ 的肝癌细胞同时表达 CD133 和 Ep-CAM。

CD13 是一种氨基肽酶（aminopeptidase N），为休眠的肿瘤干细胞的标志物，主要分布在 G_1/G_0 期 HCC 细胞中。

OV 6 是以致癌物处理的大鼠肝细胞为免疫原在小鼠产生的一个单抗，OV6$^+$ 的肝癌细胞和肝母细胞瘤细胞比 OV6$^-$ 者具有较高的成瘤性和药物抵抗性；在 OV6$^+$ 细胞群中，CD133$^+$ 的细胞较多，提示 OV6$^+$ 可能是肝癌干细胞的标志物。

通过上述这些标志物可以在体外收集肝癌干细胞。此外，醛脱氢酶（aldehyde dehydrogenase，ALDH）的表达和活性与 CD133 的表达相符，而且细胞的成瘤性也以如下顺序递增：CD133$^+$ALDH$^+$＞CD133$^+$ALDH$^-$＞CD133$^-$ALDH$^-$，说明 ALDH 活性可能是 CD133$^+$ 肝癌干细胞群的更为特异的标志物。然而遗憾的是，已经鉴定的肝癌干细胞上述标志物都不是仅只在肝癌干细胞和肝脏癌前细胞表达的标志物。至今没有找到任何一个分子是肝癌干细胞独特表达的，也没有完全阐明肝癌干细胞与正常肝干细胞之间的相似性和差异性，因此这方面的研究目前还不充分。

4. 肝癌干细胞的休眠及其与复发、转移和治愈的相关性

近年的研究证明，肿瘤干细胞与正常干细胞一样，也可以休眠（dormancy），进入增殖的休止期。休眠的肿瘤干细胞不引起肿瘤的生长和转移，只要维持肿瘤干细胞的休眠状态，患者可以长期带癌生存。然而，肿瘤干细胞在适宜的条件下是可以"苏醒"的。而休眠的肿瘤干细胞一旦转变为活化的肿瘤干细胞，则恢复增殖、侵袭潜能，成为肿瘤复发、转移之源。在微环境的调控下，休眠的肿瘤干细胞和活化的肿瘤干细胞可以相互转变。特别值得注意的是，休眠的肿瘤干细胞对于放、化疗更加具有抵抗性（因为放、化疗杀伤的是旺盛增殖的细胞）。缺氧可促进肿瘤干细胞休眠，因而对放、化疗效果具有负面影响。治疗肝癌常用的肝动脉栓塞如果不完全成功，即未能对肝癌干细胞致死而仅让其休眠，则可能留下复发和抵抗放、化疗的祸根。因此，完全治愈肿瘤不但要着眼于杀灭肿瘤干细胞，还要杀灭休眠的肿瘤干细胞，这样才能达到目的。因此，如何识别和彻底清除休眠的肿瘤干细胞就成为治愈肿瘤的焦点。据 Haraguchi N. 等报道，休眠的肝癌干细胞的标志物为 CD13：CD13$^+$ 的肝癌干细胞在适当的条件下可以迅速地从休眠状态进入活跃增殖状态；CD13$^+$ 的细胞对化疗药（如阿霉素、5-FU）具有抵抗性。而针对 CD13 的中和抗体或 CD13 抑制剂（ubenimex）在体外可以抑制肝癌细胞系的增殖；ubenimex 与 5-FU 联合应用可使生长在免疫缺陷小鼠体内的人肝癌外移植物小于不用药或者单独用 ubenimex 或 5-FU 的对照组。这提示针对休眠肝癌干细胞的 CD13 抑制剂与化疗药联合治疗可能改善肝癌的疗效，值得进一步研究。

肝癌干细胞中 Wnt/β- 联蛋白、Notch、Hedgehog、PI3K/Akt、TGF-β、生长因子 /RTK/MAPK、ECM/integrin/FAK 和 IL-6/STAT3 等信号通路失控，尤其是驱动细胞分化的 TGF-β/Smad/β2SP 信号通路的缺失有助于肝细胞的癌变；TGF-β 信号通路是否异常被认为是区分肿瘤干细胞和正常干细胞的一个标志。这对肿瘤干细胞的自我复制、转移和药物抵抗等行为具有关键性作用。TGF-β 信号通路是否异常被认为是区分肿瘤干细胞和正常干细胞的一个标志。这对肿瘤干细胞的自我复制、转移和药物抵抗等行为具有关键性作用。了解肝癌干细胞的生物学特性显然是有效发展肝癌诊断、预后和治疗新策略所必需的。

综上所述，肿瘤干细胞，包括肝癌干细胞，天然具有转移潜能和对放、化疗的抵抗性，既可自我复制又可休眠。这些秉性使肿瘤干细胞成为维持肿瘤生长、转移、复发以及耐受物理和化学治疗的"罪魁祸首"。非干 / 祖细胞性的肝癌细胞是有一定寿限的，危害有限。因此一个肿瘤的根

治从严格的意义上讲应该是消除最后一个肿瘤干细胞。而目前国际上依然公认，对于可切除肿瘤的首选治疗方案为彻底的根治性手术切除；如果在肿瘤治疗中未能达到完全杀灭肿瘤干细胞，特别是原位的以及播散的休眠肿瘤干细胞，复发、转移的隐患是难以避免的。

二、肝癌的遗传学和表观遗传学异常

认知肝癌在遗传学和表观遗传学上的异常是阐明肝癌发病机制，研发新的诊断、预后标志物和探索新的治疗手段的基础和关键。

（一）肿瘤本质上是在细胞水平遗传的基因组疾病

提高肿瘤预防、诊断、治疗水平从根本上讲有赖于对肿瘤这种疾病本质的了解。肿瘤显然是一种全身性的慢性疾病，从根本上讲是细胞的遗传性疾病，即在细胞水平遗传的基因组疾病（disease of the genome）。基因组即一个物种的细胞所含的全部 DNA 及其所携带的全套遗传信息。换言之，肿瘤是基于某些细胞的基因组不稳定性，不断积累多个基因的遗传学（genetics）和表观遗传学（epigenetics）改变而导致的细胞疾病，并在细胞水平遗传。大量证据表明，细胞基因组逐渐积累的各种复杂的遗传学和表观遗传学上的改变导致细胞表型（包括形态、代谢、功能、行为等生物学特性）的异常。细胞基因组的异常在肿瘤发生、发展上发挥着核心作用；同时，也与肿瘤的早期诊断以及自然病程、预后、治疗反应和治愈结局等临床表现密切相关，因此是医学家研究肿瘤和控制肿瘤的基础。当然，细胞基因组异常改变的发生除遗传因素外主要源于其微环境的异常。

细胞的遗传性疾病与遗传病有所不同，肿瘤不在个体水平遗传。遗传病的基因组缺陷是由生殖细胞携带的，其发生不受外环境的影响。而肿瘤的基因组改变发生在体细胞，内、外环境条件对其发生、发展有关键性作用，故而肿瘤是可以通过对机体内、外环境的控制而预防的。调控外界环境、调理全身状态和细胞的微环境可以预防 40% 的肿瘤，或可延缓肿瘤的发展。

然而，肿瘤虽不是遗传病，却并非与遗传毫无关联。有些肿瘤，特别是肝癌、乳腺癌、胃癌、肺癌、前列腺癌、鼻咽癌和结肠癌等，具有家族聚集现象。这是由于某些家族具有罹患肿瘤的遗传学素质。不少研究表明，肝癌家族史是肝癌发生的独立危险因素。无论东方或西方的研究均有报道称：有 HCC 家族史者，下一代罹患肝癌的危险均见增多。据 Turati F 等报道（Hepatology，2012），无论是否存在肝炎病毒感染，有肝癌家族史者罹患 HCC 的风险均有增加；有肝肿瘤家族史并伴有 HBV 和 / 或 HCV 感染者肝癌的发病率为没有感染者的 70 倍。此现象与某些基因的多态性相关。例如，Zhu Z. Z. 等的研究（Cancer Letters，2005）表明：*p53* 基因第 4 外显子中的 72 位密码子在人群中有 *Arg/Arg*、*Arg/Pro*、*Pro/Pro* 三种基因型。后两种基因型（即 *Pro* 型）的肝炎病毒长期携带者的下一代患 HCC 的危险为前者（即 *Arg* 型）的 2 倍，而有 HCC 家族史者的下一代患 HCC 的危险则增加为前者的 5 倍。再如，我们的研究表明 *LAPTM4B* 基因存在 *1***/1***、*1***/2*** 和 *2***/2*** 三种基因型。后两种基因型（即含 *2*** 型等位基因）在肝癌等肿瘤患者的出现频率显著高于正常人群，故与肝癌易感相关。*2*** 型与 *1*** 型的不同之处在于 *LAPTM4B* 基因第一外显子的非编码区有一段 19bp 的串联重复序列，从而导致翻译起始位点向 5′ 端推移，编码一个延长的 LAPTM4B-40 蛋白。此外，还有研究表明细胞因子（如 IL-1B、TNF-α）和 DNA 修复基因（如 hMLH1、XRCC1）的多态性也与 HBV 相关肝癌的易感性相关，而且吸烟会增加这种遗传学易感性。再者，在体细胞基因组存在抑癌基因的缺失或突变可致 DNA 损伤修复等抗肿瘤能力降低，从而容易受到致癌因素影响而发生遗传学和表观遗传学异常，并使这些异常得以在同一细胞积累而发生癌变，成为肿瘤易感者。

肿瘤虽然是一种起自个别细胞的疾病，但其发生、发展受全身状态的影响，同时肿瘤细胞也通过释放各种因子、侵袭正常组织和广泛转移而对整个机体（尤其是免疫系统）产生严重影响，故而肿瘤也是全身性疾病。因此，一个好的肿瘤医生对于肿瘤的治疗切不可仅仅着眼于杀灭或消除肿瘤细胞，而需同时关注肿瘤患者的整体状况和局部微环境并给以恰当的调整使之得到改善，这样才能提高肿瘤的治愈率和防止复发。

（二）细胞遗传学和表观遗传学异常是肝癌发生、发展的根本所在

从一个正常细胞转化成一个增殖失控并具有侵袭、转移潜能的高度恶性的肿瘤细胞的根本原因是细胞的遗传物质在结构和表达上出现了问题，是由于基因组稳定性下降而不断地累积遗传学和表观遗传学改变，导致一系列原癌基因的活化和抑癌基因的失活，引起细胞的多条信号通路和信号网络发生异常，从而出现一系列细胞行为的改变，最终酿成肿瘤的生成、生长、转移和复发。肿瘤的发生、发展是一个多基因参与的、多步骤的、复杂而漫长的不断演进的过程。近年全基因组和外显子组测序结果揭示，仅在一个肝癌样品就可有 9000 个以上的突变，存在于 40～80 个编码蛋白质的基因中。

肿瘤的遗传学改变是指基因组 DNA 序列的改变，包括单核苷酸替换性突变（single nucleotide substitutional mutation）、DNA 序列的插入（insertion）、缺失（deletion）、倒转（inversion）、染色体内和染色体间的异位（translocation）以及扩增（amplification）等。有人将这些异常统称为突变。从功能意义上讲，这些突变可概括为两大类：功能获得性突变（gain of function mutation）和功能丧失性突变（loss of function mutation）。前者为表达和功能增强或活化；后者为表达和功能降低或抑制。另外，也有人将 DNA 序列的缺失、倒转、异位合称为重排（rearrangements）。基因组重排往往会生成融合基因，从而引起表达产物（蛋白质）在结构和功能上的异常以及表达数量的增多，通过信号网络的紊乱驱动癌变。2013 年 Cleary S. P. 等报告了通过对 87 例原发性 HCC（HBV、HCV 和酒精相关 HCC 各占 43%、21% 和 11%）进行全外显组测序，发现了 5820 处错义突变和 433 处同义突变。突变具有将 CpG 转换为 A/T 的倾向。2014 年，费尔南德斯·班特·朱利奥（Fernandez-Banet Julio）等报告了通过对 88 个原发性 HCC 的全基因组测序，发现了基因组重排 4314 处。这些资料足以说明 HCC 基因组结构改变的多发性和复杂性。

表观遗传学的改变是没有 DNA 序列变化而具有可遗传的、基因表达调控的异常改变，包括 DNA 甲基化及羟甲基化、组蛋白修饰（甲基化及乙酰化等）、染色质重塑以及微小 RNA（microRNA, miRNA, miR）、长链非编码 RNA（long non-coding RNA, lncRNA）和 RNA 干扰（RNA interference, RNAi）等。表观遗传学调控指导细胞在何时、何处以及如何表达遗传信息，是更高一级的调控。其调控机制有两种：一种为选择性基因转录的表达调控，包括 DNA 甲基化、基因印记（inprinting）、组蛋白乙酰化和甲基化修饰以及染色质重塑的调控。另一种为基因转录后的表达调控，即基因组的非编码 RNA，如 microRNA、lncRNA、siRNA（RNAi）和内含子等实施的调控。与遗传学异常有别，表观遗传学缺陷是较易纠正的，用化学药物或非编码 RNA（如 microRNA、lncRNA、siRNA）干预可向正常状态逆转相关的恶性表型，因而通过表观遗传学上的调节来进行抗肿瘤治疗是一种前景可期待的治疗策略。纠正表观遗传学缺陷的化学药物包括甲基化酶（甲基转移酶）制剂和组蛋白去乙酰化酶抑制剂。它们分别可用以克服因启动子过度甲基化和组蛋白去乙酰化所导致的抑癌基因表达沉默，即恢复被下调的抑癌基因的表达。肿瘤细胞逃避免疫控制是肿瘤发生、发展的重要因素，也是肿瘤免疫治疗失败的重要原因之一。新近的研究证明，表观遗传学重编辑在此发挥了重要作用：肿瘤细胞可通过过度甲基化和去乙酰化而使肿瘤相关抗原及共刺激因子的表达沉默或下调，从而逃避被免疫细胞识别和攻击。用相关的甲基化酶和去乙酰化酶抑制剂则可恢复被下调的免疫分子的表达，从而使肿瘤细胞被免疫系统识别。

现代分子生物学技术的飞速发展使 DNA、RNA 和蛋白质的分析可以高通量进行，加之人类基因组草图的完成，从基因组水平研究肿瘤的发生、发展不但必要而且可能。最近，改进的二代测序（next generation sequencing，NGS）技术已经达到以单核苷酸的分辨率对一个肿瘤进行全基因组或外显子组测序，在 8~10 天之内以 1 万元左右的费用完成测序，从而成为有实用价值的临床可接受的检测工具。因此，从整个基因组水平来探究细胞的恶性转化过程及其分子机制，并为靶向治疗选择药物已经提上议事日程。DNA 的全基因组测序（whole-genome sequencing，WGS）、全外显组测序（whole-exome sequencing，WES）、比较基因组杂交（comparative genomic hybridization，CGH）、全 DNA 甲基化组制图（global DNA methylome mapping）以及以 RNA 测序的基因表达谱（gene expression profiling）或非编码 RNA 表达谱（noncoding RNA expression profiling）等近年已可广泛、高效地用于不同临床特性的各种肿瘤研究，旨在探讨肿瘤的分子遗传学及其与流行病学、环境与种族因素的相关性，以进一步阐明肿瘤发生、发展的分子机制，研发新的诊断标志物，探索以分子为基础的新的肿瘤分类方法，并用以指导个体化的靶向治疗。肿瘤基因组计划（Cancer Genome Project，CGP），国际肿瘤基因组联盟（International Cancer Genome Consortium，ICGC）和肿瘤基因组图集（The Cancer Genome Atlas，TCGA）已于 2015 年完成，已经发现了近 1000 万个与癌症相关的基因突变，提出了对肿瘤进行分类的新方法，并发现了以前未被认识的药物靶点，将对于肿瘤治疗策略产生深刻的影响。2008 年《科学》和 2010 年《自然》杂志刊载了美国（约翰·霍普金斯医学院等）和英国（剑桥大学等）学者合作的两篇论文。论文运用二代测序技术获得了胰腺癌原发瘤和不同部位转移瘤的几十份样品的全基因组突变和重排的资料，不仅为原发瘤和转移瘤的遗传学异质性和变异的持续性提供了确凿的证据，而且通过生物信息学和数学的整合分析推算出胰腺癌发生、发展的时间表。他们提出，所测胰腺癌的遗传学核心改变平均有 63 处，涉及包括 12 条信号通路的网络；所影响的主要是端粒功能紊乱和细胞周期调控（$G_1 \rightarrow S$ 演进）的异常（《科学》，2008）。他们还指出，从开始出现可导致癌变的遗传学改变到生成肿瘤细胞克隆平均至少需要 11.7 年，进一步发展到转移性细胞克隆平均需要再加 6.8 年，到患者死亡平均需要再加 2.7 年（《自然》，2010）。在肝癌研究上，纳入 ICGC/TCGA 计划的主要是三个国家，包括在日本实施的病毒相关肝癌、在法国的酒精性肝癌和在美国的其他肝癌计划。近年，包括中国在内已有不少基于全基因组或外显组测序的肿瘤研究报告。通过高通量分析得到的海量信息中所发现的逾千种异常基因之中，需要鉴定哪些是对肿瘤发生、发展具有关键性作用的少数"驱动基因（driver gene）"，哪些是不起直接促癌作用、占多数的"搭乘基因（passenger gene or by-stander gene）"，及其动态改变的时间表。同样重要的是，从不同分子层面获得的关于基因组、表观基因组、转录组和蛋白质组等方面的资料，需要进行全方位的整合才能真正认识不同肝癌亚型的发生、发展规律。预期经过广泛的国际共同努力，充分整合千万个肿瘤样本的研究资料，逐渐阐明包括肝癌在内的肿瘤发生、发展的分子机制、发掘新的诊断标志物，打开新的治疗窗口，并指导个体化治疗以提高肿瘤治愈率是充满希望的。

下面举例介绍肝细胞癌的遗传学和表观遗传学改变。

1. 肝细胞癌的遗传学改变

1）染色体的异常：肿瘤细胞普遍存在染色体异常，包括数量的异常，如多倍体和异倍体（非整倍体），以及结构的异常，如染色体易位（重排）和畸变。近 30 年，由于细胞遗传学技术的进步，通过荧光原位杂交（fluorescence in situ hybridization，FISH）、杂合性丢失（loss of heterozygosity，LOH）和比较基因组杂交（comparative genomic hybridization，CGH）等方法鉴定人类肝细胞癌的染色体异常取得很大的进展。表 1-2-2 列出了在 HCC 常见的一些染色体异常。例如，通过 LOH 分析发现在染色体 1p、4q、6q、8p、9p、13q、16q、17p 和 19q 存在等位基因丢失。其中 1p 的 LOH 存在于分化好的小肝癌中，而 16q、17p 的 LOH 常出现在转移的肝癌中。LOH 的积累与肿瘤细胞恶性行为的进展和不良的预后相关。再者，通过 CGH 经常可在 HCC 染色体的 1q（58%～78%）、8q（41%～69%）、17q（30%～36%）和 20q（20%～37%）等处发现扩增，还有实验室发现在 3q、6p、7q、11q 和 22q 也有扩增。而在 1p（24%～36%）、4q（32%～70%）、6q（37%～70%）、8p（29%～65%）、13q（37%～39%）、16q（30%～64%）和 17p（31%～52%）以及 9p 和 14q 发现缺失。在染色体扩增区段，若伴有表达升高的基因可能是癌基因，而在染色体丢失区段，伴有表达降低的基因可能是抑癌基因，因此，大段染色体扩增或缺失的遗传学改变可能参与肝癌的发生，将这些结构改变与表达水平的升高或降低相结合是发现新的候选癌基因或抑癌基因的一种途径。研究还发现，1q21.3～23.2、1q42.11～42.12、7q36.1 和 8q24.11～24.22 的扩增可高度预测患者的存活；7q36.1 扩增还与复发相关。因此，1q21、1q42、7q36 和 8q24 区域内表达失调的基因可能具有 HCC "驱动基因" 的功能。而且 1q21.3～42.12 和 8q21.13～24.13 的扩增和所含基因的过表达同时出现在 HCC 早期，更说明其所含基因的表达上调在肿瘤发生、发展中的重要性。受 HBV 感染的肝细胞可持续高表达 HBV 的 *HBx* 基因，其所编码的 HBx 蛋白可整合在染色质，增强染色体不稳定，导致染色体逆向复制、缺失或异位。值得注意的是，染色体异常的模式在 HBV 和 HCV 相关的 HCC 有所不同，例如，染色体 10q 的 "gain" 出现在 HCV 阳性的 HCC，而 11q13 的扩增则常见于 HBV 感染相关的 HCC。此外，在肝硬化阶段可见染色体端粒缩短，染色体失稳定，可发生融合、断裂、重排等异常，但较不普遍，而在非典型增生（分化不良）结节和 HCC，则染色体异常显著增多，而且在分化不良结节所发生的染色体异常与 HCC 相似，说明染色体异常是向 HCC 进展的早期事件，即癌前改变。

表 1-2-2　通过基因图谱比对策略发现的人类肝细胞癌相关的基因簇扩增和缺失以及所含基因

染色体区段（Mb）	LOH[a]	CGH[b]	可能的肿瘤相关基因
HCC 1p	8（59～67）	1 L（9）	*CACHD1*
HCC 1q1	49（157～206）	4 G（25）	*COPA*, *ATF6*, *RGS5*, *GLUL*, *UBE2T*, *KISS1*
HCC 1q2	6（227～233）	2 G（25）	
HCC 4q1	37（52～89）	5 L（23）	*IGJ*, *SLC4A4*, *ALB*, *AFM*, *CXCL2*, *PLAC8*, *PTPN13*, *ABCG2*
HCC 4q2	6（90～96）	3 L（22）	
HCC 6p	4（30～34）	0 L（14）	*UBD*, *HSPA1B*
HCC 8p1	2（10～12）	1 L（22）	*CTSB*
HCC 8p2	2（18～20）	2 L（22）	*NAT2*
HCC 8q	38（97～135）	2 G（24）	*LAPTM4B*, *Myc*, *PABPC1*, *ANGPT1*, *EIF3S6*, *EBAG9*, *ENPP2*, *ATAD2*, *MTDH etc*
HCC 9p	7（0～7）	3 L（3）	
HCC 11q	13（58～71）	A（7）, G（1）	*FEN1*, *FADS2*, *BAD*, *CDCA5*
HCC 20q	29（29～58）	— G（10）	*DNMT3B*, *E2F1*, *SRC*, *MYBL2*, *UBE2C*, *MMP9*, *CD40*, *AURKA*

a 报道该染色体区段中存在有意义 LOH 的参考文献数目。

b 报道该染色体区段中具有 CGH 显著异常的参考文献数。G：CGH gain；L：CGH loss；A：CGH amplification。

（资料来自 SU W. H., HAO C. C., YEH S. H., et al., Onco, DB. HCC: an integrated oncogenomic database of hepatocellular carcinoma revealed aberrant cancer target genes and loci [J]. Nucleic Acids Research, 2007, 35: 727-731.）

肝细胞癌相关的癌基因和抑癌基因的活化和失活方式见表 1-2-3。

表 1-2-3　肝细胞癌相关的癌基因和抑癌基因的活化和失活方式

基因编码	蛋白质	分子功能	机制	改变方式	发生频率 /%
TP53	p53 抑癌蛋白	DNA 损伤修复、基因组稳定性	突变	丧失功能	0～67
		增殖、分化、凋亡	缺失 LOH 甲基化增多	表达减少	14
CTNNB1	β- 联蛋白	分化、增殖、肝再生、EMT	突变	功能增强	20～40
AXIN1/2	Axis 抑制蛋白 1/2	激活 Wnt/ 联蛋白信号通路	突变	功能丧失	Axis1 5～25
				基因组不稳定，分化不良	Axis2 3～10
p16	p16 蛋白	抑制细胞周期	甲基化增多	表达减少	56～83
			突变	功能丧失	13
CCND1	Cyclin D1	促进细胞周期	扩增	表达增加	7
RB1	RB 蛋白	抑制细胞周期	突变 LOH	功能丧失	3～15
CDH1	E- 钙黏着蛋白	分化、增殖、细胞黏合	LOH 甲基化增多	表达减少	33～67
Myc	Myc 转录因子	分化、增殖	扩增 甲基化减少	表达增加	30
PIK3CA	PI3K	激活 PI3K/AKT 信号转导途径	突变	功能增强	0～35
PTEN	PTEN 蛋白	PI3K 信号途径磷酸酶	失活突变 LOH	功能丧失 表达减少	0～11
K-Ras H-ras N-ras	Ras 蛋白	RTK/Ras/MAPK 信号途径	突变	功能增强	3～42
IGF2	IGF2	RTK 信号途径	突变	功能增强 表达增加	12～44
VEGF	VEGF	RTK 信号途径	扩增	表达增加	5
Met	MET（HFG 受体）	激活 RTK/MAPK 信号通路	突变	功能增强	1～5
LAPTM4B*	LAPTM4B-35	增殖、迁移、侵袭、耐药	扩增 \ 表达增加	功能增强	80
ARID1A	ARID1A	ATP 依赖的核小体修饰酶	扩增		
ARID2	ARID2				
MLL	MLL 家族	组蛋白甲基转移酶	HBV 插入的热点突变		

LOH：染色体杂合性丢失。

［资料来源：Lachenmayer（2009）、Villanueva（2007）和 Imbeaud S.（2010），并做修改补充；

* WAN-YEE LAU. Hepatocellular carcinoma basic research［M］. Rijeka：Tech Press，2012：1-34.

2）原癌基因（proto-oncogene）的活化：原癌基因是细胞的正常基因，其表达产物参与细胞的增殖、分化、存活/凋亡、信号转导、代谢、迁移等基本生命活动。换言之，原癌基因是正常细胞中可以转变为癌基因的正常基因，或者说是癌基因的祖先。原癌基因编码的蛋白质产物在细胞的正常生命活动中发挥不可缺少的重要作用。有些原癌基因彼此间具有同源性，可归为一个基因家族。例如 ras 家族有 H-ras（11p）、K-ras（12q）、N-ras（1p）三个成员；src 家族有 9 个成员（c-src、c-fyn、c-yes、c-yrk、c-lyn、c-hck、c-fgr、c-blk 及 c-lck）；c-frk 亚族包括 c-frk/rak 和 lyk/bsk 两个成员。

已发现的原癌基因多达数百种，其编码产物可大致归纳为六类分子：

（1）分泌至胞外的生长因子（growth factor）：如血小板源生长因子（plateletderived growth factor，PDGF）的 B 亚单位为 sis 基因产物。此外，还有表皮生长因子（EGF）、胰岛素样生长因子（IGF-1、IGF-2）、成纤维细胞生长因子（aFGF、bFGF）、脉管内皮细胞生长因子（VEGF）、转化细胞生长因子（TGFα、TGFβ）、肝细胞生长因子（HGF）等。

（2）整合在膜中的生长因子受体（受体酪氨酸蛋白激酶）：如表皮生长因子受体（EGFR）的编码基因有 erb-A 和 erb-B（Her2/Neu），肝细胞生长因子（HGF）受体的编码基因为 met。

（3）胞质中的信号传导分子：如 Ras、Src、Raf、Abl 等均为胞质内的信号传导分子，是 ras、src、raf 及 abl 等基因的表达产物。

（4）胞质中的各种细胞周期调节蛋白：周期蛋白（cyclin）、周期蛋白依赖激酶（cyclin-dependent kinase，Cdk）及 Cdk 抑制因子（Cdk inhibitor，CKI）等都属于细胞周期调节蛋白。其中每一种都各有数个成员，如 cyclin A～H，Cdk 1～7。不同的 cyclin 和一定的 Cdk 形成复合物，在细胞周期的不同时相推进周期的运行，促进细胞增殖；CKI 则使 cyclin-Cdk 复合物失活，因此抑制细胞周期的运行。

（5）胞质中调节细胞凋亡的因子：如 bcl-2 基因家族的各种产物参与细胞凋亡的调控，其中 Bcl-2、Bcl-X_L 等具有抗凋亡作用，而 Bax、Bak、Bad、Bid 和 Bcl-Xs 等具有促凋亡作用。

（6）核内的转录因子：如 c-jun、c-fos、c-myc、TP53、c-ets、creB 等基因的产物均为转录因子，调节基因的表达。

原癌基因可因其 DNA 序列的点突变、易位、插入、倒转或扩增而发生结构改变或者因表达上调而被活化，成为癌基因。在细胞活跃增殖状态下，由于 DNA 双螺旋结构不断解旋和复制而易于发生 DNA 序列改变，而在非增殖态细胞则较难发生。表 1-2-3 列出了在 HCC 常见的一些癌基因和抑癌基因的异常。下面列举 HCC 常见的一些 DNA 结构改变。

① 单核苷酸替换性突变又称点突变（point mutation）活化的原癌基因：此类突变为 DNA 链中单个核苷酸被替换，往往导致其基因产物单个氨基酸残基的变更。发生此类突变的数量因肿瘤而异。PIK3CA、RB1、K-ras 或 H-ras 基因点突变的频率虽然在 HCC 不如其他一些肿瘤高，却也是常见的。据报道，H-ras 和 K-ras 的点突变分别出现在 9% 和 3～42 位碱基的人类肝癌。正常人 c-H-ras 的第 35 位碱基为 G(鸟嘌呤)，若突变为 T(胸腺嘧啶)，则使其第 12 位密码子 GGC（Gly）变为 GTC（Val）。在化学物质诱导的啮齿类动物肝癌中，出现 K-ras 基因第 12、13 和 61 位密码子的点突变。以点突变的 ras 载体转染细胞可使恶性转化活性增强百倍以上。Ras 基因的编码产物 Ras 属于一种 GTP 结合蛋白，是细胞增殖与分化信号转导途径中的一个"分子开关"。Ras 结合 GTP 后的 Ras-GTP 为活化（开启）状态；而与 GDP 相结合的 Ras-GDP 为非活化（关闭）状态。当 Ras 与 GTP 酶活化蛋白（GTPase-activating proteins，GAP）结合时，其 GTPase 活性升高，遂催化 Ras-GTP 水解释放出一个磷酸，所生成的 Ras-GDP 即处于非活化的关闭状态。正常的 Ras-GDP 可与鸟苷酸交换因子（guanine nucleotide-exchange factor，GEF）相结合而改变构象，遂使

GDP 脱离 Ras。Ras 一旦与 GDP 分离，便与胞质中含量丰富的 GTP 相结合而再进入活化状态。因而，Ras 蛋白通过 GEF 的作用而活化；通过 GAP 的作用而失活（图 1-2-7）。活化的 Ras 可激活数条信号途径中的下游信号分子而最终产生促进增殖或迁移等生物学效应。正常情况下，Ras 的活化状态只持续 30 分钟。然而，GAP 对突变的 Ras 不能发挥作用，从而导致 Ras-GTP 水平升高，处于持久活化（开启）状态，以致细胞在没有生长因子刺激的情况下也不断传递细胞增殖的信号至细胞核而使细胞增殖失控，发生恶性转化。

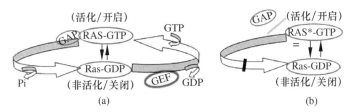

图 1-2-7　Ras 蛋白的"分子开关"功能及突变 Ras 蛋白的失活机制

（a）正常 Ras 的功能状态；（b）突变 Ras 的持续活化状态

此外，*PIK3CA*（PI3K 的基因）突变常见于患者 HBV 负载高的 HCC。*AXINI* 突变和 IGF-2 过表达见于 HBV 负载低而 AFP 高的年轻患者的 HCC。在 HCV 相关的 HCC 和没有 HBV 感染的、无肝硬化背景的 HCC 常存在 *CTNNB1*（β 联蛋白的基因）的突变，并导致基因组不稳定和 β- 联蛋白信号通路的激活。

② 插入性突变（insertional mutation）：HBV DNA 或 HCV RNA 经反转录成 DNA 原病毒后，可完整地或片段地插入（整合）肝细胞基因组，引起染色体不稳定和原癌基因活化。其中了解最多的是 HBV X 蛋白基因（*HBx*）的插入。在 HBV 相关的 HCC 基因组有 85%～90% 存在野生型或突变的 HBV DNA，特别是 *HBx* 的插入，出现在 HCC 发生之前。整合（插入）到宿主细胞基因组的 *HBx* 可以在 HBV 病毒不进行复制的情况下持续高表达，所表达的 HBx 蛋白具有下列功能：Ⅰ. 可以激活多种转录因子和增强子，如 NF-κB、AP-1、CREB 等，从而活化很多癌基因；Ⅱ. 通过与 DNA 损伤结合蛋白的相互作用而导致对 *p53* 依赖和不依赖的 DNA 损伤修复早期反应失活；Ⅲ. 使细胞对 *p53* 介导的凋亡不敏感；Ⅳ. 干扰中心体复制过程，引起染色体重排；Ⅴ. 激活多条信号通路的激酶，如 Ras/Raf/MAPK（ERK）、Akt（PKB）、SAPK/JNK 和 JAK/STAT 等。再者，HBV 插入到端粒酶基因的反转录酶（telomerase reverse transcriptase，TERT）基因簇也很常见，可致 TERT 的表达和端粒酶活性增加，从而延长了肝细胞的寿命；在 *HBx* 整合所导致的基因组不稳定状态下，寿命延长的肝细胞将获得更多的机会积累突变，最终导致癌变。

③ 基因易位：主要是在一个染色体内或两个染色体之间发生基因的相互换位，并常生成功能增强的融合基因。这一现象最初发现于血癌，如慢性髓性白血病（chronic myelogenous leukemia，CML）细胞在染色体 9q 与 22q 的末端序列发生易位（交换），形成了 Pheladlphia 染色体（22q-），成为 CML 的诊断标志，并形成 *bcr-abl* 融合基因，导致 *abl* 原癌基因的活化，其编码产物 ABL 是一种酪氨酸蛋白激酶。活性升高的 BCR-ABL 融合蛋白可导致细胞增殖失控，是靶向药物 Gleevec（格列维，STI-571，Imatinib mesylate）的靶标。在 HCC 中首先确定的是 2014 年报道的 *ABCB11-LRP2* 融合基因。

④ 基因扩增：是指在基因组中出现某些基因拷贝数的增加，一些癌基因甚至可以扩增至达 100～1000 拷贝，同时可存在扩增基因的产物的数量增加。在肝癌的起始或早期阶段，可见染色体 1q 和 8q 的协同扩增，并且扩增区域中拷贝数增加的基因亦可见表达增多。Woo H. G. 和 Park E. S. 等（*Cancer Res*，2009）通过将基因组宽度的多维资料（multidimensional genomic data）和基

因表达谱进行系统整合，并以基因与 HCC 预后的相关性来评估其重要性，以 RNAi 验证基因的功能，这样筛选出 50 个潜在的 HCC 驱动基因。其中 30 个基因定位在染色体 1q 和 8q 的扩增区。它们是共同扩增、共同表达的，可能在 HCC 的发生中具有关键性作用。在人 HCC 的进展阶段常见 c-myc（8q24.1）和 AIB1（20q12）的扩增，并与预后不良相关。此外，在 HBV、HCV 及嗜酒所致的 HCC 患者中 69%～100% 具有 cyclinD1 基因（CCND1）的扩增，还可有 FGF19 和 VEGF 的扩增。

总之，原癌基因的活化从质与量上导致基因产物的异常。质变的结果导致基因编码的蛋白质结构与功能或作用的特异性发生改变，从而使细胞的行为发生异常。量变的结果可导致原本在细胞一定的生理状态或一定发育阶段控制表达的基因失去控制变成持续（高）表达；或者导致原已关闭不再表达的基因重新表达，从而引起细胞的去分化或异常分化。某些活化的原癌基因不仅可能作为诊断的标志物，也可能作为治疗的靶标。

3）抑癌基因（tumor suppressor genes）的失活：抑癌基因为抑制肿瘤发生、发展的基因，是癌变的负调控因子，与癌基因的作用相互制约。抑癌基因编码产物的作用为抑制细胞增殖，促进细胞分化，抑制癌细胞脱落、侵袭、转移等。在 HCC 发生和进展之前，抑癌基因往往通过遗传学和表观遗传学机制而失活。遗传学机制包括缺失性突变或点突变，使之缺失或丧失功能；表观遗传学机制包括增加 DNA 甲基化或组蛋白去乙酰化，以及抑制抑癌基因转录的 miRNA 的上调等，从而阻止抑癌基因的表达。通常需 4 个以上抑癌基因失活才可能发生恶性转化。

编码 P53 蛋白的 TP53 抑癌基因位于染色体 17p13。野生型 p53 蛋白参与细胞多方面的核心功能，包括基因转录（作为核内转录因子）、DNA 合成和损伤修复、基因组稳定、细胞周期和凋亡的调控等，对于维持细胞在应激状态下内环境的稳定具有关键性作用。例如，对于 DNA 损伤的细胞可控制其在修复之前不进行增殖，并促进其发生凋亡，从而避免了癌变；也参与 DNA 病毒的感染和调控细胞的衰老过程。

TP53 的失活在 HCC 很常见。其失活方式包括染色体杂合性丢失（LOH）和突变。约一半肝癌由于 HBV 整合至 p53 基因所在的 11 号染色体而引起 p53 基因的一个等位基因丢失；发生 LOH 的频率与 HCC 的大小有关，例如，有人报告发生 LOH 的频率在 <2cm 的 HCC 为 39%（5/13）；在 2.1～8.0cm 的 HCC 为 54%（19/35）。另外，TP53 基因的 LOH 发生频率还与病理学分级有关：在 Grade Ⅰ（2 例）未发现 LOH，在 Grade Ⅱ 有 4/7 存在 LOH，在 Grade Ⅲ 和 Ⅳ 全部（11/11）有 LOH。综上所述，TP53 的 LOH 与 HCC 的进展相关。TP53 点突变频率因地域而显著不同（0～67%）。在西方国家，TP53 突变较少见，仅见于血色素沉着病相关的肝癌；而在西非和东南亚 TP53 突变率较高。黄曲霉毒素诱导的 HCC 30%～60% 有 TP53 的点突变。例如，黄曲霉毒素 B1 可导致 TP53 第 249 密码子第三个碱基的高频率（56%，中国江苏）突变（G249T），从而使其编码的氨基酸由 Ser（丝氨酸）变为 Arg（精氨酸）。体外实验证明，这一位点的突变可促进细胞增殖，并抑制野生型 p53 蛋白诱导的凋亡。HBV 感染对黄曲霉毒素 B_1 的致突变具有协同作用。此外，TP53 还可发生多个密码子（226、243、244、245、248）的突变、内含子的突变以及内含子与外显子拼接部位的突变。依突变性质的不同，可致 p53 蛋白不能表达或者不够稳定。TP53 突变在晚期肝癌更多见，与 HCC 的病理分级及大小相关：分化差的 HCC 突变率最高，例如，有人报道 TP53 突变率在高分化的 HCC 仅为 15%（10/68），中分化的为 36%（34/95），低分化的为 48%（38/79）；另有人报道 TP53 在分化好、中、差 HCC 中的突变率分别为 12.5%、52.0% 和 85.5%。HCC 直径 <5cm 者 TP53 基因的突变率为 17%，而 >5cm 者为 33%。TP53 基因的突变与患者的预后相关：TP53 突变的 HCC 患者的存活率低于无突变者；术后无瘤存活期，有 TP53 突变的患者也较无突变者为短；换言之，TP53 突变是与 HCC 复发和存活期相关的预后因子，是

HCC 的驱动因素。再者，*TP53* 的突变与 *RB* 基因的 LOH 或低表达常在同一种 HCC 中出现，并且也与 HBV DNA 整合入基因组有关。突变的 p53 蛋白还可与 *ras* 基因协同，促进癌变。实际上，p53 蛋白不仅因基因突变而丧失正常功能，而且可通过与突变的 p53 蛋白相结合而失去活性。早期肝癌 p53 的失活并非因 *TP53* 基因的突变所致，而是由于 HBV 的 HBx 蛋白或 HCV 的核心蛋白（core protein）与 p53 蛋白相结合所致。

最近越来越多的研究发现，参与构建染色质结构的基因在肿瘤中常发生突变，并与肿瘤形成有关。染色质结构被两类复合物调控：一类是共价修饰组蛋白尾的复合物，另一类是 ATP 依赖的染色质重塑复合物。它们协同起来动态地调控染色质的结构，参与 DNA 复制、转录和 DNA 损伤修复，尤其是通过结合不同的转录激活或抑制因子在调控基因表达的活化或阻遏上发挥不可或缺的作用。SWI/SNF（由 9～12 蛋白质组成）复合物是哺乳动物的一种 ATP 依赖的染色质重塑复合物，利用 ATP 水解释放的能量重塑核小体和调节基因的转录，并已证明具有抑癌作用。ARID 是 SWI/SNF 复合物的一个关键亚单位，通过与 DNA 和蛋白质相结合，调节复合物的 ATP 酶活性和靶向性，在多种肿瘤中可见其编码基因（*ARID1A*、*ARID1B* 或 *ARID2*）失活突变：有的为截短式突变，以致表达产物完全缺失；有的为杂合性缺失突变，可有表达产物。*ARID1A* 和 *ARID2* 在 HBV 诱导的 HCC 也较常发生突变。突变后表达减少，因而削弱了其抑癌作用，可能是 HCC 的驱动基因，其重要性似乎不亚于 p53。

此外，在 HCC 组织中，还发现一些抑癌基因常出现整个基因或其片段的缺失，例如，对细胞周期进行负调控的 *RB1* 和 *CDKN2A/CDKN2B*（分别编码细胞周期抑制蛋白 p15 和 p16），参与 DNA 损伤修复的 *BRAC2*（部分序列的缺失）等。

总之，基因整个的或片段的缺失是抑癌基因失活的重要方式。基因缺失有纯合性的（homozygous deleted）和杂合性的（heterozygous deleted）两种情况。Guichard C. 等对 24 个 HCC 标本进行外显子测序，发现纯合性缺失 135 处（Nat Genet，2012）。

2. 肝细胞癌的表观遗传学改变

越来越多的证据表明表观遗传学异常在肿瘤发生中的重要性，其作用主要在肿瘤发生起始阶段，而在进展阶段发挥补充作用。纠正表观遗传学异常可能成为抗肿瘤的新策略。

（1）DNA 甲基化异常：DNA 甲基化是在甲基转移酶（methyltransferases）的催化下于启动子 CpG 岛胞嘧啶的第 5 位碳原子上以共价键连接一个甲基。MLL（histone H3 lysine 4 methyltransferase）家族是组蛋白甲基转移酶，包括四个成员。近年通过基因组测序发现 HCC 中的 *MLL*、*MLL3*、*MLL2* 和 *MLL4* 突变，可能属于驱动性突变；*MLL4* 也是 HCC 基因组中 HBV 的整合热点之一。MLL4 参与转录共激活复合物，在 DNA 损伤反应中为 p53 靶基因表达所必需。存在 *MLL4* 突变的 HCC 复发早，并具有较高的微血管侵袭率；敲除 *MLL4* 可降低细胞周期的运行和诱导凋亡。

基因启动子区的过度甲基化可抑制相应基因的转录。一些抑癌基因即因启动子的甲基化程度增高，转录受到抑制而失活。抑癌基因的过度甲基化是肝癌发生的早期事件，在癌前病变，如肝硬化和非典型增生结节中就可检测到它，而且在肝癌发生的多步骤进程中逐渐增多。反之，癌基因启动子去甲基化可使相应基因的表达（转录）增高而被活化，例如肝炎相关 HCC 的 *c-myc* 基因可因去甲基化而活化。DNA 甲基化异常是肿瘤细胞表观遗传学改变的主要形式。包括肝癌在内的肿瘤可同时出现全基因组的低甲基化和抑癌基因的过甲基化，导致染色体不稳定和基因表达失控。再者，DNA 损伤和 HBx 蛋白等可致 DNA 甲基化失调。HBx 蛋白通过活化 DNA 甲基转移酶而致 $p16^{INK4a}$、*RB*、*CDH1* 及 *APC* 等抑癌基因的启动子过度甲基化，具体情况如下所述：

$p16^{INK4a}$：定位于染色体 9p21。该基因是对细胞增殖周期进行负调控的抑癌基因。其编码的蛋白质属于细胞周期蛋白依赖性激酶抑制物（cyclin-dependent-kinase inhibitor，CKI）家族，为细胞周期蛋白依赖性激酶（cyclindependent kinase，Cdk）家族中的 Cdk4 和 Cdk6 的特异性抑制物。p16^{INK4a} 蛋白的失活解除了其对 Cdk 的抑制，遂使 RB 蛋白发生磷酸化而与 E2F 转录因子分离，以致 E2F 转录因子被释放而入核，引起其靶基因的表达，包括上调 c-Myc 和细胞周期蛋白（cyclin D1），从而加速细胞周期的运行；同时还上调 Notch 信号途径的成员的表达。人类肝癌 p16^{INK4a} 失活的方式主要为启动子的过甲基化而导致的转录抑制。p16^{INK4a} 甲基化发生在癌前的非典型增生，可预示细胞的癌变。据报道，在 51%（95/185）～71%HCC 存在 p16^{INK4a} 基因的高度甲基化；该基因的可甲基化部位若发生 65% 以上甲基化即可完全抑制 p16^{INK4a} 蛋白的表达；而低度的甲基化可使 p16^{INK4a} 蛋白的表达减少。CKI p16^{INK4a}（又称 CDKN2A）蛋白在 HCC 的缺失率通过 Western Bloting 检测为 39%（14/41），通过免疫组织化学检测为 48%（29/60）；缺失与减少的总频率为 62%（37/60）。还有人报告，p16^{INK4a} 蛋白表达降低的发生频率与 HCC 的分化程度相关：高分化 HCC 为 20%（1/5），中分化的为 50%（13/26），分化差的为 52%（15/29）。但也有人报告早期和晚期肝癌的 p16^{INK4a} 缺失率大致相同。此外，5%HCC 有 p16^{INK4a} 基因的突变；还有染色体 9p21 区的 LOH，在不同的报告中，检出频率不等（8%～61%）；微卫星的检测指出 HCC 可发生小的重排，占 24%（4/7）。此外，15%（4/26）肝癌患者发现存在生殖细胞谱系的 p16^{INK4a} 基因突变；生殖细胞有 p16^{INK4a} 基因突变的肝癌患者的体细胞有半数（2/4）出现 p16^{INK4a} 野生型等位基因的缺失；生殖细胞 p16^{INK4a} 基因存在第 4 位碱基突变的患者出现肝癌的年龄较早，而且均无肝硬化的背景，推测生殖细胞谱系的 p16^{INK4a} 基因突变可能与肝癌的家族性遗传素质相关。

Rb（retinoblastoma）抑癌基因：位于染色体 13q14.3，其编码产物为 p105^{RB}，功能为抑制细胞周期进展。非磷酸化的 RB（p105^{RB}）蛋白通过与 E2F 转录因子相结合而抑制细胞周期从 G_1 期向 S 期的演进，从而抑制细胞增殖。据报告，在 25%HCC 出现 *Rb* 基因的表达降低。在缺乏 *Rb* 基因表达的 HCC 可见 *Rb* 启动子的甲基化，而有 *Rb* 基因表达的未见其启动子的甲基化，表明甲基化是 *Rb* 基因表达下降的重要机制。*Rb* 基因的突变罕见，而 13q14 的 LOH 可能导致 *Rb* 基因的缺失，与 HCC 的低分化相关。此外，来自 HBV DNA 肿瘤病毒的在细胞核内作用的癌基因产物可与 RB 蛋白结合，从而使之失去抑制增殖的作用。敲除小鼠 *Rb* 基因家族的三个成员（*Rb*、*p107* 和 *p130*）可发生类似于人类 HCC 基因表达谱和组织病理特征的肝肿瘤。在肿瘤起始阶段，可见肝干 / 祖细胞群的特异性扩增，说明 RB 可通过保持肝干 / 祖细胞的静息状态而防止肝肿瘤的发生。

CDH1 抑癌基因：是编码 E- 钙黏着蛋白的基因，参与上皮细胞间的黏合和连接（带状黏合和桥粒），防止细胞脱落，是一个抗转移的抑癌基因。肝癌组织的 E- 钙黏着蛋白的表达减少。这与 *HBx* 插入肝细胞基因组导致 E- 钙黏着蛋白基因启动子 CpG 岛的甲基化程度增加显著相关。此外，在 64%（18/28）HCC 中，发现在染色体 16q 的 E- 钙黏着蛋白基因区有 LOH。E- 钙黏着蛋白通过 β- 联蛋白与 Wnt 信号转导途径相联系。Wnt/β- 联蛋白 /E- 钙黏着蛋白 途径的紊乱在成人 HCC 及儿童肝母细胞瘤的发生中具有重要作用。在很多癌瘤中均可见 E- 钙黏着蛋白的表达减少或缺失。肝癌中 E- 钙黏着蛋白表达水平的降低与肿瘤的分化程度相关：病理分级在 Grade Ⅰ 的 HCC，未见（0/106）E- 钙黏着蛋白表达下降，Grade Ⅱ 者 20%（23/114），Grade Ⅲ 者 40%（24/60）和 Grade Ⅳ 者高达 70%（7/10），具有侵袭和较早复发者均有 E- 钙黏着蛋白表达减低。E- 钙黏着蛋白的表达下降或缺失和 β- 联蛋白的突变导致细胞间的黏合和连接减弱，癌细胞易从瘤体脱落，成为侵袭与转移的前提。

APC（Adenomatous polyposis coli）抑癌基因：位于染色体 5q，为具有 15 个外显子的大基因，编码一个由 2843 个氨基酸残基构成的胞质蛋白质。其近 N 端序列可与 α- 及 β- 联蛋白相结合，C 端可与微管相结合，参与上皮细胞间的黏合与连接，并在 Wnt 信号通路中，抑制某些癌基因（如

c-myc 及 *cyclin D1*）的表达，从而影响细胞的增殖与凋亡。*APC* 基因虽然在 60% 以上的大肠癌以 LOH 或突变而失活，而在成人 HCC 则不然，以启动子过度甲基化而失活；生殖细胞存在 *APC* 基因突变的家族的儿童具有发生肝母细胞瘤的高度危险。

MZB1（marginal zone B and B1 cell-specific protein）基因：编码一种内质网蛋白，在肝癌细胞系和肝癌组织发生过甲基化而失活，可能是一个抑制肝癌细胞增殖的抑癌基因。

此外，RASSF1A、GTSP1、SOSC-1、SFRP1 和 DLC1 也有过度甲基化的报道，全基因组甲基化分析还鉴定出肝癌的三个过度甲基化的候选抑癌基因：*PER3*［*period homolog 3*］、*IGFALS*［*insulin-like growth-factor-binding protein*，*acid labile subunit*］和 *protein Z*。随着高通量甲基化分析平台的进步，将会在 HCC 发现更多过甲基化基因。

美国 FDA 已批准用 DNA 甲基化酶抑制剂 5- 氮杂 -2′- 脱氧胞苷（5-aza-2′-deoxycytidine）和 5- 氮杂胞苷（5-azacytidine）治疗骨髓异常增生综合征，对包括肝癌的实体瘤正在进行临床前和临床试验。

（2）组蛋白乙酰化（histone deacetylation）异常：组蛋白（赖氨酸和精氨酸残基）的乙酰化修饰可减少其所带正电荷，从而降低其与 DNA（带负电荷）的亲和性，有利于转录因子的接近，故可促进基因的转录。反之，组蛋白去乙酰化则可直接抑制转录活性或使成熟的转录本不稳定而被消除。组蛋白乙酰化的失调在肿瘤普遍存在。HCC 中组蛋白去乙酰化酶（histone deacetylase，HDAC）基因家族 11 个成员中的 HDAC 1、2、3、4、5 mRNA 都过表达，同时 *HDAC 3、5* 基因存在扩增，可导致组蛋白和一些非组蛋白（如 HSP90）去乙酰化，遂引起一些抑癌基因的表达抑制和表达产物不稳定，从而促进肿瘤的进展。Panobinostat（LBH589）是一种新的组蛋白去乙酰化酶抑制剂。在临床前试验中，证明它具有抗肿瘤效果，与索拉非尼联合使用效果更佳，可显著缩小肿瘤体积，延长存活期。动物实验证明，可增加组蛋白 H3 and HSP90 的乙酰化，增加 *CDH1*（E- 钙黏着蛋白的编码基因）和 *CDKN1A*（p21 的基因）等抑癌基因的表达，下调 *BIRC5*（survivin）的表达，阻抑肝癌细胞周期，诱导凋亡和自噬，促进分化，抑制肿瘤的脉管生成。这些结果表明，纠正蛋白质乙酰化异常的化合物有望成为抗肿瘤的新药，特别是与放、化疗或分子靶向药物联合应用前景更好。

（3）非编码 RNA（non-coding RNA, ncRNA）调控异常：人类基因组仅 2%DNA 转录为编码蛋白质的 mRNA，90% 以上转录为不编码蛋白质的非编码 RNA。ncRNA 的重要性不亚于蛋白质，参与多种细胞生物学过程，如增殖、分化、凋亡、迁移、免疫调节，乃至药物抵抗，并与多种疾病相关，尤其在肿瘤的发生、发展中具有不可忽视的作用，近年来受到广泛的关注。ncRNA 包括 microRNA（miRNA）、长链非编码 RNA（lncRNA）和循环 RNA（circRNA）。这里主要介绍 miRNA 和 lncRNA 与 HCC 的关系。

① miRNA 表达和调控的异常：miRNA 是近年发现的单链小 RNA（约含 22 个核苷酸），对基因表达起负调控作用。其基因位于基因组的脆性部位。miRNA 一方面与 siRNA 相同，可通过与靶 mRNA 完全互补配对而引起靶 mRNA 裂解，阻止靶蛋白的表达，另一方面又与 siRNA 不同，可通过不完全互补配对与靶 mRNA 的 3′ UTR 序列相结合而阻止其翻译生成靶蛋白。因此，miRNA 的靶序列的点突变不影响其调控效应。miRNA 广泛参与细胞生物学特性的调控，包括细胞增殖、分化、衰老、凋亡、干细胞维持、信号转导以及免疫防御等。一条 mRNA 可以作为多个 miRNA 的靶；一种 miRNA 可以调控几百个含有相同靶序列的不同 mRNA。迄今在人类基因组发现的 miRNA 已经逾千。不同的 miRNA 在肿瘤的发生、发展中具有促癌和抑癌两方面的重要作用：靶向癌基因 mRNA 的 miRNA，如果上调，具有抑癌作用；如果下调，则具有促癌作用。反之，靶向抑癌基因 mRNA 的 miRNA，如果上调，具有促癌作用；如果下调，则具有抑癌作用。miRNA 表达上调或下调的机制包括 miRNA 基因的扩增、缺失或突变，或者来自于直接调控

miRNA 表达的启动子或转录因子的活化或抑制，还可由表观遗传学调控异常所致。

在肝脏，miRNA 有多种功能，包括肝细胞生长、增殖、分化、凋亡、代谢、应激反应和损伤修复等。miRNA 的紊乱与肝病及包括肝癌的肿瘤等多种疾病相关，在慢性肝炎、肝硬化、脂肪肝和肝癌中均发现 miRNA 的表达异常。例如，HBV 感染通过上调和下调一系列 miRNA 而改变宿主的基因表达谱，最终可导致肝癌。miR-122 是一个进化上保守的肝脏特异高表达的 miRNA，从胚胎时期启动，负责调控肝细胞增殖与分化的平衡。在 HBV 相关 HCC 组织和 HCC 患者血液中，miR-122 含量下降，促进肝癌细胞的增殖、侵袭、转移和药物抵抗，是一个预后因子。对于在高危人群中预告 HCC 风险、HCC 早诊、病情监测具有意义，并已在小鼠证明具有抑制 HCC 生长和转移作用，临床试验正在进行中。关于 HBV 下调 miR-122 表达及其在 HCC 发生中的分子机制已有相当深入的研究。研究发现，HBV 基因组转录的所有 mRNA 都含有 miR-122 互补位点，因而可以扣留细胞内的 miR-122，使其失去调节功能。此外，HBX 可通过影响 NF-κB、MYC、p53 等转录因子而影响 miRNA 的表达，也可通过表观遗传学机制，如调控甲基化或者组蛋白乙酰基转移酶（histone acetyltransferases）p300 和组蛋白去乙酰化酶（histone deacetylases）HDAC1 而影响 miRNA 的表达。再者，miR-122 对于 HBV 和 HCV 在肝细胞的复制也有重要作用，例如，HCV 可利用 miR-122 促进其基因组的复制和翻译，还有一些 miRNA 参与干扰素介导的抗 HCV 活性；体外实验证明 miR-122 可以抑制 HBV 在 HCC 细胞中的复制。此外，Guo J. S. 和 Friedman S. L. 于 2013 发表的一篇综述（Current Pharmaceutical Design）中总结了一些 miRNA 在 HBV 和 HCV 感染、慢性肝炎、肝硬化及肝癌发生、发展中的作用。例如，在 HBV 感染的肝组织和肝癌组织，miR-602 和 miR-143 的表达升高。miR-602 的靶基因是抑癌基因 RASSF1A。miR-143 则通过抑制纤连蛋白的表达而增强肝癌转移。越来越多的证据表明，miRNA 表达的紊乱通过调控多种癌基因和抑癌基因的表达而参与各种肿瘤的发生、发展。例如，在肝癌 miR-221、miR-222、miR-224、miR-9 和 miR-181 等具有致癌活性；miR-122、miR-26、miR-223、miR-101、miR-214、Let-7g 等具有抑癌活性。此外，miR-17 和 miR-21 的上调可抑制其靶分子 PTEN（抑癌基因）的表达；miR-21 还调控抗凋亡蛋白 Bcl-2 的表达。miR-101 在肝癌中表达下调，其靶基因是 EZH2(enhancer of zeste homolog 2）。EZH 在 HCC 表达上调，参与肿瘤发生并与肿瘤的侵袭性和预后不良相关。miR-214 在 HCC 表达下调，其直接靶基因是 EZH2，并通过 EZH2 调控 CTNNB1 的表达，结果促进肝癌细胞增殖和转移，并与早期复发相关。Let-7g 和 miR-122 的下调分别通过增强癌基因 ras 和 bcl-w 等癌基因的表达而促进增殖、抵抗凋亡。Let-7g 的下调与 HBx 相关。miR-221 在 HCC 持续过表达，可通过下调抑癌基因 CDKN1C/p57、CDKN1B/p27、Bmf 和 DDIT4（DNA damage-inducible transcript 4）而刺激肝癌的生长，并与 HCC 的多灶性相关。miR-221、miR-125B、miR-26、miR-122 具有预后作用，并可预测对药物（如干扰素）的敏感性。在肝癌中表达上调的 miR-222，则通过 AKT 信号通路促进癌细胞迁移和转移。在胎肝表达的 miR-181 在 EpCAM+ 和 AFP+ 的肝癌干细胞中表达上调。miR-155 在肿瘤的表达升高可调控宿主的免疫反应。总之，特异性的 miRNA 表达异常与 HCC 的临床特性（分化、分期、侵袭、预后及药物抵抗）相关。需要注意的是，不同病因和不同癌基因及抑癌基因异常的 HCC，其 miR 具有不同的表达谱。表 1-2-4 列出了一些在肝癌细胞中常见的 miRNA 表达异常及其靶分子和功能。miRNA 表达的特异性改变与 HCC 的病理分期、分化、预后以及对辅助治疗的反应等临床特性相关。基于某些 miR 的失控与特定肿瘤相关，故可作为肿瘤诊断、预后的标志物和肿瘤分子分类的依据。再者，细胞内的 miRNA 可释放入血液，可成为血清学诊断的标志物。例如，Zhou J. 等（J Clin Oncol，2011）鉴定了包括 miR-122、miR-192、miR-21、miR-223、miR-26a、miR-27a 和 miR-801 的一套 miRNA，可能具有早期诊断 HCC 的临床价值。Budhu A.（Hepatology，2008）等报告包括 let-7g、miR-30c-1、miR-

148a 和 miR-34a 的一套 20 个 miRNA 标记物与 HCC 的转移相关。

新近的研究指出以 miRNA 的特异性表达异常为依据，肿瘤靶向治疗可能会成为新的辅助治疗手段。实验证明，外源输入肿瘤中下调的 miRNA 或输入上调的 miRNA 的特定拮抗物（anti-miRNA）均可在体外抑制癌细胞的生长或在动物体内抑制肿瘤的生长和转移（表 1-2-4）。例如，上调 *miR-101* 的表达在体外可见肝癌细胞的增殖抑制、凋亡增加和对化疗药（如 5-FU）的敏感性增强；在体内可见肝癌外移植物的生长受到抑制。上调 *miR-214* 也有相似的抑癌效果。

表 1-2-4　肝癌细胞和组织中鉴定的 miRNA 表达异常、靶分子和功能

miR 表达改变	作用	靶分子	生物学功能	参考文献
Let-7 家族↓	抑癌	c-Myc、RAS、STAT3、HMGA2、Ⅰ型胶原 a2	抑制增殖和迁移	Johnson，2007；Lee 2007；Ji，2010；Xie K. L.，2014
miR-17、92 簇↑	促癌	Bin、PTEN、CTGF、Tsp1、E2F1/2/3	促进增殖和血管生成，减少凋亡	Olive 2010
miR-18 a↑	促癌	雌激素受体	促进增殖，阻断雌激素的保护效果	Liu 2009
miR-21↑	促癌	PTEN	促进增殖，迁移和侵袭	Buscaglia 2011
miR-122↓	抑癌	细胞周期蛋白 G1、Bcl-w、解聚素（ADAM17，ADAM10）	促进凋亡，抑制生长，抑制 MDR 表达 抑制转移	Gramantieri 2007，Lin 2008，Xu 2011 Xie k. L. 2014
miR-199a/a*↓	抑癌	MET、ERK2、mTOR、CD44	抑制增殖，迁移和侵袭	Kim 2008，Henry 2010，Fornari 2008
miR-221/222↑	促癌	p27Kip1、CDKN1C/p57、DDIT4/mTOR、PPP2R2A/Akt	促进增殖	Le Sage 2007，Fornari 2008
miR-101↓*	抑癌	EZH2	抑制增殖、侵袭	Xu L. 2014, Hepatol, 60：590-598
miR-214↓*	抑癌	EZH2、CTNNB1	抑制增殖、侵袭，与早期复发相关	Xia H. 2012, PLoS One. 7：e44206
miR-15b↓*	抑癌	岩藻糖转移酶 2（FUT2）.	抑制 HCC 细胞增殖	Xie K. L. 2014

引自 LI W，LEBRUN D G，LI M. The expression and function of miRNAs in pancreatic adenocarcinoma and hepatocellular carcinoma［J］. Chin J Cancer，2011，30（8）：540-550. * 为作者补加。

miRNA 对药物抵抗和敏感性的影响近年颇受关注。例如，体外实验表明 *MiR-122* 可以增加 HepG2 肝癌细胞对顺铂的抵抗，还可通过下调多药耐药（multiple drug resistance，MDR）相关基因（如 *MDR-1*，*MRP*，*GST-pi*）而提高 HCC 细胞对阿霉素和长春新碱的敏感性。WU Q. 等报道（JBC，2015）*MiR-122* 可以增加 HBV 相关 HCC 细胞对索拉菲尼和多索鲁比辛（doxorubicin）的敏感性。

肝癌发生的性别差异一直是个谜。近年的研究指明，miRNA 参与的性激素信号通路的调控发挥了重要作用。例如，雌激素通过其受体 α（ERα）可保护女性免患 HCC 风险，但由于 miR-22 和 miR-18a 等以 ERα 为靶基因的 miRNA 过表达，导致 ERα 在 HCC 显著降低，削弱了其保护功能。反之，雄性激素信号途径的过度活化是男性 HCC 的促进因素。在 HBV 相关的男性 HCC 组织中，雄激素受体（AR）显著升高。AR 作为 miR-216a 基因的转录因子，使 miR-216a 的表达上调，结果抑制了其靶基因 TSLC1（一种抑癌基因）的表达。

近年，对不同病因的 HCC 在癌前期和进展过程中 miRNA 表达谱进行全基因组测序分析已成为研究热点。然而，对于肝癌细胞和组织中 miRNA 表达异常的报道，有的却不完全一致，这反映了肝癌的多样性、异质性和基因表达调控的复杂性。

②长链非编码 RNA（lncRNA）表达和调控的异常：lncRNA 系指长度大于 200 核苷酸（nt）的非编码 RNA，具有细胞特异性的表达和特定的亚细胞定位，也存在于血浆和尿液中。lncRNA 可在染色质修饰、转录和转录后加工以及表观遗传学的调控等不同水平调节基因的表达，包括基因表达沉默、外显子拼接以及与 miRNA 和转录因子相结合并使之脱离靶分子，从而调节从转录到翻译的整个基因表达流程。lncRNA 参与胚胎发育、细胞增殖、分化、凋亡、迁移等生命活动的调控，其异常表达与一些疾病特别是肿瘤的发生、发展相关。此外，lncRNA 还是调节肿瘤微环境和影响肿瘤细胞之间相互信号传递的一个不可忽视的成分。目前已在 HCC 发现十余个异常 lncRNA（表 1-2-5）。例如，HBV X 蛋白（HBx）可通过转录因子 CREB 而活化 lncRNA-HULC（约 500nt）的启动子，从而上调 HULC 的表达。增多的 HULC 则通过下调 p18 而促进细胞增殖。HULC 过表达可增强肝癌细胞的恶性表型；沉默 HULC 可使 HBx 稳定转染细胞系的增殖显著降低。再如，HBx 可导致 lncRNA-DREH 下调，DREH（约 480nt）缺失可通过其与一种细胞骨架蛋白波形蛋白（一种构成中等纤维的细胞骨架蛋白）相互作用的减弱而增强肝癌细胞的迁移和侵袭，从而促进转移。此外，lncRNA-MVIH 通常在 HCC 过表达，通过减弱 PGK1 的抑制血管生成作用而促进肿瘤血管生成；而且 MVIH 的水平与血液 PGK1 水平负相关，而与微血管密度正相关，并与患者无复发生存及总存活时间负相关。还有 lncRNA-H19 与药物抵抗相关的报道，H19 在柔红霉素抗性的 R-HepG2 细胞是表达上调的，并可通过调节多药耐药糖蛋白 P-gp（MDR1）启动子的甲基化而诱导其表达，引起 P-gp（MDR1）相关的药物抵抗。lncRNA 在疾病中的作用可能与其突变相关。综上所述，肝癌相关的 lncRNA 调节肝癌细胞的多种生物学活动，包括增殖、凋亡、侵袭、转移、血管生成和药物抵抗，因而与 HCC 的发生、进展相关，并可能作为诊断、预后和预估疗效的标志物以及治疗的靶标。这方面的研究虽起步不久，却已成为研究热点。

表 1-2-5　肝癌细胞和组织中近期初步鉴定的 lncRNA 表达异常和功能

lncRNA	HCC 中表达	功能
H19	上调或下调	与细胞增殖、HCC 进展、转移及 MDR1（P-gp）关联的药物抵抗相关 *
HULC	上调（HBx 相关 *）	促进肝癌细胞增殖；检测 HCC 的血液标志物，基因型可作为 HCC 敏感性的标志物 *
HOTAIR	上调	促进细胞增殖、侵袭和转移；抑制其表达可影响肝癌细胞存活、凋亡以及对顺铂与柔红霉素的敏感性 *
MALAT1	上调	促进细胞存活、迁移、侵袭；可用于肝移植后预防肝癌复发 *
MEG3	下调	抑制细胞生长，促进细胞凋亡；与启动子区过度甲基化相关
uc002mbe.2	下调	促进 TSA 诱导的细胞凋亡
lncRNA-LET	下调	LET 过表达的 HCC 细胞系所生成的移植物的转移受到抑制 *
MVIH	上调	促进肿瘤生长和血管生成，并与术后无复发存活期长短相关 *
HEIH	上调	调控 HCC 细胞周期；与 HCC 复发相关 *
Dreh	下调（HBx 相关 *）	通过抑制细胞骨架波形蛋白（vimentin）的表达而抑制 HCC 生长和转移

引自：HE Y, MENG X M, HUANG C, et al. Long noncoding RNAs: novel insights into hepatocelluar carcinoma［J］. Cancer Letters, 2014, 344: 20-27, 并略作修改 *

③ siRNA（short/small-interfering RNA or short inhibiting RNA）：siRNA 是与特定 mRNA 靶序列完全互补匹配的短序列（19～23nt）双链 RNA，可通过胞质中的 RISC（RNA-induced silencing complex）介导特定 mRNA 降解，从而沉默或关闭特定基因的表达，称为 RNA 干扰（RNAi）。RNA 干扰技术因可以调节 mRNA 的稳定性和翻译而广泛应用于体外培养的细胞以研究特定基因的

功能；也可用于整体动物，不仅可探讨特定基因的功能，还可用于治疗特定基因过表达所致的疾病。通过 RNAi 调控 HCC 基因表达也可作为 HCC 的治疗手段。体外实验和动物实验均证明，以 HBV、HCV 或者促进肿瘤生长、转移和血管生成的癌基因的 mRNA 为靶标，采用 RNAi 技术已取得了可喜的抑制肿瘤（包括肝癌）效果。RNAi 技术用作人类治疗手段的技术难点在于 siRNA 进入体内靶器官的准确性和安全性。只要这一技术问题得到圆满解决，以 RNAi 技术治疗肿瘤是很有希望的。2013 年美国阿尔尼拉姆公司称，通过 RNAi 技术，以一种药物 ALN-VSP［含有以血管内皮生长因子（VEGF）和加速肿瘤细胞快速分裂的纺锤体驱动蛋白（KSP）mRNA 为靶标的双链 RNA］"唤醒"人体自身的一种很少使用的免疫防御系统，成功切断了人肝癌患者体内肿瘤的 62% 血流量，从而抑制肝癌的生长。2019 年 3 月，美国塞顿（Setten R.L.）等报告（Nat. Rev. Drug Discov., 2019）FDA 正式批准治疗老年淀粉样变的脂质纳米颗粒 RNAi 药物 patisiran 上市，开创了 RNAi 药物的新征程。预计 RNAi 技术将给多种疾病（特别是肿瘤）的治疗带来巨大的效益。

至今，肿瘤的遗传学和表观遗传学改变的全图尚远未清晰地描绘出来。而且，即使描绘出某一个肿瘤的遗传学改变的全图也只能代表某一个特定的时间点，而不能说明其全过程，再加上肿瘤细胞微环境（包括周围细胞、细胞外基质及可溶性活性分子）的变化及其与肿瘤细胞的相互作用，使肿瘤的发生、发展过程又增加了复杂性。一个正常细胞转化为临床可见的肿瘤究竟需要多少基因在结构、数量及其表达调控上发生改变？需要多长时间？这是尚未能满意回答的问题。实体瘤一般要比血液系统肿瘤涉及更多在结构与表达调控方面改变的基因。确定肝癌的遗传学异常和基因型-表型（genotype-phenotype）的相互关系将可以更好地理解肝癌发病学和肝癌生物学以及临床上的影像所见、转移、复发和对分子治疗的反应。

（三）肝癌细胞遗传学和表观遗传学异常的演进性、异质性及与病因的相关性

前已述及肝癌发生、发展是一个多基因参与的、多步骤的、复杂而漫长的不断演进的过程。换言之，基因组不稳定性贯穿在癌细胞的整个生命过程中，因此肿瘤细胞的遗传学和表观遗传学改变所导致的各种形式的基因结构异常和表达的异常贯穿在细胞的恶性转化和肿瘤进展的始终。人类基因组的稳定性依赖于细胞中感知和修复 DNA 损伤的一系列复杂机制。其中了解最早和最多的是 TP53 抑癌基因；近年新发现了不少其他参与感知和修复 DNA 损伤或者检验有丝分裂时染色体分离是否正确的基因。细胞通过这些基因及其编码产物来维持基因组的完整性和稳定性。因而在正常情况下，基因的突变可以及时修复，尤其是积累起系列出现的多基因致癌性突变并非易事。再者，发生了突变又未能修复的细胞还可在一系列基因的操纵下发生凋亡或被机体的免疫监视系统发现并清除。但是，如果监视和修复 DNA 损伤的基因发生突变或缺失，那么基因组的稳定性就难以维持。例如，HBV DNA（主要是 HBx 基因）和 HCV 反转录的原病毒（DNA）随机整合到宿主的基因组往往最终导致被誉为基因组稳定性"守护神"的 p53 蛋白等失活，使基因组失去稳定性，继而不仅易于产生更多的替换突变，还可发生拷贝扩增和重排等，从而导致基因结构的多重改变。再者，启动子的突变和某些非突变性修饰，如甲基化（阻遏基因的表达）与去甲基化（去阻遏）、组蛋白乙酰化与去乙酰化，以及在翻译水平上的调控和非编码 RNA 的异常又可导致基因表达的异常（上调或下调），从而使相应基因编码的蛋白质产物在数量上增多或减少；基因编码框结构的异常及翻译后修饰（磷酸化、泛素化、类泛素化、糖基化和脂酰化等）的异常则可导致蛋白质结构与功能的异常。蛋白质在数量、结构与功能上的异常最终引起组织结构的紊乱和细胞行为的改变。总之，肿瘤细胞在遗传学和表观遗传学上不间断的演变，决定了肿瘤细胞的表型（形态、结构、行为）不断发生变化。因此，同一癌瘤在初发阶段、中期或晚期阶段的表型是各不相同的。越到晚期生长愈快，侵袭性与转移性越强，即恶性程度越高。因此对不同发展阶段

的肿瘤应采取有所区别的循证治疗，不宜千篇一律地处理。

肿瘤发生的分子机制不仅在不同组织的或不同性质的肿瘤不同，即使相同组织的相同性质肿瘤甚或同一个体的原发瘤和转移瘤，其遗传学和表观遗传学改变也不尽相同。不仅如此，近年还发现同一个肿瘤组织（结节）中不同的癌细胞群的遗传学和表观遗传学改变也有差异。换言之，无论在各个肿瘤之间或同一肿瘤之内都存在遗传学和表观遗传学上的异质性，因此对于肿瘤的诊断与治疗理应个体化和细化到细胞与分子水平。反之，不同肿瘤在遗传学和表观遗传学上的异常又可有共同点，因此在循证的基础上可用相同的手段治疗不同的肿瘤。

肝癌在遗传学和表观遗传学上改变的另一特点是因病因而异。不同的致癌因素以及不同的肝脏背景（有或无肝纤维化）在癌变过程中基因改变的阵列是不同的。由于肝癌病因的多样性和癌变过程的漫长，肝癌基因组（genomics）、转录组（transcriptomics）及表观基因组（epigenomics）的改变是非常复杂的。换言之，肝癌细胞在遗传学与表观遗传学上的异常谱在不同病因和不同个体的肝癌常有所不同。不同病因所致的HCC具有不同的遗传学和表观遗传学标签（genomic and epigenomic signature）。例如，HBV感染相关的HCC以基因组不稳定和 *axin1* 基因突变为特征，而且在肝癌细胞基因组发现的HBV整合比率显著高于非癌肝组织，整合的数量与患者的存活相关；而黄曲霉毒素B和代谢综合征相关的HCC则常以 *TP53* 基因的点突变为特征。再如，染色体重塑复合物亚单位 *ARID2* 的突变在HCV相关的HCC远比HBV相关的HCC常见（14% vs. 2%，$p=0.046$），而 *ARID1A* 的突变则与嗜酒相关。而且 *ARID1A* 和 *ARID2* 的突变常与 *CTNNB1* 突变同时存在，而不与 *TP53* 突变共同存在。此外，定位在染色体1p36.22的 *KIF1B* 基因内含子的单核苷酸多态性SNP（rs17401966）与HBV诱导的中国人的HCC高度相关；*UBE4B* 和 *PGD* 也已被证明与肝癌发生相关。同时，1p36.22这个染色体区也常参与大肠癌、乳腺癌和神经母细胞瘤的发展。至于染色体6p21.33的 *MICA*（MHC class I polypeptide-related sequence A）基因的SNP（rs2596542）和在染色体22的 *DEPDC5* 内含子的SNP（rs1012068）则与HCV感染进展为HCC相关；并可在HCV诱导的HCC患者血清中检测到MICA蛋白。相似的实例还很多，这里不一一赘述。进一步的研究将会揭示上述这些相关性是否对肝癌患者的诊断、治疗产生有意义的影响。

（四）以基因组学、转录组学及表观基因组学改变为依据的肝癌分子分类在肝癌治疗中的意义

尽管进行根治性手术是可切除肝癌的首选治疗方案，消融治疗和肝动脉栓塞是近年迅猛发展的有效控制肝癌的手段，然而通常只有约1/3HCC患者在确诊时存在上述治疗机会，因此靶向药物治疗和靶向生物治疗的必要性是不言而喻的。而且经手术、消融或导管治疗的肝癌也存在80%以上的复发率，因此往往需要包括靶向治疗的综合处理。鉴于同一组织来源的肿瘤可以具有不同的基因型（genotype）和表（现）型（phenotype）；而不同组织来源的肿瘤又会具有一些相似的遗传学、表观遗传学或基因表达的异常，因此近年提出了肿瘤个体化精准治疗的理念。这样，传统上采用的按肿瘤来源的器官和组织进行分类的方法已显不足和局限，突显肿瘤分子分类的必要性。分子生物学和分子遗传学的飞速发展使基于基因组学、转录组学及表观基因组学改变的肝细胞癌分子分类成为可能。近年人们依据基因测序、表观基因组测序、转录组测序或微阵列（microarray）分析所发现的异常试图按分子异常对肝癌进行分类或鉴别诊断，以指导肝癌的个体化治疗。

Huang Q. C. 和Lin B. Y. 等通过RNA测序分析了10例HBV相关的HCC和配对的非癌肝组织（*PloS* One，2011）的基因表达谱，鉴定出1378个显著差异表达的基因（包括808个上调和570个下调的基因）和24338个差异表达的外显子。特别值得注意的是，差异表达基因集中在染色体8q21.3～24.3。本文作者课题组原创发现和鉴定的 *LAPTM4B* 基因定位于8q22.1。通过Northern Blot证明其mRNA在87.3%的HCC表达上调1.5倍以上；Western Blot和免疫组化证明

其表达产物 LAPTM4B-35 分别在 87.7% 和 71.8% 的 HCC 表达上调，并与 HCC 细胞的失控增殖、抵抗凋亡、强迁移 / 侵袭性和多药耐药相关，是肝癌患者的独立预后因子，与患者 HCC 复发、转移正相关，而与术后总存活期和无瘤存活期负相关。据报道，通过 FISH 和 CGH 分析均证明 *LAPTM4B* 基因的扩增。定位在 8q21.3～24.3 在 HCC 发生扩增和过表达的基因还有 *FAK*、*c-MYC*，*CCNE2*，*RIPC2* 和 *ATAD2* 等。尤其是 *TERT* 和 *GPC3*（glypican 3）以高频率出现高表达。GPC3 属于硫酸乙酰肝素蛋白聚糖家族，是一种 GPI- 锚定的膜蛋白，在 HCC 患者中（包括 AFP 阴性者）以高频率特异表达（正常肝及硬化肝不表达）；*GPC3* 高表达可预测 HCC 的侵袭 / 转移及患者预后不良。同时还发现 HCC 中 *ATAD2* 的外显子的跳跃拼接（缺失外显子 6～8），从而生成新功能的同型蛋白质。另据报道，*TERT*、*MLL4* 和 *CCNE1* 在 HCC 表达上调。*GPC3*、*LYVE1* 和 *suvivin* 三个基因可用于鉴别非典型增生结节和早期肝癌，准确率达 94%。以上种种发现都在力图寻找肝癌发生及预后（转移及复发）相关的标签（signature），以改善当今的诊断、预后方法，并创建新的治疗策略。然而，至今对 HCC 的全基因组和转录组分析尚十分有限，HCC 按分子分类作为重要的发展方向虽已有一些尝试却尚处于起步阶段。至今虽然基于基因表达谱的 HCC 分类论文已逾十篇，但尚未对 HCC 形成一致的分子分类学。2009 年美国、加拿大、日本和西班牙学者联合发表一篇文章，对跨亚洲、欧洲和北美洲的 603 个肝癌（包括 HBV 和 HCV 相关的 HCC）样本的表达谱进行 Meta 分析，将 HCC 粗略地分为三个亚类：S1、S2 和 S3。S1 亚类为 Wnt/β- 联蛋白信号通路激活者，胞质中有 β- 联蛋白堆积，但并非都有 β- 联蛋白突变，而有相当多的存在 TGF-β 过表达，其作用机制为增加 β- 联蛋白从膜结合状态向胞质散布转位，提示了激活 Wnt 通路的另一个机制；此外，TGF-β 过表达及其所促进的 EMT 与此类肿瘤的侵袭 / 转移表型相符。S2 为增殖旺盛者，伴有 c-Myc 和 AKT 的活化以及 AFP 和 EpCAM 阳性。S1 和 S2 亚类 HCC 为中低分化，患者存活时间较短。S3 亚类 HCC 分化好，多见 β- 联蛋白突变，患者存活时间较长。该文依此分类对肝癌的治疗提出如下建议：S1 亚类患者可探讨用 Wnt/β- 联蛋白信号通路抑制剂；S2 亚类患者可用 PI3K/AKT 通路抑制剂；S3 亚类患者可探索促进分化的药物，如维甲酸类。实际上，这个分类法是比较粗糙的。根据肿瘤基因组和表观基因组标签进行合理的分子分类和个体化联合靶向治疗是转化肿瘤学的努力目标。

总之，HCC 的遗传学和表观遗传学改变集中在以下功能分子的编码基因：包括转录因子（如 c-Fos、c-Jun、c-Myc、Ets-1、NF-κB 等），生长因子受体（如 c-Met、TGF-β/IGF 轴等），参与细胞增殖调控的分子（如 p53、Rb、p16、CDK-D 和 CDK-E 以及端粒酶的基因等），信号转导途径成员（如 H-Ras、K-ras、N-ras、Src、FAK、ERK/MAPK、PI3K、PTEN、p53 和 Wnt/β- 联蛋白等）、细胞黏附相关的分子（如 α6β1 整合素、E 钙黏着蛋白、β- 联蛋白等）及基质金属蛋白酶（MMP-9 和 MMP-2）等，并因之引起细胞表型和行为的异常。

三、肝癌相关的信号通路、信号网络以及肝癌的靶向治疗

细胞信号通路及其网络负责调控细胞的各种生命活动和功能，包括细胞增殖、分化、凋亡、迁移以及代谢等。癌基因活化和抑癌基因失活与某些信号通路的异常激活互为因果；细胞出现各种恶性表型都是建立在正常信号网络调节紊乱基础之上的。信号通路的紊乱是肿瘤发生的早期事件并贯穿肿瘤发展的全过程，适当和适时地纠正信号通路的紊乱可能逆转、延迟或预防肿瘤的发生、发展，也是肿瘤靶向治疗的依据。

了解肝癌相关信号通路及其网络的失常，无论对于阐明肝癌发生、发展的机制，还是进行肝癌的预防与治疗都有非常重要的意义。肿瘤的发生、发展是被相互沟通的信号网络控制的。信号通路网络失控的关键节点为肿瘤分子靶向治疗提供了靶点。现有的多种靶向药物（包括抗体和

小化合物）通过抑制 RTK（包括 EGFR、VEGFR、MET 等）/ERK 信号通路中的激酶活性，发挥延缓肿瘤生长和转移的作用。旨在纠正肝癌干 / 祖细胞活化相关的 Wnt/β- 联蛋白、Hedgehog、Notch 和 TGF-β 信号通路异常的努力，为肿瘤的治愈打开了充满希望的窗口。有研究表明，EGFR 信号通路的活化是肝硬化发展为肝癌的危险因素，或许可为预防肝癌的发生提供药物干预的线索。此外，在 HCC 周围的非癌肝组织细胞也存在某些信号通路的失调，例如 NF-κB 和 IL6 相关通路，也在控制肿瘤的干预策略当中。

肝癌相关的信号通路异常涉及的范围非常广，包括分化相关的信号通路（如 Wnt/β- 联蛋白、Hedgehog），增殖相关的信号通路（如 EGF、IGF、HGF、Ras/MAPK），存活相关的信号通路（如 PI3K/Akt/ mTOR）以及血管生成相关的信号通路（如 VEGF、PDGF、FGF）等。这些信号通路之间既有重叠又有沟通，形成错综复杂的信号网络。信号通路之间可以交叉和互补。下面分别介绍已知与肝癌密切相关的几条信号通路。

（一）Wnt /β- 联蛋白信号通路

Wnt 一字来源于两个同源蛋白质：果蝇中的 Wingless 和小鼠中的 int，两者合并成为 Wnt。Wnt/β- 联蛋白通路的异常活化出现在约 90% 的 HCC 中。在 HCV 相关的 HCC，尤其多见因 CTNNB1（β- 联蛋白编码基因）突变而被活化；而在 HBV 相关的 HCC，虽然 CTNNB1 突变率较低，但也因通路中其他分子的表达异常或突变而致此通路活化。Wnt 信号通路通常在胚胎发育、干细胞存活和保持，以及细胞增殖、分化、凋亡、迁移和极性的调控中具有重要作用，特别在肝脏发育生物学中发挥多重作用，包括肝干细胞的激活，成肝细胞（肝母细胞）增殖与分化的调控，肝再生、肝分区和肝中各种代谢过程的调节。Wnt/β- 联蛋白通路在肝癌发生中也具有至关重要的作用。它可调节增殖、代谢及 ECM 重建相关基因（如 c-myc、c-jun、GSK3-β、cyclin D1 及 MMP）的表达，并与 p53 通路相关。

这条信号通路中的成员包括：① Wnt 家族的信号分子：为可溶性的富于半胱氨酸的糖蛋白；②七次穿膜的 Frizzled（FZD）受体；③低密度脂蛋白受体相关蛋白（low-density lipoprotein receptor-related protein，LRP）5/6：为辅助受体；④胞质调节蛋白 Dishevelled（DSH 或 Dvl）：为受体下游的效应分子；⑤ APC（adenomatous polyposis coli）：为人类重要抑癌基因的产物蛋白；⑥ Axin：与 APC 同为支架蛋白；⑦糖原合酶激酶 3b（glycogen synthase kinase 3b，GSK3b）；⑧酪蛋白激酶（casein kinase 1，CK1）；⑨ β- 联蛋白（β 连环蛋白）；⑩ TCF/LEF 转录因子：是由 T 细胞因子（T cell factor，TCF）和淋巴样增强子结合蛋白（lymphoid enhancer-binding protein，LEF）构成的异二聚体转录因子。在上述众多信号分子中，β- 联蛋白是 Wnt 通路中的一个关键性分子，其在胞质中的水平及转位入核受 Wnt 信号通路的调控，其核内水平升高时，通过激活 TCF/LEF 转录因子而促进 c-myc、cyclinD1 等原癌基因的转录。静息的细胞，当 Wnt 未与 Frizzled 受体结合时，β- 联蛋白主要通过 α- 联蛋白与质膜中的 E- 钙黏着蛋白相结合，参与上皮细胞间的黏合连接；胞质中游离的 β- 联蛋白则与 APC/Axin /GSK-3β 复合物相结合，并被结合在 Axin 上的 CK1 和 GSK-3β 依次磷酸化。磷酸化的 β- 联蛋白可被泛素 - 蛋白酶体系统识别，先经泛素化而后被蛋白酶体降解，从而使 β- 联蛋白在静息细胞的胞质中保持低水平，这时细胞核中被 Wnt/β- 联蛋白通路调控的 TCF/LEF 转录因子则处于非活化状态，其靶基因不被转录。再者，细胞外存在 Wnt 通路抑制物，例如，可分泌 sFRP（Frizzled-related protein）和 Dkk（Dickkopf），二者可分别抑制 Wnt 和 LRP 5/6，从而抑制 Wnt/β- 联蛋白通路的激活。当细胞外 Wnt 水平升高足以解除抑制物的作用时，Wnt 即与质膜中的 FZD 受体和辅助受体 LRP5/6 相结合而启动 wnt/β- 联蛋白信号通路的活化。具体过程是：Wnt 配体与 FZD 受体的结合激活了其下游的 DSH。被激活的

DSH 遂与质膜中的 FZD 受体相结合，并招募支架蛋白 Axin 也结合到质膜中的 LRP5/6 上，导致胞质中的 APC/Axin/ GSK3β 复合物解体，β- 联蛋白遂从复合物释放，从而避免了被 GSK3β 磷酸化和进一步被泛素化及蛋白酶体降解；此外，活化的 DSH 还能通过 GSK 结合蛋白（GSK-binding peotein，GBP）抑制 GSK3β 对 β- 联蛋白的磷酸化。这两种机制均可导致胞质中 β- 联蛋白的磷酸化减少和被蛋白酶体降解的抑制，从而堆积在胞质中。胞质中增多的 β- 联蛋白则转位入核，遂与细胞核中的转录因子 TCF/LEF 相结合并将之活化，结果激活其靶基因（如 *c-myc*、*c-myb*、*c-jun*、*cyclinD1* 和 *survivin*）的转录。这些基因的表达产物可抑制细胞分化、促进细胞增殖、抵抗凋亡，并增加血管形成和细胞外基质生成。特别值得注意的是，肝癌干细胞标志物 EpCAM 也是 Wnt/β-联蛋白信号通路激活的 TCF/LEF 转录因子的靶基因，因此激活的 Wnt/β- 联蛋白信号通路又可增加 EpCAM$^+$ 的肝癌干细胞。再者，经过 ADAM17（TACE）和 PSEN2（PS-2）两个蛋白酶的顺序作用，先后将 EpCAM 分别切下其胞外结构域（EpEX）而释放到细胞外，再切下其胞内区（EpICD）而释放到胞质中。游离于胞质中被截短的 EpCAM 遂转位入核与 β- 联蛋白信号途径的转录因子 TCF/LEF 以及 FHL2 形成复合物，进一步诱导 *c-myc*、*cyclins*、*EpCAM* 和 *miR-181* 基因的转录。*miR-181* 转录的增强一方面使其在胎肝和 EpCAM$^+$ AFP$^+$ 的肝癌干细胞高表达，另一方面 *miR-181* 通过与 Wnt/β- 联蛋白信号通路抑制物 NLK mRNA 的 3′ UTR 相结合而抑制 NLK 的表达，从而进一步增强 Wnt/β- 联蛋白信号通路的活化，说明 Wnt/β- 联蛋白信号通路与 *miR-181* 之间存在正反馈机制。*miR-181* 的表达可诱导肝癌干细胞，并依此维持肝癌干细胞群。反之，抑制 *miR-181* 的表达则可引起肝癌细胞分化并抑制成瘤。

Wnt/β- 联蛋白信号通路的紊乱是肝癌发生的早期事件，已发现的异常包括：Wnt 抑制物 sFRP1 的表达因其启动子过度甲基化而被抑制。而 FZD7（目前已知唯一的肝癌 Frizzled 受体）在 90% 肝癌组织中过表达，并与 β- 联蛋白的稳定和肝癌细胞迁移的增强相关。β- 联蛋白和 DSH 在肝癌过表达，而 DSH 的抑制物（HDPR1 和 Prickle-1）表达下调。β- 联蛋白基因突变见于 30%～44% 肝癌，尤其在 HCV 相关的肝癌更多见。鉴于 β- 联蛋白的突变位点在其磷酸化部位，故不易通过磷酸化和泛素化而被蛋白酶体降解，从而增加了稳定性。β- 联蛋白在胞质和核中的堆积见于 50%～70% 肝癌。APC 虽在结肠癌常发生突变，而在肝癌主要以过度甲基化的形式失活。Axin1 和 Axin2 的突变可见于 17%～40% 肝癌，通过阻止 APC/GSK3β/β- 联蛋白复合物的形成而稳定 β- 联蛋白。综上所述，肝癌的 Wnt/β- 联蛋白信号通路在多环节发生紊乱，所导致的持续过度活化成为肝癌发生的驱动因素。

（二）Hedgehog（Hh）信号通路

有 50%～60% 肝癌发生 Hh 信号通路的异常活化，近年备受关注。Hh 信号通路在进化上非常保守，在胚胎发育过程中对于内胚层以及肝脏等器官形成起重要作用；在成体，也是维持干 / 祖细胞存活和增殖的必要条件，当组织损伤修复时，这条信号通路活化，而在分化的正常细胞通常处于静息状态。从胚胎发育到成人，Hh 信号通路对保持肝脏的常驻祖细胞都是必需的。

Hh 信号通路的成员包括：① Hh 配体：在哺乳动物有三个配体（Sonic、Indian 和 Desert，分别缩写为 SHH，IHH 和 DHH）。② Hh 受体：有两个穿膜 12 次的 Hh 受体（Patched 和 PTC 或 PTCH）。③ Smoothened（SMO）：是 Hh 受体的抑制物，亦为穿膜蛋白，在无 Hh 配体存在时与 PTC 受体结合而抑制之。④转录因子 gliomaassociated oncogene（GLI 或 Gli）：该家族有三个成员 Gli-1、Gli-2 和 Gli-3，活化的 Gli-1 和 Gli-2 主要作为转录活化因子，而 Gli3 在缺乏 Hh 信号时通过依赖于 PKA 的蛋白水解而转变为转录抑制的形式。从胎儿和婴儿肝分离的肝祖细胞以及成年肝中常驻的肝祖细胞都表达 Hh 信号通路的成分，而分化成熟的肝细胞和胆管上皮细胞则不表达。当 Hh 配体与 Hh 受体（PTC）结合时可解除 SMO 对受体的抑制而激活 Hh 信号通路，导致转录因子 Gli 的活化及其靶基因的转录。其靶基因包括存活基因 *Bcl-2* 和细胞增殖相关的基因，如 IGF-2（insulin-like growth factor-2）、细胞周期蛋白和 β- 联蛋白等基因，从而促进祖细胞存活和增殖。在没有 Hh 配体结合时，PTC 受体可自发地激活 Caspase-3/7 途径，引起祖细胞凋亡。总之，Hh 信号通路是成年肝脏中的祖细胞群得以保持一定数量所不可缺少的。来自于自分泌或旁分泌的 Hh 配体调节着肝脏中祖细胞群的扩增或缩减。肝组织中的间质细胞，如活化的肝星形细胞及其转化的肌成纤维细胞以及活化的内皮细胞是提供旁分泌 Hh 配体的主要细胞。肝损伤时，若成熟肝细胞的增殖不足以完成肝再生，则 Hh 配体的表达上调，通过 Hh 信号通路来扩增肝中的祖细胞群进行肝再生。慢性活动性肝炎可刺激肝细胞和间质细胞增加 Hh 配体的表达。在肝硬化和肝癌组织中均可见肌成纤维细胞、内皮细胞和祖细胞的扩增。这些扩增的细胞受自分泌和旁分泌 Hh 配体的作用而激活 Hh 信号通路，促进肝纤维化和肝癌的发生、发展；而抑制 Hh 信号通路则可减轻肝纤维化、血管生成和肝癌的生长。这说明 HBV 和 HCV 慢性感染所致的 Hh 信号通路的活化在肝纤维化、肝硬化及肝癌的发生、发展中发挥重要作用。通过 HBx 转基因小鼠的研究证明，乙肝病毒 X 蛋白（HBx）可稳定 Gli 和促进其转位入核，从而增强 Gli 的转录活性，增加其靶基因的表达，促进肝癌发生；而抑制 Hh 信号通路可延缓 HBx 转基因小鼠的肝癌发生。据报道，SHH、PTC1、SMO 和 Gli-1 在肝癌组织中的表达阳性率为 50%～60%。在肿瘤组织常出现 Hh 信号通路成员的突变或异常活化。Hh 信号通路的活化与肝癌的生长、门脉侵袭、肝内转移以及患者的无瘤存活和总存活时间显著相关；也与肝癌切除后的复发相关。体外实验也证明，抑制 Hh 信号通路可抑制肝癌细胞的生长、迁移和侵袭。体内实验也证明 Hh 信号通路在肝癌发生、发展中的重要作用。例如，对肝癌小鼠，用 cyclopamine 或纳米颗粒包裹的 Gli1 抑制剂（NanoHHI）分别抑制 SHH 或 Gli 的转录活性可抑制肿瘤的生长和转移，并减少 CD133$^+$ 的肝祖细胞。再如，用多药耐药 *Mdr2*（-/-）基因敲除小鼠的研究证明，缺失 *Mdr2* 的小鼠肝持续表达 Hh 配体，并在肝中逐渐累积对 Hh 反应的肌成纤维细胞和肝祖细胞，最后出现肝纤维化和肝癌；而用 Hh 信号通路拮抗剂 GDC-0449 处理 *Mdr2*（-/-）基因敲除小鼠，在肝 Hh 活性显著降低的同时，可减少肝中的祖细胞和肌成纤维细胞，减轻肝纤维化，使肝内肿瘤缩小和转移数减少。此外，Hh 信号通路还可能在肝癌对放射治疗的抵抗上具有关键性作用。肝癌细胞经离子辐射可释放 SHH，遂以自分泌的形式促进 PTC 和 Gli 的表达以及 Gli 的核转位，从而激活 Hh 信号通路，抵抗离子辐射对肝癌细胞的致死作用。可以预料，Hh 信号通路的抑制剂或可用作防止肝癌转移及肝癌术后复发的靶向治疗的候选药物或者可用以预防因肝炎病毒慢性感染所导致的肝癌，而且近年的实验研究也已见到一些曙光，例如以 siRNA 抑制 Sonic Hh 信号途径，不仅减少肝癌细胞的增殖，还可增加肝癌细胞对 5-FU 的敏感性，诱导细胞凋亡；以 Hh 信号通路的拮抗剂环巴胺（cyclopamine）作用于肝母细胞瘤细胞有很强的抑制增殖效果。因此，针对肿瘤干 / 祖细胞自我更新的信号通路的肝癌靶向治疗可能有广阔的发展空间。另一方面，对于严重急性肝损伤情况下的健康肝祖细胞，增强 Hh 信号通路或可改善患者预后。不过，目前还没有严格鉴别正常的肝祖细胞和肝癌祖细胞的可靠手段。实际上，不仅肝癌，胆囊癌、胰腺癌、前列腺癌和肺癌等来自内胚层的多种肿瘤的发生都与 Hh 信号通路的过度活化相关；反之，当肿瘤细胞分化时，Hh 信号通路的活性降低。再者，Hh 信号通路对肿瘤细胞迁移和侵袭的促进作用是通过激活 FAK、AKT 或 Shc/ERK 信号通路实现的，说明 Hh 信号通路与 FAK、AKT 和 ERK 信号通路之间存在网络联系。最近，在小鼠肝肿瘤模型的研究中发现 Hh 信号通路的拮抗剂可使肝纤维化和肝癌逆转。

此外，近年的研究表明 Hh 信号通路的过度活化与肝脂肪的堆积及 NAFLD 相关的病理改变（如慢性炎症、异常血管生成、免疫反应异常和 NKT 堆积、肝纤维化及肝癌发生）有关；使异常活化的 Hh 信号通路正常化的处理有望使 NAFLD 得到恢复。

（三）Notch 信号通路

Notch 信号通路是一条在进化上保守的信号途径，不仅在发育中决定细胞的命运，还在成体参与祖细胞的保持和细胞增殖、分化、凋亡之平衡的调节。Notch 信号通路的紊乱可引起多种疾病，包括实体肿瘤和血癌。Notch 信号途径的特点为介导细胞之间的相互作用和通讯。Notch 受体和配体都是 I 型穿膜糖蛋白，分属于两个相邻的细胞。哺乳动物存在 4 个 Notch 受体同型分子（Notch 1～4）和 5 个 Notch 配体同型分子［Delta-like（Dll）1, 3, 4 和 Jagged 1, 2］。Dll4 和 Jagged1 的主要功能是参与血管生成和内皮细胞出芽；Jagged1 还与肝、胆细胞的发育相关。Notch 受体以糖基化前体的形式在高尔基复合体的 TGN（trans-Golgi network）被 furin 转变酶（convertase）裂解为 N 端的胞外部分和带穿膜区的 C 端胞质部分，二者相结合构成一个穿膜的异二聚体受体，然后运至细胞表面。Notch 受体借助于与相邻细胞的穿膜配体直接相互结合而活化。活化过程包括复杂的泛素化和两次酶解。当 Notch 受体二聚体的胞外部分与相邻细胞的 Notch 配体结合后，一同被提供配体的细胞内吞，称为反向内吞（transendocytosis），从而暴露出受体穿膜区 N 端的 ADAM 蛋白酶作用位点，遂致 Notch 受体胞外的大部分序列被"切除"，但保留穿膜区和 C 端胞质部分，然后经 g-secretase 的酶解作用于穿膜区的胞质侧释放出 Notch 受体的细胞内结构域 NIC（Notch intracellular domain）。NIC 通过其核定位信号 NLS 入核，然后与 DNA 结合蛋白 CSL（RBPJ）和 Mastermind-like（MAM）家族的一个成员形成三位一体的复合物，使 RBPJ 从抑制状态转变为活化状态，成为招募其他共活化因子的平台，从而激活 Notch 靶基因的转录。在 Notch 信号通路的激活过程中，从 Notch 受体释放 NIC 是一个关键。这是一个相当复杂的过程，涉及内吞和泛素化。再者，Notch 配体和受体经反向内吞后的再循环也是控制 Notch 信号通路活化强度的重要因素，而且在此过程中涉及不同类型的泛素化。因篇幅所限，关于 Notch 配体和受体的内吞与泛素化作用及其在调控 Notch 信号通路中的作用在此从略（可参见 Julien M & Christel B, Int. J. Mol. Sci, 2013）。Notch 通路的靶基因最经典的是 Hairy and Enhancer of Split 家族的 HES（HES1 和 HES5）以及 Hrt（Hes-related）家族，编码含有 bHLH（basic helix-loop-helix）基序（motif）的转录因子。此外，c-myc、cyclinD、CDK5、EPHB2 或 EGFR，甚或 Notch 信号的调节因子（Deltex1、Notch3）也可为 Notch 通路的靶基因。由此可知，Notch 通路的活化可导致不同的结果，可以促进增殖和维持祖细胞群或者诱导细胞分化，取决于不同的组织和所激活的不同靶基因的转录。Notch 信号通路的调节更是极其复杂，对果蝇细胞进行 RNAi 筛选，鉴定出调节 Notch 信号通路的 401 个基因，揭示了 Notch 通路广泛的相互作用网络。Notch 信号通路可在其他信号通路的影响下在特定的组织发挥促瘤或抑瘤的不同作用。例如，Ras/MAPK 信号通路的激活是 Notch 信号促进肿瘤生成所需要的；而在过表达 Notch1 的肝癌细胞，则可通过上调抑癌基因 PTEN 来抑制 PI3K/AKT 途径以阻滞细胞周期和促进细胞凋亡，从而抑制肝癌的生长。在 CD133$^+$ 肝癌干细胞中，Notch 通路信号分子的表达高于 CD133$^-$ 的肝癌细胞。目前试图通过 Notch 抑制剂来治疗肿瘤的研究和临床试验正在进行之中。

以上几条信号途径是肿瘤干细胞和正常干细胞所共有的调节细胞存活、自我更新和分化的重要信号通路，而当肝癌出现失调，它们在诱导肝癌的干细胞特性（stemness）和促进肝癌干细胞自我复制、肿瘤生成和药物抵抗上具有关键作用。

（四）TGF β/Smad 信号通路

免疫组化检测显示，40% 肝癌组织中 TGFβ 增加。在肝癌患者的血液和尿中，TGFβ 水平增高。

高水平的 TGFβ 与肝癌的临床进展阶段相关。而 70% 以上肝癌组织中的 TGFβ 受体是降低的。在其他肿瘤常出现的 Smad 蛋白异常在肝癌则较少发生。

TGFβ 信号通路功能复杂，不仅在胚胎干细胞增殖中具有重要的作用，而且在慢性肝病的发生、发展中具有核心作用，参与从炎症损伤至肝纤维化、肝硬化乃至肝癌进展的全程，也参与其他胃肠肿瘤形成。这条信号通路的成员包括：① TGFβ（转化生长因子 β，transforming growth factor-β）配体超家族：包括 TGFβ（β1、β2、β3），BMP（骨形态形成蛋白，bone morphogenetic protein，BMP 2、4、7），activin，inhibin 等至少 30 个成员，存在于几乎所有的组织。② TGFβ 受体：包括 I、II、III 型 TGFβ 受体。I 型和 II 型 TGFβ 受体为单次穿膜的糖蛋白，都具有丝氨酸/苏氨酸激酶结构域；III 型 TGFβ 受体为 β 蛋白聚糖，是辅助受体。③受体活性抑制蛋白 FKPB 12，为胞质中的抑制因子。④ Smad 家族包括三个亚家族：受体调节 Smads（R-Smad）、通用 Smads（Co-Smads）和抑制性 Smads（I-Smads）。Smad 家族负责传递和调控细胞内的 TGF-β 信号。⑤转录相关因子：包括转录增强因子（AP-1、LEF1、SP-1、TFE-3 等）和转录抑制因子（Ski、SnoN、ATF3 等）。当细胞外存在 TGFβ1 或 TGFβ3 时，首先与 II 型 TGFβ 受体结合，促使抑制蛋白 FKPB12 从 I 型 TGFβ 受体上解离，形成 TGFβ 与 I 型和 II 型 TGFβ 受体相结合的配体 - 受体复合物。II 型 TGFβ 受体分子的丝氨酸/苏氨酸激酶结构域遂催化自身胞质区的两个丝氨酸残基（S213 和 S409）进行磷酸化，从而进一步激活其激酶活性，并催化 I 型受体的磷酸化。磷酸化的 I 型受体招募胞质中的 R-Smad，与之结合并催化 R-Smad 磷酸化。磷酸化的 R-Smad 脱离受体复合物，并与 Co-Smad 亚家族的 Smad 4 相结合，然后一同转位入核。R-Smad/Smad4 复合物进一步与转录增强因子或转录抑制因子相结合来调控靶基因的转录。与转录增强因子结合可促进细胞周期抑制蛋白 p21 和 p15 以及 ATF3 等基因的转录；与转录抑制因子结合则可抑制细胞周期促进蛋白 cdc25 和 c-myc 等基因的转录。这两种作用都抑制细胞增殖。

TGFβ/Smad 信号通路的功能十分复杂，对于肝癌的发生、发展是一把"双刃剑"。TGFβ 参与从慢性肝病进展到肝癌的全程，在不同阶段具有正性和负性的不同作用。例如，无论何种病因所致的肝损伤都有 TGFβ 及其下游信号通路的活化，可促进肝细胞凋亡和氧化应激反应，从而加重肝损伤；在肝再生的后期阶段参与肝再生的终止；作为激活肝脏中星形细胞转分化为肌成纤维细胞的主要细胞因子，促进间质细胞产生细胞外基质，引起肝纤维化和肝硬化；在癌前阶段可抑制癌前细胞的增殖，抑制癌变；但在癌变的组织中，则失去抑制癌细胞增殖的作用，转而激活瘤组织中的肌成纤维细胞。活化的肌成纤维细胞又生成更多的 TGFβ，激活免疫抑制细胞 Treg 和抑制杀伤性 T 细胞，同时还可促进癌细胞发生 EMT 和癌转移；也可活化内皮细胞，促进血管生成。由上可知，TGFβ 及其下游信号通路提供促进肿瘤生长和转移的多种机制，在肝病和肝癌的进展过程中发挥着错综复杂的作用。

近十余年有人探索通过打靶 TGFβ 信号通路来抑制肝纤维化的进展，各种短期的动物实验也已显示有希望的前景，抑制 TGFβ 信号通路会引起其下游可能会改善临床结局的多种协同效应，不过由于肝病的进展是一个很漫长的过程，TGF β 信号通路涉及肝中的多种细胞，并在肝病进程的不同阶段发挥有利和有害的不同作用，因而需要精密掌控如何针对适当的细胞类型、在适当的时间打靶 TGF-β 信号通路，否则预期的裨益也可能产生相反的结果。

（五）RTK/Ras/Raf/MEK/MAPK（ERK）信号通路

50%～100% 肝癌发生此信号通路的异常活化，它在启动细胞的恶性表型上具有重要作用，并与不良预后相关。这条信号通路的成员包括：

1. 生长因子（EGF、TGFα、PDGF、VEGF 和 HB-EGF 等）。

2. RTK：为整合于质膜中接受胞外各种生长因子刺激的受体酪氨酸激酶（receptor tyrosine kinase）家族的总称，即具有酪氨酸激酶活性的生长因子受体，包括众多成员。其中 ErbB 家族成员最多，广泛表达于上皮细胞、间质细胞和神经细胞，对发育、增殖和分化具有多方面作用；在多种实体瘤的肿瘤发生中具有核心作用。ErbB 受体家族可与 12 种多肽生长因子配体相互作用。该家族具有 4 个亚家族：① ErbB1（Her1/EGFR），EGFR（epidermal growth factor receptor）的配体为 EGF（表皮生长因子），在所有组织中以成年肝细胞表达最高，表明其在维持肝功能方面起重要作用；② ErbB2（Her2/Neu），不能单独结合生长因子；③ ErbB3（Her3），酪氨酸激酶活性很低；④ ErbB4（Her4）。当生长因子与 ErbB 受体结合后即引起受体的二聚化和相互磷酸化（也称自磷酸化），并活化。ErbB 家族受体的二聚化可以是相同受体间发生的同二聚化或是与 ErbB 亚家族或 RTK 家族不同受体间发生的异二聚化，从而增加了该信号传导途径的多样性。Her2 和 Her3 即以异二聚体方式存在。此外，RTK 家族还有 PDGFR、VEGFR、IFGR 和 Met（HGF 的受体）等。

3. Ras：为这条通路中 RTK 受体下游的靶分子，属于小分子 G 蛋白家族，通过脂酰化修饰产生的疏水链锚定于质膜内叶，在 RTK/Ras/Raf/MEK/ERK 信号通路中发挥分子开关作用。当 Ras 与 GTP 结合时，处于激活（开启）状态，具有 GTP 酶活性，而与 GDP 结合时呈无活性（关闭）状态。Ras-GDP 和 Ras-GTP 可相互转换（图 1-2-7）。

4. GEF：属于鸟嘌呤核苷酸置换因子（guanine nucleotide exchange factors）家族蛋白质，负责将无活性 Ras 所结合的 GDP 置换为 GTP，从而激活 Ras。Sos（son of sevenless）是 GEF 家族的一个成员。

5. GAP：为 GTP 酶活化蛋白（GTPase-activating protein），可激活 Ras 的 GTP 酶活性，从而水解 GTP 而将活性的 Ras-GTP 转变为无活性的 Ras-GDP（图 1-2-7）。通过 GAP 和 Sos 的交替结合使 Ras 的失活和活化状态相互转换。在 HCC 中，GAP 家族的几个成员表达下调。

6. Grb2（growth factor receptor-bound protein 2）：属于胞质中的衔接子蛋白质，分子中含有一个 SH2 和两个 SH3 结构域。SH2 结构域可与磷酸化的酪氨酸相结合，SH3 结构域能与蛋白质分子中的富含脯氨酸的结构域相结合，因而 Grb2 可作为含有磷酸化酪氨酸残基的活化受体和具有 Prolin-rich 结构域的蛋白质之间相互作用的桥梁。活化的 Ras 可将 Raf 招募到质膜，并活化之。

7. Raf：为 Ras 下游的靶分子，属于 MAPKKK（MAP3K）家族，包括 Raf-1、B-Raf 和 A-Raf，是一种丝氨酸/苏氨酸蛋白激酶。

8. MEK：为 Raf 下游的靶分子，属于 MAPKK（MAP2K）家族，是一种具有双重特异性的蛋白激酶，可催化其靶蛋白分子上的酪氨酸残基和丝氨酸/苏氨酸残基的双重磷酸化，称为 Ser/Thr 蛋白激酶。

9. MAPK（mitogen-activated protein kinase）：为 MEK 下游的靶分子，属于 Ser/Thr 蛋白激酶，识别靶分子的 Ser/Thr-Pro（丝氨酸/苏氨酸-脯氨酸）序列。该家族在哺乳动物已发现 14 个基因，涉及 7 条 MAPK 途径，研究较多的有 4 个亚家族：ERK（extracellular signal regulated kinase）1/2、p38α/β/γ/δ、JNK（c-JUN N-terminal kinase）1/2/3 和 ERK5。MAPK 家族的活化部位具有共同的 Thr-X-Tyr 序列，X 为任意氨基酸残基。激活 MAPK 需要其苏氨酸与酪氨酸残基同时被磷酸化。MAPK 信号通路的活化以 MAP3K/MAP2K/MAPK 三个层次的蛋白激酶依次催化的逐级磷酸化（级联反应）为核心而传递信号。

RTK/Ras/Raf/MEK/MAPK 信号通路的活化过程是由生长因子与 RTK 家族相应受体（ErbB、PDGFR、VEGFR 或 Met 等）相结合而启动的。当生长因子（配体）与其相应受体结合时，随即诱导 RTK 的二聚化并激活受体分子胞质区的酪氨酸激酶活性，导致其酪氨酸残基发生相互磷酸化，遂提供了具有 SH2 结构域的 Greb2 与之结合的"泊位"；而 Greb2 的 SH3 结构域可结合 GEF

家族的 Sos，从而将胞质中的 Sos 招募到嵌入于质膜内的 Ras，二者的结合促进非活化的 Ras 释放所结合的 GDP，进而与胞质中丰富的 GTP 相结合并转变为活化状态。换言之，Grb2-Sos 复合物的形成引起 Ras 的构象改变，促使 GDP 的释放和 GTP 的结合，引起 Ras 活化（图 1-2-7），由此启动了细胞内信号传导的级联反应：①活化的 Ras 与 Raf 相结合并将其激活；②活化的 Raf 与 MEK 结合，并使其丝氨酸 / 苏氨酸残基磷酸化，导致 MEK 的活化；③活化的 MEK 催化 MAPK（例如 MAPK 家族中的 ERK 亚家族）上的一个酪氨酸残基和一个苏氨酸残基磷酸化并将之激活；④活化的 MAPK 转位进入细胞核，将多种蛋白质（如 c-Jun、c-Fos、c-Myc、Ets、Elk1 和 ATFz 等）的丝氨酸 / 苏氨酸残基磷酸化，其中包括调节细胞周期、细胞分化和迁移等的多种基因的转录因子、组蛋白和蛋白酶，从而引起细胞的多种效应，包括通过调控细胞周期蛋白的表达和导致染色体结构的改变而影响 DNA 合成和细胞周期的运行。总之，由几种生长因子（如 EGF、TGFα、HB-EGF 等）与 EGFR 相结合而激活的 Ras/Raf/MEK/ERK 途径是主通路。此外，Ras 的活化也可激活 PI3K/AKT/mTOR（控制细胞存活和迁移）和 STAT3/5（控制细胞增殖与分化）等信号通路。再者，EGFR 也可与 PDGFR、IGF1-R 和 c-Met 等 RTK 家族其他成员相结合，从而活化相关的通路。更为复杂的是，其他受体家族，如 G 蛋白偶联受体（GPCR）、某些细胞因子受体、生长激素受体和细胞外基质受体（整联蛋白）等也可与 EGFR/ErbB1 相结合，以不依赖于其相应配体的方式激活 EGFR/ErbB 信号转导，称为转活化（transactivation）。因此，EGFR/ErbB 信号通路体系的活化成为生物学效应汇聚的信号中心，可广泛调控细胞增殖、分化、凋亡和迁移等多重细胞行为。总之，EGFR/ErbB 信号通路的分子机制是非常错综复杂的，有多种分子参与，对于肝再生、肝硬化和肝癌都具有至关重要的作用。最近还发现，在肝癌组织内的巨噬细胞中，EGFR 表达上调，并发挥促进肿瘤发生的作用。

肿瘤组织的 EGFR 和 Her2 可因基因扩增、点突变、与配体结合序列的缺失和自分泌生长因子等因素而过度活化。而 ras 基因的点突变由于阻止了 GAP 的作用而使 RTK/Ras/Raf/MEK/ERK 信号通路处于持续活化状态，但这在肝癌不如其他实体瘤普遍，主要发生在暴露于氯化乙烯所致的肝癌；然而，在肝癌和肝硬化组织常可发现 Ras 和 Raf 过表达。体外实验证明，Ras 过表达可诱导肝细胞系发生恶性转化和增强转移表型。肝炎病毒蛋白可激活 ERK（MAPK）通路而促进肝癌发生，例如，在 HBV 复制的肝细胞中，可见 ERK 和 Akt 信号通路同时活化；HCV 的被膜蛋白 E2 也可活化 ERK 通路。在多数肝癌组织中，ERK 的磷酸化（活化）增强。肝癌中所见的 EGFR/ERK 通路的活化与肿瘤细胞的增殖和侵袭正相关。然而，临床上广泛用于肿瘤治疗的 EGFR 抑制剂对于肝癌却效果不佳。最近，Tan X. J. 在《细胞》和《欧洲分子生物学学会杂志》（The EMBO Journal）连续载文指出，EGFR 信号通路的活化可被另一种四次穿膜的肿瘤驱动蛋白 LAPTM4B 增强和延长，并促进肿瘤细胞的自我保护性自噬作用，说明肿瘤细胞是如何逃避 EGFR 抑制剂的。这提示，联合应用针对 EGFR 和 LAPTM4B 的靶向治疗或许可以改善 EGFR 抑制剂对肝癌的疗效。

此外，Ras/Raf/MEK/ERK 通路的抑制物可因表观遗传学改变（如抑癌基因启动子的过度甲基化）、LOH 或翻译后修饰而在肝癌表达下调。在肝癌细胞系将表达下调的 Raf-1 激酶抑制蛋白（Raf-1 kinase inhibitory protein，RKIP）恢复表达即可降低 ERK1/2 的活性；另一个可抑制肝癌细胞增殖和迁移的抑制物 Spred（sproutyrelated protein with Ena/vasodilator-stimulated phosphoprotein homology-1 domain），在肝癌组织也经常表达下调，其表达水平与肝癌的侵袭、转移负相关。再者，Ras 除具有促进细胞生长的功能外，也可以促进细胞衰老和凋亡。RASSF1 是 Ras 的一个效应分子，介导 Ras 的促凋亡效应，肝癌等实体瘤中的 RASSF1A 基因常因表观遗传学修饰而沉默；一旦 RASSF1 的表达降低，则 Ras 的促生长活性凸显。有充分的证据表明，RASSF1A 的失活是人类 HCC 发生的必要条件，并与 TNM 分期、转移、复发、AFP 水平、门脉瘤栓、肿瘤包膜浸润、多瘤结节以及 Ras/MAPK 通路抑制蛋白的降低有关。此外，VEGFR 在肝癌是过表达的，它促进肝癌的血管生成。

还需要在此提及的是，G 蛋白偶联受体（G protein-coupled receptor，GPCR）或离子通道也可活化 ERK1/2 途径。在个别情况下，某些细胞可通过 ERK1/2 通路参与细胞对应激刺激的凋亡反应。再者，除受体酪氨酸激酶 RTK 外，还有非受体酪氨酸激酶（non-receptor tyrosine kinase，nRTK）。RTK 在结构上包括结合配体的胞外区、跨（穿）膜区和胞内的酪氨酸激酶活性区，可转导胞外配体结合的刺激到细胞内，例如多种生长因子的受体。nRTK 包括 FAK、PI3K 等，在结构上没有胞外区和跨膜区，而具有催化区和调节区，可转导膜受体的刺激到细胞核。当这些酪氨酸激酶因突变或过表达而不依赖于外界配体的信号刺激而处于组成性（持续性）活化状态时，肿瘤的起始和进展便加速进行。因而，借助酪氨酸激酶抑制剂（tyrosine kinase inhibitor，TKI）阻断异常活化的信号通路是当今很多肿瘤靶向药物设计的出发点。鉴于肿瘤细胞通常存在多种激酶或 / 和多条信号通路的过度活化，合理的多靶点激酶抑制剂具有更好的效果。

（六）PI3K/Akt 信号通路

有 40%～60% 肝癌出现 PI3K/AKT 信号通路的异常活化，可因 PI3K 的基因 *PIK3CA* 突变和 IGF2 过表达所致，主要见于 HBV 相关 HCC。这条信号通路的成员包括：① PI3K（phosphatidylinositol 3-kinase）：是催化质膜中的 PI（4）P 和 PI（4，5）P2（4 位和 4，5 位羟基磷酸化的磷脂酰肌醇），进行第 3 位羟基磷酸化的激酶，其催化产物为 PI（3，4）P2 和 PI（3，4，5）P3；也可催化蛋白质 Ser（丝氨酸）/Thr（苏氨酸）磷酸化。PI3K 由一个催化亚单位（p110）和一个调节亚单位（p85α）所构成。PI3K p85α 调节亚单位的氨基端含有 SH3 结构域以及能与 SH3 结构域相结合的富含脯氨酸残基的区域，羧基端则含有两个 SH2 结构域（识别和结合磷酸化的酪氨酸）及一个与 p110 催化亚单位相结合的区域。已知 G 蛋白 βγ 亚单位、Ras、FAK、Jak 及 BCAP 等均可激活 PI3K，因而 PI3K- Akt（PKB）通路可与多条信号途径沟通（cross talk）。② Akt（PKB）：为丝氨酸 / 苏氨酸蛋白激酶，是逆转录病毒 Akt-8 的癌基因 *v-akt* 编码的产物。又因其与蛋白激酶 A（PKA）和蛋白激酶 C（PKC）分别有 68% 和 73% 同源而得名 PKB。Akt 是 PI3K 信号通路的关键性分子，磷酸化的 Akt（p-Akt）是此信号通路被激活的标志物。③ Akt 下游靶分子：为数众多，包括 mTOR（mammalian target of rapamycin）、GSK3β、Bad、FOXO、FKHR、IKK、p21、Mdm2 等。mTOR 是细胞中营养 / 能量可获得性的感受器。④ PTEN（phosphatase and tensin homolog）：是一种磷酸酶，催化磷酸化蛋白质和磷脂脱磷酸，可将信号分子 PIP3 脱去磷酸而使之失活，为 PI3K 信号通路的负调控因子。

PI3K/Akt 信号通路可被多条信号通路激活，包括 RTK/Ras 和 Intigrin/FAK。当促细胞存活的生长因子（包括 IGF2、PDGF、EGF 等）、细胞因子和细胞外基质成分与其相应受体结合后所引起的受体酪氨酸磷酸化，都为 PI3K p85α 调节亚单位的 SH2 结构域提供结合位点，并通过构象改变解除对 PI3K P110 催化亚单位的抑制而活化。活化的 PI3K 催化 PI（4）P 和 PI（4，5）P2 发生 3 位磷酸化生成 PI（3，4）P2 和 PI（3，4，5）P3。这两种磷酸肌醇为具有 PH 结构域的 Akt 和另一类激酶 PDK1 提供了 "泊位"，遂招募 Akt 和 PDK1 从胞质向质膜转位。在 PDK1 和 PDK2 的分别催化下，Akt 的 Thr_{308} 和 Ser_{473} 先后发生磷酸化并从部分活化到具有完全的激酶活性。如此激活的 PI3K/Akt 信号通路可通过催化下游的不同分子进行磷酸化而分别引起多种生物学效应。包括：①通过磷酸化 GSK3β 而抑制其活性，进而抑制 cyclin D1 和 Myc 的磷酸化并在蛋白酶体降解，导致 Cyclin D1 和 Myc 在细胞内的累积而促进细胞周期运行；也可通过磷酸化转录因子 FOXO（mammalian forkhead members of the class O）而调控抑癌基因的表达，例如，FOXO4（p27 的转录因子）磷酸化后被扣留在胞质中，遂抑制 p27（细胞周期负调控因子）的表达而促进细胞增殖。②通过上调抗凋亡分子 Bcl-2 以及增加促凋亡分子 Bad（BCL-2-associated death promoter）的磷酸化并使其留滞于胞质中，从而丧失促凋亡作用。此外，还可间接调节与细胞凋亡相关的两个重要分子——p53 和 NF-κB。这些机制都可促进细胞抵抗凋亡，包括"失巢凋亡"，因而 PI3K/ Akt 信号通路对于维持细胞，特别是肿瘤细胞的存活有重要意义。③通过磷酸化 mTOR 激活 PI3K/ Akt/ mTOR 通路。这条通路将丝裂原（促进细胞有丝分裂的因子）和代谢功能整合起来调节细胞周期的进展、蛋白质合成、细胞骨架的组装（促进迁移）和细胞存活。④ PI3K 是蛋白质分选或内吞/内化的重要调节因子：活化的 PI3K 可导致高尔基器 TGN 或质膜的局部区域出现高密度的 PI（3，4，5）P_3，在此处，衔接子蛋白（AP1 或 AP2）的 μ 亚单位能够与膜蛋白中的内吞信号（YXXφ 基序）发生相互作用，遂使网格蛋白（clathrin）与之结合，然后发生特定蛋白质的靶向转运或内吞作用。⑤当 PI3K/Akt 信号通路被异常活化时，会导致细胞的恶性增殖，出现癌变。大量文献报道，HCC 广泛存在 PI3K/AKT 通路的异常激活。例如，AFP 高而 HBV 负载低的年轻 HCC 患者常存在胰岛素样生长因子 2（insulin-like growth factor-2，IGF-2）过表达，并出现 PI3K/AKT 途径的激活。在 35.6%（26/73）HCC 患者中可见编码 PI3K p110a 催化亚单位的 PIK3CA 基因突变，尤其以 HBV 负载高的患者多见，同时伴有 p53 的失活；有些肝癌中可见 Akt-2 过表达；微阵列检测显示 23% 的 HCC 患者的 Akt Ser_{473} 的磷酸化水平升高。磷酸化的 Akt 参与肝癌的早期复发并与肝癌的侵袭行为、多药耐药和不良预后相关。最近《自然》杂志等陆续载文报告，抑制肿瘤免疫的肿瘤巨噬细胞和肿瘤相关髓样细胞（tumor-associated myeloid cells，TAMC）的 PI3Kγ 是阻滞免疫杀伤 T 细胞活化和限制以 PD-1、PDL-1 和 CTLA-4 抗体进行免疫检查点治疗应答率的关键；动物实验已经证明，PI3Kγ 抑制剂 IPI-549 可以加强 T 细胞活化，显著扩大免疫检查点治疗的有效范围。再者，PI3K/AKT/mTOR 信号通路的组成性活化见于多种实体瘤，是实体瘤细胞存活与增殖的主要决定因素。在 HCC，mTOR 的活化出现在肿瘤的早期，可能在肝癌的形成和早期肿瘤的维持上有重要作用。S6K 是 mTOR 下游的靶分子，45% 的 HCC 患者磷酸化水平升高。

在各种肝病（包括病毒性肝炎、代谢综合征、非乙醇性脂肪性肝病和乙醇中毒）的肝细胞中，普遍可见抑癌基因 PTEN 的表达和活性的降低。肝癌患者可因过甲基化、缺失性突变及 mRNA 拼接的改变，而导致 PTEN 表达降低或缺失。HBV 感染者 PTEN 表达下调可能与 HBx 蛋白直接相关。PTEN 基因的突变在肝癌中较不常见（0～11%），却常发生 LOH（染色体杂合性缺失）或过度甲基化（47.5%），结果导致 PI3K/Akt/mTOR 信号途径的组成性活化。PTEN 的低表达可增强肝癌细胞的恶性行为并与 HCC 的病理分级、侵袭、转移性以及总存活时间相关。在敲除 PTEN 的小鼠模型中，可见肝纤维化和肝硬化病理改变，并于 80 周时 100% 出现肝腺瘤，66% 出现肝癌。这些结果表明，PTEN 缺乏所致 PI3K/Akt 途径的组成性活化在肝癌发生中的重要作用。

（七）HGF/ c-Met 信号通路

HGF/ c-Met 实际上是联系多条信号通路的一个枢纽。c-Met（HGF 受体）的磷酸化/活化除了与其配体 HGF 相结合之外，也可通过与活化的 EGFR 相互作用或细胞黏附于基质而发生。c-Met 的下游可以与 Ras/ERK（MAPK）、PI3K/Akt 、STAT3 和 CDC42/Rac（与细胞骨架组装和细胞迁移相关）等信号通路沟通，在肝癌等实体瘤参与肿瘤细胞增殖、迁移、侵袭、转移和血管生成。HGF/Met 信号通路是胚胎肝脏形成和肝损伤后的肝细胞再生所不可或缺的。据大部分学者报道，HGF 在 HCC 组织的表达水平低于周围的肝组织，在急、慢性肝炎和肝硬化组织也有表达。但无论肝癌组织中表达水平如何，肝癌患者血液中的 HGF 是升高的，而且其水平与肿瘤生长速度、复发、转移及术后存活时间相关，它是一个预后因子。至于 HGF 受体 c-Met 的 mRNA 和蛋白质分别在 30%～100% 和 25%～100%HCC 患者过表达；HGF/c-Met 途径的活化见于 30%～40% 肝癌患者。HGF、EGF、IL-6、炎性因子（TNFα、IL-1）和 HBx 等均可诱导 c-Met 表达上调。HCC 组织中 c-Met 过表达与肿瘤病理分级、门脉瘤栓、肝内转移及肿瘤复发高以及术后存活时间短相关，是一个独立预后因子，并可能是肝癌的驱动基因和治疗靶标。通过 RNA 干扰敲低 c-Met 的过表达可抑制 HCC 细胞的增殖、克隆形成和迁移；用 c-Met 激酶抑制剂 PHA665752 可抑制 HCC 细胞在体外及其外移植物在体内的生长，并伴有 c-Met 磷酸化和下游 ERK 和 AKT 活性的抑制。这些结果表明 c-Met 也许可作为 HCC 治疗的靶标。再者，HGF 可诱导 VEGF、抑制 TSP1，而且 HGF/Met 和 VEGF/VEGFR 信号通路之间有联系，并在增殖、骨架形成和迁移上具有协同促进作用。缺氧和用索拉非尼抑制血管生成均可增加 c-Met 的表达，并增强 HGF 对 c-Met 的活化和细胞迁移与侵袭。这些研究提示通过联合抑制 HGF/Met 和 VEGF/VEGFR 途径来处理 HCC 可能效果更好。新近的研究表明，肝癌小鼠血液循环中的肿瘤细胞（circulating tumor cell, CTC）有 HGF/Met 过表达，并伴有 EMT 表型，这是发生血行转移的重要机制。

（八）ECM/integrin/FAK 信号通路

黏着斑激酶（focal adhesion kinase, FAK）是胞质中的非受体酪氨酸激酶，定位于黏着斑。其基因定位在 8q24（HCC 染色体扩增的区段），它在约 60% 的 HCC 过表达，并可被 HBV 的 HBx 蛋白活化。FAK 过表达与患者血液 AFP 水平及术后存活期相关，是 HCC 的预后因子。脱离固相基质的肿瘤细胞能逃避"失巢凋亡"是借助 FAK 信号通路的活化从而抑制 p53 介导的凋亡的结果。FAK 与 Akt 信号通路与进入血流和胸、腹水中的肿瘤细胞的存活和增殖相关。FAK 这条信号通路的成员包括：①细胞外基质 ECM 分子：如纤连蛋白（FN）、层粘连蛋白（LN）、胶原等不溶性信号分子。②整联蛋白（integrin）：由 α 和 β 亚单位构成的穿膜异二聚体，是细胞外基质蛋白（如层粘连蛋白、纤连蛋白、胶原等）的受体。α6β1 整联蛋白（层粘连蛋白的单特异性受体）的表达与 HCC 进展相关。③ FAK：分子结构包括位于中心的酪氨酸激酶结构域、N 端的 FERM 结构域和 C 端的 FAT 结构域；在激酶结构域及其侧翼结构域之间还存在脯氨酸富集结构域。在基态细胞的胞质中．FAK 通过其 FERM 结构域与自身激酶结构域相结合而封闭之，从而处于自我抑制状态。FAK 的活化系通过与整联蛋白相结合而促进自身 Tyr_{397} 的自磷酸化而提高其激酶活性，从而提供与 Src 或其他含 SH2 结构域的信号分子（如 PI3K p85）相结合的泊位，进一步激活更多的信号分子。FERM 结构域也可直接或通过其他蛋白质的介导而与整联蛋白 β 亚单位的胞质区相结合；或与活化的 EGFR、PDGFR、FGFR 和 Met 等受体酪氨酸激酶相结合，而将其 N 端 FERM 结构域中的 Tyr_{194} 磷酸化。这对其 Tyr_{397} 的自磷酸化有关键性作用。FERM 还可指导 FAK 到达整联蛋白和 EGFR 丛集部位，调节与其他蛋白质的相互作用。上述这些相互作用对生长因子受体和整联蛋白之间的信号沟通至关重要。FAK 的功能通过两条途径实现：①可作为激酶催化不同信号分子包括其自身的磷酸化；②其分子中具有多个位点，可发生蛋白质 - 蛋白质间相互作用，因而作为脚手架可招募多种信号分子生成复合物，组装黏着斑。这两种途径是相互关联和相互制约的。FAK 分子在细胞内的定位取决于细胞的状态：在静态细胞中，FAK 游离于胞质中；细胞黏着于基质时，则通过与活化的整联蛋白胞质区的结合而转位到黏着斑，参与细胞骨架的组装和信号转导。FAK 在胞质中增多时，会进入细胞核，调节 p53 的降解。黏着斑是由多种蛋白质（包括微丝相关的骨架蛋白质和信号蛋白质）通过相互作用而有序组装的动态复合物。因此，FAK 在胞质和核中发挥激酶依赖性及非激酶依赖性的搭台（scaffolding）功能，可以整合来自于整联蛋白以及与其结合的很多癌蛋白的信号。FAK 的下游信号通路包括 PI3K/AKT、Raf/MEK/ERK（MAPK）和

NFκB 等。综上所述，FAK 在信号转导中具有核心地位。对肿瘤细胞黏附、铺展、迁移、侵袭、转移、EMT、存活、增殖、血管生成以及肿瘤干细胞和肿瘤微环境都有重要作用。

（九）JAK/STAT 信号通路

50%～100%HCC 的 STAT 转录因子的磷酸化 / 活化有所增强，而在非癌肝组织不见增强。此通路调控细胞分化、增殖和凋亡。其活化机制主要来自于表观遗传学改变而非基因突变，并可由细胞因子（如 IL6）的过度刺激所致。

以上分别介绍了肝癌相关的几条重要信号通路。实际上肝癌相关的信号通路不止这些，而且各条信号通路之间彼此相互联系，构成一个错综复杂的信号网络。一条通路的激活可以连带其他通路的活化；一条通路的阻断可以由其他通路来补偿。肿瘤细胞信号网络的异常和调节的紊乱归根结底由遗传学和表观遗传学的改变所致，并且是肿瘤细胞恶性行为的分子病理机制，因此成为认识肿瘤和治疗肿瘤的分子基础。

肝癌是病因多样、发病机制复杂和易于复发、转移的慢性疾病，无论根治手术切除、肝移植或局部消融治疗，在整个病程中都需要药物治疗。然而，基于细胞毒类的化疗药物（如阿霉素、顺铂、5- 氟尿嘧啶等）治疗 HCC 的效果不尽如人意，随着对肝癌相关信号途径的认识深入，以肝癌组织中过度激活的信号通路中的关键性靶分子为目标的多靶点靶向治疗成为研发新药的热点。靶向治疗可分为生物靶向治疗和化学药物靶向治疗。前者包括针对肿瘤细胞表面生长因子受体的抗体以及针对过度活化的信号通路中过表达的信号分子的 siRNA、miRNA 和 lncRNA 等。化学靶向治疗的药物多为信号通路中过度活化的激酶的抑制剂（小分子化合物）。虽然对于肺癌、结直肠癌和血癌等多种肿瘤已有多种靶向药物陆续问世，而索拉非尼（sorafenib）是 2007 年美国 FDA 批准可用于晚期肝癌的靶向药物，十几年来一直独占不能切除的晚期肝癌一线治疗药物的宝座。它是 RTK/Ras/Raf/MEK/ERK（MAPK）信号通路中的多激酶（包括 VEGFR、PDGFR 和 Raf）抑制剂（图 1-2-8），可在少部分 HCC 患者中抑制肿瘤生长和血管生成，延长生存时间通常不足一年（一般 3～6 个月）。尽管效果并不令人满意，而且毒副作用较大（包括皮肤和胃肠道反应和出血），但它的有限疗效增强了人们对靶向药物延缓肝癌进展的信心和研究新药的积极性。目前有很多针对肝癌相关不同信号通路的化合物正在进行临床前或临床试验。例如，针对 EGF 信号通路的 erlotinib，针对 VEFGR、PDGFR 和 CKIT 的 sonitib 和多激酶抑制剂 brivanib 或 ABT-869，针对 PI3K/Akt/mTOR 通路的抑制剂（rapalogs，包括 sironimus、temsirolimus 和 everolimus），还有针对 HGF/Met 通路的抑制剂（foretinib 和 cabozantinib），等等。直至 2017 年才陆续获批的几种可用于肝癌的新靶向药物。例如，瑞戈非尼（regorafenib）是索拉非尼的氟化类似物，具有类似于索拉非尼的靶点而对内皮细胞生长因子受体（VEGFR）的抑制作用更强，因而具有抑制血管生成的作用。副作用与索拉非尼相似，可用于索拉非尼一线治疗失效或不能耐受的二线药物治疗。再如，乐伐替尼（lenvatinib) 是以 VEGFR1-3、FGFR1-4、PDGFR-α、c-Kit 和 RET 为靶点的治疗甲状腺癌的新药，用于肝癌治疗，各项指标优于索拉非尼，如可延长总存活期、无进展存活期和客观反应率（ORR) 等。但其副作用除与索拉非尼相似之外，还可引起高血压。乐伐替尼可酌情用于不可切除的晚期肝癌的一线治疗。最近，受体酪氨酸激酶抑制剂靶向药物与免疫检查点抑制剂单抗联合用药为肝癌治疗展现了新的希望，各国正在探索个体化治疗肝癌的最佳方案。再者，为了增加疗效和减轻毒副反应，也在尝试将几种针对不同信号途径的化合物联合应用或与肝癌的局部治疗（如手术切除、消融、放疗、肝动脉栓塞与药物灌注）联合应用，联合应用的顺序也是需要研究的重要问题。预计更多的以循证医学为基础的肝癌个体化靶向综合治疗方案将会不断涌现。

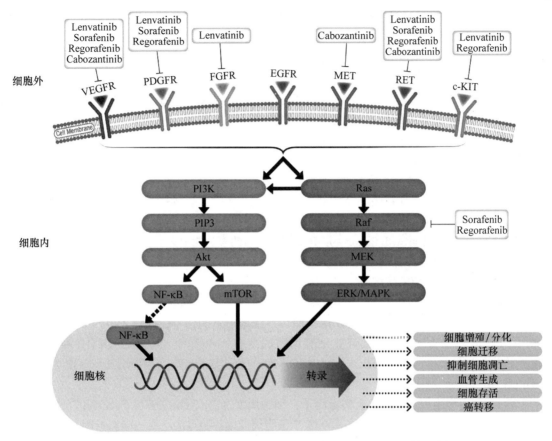

图 1-2-8 肝癌靶向药物相关的受体酪氨酸激酶和关键性信号转导途径
引自 ESO Y, MARUSAWA H. Hepatol Res. 2018 , 48:597-607

四、肝癌细胞的生物学特性是提高肝癌临床诊治水平和治愈率的必要基础

肿瘤是一种基于肿瘤细胞遗传学和表观遗传学改变以致生物学特性（表型上）发生极其复杂而深刻改变的难治疾病。为取得理想的治疗效果和治愈肿瘤，避免盲目、无效的治疗，需要了解和掌握肿瘤细胞的生物学特性。这里试图就目前已知的肿瘤细胞生物学特性进行系统的介绍，尽量涵盖新的进展，但由于这个领域的进展十分迅速，遗漏和落后在所难免。

（一）失控增殖

肿瘤细胞最显著的特性是失控的持续增殖。前已述及，正常成年人的肝脏在遭遇损伤或减量时存留的肝细胞可以进入细胞周期进行分裂增殖以补偿损失的肝细胞。通常在细胞周期运行 1～2 轮后便自动停止增殖，重返 G_0 态。而恶性转化的肝癌细胞则不仅细胞周期运行加速，而且不会自动进入 G_0 态，因而通常会不间断地进行增殖。这是由于细胞增殖的调节机制失控所致，主要表现在以下几方面：

1. 刺激细胞增殖的信号增强

生长因子的生成与感受异常，包括通过自分泌提供生长因子、过表达生长因子受体或表达持续活化的生长因子受体和过表达细胞周期蛋白及其转录因子。

（1）自分泌生长因子：任何正常细胞都需要外源性的生长因子、细胞外基质分子、相邻细胞间的信号及其相应的各种受体所转导的生长刺激信号通路的活化才能增殖。肿瘤细胞可自分泌足够的生长因子，故对外源性生长因子、细胞外基质分子及细胞间的增殖信号的依赖性降低。HCC细胞过表达和自分泌的生长因子有 TGFα、EGF、HB-EGF、AR 和 BTC 等。在 HCC 患者的尿中也可检测到低分子质量的与 EGF 相关的肽，可能是 TGFα 或 EGF 的降解产物。

（2）生长因子受体过表达或表达持续活化的生长因子受体：

ErbB 家族受体：EGFR（ErbB1）信号系统是肝损伤、肝炎、纤维化和肝癌的一个关键性操纵者，与其他信号通路有广泛的联系，成为生长因子、细胞因子和炎症介质的信号中心。EGFR是 TGFα 和 EGF 共用的受体。在慢性活动性肝炎、肝硬化和肝癌患者中，EGFR 的表达均上调，与旺盛的细胞增殖相符。在某些肝癌组织 ErbB 家族中，EGFR 基因的甲基化程度降低，这可能是HCC 中 EGFR 表达上调的原因。

IGF-2（insulin-like growth factor-2）：IGF-2 在肝癌的表达明显升高：IGF-2 的浓度在正常肝为 $41.3 \pm 18.7 ng/g$，非肝癌部位的硬化肝为 $133.2 \pm 52 ng/g$，肝癌为 $369.2 \pm 373.5 mg/g$。IGF-2 的表达与肿瘤细胞的存活、增殖密切相关。

磷酸甘露糖 /IGF-2 受体（mannose 6-phosphate /IGF-2 receptor，M6P/IGF-2R）：IGF-2 通过IGF-1 受体（IGF-1R）和胰岛素受体（IR）而转导细胞增殖的信号；通过 M6P/IGF-2R 介导受体的内吞和转运到溶酶体被破坏而终止细胞增殖的信号。M6P/IGF-2R 会与 IGF-1R 和 IR 竞争与IGF-2 的结合。在大约 80% 肝癌组织，M6P/IGF-2R 的表达显著减少，因而增加了 IGF-2 促进细胞增殖的作用。

（3）过表达细胞周期蛋白及其转录因子：细胞周期蛋白 Cyclin D1 和 Cyclin E 分别是细胞周期 G_1 期及 G_1/S 期演进的关键蛋白质，为 G_1/S 细胞周期中检验点的主要正向调控因子。Cyclin D1和 Cyclin E 蛋白的表达异常可导致细胞周期的调控失常，与肿瘤细胞的持续增殖相关。在正常肝细胞中，Cyclin D1 含量很低；在体外培养的不适宜生长条件下，明显下降乃至消失；在再生肝中则高度表达；在 HCC 中过度表达，参与 HCC 的发生、发展，并且可能是 HCC 发生中的一个早期分子事件。Cyclin E 蛋白亦在 HCC 中过度表达，而且发现在肝硬化结节和靠近 HCC 肿瘤的肝组织中也高表达，表明该蛋白的过度表达与恶性转化的肝细胞增殖相关。细胞周期调控蛋白，如Cyclin D、Cyclin E、CDK、PCNA 和 P53 等的转录均受 AP-1 调控。AP-1 是由 c-Fos 和 c-Jun 组成的异二聚体。c-Fos 和 c-Jun 表达失控和过度表达时，细胞的增殖加速，并可向肿瘤细胞转化；向细胞内注射 c-Fos 和 c-Jun 抗体和转染 c-fos/c-jun 反义核苷酸则可抑制 DNA 的合成和细胞增殖；许多细胞周期相关基因和与肿瘤发生、发展相关的基因的启动子区域均含有 AP-1 结合位点。在 HCC 可见 c-Fos/c-Jun 的表达上调；此外，c-Myc 及 Ets-1 等与增殖相关的转录因子也在 HCC中过表达。

2. 对于抑制细胞增殖的信号不敏感

TGFβ 是肝中主要的抑制细胞增殖的信号分子，在正常肝组织中，由门管区及肝窦的间质细胞表达，而肝细胞不表达，但肝细胞表面有 TGFβ 受体，由其负责与来自旁分泌的 TGFβ 相结合，并将信号传导至细胞内，通过抑制 RB 蛋白的磷酸化而抑制细胞周期的运行。肝炎、肝硬化组织中的肝细胞及肝癌细胞中 TGFβ 均高度过表达，但 TGFβ 的受体则由于其基因突变或缺失而不表达或表达很低，因此，细胞不能接受来自 TGFβ 的抑制增殖信号，细胞在增殖周期中不停地运行。

在 HCC 发生过程中，细胞周期依赖性激酶的抑制因子（cyclin-dependent kinase inhibitor，CKI），如 p16 通过缺失、点突变和启动子区甲基化而失活，$p21^{CIPI}$、$p27^{KIPI}$ 的表达也明显下降，以致细胞增殖的负调控减弱、失去平衡。

停止细胞增殖的另一条途径是走向分化。当细胞进入终末分化状态后便永久地失去了分裂增殖能力。肿瘤细胞采取各种策略避免进入终末分化状态，也是导致其不停增殖的原因之一。

3. 促进细胞增殖的信号转导异常

无论生长刺激因子或生长抑制因子都必须通过与细胞表面的相应受体相结合，并通过一定的信号转导途径将增殖信号经胞质传入细胞核，通过不同的转录因子调控各种细胞周期调节蛋白，如 cyclin A-H、Cdk 及 CKI 等的转录水平；或通过磷酸化和随之的泛素化而调节细胞周期调节蛋白的降解。即通过细胞周期调节蛋白的表达增加和 / 或降解减少而控制细胞周期的运行。肝癌与其他肿瘤相似，也存在刺激增殖的多条信号转导通路的异常活化。包括，RTK/Ras/Raf/MAPK，PI3K/Akt，HGF/Met，Integrin/FAK 等信号转导途径。*LAPTM4B*（lysosome associated protein transmembrane 4 beta）是作者实验室首先发现和克隆的肝癌驱动基因，在 85% 以上人肝癌、肺癌中表达显著上调，引起细胞增殖失控，表现为对血清的依赖性降低和在软胶中集落生成潜能增加，并显著上调 cyclin D1 and cyclin E 的表达以及 c-Myc、c-Fos/c-Jun 转录因子的表达，还可通过与 EGFR 相互作用而增强和延长能促进细胞增殖信号转导过程和诱导肿瘤细胞抵抗不利环境的保护性自噬。*LAPTM4B* 基因具有多型性，*2 基因型（在第一外显子非编码区存在 19bp 串联重复序列）与肝癌等多种肿瘤的易感性相关。

4. 具有无限复制的潜能

正常细胞的分裂复制能力有限。端粒（telomere）和端粒酶（telomerase）在这一调控机制中具有重要作用。端粒是染色体末端的特化结构，由保守序列（TTAGGG）串联重复 500～3000 次形成长 2～20kb 的 DNA 区段，细胞每分裂一次，端粒便缩短 50～100bp。端粒的作用为防止染色体末端相互黏合以维持染色体的稳定性。端粒酶由三部分组成，包括端粒模板 RNA、反转录酶及端粒酶相关蛋白。端粒酶的作用在于将缩短的端粒延长。生殖细胞中有端粒酶活性，可将每次分裂缩短的端粒长度加以恢复；而正常体细胞中的端粒酶基因关闭，因而不具端粒酶活性，每次细胞分裂中失去的端粒长度便不再恢复。至端粒缩短到一定长度后，染色体末端相互黏合，细胞便永久的脱离细胞周期，停止增殖，进入衰老状态。换言之，端粒可视为体细胞分裂的计数器。这一机制为防止体细胞的无限增殖提供了保护措施。在很多种肿瘤细胞，端粒酶基因重启表达，使每次分裂中缩短的端粒得以恢复，因而可以突破细胞衰老这道屏障而具有无限增殖的潜能和不死性。

端粒酶是在肝癌发生过程中重启表达的，并参与肝癌的进展。通过原位 RT-PCR 检测端粒酶 mRNA 的表达，发现在正常肝、慢性肝炎及肝硬化组织中，阳性信号出现在内皮细胞和浸润淋巴细胞，在肝细胞和胆管上皮细胞仅偶见。而肝癌组织中端粒酶 mRNA 的平均水平为慢性活动性肝炎和肝硬化组织的 10 倍，为正常肝的 100 倍。免疫组织化学检测结果表明，肝癌细胞核有很强的端粒酶阳性信号，而且在分化差的肝癌中，阳性细胞核最多。端粒酶的活性与表达水平相符，并随肝癌的进展而增高。端粒酶活性在 90%（143/159）HCC 为强阳性，在 23%（30/128）癌旁的慢性炎症和肝硬化组织为弱阳性。高水平表达端粒酶在分化好的 HCC 占 70%（26/37），在中分化的 HCC 占 91%（53/58），在分化差的 HCC 占 100%（22/22）。半定量端粒酶活性分析表明，在无瘤的肝硬化组织为 0.4±0.5ATU/6μg 组织蛋白质，癌旁为 4.5±7.4 ATU/6μg 组织蛋白质，<3cm 的肝癌组织为 140.6±195.9ATU/6μg 组织蛋白质，而在腺瘤样增生仅 5.5±4.5 ATU/6μg 组织蛋白质。肝癌切除术后复发最早的 HCC 患者，其端粒酶活性也最高，在 15 个月内复发的酶活性为 36.4±27.8ATU/6μg 组织蛋白质，15 个月以上复发的为 9.8±7.7ATU/6μg 组织蛋白质。综上所述，端粒酶的表达及活性与肝癌的发生、发展及预后相关。关于端粒长度的检测也提供了有意义的信息：17 例正常肝平均为

8.3±1.5kb，45 例慢性肝炎为 7.9±1.9kb，59 例肝硬化为 6.4±1.2kb，73 例肝癌为 5.3±2.4kb。肝癌的端粒虽有缩短，但很稳定，并不随 HCC 的分化程度而变化。再者，端粒的超短或完全丧失所引起染色体末端相互黏合，为染色体结构的重排提供了基础，并容易出现非整倍体。这些改变加上端粒酶的重启表达所赋予细胞的不死性可能在肿瘤（包括肝癌）的发生中有关键性作用。

5. 丧失定着依赖性生长特性

除血细胞外，正常细胞需在一定的细胞外基质上黏附和铺展（定着），才能存活和进行增殖分裂；若脱离了固相基质，就会发生凋亡，称为失巢凋亡（anoikis）。而肿瘤细胞在脱离固相基质的状态下仍可存活和增殖，这一特性有利于肿瘤细胞转移时在血液、胸水、腹水中的存活和扩增。再者，肿瘤细胞在体外培养时即使悬浮在软胶中仍可增殖，形成大的克隆。肿瘤细胞在软胶中形成克隆的这种特性与体内的成瘤性一致，因而常作为体外检测成瘤性的一种简便方法。肿瘤细胞丧失定着依赖性存活和生长特性的机制包括：活化 FAK 和 Akt 信号途径；增加、诱导保护性自噬和抗氧化物反应。

（二）逃避凋亡

凋亡（apoptosis）不同于坏死，是细胞主动进行的程序性死亡（programmed cell death）的主要方式，对于维持正常发育和机体内环境稳定都是不可或缺的。体内多余、受损和有害的细胞可通过凋亡来消除。逃避凋亡是肿瘤发生的重要因素。凋亡可在一定的生理或病理条件下发生。既可由细胞外的凋亡信号，包括促凋亡生物活性分子（如 FasL 或 TRAIL）的刺激或促存活生物活性分子（如生长因子、细胞因子与激素）的缺失而引起，统归为外源性凋亡途径；也可由细胞内的 DNA 损伤或内质网应激（ER stress）所引起，统归为线粒体参与的内源性凋亡途径。胱天蛋白酶（caspase）家族在这两条途径中都发挥关键性作用，故统称为胱天蛋白酶依赖的凋亡途径。外源性凋亡分子 FasL（Fas 配体，属于 TNF 家族）或 TRAIL（TNF 相关的诱导凋亡配体）分别作用于细胞表面的 Fas（FasL 的受体，为 TNF 受体家族的一个亚类，在其胞质段含有死亡结构域，可启动凋亡）或 TNFα 受体（TNFR-1，又称 CD95，APO-1），诱导受体三聚化，经衔接蛋白质 FADD 的介导而活化 caspase 8，再进一步活化 caspase 3，实现外源性凋亡途径诱发的凋亡。内源性凋亡途径通过促凋亡分子（BAX 或 BAK）和 MOMP（mitochondrial outer membrane permeabilization）使线粒体外膜通透性增加，释放细胞色素 C，进而激活 caspase 9。活化的 caspase 8 和 caspase 9 最终都激活 caspase 3，并由 caspase 3 执行对细胞的基因组（染色体在核小体之间断裂）、细胞器、细胞骨架及细胞膜结构的破坏，引起细胞死亡。此外，还有 AIF、Endonuclease G 和 Graezyme B 参加的 caspase- 非依赖性的凋亡途径。如果细胞的抗凋亡信号途径（如 PI3K/Akt、Ras/ERK 等）过度活化和抗凋亡蛋白质（如 Bcl-X_L、Bcl-2、TGFα）过表达，以及促凋亡信号的弱化，如抑癌蛋白 p53 的失活，结果导致存活与凋亡的平衡发生紊乱，从而逃避凋亡，以致受损的细胞继续增殖、突变，成为肿瘤发生、发展的一个重要因素。

FasL/Fas 介导的凋亡是肝中最重要的凋亡形式。免疫组织化学检测表明，正常肝中 FasL 阴性，肝细胞膜上的 Fas 也很少；92%HBV 感染肝、89%HCV 感染肝 Fas 表达阳性，并且表达水平与炎症的严重程度相关，是肝炎导致肝细胞凋亡的重要因素；在肝炎导致的肝硬化肝组织中，FasL 和 Fas 的表达高度上调。通过相邻肝细胞表面的 FasL 和 Fas 相互作用，可启动凋亡导致肝细胞"自杀"。这一机制可能参与肝炎引起的肝纤维化 / 硬化。至于 HCC 细胞，则低或不表达 Fas；无 Fas 表达的 HCC 患者与表达 Fas 者相比，肝切除后较多见肝内转移，而且术后无瘤存活期也显著缩短。此外，肝硬化或 HCC 患者血清中 sFas（可溶性 Fas）的水平比正常人者显著升高：正常对照组为 0.29ng/mL（0～4.9ng/mL），肝硬化组为 2.2ng/mL（0.24～8.4ng/mL），HCC 组为 4.1ng/mL（0.14～29.2ng/mL），且多结节的 HCC 比单结节者更高。血液中 sFas 的水平与肿瘤的发展阶段和肿瘤的荷载相关。肝癌切除后，血液中 sFas 迅速下降，一周后消失，说明 sFas 是由肝癌细胞产生的或至少是与肿瘤相关的。sFas 是缺失穿膜区的截短 Fas，通过与 FasL 结合，可竞争性抑制肝细胞表面 Fas 发出的凋亡信号。总之，HCC 细胞表面的 Fas 下调和 sFas 的产生与释放导致其逃避凋亡。此外，Fas 阴性的 HCC 无一表达 p53。指明 p53 对于调节 Fas 的表达可能有一定作用。关于 TRAIL（TNF-related apoptosis-inducing ligand）/TNFR 的研究表明，通常，TRAIL 选择性诱导各种转化的细胞发生凋亡，而对正常细胞无作用。然而，HBV 核心蛋白可通过阻遏 TRAIL receptor 2（TRAIL-R2/DR5）的表达而抑制 TRAIL 诱导的凋亡。抗凋亡的 Bcl-2 在正常肝和慢性活动性肝炎均无表达，在 45% 硬化肝组织呈局灶性表达，在 7%HCC 中表达；但在 TACE（transcatheter chemoembolization）处理的 HCC，Bcl-2 的表达率上升为 58%。可能 TACE 所造成的氧化应激促进了 Bcl-2 的表达。再者，HBV 可通过 TNFα 活化转录因子 NF-κB，增强其靶基因 TGFα、Bcl-X_L 和 XiAP 的表达。前者促进癌前肝细胞的存活；后者抑制 caspase 活性而抵抗凋亡。NF-κB 还可抑制 c-Myc 诱导的凋亡。此外，肝癌细胞的上皮间质变迁也可引起促凋亡分子表达的下调而抵抗凋亡。

一些物理因素（如辐射、高热、冷冻）以及化学因素和生物分子也可引起凋亡，在适当的条件下成为治疗肿瘤的手段。

（三）异常分化

各种成体组织中的细胞，除干细胞为未分化的细胞外，均为已分化的细胞，具有独特的形态、结构与功能。细胞分化过程是细胞由同一逐渐走向差别的过程，是有序的基因差异表达的结果，即基因程序性开启与关闭的过程。肝癌在发展过程中不断地发生去分化（dedifferentiation），并积累异常的分化。因而肝癌细胞，像其他肿瘤细胞一样，虽有去分化的表型，但并非简单地去分化，还有异常分化，即细胞分化的调节异常。例如，肝癌细胞不仅仅是重新表达了在分化的肝细胞已停止表达的胎儿甲种蛋白 AFP 基因，而且还高度表达基质金属蛋白酶（MMP-2 和 MMP-9）、端粒酶等基因。AFP 具有免疫抑制作用和促进细胞增殖的作用；MMP 则参与肝癌细胞的侵袭和转移。端粒酶使细胞获得无限增殖的能力。此外，癌细胞分化特征的紊乱还包括同工酶谱的改变及生成异位激素等，例如，有些肝癌、肺癌、胃癌及纵隔畸胎瘤可生成 HCG 样激素；有的肝癌、卵巢癌、甲状腺癌、甲状旁腺癌等可合成 ACTH 样激素；肝癌、乳腺癌、食管癌、前列腺癌、胰腺癌及腮腺癌等可合成 MSH 样激素。此外，近年发现负责决定肝细胞分化表型的 HNF（hepatocyte-enriched nuclear factors）的表达在肝癌出现异常。HNF 1-6 及 C/EBP 是一族转录因子。HNF-1、HNF-3、HNF-4、HNF-6 及 C/EBP 均在肝中表达。在 HCC 中，HNF1α/HNF1β 的比值随分化程度的降低而明显减小，变化范围为 100～0.1。在 2 例 grade I HCC 中，HNF1α/HNF1β mRNA 比值为 100，4 例 grade I～II HCC 为 10，16 例全部为 grade II 的 HCC 为 1.0，12 例以 grade III 为主的 HCC 为 0.1，3 例以 grade IV 为主的 HCC 为 0.01。这表明肝癌中 HNF1α/HNF1β 表达的比值与肿瘤的分化程度相关。NHFα 在肝癌与癌旁组织的表达也有明显差异。例如，在 12 例 grade I 肝癌/癌旁组织为 1.9±0.43，在 8 例 grade II 肝癌/癌旁组织为 0.66±0.29，在 6 例 grade III 肝癌/癌旁组织为 0.41±0.20，在 2 例 grade IV 肝癌/癌旁组织为 0.18±0.12。总之，分化程度越高，表达 HNFα 越高，分化程度越低，表达 HNFβ 越高。

细胞的分化与增殖相互制约。只有撤出细胞周期的细胞，即 G_0 态细胞，才能进行分化。肿瘤细胞的不断增殖阻止了细胞的分化。

胚胎组织可以自发地按程序进行分化，癌细胞则不能。然而某些癌细胞可被诱导分化，不过在去除分化诱导剂之后往往又重现恶性表型，说明未能诱导至终末分化。常用的分化诱导剂包括维甲酸类药物、cAMP类似物、DMSO、丁酸钠及佛波酯等。维甲酸类药物在血癌的治疗中具有明显的作用；对于肝癌等实体瘤的作用有一些实验研究，效果还不十分确定。

（四）侵袭、转移

90%以上肿瘤患者的死亡归因于肿瘤的播散和转移。肿瘤转移系由肿瘤细胞的侵袭、转移性所致。近期的研究证明，唯肿瘤干细胞具有形成转移瘤的能力。而原发瘤的非肿瘤干细胞也可能播散、浸润靶器官，并在那里休眠，待其从微环境获得一套诱导信号后，可转变为肿瘤干细胞，并被活化，形成转移灶。可见，肿瘤细胞的微环境在肿瘤转移中发挥着推波助澜作用。肿瘤细胞从微环境中获得左右其行为的各种信号，包括促进增殖、逃避生长抑制、抵抗凋亡、血管生成、活跃迁移、改造能量代谢和逃避免疫防御等。这些信号来自于肿瘤间质细胞（星形细胞、成纤维细胞）、内皮细胞和免疫细胞释放的生长因子、细胞因子以及细胞外基质。最终使来自于上皮细胞的癌细胞突破自身的基膜（basement membrane）而侵犯相邻的正常组织或器官，并可侵入脉管（淋巴管或血管），而转移到淋巴结或远方组织。

1. 癌细胞的转移过程

癌细胞的转移是一个复杂的、多步骤的级联过程。它包括：

（1）由于癌细胞之间的相互黏合减弱，细胞连接松散，导致癌细胞从瘤体脱落。

（2）癌细胞破坏并穿过自身基膜，侵袭基膜下结缔组织。

（3）穿入脉管（血管或淋巴管）进入血液循环或淋巴系统，并在其中存活。

（4）形成瘤栓停滞于小脉管。

（5）黏附于脉管内皮细胞，分泌蛋白酶水解内皮下基膜，迁移并穿出脉管。

（6）在远处组织、器官中驻留、增殖，长入新的血管，形成转移瘤。

2. 癌转移过程中的细胞识别与相互作用

癌细胞转移过程虽然十分复杂，实质上是以细胞识别为基础的细胞 - 细胞之间及细胞 - 细胞外基质之间相互作用的一系列过程。包括：

（1）癌细胞 - 癌细胞相互作用：在瘤组织中，癌细胞间的相互黏合与细胞连接减弱以致癌细胞从瘤组织脱落；而在血液循环中，癌细胞又通过凝集素等而相互凝集，形成瘤栓。瘤栓的形成保护血液循环中的癌细胞免受剪切力的损伤和免疫细胞的杀伤。

（2）癌细胞 - 宿主细胞相互作用：癌细胞与血小板、白细胞相互作用共同形成瘤栓；游离的癌细胞及癌栓与内皮细胞的相互作用是癌细胞出脉管的关键。

（3）癌细胞 - 细胞外基质（基膜等）相互作用：癌细胞通过与细胞外基质相互作用而侵袭正常组织基质以及穿入和穿出脉管。一个癌细胞在转移过程中至少需三次穿过基膜。

3. 转移性癌细胞的特征

（1）迁移性：在成体组织中，大多数正常细胞不具有迁移性；活跃迁移的正常细胞主要是中性粒细胞、巨噬细胞和小肠黏膜上皮细胞等。而恶性肿瘤细胞，特别是高转移癌细胞具有很强的迁移性。在体外培养时，正常细胞彼此接触时即停止迁移，称为迁移的接触抑制，因而呈单层生长；而癌细胞丧失了迁移的接触抑制，故呈多层重叠生长。

（2）分泌各种水解酶：肿瘤细胞产生并分泌多种水解酶，包括各种蛋白水解酶，如各种基质金属蛋白酶（MMP）及糖苷酶等。这些水解酶可破坏细胞外基质，为癌细胞侵袭与转移开辟通道。癌细胞在大量分泌MMP的同时，还产生并分泌蛋白酶抑制物，如TIMP，以致MMP/TIMP平衡失调。此外，在癌细胞表面，尤其是癌细胞的前缘，存在蛋白酶受体，可将蛋白酶结合并浓缩在癌细胞表面，这样在癌细胞迁移前沿集聚的蛋白酶便可使癌细胞走到哪里破坏到哪里。

（3）黏附与去黏附交替：在肿瘤细胞转移过程中，始终伴随着细胞脱落与聚合、黏附与去黏附。肿瘤细胞之间的黏合减弱，"连接"（junction）结构松散，以致肿瘤细胞从瘤体脱落而游离是侵袭转移的第一步。而当肿瘤细胞进入血管后，又相互聚合，形成瘤栓。脱落与聚合是由不同的分子介导的：前者系由于细胞表面负责黏合的 E 钙黏着蛋白的减少；后者则由于血液中半乳糖凝集素（galectin）的增多，它可作为介质识别和结合肿瘤细胞表面的半乳糖，并引起凝集，形成瘤栓。再者，肿瘤细胞的黏附与去黏附参与肿瘤转移的多个环节。例如，细胞在增殖过程中需要在一定的基质上黏附，以利 DNA、RNA 与蛋白质的合成，从而进入增殖周期；而在细胞增殖周期的 M 期，细胞又要去黏附，亦即细胞从在基质上铺展的扁平状态进入疏松黏附的球形状态（round up）。再如，细胞在迁移时，如同人类行走时的落脚与抬脚，也要发生黏附与去黏附，二者交替进行才能完成迁移过程。另外，在肿瘤细胞进出脉管穿过管壁时，均需与基膜或一定的细胞外基质成分发生黏附；甚至肿瘤细胞在侵袭脉管和组织时所需的各种蛋白水解酶的合成与分泌也依赖于与一定细胞外基质成分的黏附。肿瘤细胞出脉管时首先要黏附于内皮细胞，而穿过基膜时又要去黏附。即使在宿主防御反应中抗原的呈递及免疫效应细胞对肿瘤细胞的杀伤也同样需要细胞间的识别与黏附。所有上述与肿瘤细胞侵袭转移相关的步骤都与细胞黏附与去黏附相关，并涉及多种细胞黏附分子及其所介导的信号转导过程。这是一个非常精细、复杂的调节网络。肿瘤细胞表现的侵袭、转移行为正是细胞黏附分子的表达发生时空上的差错，或是其功能变异，或者是信号的联网与调控机制发生紊乱的结果。

4. 参与侵袭和转移的分子

参与肿瘤转移的分子众多，包括细胞黏附分子、蛋白水解酶及其抑制物、细胞外基质分子及其受体、细胞骨架蛋白等几大类。

1）细胞黏附分子（cell adhesin molecule，CAM）：各种 CAM 皆为细胞表面的跨膜糖蛋白，由较长的胞外区、疏水的穿（跨）膜区及较短的胞质区构成。胞外区与同种或异种 CAM 相结合，胞质区与细胞骨架成分相结合或与信号转导途径相联系，从而介导细胞-细胞之间及细胞-细胞外基质之间的黏合与黏附，并产生一定的生物学效应。近年已发现百余种 CAM，可大致归为五大家族。

（1）钙黏着蛋白（cadherin）族：与癌转移相关的主要是 E 钙黏着蛋白，它在所有正常上皮细胞中都有表达。E 钙黏着蛋白存在于各种"黏合连接"处，介导上皮细胞间的黏合，是"黏合连接"的主要成分。钙黏着蛋白介导同种上皮细胞表面同种分子间的识别与结合，对保持上皮细胞的分化表型及上皮板的完整性具有重要作用。肿瘤细胞常出现 E 钙黏着蛋白表达下调或功能障碍，以致癌细胞易从瘤体脱落而游离，成为侵袭与转移的前提。治疗乳腺癌及晚期肿瘤的他莫昔芬（tamoxifen）可以恢复 E 钙黏着蛋白的表达并抑制肿瘤侵袭表型，因而具有抗肿瘤转移作用。

（2）整联蛋白或称整合素（integrin）：整联蛋白介导细胞-细胞及细胞-细胞外基质之间的相互作用，是由 α、β 两种亚单位构成的异二聚体。整合素与细胞骨架及一定的信号转导途径相联系，参与细胞迁移、增殖、分化及凋亡的调节。正常成熟肝细胞表达的整联蛋白与多数上皮细胞显著不同：$\alpha_2\beta_1$、$\alpha_3\beta_1$、$\alpha_6\beta_1$ 和 $\alpha_6\beta_4$ 均未能检测到表达；$\alpha_1\beta_1$、$\alpha_5\beta_1$ 和 $\alpha_9\beta_1$ 低表达。而在癌变的早期即出现 $\alpha_6\beta_1$（层粘连蛋白的单特异性受体）的表达，在肝癌进展过程中进一步增强，并与癌细胞的转移潜能正相关。以抗 α_6 抗体处理或者抑制 α_6 基因的表达或消除 α_6 的功能均可使癌细胞的转移潜能降低。至于肿瘤细胞表面的 $\alpha_5\beta_1$ 整联蛋白（纤粘连蛋白的单特异性受体）常常减少或缺失；其表达一般与癌细胞的转移潜能负相关。而转移性癌细胞却往往增加纤连蛋白的表达。此外，$\alpha_v\beta_3$ 的表达多与癌细胞的转移潜能正相关。肿瘤细胞表面的 $\alpha_4\beta_1$（VLA-4）是脉管内皮细胞表面的属于免疫球蛋白超家族的细胞黏附分子 VCAM 的配体，参与肿瘤细胞出脉管过程。

（3）选凝蛋白或称选择素（selectin）：选凝蛋白有三种成员：①L- 选凝蛋白：存在于各种白细胞表面，为淋巴细胞归巢受体；②P- 选凝蛋白：存在于血小板及内皮细胞的储存颗粒，持续表达，细胞活化后迅速转运至细胞表面，并可维持数小时；③E- 选凝蛋白：存在于内皮细胞，细胞活化后从头合成并转运至细胞表面，可维持 1～2 天。选凝蛋白分子的 N 端（胞外域）具有 C 型凝集素样结构域，可识别与结合 sLe^x 或 sLe^a 糖抗原。多种癌细胞表面具有丰富的 sLe^x 或 sLe^a 糖抗原。同时，癌细胞也可活化内皮细胞，使 P- 选凝蛋白及 E- 选凝蛋白在内皮细胞表面高表达。选凝蛋白是进入血液循环中的癌细胞出脉管所必需的。

（4）免疫球蛋白超家族（Ig-superfamily，Ig-SF）：免疫球蛋白超家族包括含有免疫球蛋白特有结构域的多种分子，其中包括细胞黏附分子。I-CAM（intercellular cell adhesion molecule）在 TNFα 及 IL-1 活化的内皮细胞表达，其配体为血循环中白细胞表面的 β_2 整合素，如 $\alpha L\beta_2$（CD11a/CD18）、$\alpha_M\beta_2$（CD11b/CD18）及 $\alpha_X\beta_2$（CD11c/CD18）。HCC 患者血清中 I-CAM 的水平与轻型肝病及肝硬化患者相比有所升高。此外，V-CAM（vascular cell adhesion molecule）也在活化的内皮细胞表达；其配体为 $\alpha_4\beta_1$ 整合素（VLA-4），在白细胞及一些肿瘤细胞表达，参与肿瘤细胞转移中癌栓的形成。PE-CAM 在血小板、单核细胞、中性粒细胞、内皮细胞及多数免疫细胞表达。其配体为与肿瘤进展相关的 $\alpha_v\beta_3$。这些免疫球蛋白超家族的黏附分子都参与肿瘤细胞的出脉管过程。

（5）CD44：是透明质酸黏素（hyaladherin）家族对成员。CD44 基因有 20 个外显子。因拼接不同而形成多种同型分子。其表达产物均为跨膜糖蛋白，N 端可与透明质酸相结合，为透明质酸的受体。CD44s 是由 10 个恒定表达外显子编码的表达产物，为白细胞中 CD44 的主要存在形式，并在淋巴细胞归巢中发挥重要作用。CD44v 为另 10 个非恒定表达的外显子以不同组合拼接编码的各种表达产物。这 10 个可变外显子的任何一个均可插入 CD44 基因的胞外编码区。肿瘤细胞表达的 CD44 不但可有数量的增高，而且常有各种不同拼接的 CD44v 出现，并被认为参与肿瘤细胞的侵袭与转移。一般认为 CD44 主要与淋巴结转移相关。CD44v6 在侵犯肝内血管的 HCC 中可见表达；而在无脉管侵袭的 HCC 中少有表达。近年发现活化的 T 淋巴细胞也表达 CD44v。肿瘤细胞所表达的 CD44v 或许模仿活化的 T 淋巴细胞而进入淋巴结。此外，CD44 作为透明质酸的受体有助于肿瘤细胞在透明质酸基质上的黏附及其所启动的信号转导，从而促进肿瘤细胞的植入、迁移及增殖。

2）蛋白水解酶：肿瘤细胞需要蛋白水解酶为其侵袭和转移"开道"，亦即破坏细胞外基质，尤其是基膜。参加肿瘤细胞侵袭与转移的蛋白水解酶主要有三类：

（1）基质金属蛋白酶（matrix metalloproteinase，MMP）：MMP 是一族依赖于 Zn^{2+} 的内肽酶，具有广泛的活性。迄今已发现 16 种成员，可分为以下亚型（表 1-2-6）。

表 1-2-6　基质金属蛋白酶的主要亚型及特性

亚型	系统名	分子质量 /kD	分泌形式	主要作用物
胶原酶类				
基质胶原酶	MMP1	52，57	酶原	纤维形胶原（Ⅲ型＞Ⅰ型）
粒细胞胶原酶	MMP8	75	酶原	纤维形胶原（Ⅰ型＞Ⅲ型）
胶原酶 -3	MMP13	54	酶原	纤维形胶原

续表

亚型	系统名	分子质量/kD	分泌形式	主要作用物
明胶酶类				
明胶酶 A	MMP2	72	酶原	明胶，Ⅳ、Ⅴ型胶原，纤连蛋白
明胶酶 B	MMP9	92	酶原	明胶，Ⅳ、Ⅴ型胶原
基质溶酶类				
基质溶酶 1	MMP3	52，58	酶原	层粘连蛋白，纤连蛋白
基质溶酶 2	MMP10	58	酶原	层粘连蛋白，纤连蛋白
基质溶酶 3	MMP11	29	活性酶	α₁ 抗胰蛋白酶
间质溶酶	MMP7	28	酶原	层粘连蛋白，纤连蛋白
弹性蛋白酶	MMP12	53		弹性蛋白
MT-MMPs（膜型基质金属蛋白酶）				
MT-MMP1	MMP14	66	跨膜酶	明胶酶原 A，纤维形胶原
MT-MMP2	MMP15	76	跨膜酶	明胶酶原 A，纤维形胶原
MT-MMP3	MMP16	70	跨膜酶	明胶酶原 A
MT-MMP4	MMP17	未知	跨膜	未知

　　MMP 的活化与抑制：MMP 的活性在体内受到多种调节。主要包括转录水平的调节、酶原的活化和抑制物的拮抗。各种 MMP 多以酶原的形式分泌，主要通过纤维蛋白溶酶（纤溶酶，plasmin）的作用去掉酶原分子 N 端一段序列而被活化。纤维蛋白溶酶也是以酶原的形式生成并分泌的。激活纤维蛋白溶酶原（plasminogen）的是纤维蛋白溶酶原活化因子（plasminogen activitor，PA）。MMP 活性可被组织金属蛋白酶抑制物（tissue inhibitor of metalloproteinase，TIMP 1，2，3）抑制。迄今已发现的四种 TIMP 广泛存在于各种组织，可与活化的 MMP 以 1∶1 的比例结合，形成无活性的复合物，从而调节 MMP 的活性。此外，MT-MMP 1-3 及基质溶酶也可结合并激活明胶酶 A。MMP 及 TIMP 的表达均受细胞因子及生长因子（βFGF 及 TGF-β）等调节。因此，在正常生理情况下，MMP 的活性是在严密的控制之下的。在恶性肿瘤中，正常调节机制紊乱，MMP/TIMP 失调，MMPs 过表达或 TIMP 相对低表达，导致组织的破坏为肿瘤细胞的侵袭开辟通道。在慢性炎症肝中的炎性细胞高表达 MMP，并在慢性肝炎和肝硬化的基质重建中发挥重要作用。在 HCC 细胞中，也高水平表达 MMP：据报道可在 70%（16/23）HCC 检测到 MMP-9 的基因转录；在 90%（15/16）HCC 中，MMP-9 蛋白的含量要比配对非癌肝组织高。MMP-2 在 78%（18/23）HCC 中可检测到；44%（8/18）HCC 要比配对非癌肝组织含量高。MMP-9 和 MMP-2 在发生包膜侵袭的 HCC 中明显高表达。在侵犯门静脉的 HCC 患者血浆中，MMP-9 的水平明显升高，平均为 79ng/mL；而无门静脉侵犯的 HCC 患者为 44ng/mL；100 例 HCC 的平均值为 62ng/mL，21 例慢性肝炎者为 28ng/mL，24 例无癌肝硬化者为 35ng/mL。TIMP-1 和 TIMP-2 在 HCC 组织中的水平也高于配对非癌肝组织，并趋于与 MMP 平行。其表达水平与 HCC 的分级及大小不相关。

　　（2）丝氨酸蛋白酶：为一类以丝氨酸为必要基团的蛋白酶。纤维蛋白溶酶原活化因子属于此类，其作用为活化纤维蛋白溶酶原。主要包括尿激酶型纤维蛋白溶酶原活化因子（uPA）及组织纤维蛋白溶酶原活化因子（tPA）。肿瘤组织中纤溶酶原活化因子的表达水平升高，并与肿瘤细胞的转移潜能正相关。HCC 及癌旁组织中 uPA、uPA 受体及 tPA 的表达水平均比无癌的慢性肝炎和肝硬化者为高。uPA 及 uPA 受体在 HCC 的表达比癌旁组织为高。侵犯血管的 HCC 中有 88%

（14/16）表达 uPA 受体；而无血管侵犯的只有 53%（8/15）表达之。慢性肝炎、肝硬化及 HCC 患者血浆中 uPA 的水平均有增加，表明其参与基质的重建。

（3）巯基酶（半胱氨酸蛋白酶，cysteine proteases）： 为一类需要半胱氨酸残基提供巯基的蛋白酶，包括组织蛋白酶 B、L 和 D（cathepsin B，L and D）。

3）细胞外基质成分：细胞外基质（ECM），特别是肿瘤细胞固有基膜，在肿瘤细胞侵袭的开始阶段首先发生降解、破坏；随之发生 ECM 成分的重排并刺激肿瘤细胞及基质细胞大量产生某些 ECM 成分，例如层粘连蛋白（LN）。LN 及其肿瘤细胞表面受体，如 α6β1 整合素，与肝癌细胞的转移潜能正相关。当通过各种途径，如抗体封阻、糖肽抑制及表达下调等，抑制癌细胞与层粘连蛋白的相互作用可以抑制癌细胞转移。后者又可进一步增强肿瘤细胞的恶性表型，如增殖、迁移、分泌 MMP 及侵袭。TGFβ 及其受体 TGFβ-R 在调节 ECM 代谢上有重要作用。

在分化好的 HCC 组织的 ECM 中，Ⅳ型胶原、纤连蛋白及 tanascin 的含量均有增多；而分化不良的 HCC 组织中 ECM 成分大多减少。但 perlecan 及 syndecan-1 的表达增加。Perlecan 主要在 HCC 的毛细血管周间隙；而 syndecan-1 在肝癌细胞的分布则由质膜基侧改变为胞质及核中，并呈蜂窝状。

LN 及其受体在 HCC 转移中发挥重要的作用：在化学诱导的大鼠肝癌和人类肝癌组织的肝小叶，均见 LN 增加；而在正常成年肝中，LN 主要定位于门管区，在窦周间隙仅有少量散在。同时，对 LN 单特异性的整合素族受体 α6β1 在正常肝细胞中也无表达。而 HCC 细胞表面的 LN 受体则表达上调，主要是 α6β1 整合素以及 67kD 高亲和性受体。在癌细胞出脉管时，α6β1 介导癌细胞与内皮之间的黏附。而且肝癌组织中 LN 及其受体表达的程度与肝癌细胞的增殖速度和转移潜能呈正相关，而与患者的预后呈负相关。我们的研究证明，抑制肝癌细胞与 LN 的相互作用可以抑制肝癌细胞的增殖以及侵袭、转移潜能。无论用 LN 糖肽或针对 α6 胞外域的单克隆抗体来阻断肝癌细胞与 LN 的相互作用，或者通过基因操作来下调细胞表面 α6β1 受体的含量以削弱肝癌细胞与 LN 的相互作用，结果均可使肝癌细胞系 BEL7402 细胞的增殖减慢、AFP 分泌下降、基质金属蛋白酶 MMP-2 和 MMP-9 的分泌明显减少、细胞迁移和侵袭减弱。此外，与 α6β1 不同，α5β1（纤连蛋白的单特异性受体）在分化不良的 HCC 中表达下调，并由分布于质膜改变为弥散在胞质中。在高转移 HCC 中完全检测不到 α5β1。可见，HCC 的恶性程度越高，α5β1 的表达越少。

4）转移相关基因：近年通过差异表达技术，发现并克隆了众多在高或低转移潜能癌细胞升高或降低表达的转移相关基因，但很多尚且不明其功能或作用机制。以下介绍几种：

nm23 基因被认为是一种转移抑制基因，其编码产物为 17kD 蛋白质，与二磷酸核苷酸激酶（nucleoside diphosphate kinase，NDP 激酶）高度同源。NDP 激酶参与微管的组装与去组装以及 G 蛋白介导的信号转导。通过免疫组织化学技术检测，发现 nm23 蛋白在具有肝内或远处转移的肝癌组织中的着染比没有转移者弱。还有人发现，nm23-H1（而非 nm23-H2）mRNA 和蛋白质的表达与肝内转移的频率成负相关。但也有些资料与此相反，在 13 例单个肝内 HCC，7 例具有肝内卫星结节和 7 例具有肝外转移的 HCC 组织中未发现 nm23-H1 蛋白的表达水平有什么不同，因此 nm23-H1 的表达不能作为肝内转移和远处转移的可靠指标。

N 乙酰氨基葡萄糖基转移酶 V 是催化 N 连接复杂型糖链第四天线生成的关键酶。这种天线结构存在于高转移潜能的癌细胞。在高转移肝癌细胞和组织中，此酶活性增高；以此酶 cDNA 转染肝癌细胞可增强其转移潜能，因而认为编码此酶的基因为转移抑制基因。

骨桥蛋白参见本节微环境中的论述。

（五）维持血管生成

肝癌是血管最丰富的实体肿瘤之一。大量临床和实验室的资料表明，血管生成对肝癌的生长、转移和预后具有关键性作用，也是肝癌治疗的一个靶标。无血管长入的肿瘤很少能长到 $2\sim3mm^2$ 以上；一旦血管长入肿瘤，肿瘤便迅速进展，可使早期的、高分化的、没有发达血管的很小的肝癌逐渐演变成中或低分化的、有丰富血管的大肝癌。即便是小于 2cm 的小肝癌一般也比周围的非癌肝组织的脉管更为丰富。小的分化好的肝癌在瘤组织中保留着门管区，主要从门静脉获得血液供应，动脉并不很发达，通过血管造影难以检测到；而逐渐增大的分化不良的肝癌会有很发达的动脉样血管，并以微血管密度（microvessel density，MVD）高为特征。MVD 与肝癌的大小、分化程度及肝切除术后的无瘤存活期相关，是一个有意义的预后因子。在小肝癌的发展过程中，肝癌组织的门脉血供逐渐减少而动脉血供逐渐增加，即肝癌的血液供给动脉化。因此，肝动脉栓塞对于动脉血供丰富的肝癌是一种有效治疗手段。肝癌组织的肝窦结构也与正常肝组织不同，而与硬化肝组织相似，并非以有窗的内皮细胞包绕，而变成由连续的内皮细胞包绕形成具有基（底）膜的毛细血管结构，即窦间隙毛细血管化（sinusoidal capillarization）。此外，在肿瘤毛细血管可表达 ABH 血型抗原、Ulex europaeus 凝集素、von Willebrand 相关抗原、CD31、CD34 和 CD105 等抗原，而癌旁肝组织中的内皮细胞并不表达这些抗原。CD34 是肝癌脉管的重要标志物，其表达与肝癌的分化程度以及通过 CT- 动脉造影所反映的相对动脉血流相符。综上所述，血液供给的动脉化和窦间隙的毛细血管化是肝癌血管不同于正常肝组织的两大特征。肝癌组织血液供给和血管结构的这两个特点是形成"大多数早期的小肝癌进展缓慢，少有转移；而晚期肝癌则进展迅猛，转移性很强"的重要外在因素，其内在决定因素自然是癌细胞自身的基因型和表（现）型。

肿瘤组织中脉管结构的形成有三种机制：①从肿瘤周围宿主组织的脉管网生成新的微血管，称为血管生成（angiogenesis）；②从骨髓来的内皮祖细胞或由肿瘤干细胞（cancer stem cell，CSC）横向分化而来的肿瘤内皮祖细胞形成肿瘤的新生脉管，称为血管发生（vasculogenesis）；③从肿瘤干细胞形成模拟脉管，称为血管生成拟态（vasculogenic mimicry，VM）。

CSC 又可通过三种机制在肿瘤血管形成中发挥关键性作用（彩图 1-2-9）：①通过释放多种血管生成因子，如 VEGF、IL-8、SDF-1、CXCL-12（趋化因子）及其受体 CXCR4 等促进内皮祖细胞和内皮细胞形成新血管；②横向分化为肿瘤内皮祖细胞，然后分化为肿瘤内皮细胞；③模仿内皮细胞形成管状结构，即由 CSC 形成管腔的壁细胞，并与肿瘤组织的新生小血管相连，为肿瘤提供营养和氧。在高侵袭性的肝癌细胞系和肝癌组织中也同样可见模拟脉管，而且与肝癌的低分化、高复发、血行转移和患者存活期短相关，是一个 HCC 的预后因子。再者，肿瘤的脉管"龛"（vascular niche），即内皮细胞的微环境，对维持 CSC 的存活及其干细胞本性是有贡献的；而且脉管"龛"也是异质性的，在不同肝癌有所不同。因此，以 CSC、血管生成以及脉管龛为靶标的个体化联合治疗对于肝癌的治愈是至关重要的。

血管的生成是多种因子参与的复杂过程，受到血管生成刺激因子和抑制因子的双重调节。正常的血管生成是以血管生成刺激因子和抑制因子的平衡来维持的。当血管生成刺激因子上调，而血管生成抑制因子下调时，便可启动血管生成。氧张力、代谢应激、机械应激、炎症反应及基因表达的改变等都可成为改变血管生成刺激因子和抑制因子平衡的信号。血管生成刺激因子包括脉管内皮细胞生长因子（vascular endothelial growth factor，VEGF）、血管生成素（angiopoietin）、βFGF、PDGF、EGF、HGF、TGF-α、TGF-β、insulin-like growth factor Ⅱ（IGF Ⅱ）、IL-4 和 IL-8 等；这些生长因子和细胞因子通过 RAF/MEK/ERK 和 PI3K/Akt/mTOR 等信号途径诱导血管生成。血管生成抑制因子（抗血管生成因子）包括内皮细胞抑制素（endostatin）、血管抑制素（angiostatin）、血小板反应素（thrombospondin）1、IL-12 及干扰素 α/β 等。肝癌组织的血管生成刺激因子和抑制因子的平衡发生紊乱，由肝癌细胞和内皮细胞分泌过量的血管生成刺激因子。肝癌组织中的 VEGF、血管生成素和 PDGF 等表达上调，患者血清中的水平亦见升高。目前对

VEGF和血管生成素在肿瘤（包括肝癌）血管生成中的作用了解较多。下面分别介绍几种主要的血管生成刺激因子和抑制因子。

1. 血管生成刺激因子

1）VEGF家族有6个成员：VEGF-A、VEGF-B、VEGF-C、VEGF-D、VEGF-E及胎盘生长因子（placenta growth factor）。它们可与3个已知的受体酪氨酸激酶（VEGFR-1/Flt-1，VEGFR-2/KDR/Flk-1和VEGFR/Flt-4）结合。VEGFR-1和VEGFR-2存在于脉管内皮，而VEGFR-3主要局限于淋巴管内皮。肝癌细胞也表达VEGFR，VEGF可诱导内皮细胞的增殖和迁移。VEGF的表达受多种机制的调节，其中氧张力发挥重要作用。某些细胞因子和生长因子，例如，EGF、TGF-β或IL-1，均可显著诱导VEGF表达。还有一些特异的转化事件也诱导VEGF基因的表达，例如，$p53$或von Hippel-Lindau肿瘤抑制基因的抑制和癌基因的突变或ras癌基因的扩增都可以导致VEGF的表达上调。肝癌细胞表达VEGF和VEGFR，其表达水平的升高与肝癌的低分化、快速增殖和门静脉癌栓相关。此外，肝癌细胞产生的VEGF还可引起肿瘤细胞以及肿瘤周围正常肝实质细胞间紧密连接的破坏，从而具有非依赖于血管生成的促进侵袭作用。再者，被视为肝癌癌前病变的纤维化肝组织也过表达VEGF。有人认为VEGF的过表达和肝脉管的紊乱与肝癌的发生和复发有关。来自于肿瘤细胞的VEGF通过肿瘤细胞和内皮细胞表达的VEGF受体直接促进肿瘤细胞的增殖（自分泌功能）和血管的生成（旁分泌功能）。

2）血管生成素家族是另一族促进血管生成的分子，该家族有4个成员——血管生成素1~4，分别在血管生成过程中具有不同的功能。血管生成素1和血管生成素2在肝癌细胞、肝星形细胞和平滑肌细胞均有表达。不过血管生成素1主要在正常肝表达，而血管生成素2在肝癌表达；血管生成素2/血管生成素1的比值与肝癌的临床病理参数相关，比值高的患者肝癌切除手术后的无瘤存活期和总存活期均较短。其受体Tie2在内皮细胞、肝星形细胞和平滑肌细胞表达，提示肿瘤血管生成是由多种类型细胞参与的。血管生成素1为内皮细胞提供存活信号，并召集平滑肌细胞形成成熟的血管。血管生成素2可增强细胞对VEGF的敏感性。所有四种血管生成素都可与Tie2受体相结合，而与Tie1结合的配体尚不明了。血管生成素1在成年组织广泛表达，作用为调节Tie2的酪氨酸磷酸化，通过介导内皮细胞与其周围的平滑肌细胞的相互作用而加强发育中的脉管的稳定性；血管生成素2仅在脉管重建部位（如女性生殖道和肿瘤组织）被诱导而表达，是Tie2的天然拮抗物，阻断Tie2的磷酸化，使脉管的稳定性降低。因而血管生成素的功能与VEGF不同，并不诱导脉管内皮细胞的增殖、迁移及管形成，而是参与脉管的出芽。在正常肝细胞中表达血管生成素1，而在分化较低的高密度血管型人肝癌组织中则过表达血管生成素2。在小鼠肿瘤模型中，血管生成素2的过表达可引起肿瘤加速生长和广泛出血。这些资料表明，血管生成素1和血管生成素2在表达上的可逆转换在肝癌去分化过程中发挥重要作用。

缺氧不影响血管生成素2的表达，却可升高IGFⅡ的表达，上调VEGF对肝癌的血管生成有一定作用。

2. 血管生成抑制因子

1）内皮细胞抑制素和血管抑制素是基膜胶原的降解产物，可以抑制血管内皮细胞的增殖、迁移以及肿瘤的生长，因而具有重要的医学价值。研究较多的是内皮细胞抑制素。内皮细胞抑制素来自于XVIII胶原的C端非胶原样结构域（NC1），分子质量22kD，含185氨基酸残基，其N端可与Zn^{2+}结合。内皮细胞抑制素可通过与人内皮细胞表面的整联蛋白α_5及α_v相结合而发挥其效应，促进内皮细胞的存活及迁移；而可溶性的内皮细胞抑制素则作用相反，可抑制依赖于整合素的内皮细胞存活及迁移。向体内输入内皮细胞抑制素可使荷瘤小鼠的肿瘤显著缩小，甚至肉眼都看不见，只能在显微镜下找到肿瘤细胞，因而内皮细胞抑制素具有令人鼓舞的抗肿瘤作用。然而，停止给予内皮细胞抑制素，则肿瘤再度长大；再给予内皮细胞抑制素，肿瘤还可缩小。这与化学抗癌药不同。组织缺氧时，内皮细胞抑制素的表达下调，生成减少。这对于缺氧驱动下的血管生成有积极的作用。多种蛋白水解酶，如基质金属蛋白酶（matrix metalloproteinase，MMP）、组织蛋白酶（cathepsin）、弹性蛋白酶（elastase）及基质溶解素（matrilysin）等均可使各种基膜胶原降解而释放抗血管生成因子。

2）血小板应答蛋白（thrombospondin）1是脉管生成的重要抑制物，其mRNA水平在血管丰富的肝癌显著高于血管不发达的胆囊癌。

肝癌组织中参与血管生成的细胞包括肝癌细胞、肝癌干细胞、内皮细胞、肝星形细胞以及来自骨髓的内皮祖细胞（endothelial progenitor cell）和血管生成细胞（hemangiocyte）。后者是一种新近鉴定的Flt-1（VEGFR-1）和CXCR4阳性的祖细胞，肝癌细胞分泌的VEGF可能对血液循环中来自骨髓的血管生成细胞具有招募功能，使之到达肝癌组织，参与血管生成。内皮细胞表达VEGFR、Tie-2、EGFR和PDGFR。肝星形细胞也表达VEGFR和Tie-2，因而肝癌细胞分泌的血管生成因子对肝星形细胞可以发挥功能。体外实验表明，肝星形细胞可直接被肝癌细胞活化，其活化依赖于PDGF和PDFGR。

由于新生脉管的形成对肿瘤的生长和转移都是至关重要的，二十余年来人们一直致力于通过抑制脉管形成来控制肿瘤，包括肝癌。用针对VEGF/VEGFR途径的单克隆抗体、重组蛋白、多肽、基因治疗以及抑制VEGFR激酶的化学药物在动物模型中进行大量的实验研究，在此基础上，有些药物已进入临床试验。索拉非尼是多激酶抑制剂，其中包括抑制VEGF受体（VEGFR）和Raf/ERK途径，这是其抑制肝癌的机制之一。总之，可将抗血管生成作为一种辅助治疗手段，将它与肿瘤的靶向药物、细胞毒药物或化学栓塞联合治疗肝癌会增强疗效。

（六）异质性

异质性（heterogeneity）普遍存在于各种肿瘤，而在肝癌的表型和分子改变上更为突出。同一肝癌患者不仅存在多中心肝癌瘤间的异质性，而且在同一瘤块内的不同肝癌细胞也具有异质性。换言之，不仅同一患者肝中多发的原发性肝癌具有不同的遗传学和表观遗传学特性以及不同的细胞与分子表型，即使同一个肝癌结节中的肿瘤细胞也并不均质，其异质性表现在以下方面：

（1）核型（karyotype）的差异：即异倍体和多倍体上存在差异；

（2）遗传学与表观遗传学的差异；

（3）基因表达谱的差异；

（4）成瘤性的差异；

（5）增殖潜能、长期复制能力和生长行为的差异；

（6）侵袭、转移潜能的差异；

（7）抗原性（antigenicity）及免疫原性（immunogenicity）的差异；

（8）生化特性和代谢特点的差异；

（9）对药物、辐射、高温、冰冻处理的敏感性差异；

（10）肿瘤标志物表达水平的差异：同一肿瘤的不同部位（切片）可表达不同的肿瘤标志物和肿瘤干细胞标志物。

癌细胞的异质性来于肿瘤干细胞的差异分化，是其遗传性不稳定的结果。换言之，来自同一祖先肿瘤干细胞的后代，由于各自经历了不同的基因突变、扩增、重排以及甲基化、乙酰化等历程而逐渐出现表型的差异，呈现不同的特性。

需要特别指出的是，由于肿瘤细胞的异质性，欲完全歼灭体内的所有肿瘤细胞仅采用一种内科治疗措施常难以奏效，一种化学药物更不能同等有效作用于瘤内所有的肿瘤细胞，因此需要联合化疗及多种手段的综合治疗。当然，根治肿瘤更需要消除肿瘤干 / 祖细胞。

（七）多药耐药性

肿瘤细胞具有天然的多药耐药性（multidrug resistance，MDR），肝癌尤甚。多药耐药性是指肿瘤细胞可在仅仅使用过一种抗癌药，甚至从未接触过抗癌药的情况下对结构与作用机制皆不相同的多种化疗药物产生耐药性。MDR 是肿瘤化疗无效的最重要原因，其机制比较复杂，不仅由于多药抵抗相关蛋白质家族（multidrug resistance-associated protein，MRP）成员的表达增加或功能增强，而且还与抗凋亡信号通路的异常活化相关。

MRP 家族有多个成员，P-gp（pump-glycoprotein）又名 MDR1，是研究最多的与 MDR 有关的分子。P-gp 为一种 170kD 的 12 次穿膜糖蛋白，可在膜中形成孔道，分布于质膜和溶酶体膜，可将药物或毒物从胞质泵出细胞外或从胞质泵入溶酶体腔内，以降低细胞质和细胞核中药物或毒物的浓度。其胞质区具有两个 ATP 结合位点。在正常的与外环境密切接触的细胞表面，如肝细胞、肾细胞及皮肤和消化道的上皮细胞均有 P-gp 分子存在。其功能是将进入细胞内的毒物泵出细胞外，具有排毒作用。编码 P-gp 的基因为 *mdr1*。肿瘤细胞的 *mdr* 基因可发生突变与扩增（可高达 60 个拷贝），因而过度表达 P-gp。肿瘤细胞质膜中过高表达的 P-gp 可随时将进入细胞的抗癌药泵出细胞外，使其不能发挥对肿瘤细胞的杀伤作用。抑制 P-gp 功能的药物可逆转肿瘤细胞的 MDR 表型，成为化疗的致敏剂。此外，MRP 家族还有多种成员参与肿瘤细胞的多药耐药过程。

肿瘤细胞多药耐药性的另一个机制是抗凋亡 / 促存活的信号通路，如 PI3K/Akt 通路异常活化，使诱导细胞凋亡的药物无法启动凋亡途径而失效。

肿瘤干细胞具有天然的多药耐药性；肿瘤细胞发生上皮间质化后多药耐药性增强。

（八）上皮 - 间质变迁（上皮细胞间质化）与间质 - 上皮变迁（间质上皮化）

上皮间质化（epithelial-mesenchymal transition，EMT）是指上皮细胞失去细胞连接和顶面 - 底侧细胞极性，转化为具有间质表型细胞的生物学过程。通过 EMT，上皮细胞获得了细胞可塑性、迁移性、侵袭能力、干细胞样属性和抗凋亡等间质细胞表型特征。EMT 在胚胎发育和伤口愈合等生理过程中发挥重要作用。尤为重要的是，EMT 在癌症侵袭、转移和恶性进展等病理过程中起到关键作用。

上皮 - 间质变迁和间质 - 上皮变迁（mesenchymal-epithelial transition，MET）是上皮细胞和间质细胞之间暂时性、可逆性的互变。被认为是细胞的横向分化（transdifferentiation），在胚胎发育、成体组织损伤修复、器官组织（肝、肺、肾）纤维化以及肿瘤的发生、发展（特别是侵袭、转移）中发挥至关重要的作用。顾名思义，EMT 是上皮细胞向间质细胞转变，其特征包括：上皮细胞之间的细胞连接消失，细胞的顶 - 底极性代之以前 - 后极性，细胞骨架的构成改变（如中间丝以波形蛋白取代细胞角蛋白）和重组，细胞器的分布状态改变，基膜破损和消失，细胞获得迁移能力，以及对迁移行为和侵袭周围组织的各种顺应。发生 EMT 的细胞脱离原有的上皮细胞层面，以离散的单个细胞形式迁移到间质之中。这个过程称为离层（delamination）。这些离层的细胞出现成纤维细胞或肌成纤维细胞样的形状（梭形和变形）。细胞表型发生上述改变主要归因于微环境中的间质细胞以旁分泌释放的细胞因子所激活的信号通路，包括 TGF-β/Smad、Wnt/β- 联蛋白、Notch、Hedgehog、FAK 及其下游的 PI3K/AKT、ERK 等。这些信号通路汇聚起来激活了 Snail、Slug 和 Twist 等转录因子，从而改变了基因表达谱。例如，促进 N- 钙黏着蛋白的表达而抑制作为上皮细胞标志物和黏附分子 E- 钙黏着蛋白的表达，导致细胞游离；促进间质细胞特有的某些标志物如纤粘连蛋白（fibronectin）和波形蛋白（vimentin）的表达，抑制上皮细胞特有的细胞角蛋白（cytokeratin）的表达，导致中间丝的组成成分改变。与此相反，在一定条件下，这些细胞又可以重新转变为具有完全分化表型的上皮细胞，即发生 EMT 的逆过程，间质 - 上皮变迁（MET）。在 MET 过程中，细胞聚集并紧密黏合，形成顶 - 底极性的上皮组织。同时启动 E- 钙黏着蛋白和细胞角蛋白的表达。总之，EMT 和 MET 是可逆的，取决于其微环境（包括细胞外基质、生长因子、细胞因子、成纤维细胞、肌成纤维细胞和免疫细胞等）。

近年来有大量证据表明 EMT 与肿瘤的发生、进展、转移和药物抵抗相关。例如，肿瘤细胞由于 E 钙黏着蛋白表达下调而致细胞间黏合减弱、迁移增强而侵袭周围组织和进入脉管，转移到别处，同时出现肿瘤干细胞表型和药物抵抗。这提示我们，减弱肿瘤细胞的 EMT 可能减轻肿瘤细胞的药物抵抗，增强药物的治疗效果。肿瘤微环境中的很多成分（TGFβ、MMP、生长因子、活性氧和细胞外基质等）可以诱导肿瘤细胞发生 EMT。反之，那些历经 EMT 的肿瘤细胞通过血行到达远处组织，可能通过 MET 而在该处定着并增殖，形成转移灶。很多研究认为，EMT 和 MET 在肿瘤转移过程中发挥关键性作用。也有相当多的研究表明肝癌的进展可能与 EMT 相关。例如，在高分化肝癌中，E- 钙黏着蛋白存在于癌细胞质膜和胞质，而低分化肝癌质膜中 E- 钙黏着蛋白消失。免疫组织化学检测证明，58%HCC 有 E- 钙黏着蛋白减少；33%～67%HCC 有 β-cantenin 从胞质聚集到细胞核，表明 E- 钙黏着蛋白 /β-cantenin 复合物消失，细胞黏合松散，癌细胞彼此分离，为侵袭、转移提供了基础，而且这些改变与肝内转移和预后不良相符。相当多的 HCC 患者表达 Twist（E- 钙黏着蛋白的转录负调控因子）；而且肝癌细胞系通过基因工程技术强制表达 Twist 可大幅降低 E- 钙黏着蛋白的表达，并增强侵袭性。最近，陆军军医大学附属医院发表论文（Cell Death and Disease，2013，4：831）证明，从肝癌患者血液中分离的循环肿瘤细胞（circulating tumor cell，CTC）80% 以上表达 Twist 和波形蛋白，其表达水平与门静脉瘤栓、TNM 分期、肿瘤大小相关，为肝癌细胞 EMT 与肿瘤进展和转移的相关性提供了进一步的间接佐证。然而，EMT 和 MET 在肿瘤转移中的必不可少作用并未在人类临床病理标本上得到证实。加拿大临床病理学家 Chui M. H.（Int J Cancer，2013，132：1487）提出质疑，他认为来自于上皮组织的癌瘤在转移的全过程中总是在某种程度上保持着上皮的形态和基因表达。该文认为上皮向间质的转变究竟是直接发生的横向分化还是以去分化为前提而转向间质表型的异常分化，值得进一步探讨。其根据是：临床病理上高分级（Grade）的癌瘤是与低分化表型关联的，并且转移早、预后差；绝大多数癌瘤的转移癌细胞可以异常地表达一些间质细胞标志物，但同样保持上皮特征；间质表型并不等于易于转移。因此，EMT 和 MET 在包括肝癌在内的肿瘤进展和转移中的作用及其机制还有待进一步研究。

2008 年《细胞》杂志发表文章揭示，通过强制表达 Snail 或 Twist 转录因子可使获得不死性的人类乳腺上皮细胞发生 EMT，结果这些细胞在行为上与来自于正常组织和肿瘤组织的干细胞很相像，表明 EMT 与获得上皮干细胞特性之间存在直接的联系。将来或许可能通过阻抑 EMT 而抑制肿瘤的进展和转移。不过必须阐明与胚胎发育和肿瘤进展相关的 EMT 程序及其所产生的干细胞特性在分子水平的差异。再者，《肝脏病学》杂志（Hepatology，2013，58：1667）发表了一篇美国和德国专家合作的论文，通过体内外实验并结合临床资料证明亚致死的热处理（48～50℃）10 分钟仍有 65%～85% 的 HCC 细胞保持存活，变为梭形，表达 CD133、细胞角蛋白（CK7，CK19）等祖细胞标志物，并激活 MAPK（ERK）信号通路；将这些细胞接种于裸鼠则生成更大和更具有侵袭性的肿瘤。据此提出，射频消融（radiofrequency ablation，RFA）治疗肝癌虽被认为对于小肝癌可能具有治愈效果，但如果 RFA 处理边缘的温度在 50℃ 以下，则可使 HCC 细胞趋于通过 EMT 而变成祖细胞样具有高度增殖和侵袭性的细胞，以致产生肿瘤细胞加速生长和播散的风险。

（九）免疫耐受（immunologic tolerance）和免疫逃逸（immune escape）

60 多年前，托马斯（Thomas L.）和伯内特（Burnet F. M.）提出肿瘤免疫监视（immunosurvillance）假说。他们认为人类免疫系统可以识别和杀伤新生的肿瘤细胞，从而起到抗肿瘤的防御作用。令人不解的是，既然机体存在肿瘤免疫监视功能，为什么还会有肿瘤的发生、发展？加之当时缺乏实验支持，肿瘤免疫监视假说在提出后不久就被冷落。此后支持和反对的两派学者一直争论不休。2001 年美国学者提出淋巴细胞和 γ 干扰素（IFNγ）联合作用可以防止肿瘤发展，而免疫原性低的肿瘤细胞也可经过选择而存活和形成肿瘤。同年，法国的弗朗西斯（Frances B.）、艾伯特（Alberto M.）明确提出肿瘤微环境中的炎性细胞和细胞因子具有促进而非抑制肿瘤生长的作用。历经半个多世纪的争论，在动物模型和临床研究取得大量证据的基础上，21 世纪初，形成了肿瘤免疫编辑学说（cancer immunoediting）。这一学说确认了免疫对肿瘤的双重作用：免疫既可保护宿主抵抗肿瘤，抑制肿瘤的生长、存活和发展，又可在一定情况下帮助肿瘤生长和摧毁宿主的保护性抗肿瘤反应。换言之，一方面确认了肿瘤的确具有免疫原性，免疫系统可在肿瘤初始阶段杀伤恶变的细胞；另一方面随着肿瘤的进展，在肿瘤微环境中逐渐建立起免疫抑制网络，从而可以导致肿瘤细胞逐渐逃避免疫监视而失控生长。在肿瘤与宿主免疫系统之间存在着错综复杂的相互作用，宿主的免疫力既可在一定条件下清除肿瘤细胞，也可被肿瘤微环境"驯化"转而促进肿瘤生长。免疫原性高的肿瘤细胞通过选择被清除了，留下免疫原性低的抵抗免疫杀伤的肿瘤细胞，形成对免疫系统的抗肿瘤免疫具有较强抵抗能力的肿瘤，这个过程被称为"塑造肿瘤的免疫原表型"（sculping immunogentic phenotypes of cancer）。近年来的研究证明，基于肿瘤基因组的不稳定性，遭受免疫塑造的肿瘤靶分子可能主要是一些肿瘤抗原、MHC（major histocompatibility）分子和 IFNγ 受体中一些成分的编码基因。鉴于免疫系统对肿瘤发挥着保护宿主和塑造肿瘤的双重功能，肿瘤免疫监视一词不能确切、全面地表示免疫系统对肿瘤的作用，2004 年，施雷伯（Schreiber R. D.）、多恩（Dunn G. P.）和欧德（Old L. J.）提出将肿瘤细胞的免疫监视概念扩大为免疫编辑，其中包括清除（elimination）、平衡（equilibrium）和逃逸（escape）3 个时相，并称之为"3E's 肿瘤免疫编辑"。肿瘤免疫编辑的"清除"时相即最初的免疫监视过程，由宿主的固有免疫和获得性免疫系统共同控制和杀伤恶性转化细胞。在此阶段，免疫系统可有效识别和清除那些发生了遗传学和表观遗传学异常的恶性转化细胞，这是机体抵御肿瘤发生的重要机制之一。在"平衡"时相，肿瘤细胞不断发生变异，那些可以抵抗免疫系统杀伤的肿瘤细胞经过选择得以稳定存活下来，与宿主的免疫系统达到动态平衡。这个时相最长，可能持续若干年。但一旦某些因素导致机体免疫稳态失衡，如炎症或免疫系统功能低下，则肿瘤免疫编辑进入"逃逸"时相，此时，"平衡"时相存活下来的、对免疫识别和杀伤不敏感的肿瘤细胞大量增殖。它们可以能动地通过分泌抑制性细胞因子（如 IL-10 及 TGF-β）、下调 MHC 分子表达等机制抑制或逃逸免疫系统的杀伤机制，并迅速增殖、播散、侵袭或转移，形成临床可见的、失控增长的转移性肿瘤，最终导致患者死亡。简言之，肿瘤细胞会采取"诡计"力图延缓、改变，乃至抵抗宿主的抗肿瘤免疫力，这些"诡计"统称为免疫逃逸机制（immune escape mechanism）。显然，无论宿主的抗肿瘤免疫机制或是肿瘤的免疫逃逸机制都是极其复杂的，至今尚未完全明了，是当今的研究热点。

肿瘤微环境中含有各种免疫细胞，包括巨噬细胞（macrophage）、树突状细胞（dendritic cell，DC）、自然杀伤细胞（natural killer cell）、肥大细胞（mast cell）、B 淋巴细胞和 T 淋巴细胞［包括辅助性 T 淋巴细胞（helper T lymphocyte，T_H）、细胞毒 T 淋巴细胞（cytotoxic lymphocyte，CTL）和调节 T 淋巴细胞（T regulatory cell，Treg）］，侵入肿瘤组织的 T、B 淋巴细胞统称为肿瘤浸润淋巴细胞（tumor infiltrating lymphocyte，TIL）。它们以不同的密度分布于不同的局域。抗肿免疫防御针对肿瘤特异性抗原（tumor specific antigen，TSA）及肿瘤相关抗原（tumor associated antigen，TAA），免疫系统可从固有免疫及获得性免疫两个层面发挥抗肿瘤效应。固有免疫包括 NK 细胞、巨噬细胞及中性粒细胞的抗肿瘤效应，其中 NK 细胞是功能最强的职业性杀伤细胞。NK 细胞的功能缺陷可导致抗肿瘤固有免疫的减弱。获得性免疫主要通过 T、B 淋巴细胞实现的。其中 B 细胞主要产生特异性抗体，并通过补体依赖的杀伤途径（complement dependent cytotoxicity，CDC）及抗体依赖的细胞介导的细胞毒效应（antibody dependent cell-mediated cytotoxiciy，ADCC）以及抗体对肿瘤细胞膜上的相关分子的中和 / 封闭作用来实现的。T 细胞是抗肿瘤免疫的主要执行者，即效应细胞。其中 CD8$^+$T 淋巴细胞，也被称之为细胞毒性 T 淋巴细胞（cytotoxic T lymphocyte，CTL），是最强的特异性杀手；CD4$^+$T 淋巴细胞主要为辅助性 T 淋巴细胞（T$_H$），也具有很强的抗肿瘤效应，可以通过增强 / 辅助 CD8$^+$T 淋巴细胞及 NK 细胞的杀伤活性实现其抗肿瘤效应，在肿瘤微环境中也可有直接的杀伤活性。此外，肿瘤微环境中还存在一些免疫抑制细胞，这些细胞主要为一些被肿瘤细胞分泌的趋化因子趋化的髓系来源的细胞，如肿瘤相关的巨噬细胞（tumor-associated macrophage，TAM）、髓系来源的抑制性细胞（myeloid-derived suppressor cell，MDSC）等，这些髓系来源的免疫细胞进入肿瘤微环境后，在肿瘤细胞"再教育"下，转向"助纣为虐"。此外，肿瘤细胞还可将 T 细胞或 B 细胞诱导成具有免疫抑制效应的 Treg 或 Breg 细胞。如果抗肿瘤性效应免疫细胞（如 CD8$^+$CTL、CD4$^+$T 细胞或 NK 细胞）缺失或功能抑制，或上述免疫抑制细胞的诱导增多均可导致抗肿瘤免疫的削弱或丧失。

CD8$^+$细胞毒性 T 淋巴细胞（CTL）的缺失或失效，CD4$^+$辅助性 T 淋巴细胞的不足和数种免疫抑制细胞的诱导等多方面的原因均可导致抗肿瘤获得性免疫的削弱或丧失。

T 细胞的抗肿瘤防御作用须经一系列的步骤完成，Chen S. C. 和墨尔曼（Mellman I.）称之为肿瘤免疫力周期（cancer-immunity cycle）。包括：

1. 释放肿瘤特异性抗原及肿瘤相关抗原；

2. 由抗原呈递细胞（antigen presenting cell，APC）活化 T 细胞。

①树突状细胞向 CD4$^+$T 细胞呈递抗原。在肿瘤微环境中的 APC 主要是树突状细胞，此时，死亡的肿瘤细胞可被树突状细胞吞噬，并经内体和溶酶体处理加工成抗原肽，该抗原肽与 MHC II 分子结合后被运到细胞表面，与 MHC II 分子结合的抗原肽主要被 CD4$^+$T 细胞（T$_H$）表面的 TCR 识别，在 APC 表面特有的共刺激分子（B7）作用下，CD4$^+$T 细胞被活化，发生克隆增殖，然后分化成效应细胞，通过分泌 IL-2 及 IL-12 等细胞因子促进 CD8$^+$T 细胞及 NK 细胞的活化及杀伤活性。

②肿瘤细胞本身也可作为抗原呈递细胞（非职业性 APC）向 CD8$^+$T 细胞呈递抗原。肿瘤细胞表达的肿瘤特异性抗原或肿瘤相关抗原在肿瘤细胞中经蛋白酶体降解，其抗原肽在细胞内结合 MHC I 分子，该抗原肽主要被 CD8$^+$T 细胞表面的 TCR 识别，但此时由于肿瘤细胞缺乏共刺激分子，仅依赖于 TCR 的识别不足以使 CD8$^+$T 细胞充分活化，只有在 CD4+T 细胞分泌 IL-2 或 IL-12 等细胞因子辅助下才得到充分活化，CD8$^+$T 细胞增殖、分化，通过特异性识别并直接杀伤的方式有效地杀伤肿瘤细胞。所以，树突状细胞虽然数量少，而在抗肿瘤免疫中发挥不可替代的作用，是诱导肿瘤特异性 CD8$^+$T 细胞应答所必需的。

3. 活化的 CD4$^+$或 CD8$^+$T 细胞转变成效应 T 细胞。在此过程中，免疫共刺激分子，包括 CD28:B7.1，CD137（4-1BB）/CD137L，OX40:OX40L，CD27:CD70，HVEM，GITR，IL-2，IL-12，具有刺激增强作用，而 CTLA4:B7.1，PD-L1:PD-1，PD-L1:B7.1 具有抑制作用。T 细胞通过 T 细胞受体识别肿瘤细胞表面的 MHCI- 抗原肽复合物。

4. 发挥杀伤肿瘤细胞的效应。效应机制包括：在 IFN-γ 介导下，免疫细胞释放穿孔素（perforin）和颗粒酶而介导肿瘤靶细胞溶解，以及免疫细胞表面的或微环境中的 Fas 配体（FASL）或肿瘤坏死因子 α（TNF-α）通过与靶细胞表面的 Fas 或肿瘤坏死因子受体（TNFR）相结合而诱导靶细胞凋亡。在肿瘤中，主要是树突状细胞呈递肿瘤抗原。

然而，肿瘤细胞又可通过重塑肿瘤微环境和种种机制逃逸肿瘤免疫和抑制免疫清除（escape immune clearance），但其机制也很复杂，迄今尚未完全明了，下面列举目前所知的几种机制：

1. 逃避免疫识别

肿瘤细胞被 CTL 杀伤首先需要 CTL 表面的 T 细胞受体（T cell receptor，TCR）来识别并结合肿瘤细胞表面的 MHC I 类分子与抗原肽相结合的复合物，然后在 CD4$^+$T 细胞和 IL-2、IL -12 和 INF-γ 等细胞因子的协助下转变为活化的效应细胞。然而，肿瘤细胞表面往往缺乏 MHC I 类分子，约 20%～60% 实体瘤细胞的 MHC I 类分子表达下调，导致抗原呈递障碍。同时，抗原呈递机制中的某些其他成分也可存在表观遗传学修饰、转录和翻译后水平的失调而表达下调，因而肿瘤细胞往往无法将抗原肽有效呈递到细胞表面被 CTL 的 TCR 识别。再者，肿瘤细胞上的肿瘤相关抗原也可因表观遗传学修饰而表达下调。上述这些因素使肿瘤细胞可以逃避被 CTL 杀伤和清除。众所周知，放疗是肿瘤传统治疗的三大法宝之一。美国国家癌症研究所的 Gameiro S.R. 和 Hodge J.W. 等发表在 2014 年《肿瘤标靶》（Oncotarget）上的研究表明，低于细胞致死剂量的放疗可以使存活的肿瘤细胞和辐射损伤后恢复的肿瘤细胞上调 MHC 分子及抗原呈递机制中多种相关分子的表达，从而增加对免疫介导的细胞死亡的敏感性。如果这一结果能在临床得到广泛证实，那么对肿瘤患者实施肿瘤局部放疗联合免疫治疗是一个有利的抗肿瘤策略，可酌情实施。

2. 在肿瘤组织建立免疫豁免机制

FasL（配体）和 Fas（受体）凋亡体系在免疫豁免中具有重要作用。FasL 通常在活化的 NK 细胞或 CD8$^+$细胞毒 T 淋巴细胞（CTL）的表面以膜结合形式表达，而且 CTL 活化后释放的 γ 干扰素会增强 FasL 的表达。当免疫细胞接触到肿瘤细胞时，其表面的 FasL 可与肿瘤细胞表面的膜结合 Fas 相结合而诱导肿瘤细胞凋亡，然后被吞噬细胞清除。然而，肝癌细胞表面的 Fas 表达下降或消失，从而可以逃避 FasL 介导的 CTL 和 NK 细胞对其杀伤。再者，肝癌细胞可产生和释放缺失跨膜区的可溶性 sFas。sFas 可通过与免疫细胞表面的 FasL 结合而以剂量依赖的方式阻断免疫细胞对肝癌细胞的杀伤，借以逃避宿主的免疫监视。再者，肿瘤细胞可模仿体内的免疫豁免器官，如脑、眼、睾丸通过高表达 FasL 而与浸润的 CTL 细胞表面的 Fas 相结合而引起 CTL 凋亡，达到免疫豁免。肝癌细胞表面 FasL 的表达升高，或许也通过与免疫细胞表面的 Fas 相结合而发挥"反攻效应"导致免疫细胞凋亡。不过这一推测尚待人体内的证据来证实。HBV 可促进肝癌细胞表达 FasL，故能增强对 CTL 的损伤。不仅如此，在肝癌边缘的肝细胞中也常见 FasL 和 Fas 高表达，因而在肝癌组织的外围就可能阻止免疫细胞对肝癌细胞的清除。还有，60%HCC 表达缺失死亡结构域的截短 TNFR（CD40），而慢性活动性肝炎和硬化肝及正常肝组织均无此表达。CD40 的表达可竞争性地结合免疫细胞相关的 TNF 和 FasL，从而抑制由 TNF/TNFR 和 FasL/Fas 途径介导的肿瘤细胞凋亡，保护肝癌细胞逃避免疫攻击。另外，跨膜的 FasL 可经蛋白酶作用而释放可溶性 FasL（sFasL）至细胞外。sFasL 虽也可与靶细胞表面的膜结合 Fas 相结合而诱导其凋亡，但作用要比膜结合 FasL 弱。

NK 细胞在肝脏中较丰富，是固有免疫系统的主要效应细胞，可以直接杀伤低表达 MHC I 或高表达 MICA（MHC class I-related chain A）的肿瘤细胞。然而，HCC 细胞表面缺失 MICA，从而使 NK 细胞难以发挥杀伤效应。HCC 患者外周血和肿瘤组织中 NK 细胞功能的缺陷还与 CD56^{dim} CD16$^+$ NK 细胞亚群的显著减少和 Treg 的增加有关。

3. 肿瘤细胞产生多种可溶性因子并建立免疫抑制网络

来自肿瘤细胞的可溶性因子除前述的 sFas 和 sFasL 外，还有 VEGF、IL-10、TGF-β、PGE2（前列腺素 E2）、sPS（可溶性磷脂酰丝氨酸）和 sMICA 等。这些可溶性因子分泌到肿瘤微环境，不但可使 CTL 和 NK 细胞失去功能，而且这些积存在肿瘤组织中的可溶性因子可以扩展到局域淋巴结和脾脏，并进入外周血，最终建立起免疫抑制网络，将肿瘤局部的免疫逃逸扩散到整个免疫系统，促进肿瘤进展和转移。VEGF、IL-10 和 TGF-β 可通过 Treg 抑制 DC 成熟和 T 细胞功能。此外，死亡的肿瘤细胞释放出其内含物，其中主要是各种强力的免疫抑制因子（如 IL-10 和 S1P 等）。再者，肿瘤细胞也分泌 IDO（indoleamine 2，3-dioxygenase）和 PGE2 这两个天然的免疫抑制物，可抑制 NK 细胞的活化受体。还有，存在于 T 细胞和 NK 细胞表面的共同抑制性受体 NKG2A 可通过与肿瘤（包括肝癌）细胞表面表达的 HLA-E（NKG2A 的配体）而激活。因此肿瘤细胞对 NK 细胞和 T 细胞所分别执行的固有免疫和适应性免疫同时产生抑制。

4. 扩增具有免疫抑制功能的细胞

Treg 细胞（regulatory T cell）和髓系来源的抑制性细胞（myeloid-derived suppressor cell，MDSC）是具有强免疫抑制功能的主要免疫负调控细胞，也是肿瘤微环境中发挥免疫抑制作用的主要成分，二者的增加与肿瘤负载正相关。体内外研究证明，抑制和清除免疫抑制细胞可增强肿瘤特异的抗肿瘤免疫反应，是肿瘤免疫治疗的一个不可忽视的方面。

Treg 细胞是一种为数不多、功能独特的 $CD4^+CD25^+FOXP3^+$ T 细胞群，在末梢血中占 T 细胞总数的 2%～10%，参与机体免疫耐受，维持免疫稳定性，防止自身免疫性疾病。Treg 细胞依赖于细胞之间的直接接触而对 $CD4^+$ 和 $CD8^+$ 效应 T 细胞介导的免疫应答反应产生很强的抑制作用；在正常组织中约占 $CD4^+$T 细胞的 10%，而在肿瘤组织中可占 30%～50%。肿瘤组织中的 Treg 细胞是不均一的，主要有两个来源：源于胸腺并经血液浸润到肿瘤组织的为 nTreg（natural Treg）细胞；在肿瘤微环境中受到肿瘤细胞和 MDSC 产生的 IL-10 和 TGF-β 等细胞因子作用而从初始 $CD4^+$ $CD25^-$ T 细胞转变为 $CD4^+$ $CD25^+$ $FOXP3^+$ T 细胞的为 iTreg（induced Tregs）细胞。Treg 细胞可在肿瘤组织中扩增，是肿瘤组织中的主要免疫抑制细胞，其免疫抑制作用主要有以下机制：①分泌抑制性细胞因子（如 IL-10、TGF-β 和 IL-35），进入血液后可对初始 T 细胞的分化成熟和抗原呈递细胞（如 iDC）的成熟与活化产生抑制，因而抑制整体的免疫功能；②抑制对肿瘤细胞具有特异性杀伤作用的 CTL 的增殖和活化，并可诱导其凋亡，因而 Treg 细胞的增多可导致肿瘤浸润 $CD8^+$T 淋巴细胞的显著减少。HBV 感染者血液中 Treg 水平会影响其预后，Treg 细胞升高者患肝癌风险增加。肝癌患者的外周血单个核细胞（mononuclear cell）和肿瘤浸润淋巴细胞（tumor infiltrating lymphocyte，TIL）群中均可见 Treg 细胞的比率增加，并与肿瘤负载相关。晚期肝癌患者肝内 Treg 细胞的百分数比早期患者更高，甚至可比 CTL 更为丰富。体外实验证明，肝癌细胞培养上清液可促进 Treg 细胞增殖。临床研究表明，瘤内 Treg 细胞多和 CTL 少与 HCC 患者预后不良相关；反之，HCC 组织中 CTL 细胞数多者术后复发率低。肿瘤组织中的 Treg 与血液中的 Treg 有所不同，可通过促进瘤内血管生成的非免疫机制而加速肿瘤生长。综上所述，Treg 细胞是肿瘤免疫治疗中不可忽视的主要障碍之一。给予低剂量的环磷酰胺可降低肝癌患者外周血中的 Treg 细胞，抑制免疫耐受，改善 CTL 的功能；在小鼠中进行的实验也证明低剂量环磷酰胺可打靶 Treg 细胞，降低 IL-10 和 TGF-β，升高 IL-2 和 IFNγ。在荷黑色素瘤小鼠还可见肿瘤生长减慢。可喜的是，哈佛大学丹娜·法伯（Dana Farber）肿瘤研究所哈维·坎特（Harvey Cantor）等 2015 年发表论文阐明，转录因子 Helios 通过调控 STAT5 信号通路而调节 Treg 细胞的稳定性（减少 Helios 则 Treg 不稳定并可转变为效应 T 细胞）。因此，通过抗体或小分子化合物打靶 Helios 转录因子可能转变抑制性 Treg 细胞为效应 T 细胞而对肿瘤发挥"化友为敌"的功效。此外也有报告，抗人类 CD25 单抗（daclizumab）、抗共抑制因子 CTLA4 的单抗（tremelimumab）或青蒿素具有类似效果。总之，靶向削减 Treg 可增强抗肿瘤免疫反应，应该成为肿瘤细胞免疫治疗中的一个重要的联合策略，需要集中精力进一步研究。

MDSC 对固有免疫和获得性免疫以及基于 T 细胞的免疫治疗具有很强的抑制作用。MDSC 是来自骨髓的、不均一的、不成熟的 $CD33^+CD11b^+HLA-DR^{-/低}$ 细胞群。在肝癌可分为两个亚群：G（粒细胞）- MDSC 和 M（单核细胞）-MDSC。前者为 $Lin^-CD11b^+CD14^-CD15^+$；后者为 $Lin^-CD11b^+CD14^+CD15^-$。在肿瘤患者中，G-MDSC 占 75%，M-MDSC 占 25%。而就单个细胞的免疫抑制作用而言，M-MDSC 比 G-MDSC 更强。

MDSC 通过三种途径抑制抗肿瘤免疫：

（1）抑制效应 T 细胞和 NK 细胞的细胞毒活性，并抑制 T 细胞增殖。对 T 细胞的抑制有两种方式：依赖接触方式是通过化学修饰 TCR-CD8 复合物而破坏 TCR 对抗原 -MHCI 复合物的识别；不依赖接触方式是通过释放 IDO、NO、活性氧等介质而发挥其抑制作用。对 NK 细胞则可通过抑制其参与免疫监视的关键性活化受体 NKG2D 和抑制 IFNγ 的产生而抑制其细胞毒性。

（2）通过分泌 IL-10 和 TGFβ 招募 nTreg 进入肿瘤组织及在瘤组织中扩增，并可诱导 iTreg 细胞的从头生成。由此可见，MDSC 协同 Treg 细胞发挥免疫负调控作用。

（3）抑制 T 细胞的运动。此外，MDSC 还可分泌基质金属蛋白酶促进 VEGF 从细胞外基质释放。肿瘤微环境中的 VEGF 是一种趋化物，它在诱导 MDSC 从骨髓募集到肿瘤组织中发挥关键作用。M-MDSC 可在肿瘤微环境中变成不成熟的 DC（iDC）和肿瘤相关巨噬细胞（tumor associated macrophage，TAM）等。iDC 可分泌精氨酸酶 I（argininase 1，AGN1），将精氨酸水解为鸟氨酸和尿素，从而与 TGF 协同抑制 T 细胞的增殖及其功能。在肝癌等肿瘤患者的外周血和肿瘤组织中可见 MDSC 的数量增多，其在肿瘤中的堆积与肿瘤进展相关，而消除 MDSC 可协助改善抗肿瘤的免疫反应。MDSC 也表达促血管生成因子 vEGF、bFGF，其在肝癌组织周边的浸润与血管生成的进展正相关，为肿瘤快速生长提供有利条件。肿瘤相关中性粒细胞（tumor associated neutrophil，TAN）也调节血管生成。总之，MDSC 通过多种不同机制影响肿瘤细胞、免疫细胞和内皮细胞而建立促进肿瘤细胞存活和生长的局部微环境。而最近的研究发现，NKT 细胞可以获得将免疫抑制的 MDSC 转变为促进免疫的抗原呈递细胞的潜能。

5. 通过 PDL-1（programmed death ligand-1）和 CTLA-4（cytotoxic T-lymphocyte antigen 4）损伤 T 细胞功能

免疫应答在体内通常受到共刺激信号和抑制信号两方面的正、负协调控制才得以保持和谐。因此负调控也是维持免疫应答在强度和时限上处于最佳状态的调节机制。免疫检查点（immune checkpoint）作为免疫应答的负调控机制，可避免过度的免疫应答而引起自身免疫反应。CTLA-4（CD152）和 PD-L1 都是 T 细胞表面的免疫检查点分子，对免疫应答起负调控作用。鉴于 CTLA-4 是 T 细胞表面的主要抑制性受体，起初有人用针对 CTLA-4 的伊普利姆玛（ipilimumab）或 tremelimumab 单抗来阻断 CTLA-4 与其配体免疫共刺激分子 B7.1（CD80）和 B7.2（CD86) 的相互作用而解除 CTLA-4 的免疫抑制作用，从而诱导抗肿瘤 T 细胞免疫反应。然而，由于它的免疫激活作用缺乏选择性，在解除肿瘤免疫抑制的同时，可能发生自身免疫的副作用。细胞表面的程序性死亡受体（PD-1/CD279）及其肿瘤细胞表面的配体（PD-L1）是近年来肿瘤治疗和研究的热门课题。肿瘤细胞和浸润肿瘤组织的免疫细胞表达的 PD-L1（属于 B7 家族的 B7-H1）与效应 T 细胞表面的 PD-1 相结合，可使 PI3K 信号通路的级联失活，从而阻断了杀伤细胞所需的细胞毒介质的分泌和产生，导致免疫效应的抑制。PD-L1 在 20%～50% 的多种人类肿瘤（包括肝癌）细胞高表达，因而使进入肿瘤微环境的活化 T 细胞走向凋亡，不能发挥对肿瘤细胞的细胞毒杀伤作用。再者，在肝癌微环境中的 MDSC、Treg 细胞和库普弗细胞表面也表达 PD-L1，故也可直接抑制表达 PD-1 的 CTL 细胞的杀伤效应。同时还可以诱导 CD8$^+$、分泌 IL-17 的效应 T 细胞（Tc17 cells）以及 Th17 细胞。Th17 细胞可抑制 γ 干扰素的生成和 CD8$^+$T 细胞增殖。近年来，用纳武单抗也称尼鲁单抗（nivolumab）或派姆单抗（pembrolizumab）两个针对 PD-1 的人源化特异性单克隆抗体来阻断 PD-L1 与 PD-1 的结合，能有效地阻断免疫抑制信号，从而发挥免疫激活作用，恢复活化 CTL 细胞杀伤肿瘤细胞的功能，而且，检查点抑制剂解除免疫抑制，肿瘤出现应答反应是非常迅速的。说明肿瘤的免疫抑制是可逆的，并且被抑制可能主要在后面的步骤中。这是非常令人鼓舞的效果。据 Ikeda M（ESMO Open. 2018 & Expert Opin Drug Saf. 2018）报道，在 154 例晚期肝癌中，纳武单抗用于一线治疗可使 40% 不可切除的进展期肝癌停止生长至少 6 个月，中位生存期显著延长至 28.6 个月。另有学者报告 AFP＞400ng/ml 和 PD-L1 阳性的 HCC 患者用尼鲁单抗受益更多。可喜的是，我国自主生产的具有国际品质的人源化 PD-1 单抗（达伯舒）已于 2018 年底批准上市，治疗肝癌的 III 期临床试验正在进行中。

上述这些免疫检查点治疗的有效率仍不够高，因此尚需进一步研究个性化的联合治疗。据报道，用 PI3Kγ 抑制剂 IPI-549 可使有效反应率显著提高。再者，用酪氨酸激酶抑制剂与免疫检查点抑制剂单抗联合应用以提高疗效的配伍治疗也在积极开展中，并已取得一些成效。

最近发现，肿瘤组织中 TAMC（肿瘤相关髓样细胞，tumor-associated myeloid cell）的存在及数量限制了 PD-1、PDL-1 和 CTLA-4 抗体通过解除免疫检查点负调控来恢复机体自身抗肿瘤免疫治疗的有效范围。为了提高有效率，预估免疫检查点抑制剂的适应证很重要。据什雷斯塔（Shrestha R.）等（Front Oncol. 2018）报道，肝癌组织表达 PD-L1 的水平与上皮间质变迁（EMT）标志分子的表达以及肿瘤突变负荷（tumor mutational burden，TMB）相关。TMB（可通过检测微卫星不稳定性评估）是 PD-1/PD-L1 单抗免疫治疗效果的可靠预测指标。在黑色素瘤和非小细胞肺癌患者中，高 TMB 者与免疫检查点抑制剂治疗的较高应答率、较长无进展生存和总生存相关。

总之，尽管免疫检查点抑制剂近年在多种实体瘤（包括肝癌）的治疗上取得非常喜人的成绩，而其应答率仍然未达到半数，因此免疫治疗虽被预言可能成为治愈肿瘤的关键性一线治疗手段，鉴于肿瘤免疫的复杂性，要实现这一目标依然任重而道远。

6. 转变固有免疫细胞的防御功能

巨噬细胞参与固有免疫应答和适应性免疫应答，在机体的免疫监视机制中起重要作用。然而，肿瘤相关的巨噬细胞（tumor-associated macrophages，TAMs）却可损伤 CTL 的免疫功能，其数量与病情及预后呈负相关，并在肿瘤发展的各个阶段都发挥促进肿瘤进展的作用。巨噬细胞可分为两种类型，即经典活化巨噬细胞（M1 型）和替代活化巨噬细胞（M2 型）。前者为 CD16/32$^+$，高表达 IL-12 和可诱导型 NO 合酶（iNO synthase），可提升巨噬细胞的细胞毒活性，杀死瘤细胞。M1 型巨噬细胞在肿瘤起始阶段发挥作用，肿瘤发展后所释放的免疫抑制因子，PGE2 和 IL-10，则可减弱 M1 介导的免疫作用。M2 型巨噬细胞为 CD206$^+$，高表达 IL-10、TGF-β，对 T 细胞介导的抗肿瘤免疫应答起抑制作用，并可通过 EMT（上皮细胞间质化或称上皮 - 间质变迁）促进肿瘤转移。肿瘤微环境中浸润的巨噬细胞以 M2 型为主，促使免疫监控失灵，肿瘤得以进行性生长。TAM 通过分泌生长因子而促进肿瘤细胞增殖；通过释放蛋白水解酶和迁移相关蛋白质而增强肿瘤细胞侵袭、迁移；通过产生血管生成因子而促进血管生成和肿瘤细胞进出脉管；通过释放免疫抑制因子而削弱宿主的抗肿瘤免疫反应。此外，TAM 还可唤起 MMP 的表达，并将周围肿瘤细胞的 Fas 清除，以致肿瘤细胞不但对化疗反应低下，而且不会被 CTL 和 NK 细胞杀伤。最近通过动物实验发现，在乳腺癌的肺转移瘤中存在有别于正常肺巨噬细胞（CD11c$^+$）的 CD11b$^+$巨噬细胞，它们是转移的帮凶，可帮助转移的肿瘤细胞出脉管、存活和增殖；消除这些巨噬细胞则可抑制转移瘤的生长。肝脏中的库普弗细胞是特化的巨噬细胞，原来认为具有抗肿瘤免疫作用。然而近年大量临床和实验资料指明，库普弗细胞高表达（PDL-1），通过与CTL表达的程序性死亡受体-1（programmed death-1，PD-1）相互作用而抑制肝癌组织中CTL的抗肿瘤功能；阻断这种相互作用可以恢复CTL的功能。再者，库普弗细胞所产生的IL-6可刺激肝损伤时进行补偿性增殖的肝细胞的癌变和肝癌发展。此外，由炎性细胞因子（IL-1、TNFα和PDGF）活化的肝星形细胞和库普弗细胞可产生大量骨桥蛋白（osteopontin）。后者在促进肿瘤进展和活化转移相关的信号通路中发挥关键性作用。还有，在库普弗细胞中，NF-κB（炎症和免疫反应的主导性信号调控分子）也是一条重要的信号通路，它可将来自于肿瘤微环境的各种信号加以整合，借以促进肿瘤的发生、发展。

参与固有免疫的NK细胞，还有中性粒细胞，可释放多种因子，包括VEGF、HGF、MMP2和IL-8，从而影响内皮细胞行为和血管生成。

7. 免疫细胞与肿瘤细胞的接触受到阻隔

免疫效应细胞发挥抗肿瘤免疫作用，需要进入肿瘤的微环境，并在其中迁移以接触到肿瘤靶细胞来发挥其诱导凋亡或细胞溶解或吞噬作用，非此不能扫荡所有肿瘤细胞并杀伤之，然而，肿瘤微环境，包括肿瘤组织中的脉管异常，却常通过各种机制阻碍免疫效应细胞的进入及其在肿瘤组织中迁移，使之无用武之地。

8. 甲胎蛋白（α-fetoprotein，AFP）的多重免疫抑制作用

AFP是分子质量为68～72kD的糖蛋白，与白蛋白有高度同源性，并共用一个启动子。AFP可由胎肝细胞、肝干细胞、肝祖细胞（包括人和大鼠的卵圆细胞）和某些肝细胞癌（包括儿童的肝母细胞瘤和成人的来自于肝干/祖细胞的肝细胞癌）细胞产生。多年来AFP作为肝癌诊断的标志物为临床广泛应用。然而，目前临床应用的简便方法所测定的AFP水平对于肝癌诊断出现假阳性和假阴性各约30%，因而作为诊断标志物不够准确。肝癌细胞产生的AFP具有与肝硬化及慢性活动性肝炎者不同的N糖链结构，即含有可被小扁豆凝集素（lens culinaris agglutinin，LCA）识别和结合的核心岩藻糖（糖链核心结构的α1，6岩藻糖基化）。这种糖链结构虽可用LCA凝集素来鉴定并用于区分良性和恶性肝细胞产生的AFP，但是作为临床检验方法则过于复杂。尽管血液AFP作为肝癌诊断标志物有显著缺陷，欧美国家已放弃，但对HBV相关的肝癌与患者的预后（如术后生存率）还是有意义的。在功能上，AFP具有多方面的免疫抑制作用。例如，AFP可抑制细胞毒T淋巴细胞的活性和B淋巴细胞相关的抗体反应；HCC患者血中升高的AFP通过抑制DC产生IL-12和TNF-α而损伤HCC患者NK细胞的杀伤功能和DC的抗原呈递功能，并抑制DC的成熟、诱导DC凋亡；而且AFP可以刺激具有免疫抑制作用的Treg的扩增。AFP的上述各种免疫抑制功能参与了HCC的免疫逃逸，损伤了肝癌患者的固有免疫和获得性免疫机制，故可促进HCC的进展。此外，AFP还可促进肝癌细胞增殖、抑制凋亡，加速癌瘤的增长。消除肝癌患者肝中产生AFP的肝癌细胞（如外科切除或消融）对改善患者自身的抗肿瘤免疫能力有重要意义；对向血液释放AFP的慢性活动性肝炎和肝硬化患者，设法降低其血液AFP水平也可减少肝癌发生的风险。

总之，肿瘤细胞与免疫系统的相互作用对肿瘤的发生、发展至关重要，肿瘤的进展源于逃避了免疫控制。肿瘤细胞及其微环境为宿主的免疫防御机制设置了重重障碍，对肿瘤患者进行抗肿瘤免疫治疗（包括疫苗、抗体和各种免疫细胞治疗等）近年被看作是一种可能会开创新局面的疗法，正在如火如荼地蓬勃发展。基于免疫系统在肝癌发病中的核心作用以及用肝癌相关抗原（如AFP、GPC-3、MAGE-A、NY-ESO-1、SSX-1和hTERT）在体外刺激外周血淋巴细胞回输后可在HCC患者体内引起特异性CD8[+]T细胞反应，免疫治疗有望成为肝癌辅助治疗的有效手段。局部的肿瘤消融可以增强天然免疫反应。例如，射频消融引起的肿瘤坏死可使热休克蛋白和炎症因子

的生成增加，从而导致 DC 活化和成熟，并浸润入肝组织呈递肿瘤相关抗原（TAA）、激活细胞毒
T 淋巴细胞；RFA 可引起 T 细胞增殖并进入肝中的坏死区。HCC 消融和坏死可在处理后 7～14
天内暂时活化髓样 DC，并在 4 周内有意义地增加 TAA 特异的 T 细胞反应，为以后的肿瘤威胁提
供一定保护，但通常尚不足以防止复发。然而，如果不能有效解除肝癌细胞及其微环境所致的免
疫抑制作用，则难能达到预期效果。

（十）休眠（dormancy）

肝癌是复发率特别高的肿瘤。即使外科手术彻底、干净地切除了原发肝癌，也常会在几年乃
至十几年或几十年后出现复发或转移。原因何在？ 动物模型及临床资料研究都证明，即使在癌症早
期，肿瘤细胞也可以播散；通常当肿瘤被临床诊断时，约 50% 已发生肿瘤细胞的播散，然而却不
一定立即形成转移灶。播散的肿瘤细胞究竟是形成转移灶还是保持休眠状态潜伏下来取决于其与所
处微环境相互作用：在不适宜的微环境中，一部分肿瘤细胞死亡，另一部分进入"休眠"状态。

肿瘤干细胞，如同正常干细胞，具有可以休眠的特性。休眠的肿瘤细胞可以在一定条件下被
唤醒，进行增殖和转移。这对肿瘤的临床表现以及治疗理念和策略具有重要意义，是临床医师不
可忽视的。肿瘤（干）细胞经初次治疗之后可在原位、骨髓或转移部位停止生长（停滞在 G_0 或
G_1 期），进入休眠状态，并对进一步的放、化疗有所抵抗。因此，初次治疗之前播散到骨髓休眠
的肿瘤（干）细胞在进一步的常规放、化疗中不能被清除，而在适宜的微环境中，休眠的肿瘤细
胞可被唤醒，进入细胞周期和增殖，导致肿瘤复发或转移。

肿瘤的休眠分为三类：肿瘤细胞的休眠（增殖停止）、血管生成的休眠（因血管和血液供应不
足使分裂增殖细胞数与死亡细胞数达到平衡而维持肿瘤大小不变）和免疫介导的休眠（因免疫系
统持续的细胞毒杀伤活性维持肿瘤不增大）。肿瘤细胞的休眠由其与微环境中的各种因素（包括旁
分泌因子等）的相互作用来维持，换言之，微环境中的各种生长因子、细胞因子、间质细胞和细
胞外基质决定了肿瘤细胞的休眠和唤醒状态。这里特别需要提到的是，免疫系统可以与播散的休
眠肿瘤细胞保持免疫平衡，维持肿瘤细胞生长停止和血管生成控制，使播散的肿瘤细胞长久性休
眠。$CD8^+T$ 淋巴细胞在此具有重要作用，而 NK 细胞对于启动 CTL 反应具有激活功能，同时，肿
瘤细胞表面表达 MHC I 类分子是其中的重要条件，因此在转移休眠期进行免疫治疗可能有助于控
制或杀灭肿瘤：即通过恢复或增加肿瘤细胞在表面表达 MHC I 类分子或激活 NK 细胞来激活或增
强 CTL 免疫反应或者逆转肿瘤细胞诱导的 CTL 免疫抑制可能对克制或破坏转移的细胞是有用的。
由此可见，免疫介导的转移休眠概念为探索新的免疫治疗手段来控制肿瘤转移提供了契机。

肿瘤休眠的概念早在 20 世纪 40 年代后期由维利斯（Wilis）提出。然而，至今对控制肿瘤
细胞休眠和唤醒的因素及机制还所知不多。休眠的肿瘤细胞停止了增殖，但保持长期存活。这需
要存活信号来支撑。已知易发生骨转移的乳腺癌和前列腺癌细胞在骨髓休眠的存活信号包括：活
化的 PI3K/Akt、GAS6、BMP7、TGF-β 等信号途径以及 MAPK 途径中 P38/ERK 活化的平衡。至
于肝癌已知 c-myc 癌基因在肝癌多有扩增和过表达，可促进癌细胞自我复制，而 c-myc 失活可诱
导肝癌细胞停留在细胞周期的 G_1 或 G_0 期，进入休眠状态，并向肝细胞和胆管细胞分化，而恢复
c-myc 的活化则又恢复肿瘤细胞的特性。阐明诱导和唤醒肿瘤细胞休眠的机制以及研发杀灭休眠
肿瘤细胞的方法是治愈肿瘤的重大挑战和当务之急。

总之，对 HCC 生物学行为的特点虽然至今已有不少了解，但机制尚未完全清楚。以上关于
肿瘤细胞特性的大量研究资料来自于体外培养的细胞，而体内的肿瘤组织中不仅有肿瘤细胞还有
多种宿主的细胞，另外还有来自于肿瘤细胞以及宿主细胞的细胞因子和细胞外基质，它们共同构
成了肿瘤细胞的微环境。肿瘤细胞与其微环境之间存在复杂的相互作用。因此，实际上肿瘤组织

中的肿瘤细胞所接受的信号是综合的、相互制约的，比体外研究的情况要复杂得多。

五、肝脏微环境在肝癌发生、发展及转移中的作用及其对肝癌治疗的启示

有关微环境在肿瘤发生、发展和治疗上的重要作用的研究近年来取得了很大的进展，越来越受到肿瘤生物学家和临床医师的重视，微环境绝不仅是肿瘤生长的结构性支撑物，而是非常活跃的影响肿瘤（包括肝癌）发生、发展、侵袭、转移、复发以及治疗反应的关键因素。早在三十多年前佩吉（Paget S.）就提出肿瘤转移的"种子与土壤学说"，所谓"土壤"实际就是微环境。近年来的大量临床和基础研究为这一学说充实了具体内容。虽然肿瘤细胞是转移的原动力，但是肿瘤微环境中的宿主细胞、可溶性因子和细胞外基质也是影响转移行为的关键性因素。早在肿瘤细胞到达转移部位之前就已在那里建立了转移前微环境（pre-metastatic niches）。骨髓造血祖细胞在转移前微环境的形成中发挥了关键性作用。肿瘤进展的每一步都包含着肿瘤细胞及其微环境的共同演化。肿瘤微环境调节着肿瘤细胞的恶性行为。

肿瘤细胞微环境包括肿瘤组织中的各种细胞、细胞间质（stroma）及其中的活性分子。

肝癌微环境中的细胞包括：①肝星形细胞；②成纤维细胞；③免疫细胞（调节T细胞和细胞毒T细胞等）；④肿瘤相关巨噬细胞（如库普弗细胞）；⑤内皮细胞；⑥肿瘤中浸润的炎性细胞。细胞间质除水分子外还包括多种可溶性分子和不溶性细胞外基质。

可溶性分子包括：①生长因子（如IGF-1、HGF、EGF、PDGF等）；②细胞因子（TGFβ、IL-10等）和趋化因子；③蛋白水解酶（如MMPs和TIMPs等）；④异常代谢产物及ROS（reactive oxygen species）等；⑤HBV相关HCC的HBx蛋白。

不溶性细胞外基质包括胶原、层粘连蛋白、蛋白聚糖和氨基聚糖等）。微环境中的各种细胞之间及其与细胞外的分子之间形成信号网络，发生错综复杂的相互作用，构成了具有社会性的肿瘤组织，并与整体的神经、内分泌及免疫系统发生密切联系。换言之，整个机体以及与整体相关的局部微环境对肿瘤的发生、发展、转移、复发有决定性影响。据此，针对肿瘤微环境及其与肝癌细胞相互作用的靶向药物研发正在兴起，并已取得一定成效。这是认识肝癌和防治肝癌的一大进步，有必要强调。

肝脏慢性炎症所造就的微环境是肝癌发生和进展的重要因素。慢性HBV和HCV感染时由巨噬细胞、中性粒细胞和细胞毒T淋巴细胞介导的细胞死亡会导致ROS的连续产生；HCV可直接增加肝细胞内的ROS；乙醇也能增加肝细胞内的ROS浓度。此外，缺氧的肝细胞和浸润免疫细胞可以产生RNS（reactive nitrogen species）。ROS（包括过氧化氢、羟自由基和超氧自由基）和RNS（如NO）可引起DNA突变，参与肝癌的发生和进展。HCC微环境中升高的炎症介质，如IL-6、TNF-α、IL-1β、IL-10和TGF-β促进HCC细胞增殖、抑制凋亡、诱导EMT、促进侵袭和转移。

基于绝大多数肝癌是在肝纤维化，乃至肝硬化的肝背景下发生的。无论对与肝炎相关的肝癌或与非酒精性脂肪性肝病相关的肝癌，肝硬度增加是发生肝癌的预示。对与肝硬化背景与肝癌转移相关性的临床研究发现，在病毒感染所致肝硬化背景下发生的肝癌以早期发生肝内转移为特征，而无肝硬化的单纯原发性肝癌则少有肝内转移。纤维化和肝硬化肝组织呈现细胞外基质过度沉积和重建。细胞外基质对维持肝细胞的存活、增殖、分化、代谢等具有关键性作用。实验证明，增加基质硬度可促进肝癌细胞增殖和药物抵抗；而软的生理性基质可诱导肿瘤细胞休眠。

（一）肝癌微环境中的非癌细胞在肝癌发生、发展中的作用

肝癌微环境中的非癌细胞（宿主的细胞）本身虽不是恶性细胞，但是由于所处的环境和彼此之间以及与肝癌细胞之间直接和间接的相互作用使它们不同于正常细胞，出现表型异常、功能改

变，以致对癌瘤的发生、发展起"助纣为虐、推波助澜"的作用。

肝脏中的星形细胞可在 PDGF、TGF-β1、MMP-9、JNK、IGF 结合蛋白 5、组织蛋白酶（cathepsins）B 和 D、HBx 和 HCV 非结构蛋白等分子的诱导下活化、增殖。活化的肝星形细胞可改变细胞外基质成分，例如，从合成Ⅳ型胶原转变为合成难以降解的Ⅰ型和Ⅲ型胶原；同时增加 MMP 抑制蛋白（TIMP）的表达。这些因素共同增加基质的含量和硬度，引起肝纤维化；同时也为一些生长因子提供结合位点，促进血管生成以及癌前肝细胞和活化的肝星形细胞的存活。纤维化还可引起肝中炎性细胞的活化，并降低参与肿瘤免疫监视的 NK 细胞和 NKT 细胞的活性。星形细胞的活化也可增加生长因子和细胞因子的生成和分泌，促进细胞增殖以及免疫介导的和肝炎相关的炎症。慢性炎症引起的肝细胞增殖导致端粒缩短和染色体不稳定最终导致肝癌发生。再者，体外研究表明在肝损伤时活化的星形细胞，可以变成卵圆细胞，进而产生内皮细胞和肝细胞，因而认为肝星形细胞也是一种祖细胞。增殖的卵圆细胞常紧邻着星形细胞。活化的肝星形细胞可侵入肝癌组织，促进肝癌细胞增殖和迁移。星形细胞还可通过活化 NFκB 和 ERK 信号通路而减少肝癌组织的中心性坏死程度。

肿瘤相关成纤维细胞（cancer-associated fibroblast，CAF）是肿瘤组织中最主要的间质细胞，其数量在某些肿瘤甚至可以超过肿瘤细胞。CAF 由多潜能成体干细胞（multipotent adult stem cell，MASC）演变而来。MASC 则来自于骨髓源的间质干细胞，在表型和功能上都不同于正常组织中活化的成纤维细胞。区别在于其活化的恒久性，既不会转变为正常表型，也永不凋亡和不被清除。CAF 的活化依赖于 TGF-β，在肿瘤组织中负责产生、沉积和重建过的细胞外基质成分（如各型胶原和纤连蛋白）。CAF 也产生 HGF、EGF、IGF、βFGF 等生长因子和 Wnt 家族蛋白，促进肝癌细胞的增殖和肿瘤的生长，还产生细胞因子［如 SDF-1α（stromal-derived factor-1）和 IL-6］、趋化因子等以及基质降解酶（如 MMP），借以侵入脉管和促进转移。CAF 还通过分泌多种因子（包括 VEGF、MMP、SPARC、SDF-1 等）促进肿瘤血管生成。此外，肝癌细胞可以分泌 Hedgehog 配体 SHH，通过旁分泌激活近旁成纤维细胞的 Hedgehog 信号通路而促进其糖酵解。由此产生和分泌的乳酸可被肝癌细胞用作能量来源。再者，CAF 与 HCC 细胞可以彼此相互刺激增殖。总之，CAF 在肿瘤 - 基质相互作用中发挥关键性作用，CAF 的存在与不良的预后相关，因此也是肿瘤治疗中的一个靶标。在制定化疗方案时，若能同时控制 CAF 的活化及其与肿瘤细胞的相互沟通，预期可以更好地限制肿瘤的进展和转移。

肿瘤微环境中的免疫细胞包括巨噬细胞（肝中特化为库普弗细胞）、NK 细胞、NKT 细胞、DC 细胞、CD8$^+$细胞毒 T 淋巴细胞（CTL）、CD4$^+$T 细胞和抑制性 CD4$^+$CD25$^+$Treg 等。它们各司其能，主要分布于肝癌组织的周围，在侵袭前沿略多，在肝癌组织之内以中心部最少。肿瘤细胞可固有地或在免疫细胞等的作用下营造逃避免疫杀伤的微环境。肿瘤微环境中的免疫细胞既有免疫监视和保护宿主的抗肿瘤作用（多在初始阶段），又有增强肿瘤生长和转移的促肿瘤作用（多在形成临床可见肿瘤之后），因而对抵抗或促进肿瘤的发生、发展至关重要。肿瘤组织中的 CTL 数量多，则患者的预后好；而抑制性 T 淋巴细胞（Treg）和髓源抑制细胞（MDSC）数量多，则预后差。Treg 可由肝癌细胞直接招募而来到肿瘤微环境。总之，设法消除或改善施加免疫抑制的肿瘤微环境、打破免疫抑制网络是当今肿瘤免疫治疗的主要挑战。显然，削弱免疫抑制作用和增强肿瘤相关抗原特异的 CD8$^+$和 CD4$^+$T 细胞反应是同等重要的，无论在研究上或治疗实践中均已成为提高肿瘤治疗效果的热点，并有部分癌病患者的辅助治疗中显示出一定的效果。最近，PD-1、PDL-1 抗体已在某些实体瘤（包括肝癌）阻断免疫抑制信号，发挥免疫激活作用，恢复肿瘤患者内源性抗肿瘤免疫功能，并有部分患者取得临床影像学反映的喜人效果。最近的研究还提示，NKT 细胞具有可将抑制性的 MDSC 转变成促进免疫的抗原呈递细胞的能力。

肿瘤微环境中有各种来自于骨髓的细胞，包括巨噬细胞、中性粒细胞、肥大细胞和髓源祖细胞。它们可浸润到癌前和癌组织中，促进血管生成。髓源祖细胞甚至可以转变为肿瘤脉管的内皮细胞和周缘细胞。

肿瘤组织中的内皮细胞可由肿瘤干细胞横向分化而来，它与正常组织中的内皮细胞不同，转换率高、迁移侵袭能力强，并高表达 CD105 和 TGF-β1。而微环境中的 TGF-β1 可吸引表达 CD105 的内皮细胞，从而促进血管生成。从 HCC 组织分离出的 CD105$^+$ 的内皮细胞具有很强的血管生成活性并抵抗化疗药物和血管生成抑制剂。肿瘤内皮细胞表达的 PDGFRα 也与转移的危险高度相关。

（二）肝癌微环境中非细胞成分在肝癌发生、发展中的作用

肝癌微环境中的非细胞成分可通过作用于肝癌细胞的信号转导途径而调节肝癌细胞的生物学特性。这里着重介绍肝癌微环境中几种主要的非细胞成分在肝癌发生、发展中的作用。这些成分的分子结构和功能已在本章第一节和第三节中介绍，此处不再赘述。

1. 肝癌微环境中的生长因子

EGF、PDGF、FGF、HGF、IGFF 等在肝癌的发生、发展中具有重要作用。

（1）EGF：参见本章第一节中相关内容。

（2）TGFα（transforming growth factor α）：TGFα 在正常肝中主要由胆管上皮细胞表达，还有卵圆细胞，而在肝细胞不表达或表达很弱；但在慢性活动性肝炎及肝硬化患者的肝细胞可有表达，表达率分别为 60%（12/20）及 100%（22/22）；其 mRNA 的相对表达强度分别为正常肝的 4.5 ± 3.0 及 6.0 ± 3.5 倍。TGFα 的表达水平与增殖细胞核抗原 PCNA 阳性肝细胞百分率高度相符。接受干扰素治疗的 HBV 肝炎患者可见 TNFα 的表达减少。不仅 HBV 和 HCV 感染的肝细胞高度表达 TGFα，而且用 HBV 基因组 cDNA 体外转染的肝细胞中 TGFα 的表达也上调；在培养的人肝细胞中，HBV 的 pre-S 基因可转活化（transactivate）TGFα 基因；这些结果说明肝炎病毒的感染可活化肝细胞的 TGFα 基因。而肝癌正是从持续活跃增殖的肝组织中发展起来的。与存在慢性炎症的配对非癌肝组织相比，肝癌组织中 TGFα 表达上调的占 62%（53/86），持平的占 21%（18/86），下调的占 17%（15/86）。TGFα 表达强度最高、表达细胞数最多的是分化较好的肿瘤。

（3）PDGF：在肝星形细胞转化为肌成纤维细胞过程中发挥重要作用，因而促进肝纤维化和肝细胞增殖。实验证明，转基因鼠肝脏过表达 PDGF 可引起肝星形细胞活化、增殖、肝纤维化，最终引发肝癌。其作用机制涉及 ERK1/2 和 Akt 信号通路的活化。

（4）VEGF：可由肿瘤细胞或成纤维细胞和炎性细胞分泌。在炎症条件下，通过激活 NFκB 信号通路而上调 VEGF 的表达。VEGF 可促进 VEGFR 和 αvβ3 整合素的表达，并增强微血管内皮细胞的存活、增殖、迁移和管腔形成，同时也促进脉管平滑肌细胞增殖，导致肿瘤新血管生成。然而，在 VEGF 促进下，肿瘤组织中新生的血管是异常的：分布不均匀、分支不适当、形态不规则并常出现盲端，没有动、静脉和毛细血管的规则排布，而且常存在动静脉瘘。这样的血管体系不能解决肿瘤的缺氧问题，它促进 VEGF 的生成进一步增加，形成恶性循环；同时又增加化学药物的分布不均和药物抵抗。再者，血循环中的 VEGF 和肿瘤组织的缺氧可动员并吸引骨髓源内皮前体细胞（BMD-EPC）进入肿瘤。被召集到肿瘤的骨髓源内皮前体细胞又可自产 VEGF、HGF、G-CSF 和 GM-CSF 并进一步招募 BMD-EPC。此外，VEGF 也可通过下游的 Akt/mTOR 信号途径对表达 VEGF-A 受体的肿瘤细胞发挥促进增殖作用。

（5）FGF：参与组织再生、创伤愈合和血管生成。在肝癌中，FGF 的表达异常通过激活 ERK

和 Akt 的下游信号通路而促进肝癌细胞和内皮细胞的增殖。

（6）HGF：肝癌微环境中的 HGF 来自于肝星形细胞、肌成纤维细胞、库普弗细胞和血液中升高的 HGF，而在肝细胞和肝癌细胞不表达或低表达。HGF 可通过肝癌细胞表面增多的其受体 c-Met 而与多条信号转导途径相联系，参与肿瘤细胞增殖、迁移、侵袭、转移和血管生成；也可介导肿瘤 - 基质相互作用，并借以增强肝癌细胞的增殖、迁移和侵袭。

2. 肝癌微环境中的细胞因子

在肝脏慢性炎症过程中产生的细胞因子可导致肝纤维化并最终发展为肝癌。TGF-β_1、IL-6、TNF-α 和 IL-1 都是在肝组织炎症反应中增强肝癌进展的细胞因子。其中 TGF-β1 尤其值得关注。

（1）TGF-β_1：TGFβ 在炎症和损伤组织中的生成增多，使成纤维细胞转化为肌成纤维细胞，在肝脏则主要由星形细胞转变为肌成纤维细胞，并促进其增殖和表达结缔组织生长因子（connective growth factor，CTGF）。CTGF 促进细胞外基质成分的表达和组织纤维化。反之，钝化 TGFβ 信号通路则可减轻纤维生成。肝损伤诱导的活性 TGF-β 可增强肝细胞的破坏，介导肝星形细胞和成纤维细胞活化，引起肌成纤维细胞生成和细胞外基质沉积。此外，TGFβ 还可通过诱导肝细胞发生 EMT（上皮间质化）而转变为成纤维细胞样细胞，促进肝纤维化。因此 TGFβ 是导致纤维化（包括慢性肝炎所致的肝纤维化和肝硬化）的必要因素。

TGF-β 在肝癌组织和周围的非癌基质中含量都相当高，来自于肿瘤细胞和间质细胞，被分泌到细胞外基质中，在肿瘤微环境中受到含量颇丰的基质金属蛋白酶 MMP2 和 MMP9 作用而被活化。活化的 TGF-β_1 可与 TGFR 结合并通过 Smad2 和 Smad3 激活 JNK（c-Jun N-terminal kinase）而促进肝星形细胞的增殖和胶原的生成，导致肝纤维化。TGF-β_1 对于肝癌发生具有双向作用：在癌前状态下，TGF-β_1 可通过抑制增殖和活化凋亡信号而发挥抑癌作用；而在 HBx 和 HCV 的作用下，TGF-β_1 则从抑癌转变为促癌。这一作用就是通过激活上述 JNK 而将抑癌的 pSmad3C 途径 转变为致癌的 pSmad3L 途径而实现的。特别需要指出的是，TGF-β_1 不仅抑制单核细胞分化为成熟的 DC，而且使之向高度免疫抑制的 MDSC 发展，并且促进 Treg 免疫抑制细胞的活化；还可诱导肿瘤细胞进行 EMT 和去分化，从而获得肿瘤干细胞特性，加速增殖和转移。这意味着，原发肿瘤即使具有组织学上的高分化形态，其中的某些细胞也可在其微环境的作用下具有干细胞特性。例如，TGF-β 可通过 Ras 和 Wnt 通路诱导 ETM，也可通过 Smad3 和 Smad4 相互作用与 SNAIL1 形成复合物入核，作为转录抑制因子而抑制上皮细胞（板）特有的紧密连接和黏合连接中的黏附分子 [包括闭合蛋白（occludin）、密封蛋白（claudin）-3、E- 钙黏着蛋白等]的表达，从而使癌细胞彼此游离，便于迁移和转移。在 EMT 诱导时相，TGF-β_1 与 MAPK 通路沟通；在 EMT 维持时相，TGF-β_1 与 PI3K 通路沟通。TGF-β_1 还可调节致癌 miRNA（如 miRNA-181b、miRNA-23α、miRNA-27α 和 miRNA-24）的表达来促进 HCC 的进展。实验证明，miRNA-181b 可促进肝癌细胞增殖、存活、迁移和侵袭；miRNA-23α、miRNA-27α 和 miRNA-24 可促进肝癌细胞存活和生长。此外，TGF-β1 也促进肿瘤相关成纤维细胞产生 VEGF，促进血管生成和转移，并具有免疫抑制作用。总之，TGF-β1 在肝癌中的作用是十分重要和复杂的。

（2）IL-6：IL-6 是在肝细胞发生坏死时由肝库普弗细胞产生的多功能炎性细胞因子，促进补偿性肝细胞增殖。肝硬化时，血清 IL-6 升高；高水平的 IL-6 增加罹患肝癌的危险，并和肝癌患者的不良预后相关。近来的动物实验证明，肥胖可增加 IL-6 和 TNF-α 的表达，并通过下游的 STAT3 和 ERK 而活化 IL-6 信号通路，促进肝脏的炎症和肿瘤发生。再者，雌激素可抑制库普弗细胞产生 IL-6，这可部分地解释肝癌发生、发展的性别差异。

（3）IL-1：IL-1是一个促进炎症的细胞因子，可促进肝细胞的代偿性增殖和肝星形细胞的增殖、活化，并横向分化为肌成纤维细胞，进而产生和激活MMP，特别是MMP-9。

（4）TNF-α：TNF-α是由库普弗细胞和其他免疫细胞产生的多功能细胞因子，通过激活其下游的NF-κB和Akt信号途径为肝损伤后的肝再生所必需。小鼠体内实验表明，IL-6和TNF的表达增强可增加饮食性和遗传性肥胖小鼠肝脏炎症和肿瘤发生的概率。

（5）IL-12：IL-12是免疫反应的介质，可诱导NK细胞和幼稚T细胞产生γ干扰素，促进辅助性T细胞的分化、增强细胞毒T细胞的活化，促进细胞介导的免疫反应；还可抑制血管生成。但是，用IL-12治疗肝癌则受剂量的制约：低剂量效果不佳，高剂量生成过多γ干扰素而导致严重的全身毒性。

此外，微环境中还有一些其他细胞因子和趋化因子也参与肝癌的发生、发展，这里不一一列举了。

3. 蛋白水解酶

肿瘤微环境中的蛋白水解酶有多种，这里择要介绍MMP家族。

基质金属蛋白酶家族通过多种机制参与肝硬化和肝癌的发病和肝癌的侵袭、转移。众所周知，肿瘤细胞需要降解基质以为其迁移和侵袭正常组织开出通道。最近发现，MMPs不仅降解细胞外基质蛋白质而且调节肿瘤细胞的信号转导。例如，MMP-2、MMP-9和MMP-14可以活化TGF-β1。前已述及TGF-β1是与肝癌转移性正相关的EMT的关键性调节分子。MMP与TGF-β1可以相互激活，被TGF-β1上调的miR-181b又可进一步增强MMP-2和MMP-9的表达，促进肝癌细胞的迁移和侵袭。MMP-9的高表达与人类肝癌中PI3K/PTEN/Akt/mTOR信号通路的活化相关。MMP还可抑制肿瘤细胞的凋亡信号通路，例如，MMP-7可降解Fas配体，从而阻止Fas配体与细胞表面的Fas受体相结合而启动细胞凋亡。此外，在肝癌高表达的MMP-9，可通过裂解骨桥蛋白前体使之转变成活化形式而促进肝癌的侵袭和转移。MMP-2、MMP-9和MMP-14通过调节VEGF在肝脏的生物可获得性促进血管生成。MMP还可通过调节促进肿瘤进展的炎性细胞因子和趋化因子而参与炎症反应的调控。与MMP拮抗的组织金属蛋白酶抑制物（tissue inhibitor of metalloproteinase，TIMP）在细胞增殖、凋亡、血管生成及基质纤维化方面具有复杂的调控作用，可抑制HCC的侵袭和转移。例如，增加TIMP1的表达可抑制肝癌细胞系的增殖和侵袭潜能；TIMP2则在低浓度时促进，而在高浓度时抑制MMP-2的活化；TIMP3可以抑制肝癌的进展、侵袭和转移。MMPs和TIMPs的活性在正常组织中保持一定的平衡，而在肿瘤组织中则失去平衡。在肝癌中，MMPs（特别是MMP-2和MMP-9）的活性升高与肝癌的侵袭、转移和预后不良密切相关。

4. 乙肝病毒X蛋白（HBx）

微环境中的HBx通过对肝癌细胞、免疫细胞和肝星形细胞等细胞的细胞因子（TGF-β、TNF-α、COX-2、白介素和HIF-1α等）以及外排体的作用而对HBV相关HCC的发生、发展发挥着关键性作用（表1-2-7）。这里需要特别说明的是外排体（exosome）。外排体是直径30~150nm的微泡，由细胞内的多泡体（晚期内体）与质膜融合而排到细胞外，外有膜包裹，内含miRNA、mRNA和蛋白质，既可存在于组织微环境中也可进入血液。来自于不同细胞的外排体可与一定的细胞融合，将内容物释放其中来调节接收细胞中的生理和病理反应。因此，外排体是细胞间进行沟通的一种重要方式。肝癌微环境中的外排体主要来自于肝细胞和肝癌细胞。肝癌细胞释放的外排体具有丰富的miRNA。miR-122是肝特异的miRNA，通过与增殖、分化、凋亡、迁移及血管生成相关的靶基因相结合而负调控肝癌的生长和转移。HBx通过下调miR-122的表达而发挥促进肝癌生长和转移作用。同时，最近还发现HBx也可显著改变外排体中的蛋白质成分。

表 1-2-7　微环境中 HBx 所具有的作用

受 HBx 作用的成分	作用结果
HCC 细胞	加速细胞周期运行，促进细胞增殖 抑制凋亡 诱导自噬
免疫细胞	促进 CT8$^+$T 淋巴细胞凋亡 减少 IFNγ 生成 上调 MHC、I-CAM1 和 Ras 配体
肝星形细胞	促进肝星形细胞的增殖和活化 细胞外基质重建和纤维化 促进血管生成、肝癌细胞侵袭和转移
TGF-β	以旁分泌方式上调 TGF-β 参与肝星形细胞活化 诱导 EMT 把肝内 TGF-β 信号途径从抑制性 pSmad3C 转变为支持性 pSmad3L
白细胞介素家族	刺激 IL-6 生成，促进 HCC 发展 上调 IL-8 的表达，促进肝细胞恶性转化和肿瘤生长 调节其他促炎症细胞因子（如 IL-18、IL-23、TNF-α），诱导肝脏慢性炎症
TNF-α	在转录水平上调 TNF-α 促进血管生成，促进肿瘤发展
COX-2	以 COX-2 依赖方式促进 MT1-MMP 表达 激活 COX-2/PGE（2）信号途径发挥抗凋亡作用 促进肿瘤生长、侵袭和转移
HIF-1α	抑制 HIF-1α 降解 上调 HIF-1α 表达
外排体	负调节外排体中 miR-122 显著改变外排体中的蛋白质成分

表中内容摘自 FU S. Tumor Biology，2016：1-11.

5．细胞外基质成分

细胞外基质是肿瘤微环境的一个重要组成部分。肿瘤细胞和间质细胞会动态地改造细胞外基质，尤其在建立转移灶时如此。细胞外基质的组成和构筑甚至会影响药物的疗效。肿瘤细胞黏附于细胞外基质可增强其对化学治疗和放射治疗的抵抗性。肿瘤细胞与基质相互作用所营造的微环境也是导致具有双向作用的 TGF-β 从抑癌转变为促癌的一个关键调变因素。增加细胞外基质的形成是晚期肝癌的一个特性。

胶原是纤维化/肝硬化肝脏中与组织硬度相关的主要细胞外基质成分。以胶原过量沉积和交联为基础的肝硬度与肝癌的发生相关。2012 年，本杉（Motosugi U.）等报道，通过核磁共振弹性图像（magnetic resonance elastography，MRE）检测肝硬度，发现肝硬度可作为肝癌的危险因素；2013 年 Wang H. M. 等也报道了对 HCV 肝炎患者的肝硬度检测（liver stiffness measurement，LSM）与肝癌发病率的相关性，发现初次检测时肝硬度不同的三组患者（LSM ＞24kPa、12～24kPa 和＜12kPa）的五年肝癌发生率有显著差异（分别为 45.1%、9.5% 和 0.9%）。再者，体外实验证明肝的硬度高和与硬度相关的胶原含量高均可抑制原代培养的肝细胞的分化、促进肝癌细胞增殖和迁移，以及药物抵抗。例如，Let-7g（一种肿瘤抑制性 miRNA）可以下调 I 型胶原 α 链的表达，并可抑制肝癌细胞的增殖和迁移。基质的硬度可以改变 TGF-β 信号途径的效应——从促进凋亡转变为诱导 EMT，促进转移。此外，Liu Q. F. 和 Dong J. H. 等最近发现，病毒所致的伴有肝硬化的肝癌以早期发生肝内转移为特征，而无肝硬化的单纯原发性肝癌以发生肝外转移较多见。这种不同的转移模式与肝背景的血流动力学有关。伴肝硬化的肝组织中血流紊乱，存在肝动静脉瘘和肝静脉反流，因而易于发生肝内转移。

层粘连蛋白（laminin, LN）在肿瘤微环境中发挥调控作用，尤其是调控肿瘤干细胞的自我更新和分化，赋予肿瘤细胞以不死性和瘤内异质性；并参与肿瘤的血管生成，特别是形成模拟脉管（血管生成拟态 VM）；以 LN 抗体做免疫组化可鉴定肝癌组织中的模拟脉管。大鼠及人类的几个肝癌细胞系都高水平表达 LN β_1 和 γ_1 链，或可分泌含 α_5 链的层粘连蛋白。原发性和继发性肝癌组织都表达 α_1、α_2、α_3、β_1、β_2、β_3、γ_1 及 γ_2 等 LN 亚单位，可以组合成 LN111、LN211、LN121、LN221 及 LN332。经免疫组化鉴定，LN332（亦称 LN-5）是上皮细胞基膜中的主要成分，而在正常肝组织和肝硬化组织中没有表达；却在肝癌组织侵袭前沿高表达，与肿瘤细胞的迁移、侵袭和转移有关。在肝癌组织中 LN332 由肝星形细胞产生。肝癌细胞表面的整联蛋白 $\alpha_3\beta_1$ 和 $\alpha_6\beta_1/\alpha_6\beta_4$ 为其受体。LN332 可通过与其 $\alpha_3\beta_1$ 和 $\alpha_6\beta_1$ 受体相结合而激活 Ras/ERK 信号通路促进肝癌细胞的增殖/迁移和肿瘤的生长。此外，LN 还可调节/活化 Wnt 和 Notch 信号通路。它们是维持和调节肿瘤干细胞的关键信号通路。LN-332 可与 TGFβ₁ 协同促进肝癌细胞的 EMT，从而促进肝癌的转移。因此，LN332 在肝癌组织高表达不仅表明微环境对肝癌生长和转移的重要作用，而且其抗体可以作为肝癌的预后因子和癌周微转移灶的标志物。再者，含 α5 链的层粘连蛋白，例如 LN511（LN-10）和 LN521（LN-11）在正常肝实质并不表达，而仅见于胆管和脉管的基膜，但在肝癌组织中表达，其受体也是整联蛋白 $\alpha_3\beta_1$ 和 $\alpha_6\beta_1$。而且肝癌细胞系对层粘连蛋白的亲和性高于正常肝细胞，更易于在含 α_5 链的 LN 基质上黏附。前列腺癌细胞的体外实验表明，通过选择性黏附于 LN 基质分离出来的癌细胞具有成球和自我更新的肿瘤干细胞特性，并表达肿瘤干细胞标志物，具有高速增殖和克隆形成能力。综上所述，细胞外基质中的 LN 对于肿瘤干细胞、肿瘤生成和转移具有不可忽视的重要作用。已有一些研究为其临床应用提供了线索：在诊断上，LN 的某些同型分子的表达或可作为有一定意义的肿瘤标志物；在治疗上，业已开展以 LN 为靶标的肿瘤辅助治疗的探索和临床试验。

硫酸乙酰肝素蛋白聚糖（heparan sulfate proteoglycan, HSPG）：在肝癌发病中发挥重要作用。基质中的 HSPG 是 FGF、HGF、PDGF 和 VEGF 等生长因子的储存库；整合于质膜中的 HSPG 可作为生长因子的辅助受体而与生长因子相应的 RTK 家族受体相结合。HSPG 分子中特定糖基的硫酸化为其与生长因子相结合所必需。将基质中的 HSPG 去硫酸化可使生长因子从细胞外基质中释放而与其相应 RTK 受体相结合，遂启动生长因子相关的信号转导而促进肝癌的进展；而质膜中作为辅助受体的 HSPG 去硫酸化可阻止生长因子与其 RTK 族受体相结合而抑制生长因子相关的信号转导，从而抑制肝癌的进展。据此原理最近已经研究出相应的肝癌辅助治疗药物，正在进行 II 期临床试验。

整联蛋白家族中的一些成员作为细胞间黏附分子，而更多的是细胞外基质蛋白质的受体。例如，$\alpha_3\beta_1$ 和 $\alpha_6\beta_4/\alpha_6\beta_1$ 介导肝癌细胞在 LN-331 基质上的黏着、增殖、迁移和侵袭；含 β_3 亚单位的整联蛋白则抑制肝癌细胞生长、促进凋亡。

6. 其他蛋白质分子

（1）骨桥蛋白（osteopontin, OPN）：是一种糖基化和磷酸化的蛋白质，在多种肿瘤细胞（肝癌、胃癌、乳癌、肾癌及黑色素瘤等）和各种活化的免疫细胞（巨噬细胞、白细胞和 T 淋巴细胞）表达，既存在于细胞内也分泌到细胞外，并可释放入血液循环。骨桥蛋白可作为生长因子、细胞因子、趋化因子及信号分子执行复杂的功能，参与细胞黏附、迁移、侵袭、抗凋亡、定着不依赖性生长、信号转导和胞内转运（trafficking），并与多种疾病相关，包括肿瘤、自身免疫性疾病、变态反应性疾病以及心梗和心肌炎后的修复和重建等。在炎症部位和肿瘤组织的细胞外液中，骨桥蛋白含量升高。在肝癌，骨桥蛋白由库普弗细胞、肝星形细胞以及高转移肝癌细胞表达，其在肝癌组织和血液中的水平与肝癌的转移和肝癌切除术后的复发正相关。VEGF 可上调骨桥蛋白的表达。通过 RNA 干扰技术敲低骨桥蛋白的表达可抑制高转移肝癌细胞的侵袭潜能和小鼠移植瘤的肺转移。骨桥蛋白可与整联蛋白（包括 $\alpha_v\beta_1$、$\alpha_v\beta_3$、$\alpha_v\beta_5$、$\alpha_4\beta_1$、$\alpha_5\beta_1$、$\alpha_8\beta_1$ 和 $\alpha_9\beta_1$）及 CD44 受体相结合，并活化 ERK、PI3K/Akt、FAK 及 NFκB 信号通路。通过多种机制促进肿瘤转移包括促进肿瘤细胞迁移，上调 MMP 前体的表达和促进 MMP-2 和 uPA 的激活，从而增强肿瘤细胞的侵袭能力。

（2）细胞外基质金属蛋白酶诱导物（extracellular matrix metalloproteinase inducer, EMMPRIN）又称肿瘤源胶原酶刺激因子（tumour-derived collagenase stimulatory factor）或 CD147：EMMPRIN/CD147 为一种在肝癌等肿瘤细胞、白细胞和肿瘤相关巨噬细胞中高表达的糖蛋白，位于肿瘤 - 间质界面，促进肝癌细胞周围的星形细胞和肝细胞表达更多的 MMP，并可促进 MMP 的活化。它在肿瘤组织中表达的上调还可通过上调 TGF-β 而促进肿瘤细胞的 EMT，增强肿瘤细胞的侵袭性；并通过抑制 Bim 而使肿瘤细胞抵抗失巢凋亡。前者，使血液循环中的肿瘤细胞得以存活。再者，表达上调的 EMMPRIN/CD147 也可通过 IGF-Ⅱ、VEGF、VEGFR-2 等促进肿瘤脉管生成。EMMPRIN/CD147 对肿瘤细胞的上述这些作用共同促进肿瘤细胞的转移。

7. 膳食影响

鉴于肝脏具有储铁功能，长期摄入高铁食物可导致肝中的铁潴留可致肝癌。长期高脂膳食、肥胖以及 2 型糖尿病相关的非酒精性脂肪性肝病（non-alcoholic fatty liver disease, NAFLD）已被流行病学研究证明是 HCC 的高危因素。显然，膳食所造就的肝微环境需与其他因素协同作用影响肝癌的发生、发展。关于其作用机制尚缺少深入研究。

（三）微环境决定肿瘤转移的靶器官

众所周知，肿瘤转移的器官和组织具有选择性。早在 1889 年史蒂芬·佩吉（Stephen Paget）就提出了肿瘤转移的"种子 - 土壤学说"。百余年之后科学的发展为这一学说注入了新的内容，更清楚地阐释了微环境在肿瘤转移中的作用机制。例如，肺是多种肿瘤（包括肝癌）转移的部位。肺脏独有的巨大的毛细血管网表面积（约 $100m^2$）是血循环中肿瘤细胞在其中滞留的一个结构条件。非但如此，平冢（Hiratsuka）等的研究表明，某些肿瘤细胞在其播散之前就可以激活肺中脉管内皮细胞上的 VEGFR-1，并增加 MMP-9 的表达。这使肺组织易于接纳肿瘤细胞的转移。卡普兰（Kaplan）也报告原发肿瘤产生一些细胞因子（肿瘤特异的生长因子）可以刺激远离的肺成纤维细胞，上调其纤连蛋白的表达。同时，纤连蛋白受体 VLA-4（α4β1 整联蛋白）在 VEGFR-1[+] 的骨髓造血祖细胞表达。因而肺成纤维细胞在肿瘤细胞遥控下分泌的纤连蛋白可吸引 VEGFR-1[+] 骨髓造血祖细胞抵达肺并成簇，形成"转移前微环境"（premetastatic niche）。在此微环境中丛集起来的骨髓造血细胞释放细胞趋化因子，从而为血循环中的肿瘤细胞直接提供归巢信息。若用抗体阻断 VEGFR1 的功能或从骨髓中去除 VEGFR1 阳性的细胞均可阻止肺中形成"转移前微环境"并防止肿瘤转移。以上研究证明，一些肿瘤细胞可以向肺发出促成转移的信号，通过成纤维细胞和骨髓造血细胞等间质细胞和细胞因子营造了适宜转移的"土壤"。再者肺微环境产生的间质分子还可显著增强肺转移灶对化疗的抵抗，其作用机制为上调转移灶中肿瘤细胞的多药耐药糖蛋白 P-gp（MDR1）的表达。

肝脏是胃癌、肠癌、乳腺癌、肺癌和黑色素瘤等常见肿瘤的转移器官。大肠癌细胞表面糖链的五糖结构 sLe[x] 和 sLe[a] 是肝窦内皮细胞表面 E- 选凝蛋白的配体。E- 选凝蛋白可被细胞因子（如

IL-1 和 TNFα）诱导而在内皮细胞过表达。高表达 sLe^x 和 sLe^a 的肿瘤细胞通过与内皮细胞表面的 E-选凝蛋白的相互作用而黏附于肝内脉管，形成转移灶。IL-1 来自于炎性细胞；TNFα 由肿瘤细胞分泌，并可与肿瘤细胞和脉管内皮细胞表面的 EGFR 相结合，进而激活 EGFR 信号通路，促进肿瘤细胞增殖和内皮细胞生成新血管，从而对转移灶的形成发挥重要作用。

（四）微环境在肿瘤免疫逃逸中发挥关键作用

消除免疫抑制微环境是抗肿瘤免疫治疗的一个重要挑战。解除肿瘤微环境中的免疫抑制与化学疗法及免疫疗法配合是提高疗效不可忽视的策略。

（五）改善肿瘤微环境在肝癌治疗中具有重要意义

鉴于肝癌的发生和发展不单是肝细胞积累了足够的遗传学和表观遗传学改变，肝微环境对肿瘤的发生、发展、转移、复发和预后也具有重要作用，肿瘤的治疗不仅要着眼于杀灭和清除肿瘤细胞和肿瘤干细胞，而且要兼顾肿瘤微环境的调整。肝炎病毒的慢性感染和肝纤维化是肝癌发生、发展的重要背景，因而抗病毒和抗纤维化治疗也是预防和治疗肝癌不可忽视的重要策略。只有改善了肝脏的微环境才能真正"治愈"肿瘤或让肿瘤细胞"休眠"，使患者可以长期带癌生存、防止复发。肝癌的外科手术切除将肿瘤细胞及其微环境一同清除，因而至今仍是国际公认的对可切除肝癌的首选治疗策略。此外，也需要改善促肝癌形成的微环境，以防肝癌再发。因此，慢性肝炎和肝纤维化的治疗以及全身心的调整和保健都是不可忽视的。实施物理治疗（如射频、放射、超声治疗等）的肝癌也同样需要如此。对于肝癌的化学治疗，同样需要采取杀伤肿瘤细胞和针对性改善微环境的联合用药。鉴于系统化疗并不能改善肝癌患者的总存活期，近年肝癌的化学药物治疗转向以抑制肿瘤微环境与肝癌细胞相互作用为靶标的靶向治疗。换言之，靶向化疗不但要针对肿瘤细胞，还要对微环境中可刺激肝癌发生、发展、侵袭、转移以及药物抵抗的分子和细胞所实施的作用予以抑制。由于微环境中的分子和细胞多是通过信号转导和信号网络而发挥作用的，靶向药物常以抑制信号分子受体及其下游的信号传导途径为目标，以阻断微环境与肿瘤细胞的相互作用。显然，抑制单一信号分子与受体难以成功抑制肿瘤的进展。索拉非尼的优点在于它是多激酶的抑制剂，可抑制 PDGF、FGF 和 VEGF 受体的激酶活性以及下游信号途径中的 Raf 激酶活性，故可对肿瘤细胞的增殖和血管生成发挥一定的抑制作用，从而可在少数晚期肝癌患者延长生存时间，并在坚持长久用药的情况下疗效较佳。但其副作用常使一些患者无法坚持长久用药，因而需与作用互补或协同的药物联合使用以提高疗效，并减低剂量以降低毒性。目前有不少正处于临床试验中的化合物是以阻断肿瘤微环境与肝癌细胞的相互作用为靶标的。总之，无论采用细胞毒药物（阿霉素、铂类药物等）或靶向性药物（索拉非尼）治疗肝癌，也都需要针对调节肿瘤微环境的联合用药。我国辨证施治的中医中药个体化治疗或许在改善肿瘤微环境上可发挥有益的作用，应总结相关规律，探讨相关机制，进行深入的研究。

基于相同组织来源的不同肿瘤，包括肝癌，具有不同的基因表达谱和不同的微环境，可以料想不同患者的肝癌不可能对任何一种药物具有相同的治疗反应。因此检测个例的肿瘤细胞及其微环境的基因表达谱以确定适合的靶向药物进行联合用药是十分必要的。只有开展个体化的联合多靶给药，才能提高肿瘤靶向药物的治疗效果。此理念在国际上已经得到公认，并开始指导临床研究和实验治疗，无疑是今后的发展方向。

六、结语

肿瘤是病因、发病机制最复杂、涉及面最深广的慢性疾病，肝癌堪称其最。自从尼克松总统时期美国官方向肿瘤宣战以来，过去四十多年，仅美国在肿瘤研究上就耗资数百亿美元，然而，研究成果仅使少数肿瘤的治愈率有显著提高，大多数肿瘤的死亡率尚未显著下降，肝癌也不例外。虽然研究进展一直十分迅速，而未知的依然很多。无论怎样，基础研究所获得的成果对于肝癌的认知、诊断、预防和治疗一直发挥着不可或缺的作用。要做一位明白的和高明的临床肿瘤医师和推进肝癌临床医学发展的有建树的医学家，需要跟上基础医学研究的进展。作者希望本章内容能对肝癌相关临床医师和教学、科研人员了解和掌握相关基础知识和基本理论以及研究进展有所帮助。

（周柔丽）

参 考 文 献

［1］HENRIKSON R C, KAYE G I, MAZURKIEWICZ J E. Histology［M］. Paris: Williams and Wilkins, 1997: 289-300.

［2］COHN R M, ROTH K S. Biochemistry and Disease［M］. Paris: Williams & Wilkins, 1996.

［3］JUNGERMANN K, KIETZMANN T. Zonation of parenchymal and nonparenchymal metabolism in liver［J］. Annu Rev Nutr, 1996, 16: 179 203.

［4］DUNCAN A W, DORRELL C, GROMPE M. Stem cells and liver regeneration［J］. Gastroenterology, 2009, 137: 466-481.

［5］DOHERTY D G, O'FARRELLY C. Innate and adaptive lymphoid cells in human liver［J］. Immunol Rev, 2000, 174: 5-20.

［6］MEHAL W Z, AZZAROLI F, CRISPE I N. Immunology of the healthy liver: old questions and new insights［J］. Gastroenterology, 2001, 120: 250–260.

［7］QIN Y, RODINB S, SIMONSON O E, et al. Laminins and cancer stem cells: partners in crime［J］. Seminars in Cancer Biology, 2017, 45: 3-12.

［8］JUNGERMANN K, KEITZMANN T. Zonation of parenchymal and nonparenchymal metabolism in liver［J］. Annual Review of Nutrition, 1996, 16: 179-203.

［9］LI L, CLEVERS H. Coexistence of quiescent and active stem cells in mammals［J］. Science, 2010, 327 (5965): 542-545.

［10］EMA H, SUDA T. Two anatomically distinct niches regulate stem cell activity［J］. Blood, 2012, 120: 2174-2181.

［11］张乃蘅. 生物化学［M］. 2 版. 北京：北京医科大学出版社中国协和医科大学联合出版社，1999：555-582.

［12］GUICCIARDI M E, MALHI H, MOTT J L, et al. Apoptosis and necrosis in the liver［J］. Compr Physiol, 2013, 3: 977-1010.

［13］FAUSTO N. Liver regeneration［J］. J Hepato, 2000, l32 (1 Suppl): 19-31.

［14］RIEHLE K J, DAN Y Y, CAMPBELL J S, et al. New concepts in liver regeneration［J］. Journal of Gastroenterology and Hepatology, 2011, 1: 203–212.

［15］MICHALOPOULOS G K. Liver regeneration: alternative epithelial pathways［J］. Int J Biochem Cell Biol, 2011, 43: 173–179.

［16］LIU L, YANNAM G R, NISHIKAWA T, et al. The microenvironment in hepatocyte regeneration and function in rats with advanced cirrhosis［J］. Hepatology, 2012, 55: 1529-1539.

［17］MICHALOPOULOS G K. Principles of liver regeneration and growth homeostasis［J］. Compr Physiol, 2013, 3 (1): 485-513.

[18] MARTINEZ-HERNANDEZ A, AMENTA P S. The extracellular matrix in hepatic regeneration [J]. FASEB J, 1995, 9: 1401-1410.

[19] ELEANOR S, GILCHRIST, JOHN N PLEVRIS. Bone marrow-derived stem cells in liver repair: 10 years down the line [J]. Liver transplantation, 2010, 16: 118-129.

[20] PORADA G A, ZANJANI E D, PORADA C D. Bone marrow stem cells and liver regeneration [J]. Exp Hematol, 2010, 38: 574-580.

[21] HUANG P, ZHANG L, GAO Y, et al. Direct reprogramming of human fibroblasts to functional and expandable hepatocy [J]. Cell Stem Cell, 2014, 14: 370-384.

[22] HANAHAN D, WEINBERG R A. The hallmarks of cancer [J]. Cell, 2000, 100: 57-70.

[23] XIANG Y, YANG T, PANG B Y, et al. The progress and prospects of putative biomarkers for liver cancer stem cells in hepatocellular carcinoma [J]. Stem Cells Int, 2016, 8: 7614971.

[24] ANFUSO B, El-KHOBAR K E, SUKOWATIC H C, et al. The multiple origin of cancer stem cells in hepatocellular carcinoma [J]. Clinics & Research in Hepatology and Gastroenterology, 2015, 39: 92-97.

[25] YAMASHITA T, JI J, BUDHU A, et al. EpCAM positive hepatocellular carcinoma cells are tumor-initiating cells with stem/progenitor cell features [J]. Gastroenterology, 2009, 136: 1012–1024.

[26] TERRIS B, CAVARD C, CHRISTINE, et al. EpCAM, a new marker for cancer stem cells in hepatocellular carcinoma [J]. Journal of Hepatology, 2010, 52: 280–281.

[27] MA S. Biology and clinical implications of CD133 $^+$ liver cancer stem cells [J]. Exp Cell Res, 2013, 319: 126-132.

[28] HARAGUCHI N, ISHII H, MIMORI K, et al. A marker for domant cancer stem cells in human hepatocellular carcinoma CD13 is a therapeutic target in human liver cancer stem cells [J]. J Clin Invest, 2010, 120: 3326 –3339.

[29] JI J, WANG X W. Clinical implications of cancer stem cell biology in hepatocellular carcinoma [J]. Semin Oncol, 2012, 39: 461-472.

[30] WEBER B L. Cancer genomics [J]. Cancer Cell, 2002, 1: 37-47.

[31] SU W H, CHAO C C, YEH S H, et al. OncoDB. HCC: an integrated oncogenomic database of hepatocellular carcinoma revealed aberrant cancer target genes and loci [J]. Nucleic Acids Research, 2007, 35, 727–731.

[32] YAO Z, MISHRA L. Cancer stem cells and hepatocellular carcinoma [J]. Cancer Biol Ther, 2009, 8: 1691-1698.

[33] NEUMANN O, KESSELMEIER M, GEFFERS R, et al. Methylome analysis and integrative profiling of human HCCs identify novel protumorigenic factors [J]. Hepatology, 2012, 56: 1817-1827.

[34] BUENDIA M A, TIOLLAIS P, PATERLINI, et al. Hepatocellular carcinoma: molecular aspects [M]// ZUCKERMAN A J, THOMAS H C. Viral hepatitis.2nd ed. HongKong: Harcourt Asia Churchill Livingstone, 2005: 179-199.

[35] NITA M E, ALVES V A, CARRILHO F J, et al. Molecular aspects of hepatic carcinogenesis [J]. Rev Inst Med Trop Sao Paulo, 2002, 44: 39-48.

[36] GRISHAM J W. Molecular genetic alteration in primary hepatocellular neoplasms [M]//COLEMAN W B, TSONGALIS G J, TOTOWA N J.The molecular basis of human cancer. Totowa: Humana Press Inc., 2002: 269-346.

[37] JUDY WAI PING YAM, WONG C M, NG IRENE OILIN. Molecular and functional genetics of hepatocellular carcinoma [J]. Frontiers in Bioscience, 2010, 2: 117-134,

[38] NG S A, LEE C. Hepatitis B virus X gene and hepatocarcinogenesis [J]. J Gastroenterol, 2011, 46: 974-990.

[39] ZHANG D Y, FRIEDMAN S L. Fibrosis-dependent mechanisms of hepatocarcinogenesis [J]. Hepatology, 2012, 56: 769-775.

［40］YACHIDA S, JONES S, BOZIC I, et al. Distant metastasis occurs late during the genetic evolution of pancreatic cancer［J］. Nature, 2010, 467: 1114-1117.

［41］IMBEAUD S, LADEIRO Y, ZUCMAN-ROSSI J. Identification of novel oncogenes and tumor suppressors in hepatocellular carcinoma［J］. Seminars in liver disease, 2010, 30: 75-86.

［42］FERNANDEZ-BANET J, LEE N P, CHAN K T, et al. Decoding complex patterns of genomic rearrangement in hepatocellular carcinoma［J］. Genomics, 2014, 103:189-203.

［43］MARQUARDT J U, ANDERSEN J B. Next-generation sequencing: application in liver cancer—past, present and future?［J］. Biology, 2013, 1: 383-394.

［44］GUO J, FRIEDMAN S L. The expression patterns and clinical significance of microRNAs in liver diseases and hepatocellular carcinoma［J］. Current Pharmaceutical Design, 2013, 19: 1262-1272.

［45］THAKRAL S, GHOSHAL K. miR-122 is a unique molecule with great potential in diagnosis, prognosis of liver disease, and therapy both as miRNA mimic and antimir［J］. Curr Gene Ther, 2015, 15: 142–150.

［46］XIE K L, ZHANG Y G, LIU J, et al. MicroRNAs associated with HBV infection and HBV-related HCC［J］. Theranostics, 2014, 4 (12): 1176-1192.

［47］PONTING C P, OLIVER P L, REIK W. Evolution and functions of long noncoding RNAs［J］. Cell, 2009, 136: 629–641.

［48］HUANG J L, ZHENG L, HU Y W, et al. Characteristics of long non-coding RNA and its relation to hepatocellular carcinoma［J］. Carcinogenesis, 2014, 35: 507–514.

［49］HOSHIDA Y, NIJMAN S M, KOBAYASHI M, et al. Integrative transcriptome analysis reveals common molecular subclasses of human hepatocellular carcinoma［J］. Cancer Res, 2009, 69 (18): 7385-7392.

［50］ZHOU R L. LAPTM4B: a novel diagnostic biomarker and therapeutic target for hepatocellular carcinoma［M］//WAN-YEE LAU.Hepatocellular Carcinoma. Dublin: Tech Press, 2012: 1-34.

［51］HOSHIDA Y, TOFFANIN S, LACHENMAYER A, et al. Molecular classification and novel targets in hepatocellular carcinoma: recent advancements［J］. Semin Liver Dis, 2010, 30: 35–51.

［52］WHITTAKER S, MARAIS R, ZHU A X. The role of signaling pathways in the development and treatment of hepatocellular carcinoma［J］. Oncogene, 2010, 29: 4989-5005.

［53］SICKLICK J K, LI Y X, MELHEM A, et al. Hedgehog signaling maintains resident hepatic progenitors throughout life［J］. Am J Physiol Gastrointest Liver Physiol, 2006, 290: 859-870.

［54］PHILIPS G M, CHAN I S, SWIDERSKA M, et al. Hedgehog signaling antagonist promotes regression of both liver fibrosis and hepatocellular carcinoma in a murine model of primary liver cancer［J］. PLos ONE, 2011, 6(9): 23943.

［55］ARZUMANYAN A, SAMBANDAM V, CLAYTON M M, et al. Hedgehog signaling blockade delays hepatocarcinogenesis induced by hepatitis B virus X protein［J］. Cancer Res, 2012, 72: 5912-5920.

［56］XU Y, CHENNA V, HU C, et al. Polymeric nanoparticle-encapsulated hedgehog pathway inhibitor HPI-1 (NanoHHI) inhibits systemic metastases in an orthotopic model of human hepatocellular carcinoma［J］. Clin Cancer Res, 2012, 18 (5): 1291-1302.

［57］VIATOUR P, EHMER U, SADDIC LA, et al. Notch signaling inhibits hepatocellular carcinoma following inactivation of the RB pathway［J］. J Exp Med, 2013, 208: 1963-1976.

［58］JULIEN M, CHRISTEL B. Ubiquitinations in the notch signaling pathway［J］. Int J Mol Sci, 2013, 14: 6359-6381.

［59］SAJ A, ARZIMAN Z, STEMPFLE D, et al. A combined ex vivo and in vivo RNAi screen for notch regulators in *Drosophila* reveals an extensive notch interaction network［J］. 2010, 18: 862-876.

［60］KOMPOSCH K, SIBILIA M. EGFR signaling in liver diseases［J］. Int J Mol Sci, 2015, 17: 30-61.

［61］YAP T A, BJERKE L, CLARKE P A, et al. Drugging PI3K in cancer: refining targets and therapeutic strategies

[J]. Curr Opin Pharmacol, 2015, 23: 98-107.

[62] VILLANUEVA A, CHIANG D Y, NEWELL P, et al. Pivotal role of mTOR signaling in hepatocellular carcinoma[J]. Gastroenterology, 2008, 135: 1972-1983.

[63] BUITRAGO-MOLINA L E, VOGEL A. mTOR as a potential target for the prevention and treatment of hepatocellular carcinoma[J]. Curr Cancer Drug Targets, 2012, 12: 1045-1061.

[64] GOYAL L, MUZUMDAR M D, Zhu A X. Targeting the HGF/c-MET pathway in hepatocellular carcinoma[J]. Clin Cancer Res, 2013, 19: 2310-2318.

[65] HAMMAM O, MAHMOUD O, ZAHRAN M, et al. The role of Fas/Fas ligand system in the pathogenesis of liver cirrhosis and hepatocellular carcinoma[J]. Hepat Mon, 2012, 12 (11): 6132.

[66] CANCE W G, KURENOVA E, MARLOWE T, et al. Disrupting the scaffold to improve focal adhesion kinase-targeted cancer therapeutics[J]. Sci Signal, 2013, 6: 268.

[67] SUGIMACHI K, TANAKA S, TERASHI T et al. The mechanisms of angiogenesis in hepatocellular carcinoma: angiogenics with dyring tumor progression[J]. Surgery, 2002, 131 (1): 135-141.

[68] PING Y F, BIAN X W. Cancer stem cells switch on tumor neovascularization[J]. Current Molecular Medicine, 2011, 11: 69-75.

[69] LIU J, HUANG J, YAO W Y, et al. The origins of vacularization in tumors[J]. Frontiers in Bioscience, 2012, 17: 2559-2565.

[70] YANG Z F, POON R T. Vascular changes in hepatocellular carcinoma[J]. Anat Rec, 2008, 291: 721-734.

[71] PETRACCIA L, ONORI P, SFERRA R, et al. MDR (multidrug resistance) in hepatocarcinoma clinical-therapeutic implications[J]. 2003, 154: 325-335.

[72] DA FONSECA L M, DA SILVA V A, FREIRE-dE-LIMA L, et al. Glycosylation in cancer: interplay between multidrug resistance and epithelial-to-mesenchymal transition?[J]. Front Oncol, 2016, 6: 158.

[73] MIKULITS W. Epithelial-mesenchymal transition in hepatocellular carcinoma[J]. Future Oncol, 2009, 5 (8): 1169-1179.

[74] ZHENG Y W, TSUCHIDA T, TANIGUCHI H, A novel concept of identifying precancerous cells to enhance anti-cancer therapies[J]. Journal of Hepato-Biliary-Pancreatic Sciences, 2012, 19: 621-625.

[75] LI W, LEBRUN D G, LI M. The expression and function of miRNAs in pancreatic adenocarcinoma and hepatocellular carcinoma[J]. Chin J Cancer, 2011, 30: 540-550.

[76] DUNN G P, BRUCE A T, IKEDA H, et al. Cancer immunoediting: from immunosurveillance to tumor escape [J]. Nat Immunol, 2002, 3: 991-998.

[77] TANCHOT C, TERME M, PERE H, et al. Tumor-infiltrating regulatory T cells: phenotype, role, mechanism of expansion in situ and clinical significance[J]. Cancer Microenvironment, 2013, 6: 147-157.

[78] ZHAO F, KORANGY F, GRETEN T F. Cellular immune suppressor mechanisms in patients with hepatocellular carcinoma[J]. Dig Dis, 2012, 30 (5): 477-482.

[79] YUE Z Q, LIU Y P, RUAN J S, et al. Tumor-associated macrophages: a novel potential target for cancer treatment[J]. 2012, 125: 3305-3311.

[80] TAN X, THAPA N, SUN Y, et al. A kinase-independent role for EGF receptor in autophagy initiation[J]. Cell, 2015, 160 (1-2): 145-160.

[81] TAN X, SUN Y, THAPA N, et al. LAPTM4B is a PtdIns (4, 5) P2 effector that regulates EGFR signaling, lysosomal sorting, and degradation[J]. EMBO J, 2015, 34: 475-490.

[82] YAMAMOTO M, TATSUMI T, MIYAGI T, et al. A-fetoprotein impairs activation of natural killer cells by inhibiting the function of dendritic cells[J]. Clinical and Experimental Immunology, 2011, 165: 211–219.

[83] GIANCOTTI F G. Mechanisms governing metastatic dormancy and reactivation[J]. Cell, 2013, 155 (4): 750-764.

［84］ELIZABETH B EVANS, SHIAW-YIH LIN. New insights into tumor dormancy: targeting DNA repair pathways［J］. World J Clin Oncol, 2015, 6: 80-88.

［85］WU S D, MA Y S, FANG Y, et al. Role of the microenvironment in hepatocellular carcinoma development and progression［J］. Cancer Treatment Review, 2012, 38: 218-225.

［86］WANG H M, HUNG C H, LU S N, et al. Liver stiffness measurement as alternative of fibrotic stage in risk assessment of hepatocellular carcinoma incidence for chronic hepatitis C patients［J］. Liver Int, 2013, 33: 756-761.

［87］LACHENMAYER A, TOFFANIN S, CABELLOS L, et al. Combination therapy for hepatocellular carcinoma: additive preclinical efficacy of the HDAC inhibitor panobinostat with sorafenib［J］. J Hepatol, 2012, 56: 1343–1350.

［88］TU T, BUDZINSKA M A, MACZUREK A E, et al. Novel aspects of the liver microenvironment in hepatocellular carcinoma pathogenesis and development［J］. Int J Mol Sci, 2014, 15: 9422-9458.

［89］FU S, ZHOU R R, LI N, et al. Hepatitis B virus X protein in liver tumor microenvironment［J］. Tumour Biol, 2016, 37（12）:15371-15381.

［90］JIN K, LI T, SANCHEZ-DUFFHUES G, et al. Involvement of inflammation and its related microRNAs in hepatocellular carcinoma［J］. Oncotarget, 2017, 8: 22145-22165.

［91］KLUNGBOONKRONG V, DAS D, MCLENNAN G. Molecular mechanisms and targets of therapy for hepatocellular carcinoma［J］. J Vasc Interv Radiol, 2017, 28: 949-955.

［92］TACKE F. Targeting hepatic macrophages to treat liver diseases［J］. J Hepatol, 2017, 66: 1300-1312.

［93］TAHMASEBI BIRGANI M, CARLONI V. Tumor microenvironment, a paradigm in hepatocellular carcinoma progression and therapy［J］. Int J Mol Sci, 2017, 18 (2): 28.

［94］ESO Y, MARUSAWA H. Novel approaches for molecular targeted therapy against hepatocellular carcinoma［J］. Hepatol Res, 2018，48: 597-607.

［95］SANMAMED M F, CHEN L. A paradigm shift in cancer immunotherapy: from enhancement to normalization［J］. Cell, 2019, 176(3): 677.

第三章

原发性肝癌流行病学

原发性肝癌是全球最常见的癌症，发病率有特别大的地理变异，约 80% 的病例发生在发展中国家，特别是东南亚和撒哈拉南部非洲国家；中国的肝癌发病约占全球肝癌病例的 55%[1]。全球原发性肝癌发病率（incidence rate）位居癌症发病的第 6 位，由于肝癌有较高的致死率（fatality rate），因此其死亡率（mortality rate）位居癌症死亡的第 3 位。全球每年新发生的肝癌病例数估计为 62.6 万，占癌症发病的 5.7%；每年肝癌的死亡病例数估计为 59.8 万；而中国目前估计的每年肝癌发病 36 万人，死亡 35 万人[2]。肝癌是危害我国人民生命的主要癌症之一。

第一节　肝癌的分类编码与生存率

原发性肝癌（primary liver cancer，PLC）是各种原发性肝恶性肿瘤的总称，它包括许多亚型，例如肝细胞癌、胆管细胞癌、肝母细胞瘤（肝胚细胞瘤）及血管肉瘤等。在全球疾病分类统计中，PLC 有特定的分类编码。

一、ICD-9 分类编码

在 1975 年世界卫生组织（World Health Organization，WHO）出版的《国际疾病分类》第 9 版（International Classification of Diseases，9th Version，即 ICD-9）中，原发性肝癌的解剖学（部位）分类为：

155　肝和肝内胆管　Liver and intrahepatic bile ducts

155.0　肝（原发性）　Liver，primary

　　　肝细胞癌　*Hepatocellular carcinoma*

　　　肝母细胞瘤　*Hepatoblastoma*

155.1　肝内胆管　Intrahepatic bile duct

　　　胆小管　*Biliary canaliculus*

　　　胆管　*Cholangiole*

155.2　肝（原发或继发，未特指）　Liver，unspecified

在我国最近十余年的实践中，ICD-9 编码已逐步被 ICD-10 编码所替代。

二、ICD-10 分类编码

在 1992 年 WHO 出版的《国际疾病分类》第 10 版（ICD-10）中，所有恶性肿瘤的分类归入

"C00-C97" 编码之中，消化器官恶性肿瘤的编码为 "C15-C26"，原发性肝癌的分类编码归入肝和肝内胆管恶性肿瘤 "C22" 部分，其具体分类为[3]：

C22.0 肝细胞癌 Liver cell carcinoma

　　　　肝细胞癌 *Hepatocellular carcinoma*

　　　　肝细胞瘤 *Hepatoma*

C22.1 肝内胆管癌 Intrahepatic bile duct carcinoma

　　　　胆管癌 *Cholangiocarcinoma*

C22.2 肝母细胞瘤 Hepatoblastoma

C22.3 肝血管肉瘤 Angiosarcoma of liver

　　　　肝巨噬细胞肉瘤（库普弗细胞肉瘤） *Kupffer cell sarcoma*

C22.4 肝的其他肉瘤 Other sarcomas of liver

C22.7 其他特指的肝癌 Other specified carcinomas of liver

C22.9 肝，未特指 Liver，unspecified

因此，原发性肝癌包括了上述各种亚型的肝癌，其 ICD-10 分类编码为 C22（若不区别亚型的话）。但请注意：肝外胆管（extrahepatic bile duct）恶性肿瘤的解剖学编码为 C24.0。

原国家卫生部已要求从 2001 年开始采用 ICD-10 的疾病分类，从事肿瘤研究特别是肝癌研究的临床、科研人员应当熟悉这样的分类系统。

对于任一肿瘤，除了解剖学（部位）的分类编码之外，ICD-10 中还给出了肿瘤的形态学编码（morphology of neoplasms）。肝癌常见的形态学类型有肝细胞癌（M8170）、胆管（细胞）癌（M8160）、联合性肝细胞癌和胆管癌（M8180）、血管肉瘤（M9120）等。

三、ICD-O 编码

WHO 在 2000 年发表了《国际疾病肿瘤学分类》第 3 版（International Classification of Diseases for Oncology，ICD-O-3）[4, 5]，描述了肿瘤的编码规则，即：描述肿瘤起源的解剖学编码（4 个字符）、描述细胞类型的组织学（形态学）编码（4 位数）、描述良恶性特征的行为编码（1 位数），以及描述肿瘤浸润情况的分化或程度的编码（1 位数）[6]。

ICD-O-3 的部位编码根据 ICD-10 中的 C 编码确定：

C22.0 肝 Liver

C22.1 肝内胆管 Intrahepatic bile duct

　　　　胆小管 *Biliary canaliculus*

　　　　胆管 *Cholangiole*

假设有某病例，病理描述为肝细胞癌，高度分化，其完整的肿瘤编码为：

C22.0 M8170/31。

其中 C22.0 代表为肝癌，M8170 代表为肝细胞癌（HCC），"/3" 为所有恶性肿瘤的恶性特征的行为编码，最后的 "1" 代表高分化（分化好）。

同理，某中度分化的胆管细胞癌的 ICD-O-3 编码为：C22.1 M8160/32 。详细可参见有关专著或请教肿瘤编码人员及病理学家。需要指出的是，肝内胆管癌（C22.1）归类为肝癌（C22），但肝外胆管癌（C24.0）归类为胆道癌（C24）。

根据上面的描述，可见原发性肝癌（primary liver cancer，PLC）应当包括肝细胞肝癌（hepatocellular carcinoma，HCC）和胆管细胞肝癌（cholangiocarcinoma，CC），且 CC 为肝内胆管癌。全球 CC 病例约占 PLC 的 15%，但此比例在世界各地有较大的差别。在某些国家，例如泰国，CC 占有很大的比例；资料显示泰国孔敬（Khon Kaen）的 CC 甚至高达 90%[7, 8]；而曼谷（Bangkok）的 HCC 占 71%，CC 占 24%[9]；在韩国，CC 约占 PLC 的 20%；而美国的 CC 约占 15%。在意大利，HCC 占 PLC 的 95.9%，而 CC 占 4.1%[10]。在中国，估计 CC 占 PLC 的 10%～15%，甚至更低。总体而言，欧美国家 CC 占相对较高的比例，而泰国以外的亚洲人中 CC 的占比相对较低。而且，世界各地女性中 CC 的占比相对男性为高。表 1-3-1 列出部分癌症登记处报告的男性和女性原发性肝癌（PLC）中胆管癌（CC）的百分比。

表 1-3-1　全球部分癌症登记处报道的胆管癌（CC）占原发性肝癌（PLC）的百分比

登记处	肝癌总数	CC 占 PLC% 男	CC 占 PLC% 女
泰国孔敬	1235	87	92
丹麦	1337	30	50
泰国清迈	633	29	43
斯洛伐克	585	26	40
苏格兰	847	24	39
美国 SEER：白人	2136	19	30
加拿大	2749	16	30
香港	6765	13	32
波多黎各	449	13	22
西班牙：6 个登记处	1049	9	23
澳大利亚：4 个洲	963	9	19
意大利：6 个登记处	1290	7	20
日本大阪	12260	6	18
菲律宾马尼拉 / 黎萨尔	2610	5	22
新加坡：华人	1295	5	19

摘自：Parkin D M. Cancer Epidem Biomarkers Prev，1993[7]。

四、生存率

肝癌的预后，在所有恶性肿瘤中是最不理想的[11, 12]。在 20 世纪 70 年代以前，未治肝癌的平均生存期仅为 1～2 个月，在诊断后 6 个月内死亡者达 95%。全国 1973 年统计报导 3254 例肝癌的平均生存期为 5.74 月。例如澳大利亚报导 1991—1998 年 245 例肝癌的中位生存期为 8 个月[13]。上海中山医院报道[14]，肝癌治疗后的 5 年生存率从 1958—1970 年的 5.4%，上升到 1971—1980 年的 11.9%，1983—1984 年的 46.2%。但这可能并不代表"总体"人群中肝癌的生存率。事实上，全人群中的肝癌生存率尚很低，并无有突破性的进展。当然，过去数十年中肝癌的生存期总体上还是有所缓慢提高。

收集国内外最近可获得的部分地区以人群为基础的肿瘤登记处的生存率资料[15-25]。大城市上海、北京、天津的肝癌 5 年观察生存率（overall survival，OS）为 2.9%～6.0%，相对生存率（relative survival，RS）为 3.4%～6.7%；而扶绥、长乐、临朐农村的肝癌 5 年 OS 为 0～5.1%（未报道 RS 结果）。美国、德国、日本、韩国的肝癌 5 年 OS 与 RS 相对较高，均超过 8.3%，但乌干达坎帕拉地区的 5 年 OS 与 RS 只有 2.7% 与 3.2%（表 1-3-2。）

表 1-3-2　国内外有关地区肝癌 5 年生存率的比较

地区	性别	OS/%	RS/%	年份	文献来源
上海	男	3.7	4.2	1988—1991	高玉堂等 2007[15]
	女	3.9	4.5	1988—1991	
北京	男	2.9	3.4	1987—1988	王启俊等 2001[16]
	女	4.1	5.3	1987—1988	
天津	男	5.0	6.3	1981—1985	王庆生等 2001[17]
	女	6.0	6.7	1981—1985	
广西扶绥	男	0.0	—	1988—1997	黄天壬等 2001[18]
	女	0.3	—	1988—1997	
福建长乐	男	2.6	—	1989—1998	肖景榕等 2005[19]
	女	2.6	—	1989—1998	
山东临朐	男 / 女	5.1		1993—1999	赵洪军等 2008[20]
美国（SEER）	男 / 女	9.0	10.0	1973—2003	Hayat M. J. et al, 2007[21]
德国萨尔州	男 / 女	—	8.3	2000—2002	Brenner H. et al, 2005[22]
韩国	男	—	14.5	1998—2002	Jung K.W. et al, 2007[73]
	女	—	15.3	1998—2002	
日本	男 / 女	18.3	20.4	1993—1996	Tsukuma H. et al, 2006[24]
乌干达坎帕拉	男 / 女	2.7	3.2	1993—1997	Gondos A. et al, 2005[25]

OS：观察生存率；RS：相对生存率。

　　肝癌生存期的长短与许多因素有关。目前公认小肝癌或早期肝癌的预后较佳，并且已经取得了很大的进步。在治疗方法上，首推外科根治性切除。例如上海 20 世纪 90 年代报道[14]肝癌切除的 5 年生存率可达到 62.9%。实际上影响肝癌的预后因素很多，通常受患者的个体情况、治疗手段及肿瘤的生物学特性等因素的影响。例如，一般认为肿瘤包膜完整者的生存率较高；肿瘤的分化好坏是其恶性程度的重要标志；分化差者病程或生存期比分化好者为短；分化好者肿瘤生长缓慢且转移较少。

　　此外，还发现男性肝癌的生存率比女性低。例如江苏省启东市 1972—1981 年以人群为基础的资料表明，女性的 5 年观察生存率和相对生存率分别为 3.5% 和 3.7%，而男性分别为 1.7% 和 1.8%[26]。到 21 世纪初，启东市肝癌的生存率有较大的提高：例如 20 世纪 80 年代，肝癌 1 年 OS 与 RS 分别为 16.0% 与 16.2%，5 年 OS 与 RS 分别为 2.1% 与 2.2%；20 世纪 90 年代，肝癌 1 年 OS 与 RS 分别为 9.8% 与 9.9%，5 年 OS 与 RS 分别为 2.0% 与 2.3%。2001—2007 年，肝癌 1 年 OS 与 RS 分别为 18.7% 与 19.1%，5 年 OS 与 RS 分别为 8.9% 与 10.0%[27]。男女性各时期 1、3、5 年 OS 与 RS 结果见表 1-3-3。

表 1-3-3　启东市各时期男、女性肝癌观察生存率及相对生存率（%）的比较

性别	生存率 / 年	1972—1981*[26]		1982—1991*[12]		1972—2000*[12]		2001—2007[27]	
		OS/%	RS/%	OS/%	RS/%	OS/%	RS/%	OS/%	RS/%
男	1-	14.7	14.9	9.7	9.8	12.8	12.9	19.3	19.7
	3-	3.8	4.0	2.9	3.0	4.8	5.0	11.0	11.7
	5-	1.7	1.8	1.8	2.1	3.3	3.5	8.8	9.8
女	1-	20.0	20.2	9.9	10.0	14.8	14.9	16.8	17.2

续表

性别	生存率/年	1972—1981*[26]		1982—1991*[12]		1972—2000*[12]		2001—2007[27]	
		OS/%	RS/%	OS/%	RS/%	OS/%	RS/%	OS/%	RS/%
女	3-	5.9	6.1	3.5	3.6	5.7	5.9	10.6	11.4
	5-	3.5	3.7	2.6	2.7	4.1	4.3	9.3	10.6
合计	1-	16.0	16.2	9.8	9.9	13.2	13.4	18.7	19.1
	3-	4.3	4.5	3.0	3.1	5.0	5.2	10.9	11.6
	5-	2.1	2.2	2.0	2.3	3.5	3.7	8.9	10.0

资料来源：①陈建国. 中华预防医学杂志，1997[26]；②陈建国. 中国肿瘤，2006[12]；③陈建国. 中华肿瘤防治杂志，2011[27]。

第二节　全球肝癌的分布

一、肝癌在所有恶性肿瘤中的发病（死亡）顺位

根据 2002 年全球资料，男性最常见的前十位癌症发病率顺位为肺、前列腺、胃、结直肠、肝、食管、膀胱、口腔、非霍奇金淋巴瘤与白血病，即肝癌发病为男性第五位常见的癌症。但从死亡率来看，肝癌已升至死亡率的第三位，肺癌与胃癌仍为第一、第二位，第四至第十位顺次为结直肠癌、食管癌、前列腺癌、胰腺癌、白血病、膀胱癌与非霍奇金淋巴瘤[1]（表 1-3-4）。

表 1-3-4　全球 2002 年主要癌症新病例与死亡病例数的估计（男性）

部位	男性病例数	发病 WASR	位次	男性病例数	死亡 WASR	位次
肺	965241	35.5	1	848132	31.2	1
前列腺	679023	25.3	2	221002	8.2	6
胃	603419	22.0	3	446052	16.3	2
结直肠	550465	20.1	4	278446	10.2	4
肝	442119	15.7	5	416882	14.9	3
食管	315394	11.5	6	261162	9.6	5
膀胱	273858	10.1	7	108310	4.0	9
口腔	175916	6.3	8	80736	2.9	
非霍奇金淋巴瘤	175123	6.1	9	98865	3.5	10
白血病	171037	5.9	10	125142	4.3	8
胰腺	124841	4.6		119544	4.4	7

WASR：世界人口标化率。

摘自：PARKIN D M，BRAY F，FERLAY J，et al. CA Cancer J Clin，2005[1]。

女性最常见的发病率高的前十二位癌症顺位为乳腺癌、宫颈癌、结直肠癌、肺癌、胃癌、卵巢癌、宫体癌、肝癌、食管癌、白血病、非霍奇金淋巴瘤及膀胱癌，肝癌发病率排第八位。从死亡率来看，肝癌已升至第六位，第一位至第五位顺次为乳腺癌、肺癌、宫颈癌、胃癌及结直肠癌，第七位至第十二位顺次为卵巢癌、食管癌、胰腺癌、白血病、非霍奇金淋巴瘤与脑/中枢神经系统肿瘤[1]（表 1-3-5）。

表 1-3-5 全球 2002 年主要癌症新病例与死亡病例数的估计（女性）

部位	发病			死亡		
	病例数	WASR	位次	病例数	WASR	位次
乳腺	1151298	37.4	1	410712	13.2	1
宫颈	493243	16.2	2	273505	9.0	3
结直肠	472687	14.6	3	250532	7.6	5
肺	386891	12.1	4	330786	10.3	2
胃	330518	10.3	5	254297	7.9	4
卵巢	204499	6.6	6	124860	4.0	7
宫体	198783	6.5	7	50327	1.6	
肝	184043	5.8	8	181439	5.7	6
食管	146723	4.7	9	124730	3.9	8
白血病	129485	4.1	10	97364	3.1	10
非霍奇金淋巴瘤	125448	3.9	11	72955	2.3	11
胰腺	107465	3.3	12	107479	3.3	9
脑及中枢神经系统	81264	2.6		61616	2.0	12

摘自：PARKIN D M，BRAY F，FERLAY J，et al. CA Cancer J Clin，2005[1]

二、地区分布

肝癌有显著的地理分布特点，非洲地区和东南亚（包括中国）为肝癌的高发区[28]。

根据《五大洲癌症发病率》[29]，2002 年肝癌粗死亡率最高的三个国家分别是蒙古、韩国及朝鲜，肝癌粗死亡率最低的三个国家分别是圭亚那、伊拉克及阿尔及利亚。世标率显示，非洲莫桑比克的世标率仅次于蒙古而列第二位。世标率显示男性最低的前三位分别是阿尔及利亚、伊拉克和叙利亚，女性最低的三个国家分别是圭亚那、伊拉克和叙利亚。

亚非国家中也有相对的低死亡率地区[29]，亚洲国家，如印度的男、女性肝癌粗死亡率只有 1.7/10 万与 0.9/10 万，世标率为 2.3/10 万与 1.1/10 万；非洲国家，如乌干达的男、女性肝癌粗死亡率为 3.0/10 万与 2.6/10 万，世标率分别为 6.2/10 万与 5.1/10 万。欧洲国家，如法国为中等高死亡率国家，英国则为相对低死亡率国家。北美洲国家，美国的肝癌死亡率相对稍高，墨西哥的死亡率较低；南美洲国家，如巴西的肝癌死亡率更低，男、女性粗死亡率分别为 2.6/10 万与 2.1/10 万。

在有资料显示的 172 个国家（地区）中，中国肝癌死亡率男性排在第 6 位，女性排在第 5 位；世标率则分别排在第 9 位和第 7 位[2，30]。中国与世界部分国家肝癌死亡率比较见图 1-3-1。

三、年龄和性别分布

世界大多数地区的男性发病率高于女性。有资料显示，低发区国家男女性比例总体上高于高发区国家。例如根据癌症登记处的报告，最高的男女性比例见于欧洲的法国卡尔瓦多（8.9∶1）、Bas-Rhin（6.1∶1）及瑞士的日内瓦（6.8∶1）。仅见 3 个南美登记处（哥伦比亚卡利、厄瓜多尔基多及秘鲁利马）的男女性发病人数比例接近 1[31]。在男、女性中，通常发病率随年龄的增加而增加。而日本例外，特别是在男性中，发病率最高峰见于 60 岁。

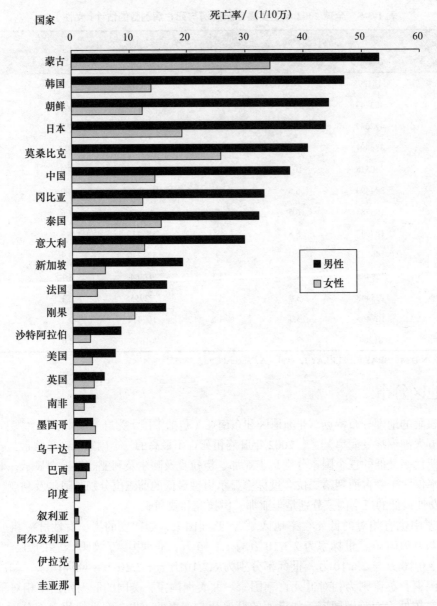

图 1-3-1　中国与世界部分国家肝癌死亡率比较

资料来源：CHEN J G，et al. Seminar Cancer Biol，2011[2]

在男性发病率增加相对稳定的国家（如日本、法国、意大利、美国、加拿大、澳大利亚及英国）中，40 岁及 85 岁以上组发病率有所增加。不过在日本、法国、意大利、加拿大及英国，55 岁和 74 岁年龄组比年轻及年老年龄组有更高的增加。在美国（白人、黑人和波多黎各人）和澳大利亚，男性最低年龄组（40～44 岁）比高年龄组有较大的增加。澳大利亚、波多黎各和美国白人人群最低年龄组（40～44 岁）发病率并无增加。不过美国黑人女性与美国黑人男性一样，在最低年龄组的增加不明显。在 15 年中稳定下降的人群中（上海、新加坡华人和瑞典人），除了特别年老的年龄组，所有的年龄组的发病率都有下降[32]。

全球资料显示[28]，在男性中，泰国、南非在 40－岁组达到（或超过）当地的平均死亡率水平，而韩国、巴西 45－岁年龄组，新加坡、美国、加拿大、新西兰、墨西哥 50－岁组，日本、法国、意大利、英国 55－岁组达到或超过当地的平均死亡率水平。在女性中，南非 40－岁组即达到（超过）当地的平均死亡率水平，而泰国、巴西 45－岁年龄组，韩国、墨西哥 50－岁组，日本、新加坡、美国、加拿大、新西兰、法国、意大利、英国 55－岁组达到或超过当地的平均死亡率水平。各国肝癌最高死亡率组大致都在 80－岁或 85＋岁组。只有泰国肝癌的最高死亡率出现在 65－岁组。肝癌最高年龄别死亡率，男性低于 100/10 万、女性低于 50/10 万的国家有意大利、美国、加拿大、英国、新西兰和巴西，其中新西兰男、女性肝癌最高死亡率分别只有 37.1/10 万（80－岁）及 21.1/10 万（85＋岁）。全球部分国家和地区的肝癌性别、年龄别死亡率资料见表 1-3-6。

四、种族和移民分布

肝癌不仅有地区分布差异，还有显著的种族差异。此外，一个国家的某些种族间有差别，居住在不同国家的同样民族人群也有差别。

有资料显示在美国居住的亚洲人和华人的肝癌发病 / 死亡率比在当地出生居民的发病 / 死亡率为高[33-36]。据美国加利福尼亚癌症登记处的资料，当地华人的恶性肿瘤总的发病 / 死亡率比当地其他亚洲人为低，但肝癌发病 / 死亡率（14.1/10 万及 12.4 /10 万）较高[37]。加利福尼亚的另一研究资料显示，男性华人的肝癌年龄调整发病 / 死亡率分别为 23.3 /10 万及 19.9/10 万，为当地男性日本人（分别为 9.3/10 万及 8.3/10 万）的 2 倍。有人认为这种差异可能反映了肝炎病毒感染、行为及生活方式的差异[38]。

有报道显示生活在新加坡、旧金山、洛杉矶和夏威夷地区的华人的肝癌发病率比其他民族为高[34]。另据《五大洲癌症发病率》第 9 卷中的资料[29]，在新加坡的男女性华人的年龄调整发病率分别为 21.3/10 万及 5.0/10 万，而新加坡的男女性印度人的发病率分别为 8.1/10 万及 3.2/10 万。在美国夏威夷，华人和白人男性的肝癌的标化率分别为 13.9/10 万和 5.5/10 万，华人和白人女性分别为 3.9/10 万和 1.5/10 万。

最近有文献[39]报道美国的亚洲和太平洋岛屿人群有较高的肝癌发病 / 死亡率。华人中肝癌的年龄调整发病率：男性为 24.0/10 万，女性为 8.2/10 万；男女性年龄调整死亡率分别为 20.3/10 万 7.4/10 万。美国 SEER 项目涉及的各民族 / 种族中的肝癌发病 / 死亡率见表 1-3-7。

同一民族的人群居住在不同的国家或地区，肝癌的发病率有显著的差别。对此现象进行研究有可能揭示环境因素和 / 或遗传因素的作用。居住于世界不同地区的华人和日本人中的发病率的差别是肝癌移民流行病学研究的很好的例子（图 1-3-2、图 1-3-3）。

虽然居住在中国的华人比居住在美国的华人肝癌发病（死亡）率为高，通常有 1.5～3 倍的差别。居住在日本的日本人比居住在美国的日本人高 5～6 倍。这些差别可能是由于移居美国的时期不同或危险因素不同造成的。有学者认为，乙型肝炎病毒（HBV）是全球华人的主要的危险因素，而日本人中，丙型肝炎病毒（HCV）是日本的主要危险因素。但在美国，HBV 可能起更主要的作用[32]。

五、时间趋势

根据《五大洲癌症发病率》第 5～7 卷的资料，1978—1992 年全球肝癌的发病率分布正在发生改变。发达国家的肝癌发病率有所增加，而发展中国家有所下降。某些最高发人群的肝癌发病 / 死亡率已在下降，但某些最低发人群的发病 / 死亡率正在增加。例如，美国学者观察到近年临床 HCC 病例数已有增加[40]。他们分析了 SEER 资料库以检查 1976—1995 年 HCC 的年龄发病调整率，分析了美国生命统计资料以检查 1981—1995 年的年龄死亡调整率，分析了退伍军人事务部的资料以检查 1983—1997 该病住院调整率。结果发现：HCC 组织学诊断从 1976—1980 年的

表 1-3-6　中国和世界部分国家肝癌性别、年龄别死亡率比较

国家*	年份	性别	15—	20—	25—	30—	35—	40—	45—	50—	55—	60—	65—	70—	75—	80—	85+	死亡率	世标率
中国[30]	2004—	男	0.9	1.4	3.1	8.4	19.1	34.6	55.5	82.8	111.5	123.5	154.6	201.1	230.6	260.0	245.2	37.6	34.6
	2005	女	0.3	0.7	1.3	2.3	4.7	7.6	12.5	22.8	33.8	44.7	66.1	87.1	113.5	135.3	138.7	14.5	12.3
日本	2002—	男	0.0	0.1	0.2	0.5	1.4	3.4	9.2	23.8	39.9	67.8	118.8	179.6	189.6	190.7	187.9	37.3	17.4
	2006	女	0.0	0.0	0.1	0.2	0.3	0.6	1.4	3.7	6.9	16.0	34.8	62.4	80.3	92.8	96.7	16.8	5.3
韩国	2002—	男	0.2	0.4	1.1	2.8	8.5	24.5	48.6	80.3	106.3	132.4	147.8	170.8	199.8	221.6	201.8	34.8	30.8
	2006	女	0.1	0.2	0.3	0.8	1.9	3.5	6.8	14.1	22.2	35.5	46.9	60.3	78.7	85.1	87.8	11.3	8.1
法国	2002—	男	0.1	0.1	0.4	0.5	0.9	2.4	6.2	13.0	23.8	42.4	70.6	99.3	107.8	119.6	98.8	18.0	10.2
	2006	女	0.0	0.1	0.1	0.1	0.3	0.7	1.7	2.7	4.5	7.2	13.5	19.8	27.7	36.6	39.2	5.8	2.3
泰国	1996—	男	0.3	0.7	3.5	7.0	11.1	18.5	32.0	49.9	73.6	85.0	89.9	67.7	58.3	41.9	34.9	17.2	18.4
	2000	女	0.1	0.4	1.2	2.0	3.0	5.9	10.2	19.6	29.6	32.0	33.5	24.0	18.6	15.2	12.1	6.7	6.7
意大利	1999—	男	0.1	0.1	0.1	0.2	0.4	1.5	3.9	8.8	18.1	33.2	52.7	72.5	87.6	91.8	66.0	15.2	7.6
	2003	女	0.0	0.0	0.0	0.1	0.1	0.3	0.9	1.6	3.7	7.8	14.9	25.0	33.2	42.6	34.7	6.7	2.3
新加坡	2002—	男	0.1	0.3	0.0	0.5	1.2	2.9	6.4	12.5	21.3	37.7	59.9	72.2	95.8	93.8	120.7	10.3	9.0
	2006	女	0.0	0.1	0.2	0.2	0.1	0.7	0.6	1.0	2.7	6.6	10.5	20.0	33.7	39.2	42.6	2.7	2.0
美国	2001—	男	0.1	0.1	0.2	0.4	0.8	1.8	5.9	11.8	13.8	18.0	23.8	32.7	39.7	45.6	47.3	6.6	4.7
	2005	女	0.0	0.1	0.1	0.2	0.3	0.6	1.5	2.7	4.1	6.7	10.3	15.1	20.0	25.1	28.2	3.5	1.8
加拿大	2000—	男	0.1	0.1	0.1	0.4	0.5	1.4	3.4	5.9	8.8	15.2	23.1	33.7	41.0	44.5	49.4	5.8	3.9
	2004	女	0.1	0.1	0.1	0.1	0.3	0.3	1.1	1.8	3.8	6.2	9.5	13.7	20.4	23.6	28.0	3.3	1.7
英国	2002—	男	0.1	0.0	0.1	0.4	0.5	0.9	2.5	4.4	6.7	10.8	18.0	26.9	33.8	41.4	41.8	5.6	3.1
	2006	女	0.1	0.0	0.1	0.1	0.1	0.3	0.9	1.6	3.7	7.8	14.9	25.0	33.2	42.6	34.7	6.7	2.3
新西兰	2000—	男	0.4	0.0	0.5	0.7	0.8	2.8	4.8	5.9	10.1	14.8	20.0	23.5	30.0	37.1	29.9	5.0	3.7
	2004	女	0.0	0.2	0.1	0.4	0.0	0.8	1.6	1.5	2.9	6.6	6.6	11.5	14.1	20.9	21.1	2.5	1.4
南非	2002—	男	0.2	0.5	1.3	2.3	4.0	5.1	7.3	11.6	15.9	25.7	34.9	46.2	71.7	101.0	152.6	4.4	7.5
	2006	女	0.1	0.3	0.6	1.1	1.6	2.7	3.4	4.8	6.4	11.2	14.9	25.3	31.7	48.7	50.2	2.6	3.3
墨西哥	2002—	男	0.1	0.2	0.3	0.4	0.8	1.7	3.1	6.0	11.7	18.6	33.0	49.9	68.9	86.6	109.7	4.3	5.6
	2006	女	0.1	0.1	0.2	0.4	0.9	2.0	3.8	7.5	13.4	21.5	33.2	44.0	53.6	72.5	84.0	4.7	5.5
巴西	2000—	男	0.1	0.1	0.3	0.5	0.8	1.9	4.3	7.1	11.5	18.2	24.7	33.1	42.1	43.4	45.5	3.4	4.3
	2004	女	0.1	0.2	0.2	0.4	0.6	1.4	2.6	4.3	6.9	11.1	16.4	22.6	30	38.7	42.9	2.7	2.9

* 本表由作者据中国[30]和 IARC/WHO[28]资料重新整理汇总。

表 1-3-7　美国 SEER 项目中分民族 / 种族的肝癌标化率（1998—2002）　　　　1/10 万

民族 / 种族	男性	95% CI	女性	95% CI
发病率 *				
老挝人	79.4	60.7～105.0	23.1	14.5～36.4
越南人	55.5	49.9～62.0	16.8	14.0～20.1
萨摩亚人	54.5	35.2～86.9	—	—
柬埔寨人	49.1	36.3～68.5	14.1	7.6～24.9
韩朝人	35.9	31.6～40.8	14.4	12.2～17.0
华人	24.0	22.1～25.9	8.2	7.3～9.3
菲律宾人	17.2	15.5～19.0	5.1	4.3～6.0
日本人	11.4	9.8～13.3	7.9	6.9～9.3
印度 / 巴基斯坦人	8.7	6.2～12.3	3.9	2.6～6.2
非西班牙白人	6.7	6.5～6.8	2.6	2.5～2.6
死亡率 *				
越南人	33.8	29.6～38.8	10.9	8.8～13.6
萨摩亚人	32.9	19.3～56.1	—	—
韩朝人	26.3	23.0～30.3	11.7	9.9～13.7
华人	20.3	18.8～21.9	7.4	6.5～8.2
菲律宾人	11.3	10.1～12.7	3.9	3.3～4.7
日本人	9.1	7.8～10.8	6.5	5.6～7.7
非西班牙白人	6.1	6.0～6.3	2.7	2.7～2.8
印度 / 巴基斯坦人	5.3	3.6～7.7	2.6	1.7～4.0
柬埔寨人	—	—	—	—
老挝人	—	—	—	—

* 年龄调整率据 SEER 项目地区 2000 年美国标准人口。

摘自 Miller B A，2008[39]；Chen J G，et al，2010[2]。

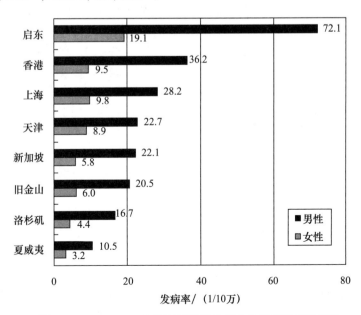

图 1-3-2　1988—1992 年不同居住地华人的肝癌标化发病率

数据来源：Parkin D M，et al. 1997[31]

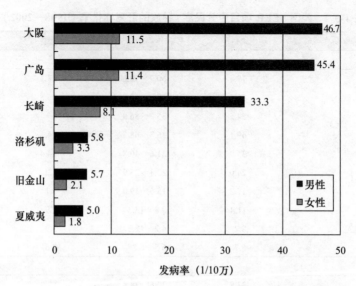

图1-3-3　1988—1992年不同居住地日本人的肝癌标化发病率

数据来源：PARKIN D M, 1997[31]

1.4/10万增加到1991—1995年的2.4/10万。黑人1991—1995年的发病率为6.1/10万，白人发病率为2.8/10万。研究期间PLC的死亡率增加了41%，住院肝癌患者的比例增加了46%。1991—1995年与前一时期相比，年轻年龄（40~60岁）组发病率显著增加。过去20年，美国的HCC病例数有所增加，HCC年龄别发病趋于年轻化。

美国马里兰州报道[41]1970—1997年，肝癌死亡率从0.94/10万增加到1.8/10万，其中男性从1.34/10万增加到2.7/10万。男女发病率比也在改变，而且在一些低发人群中的性别比例增大，这些地区的男性人群的发病率的增加比女性更快[32]。日本也有人报道肝癌有增加的趋势[42]。

《五大洲癌症发病率》显示男性肝癌发病率在大洋洲、中欧和北美有所增加[31]。增加最多的有澳大利亚新南威尔士、法国Bas-Rhin、意大利Varese和加拿大Alberta，分别增加了108%、90%、83%和70%。相比之下，最明显的下降见于亚洲，特别是在华人中（新加坡 -30%、上海 -18%），其他国家也有下降，如印度（-20%），瑞典（-27%）和西班牙的Zaragoza（-23%）。女性发病率的下降与男性率下降的分布相似。大西洋沿岸、中欧和北美人群的增加显著，而下降显著是亚洲，特别是华人人群。与中欧的发病率正在增加相反的是，斯堪的那维亚男性和女性人群发病率稳定或有所下降。与大多数亚洲国家的发病率下降相反的是，日本的发病率在这15年中有显著的增加。由于无历史资料，撒哈拉南部非洲人群的流行趋势尚不清楚。

近年来，全球肝癌是否上升尚有争议。根据2005年癌症统计资料，美国男性肝癌的死亡率从20世纪30年代至70年代不断上升，之后趋势已经稳定，但近期稍有增加[43]。SEER报道显示1974—1978年，1979—1983年，1989—1993年及1999—2003年的美国男性肝癌标化发病率分别为4.0/10万、4.3/10万、6.3/10万及8.7/10万，同期女性的标化发病率分别为1.7/10万、1.7/10万、2.4/10万及3.2/10万[21]。

综上所述，近年全球肝癌死亡率总体呈上升趋势。这是因为肝癌粗死亡率受人群老龄化的影响较大；而全球老年人口，特别是发展中国家老年人口的增加将更为迅猛，因此预计肝癌的发病/死亡率会进一步上升[44]。有学者估计到2030年发展中国家的肝癌新病例将增加60%[45]。欧洲国家从 20 世纪 70 年代到 90 年代，肝癌的死亡率有上升的趋势，例如 1975—1994 年，瑞士男性肝癌标化死亡率由 3.9/10 万上升到 5.2/10 万，增长了 33%；同期意大利、法国、德国等国男性肝癌标准化死亡率都在上升。美国从 1992 年到 2005 年，肝癌发病率年均增长百分比（APC）为 4.3%，而肝癌死亡率的 APC 为 1.6%[47]。有学者估计英国肝癌的死亡率 2023 年将比 2003 年增长 33%（女性）和 67%（男性）[48]。罗马尼亚男、女性肝癌死亡率分别从 1955 年的 1.77/10 万和 0.83/10 万，上升到 2004 年的 8.8/10 万和 3.9/10 万[49]。在澳大利亚，由于来自 HBV 流行地区的移民不断增加，因此有文献估计该国未来 20 多年，肝癌发病率将继续升高[50]。

但也有报道描述部分国家和地区过去数十年肝癌总的趋势似有下降，例如日本福井县从 1984—1996 年，男性肝癌发病率呈现升高趋势（APC=2.87%），但从 1996—2004 年，呈现下降趋势（APC=-3.90%）。日本 1975—1986 年、1986—1995 年和 1995—2002 年男性肝癌发病率的 APC 分别为 6.60%、1.46% 和 -3.18%；男性肝癌死亡率也有类似的下降趋势[51]。有报道[52]认为 1990—2004 年在亚洲和太平洋岛屿地区的肝癌发病率并无显著的改变，但中国男性和日本男、女性发病率有所下降。

肝癌发病率分布显著改变的原因并不完全明了。但有人认为，发达国家 HCV 流行率的增加以及发展中国家 HBV 协同因素的控制可能对分布的改变有影响。对这种趋势可能的解释还包括：①HCC 普查筛检、诊断或编码的改变；②胆管细胞癌（CC）普查筛检、诊断或编码的改变；③肝硬化治疗和预后的改变；④肝癌主要危险因素流行率的改变；⑤粗率的增高，可能受人口老龄化的影响。

第三节　中国肝癌的分布

20 世纪 70 年代中期，为了解中国恶性肿瘤的流行情况，全国肿瘤防治研究办公室组织完成了中国 8.5 亿人口地区范围内以恶性肿瘤为主的 56 种疾病死因回顾调查，基本摸清了中国恶性肿瘤死亡水平和地理分布特征，编绘出版了《中华人民共和国恶性肿瘤地图集》[53]。这是迄今描述我国肝癌等恶性肿瘤死亡的最早、最翔实的资料。

20 世纪 70 年代以后，国内的一些肿瘤高发区相继建立了癌症登记处。90 年代初，原国家卫生组织了 1990—1992 年全国部分地区约 10% 人口癌症死亡回顾抽样调查[54]。1995 年，全国肿瘤防治研究办公室牵头与原卫生部统计信息中心承担了原卫生部与原国家科委"九五"国家医学重大科技项目"常见恶性肿瘤的发病、死亡与危险因素监测方法研究"，编撰了《中国试点市县恶性肿瘤的发病与死亡》（1988—1992）一书[55]，这是我国首次根据《五大洲癌症发病率》的要求、公开报导主要城市和部分农村的肿瘤发病资料。

2006 年，原卫生部和科技部组织了我国第三次死因回顾抽样调查，调查分析了我国 2004—2005 年 31 个省、市、自治区 158 个县、市、区抽样点恶性肿瘤死亡情况[56]。

一、肝癌死亡率

（一）1973—1975 年全国第一次死亡回顾调查资料

该时期我国肝癌粗死亡率为 10.75/10 万，中国人口标化率（中标率）和世界人口标化率（世标率）分别为 11.00/10 万及 13.90/10 万。中国男性肝癌粗死亡率、中标率及世标率分别为 14.93/10 万、15.70/10 万及 19.90/10 万；中国女性分别为 6.38/10 万、6.20/10 万及 8.00/10 万[30, 53]。

（二）1990—1992 年全国第二次死亡回顾调查资料

该时期我国肝癌粗死亡率、中标率和世标率分别为 20.37/10 万、17.83/10 万及 22.99/10 万。我国男性肝癌粗死亡率、中标率及世标率分别为 29.01/10 万、26.14/10 万及 33.67/10 万；我国女性粗死亡率、中标率及世标率分别为 11.21/10 万、9.36/10 万及 12.25/10 万[30, 54]。

（三）2004—2005 年全国第三次死亡回顾调查资料

该时期我国肝癌粗死亡率、中标率和世标率分别为 26.26/10 万、17.86/10 万及 23.48/10 万。我国男性肝癌粗死亡率、中标率及世标率分别为 37.55/10 万、26.44/10 万及 34.61/10 万；我国女性粗死亡率、中标率及世标率分别为 14.45/10 万、9.20/10 万及 12.34/10 万[30, 56]。

全国三次死亡回顾调查肝癌死亡率资料见表 1-3-8。

表 1-3-8　全国肝癌死亡率及其他指标的变化

死亡率及其他指标	1973—1975 年			1990—1992 年			2004—2005 年		
	男	女	小计	男	女	小计	男	女	小计
死亡率 /（1/10 万）	14.93	6.38	10.75	29.01	11.21	20.37	37.55	14.45	26.26
中标率（1982）/（1/10 万）	15.70	6.20	11.00	26.14	9.36	17.83	26.44	9.20	17.86
世标率（1985）/（1/10 万）	19.90	8.00	13.90	33.67	12.25	22.99	34.61	12.34	23.48
死因构成 /%	17.66	10.05	14.48	21.50	14.01	18.82	22.06	14.45	19.33
死因顺位	3	4	3	2	3	2	2	3	2

摘自：陈建国. 中华预防医学杂志 2010[30]。

二、地区分布

根据 20 世纪 70 年代的死亡回顾调查资料，我国肝癌的地区分布特点为：沿海高于内地，沿海岛屿和内河海口地区高于沿海其他地区。高发区大多属温暖、潮湿的海洋性气候地区。若以省市自治区为单位分析，则死亡率由高至低的前五个省市区为上海、福建、江苏、广西及浙江；最低死亡率由低至高依次为云南、贵州、甘肃、新疆及青海[53]（表 1-3-9）。

表 1-3-9　中国各省、市、自治区肝癌标化死亡率（1973—1975）

省、市、自治区	男性		女性		性别比例（WASR）
	WASR*	CASR#	WASR	CASR	
上海	39.09	26.62	15.05	9.70	2.60
福建	34.66	26.04	12.58	8.80	2.76
江苏	33.38	23.81	12.95	9.11	2.58
广西	32.51	26.55	8.36	6.63	3.89
浙江	30.52	22.11	11.78	8.14	2.59
吉林	24.11	17.03	9.57	6.59	2.52
广东	22.70	16.99	6.67	4.94	3.40
黑龙江	20.78	14.61	7.35	4.96	2.83

续表

省、市、自治区	男性		女性		性别比例
	WASR*	CASR#	WASR	CASR	(WASR)
宁夏	19.48	13.68	9.44	6.44	2.06
天津	19.39	13.29	8.40	5.54	2.31
辽宁	19.00	13.12	7.64	5.09	2.49
江西	18.63	14.22	6.88	5.05	2.71
山东	16.17	11.57	6.17	4.24	2.62
河北	18.03	12.47	7.84	5.17	2.30
北京	17.44	11.85	7.29	4.66	2.39
安徽	17.02	12.36	7.41	5.06	2.30
湖南	16.51	12.78	6.46	4.77	2.56
湖北	16.46	12.29	6.94	4.92	2.37
河南	16.37	11.39	7.70	5.12	2.13
陕西	16.27	11.47	9.57	6.41	1.70
西藏	15.91	11.07	11.05	7.25	1.44
四川	15.62	11.73	6.88	4.89	2.27
山西	14.22	9.74	8.06	5.27	1.76
内蒙古	13.92	9.61	7.93	5.12	1.76
青海	12.52	9.11	7.04	5.03	1.78
新疆	11.26	8.07	5.90	4.16	1.91
甘肃	9.07	6.55	5.69	3.97	1.59
贵州	8.67	6.62	3.83	2.75	2.26
云南	8.26	6.15	3.93	2.85	2.10
全国	19.96	14.52	8.10	5.61	2.46

* 世界人口年龄调整死亡率；# 中国人口年龄调整死亡率。

资料来源：The editorial Committee. 1979[53]。

据1988—1992年全国癌症监测试点市县资料，肝癌为城市男性的第三位主要癌症，为城市女性的第五位主要癌症；在农村地区，均为男、女性的前三位主要癌症[55]（表1-3-10）。

表1-3-10　中国试点市县肝癌的发病率及占恶性肿瘤的百分比（1988—1992）

地区	男性			女性			性比例
	CR*	WASR	占全癌%	CR	WASR	占全癌%	(WASR)
城市							
武汉	28.8	30.1	15.8	9.9	9.2	8.2	3.27
上海	35.5	28.2	12.3	14.8	9.8	6.7	2.88
哈尔滨	24.7	27.9	14.3	8.1	9.8	6.3	2.85

续表

地区	男性			女性			性比例
	CR*	WASR	占全癌 %	CR	WASR	占全癌 %	（WASR）
天津	25.2	22.7	12.0	10.6	8.9	6.0	2.55
北京	21.8	19.2	12.2	8.1	6.2	5.4	3.10
农村							
扶绥	81.5	97.7	63.4	17.9	21.5	41.8	4.54
启东	81.8	72.1	36.4	22.3	19.1	17.5	3.77
长乐	37.3	54.4	17.3	11.8	13.9	11.9	3.91
嘉善	50.6	49.4	21.9	20.4	18.0	16.7	2.74
磁县	25.4	42.3	9.5	13.2	18.1	7.5	2.34
林州	12.7	18.0	5.6	6.6	8.3	4.0	2.17

* CR：粗发病率；WASR：世界人口标化率。
资料来源：全国肿瘤防治研究办公室，等. 2001[55]。

根据全国第三次死因回顾调查，我国农村肝癌粗死亡率（26.93/10 万）在恶性肿瘤死亡率中排第 1 位，占恶性肿瘤总死亡的 20.93%；城市肝癌死亡率（24.94/10 万）在恶性肿瘤死亡中排第 2 位，占恶性肿瘤总死亡的 16.61%。

肝癌粗死亡率呈现东部高于中部、中部高于西部的趋势，东、中、西部的粗死亡率分别为 28.37/10 万、26.82/10 万及 22.83/10 万。城市和农村东、中、西部地区的死亡率高低趋势均一致。城市和农村中男性和女性的死亡率也呈现东高西低的趋势（表 1-3-11）。

表 1-3-11 全国第三次死因调查不同地区肝癌男女粗死亡率、中标率（1/10 万）统计

地区	男女合计			男性			女性		
	死亡人数	粗死亡率 /（1/10 万）	中标率 /（1/10 万）	死亡人数	粗死亡率 /（1/10 万）	中标率 /（1/10 万）	死亡人数	粗死亡率 /（1/10 万）	中标率 /（1/10 万）
城市和农村合计	37465	26.26	17.86	27398	37.55	26.44	10067	14.45	9.20
东部	14909	28.37	17.53	10897	40.88	26.31	4012	15.49	8.82
中部	13349	26.82	19.09	9666	37.82	27.86	3683	15.20	10.20
西部	9207	22.83	16.92	6835	32.93	25.01	2372	12.12	8.57
城市合计	11945	24.94	15.34	8766	36.07	23.01	3179	13.47	7.74
东部	5422	25.77	14.32	3958	37.29	21.77	1464	14.04	7.10
中部	3752	24.75	16.31	2761	35.74	24.31	991	13.33	8.30
西部	2771	23.68	16.32	2047	34.34	24.00	724	12.61	8.49
农村合计	25520	26.93	19.32	18632	38.28	28.39	6888	14.94	10.06
东部	9487	30.10	19.97	6939	43.26	29.71	2548	16.46	10.16
中部	9597	27.72	20.45	6905	38.73	29.56	2692	16.03	11.15
西部	6436	22.49	17.24	4788	32.36	25.52	1648	11.92	8.66

摘自：陈建国. 中华预防医学杂志 2010[30]。

　　肝癌发病有较为显著的地理分布特点。中国肝癌死亡率分布特点为东高西低即东部沿海地带为高发区，西部（西北、西南）为低发区[57]。即使在一个省内，甚至在一个县市内，肝癌的分布也有很大的差别。例如据 1990—1992 年抽样调查，肝癌是江苏省的第一位恶性肿瘤死因，死亡率达到 36.81/10 万，占恶性肿瘤死因构成的 23.03%。江苏各地区的肝癌死亡率有很大的差异，由高至低依次为海门、启东、邳州、大丰、淮安、徐州（市区）、泰兴市及苏州市。最高与最低相比死亡率差 3.38 倍[58]。对 2007 年浙江省肝癌死亡率地理特征进行分析，浙江省肝癌死亡存在地域分布规律，肝癌死亡率从西向东逐渐升高，越近沿海地区，肝癌死亡率越高[59]。

　　南通市属于肝癌的高流行区，其所包括的六个县（市、区）中，启东、海门（东部）的肝癌发病率最高，其次为如东与通州（中部），如皋、海安（西北部）的发病率相对较低。即使在启东境内，亦有相对的肝癌高低发区：启东东南部相对较高，而北部的吕四区相对较低[60]。对江苏省恶性肿瘤分布态势地理信息系统的空间分析再次显示，江苏省的肝癌高发区局限于中部的沿海地区，如海门、启东等地，中发区主要位于启东、海门的周边地区，其他地区则为低发区[61]。

三、人群分布

　　国内外的资料表明，肝癌主要好发于中老年人群，通常为 40 岁以后发病率上升较快，并随年龄的增长而升高；据全国第三次死因回顾调查肝癌死亡率绘制的年龄别死亡率曲线见图 1-3-4。中国男性 35— 岁的死亡率已达到 19.1/10 万，女性 35— 岁组的死亡率为 4.7/10 万；男性 45— 岁组、女性 50— 组的肝癌死亡率超过平均死亡率水平。中国肝癌最高死亡率年龄组：男性为 80— 岁组，女性为 85— 岁组，年龄别死亡率分别达到了 260.0/10 万和 138.7/10 万[30]。农村肝癌粗死亡

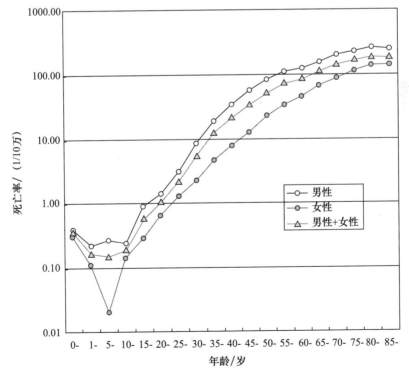

图 1-3-4　中国肝癌年龄别相关死亡率曲线（全国第三次死因回顾调查资料）

摘自：CHEN J G et al, 2010[2]。

率：男性为 38.28/10 万，女性为 14.94/10 万（性别比为 2.56：1），分别占农村恶性肿瘤死因的第1 位和第 3 位。城市肝癌死亡率：男性为 36.07/10 万，女性为 13.47/10 万（性别比为 2.68：1），分别占城市恶性肿瘤死因的第 2 位和第 3 位。

但在高发区，肝癌的发病高峰出现较早，年龄别发病率高峰比低发区发病率高峰有所提前，即发病率曲线"左移"明显[62, 63]。例如抚绥与启东的肝癌的发病在 30 岁后就可达到平均水平，发病率高峰在 45 岁～或 50 岁～组。在肝癌的低发区，肝癌的发病高峰可以推迟到 70 岁以后，即肝癌发病率曲线相对右移，例如北京、林州的肝癌发病率高峰在 70 岁以后[55]（图 1-3-5）。

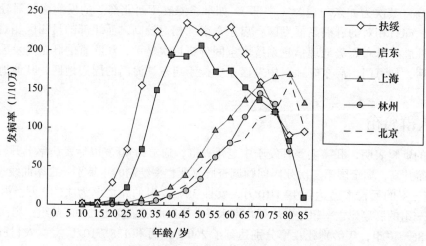

图 1-3-5　不同地区肝癌年龄别发病率（1988—1992）
数据来源：全国肿瘤防治研究办公室，等. 2001[55]。

从性别上来看，肝癌常见于男性。过去曾认为越是高发的地区，男性发病的比例越高，但实际上某些低发区照样有很高的性别比，例如法国和瑞士的某些癌症登记处的资料显示肝癌男女性比例可高达（7～8）：1；而高发区肝癌发病率性别比可以不是很高，例如泰国清迈地区 1996 年报告肝癌登记病例性别比约为 2.3：1。日本爱知地区 1999 年的男女性别比为 2.6：1。据 1998 年全国卫生统计年报资料，全国城市男性居民的肝癌死亡率为 30.40/10 万，女性为 12.60/10 万，性别比为 2.41：1。国内许多地区的性别比可以接近 3：1。例如上海市 1988—1992 年肝癌世界人口标化发病率性别比为 2.87：1；启东肝癌的男女性别比高达 3.77：1。但从国内的情况来看，高发区肝癌的性别比通常在 2.5：1 以上，而低发区为 2：1 以下。例如启东 1973—2002 年 30 年间肝癌男女性发病率性别比为 3.32：1[63]。

四、时间趋势

从我国肝癌的粗死亡率来分析，目前全国范围内似有升高的趋势，但标化率（中调率）似有下降的趋势。20 世纪 90 年代中国肝癌粗死亡率比 70 年代增长了 89.77%，2004—2005 年又比90 年代增长了 28.73%；但 90 年代以来标化率的增长并不明显[30]。中国台湾学者[34]报道 1971—1996 年的肝癌年龄调整死亡率呈上升趋势，但儿童肝癌死亡率已呈下降趋势，他们认为是由于自20 世纪 80 年代开始的乙型肝炎免疫接种的缘故。

广西最近的报道显示 1973—1975 年、1990—1992 年及 2004—2005 年肝癌粗死亡率在增加；1990—1992 年肝癌标化死亡率比 1973—1975 年增长了 48.15%，但 2004—2005 年比 1990—1992

年下降了 9.25%[64]。广西扶绥在 1974—2003 年间，肝癌的粗发病率和标化率一种维持在较高水平，但 1984—1993 年及 1994—2003 年 0～34 岁组及 35～44 岁组的肝癌发病率，比 1974—1983 年有显著的下降[65]。

广东中山肝癌发病率并不高，1975—1994 年期间肝癌发病率在 15.99/10 万～19.10/10 万（中调率：（16.57～17.76）/10 万）之间波动，无明显升降趋势；而 1995—1999 年期间肝癌发病为 13.05/10 万（中调率：12.18/10 万），呈下降趋势[66]。

四川自贡死因监测资料显示，1985—2005 年期间男、女性肝癌死亡率呈上升趋势，年均粗死亡率分别为 30.8/10 万和 10.3/10 万[67]。来自辽宁大连城区的资料显示，1991—2005 年期间，男、女性肝癌粗死亡率分别为 36.44/10 万和 12.90/10 万，年均增长 1.72% 和 1.41%；但标化率年均分别下降了 1.39% 和 2.08%[68]。

江苏启东肝癌的流行趋势一直是国内外肝癌研究者较为关心的话题。江苏启东 1972 年以前的死亡回顾调查发现，1958 年江苏启东肝癌的死亡率为 20.45/10 万，到 1971 年时超过 49/10 万，到 20 世纪 90 年代已经接近或超过 70/10 万，呈上升趋势（图 1-3-6）。江苏启东 1972—2000 年肝癌登记发病率资料显示，江苏启东肝癌粗发病率（CR）平均为 57.51/10 万，中国人口构成标化率（CASR）为 45.28/10 万，世界人口标化率（WASR）为 57.60/10 万。自 1972 年开始，江苏启东肝癌发病率经历了一个在 50/10 万以上波动上升的阶段，然后在 20 世纪 90 年代以后维持在 65/10 万以上的高水平。启东地区 1973—2002 年间，肝癌粗发病率增长了 30.90%（APC=1.58%），世界人口标化发病率增长了 12.33%（APC=0.41%）。进一步的分析显示，启东老年人肝癌发病率仍维持在较高水平，但青年人肝癌发病率却已经出现下降趋势[63]。

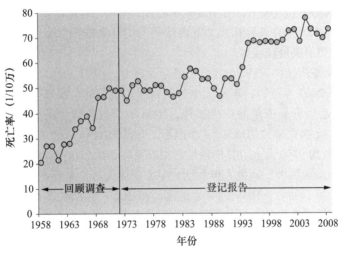

图 1-3-6　江苏启东 1958—2008 年肝癌死亡率
资料来源：陈建国

第四节　肝癌的一级预防

目前认为肝癌的发生是多因素、多步骤、多基因的结果，专家已形成共识。现阶段针对肝癌的主要病因，主要采取一级预防，即采取"防治肝炎，管粮防霉，改良饮水，化学预防"等病因学预防的措施。

一、控制乙型肝炎

目前所指的控制肝炎主要是指乙型肝炎疫苗免疫接种，因为对于丙型肝炎，尚不能通过疫苗来进行预防[44, 69]。乙型肝炎疫苗的开创性研制及其全球范围的广泛应用，是20世纪预防保健的最大的贡献；它使得减少乃至最终消灭HBV在人群中的感染，进而大量减少肝硬化和肝癌患者成为可能。中国台湾、西安、启东等地的研究证明，三针乙肝疫苗全程接种后的免疫保护时间至少可达20年以上[70, 71]，这为青少年提供了足够长的免疫保护的时间。

乙型肝炎疫苗接种通常采用两种方法：一是新生儿普遍接种；一是高危人群的接种。全球最早的乙型肝炎疫苗大规模的有随机对照的预防新生儿乙型肝炎并进行长期随访的研究有两项：一项是由国际癌症研究中心（IARC）针对非洲儿童在冈比亚进行的[72]，另一项研究则在中国江苏启东实施。两项研究的主实验均始于20世纪80年代初[73, 74]。1991年10月，WHO召开了由50个发展中国家的卫生官员及专家参加的有关病毒性肝炎控制的会议，会议作出了以下决议：1997年起在全世界范围内把乙型肝炎疫苗纳入计划免疫，全球婴儿接受乙肝疫苗免疫接种，以达到在数十年内最终消灭乙型肝炎病毒的目的[75]。原国家卫生部则于1992年提出了对所有新生儿进行免疫接种的要求。1993—1994年，城市监测点新生儿接种率为96.9%，而农村监测点为50.8%，至1994年，97.5%和73.9%的城乡区县卫生防疫站已将新生儿乙肝疫苗接种纳入计划免疫管理，我国乙型肝炎疫苗免疫已取得显著的阶段性成果[76]。

2000年时Lok等[77]指出，全球约有3亿HBV携带者，在未来50年中，全球控制HBV的感染在技术上是可行的，但全球实施乙肝疫苗预防接种在社会、经济上还会遇到很多的困难，例如慢性携带者的有效治疗。在2006年全球出生的1.35亿儿童中，有6200万儿童出生在HBV高度流行的地区。在全球193个国家中，有162个（84%）国家已经把新生儿乙肝疫苗接种纳入免疫计划；有81个国家（42%）在儿童出生24h内接种乙型肝炎疫苗，即全球范围内约27%的新生儿在出生时接受乙型肝炎疫苗接种[78]。

我国儿童乙型肝炎疫苗接种，在20世纪初已全面展开，但东、中、西部地区存在较大的差别。据原卫生部2001—2003年资料，东部、中部及西部儿童三针全程接种的比例分别为94.1%、91.8%及68.0%。由于乙型肝炎疫苗的广泛接种，2006年全国乙型肝炎流行病学调查显示我国1～59岁一般人群HBsAg携带率为7.18%，5岁以下儿童的HBsAg仅为0.96%。据此估计，我国现有的慢性HBV感染者约9300万人，其中慢性乙型肝炎患者约2000万例[79]。

通常认为乙型肝炎疫苗接种的高危人群包括：卫生保健人员，血液透析患者，同性恋者，注射毒品成瘾者，使用血液制品者，HBV携带者的家庭接触者、性接触者及其他接触者，HBV感染高发区的人群等。对于普通成年人，是否需要乙型肝炎免疫接种，存在不同的观点。最近北京报道通过随机双盲对照试验的方法，评价了10μg和20μg重组中国仓鼠卵巢细胞乙型肝炎疫苗应用于成人后细胞免疫及体液免疫的效果，显示两个剂量组均可产生良好的抗HBs免疫滴度并出现很好的细胞免疫反应，并证明20μg剂量组优于10μg剂量组[80]。

HBsAg阳性和/或HBeAg阳性母亲所生的新生儿被认为是HBV感染的最危险人群。中国台湾地区于1984年7月开展了一项全岛性的HBV疫苗接种计划，首先从志愿者母亲的围产期HBsAg筛检着手：HBsAg阳性母亲的新生儿接受4剂乙肝疫苗接种，高度感染母亲的新生儿在出生后24h内也接受了一剂HBIG。结果观察到40%～90%的垂直传播的改善[81]。新加坡自1986年开始实施分阶段的全国儿童乙肝疫苗接种计划，1985年10月，首先从出生于携带者母亲的新生儿开始，到1987年9月扩展到所有的新生儿[82]。波兰报导，自1989—1996年乙肝疫苗接种作为EPI的一部分，除新生儿外，对HBV感染高危人群实行免费接种乙肝疫苗，目前约10%的人群已接种乙型肝炎疫苗[83]。有学者认为，高发区的所有人群均是 HBV 感染的高危人群，因此也必须接种乙型肝炎疫苗。亚洲和非洲为 HBV 高度感染的地区，中东地区也是 HBV 流行区，许多中东国家都进行了大量人群乙型肝炎免疫接种[84]。

由于 HBV 是肝癌的主要病因，世界各肝癌高发区大多是乙型肝炎的高发区，因此人们期望新生儿乙型肝炎疫苗的普遍接种最终能导致肝癌发病率的下降。在冈比亚的干预研究中，设计并实施了一项随机的疫苗接种试验：4 年中 124577 儿童进入了队列，一半接受常规的 EPI 疫苗、另一半另加乙型肝炎疫苗。与此同时，他们还建立了一个全国性的癌症登记处以发现研究队列中的肝癌；并计划通过癌症登记处做长期随访 30～35 年[72]。启东肝癌高发区现场的有随机对照的新生儿乙型肝炎疫苗免疫接种试验经过 1983 年的预试验，1985 年正式启动。1985—1990 年间免疫队列及对照队列规模各达到 4 万多人[73]。根据启东肝癌的年龄分布，30 岁以后的发病率迅速上升，因此对这些免疫接种对象开展长期的随访监测，才有可能看到其发病率的显著下降[85]。近年来，启东地区青年人肝癌发病率的下降可能已经预示着未来 30 岁以上人群肝癌发病率的进一步下降[63]。

20 世纪 80 年代中期后，意大利、新加坡、韩国、中国台湾地区也开展了先在高危儿童中然后扩展到所有新生儿的乙型肝炎免疫接种工作，他们的最终目的也是评价乙型肝炎免疫接种对预防肝癌的作用。中国台湾地区报道，1989—1993 年，6～14 岁儿童肝细胞癌的年均发病率从 1981—1986 年的 0.7/10 万显著地下降到 1990—1994 年的 0.36/10 万；同样，1974—1984 年出生的 6 岁～9 岁儿童肝细胞癌的年均发病率从 0.52/10 万下降到 1986—1988 年出生的儿童的 0.13/10 万[86]。中国台湾地区最近报道的结果为儿童肝癌的发病率从 0.54/10 万下降到 2000 年的 0.20/10 万[70]。另一资料报告为 6～9 岁儿童肝癌发病率从 1973—1979 年的 0.51/10 万下降到 1984—1998 年的 0.15/10 万[87]。

新加坡报道男性原发性肝癌的标化发病率已从 1978—1982 年 27.8/10 万下降到 1988—1992 年的 19.0/10 万[82]。韩国在成人中进行了一项乙型肝炎疫苗接种预防肝癌的队列研究，30 岁以上的 370285 名无临床肝病的成年男性为研究人群。在拟接种者（273277 人）中，1985 年接种了 35934 人（13.2%）；平均随访 3 年 10 个月。与未接种者相比，接种组发生原发性肝癌的 RR 为 0.58（95% CI：0.31～1.09）。他们认为通过接种乙肝疫苗，即使对成年人也可以降低肝癌的危险性[88]。

二、改变饮食习惯

黄曲霉毒素已被证明为人类的致肝癌因子，因此控制黄曲霉毒素的摄入是重要的预防措施[40, 89, 90]。降低与黄曲霉毒素有关的疾病的干预涉及个体水平和社区水平的措施[91]。社区水平的干预方法涉及收获前及收获后的措施，而个体水平的干预包括膳食的改变（避免污染食物的摄入）或化学预防（降低黄曲霉毒素摄入后的毒性）。由于黄曲霉毒素主要污染玉米、花生等作物，因此防止粮食霉变、减少污染食物的摄入量甚至改变饮食习惯是最好的预防方法。

以启东为例：启东居民历史上以玉米为主粮，由于当地气候潮湿，玉米霉变率高。据 1973—1982 年检测结果，AFB_1 污染率为 35%～98%；而大米中均未检出，说明食用大米可以大大地减少 AFB_1 的摄入。从 20 世纪 80 年代中后期起，启东居民的膳食结构发生了很大的变化。根据本文作者的抽样调查，1986 年启东居民以大米为主食的已占 97.4%，1997 年已达 99.2%。1998 年对某乡居民作主粮比例调查，全年口粮中食用玉米的比例仅占 0.5%，每年食用玉米 5kg 以上的户数为 5.2%，而食用 200kg 以上的户数仅为 0.35%[92]（图 1-3-7）。

启东 20 世纪 90 年代应用酶联免疫吸附试验检测 AFB，检测结果表明，玉米中 AFB_1 污染率

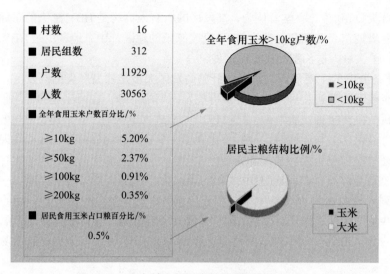

图 1-3-7 启东某乡居民主粮结构调查（1998）

仍较高，占 34.9%（37/106）；用血标本检测 AFB_1-Alb，除 1 例外均检出 AFB_1 白蛋白加合物，平均为 1.51 ± 0.21pmol（$0.17\sim4.39$pmol），显示启东人群中仍普遍存在 AFB_1 暴露后的低浓度的残留，说明通过降低 AFB_1 来观察人群肝癌发病率的影响尚需要时间。但多年来所采取的措施必将影响和降低启东将来的肝癌发病率水平[63]。在启东的一项队列嵌式病例对照研究中，已经发现启东病例和对照中的黄曲霉毒素加合物水平有所下降，说明该队列人群中的黄曲霉毒素的摄入水平已大大降低[93]。

露丝（Rose）等[94]研究了 18244 名年龄在 $45\sim54$ 岁的上海市居民。在与 HCC 病例年龄匹配的 140 名对照中，15 例（11%）为 HBsAg 阳性，53 例尿中可检测到 AFM_1 或 DNA 加合物。该研究后来分析了 50 例 HCC 与 267 例对照显示，与 HBsAg 阴性或尿中 AF 标记阴性者相比，仅 HBsAg 阳性者的 RR 为 7.3（95%CI：$2.2\sim24$），仅 AF 标记阳性者的 RR 为 3.4（$1.1\sim10$），HBsAg 与 AF 标记均阳性者的 RR 为 59（$17\sim212$）。因此他们认为[95, 96]，降低黄曲霉毒素暴露可以预防这些人群中的大部分的 HCC。

目前证实，AFB_1-Alb 是一个很好的实验标记物，可用于估计全球许多国家的暴露水平[97]。例如在西非可检出到最高的暴露率和暴露水平（那里的主食为花生，是黄曲霉毒素暴露的主要来源）；在玉米消费国例如肯尼亚和中国南方也观察到很高的暴露水平。相反，在欧美和加拿大，有人报道几乎检测不到人血清中的黄曲霉毒素[97]。

由于 AFB_1-Alb 的应用，对旨在干预黄曲霉毒素的预防研究也能作出很好的评价。肯斯勒（Kensler）等[98-101]已经显示吡噻硫酮（Oltipraz）调变黄曲霉毒素的代谢可能是通过抑制细胞色素 P450（CYP）1A2（一种激活 AFB_1 向 AFB_1-8，9- 环氧化物的酶）的活性起作用。有报道认为吡噻硫酮通过 p53 媒介的诱导对 HBV 逆转录酶的作用，抑制体外培养细胞中 HBV 的复制[102]。如果这种情况也发生在体内的话，则 HBV 复制的标志物可用来监测吡噻硫酮干预试验的作用。

三、改善饮水条件

由于有学者在 20 世纪 70～80 年代提出了"饮水污染"的病因假说[103]，因此改善饮水条件也是现场肝癌预防的一个重要措施。虽然饮水中的致癌物尚不清楚，但饮水卫生是一个一般的公共卫生问题，因此改良饮水在实践中易于推广。启东市自 1972 起提出饮用水井水化的要求，20世纪 80 年代以来大力提倡饮用深井水（井深 250～320 米）；21 世纪初已经在全境内逐步饮用长江水源自来水。

对于水中可能涉及的"污染物"致癌物质，有学者认为是"微囊藻毒素"[104-107]。对于水中的微囊藻毒素，希斯菲尔德（Hitzfeld）等[104]认为氯化处理、超微过滤可能是最有效地杀灭蓝绿藻和去除微囊藻毒素的方法。不过，在微囊藻疯长或高度有机化时，这些处理可能并不足够有效；因此应当在水处理时监测毒素水平。由于微囊藻毒素存在急慢性毒作用，因此 WHO 对MC-LR 业已建立了一个新的标准值：1.0mg/L。这将有利于饮水处理过程的监督。

据 1986 年调查，启东居民饮用水来源：深井水占 44.3%、浅井水 34.2%、河水 12.1%、沟塘水 9.4%；到 1999 年底，深井数增加到 270 多口，饮用深井水的人口达到 115 万，受益率为 98.0%。居民基本上不再饮用宅沟和泯沟水，饮用浅井和河水的人数也较少；经过多年的努力，启东经历了改饮深井水自来水，目前又已经统一饮用长江水源自来水。因此，"饮水污染"这一因素得到了很好的控制。采取这些措施后，启东居民肠道传染病的发生率已经大大降低。如果饮水中确实有某种（些）致癌物存在的话，相信通过改良饮水，未来的肝癌发病率会出现显著的下降趋势[92]。

四、化学预防

（一）吡噻硫酮（oltipraz）

吡噻硫酮在 20 世纪 80 年代是一个用于血吸虫病治疗的药物，后发现其可以降低血吸虫体内谷胱甘肽的储存量、提高宿主组织中谷胱甘肽的水平，因而被用于人体的防癌试验。动物实验证明，吡噻硫酮可改变终致癌物——黄曲霉毒素 B_1-8, 9- 环氧化物形成的通路，直接调节其与 DNA共价结合的能力。吡噻硫酮可以诱导黄曲霉毒素 Ⅱ 相解毒反应酶谷胱甘肽 -S- 转移酶（GST）的活性，促进谷胱甘肽与黄曲霉毒素 B_1-8, 9- 环氧化物的结合，增加硫醇尿酸（NAC）形式的排出，从而减少了 DNA 加和物的形成；它也可影响黄曲霉毒素 Ⅰ 相反应酶类，尤其是细胞色素 P450类的活性，可减少黄曲霉毒素 B_1-8, 9- 环氧化物和羟化产物黄曲霉毒素 M_1 的形成[108]。美国约翰·霍普金斯大学研究人员在启东用吡噻硫酮对高危人群进行干预，已显示有一定的效果，其原理是这些化学预防剂可以通过降低黄曲霉毒素向致癌形式代谢及增加其解毒途径而降低黄曲霉毒素的生物学作用[96, 98]。

（二）叶绿酸（chlorophyllin）

叶绿酸是一种半合成的混合物，是食品级水溶性叶绿素（chlorophyll）的铜钠盐，具有一定的抗氧化性；它可以抑制致癌物亲电子中间代谢物的活性，并使其降解，可对抗一些具遗传毒性物质的致突变的作用[109]。叶绿酸与黄曲霉毒素可形成共价结合的复合物，在体外与肝微粒体共同培养可减少黄曲霉毒素 Ⅰ 相代谢产物的形成。美国约翰·霍普金斯大学与启东肝癌防治研究所的研究人员一起，进行了一项随机的、双盲的、有安慰剂对照的化学预防试验[110]。180 名启东健康成人被随机分入叶绿酸或安慰剂组中，服用剂量为 100mg，一日 3 次连服 4 个月。收集 3 个月的尿样，观察黄曲霉毒素 -N^7- 鸟嘌呤的改变能力。用 AF-DNA 加合物排泄水平作为黄曲霉毒素生物有效剂量的生物标记。结果十分满意，未见副反应。在 169 个尿样中检测到 105 份有黄曲霉毒素 -N^7- 鸟嘌呤。每日 3 次服用叶绿酸者与服用安慰剂者相比，尿中黄曲霉毒素 -N^7- 鸟嘌呤水平可下降 55%（$p=0.036$）（表 1-3-12）。因此，用叶绿酸预防干预或食用富含叶绿素的食物也许可作为预防肝癌或其他环境致癌物引起的癌症的可行的方法。

表 1-3-12　叶绿酸对尿中 AFB_1-N^7- 鸟嘌呤排泄水平的作用

分组	n	AFB_1-N^7- 鸟嘌呤水平 pg 加合物 /mg 肌氨酸酐	P 值
安慰剂，tid	82	0.20（<LOD-4.10）*	
叶绿酸，tid	87	0.09（<LOD-0.98）	0.036

tid，每日 3 次；LOD，检测低限．* 中位数（范围）。

资料来源：EGNER P A. Proc Natl Acad Sci USA, 2001[110]。

（三）西兰花（broccoli）

大量摄入黄绿色蔬菜，特别是十字花科（Cruciferae）、芥菜（mustards）类蔬菜以及芸苔类（genus Brassica）蔬菜（花椰菜 cauliflower，抱子甘蓝 Brussels sprouts，西兰花 broccoli，卷心菜 cabbage），可降低多种部位癌症的易感性[111, 112]。芸苔类蔬菜富含保护性诱导活性，含高水平的硫代葡萄糖苷（glucosinolate）。尽管硫代葡萄糖苷本质上不是诱导剂，但可以通过黑芥子硫苷酶（myrosinase，一种共存的但独立的植物酶）水解，或者由人类的肠道菌群水解，成为异硫氰酸盐（isothiocyanates）；异硫氰酸盐是潜在的诱导剂和抗癌物。已经确认某些西兰花植物中含有异常高水平的硫代葡萄糖苷 \ 萝卜苷（GRR），其水解后可形成异硫氰酸盐莱菔硫烷（isothiocyanate sulforaphane），即萝卜硫素（SFR）。实验研究表明，莱菔硫烷和萝卜苷（例如西兰花苗的热水提取物）为啮齿动物实验致癌物的抑制剂，对多种肿瘤细胞株具有较好的抗癌活性[113, 114]。启东的初步研究已经证明，饮用含硫代葡萄糖苷的西兰花苗饮料者尿中的二硫代氨基甲酸盐（莱菔硫烷的代谢物）和黄曲霉毒素加合物的排泄水平呈负相关[115]，证明西兰花苗饮料的预防作用。在此基础上，设计并实施了研究西兰花摄入方式的交叉配方试验，结果显示在个体间排泄水平的生物变异性上，莱菔硫烷（SFR）饮料比硫代葡萄糖苷（GRR）饮料为低；但实验也提示在今后的研究中，最佳剂量配方应当考虑混合 SFR 及 GRR，使两者获得激活某些靶点的最高浓度，并且获得涉及 SFR 其他保护作用的持续的抑制[116]。扩大实验规模的人群干预研究还在进行之中。

（四）硒（selenium）

文献认为硒可能在维持正常器官的代谢平衡中，在参与肿瘤形成和进展抑制的癌发生机制中起十分重要的作用[117]。流行病学调查显示硒（Se）水平与当地的癌症发病率及 HBV 感染呈负相关。在实验动物中业已显示硒摄入的不足会促进肝癌发生；在启东 4 年的动物实验表明，食物中加硒可降低鸭子自然环境中病因因素暴露引起的 HBV 感染率的 77.2%，肝癌前病变的 75.8%。在 130471 自然人群中进行了一项干预实验[118]：5 个乡居民 8 年的随访资料显示服用硒盐者比未服用者降低了 35.1% 的肝癌发病率。在暴露于黄曲霉毒素的鼠、鸭中，与对照动物相比，服硒可降低肝肿瘤或癌前结节的发生。在启东进行的动物实验也证明应用微量元素硒可以阻断黄曲霉毒素 B_1 诱发大鼠原发性肝癌。这些证据表明，膳食中的硒也许可以降低肝癌发生，硒的缺乏可能对肝癌的发生有一定的作用；补硒可能有预防肝癌的作用。启东的研究[119]还表明高血硒水平及粮食中的高硒含量可以降低肝癌的危险性。在启东 HBsAg 阳性或有肝癌 20～64 岁居民中进行了一项化学预防试验，治疗组食用富硒酵母 200g 硒 / 天，经 2 年的随访，服硒组的肝癌发病率显著地低于对照（RR＝0.4，$p<0.01$），但在中国 65 个县进行的一个较大规模的研究观察到血浆硒浓度与肝癌的死亡率没有相关性[120]。

硒与肝癌的关系及硒的预防作用的证据及机制至今尚不十分明确[112]，究竟是缺硒本身或者是硒参与其他因素而起作用，还缺少足够的实验和临床资料来证实[117]。但有学者认为硒的作用机制可能涉及硒蛋白（selenoprotein）的作用，硒不仅影响癌发生的危险性，而且可能影响癌的进展和代谢[121]。

（五）绿茶

研究表明，茶叶中的某些有效成分如茶多酚（polyphenols）、儿茶素（epigallocatechin gallate，EGCG）等具有明显的抗癌、抗突变作用，其中以绿茶的抗肿瘤作用为佳[122, 123]。在启东境内的一次调查[124]发现，肝癌相对高发区居民的饮茶率（7.58%）显著低于肝癌相对低发区（11.86%），差异有非常显著意义（表1-3-13）。在启东与其他地区的流行病学比较调查[125]中也发现，肝癌高发病率地区居民的饮茶率低，而相对低发区的饮茶率高（表1-3-14）。

表1-3-13 启东肝癌相对高低发区居民饮茶率的比较

调查地区	肝癌发病率 /（1/10万）	饮茶人数 n	饮茶率/%
通兴	51.19	2124	7.58
西宁	20.44	1020	11.86
p值		<0.01	

据陈建国. 实用肿瘤学杂志，1988[124]。

表1-3-14 吸烟、饮酒、饮茶与肝癌死亡率关系的相关分析

地区	人数	应答率/%	饮茶率/%	饮茶者平均每周饮茶量/g	肝癌死亡率/（1/10万）	吸烟率/%	饮酒率/%
句容茅山	9898	97.3	91.8	17.5	70.72	80.3	74.8
启东吕四	9547	94.1	31.0	10.3	170.21	76.0	73.1
启东王鲍	9645	88.5	13.0	8.5	311.04	74.1	76.5
相关系数 r			-0.92*	-0.91*		-0.61	0.58

* 相关系数显著性检验 $p < 0.01$（与肝癌死亡率的相关性）
资料来源：沈洪兵. 中国行为医学科学，1996[125]

在2001年底上海召开的肿瘤化学预防与免疫预防分子基础国际研讨会上，日本学者藤木（Fujiki）报导，绿茶提取物的主要组分EGCG对鼠皮肤癌有抑制作用。广西曾给595例肝癌高危险人群服用绿茶粉压片0.49×6片/天达2年，结果绿茶的效果指数（EI）为2.38，保护率为57%[126]。在江苏泰兴的调查发现，当每月饮茶超过250g时，对肝癌的保护效率约可达60%；该研究认为饮绿茶对肝癌可能有一定的保护作用，虽然该调查未得出显著的统计学意义[127]。

（六）其他

除了前面提到的硒、绿茶之外，还有许多抗氧化剂或者具有抗氧化活性的物质，如维生素C、维生素E、β-胡萝卜素（beta-carotene）、鞣花酸（ellagic acid）、姜黄色素（curcumin）、番茄红素（lycopene）、辅酶Q（coenzyme Q）、N-乙酰半胱氨酸（N-acetyl cysteine）和白藜芦醇（resveratrol）等，但这些物质的保护作用实际上尚未得到证实[128]。最近在河南林州采用一个随机双盲的干预试验，对29450名补充不同组合的复合维生素和矿物质者进行了5年的随访，观察肝癌死亡率的变化[129]。结果显示，"维生素A和锌"及"维生素B₂和烟酸"能降低55岁以下人群中的肝癌死亡率；"维生素C和钼"能降低男性中的肝癌死亡；而"β-胡萝卜素、维生素E和硒"能减少非饮酒者中肝癌的死亡危险性，但增加饮酒者中肝癌死亡率的危险性，虽然尚未达到统计学显著性。此外，广西将高危险人群分为实验组（4570 人年）与对照组（3304 人年），曾应用左旋咪唑进行 3 年的干预研究[130]，结果发现服药组的肝癌发生率为 153.2/10 万，而对照组的肝癌发生率为 605.3/10 万，对照组肝癌发生的 RR 为 3.95。

广西学者曾用大鼠分组实验探讨了银杏叶提取物对黄曲霉毒素 B_1（AFB_1）在大鼠体内代谢的影响[131]，结果显示肝癌诱发率在 AFB_1＋EGb761 组显著低于 AFB_1 组，而对照组无肿瘤发生；EGb761 对 I 相代谢酶 CYP450 及 II 相谢酶 GST 活性无明显影响。血清 AFB_1- 赖氨酸加合物的最高水平发生于实验第 14 周的 AFB_1 组。在实验第 14、42 周时，EGb761 显著抑制了血清 AFB_1-赖氨酸加合物的形成，抑制率分别为 13.07% 和 73.63%。他们认为 EGb761 阻断 AFB 致肝癌发生的主要机制可能不完全是通过影响肝脏 I 、II 相代谢酶活性的途径实现的；EGb761 能够抑制 AFB_1- 赖氨酸加合物的形成，减轻 DNA 的氧化损伤，可能是其最终抑制或延缓 AFB_1 诱发肝癌发生、发展的机制之一。

五、化学预防的生物标志物

化学预防的效果主要通过生物标志物的测定来评价。例如，上述提到的采用吡噻硫酮、叶绿酸、西兰花等评价大多用黄曲霉毒素白蛋白加合物或代谢产物等标志；而硒的预防效果目前用 HBsAg 、GSHpx 等指标来评价。威尔德（Wild）等[91]描述了黄曲霉毒素代谢途径和生物标志物的关系（图 1-3-8A）及其 I 、II 级化学预防的机制（图 1-3-8B）。

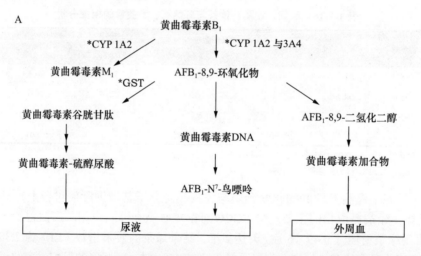

黄曲霉毒素生物标记物	一级干预	二级干预	
	降低摄入量	吡噻硫酮	叶绿酸
黄曲霉毒素白蛋白	降低	降低	降低
黄曲霉毒素 M_1	降低	降低	降低
黄曲霉毒素 -N^7- 鸟嘌呤	降低	降低	降低
黄曲霉毒素 - 硫醇尿酸	降低	增加	降低

图 1-3-8　黄曲霉毒素代谢和生物标志物

A　吡噻硫酮的作用用星号表示。吡噻硫酮降低 CYP 1A2 及增加 GST 的活性；

B　不同黄曲霉毒素干预策略的作用基于生物标记物的水平。一级干预降低黄曲霉毒素的摄入，二级干预通过

（a）吡噻硫酮改变黄曲霉毒素的代谢；通过（b）叶绿酸降低胃肠道的吸收。

资料来源：Wild C. P. & Turner P. C. 2001[91]

第五节　肝癌的二级预防

肝癌的二级预防主要是通过"三早"研究来实现的。"三早"即早期发现、早期诊断、早期治疗。早期发现和早期诊断的手段借助于有效的早诊标记，而实现的途径往往借助于普查筛检。而早期治疗如果选择所谓的癌前期对象，则往往可起到事半功倍的效果。

一、寻找有效的早诊标记

借助于血清甲胎蛋白（AFP）测定对肝癌作出早诊已得到广泛应用，但 AFP 的敏感性只有70%～80%，因此寻找其他更准确诊断手段的研究也得到了重视。重庆医科大学二院对肝癌标志物进行了系列研究，相继建立了 9 种血清肝癌标志物，对 321 例肝癌和 273 例其他肝病及消化道肿瘤进行测定，筛选出第二线最佳标志物为 rGT-Ⅱ异质体和异常凝血酶。广西用斑点免疫结合法直接检测末梢血 AFP，与用 RIA 法比较，两法符合率为 96.5%，曾普查肝癌 2590 人次，与 RIA 法相符，具有灵敏、特异、简便、微量等优点、适用于肝癌高危人群筛查[126]。

加拿大的研究人员在 1989 年发现恶性肿瘤患者血液中存在一种恶性肿瘤特异性生长因子（tumor specific growth factor，TSGF），并建立了一种特异的检测方法。福建新大陆生物技术有限公司从 1994 年开始对该技术进行了潜心的研究改进，开发了检测效果良好的 TSGF 癌症快速检测试剂盒。据报道，TSGF 是不同于其他肿瘤标志抗原物的独立物质，具有恶性肿瘤的广谱性，可检出肝癌、鼻咽癌、肺癌、胃癌等数十种癌症[132]。有学者总结了国内部分医院 TSGF 检测结果[133]，发现肝癌阳性率可达 88.1%（2339/2654），他们认为 TSGF 检测可用作早诊的手段，在肿瘤化学预防中可作为监控指标。广西报道[134]探讨 TSGF 对原发性肝癌的诊断价值及其与 AFP 的关系，发现肝癌患者血清 TSGF 水平（63.89U/mL）显著高于对照组（53.47U/mL），AFP 与 TSGF 呈高度正相关（$r=0.644$）。还有报道研究了肝癌患者与正常对照者的 TSGF、AFP、CEA、CA-50 水平，4 项指标对肝癌诊断的敏感度分别为 61.6%、69.0%、33.3% 及 23.8%，特异度分别为 86.5%、83.3%、89.6% 及 90.4%；4 项指标联合检测对肝癌诊断的敏感度可提高到 91.2%[135]。这些研究均认为 TSGF 是一项较 AFP 更为敏感的 PLC 血清指标，特别对 AFP 阴性患者，可显著提高其诊断率。

北京学者报道了高尔基体蛋白 73（GP73）在肝细胞癌患者血清中浓度及其对肝细胞癌的诊断价值[136, 137]。在包括 4217 个样本的多中心研究中，研究对象来自健康成年人、HBV 携带者、肝硬化患者、肝细胞癌及其他肝癌患者、肝良性肿瘤患者等。以 8.5 相对单位值作为 GP73 的临界值，肝细胞癌 GP73 的敏感性和特异性分别为 74.6%（95% CI 71.5%～77.6%）和 97.4%（95% CI 96.8%～98.3%），而 AFP 的敏感性和特异性（临界值 35μg/L）分别为 58.2%（95% CI 55.2%～62.1%）和 85.3%（95% CI 83.4%～88.1%）。与正常成年人相比，GP73 的水平有显著的升高（14.7 比 1.2）；HBV 携带者与肝硬化对象的水平分别为 2.9 与 4.7。此外还发现 HCC 患者外科手术后 GP73 下降，而复发后会升高[136]。在另一研究中[137]，发现肝细胞癌组 GP73 浓度显著高于肝脏良性疾病组、其他恶性肿瘤组和对照组。若将 GP73 浓度 85.5μg/L 作为肝细胞癌诊断的临界值，此时敏感性和特异性可达到 69.7% 和 75.3%。他们认为在原发性肝癌组，GP73 的敏感性似高于 AFP（70.0% 比 52.5%）；而肝转移癌组其敏感性则显著高于 AFP（63.9% 比 5.6%）。GP73 和 AFP 联合检测可使敏感性分别提高到 82.5% 和 63.9%。因此 GP73 是一项较好的肝细胞癌诊断标志物，而且与 AFP 联合应用可提高其诊断价值。

根据江苏省启东市的实际情况，尽管上述诊断标志物有较好的临床应用价值，但 AFP 仍为必不可少的诊断标记，其方法成熟，应用便捷，特别适用于人群的筛检研究；B 超、CT 主要用于定位诊断；其他酶学指标可结合用于临床诊断。

二、癌前期患者的临床诊治

由于 AFP 异常升高至肝癌确诊需要一段渐进性的过程，因此会出现一批尚未达到诊断定量水平的异常者，被称为 AFP "低持阳"或"癌前期"患者。启东曾对 992 例 AFP 低持阳者采用云芝多糖进行干预性治疗，结果一年内的转癌率仅为 6.69%，而对照为 27.93%，差异非常显著[138]（表 1-3-15）。这表明对 AFP 低持阳者进行随访，有利于肝癌的早期发现、早期诊断与早期治疗。

表 1-3-15　AFP 低持阳者干预治疗后肝癌发生率

组别	1 年			2 年			3 年		
	n	肝癌例数	转癌率 /%	n	肝癌例数	转癌率 /%	n	肝癌例数	转癌率 /%
治疗	992	69	6.96	428	45	10.51	237	44	18.57
对照	666	186	27.93	199	52	26.13	163	43	26.28
p 值	<0.01			<0.01			<0.01		

资料来源：陆培新. 中华医学杂志, 1986[138]；n 为癌前期患者数。

启东还采用复方木鸡冲剂，对 102 例 AFP 阳性者采用随机对照方法进行治疗观察，实验组单独使用复方木鸡冲剂（木鸡组，54 例），对照使用肌苷、益肝灵等保肝药物（对照组，48 例），经随访，结果发现两组 AFP 转归及肝癌的发生率有显著的差异[139]（表 1-3-16）。

表 1-3-16　AFP 阳性者实验治疗结果

组别	n	AFP<50μg/ L		肝癌	
		例数	转癌率 /%	例数	转癌率 /%
木鸡组	54	41	75.92	7	12.96
对照组	48	27	56.25	15	31.25
p 值		<0.05		<0.05	

资料来源：张宝初, 等. 中国肿瘤, 1997[139]。

上海学者探讨了中药对乙型肝炎相关性肝癌的干预作用方法[140]，他们在慢性乙型肝炎患者中筛选出肝癌高危患者 30 例，以中药制剂对治疗组 17 例进行为期 2 年的肝癌干预治疗，而对照组 13 例以中西药进行常规保肝治疗。结果中药干预组肿瘤标志物 AFP、AFP 异质体和 γ- 谷氨酰转肽酶同工酶 II 的转阴率分别为 86%（6/7）、83%（5/6）和 82%（9/11），而对照组中所有病例肿瘤标志物持续阳性，无 1 例转阴；2 年间中药干预组累计肝癌发生率为 12%（2/17），对照组为 85%（11/13），两者比较差异非常显著。因此认为中医"养正徐图"治则能有效降低肝癌高危患者肿瘤标志物水平，并能延缓或阻止肝癌的发生。

北京学者报道[141]对肝癌的前期病变和亚临床型肝癌患者实施免疫增强治疗：采用白细胞介素 -2 小剂量、长疗程、阶段性用药，同时口服冬虫夏草制剂，对 AFP>200μg/L、持续 1 月以上的慢性乙型肝炎、肝硬化 39 例，治疗 3～4 月，随访 1 年。结果显示近期显效率为 71.8%，有效率为 87.2%。他们认为间歇多疗程治疗，对 HBV 的复制有抑制作用。

实际上，根据病因学的观点，能够有效地治疗乙性肝炎、丙型肝炎等急慢性肝病的药物都应当对肝癌的二级预防起重要的作用。文献报道慢性乙型肝炎的治疗药物有免疫调节剂（immune modulator）、α- 干扰素（interferon-alpha，α-IFN）。Nishiguchi 等[142]报导了对 90 例伴肝硬化的急性丙型肝炎患者进行干预治疗。患者被随机分成 2 组，一组接受 α-IFN，每周 3 次，连续 12～24 周；另一组接受安慰剂。经过 2～7 年的随访，45 例接受 α-IFN 治疗的患者中，有 2 例发生了肝癌，而对照组的 45 例中，有 17 例发生了肝癌[143]。萨默菲尔德（Summerfield）[144] 报道，α-IFN 对于慢性乙型肝炎和丙型肝炎的治疗有效率可以达到 25%～30%。因此有学者[42, 143] 认为，干扰素治疗不仅是清除 HCV 感染的有效手段，而且也是预防 HCV 相关肝癌的有效方法。例如日本学者田中（Tanaka）等报道[145] 594 例接受干扰素治疗（干扰素组）的慢性丙型肝炎患者和 144 例未接受干扰素治疗（对照组）的慢性丙型肝炎患者的研究。干扰素组根据治疗中或治疗完成后血清 ALT 水平分为持续反应者、一过性反应者及无反应者 3 组。用 Cox 比例危险模型调正年龄、性别、血清 ALT 水平、血小板记数、组织学分期、HCV 亚型及基准时的 HCV 浓度。结果显示治疗组肝癌的发生率为 1.17%，而对照组为 2.34%，即干扰素可以降低 50% 的 HCC 的发生。而且，多变量分析显示对干扰素持续反应者的发生 HCC 的率比（rate ratio）为 0.16（95%CI：0.04～0.62），差异非常显著。该作者认为完全疗程干扰素治疗可以显著地降低 ALT 持续正常的慢性丙型肝炎患者以及 ALT 一过性正常的慢性丙型肝炎患者中 HCC 的发病率；而且通过生存分析和死因分析，证明干扰素治疗可能通过降低与肝病有关疾病的死亡率来改善对干扰素有反应的慢性丙型肝炎患者的长期生存率（表 1-3-17）。

表 1-3-17　干扰素治疗降低不同反应水平的慢性丙型肝炎患者中 HCC 发病率的效果

	率比	95%CI	P 值
调正年龄和性别			
持续反应者	0.18	0.05～0.61	0.006
一过性反应者	0.36	0.13～1.01	0.05
无反应者	1.20	0.63～2.30	0.58
对照组	1.00		
多变量分析 *			
持续反应者	0.16	0.04～0.62	0.007
一过性反应者	0.27	0.09～0.79	0.02
无反应者	0.74	0.37～1.48	0.39
对照组	1.00		

* 用 Cox 比例风险模型调整年龄、性别、血清 ALT 水平、血小板记数、组织学分期、HCV 亚型及基准时的 HCV 浓度。
资料来源：Tanaka H，et al. 2000[145]。

　　α-IFN 的缺点是昂贵，必须注射，有副作用，因而难于长期使用。1998 年，有学者报道用拉米夫定（lamivudine）治疗慢性乙型肝炎[146]，肯定了拉米夫定对于乙型肝炎的治疗作用。拉米夫定是第一个有效的、可以长期口服使用的治疗慢性乙型肝炎的核苷类药物，也是一种逆转录酶抑制剂（reverse transcriptase inhibitor）[144, 147, 148]。2004 年，拉米夫定临床应用专家组对于慢性乙型肝炎的治疗形成了共识[149]。有学者[148] 认为，α-IFN 与拉米夫定这两种药具有同样的效率；长期使用拉米夫定仍然有争论。拉米夫定的主要问题是出现耐药 HBV 多聚酶（YMDD）突变。尝试交换使用核苷类药物也许可以积极地防止这个问题的出现；拉米夫定与一种或一种以上的核苷类药物联合使用，将不仅比单用拉米夫定更有效，而且能降低拉米夫定的耐药率[149]。初步的研究表明，干扰素和拉米夫定合用，与这两种药物单独使用相比，可以加强病毒学反应率。理论上，干扰素和一种或二种其他药物联合使用，可能是治疗许多 HBV 感染的临床最有效的方法。例如，对于丙型肝炎，如果 α-IFN 及病毒唑（ribavirin）合用，有效率可达到 40%[144]。

　　对于拉米夫定治疗失效的慢性乙型肝炎（CHB）患者，重庆学者报道用恩替卡韦（entecavir）

治疗[150]：选取拉米夫定治疗失效的 CHB 患者 32 例，其中恩替卡韦组 28 例（剂量 1.0mg/d），安慰剂组 4 例。完成 12 周的双盲治疗后，所有患者均接受恩替卡韦治疗（1.0mg/d），持续治疗至 168 周，定期检测血清 HBV DNA 水平、HBeAg、抗 -HBe 和肝功能的变化情况。结果显示在接受恩替卡韦治疗后，患者血清 HBV DNA 水平对数值的均数在 2 周内迅速下降，其后持续平稳下降。他们认为恩替卡韦治疗拉米夫定失效的 CHB 患者，可明显抑制 HBV DNA 复制，HBV DNA 水平降低迅速且持久，能促进 ALT 恢复正常，使用安全，耐受性良好。最近中国台湾学者报道[151]用恩替卡韦治疗 50 例 HBeAg 阳性的 CHB 患者及 19 例阴性患者，经过三年的治疗和随访，发现大部分用恩替卡韦治疗的 CHB 都获得了肝组织学的改善及纤维化或肝硬化的逆转和恢复。

三、高危人群的筛检研究

（一）高危人群的定义及筛查手段

我国肝癌的普查筛检在 20 世纪 70 年代初就已提出，并在肝癌高发区进行了大规模的实践；80 年代末以来，启东肝癌高发区选择肝癌高危人群进行周期性的筛检以此来促进肝癌的二级预防研究。在启东，所谓的"高危险人群"是指：HBsAg 阳性、年龄在 30～59 岁的男性（图 1-3-9）。而在上海，则把 35～59 岁的有肝病史的男性定为肝癌的"高危险人群"。来自马来西亚的报导[153]认为，＞45 岁的有慢性乙型肝炎和丙型肝炎感染者、肝硬化者或有肝癌家族史者应当每 3～6 个月作 AFP 检查及超声检查。而在中国台湾，则认为 HBV 阳性的 HCC 亲属，也应当参加 HCC 筛检计划[154]。在美国的一项对慢性肝炎的检测研究[155]中，发现 AFP 的敏感性和特异性分别为 65% 和 90%，而阳性预测值仅为 12%；相比之下，B 超的敏感性和特异性分别为 100% 和 98%，阳性预测值达到 78%。根据他们的观点，不应仅仅用 AFP 来筛选和监测肝癌。

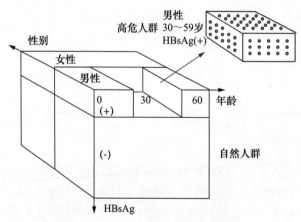

图 1-3-9　肝癌高危险人群示意图
资料来源：陈建国 . 肿瘤防治，1989[152]

（二）筛查中的超前诊断

如果以疾病不可检出之时的时间为 T_0，以疾病无症状而能检出（发现）之时的时间为 T_1，以疾病有症状才去就诊检查的时间为 T_2，则 T_1 至 T_2 的时间间隔为获得诊断的超前时间（lead time），其长度为（T_2-T_1）。在没有任何筛查试验的情况下，某患者将从 T_2 时的临床诊断到 T_3 时自然死亡，则诊断后生存的时间长度为（T_3-T_2）。显然，筛查病例的生存时间为（T_3-T_2）+（T_2-T_1）＝T_3-T_1，将比自然就诊病例的生存期"长"（T_2-T_1）；这段"增加"的时间本质上对患者并无临床意

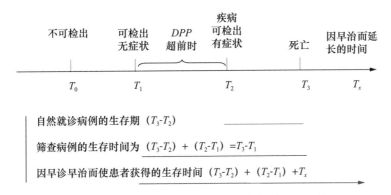

图 1-3-10　超前诊断与疾病生存之间的关系示意图

义，只是人为地对某患者"超前"（提早）作出了诊断。然而筛查的真正目的是使得到早诊的病例能得到及时的治疗，延长其原本只有（T_3-T_2）的时间，假设延长了（T_x）；这样，该筛查病例的实际筛查后的生存期为（$T_3-T_1+T_x$），或者为（T_3-T_2）+（T_2-T_1）+T_x，其中 T_x 才是因早诊早治而使患者获得真正延长的生存时间。超前诊断与疾病生存之间的关系见图 1-3-10。

（三）启东的筛检实践

从现场和临床研究已有的资料来看，这种选择性筛检对肝癌的早期发现、早期诊断与早期治疗（"三早"）具有很好的效果，已取得了较大的进展[156, 157]，同时也使人们对肝癌的选择性筛检以替代全民普查的意义有了新的认识。20 世纪 80 年代的理论研究表明，对高危人群做筛检，肝癌的发生率可达到 1275/10 万，比在自然人群中进行普查（50/10 万）的效益高 25 倍[152]。经过有随机对照的周期性筛检的实践，采用对高危险人群每隔半年进行一次筛检，结果显示肝癌的发现率为当地自然人群发病率的 30 倍；筛检组的早期患者发现率高，而且生存率比对照高，说明筛检能达到早诊早治的作用[156]。筛检组中 Ⅰ 期肝癌病例为 29.6%，而对照组为 6.0%。排除初筛两个月以内诊断的病例，两组中的 Ⅰ 期病例分别为 27.9% 与 3.7%，差异非常显著（表 1-3-18）。用 Kaplan-Meier 方法计算的一、三、五年观察生存率在筛检组分别为 23.5%、6.8%、3.8%，对照组分别为 9.6%、3.9%、3.9%；一、三、五年相对生存率筛检组为 23.7%、7.0%、4.0%，对照组为 9.7%、4.0%、4.1%[158, 159]（图 1-3-11）。

表 1-3-18　筛检组与对照组肝癌病例临床分期

组别和百分比	临床分期*			合计
	Ⅰ	Ⅱ	Ⅲ	
筛检组	76（67）	130（122）	51（51）	257（240）
病例百分比/%	29.6（27.9）	50.6（50.8）	19.8（21.3）	100.0（100.0）
对照组	7（4）	62（57）	48（47）	117（108）
病例百分比/%	6.0（3.7）	53.0（52.8）	41.0（43.5）	100.0（100.0）

* 括号内为排除初筛两个月内诊断病例后的结果。

资料来源：Chen J G, et al. J Med Screen, 2003[159]。

2006 年开始，江苏启东作为全国肝癌早诊早治示范基地，开展了以肝癌的早诊早治为主要目的肝癌筛查工作[160]。2007—2009 年的结果显示，三年中，通过筛查共发现 67 例肝癌病例，其中早期肝癌为 50 例，早期诊断率为 74.63%。67 例筛查病例中，54 例（80.60%）落实了及时的适宜治疗（表 1-3-19）。2010 年，对前三年筛查发现的 HBsAg 阳性者做进一步的随访检查，发现肝

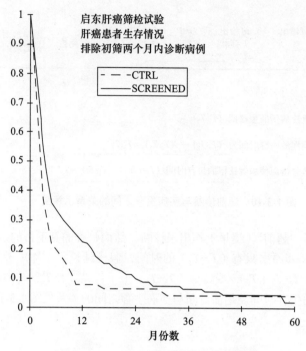

图 1-3-11　筛检组与对照组肝癌生存率

资料来源：Chen J G et al，J Med Screen，2003[159]

癌 25 例（1.14%），其中早期肝癌 20 例，早诊率为 80.00%；23 例落实了适宜的治疗，治疗率为92.00%。

表 1-3-19　江苏启东 2007—2009 年肝癌早诊早治情况

年度	HBsAg阳性数	肝癌发现情况		肝癌治疗情况					
		总病例数	筛查发现病例数	早期癌例数	早期癌比例/%	晚期癌例数	晚期癌比例/%	新病例治疗总数	治疗率/%
2007 年	1061	27	16	12	75.00	4	25.00	12	75.00
2008 年	1000	33	24	16	66.67	8	33.33	18	75.00
2009 年	1033	31	27	22	81.48	5	18.52	24	88.89
合计	3094	91	67	50	74.63	17	25.37	54	80.60

（四）国内筛检现状

广西梁水庭等报道[126]，在历时 15 年中，对 77330 人进行二级预防，19281 名自然人群早期检出率为 5.1/10 万，高危人群 38188 人检出率为 144/10 万；梁安民等对 51714 名高危人群中 5286 人进行 AFP 和 B 超监测，共检出小肝癌 42 例，术后 5 年生存率为 57.1%，说明二级预防能提高肝癌的生存率。上海肝癌研究所杨秉辉报道，1992 年 1 月至 1997 年 12 月将 18816 名35～59 岁的 HBV 阳性者或有慢性肝病史的上海市民分为筛检组与对照组进行筛检，结果 5 年中共检出肝癌 86 例，而对照组则出现 51 例肝癌；筛检组中 I 期患者占 60.5%，手术切除 46.5%，5 年生存率 52.7%，而对照组中则分别为 0、7.8% 及 0，认为筛查能有效地发现早期患者并取得良好的治疗效果[126]。麦克马洪（McMahon）等报道在美国阿拉斯加和格陵兰对慢性 HBV 感染者进行筛检，结果有 60% 的 HCC 得到了早期诊断并进行了外科切除[161]。除江苏启东外，最近几年，作为中央财政转移支付项目，原卫生部疾病预防控制局、中国癌症基金会还在广西扶绥、江苏海门、福建厦门（同安）以及淮河流域地区的有关县市开展了肝癌的筛查工作，但筛查的结果尚未见报道。

（五）筛检的效果评价

对于肝癌筛检的效果，至今尚未肯定[155]。曾在江苏启东进行的一项研究[158, 159]，暂未能从人群的基础上证实肝癌筛检具有肯定的降低死亡率的作用，其原因可能为：①整个筛检队列的早期病例（排除超前时后的真正的早期病例）可能尚不够多；②筛检出的早期病例缺乏有效的治疗（接受目前认为最有效的手术治疗的比例更少），即筛检方法学可行，但治疗跟不上。总起来看，肝癌的筛检研究，对于肝癌的"三早"研究，特别是对于肝癌的探索性治疗可能具有临床意义；但是，在肝癌的临床治疗问题得不到有效解决之前，用现有的筛检方法及措施，可能达不到降低人群肝癌死亡率的目的。有必要继续观察研究，对肝癌筛检的效果作出最后的评价。

我国肝癌的流行病学和预防研究，特别是高发区的研究，已经取得了长足的进展[2]。目前肝癌的流行趋势明朗、病因因素已基本明确，肝癌的预防已看到了一定的效果。例如，目前已看到启东 30 岁以下肝癌发病率的下降趋势[63]（彩图 1-3-12），这个趋势可能与启东近 30 年的综合预防措施有关；同时也表明，高发区预防工作所产生的作用，可能首先体现在青少年肝癌发病率下降上。因此，也许再用 10 年的时间，通过高发现场一系列综合防治措施的落实，可以期望在启东现场等地看到肝癌总体发病率下降的效果（图 1-3-13）。

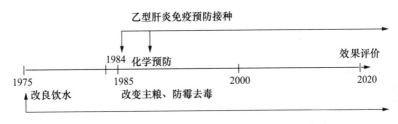

图 1-3-13　现场针对主要病因因素开展肝癌预防的前景

（陈建国）

参 考 文 献

［1］PARKIN D M, BRAY F, FERLAY J, et al. Global cancer statistics, 2002［J］. CA Cancer J Clin, 2005, 55: 74-108.

［2］CHEN J G, ZHANG S W. Liver cancer epidemic in China: past, present and future［J］. Seminars in Cancer Biology, 2011, 21: 59-69.

［3］WHO. International Statistical Classification of Diseases and Related Health Problems［Z］. tenth revision. Geneva: World Health Organization, 1992.

［4］FRITZ A, PERCY C, JACK A, et al. International Classification of Diseases for Oncology［Z］. third edition. Geneva: World Health Organization, 2000.

［5］董景五. 国际疾病分类肿瘤学专辑［M］. 3 版. 北京：人民卫生出版社，2003：45-46.

［6］陈建国. 癌症登记与国际疾病肿瘤学分类［J］. 中国肿瘤，2001，10（5）：251-254.

［7］PARKIN D M, OHSHIMA H, SRIVATANAKUL P, et al. Cholangiocarcinoma: epidemiology, mechanisms of carcinogenesis and prevention［J］. Cancer Epidemiol Biomarkers Prev, 1993, 2 (6): 537-544.

［8］SHIN H R, OH J K, MASUYER E, et al. Comparison of incidence of intrahepatic and extrahepatic cholangiocarcinoma - focus on east and south-eastern Asia［J］. Asian Pac J Cancer Prev, 2010, 11 (5): 1159-1166.

［9］VATANASAPT V, MARTIN N, SRIPLUNG H, eds. Cancer in Tailand 1988—1991［J］. Lyon: IARC, 1993: 64-65.

［10］PORRU S, PLACIDI D, CARTA A, et al. Primary liver cancer and occupation in men: a case-control study in a high-indidence are in Northern Italy［J］. Int J Cancer, 2001, 94: 878-883.

［11］陈建国，沈卓才，姚红玉，等. 恶性肿瘤 16922 例生存率分析［J］. 中华肿瘤杂志，1998，20（3）：202-206.

［12］陈建国，朱健，张永辉，启东市 1972—2000 年主要恶性肿瘤生存率分析［J］. 中国肿瘤，2006，15（9）：575-578.

［13］SCHONIGER-HEKEL M, Muller C, KUTILEK M, et al. Hepatocellular carcinoma in Central Europ: prognositic features and survival［J］. Gut, 2001. 48: 103-109.

［14］TANG Z Y, YU Y Q, ZHOU X D, et al. Three decades' experience in surgery of hepatocellular carcinoma［J］. Gan To Kagaku Ryoho, 1997, 24 (S1): 126-133.

［15］高玉堂，卢伟. 上海市区恶性肿瘤发病率、死亡率和生存率（1973—2000）［M］. 上海：第二军医大学出版社，2007：1-443.

［16］王启俊，祝伟星，李玲，等. 北京市城区居民癌症患者生存率分析［J］. 中国肿瘤，2001，10（5）：263-264.

［17］王庆生，林小萍，李润田，等. 天津市恶性肿瘤相对生存率分析［J］. 中国肿瘤，2001，10（5）：276-277.

［18］黄天壬，梁锋，石建基，等. 广西扶绥县 1988—1997 年肝癌发病趋势和生存率分析［J］. 肿瘤防治研究，2001，28（1）：60-62.

［19］肖景榕，陈建顺，周衍，等. 1989—1998 长乐市 10409 例恶性肿瘤生存率分析［J］. 中国慢性病预防与控制，2005，13（5）：225-227.

［20］赵洪军，孙建东，刘卫东，等. 山东省临朐县 1993—1999 年恶性肿瘤患者的生存率及其影响因素分析［J］. 中国肿瘤，2008，17（7）：553-555.

［21］HAYAT M J, HOWLADER N, REICHMAN M E, et al. Cancer statistics, trends, and multiple primary cancer analyses from the surveillance, epidemiology, and end results (SEER) program［J］. Oncologist, 2007, 12 (1): 20-37.

［22］BRENNER H, STEGMAIER C, ZIEGLER H. Long-term survival of cancer patients in Germany achieved by the beginning of the third millenium［J］. Ann Oncol, 2005, 16 (6): 981-986.

［23］JUNG K W, YIM S H, KONG H J, et al. Cancer survival in Korea 1993—2002: a population-based study［J］. J Korean Med Sci, 2007, 22 (Suppl): 5-10.

［24］TSUKUMA H, AJIKI W, IOKA A, et al. Survival of cancer patients diagnosed between 1993 and 1996: a collaborative study of population-based cancer registries in Japan［J］. Jpn J Clin Oncol, 2006, 36 (9): 602-607.

［25］GONDOS A, BRENNER H, WABINGA H, et al. Cancer survival in Kampala, Uganda［J］. Br J Cancer, 2005, 92 (9): 1808-1812.

［26］陈建国，SANKARANARAYANAN R，李文广，等. 启东肝癌高发区 1972—1991 年全人群肝癌生存率分析［J］. 中华预防医学杂志，1997，31（3）：149-152.

［27］陈建国，朱健，张永辉，等. 启东市 2001—2007 年肝癌生存率分析［J］. 中华肿瘤防治杂志，2011，

18（8）：568-570.

［28］IARC. GLOBOCAN 2002［M］. Lyon: IARC, 2002.

［29］CURADO M P, EDWARDS B, SHIN H R, et al. Cancer in cidence in five continents: Vol IX［M］.Lyon : IARC, 2007: 1-896.

［30］陈建国，张思维，陈万青. 中国 2004—2005 年全国死因回顾抽样调查肝癌死亡率分析［J］. 中华预防 医学杂志，2010，44（5）：383-389.

［31］PARKIN D M, WHELAN S L, FERLAY J, et al. Cancer incidence in five continents: Vol VII［M］. Lyon: IARC, 1997: 1-1240.

［32］MCGLYNN K A, TSAO L, HSING A W, et al. International trends and patterns of primary liver cancer［J］. Int J Cancer, 2001, 94 (2): 290-296.

［33］GRULICH A E, MCCREDIE M, COATES M. Cancer incidence in Asian migrants to New South Wales, Australia［J］. Br J Cancer, 1995, 71 (2): 400-408.

［34］CHEN C J, YOU S L, LIN L H, et al. Cancer epidemiology and control in Taiwan: a brief review［J］. Jpn J Clin Oncol, 2002, 32 (Suppl): S66-81.

［35］TU S P, LI L, TSAI J H C, et al. A cross-border comparison of hepatitis B testing among chinese residing in Canada and the United States［J］. Asian Pac J Cancer Prev, 2009, 10 (3): 483-490.

［36］MANGTANI P, MARINGE C, RACHET B, et al. Cancer mortality in ethnic South Asian migrants in England and Wales (1993—2003): patterns in the overall population and in first and subsequent generations［J］. Br J Cancer, 2010, 102 (9): 1438-1443.

［37］KWONG S L, CHEN M S, SNIPES K P, et al. Asian subgroups and cancer incidence and mortality rates in California［J］. Cancer, 2005, 104 (12 Suppl): 2975-2981.

［38］MCCRACKEN M, OLSEN M, CHEN M S, et al. Cancer incidence, mortality, and associated risk factors among Asian Americans of Chinese, Filipino, Vietnamese, Korean, and Japanese ethnicities［J］. CA Cancer J Clin, 2007, 57: 190-205.

［39］MILLER B A, CHU K C, HANKEY B F, et al. Cancer incidence and mortality patterns among specific Asian and Pacific Islander population in the U.S.［J］. Cancer Causes Control, 2008, 19: 227-256.

［40］TANG A, HALLOUCH O, CHERNYAK V, et al. Epidemiology of hepatocellular carcinoma: target population for surveillance and diagnosis［J］. Abdom Radiol, 2018, 43（1）13-25.

［41］NAIR S, SHIVAKUMAR K S, THULUVATH P J. Mortality from hepatocellular and biliary cancers: changing epidemiological trends［J］. Am J Gastroenterol, 2002, 97 (1): 167-171.

［42］HAYASHI N, KASAHARA A. Interferon for decreasing the incidence of hepatocellular carcinoma in patients with chronic hepatitis C［J］. Oncology, 2002, 62 (S1): 87-93.

［43］JEMAL A, SIEGEL R, XU J, et al. Cancer statistics, 2010［J］. CA Cancer J Clin, 2010, 60 (5): 277-300.

［44］THUN M J, DELANCEY J O, CENTER M M, et al. The global burden of cancer: priorities for prevention［J］. Carcinogenesis, 2010, 31 (1): 100-110.

［45］JEMAL A, CENTER M M, DESANTIS C, et al. Global patterns of cancer incidence and mortality rates and trends［J］. Cancer Epidemiol Biomarkers Prev, 2010, 19 (8): 1893-1907.

［46］MULLHAUPT B, JUNKER C, WUEST E, et al. Mortality from primary liver cancer in Switzerland from 1975 to 1994［J］. Swiss Med Wkly, 2008, 138 (21-22): 313-316.

［47］ALTEKRUSE S R, MCGLYNN K A, REICHMAN M E, et al. Hepatocellular carcinoma incidence, mortality, and survival trends in the United States from1975 to 2005［J］. J Clin Oncol, 2009, 27 (9): 1485-1491.

［48］OLSEN A H, PARKIN D M, SASIENI P. Cancer mortality in the United Kingdom: projections to the year 2025［J］. Br J Cancer, 2008, 99: 1549-1554.

［49］VĂLEAN S, ARMEAN P, RESTEMAN S, et al. Cancer mortality in Romania, 1955—2004. digestive sites:

esophagus, stomach, colon and rectum, pancreas, liver, gallbladder and biliary tree［J］. J Gastrointestin Liver Dis, 2008, 17: 9-14.

［50］ROBOTIN M C, GEORGE J, SUPRAMANIAM R, et al. Preventing primary liver cancer: how well are we faring towards a national hepatitis B strategy?［J］. Med J Aust, 2008, 188 (6): 363-365.

［51］HATTORI M, FUJITA M, Ito Y, et al. Use of a population-based cancer registry to calculate twenty-year trends in cancer incidence and mortality in Fukui Prefecture［J］. J Epidemiol, 2010, 20 (3): 244-252.

［52］CHANG E T, KEEGAN T H, GOMEZ S L, et al. The burden of liver cancer in Asians and Pacific Islanders in the Greater San Francisco Bay Area, 1990 through 2004［J］. Cancer, 2007, 109 (10): 2100-2108.

［53］The Editorial Committee. Atlas of cancer mortality in the People's Republic of China［Z］. Shanghai：China Map Press, 1979: 1-99.

［54］全国肿瘤防治研究办公室. 中国恶性肿瘤死亡调查研究（1990—1992）［M］. 北京：人民卫生出版社, 2008：1-629.

［55］全国肿瘤防治研究办公室, 卫生部统计信息中心. 中国试点市县恶性肿瘤的发病与死亡（1988—1992）［M］. 北京：中国医药科技出版社, 2001：1-296.

［56］陈竺. 全国第三次死因回顾抽样调查报告［M］. 北京：中国协和医科大学出版社, 2008：1-214.

［57］黄正京, 周脉耕, 王黎君. 中国肝癌死亡率和乙肝病毒表面抗原携带率的地理分布研究［J］. 疾病监测. 2007, 22（4）：242-245.

［58］郭兴华. 肿瘤防治知识读本［M］. 南京：东南大学出版社, 2000：14-17.

［59］王浩, 胡如英, 张新卫. 浙江省肝癌死亡率地理特征分析［J］. 浙江预防医学, 2009, 21（11）：1-5.

［60］ZHU Y R, CHEN J G, HUANG X Y. Hepatocellular carcinoma in Qidong County//TANG Z Y, WU M C, XIA S S. Primary liver cancer［M］. Beijing: China Academic Publishers · Springer - Verlag, 1989: 204-222.

［61］胡晓抒, 周晓农, 孙宁生, 等. 江苏省恶性肿瘤分布态势地理信息系统的空间分布［J］. 中华流行病学杂志, 2002, 23（1）：73-74.

［62］汤钊猷. 原发性肝癌［M］. 上海：上海科学技术出版社, 1981：1-388.

［63］陈建国, 朱健, 张永辉, 等. 江苏省启东地区 1973 至 2002 年肝癌发病率长期趋势的评价［J］. 中华医学杂志, 2005, 85（43）：3052-3056.

［64］ZHANG C Y, HUANG T R, YU J H, et al. Epidemiological analysis of primary liver cancer in the early 21st century in Guangxi province of China［J］. Chin J Cancer, 2010, 29 (5): 545-250.

［65］韦忠亮, 梁任祥, 汪凯波. 扶绥县 1974—2003 年肝癌发病率变化趋势分析［J］. 中国肿瘤, 2007, 16（9）：679-680.

［66］魏矿荣, 梁智恒, 林茂合, 等. 广东省中山市 1970—1999 年肝癌发病动态分析［J］. 现代肿瘤医学, 2003, 11（5）：393-394.

［67］王远萍, 张正东, 袁萍. 自贡市 1985—2005 年原发性肝癌死亡时间趋势分析［J］. 现代预防医学, 2007, 34（21）：4075-4077.

［68］林红, 张莉梅, 赵喜桂, 等. 1991—2005 年大连市城区肝癌死亡率及其疾病负担分析［J］. 预防医学论坛, 2008, 14（12）：1077-1080.

［69］ERSTAD D J, TANABE K K. Hepatocellular carcinoma: early-stage management challenges［J］. J Hepatocell Carcinoma, 2017, 4: 81-92.

［70］NI Y H, CHEN D S. Hepatitis B vaccination in children: the Taiwan experience［J］. Pathol Biol, 2010, 58 (4): 296-300.

［71］WU Q, ZHUANG G H, WANG X L, et al. Antibody levels and immune memory 23 years after primary plasma-derived hepatitis B vaccination: Results of a randomized placebo-controlled trial cohort from China where endemicity is high［J］. Vaccine, 2011, 29 (12): 2302-2307.

［72］PARKIN D M, MONTESANO R, BAH E, et al. Gambia hepatitis intervention study. Biennial Report

1998/1999.［Z］Lyon: IARC, 2000: 122-123.

［73］朱源荣，孙宗棠，陆建华，等. 启东乙型肝炎疫苗长期保护效果的研究［J］. 中国肿瘤，1996，5（5）：16-17.

［74］KIRK G D, BAH E, MONTESANO R. Molecular epidemiology of human liver cancer: insights into etiology, pathogenesis and prevention from The Gambia, West Africa［J］. Carcinogenesis, 2006, 27 (10): 2070-2082.

［75］刘崇柏. 乙型肝炎的疫苗预防［J］. 中国公共卫生，1996，12（2）：56-57.

［76］曾宪嘉，杨功焕，廖苏苏，等. 中国城乡112个疾病监测点乙型肝炎疫苗接种率、免疫策略及费用调查［J］. 中华流行病学杂志，1998，19（5）：277-281.

［77］LOK A S. Hepatitis B infection: pathogenesis and management［J］. J Hepatol, 2000, 32 (S1): 89-97.

［78］Centers for Disease Control and Prevention (CDC). Progress in hepatitis B prevention through universal infant vaccination—China, 1997—2006［J］. MMWR Morb Mortal Wkly Rep, 2007, 56 (18): 441-445.

［79］中华医学会肝病学分会，中华医学会感染病分会. 慢性乙型肝炎防治指南［M］. 北京：［出版者不详］，2010.

［80］张卫，韩莉莉，林长缨，等. 重组中国仓鼠卵巢细胞乙型肝炎疫苗应用于成人后细胞及体液免疫效果研究［J］. 中华预防医学杂志，2010，44（10）：918-922.

［81］CHEN D S, HSU H M, BENNETT C L, et al. A program for eradication of hepatitis B from Taiwan by a 10-year, four-dose vaccination program［J］. Cancer Causes Control, 1996, 7 (3): 305-311.

［82］GOH K T. Prevention and control of hepatitis B virus infection in Singapore［J］. Ann Acad Med Singapore, 1997, 26 (5): 671-681.

［83］GALIMSKA J. The expanded programme on immunization calendar in Poland［J］. Vaccine, 2000, 18 (S1): 41-43.

［84］ANDRE F. Hepatitis B epidemiology in Asia, the Middle East and Africa［J］. Vaccine, 2000, 18 (S1): 20-22.

［85］陈建国. 肝癌高发区新生儿乙肝疫苗免疫接种的效果与前景［J］. 中国肿瘤，2001，10（1）：18-21.

［86］HUANG K, LIN S. Nationwide vaccination: a success story in Taiwan［J］. Vaccine, 2000, 18 (S1): 35-38.

［87］CHANG M H, YOU S L, CHEN C J, et al. Decreased incidence of hepatocellular carcinoma in hepatitis B vaccinees: a 20-year follow-up study［J］. J Natl Cancer Inst, 2009, 101 (19): 1348-1355.

［88］LEE M S, KIM D H, KIM H, et al. Hepatitis B vaccination and reduced risk of primary liver cancer among male adults: a cohort study in Korea［J］. Int J Epidemiol, 1998, 27 (2): 316-319.

［89］GROOPMAN J D, JOHNSON D, KENSLER T W. Aflatoxin and hepatitis B virus biomarkers: a paradigm for complex environmental exposures and cancer risk［J］. Cancer Biomark, 2005, 1 (1): 5-14.

［90］RAPISARDA V, LORETO C, MALAGUARNERA M, et al. Hepatocellular carcinoma and the risk of occupational exposure［J］. World J Hepatol, 2016, 8: 573-590.

［91］WILD C P, TURNER P C. Exposure biomarkers in chemoprevention studies of liver cancer［M］. Lyon: IARC, 2001: 215-222.

［92］陈建国. 肝癌病因和预防研究的新进展［J］. 中华肿瘤防治杂志，2003，10（11）：1121-1125.

［93］SZYMAŃSKA K, CHEN J G, CUI Y, et al. TP53 R249S mutations, exposure to aflatoxin, and occurrence of hepatocellular carcinoma in a cohort of chronic hepatitis B virus carriers from Qidong, China［J］. Cancer Epidemiol Biomarkers Prev, 2009, 18 (5): 1638-1643.

［94］ROSS R K, YUAN J M, YU M C, et al. Urinary aflatoxin biomarkers and risk of hepatocellular carcinoma［J］. Lancet, 1992, 339 (8799): 943-946

［95］QIAN G S, ROSS R K, YU M C, et al. A follow-up study of urinary markers of aflatoxin exposure and liver cancer risk in Shanghai, People's Republic of China［J］. Cancer Epidemiol Biomarkers Prev, 1994, 3 (1): 3-10.

［96］JACOBSON L P, ZHANG B C, ZHU Y R, et al. Oltipraz chemoprevention trial in Qidong, People's Republic of China: study design and clinical outcomes［J］. Cancer Epidemiol Biomarkers Prev, 1997, 6: 257-265.

［97］MONTESANO R, HAINAUT P, WILD C P. Hepatocellular carcinoma: from gene to public health［J］. J Natl

Cancer Inst, 1997, 89 (24): 1844-1851.

［98］KENSLER T W, GANGE S J, EGNER P A, et al. Predictive value of molecular dosimetry: individual versus group effects of oltipraz on aflatoxin-albumin adducts and risk of liver cancer［J］. Cancer Epidemiol Biomarkers Prev, 1997, 6 (8): 603-610.

［99］KENSLER T W, HE X, OTIENO M, et al. Otipraz chemoprevention trial in Qidong, People's Republic of China: modulation of serum aflatoxin albumin adduct biomarkers［J］. Cancer Epedemiol Biomarkers Prev, 1998, 7: 127-134.

［100］KENSLER T W, GROOPMAN J D, SUTTER T R, et al. Development of cancer chemopreventive agents: oltipraz as a paradigm［J］. Chem Res Toxicol, 1999, 12: 113-126.

［101］KENSLER T W, DAVIDSON N E, GROOPMAN J D, et al. Biomarkers and surrogacy: relevance to chemoprevention//MILLER A B, BARTSCH H, BOFFETTA P. Biomarker in Cancer Chemoprevention［M］. Lyon: IARC, 2001: 27-47.

［102］CHI W J, DOONG S L, LINSHIAU S Y, et al. Oltipraz, a novel inhibitor of hepatitis B virus transcreiption through elevation of 553 protein［J］. Carcinogenesis, 1998, 19: 2133-2138.

［103］SU D L. Drinking water and liver cancer［J］. Chin Med J, 1979, 92 (11): 748-752.

［104］HITZFELD B C, HOGER S J, DIETRICH D R. Cyanobacterial toxins: removal during drinking water treatment, and human risk assessment［J］. Environ Health Perspect, 2000, 108 (S1): 113-122.

［105］陈刚，俞顺章，卫国荣，等. 肝癌高发区不同饮用水类型中微囊藻毒素含量调查［J］. 中华预防医学杂志，1996，30（1）: 6-9.

［106］张占英，俞顺章，陈传炜. 微囊藻毒素 LR 对 DNA 和自然杀伤细胞的损伤效应研究［J］. 中华预防医学杂志，2001，35（2）: 75-78.

［107］俞顺章，赵宁，资晓林，等. 饮水中微囊藻毒素与我国原发性肝癌关系的研究［J］. 中华肿瘤杂志，2001，23（2）: 96-99.

［108］WANG J S, SHEN X, HE X, et al. Protective alterations in phase I and II metabolism of aflatoxin B_1 by oltipraz in residents of Qidong, People's Republic of China［J］. JNCI, 1999, 91: 347-354.

［109］TACHINO N, Guo D, DASHWOOD W M, et al. Mechanisms of the in vitro antimutagenic action of chlorophyllin against benzo［a］pyrene: studies of enzyme inhibition, molecular complex formation and degradation of the ultimate carcinogen［J］. Mutat Res, 1994, 308 (2): 191-203.

［110］EGNER P A, WANG J B, ZHU Y R, et al. Chlorophyllin intervention reduces aflatoxin-DNA adducts in individuals at high risk for liver cancer［J］. Proc Natl Acad Sci USA, 2001, 98 (25): 14601-14606.

［111］BEECHER CW. Cancer preventive properties of varieties of Brassica oleracea: a review［J］. Am J Clin Nutr, 1994, 59: 1166-1170.

［112］World Cancer Research Fund, American Institute for Cancer Research. Food, nutrition, phyical activity and the prevention of cancer: a global perspective［M］. Washington DC: AICR, 2007.

［113］FIALA J L, EGNER P A, Wiriyachan N, et al. Sulforaphane-mediated reduction of aflatoxin B_1-N^7-guanine in rat liver DNA: impacts of strain and sex［J］. Toxicol Sci, 2011, 121 (1): 57-62.

［114］沈连清，苏光耀，王奎武. 西兰花种子中硫苷酶解产物萝卜硫素的提纯与抗肿瘤的体外试验研究［J］. 中国食品学报，2008，8（5）: 15-11.

［115］KENSLER T W, CHEN J G, EGNER P A, et al. Effects of glucosinolate-rich broccoli sprouts on urinary levels of aflatoxin-DNA adducts and phenanthrene tetraols in a randomized clinical trial in He Zuo township, Qidong, People's Republic of China［J］. Cancer Epidemiol Biomarkers Prev, 2005, 14 (11): 2605-2613.

［116］EGNER P A, CHEN J G, WANG J B, et al. Bioavailability of sulforaphane from two broccoli sprout beverages: results of a short-term, cross-over clinical trial in Qidong, China［J］. Cancer Prev Res, 2011, 4 (3): 384-395.

［117］NOVOTNY L, RAUKO P, KOMBIAN S B, et al. Selenium as a chemoprotective anti-cancer agent: reality or wishful thinking?［J］. Neoplasma, 2010, 57 (5): 383-391.

［118］YU S Y, ZHU Y J, LI W G. Protective role of selenium against hepatitis B virus and primary liver cancer in Qidong［J］. Biol Trace Elem Res, 1997, 56 (1): 117-124.

［119］李文广, 龚惠民, 谢金荣, 等. 启东县原发性肝癌地理分布特点与硒水平的关系［J］. 中华肿瘤杂志, 1986, 8 (4): 262-264.

［120］HSING A W, GUO S W, Chen J, et al. Correlates of liver cancer mortality in China［J］. Int J Epidemiol, 1991, 20: 54-59.

［121］RAYMAN M P. Selenium in cancer prevention: a review of the evidence and mechanism of action［J］. Proc Nutr Soc, 2005, 64 (4): 527-42.

［122］郑国栋, 杨丽聪, 黎冬明, 等. 绿茶抗癌作用研究进展［J］. 中国茶叶, 2009, (12): 15-17.

［123］马汝海, 何群. 绿茶对癌症的化学预防作用［J］. 中国中医药咨讯, 2009, 1 (2): 14.

［124］陈建国, 叶本法, 柳标, 等. 嗜好与肝癌关系的流行病学调查［J］. 实用肿瘤学杂志, 1988, 2 (2): 1-3.

［125］沈洪兵, 徐耀初, 沈靖, 等. 饮茶习惯与原发性肝癌关系的现况调查［J］. 中国行为医学科学, 1996, 5 (2): 88-89.

［126］中国抗癌协会肝癌专业委员会. 第四届全国肝癌学术会议论文汇编［C］. 成都:［出版者不详］, 1999: 1-123.

［127］穆丽娜, 周学富, 周保国, 等. 饮用绿茶对胃癌、肝癌和食管癌预防作用研究［J］. 中华预防医学杂志, 2003, 37 (3): 171-173.

［128］GLAUERT H P, CALFEE-MASON K, STEMM D N, et al. Dietary antioxidants in the prevention of hepatocarcinogenesis: a review［J］. Mol Nutr Food Res, 2010, 54 (7): 875-896.

［129］QU C X, KAMANGAR F, FAN J H, et al. Chemoprevention of primary liver cancer: a randomized, double-blind trial in Linxian, China［J］. J Natl Cancer Inst, 2007, 15 (16): 1240-1247.

［130］何金生, 莫志纯, 黄瑜峰, 等. 停服左旋咪唑后其预防肝癌的效果观察［J］. 广西医学院学报, 1989, 6 (1): 35-37.

［131］蒿艳蓉, 欧超, 曹骥, 等. 银杏叶提取物对黄曲霉毒素 B_1 诱发大鼠肝癌过程中生物标志物的影响［J］. 肿瘤, 2010, 30 (1): 1-4.

［132］章明. 血清 TSGF 检测在恶性肿瘤中的应用［J］. 中国医师杂志, 2005 (S1): 320-321.

［133］林培中, 张秀兰. 恶性肿瘤相关物质（TSGF）检测的临床应用［C］//［编著者不详］. 福建新大陆生物技术有限公司临床研究论文汇编. 福州:［出版者不详］, 2000: 81-85.

［134］朱波, 万里凯. 原发性肝癌患者 TSGF 与 AFP 的相关性研究［J］. 现代肿瘤医学, 2004, 12 (1): 24-25.

［135］张德奎, 杨燕, 马力, 等. TSGF、AFP、CEA、CA-50 联合检测在肝癌诊断中的价值［J］. 中国全科医学, 2005 (8): 625-626.

［136］MAO Y, YANG H, XU H, et al. Golgi protein 73 (GOLPH2) is a valuable serum marker for hepatocellular carcinoma［J］. Gut, 2010, 59 (12): 1687-1693.

［137］付超, 齐军, 李学祥, 等. 高尔基体蛋白 73（GP73）检测在肝细胞癌中的应用价值［J］. 中国肿瘤, 2010, 19 (8): 553-556.

［138］陆培新, 张宝初, 王墨荣, 等. 甲胎蛋白低浓度对原发性肝癌诊治的临床意义［J］. 中华医学杂志, 1986, 66 (4): 207-210.

［139］张宝初, 王墨荣, 陈建国. 复方木鸡冲剂治疗甲胎蛋白阳性 102 例［J］. 中国肿瘤, 2002, 11 (11): 644-645.

［140］屠红, 张菁, 成伟中, 等. 中医药对乙型肝炎患者肝癌前期状态的干预研究［J］. 世界华人消化杂

志，2005，13（19）：2389-2391.

[141] 江宇泳，王融冰，李明慧，等. 白细胞介素-2联合冬虫夏草治疗 AFP 持续升高的慢性 HBV 感染者 39 例［J］. 医学研究通讯，2004，33（5）：44-45.

[142] NISHIGUCHI S, KUROKI T, NAKATANI S, et al. Randomised trial of effects of interferon-alpha on incidence of hepatocellular carcinoma in chronic active hepatitis C with cirrhosis［J］. Lancet, 1995, 346 (8982): 1051-1055.

[143] Chemoprevention Working Group. Prevention of cancer in the next millennium: Report of the Chemoprevention Working Group to the American Association for Cancer Research［J］. Cancer Res, 1999, 59: 4743-4758.

[144] SUMMERFIELD J A. Virus hepatitis update［J］. J R Coll Physicians Lond, 2000, 34 (4): 381-385.

[145] TANAKA H, TSUKUMA H, KASAHARA A, et al. Effect of interferon therapy on the incidence of hepatocellular carcinoma and mortality of patients with chronic hepatitis C: a retrospective cohort study of 738 patients［J］. Int J Cancer, 2000, 87: 741-749.

[146] LAI C L, CHIEN R N, LEUNG N W, et al. A one-year trial of lamivudine for chronic hepatitis B. Asia Hepatitis Lamivudine Study Group［J］. N Engl J Med, 1998, 339 (2): 61-68.

[147] MADDREY W C. Hepatitis B: an important public health issue［J］. Clin Lab, 2001, 47 (1-2): 51-55.

[148] PERRILLO R P. How will we use the new antiviral agents for hepatitis B?［J］. Curr Gastroenterol Rep, 2002, 4 (1): 63-71.

[149] 拉米夫定临床应用专家组. 拉米夫定临床应用专家共识（2004年版）［J］. 肝脏，2004，9（3）：1-4.

[150] 王志毅，张大志，石小枫，等. 恩替卡韦治疗拉米夫定失效的慢性乙型肝炎患者3年临床研究［J］. 中华肝脏病杂志，2007，15（1）：13-16.

[151] CHANG T T, LIAW Y F, WU S S, et al. Long-term entecavir therapy results in the reversal of fibrosis/cirrhosis and continued histological improvement in patients with chronic hepatitis B［J］. Hepatology, 2010, 52 (3): 886-893.

[152] 陈建国. 肝癌高危险人群的选择 AFP 普查可行性的探讨［M］// 中国科学技术协会学会工作部. 肿瘤防治. 北京：中国科学技术出版社，1989：116-118.

[153] MERICAN I. Screening for hepatocellular carcinoma［J］. Med J Malaysia, 1996, 51 (1): 12-17.

[154] YU M W, CHANG H C, LIAW Y F, et al. Familial risk of hepatocellular carcinoma among chronic hepatitits B carries and their relatives［J］. JNCI, 2000, 92 (14): 1159-1164.

[155] TONG M J, BLATT L M, KAO V W. Surveillance for hepatocellular carcinoma in patients with chronic viral hepatitis in the United States of America［J］. J Gastroenterol Hepatol, 2001, 16 (5): 553-559.

[156] 陈建国，陈启光，张宝初，等. 启东地区肝癌高危险人群的筛检研究［J］. 中华预防医学杂志，1991，25（6）：325-328.

[157] 张宝初，王墨荣，陈建国. 普查和临床发现的肝癌的随访研究［J］. 中国肿瘤临床，1994，21：489-491.

[158] 陈建国，陆建华，张宝初，等. 筛检对肝癌死亡率影响的研究［J］. 中国公共卫生学报，1997，16（6）：341-343.

[159] CHEN J G, PARKIN D M, CHEN Q G, et al. Screening for liver cancer: results of a randomised controlled trial in Qidong, China［J］. J Med Screen, 2003, 10 (4): 204-209.

[160] 陈建国，陆建华，张永辉，等. 甲胎蛋白的现场应用与筛查进展［J］. 中国肿瘤，2009，18（8）：609-612.

[161] MCMAHON B J, LANIER A P, WAINWRIGHT R B. Hepatitis B and hepatocellular carcinoma in Eskimo/Inuit population［J］. Int J Circumpolar Health，1998，57 (S1): 414-419.

第四章

原发性肝癌病因学

如第 3 章所述，肝脏的原发性恶性肿瘤或原发性肝癌（primary liver cancer，PLC）包括肝细胞癌（hepatocellular carcinoma，HCC）、肝母细胞瘤（hepatoblastoma）、肝内胆管细胞癌（intrahepatic cholangiocarcinoma）、肝血管肉瘤（angiosarcoma of liver）等；儿童的肝癌多为肝母细胞瘤或成肝细胞瘤。由于 HCC 为 PLC 中的最常见类型，因此，本章主要针对 HCC 讨论肝癌的病因。

导致肝癌的病因因素众多，但尚不能完全确认肝癌的病因。不过从现有的证据来看，肝癌的病因，从病因证据角度，可以分为三大类：一是确认的因素（established factors），例如乙肝病毒、丙肝病毒、黄曲霉毒素（AF）等；二是很可能的因素（likely factors），诸如糖尿病（DM）、遗传性代谢性障碍—α- 抗胰蛋白酶缺乏、各种原因的肝硬化等；三是有可能的因素（possible factors），诸如缺乏蔬菜摄入、口服避孕药、电离辐射、三氯乙烯暴露等[1-3]。还有一种观点干脆把肝癌病因分为环境因素、宿主因素、病毒因素[4]等。以下将从病因假设和危险因素两个角度分别进行叙述。

第一节　病　因　假　设

肝癌是"多因素共同作用的结果"的假说，即"多因素、多阶段、多基因改变，病毒感染、化学致癌剂暴露、免疫、遗传背景、环境因素改变等多方面综合作用，经过不同阶段或多次打击才导致癌的发生"的观点已经基本形成共识[1, 3, 5-7]。

一、不完全清楚，但方向明确

（一）病毒病因假说

肝癌的病毒病因主要涉及乙型肝炎病毒（hepatitis B virus，HBV）和丙型肝炎病毒（hepatitis C virus，HCV）[1, 5, 8]。

HBV 是嗜肝 DNA 病毒，病毒为直径 42nm 的球形颗粒，也称 Dane 颗粒。病毒颗粒的外层为外壳蛋白，病毒核心直径 2～7nm，内有 3.2kb 大小，含有单股双链 DNA 与 DNA 多聚酶。双链 DNA 为环形，两条链长短不一。长链（L 链）为负链，有较长而完整的分子，末端有重复序列。短链（S 链）较短，为正链。由于两条链的 5′ 端各有一个黏性末端序列，通过碱基互补配对，使两条 DNA 分子形成以氢键维系的环状结构[9]。

布伦伯格（Blumberg）等在 1965 年发表的论文《白血病血清中发现的新抗原》（A "new"

antigen in leukemia sera），被认为是 HBV 与肝癌的关系"里程碑"式的论文[10]。这种在白血病血清中发现的抗原，最后才被确定为乙型肝炎表面抗原（HBsAg）；布伦伯格因此获得了诺贝尔生理学或医学奖[11]。首次确认 HBV 与肝癌因果关系的研究，则来自比斯利（Beasley）等 1981 年报道的中国台湾地区对 22707 人 HBV 携带状态的前瞻研究[12]。以后中国江苏启东、广西、上海均相继发表了人群中 HBsAg 携带与肝癌关系的前瞻研究报道[13]，HBV 病毒致癌说在人群中得到了充分的证据。

HCV 是一股正链 RNA 病毒，与黄病毒科中的黄病毒和瘟病毒相似。滤过实验推测病毒颗粒直径为 30～38nm，明显小于一般 RNA 病毒。HCV 基因组约为 10kb，有单一的开放读码框架（ORF），编码约 3033 个氨基酸的病毒蛋白前体。这一前体经蛋白酶的切割可形成结构和非结构蛋白。结构蛋白由多蛋白 N 末端的 1/4 加工形成，包括 19kD（或 22kD）核衣壳蛋白以及 33kD、72kD 两个糖蛋白。其中核衣壳蛋白（又称核心蛋白）由 191 个氨基酸组成，与病毒 RNA 结合，为病毒的核心部分[14]。

1989 年意大利学者研究肝硬化患者时发现了 HCV 与肝癌的相关性：在发展为肝癌的患者中，68% 可检测到有 HCV 感染[15]。之后德国学者统计发现西班牙、意大利和法国的肝癌患者的抗 HCV 抗体阳性率分别高达 72%、49%～62% 和 58%；而美国患者为 9%～36%，德国患者为 26%。纵观全球资料，HCV 阳性者相对于阴性者，发生肝癌的相对危险性（RR）可高达 69.1[16]。美国 1996—2006 年对退伍军人的研究显示，与 HCV 相关的肝癌发病率正在增加[17]。

（二）化学病因假说

黄曲霉毒素（AF）主要是黄曲霉（*Aspergillus flavus*）、寄生曲霉（*A. parasiticus*）产生的次生代谢产物，在湿热地区食品和饲料中出现黄曲霉毒素的概率最高。黄曲霉毒素主要自然形成 4 类化合物，即 AF B_1、B_2、G_1 和 G_2。其分类是按照长波紫外线照射下所产生的荧光颜色来划分的，蓝色者为 B 类（B 即 blue），而绿色者则为 G 类（G 即 green）。4 类化合物按含量和毒性排序，其顺序均为 $B_1 > G_1 > B_2 > G_2$，AFB_1 无论在含量或毒性上均居首位，因此成为国内外竞相探索的热点研究对象[18]。AFB_1 和 AFB_2 可被羟化成相对低毒的 AFM_1 和 AFM_2，微粒体单（加）氧酶系统也可将 AFB_1 转化为 AFM_1 等极性分子。AFB_{2a} 和 AFG_{2a} 则是 AFB_1 和 AFG_1 经细胞色素 P_{450} 和环氧水化酶作用形成与 DNA 和血清白蛋白结合的化合物。这些代谢产物均可经尿排出体外[19]。

最早在 20 世纪 50 年代末和 60 年代初期，因研究"火鸡 X 病"而发现 AF 的致病性。1961 年发现 AFB_1 毒素可致大鼠肝癌，1968 年发现膳食中 AFB_1 与人类肝癌之间的关系，1991 年中国上海学者的研究确立了 AF 和 HBV 的协同致癌作用，1993 年国际癌症研究中心（IARC）把 AF 定为一类致癌物，1995 年后，针对 AF 的化学预防研究在中国启东等地实施[20]（图 1-4-1）。

亚硝胺类化合物是肝癌的另一类化学致癌物，也是最常见的食品污染物之一。其中的二乙基亚硝胺（DEN）可致肝癌[21]；目前 DEN 还常被用作动物肝癌的诱癌剂[22, 23]。曾在启东检测咸菜中亚硝胺含量，结果发现肝癌高发乡亚硝胺含量较高；对江、浙、沪不同地区的调查发现，肝癌死亡率与对称性亚硝胺、二乙基亚硝胺和亚硝胺总阳性率有显著相关。用霉烂咸菜中提取的亚硝胺喂饲大白鼠，原发性肝癌诱发率为 85%（17/20）[24]。但亚硝胺与肝癌的关系，在人群中尚未获得支持的证据。此外，氯乙烯、砷、二氧化钛等也可能与肝癌有关[25, 26]。有研究指出，饮水中的无机砷与肝癌等癌症的死亡率有关，并呈非线性的剂量效应关系[27]。中国贵州的研究发现，煤燃烧中释放出的砷也可能与肝硬化、肝癌有关[28]。

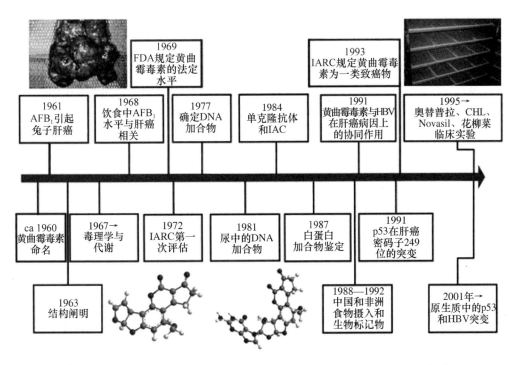

图 1-4-1 黄曲霉毒素发现、毒理学评估、分子流行病学和防控的重要事件

(摘自：KENSLER T W, et al. Toxicol Sci, 2011[20])

（三）饮水病因假说

饮水与肝癌关系问题，是苏德隆教授首先提出的病因假说[29]，主要基于现场调查结果，显示不同饮水类型的居民肝癌发病（死亡）率有显著差异。在江苏省启东市进行的另一次饮水与肝癌关系调查的结果显示，饮用宅沟、泯沟、河、浅井和深井水居民的肝癌发病率分别为 141.40/10 万，72.32/10 万，43.45/10 万，22.26/10 万及 0.23/10 万，差异非常显著[24, 30]。在上海南汇进行的研究[31]发现，饮沟塘水、河水的危险性较大，而饮井水、深井水为肝癌的保护因素。

但水中究竟何类物质与肝癌有关系，尚不十分清楚。研究表明受污染的水中氮、磷严重过量导致富营养化，加之南方温度较高，水中的藻类大量繁殖而产生毒素[32]。蓝绿藻（blue-green algae）为最常见者，其中的微囊藻（microcystis）和节球藻（nodularia）可分别产生微囊藻毒素（microcystin）和节球藻毒素（nodularin），其广泛的毒性作用（涵盖了肝癌毒性、神经毒性），已被证实与肝癌的发生密切相关[33-35]。不同剂量的微囊藻毒素（MC）均可引起大鼠 DNA 的损伤[36]。海门的研究[37]显示，沟塘水和河水中最常见的蓝绿藻为颤藻（颤螺菌属），它可以产生 MC。病例对照研究的 Meta 分析[38]结果显示，饮用沟塘水的 OR 为 2.46，人群归因危险度（PAR）为 30.39%。实验研究证明这种毒素具有促进肝肿瘤的作用，并可与 AFB₁ 一起诱发 HBVx 转基因鼠的肝癌。饮水与肝癌的关系也有一些阴性的报道，例如在广东顺德进行的研究，并未发现饮水与肝癌的联系[39]。而新近在淮河流域的研究表明，肝癌死亡与调查地区水环境污染可能存在一定关联，但并不能判定其因果关系[40]。

二、内因与外因，皆不能偏颇

（一）外因论、内因论到内外因相互作用论的转变

肝癌的病因究竟是由外因决定，还是内因决定？这个问题曾经引起较大的争论。所谓的外因，即环境致癌假说：饮用水、肝炎病毒、黄曲霉素、亚硝胺、营养、微量元素……等等；所谓的内因，即"遗传性"，包括遗传易感性、癌基因等[41]。目前大多数学者趋向于环境与遗传易感性相互作用论，由单因素假说转变为多因子假说。最近的研究已经显示由环境因素引起的对肿瘤和非肿瘤癌前（硬化）病变的表观遗传事件的作用；已确认了在HCC的发展中，大量的由表观遗传失控而成为攻击目标的基因和路径包括：DNA甲基化的改变、组蛋白修饰和RNA介导的基因沉默等；还有一些研究提出环境因素（例如HBV）可能抑制了细胞免疫防卫系统，通过"表观遗传模式"诱导宿主基因的沉默并促进HCC的发展[42]。

（二）环境作用为主的证据

1. 诱癌实验

环境致癌作用的证据来自大量的动物实验报告。例如1974—1976年，在江苏省启东市用含AFB_1的霉玉米喂饲鸭子，结果在75只鸭子中诱发出25例肝癌（33.3%），而对照中未发现肝癌。以后同样的实验在江苏农学院进行，结果肝癌的诱发率为24%（12/50）。1975—1977年在启东进行的大鼠实验，肝癌的诱发率为66.7%（24/36），对照组未发现肝癌[24]。

2. 人群研究

例如HBV感染与肝癌的关系，有学者[43]曾归纳指出，支持HBV与肝癌关系的证据来自两者联系的强度、可重复、时间顺序、生物学梯度、生物学可能性以及地理分布的一致性。这在中国台湾省和江苏省启东市的肝癌前瞻研究报告中都得到了证实[12, 13]；新西兰报道了一个28年的随访研究[44]，也证明HBV的垂直传播与毛利人的肝癌发病有关。江苏省启东市的研究还证实了HBV与肝癌联系的特异性，因为除了肝癌，HBsAg携带者状态与其他多种肿瘤都没有关系[13]。

（三）遗传病因的证据

1. 家族聚集性

20世纪70年代，江苏启东市的研究发现42%的肝癌患者有肝癌的家族史；80年代又调查了1605例肝癌患者二系三代一级亲族及二级亲族中肝癌的曾患情况，发现有41.59%的家族出现2例以上的肝癌，其分布超越了二项分布的概率范围，说明肝癌有家族聚集性[24, 45]。在江苏省启东市进行了703例肝癌家族配对调查，结果发现，肝癌先证者一级和二级亲族的肝癌曾患率分别为5.45%和2.16%，显著高于对照组的1.03%肝癌曾患率。而其他肿瘤曾患率差异无显著性[24, 46]（表1-4-1）。

表1-4-1　肝癌及对照亲属中肝癌等恶性肿瘤的曾患率

疾病	一级亲属（n=6591）		二级亲属（n=7465）		对照（n=5227）	
	例数	曾患率/%	例数	曾患率/%	例数	曾患率/%
肝癌	359	5.45	161	2.16	54	1.03
其他消化道肿瘤	75	1.14	59	0.79	66	1.26
肺癌	18	0.27	19	0.25	23	0.44
乳腺癌	7	0.11	3	0.04	1	0.02
其他肿瘤	43	0.65	21	0.28	24	0.46

资料来源：龚惠民，等，1986。

　　美国埃德森癌症中心 2000—2008 年的一项研究显示：有一级亲族肝癌家族史者发生肝癌的调整 OR 为无家族史者的 3.9～4.1 倍[47]。在启东，曾估计肝癌的分离比为 0.13～0.16；一级和二级亲族的遗传度分别为 53.08% 和 43.68%；联合估算的遗传度为 [51.85±2（1.76）]%[46]。在江苏省海门市的研究中，估计肝癌一级亲族的遗传度为（57.9±4.6）%，认为肝癌与遗传有关[48]。在江苏省启东市还观察到孪生子同时患肝癌的结果[49]（图 1-4-2）。

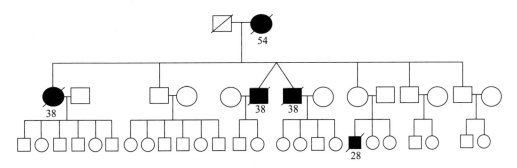

图 1-4-2　启东某双生子肝癌家系图

（资料来源：陈建国，1989[49]）

2. 实验室证据

　　曾从染色体及分子水平上证实肝癌具有特殊的 Gm 血型、高 SCE 率、染色体畸变率、微核出现率、脆性部位率及 UDS 水平，证实肝癌具有遗传的生物学基础[50]。肝细胞癌中染色体 17p13.3 最小杂合性缺失（LOH）的范围被确认在 D17S643 和 D17S1574。此外，在最小 LOH 的 D17S926 有最高的 LOH 缺失率。并发现 HCCS1 是 HCC 可能的抑制基因。免疫组织化学实验显示非癌肝组织的 HCCS1 表达明显比 HCC 组织高。HCCS1 cDNA 转染 HCC 细胞株能显著地抑制其克隆形成及在裸鼠体内成瘤[51]。河南学者探索了 DNA 损伤修复基因 hOGG1 的遗传多态 Ser326Cys 与肝细胞肝癌易感性的关系，对 96 例 HCC 患者和 96 例对照外周血 DNA 进行测序分型；认为 DNA 修复基因 hOGG1 的 Cys 等位基因可能增加 HCC 的遗传易感性[52]。上海、江苏开展的肝癌病例对照研究，显示 UGTIF 基因的第 2～5 外显子高度保守，而第 1 外显子则呈高度多态，其 754 位点多态可能与肝癌有关[53]。最近一项 Meta 分析[54]显示，广西人群中 TGF-β1 rs1800469（C-509T）基因多态性与肝癌易感性之间具有相关性（TC vs CC：OR＝1.18；95%CI：1.03～1.36，$p=0.02$）。

（四）内因与外因的交互作用

　　部分研究者认为，肝癌发生是遗传和环境共同作用的结果。在遗传方式上，初步证实肝癌为多基因遗传病。分析研究显示肝癌不属于纯多基因遗传模式，而更符合混合模型；进一步分析混合模型的复合分离情况，表明肝癌的发生在多基因基础上有主基因的作用[24, 53-56]。启东几例孪生子同时患肝癌的结果说明"遗传因素"在肝癌发展中的作用；不过在考虑遗传传递的同时，也尚未排除孪生子早年共同的环境因子作用的迟发效应[49]。

　　收集 1994—1997 年江苏启东市 97 例和北京市 22 例 HCC 标本，用免疫组化法研究癌及癌周细胞中 p53 蛋白的表达程度，发现启东 HCC 中 p53 基因 249 密码子的错义突变保持在一个很高的表达水平，平均达到 53.6%，显著地高于北京地区的水平。认为启东 p53 基因 249 密码子的这种特异性的热点突变是 HBV 与 AFB_1 共同作用的结果，是 AFB_1 的参与印迹[57]。中国台湾学者研究了 HBsAg 携带者 GSTM1 和 T1 多态性对由 AF 诱导的肝癌机制的影响[58]，发现在慢性

HBsAg 携带者中，AF 导致肝癌的危险，在有 GSTT1 空基因型的比无空基因型的更为显著。血清中 AFB_1-Alb 加合物和 GSTT1 之间的交互作用非常显著，显示了肝癌发展中的基因与环境的交互作用。江苏启东学者还曾采用通径分析的方法，结果显示肝癌的发生在多基因的基础上有主基因的作用[56]。江苏海门的研究也证实肝癌为多因子疾病，受遗传与环境的综合影响[59]。

三、病因机制，有主次之分

（一）已经确定的因素

已经确定的因素包括 HBV、HCV、酒精性肝硬化、膳食中的黄曲霉素以及吸烟等[1, 3, 5, 8, 58]，但这并不表示这些因素在所有地区都是已经确定的危险因素，而是指这些因素可能都程度不同地获得"确认"。例如，西非最近报道，HCC 患者中 HBsAg 阳性率、抗 -HCV 阳性率及与 AF 相关的 249^{ser} TP53 突变率分别为 60%、20% 及 38%[60]。

（二）很可能的因素

很可能的因素包括糖尿病、遗传代谢性 α_1- 抗胰蛋白酶疾病、血色素沉着、各种原因的肝硬化、卟啉病或迟发性皮肤卟啉病等。例如，瑞士学者研究发现卟啉病与肝癌的发生有关[61]。有资料显示丙型肝炎与散发性卟啉病有密切相关，后者易并发肝硬化或肝癌等；这些疾病与肝癌的关系可能与不连锁的单基因缺失有关[62]。

（三）有可能的因素

有可能的因素包括蔬菜摄入不足、某些微量元素的不足（或过高）、口服避孕药、多胎次、离子辐射以及三氯乙烯溶剂等。例如，20 世纪 90 年代初就有关于口服避孕药与肝癌关系的报告，但至今仍未获得确认。一项纳入 12 个病例对照研究的 Meta 分析显示，口服避孕药的妇女，在 5 年内未观察到肝癌发病危险性的增加[63]。在某些地区认为是"确定的""很可能"的因素，在另外一些地区可能只是"有可能"，甚至是"不太可能"的因素。例如，肝蛭（肝吸虫）感染可能是东南亚以及我国两广地区胆管细胞癌发生的一个"很可能"的危险因素[64, 65]；但它"不可能"是江苏启东、海门地区肝癌的主要危险因素。再例如，HCV 是日本和欧美地区"确定的"的危险因素，但它很可能不是我国广西、江苏等肝癌高发区的肝癌的主要危险因素[66]。

四、因素之间，可协同作用

（一）各危险因素间可能存在致癌的协同作用

孙（Sun）等[67]一项 10 年的前瞻性流行病学研究显示尿中检出黄曲霉素 AFM_1 的慢性乙肝患者肝癌危险度较未检出者高 3.3 倍（95% 可信限为 1.2～8.7），说明二者有很强的协同致癌作用，其效应不能由年龄、HCV 或 HCC 的家族史的混杂来解释。伦恩（Lunn）等[68]对肝癌者和对照组检测乙肝病毒感染、AFB_1-DNA 加合物和 p53 突变。患者中的乙肝病毒携带和 AFB_1-DNA 加合物检出率均较对照组高（比数比分别为 8.4 和 3.9，$p < 0.01$），而同时伴有 HBsAgP 阳性和 AFB_1-DNA 加合物者，其肝癌危险度最高，提示病毒和化学致癌物相互作用。进一步的研究[69]已揭示 p53 基因 249 密码子突变与 AFB_1 暴露及 HBV 感染有强烈的关联，因为肝癌往往发生在暴露于黄曲霉素及 HBV 高流行区的携带者中。黄曲霉素与 HBV 的交互作用见图 1-4-3。

佩雷拉（Pereira）等[71]研究发现 HBsAg 阳性者中嗜酒者肝癌发病平均年龄（44.3±9.7），而 HBsAg 阴性者中则无此差异（52.3±15.7，$p=0.028$），而 HBsAg 阴性者中则无此差异（56.7±11.3 对 56.7±12.4，$p>0.05$），从流行病学的角度说明了酒精与乙肝病毒的协同作用。在千叶（Chiba）等[72]对 412 例抗 HCV 阳性者的前瞻性研究中，大量吸烟者的肝癌相对危险度为 2.46（95% 可信限为 1.11～5.49，$p=0.0276$），表明 HCV 与吸烟在肝癌发病中密切相关。另一项对数百例肝病患者进行的流行病学调查[73]发现，酒精的作用使 HCV 导致肝癌的危险度几乎增加 1 倍（比数比由 1.90 增至 3.65），对 113 例有既往输血史的患者的随访[74]显示 HCV 感染合并酒精中毒者的肝癌发生率显著高于单纯 HCV 感染者，表明此二者间有明显的协同作用，但其机制尚未完全明

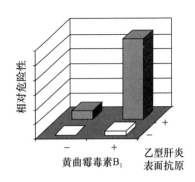

图 1-4-3　黄曲霉毒素与乙型肝炎病毒的交互作用
（资料来源：IARC，2001[70]）

确，目前认为与酒精增加病毒复制及其免疫抑制效应有关。另外，有人通过对 455 人进行 12 年的前瞻性观察证明血吸虫和 HBsAg 携带均与肝癌发生有关，且二者有明显的相乘作用[75]。

相关研究亦已提示除肝炎病毒感染以外的其他因素间也存在某种相互作用并使肝癌的发病率增加。如流行病学研究[76-78]发现大量吸烟和饮酒者罹患肝癌的危险度增高，比数比分别为 2.5 和 1.9，而二者的结合则会大大增加肝癌的风险并成为肝癌发病的独立因素（全组比数为 9.6，其中无肝炎病毒感染者为 10.9）。向谷（Mukaiya）等[79]也发现既吸烟且饮酒者肝癌相对危险度升高至 17.9，高于单一吸烟或饮酒者，说明二者具有协同致肝癌作用。泰勒（Tayolr）等[80]在动物实验中证实长期喂食酒类的动物其放射引发肝癌的危险度较未食酒类者高 2～3 万倍，而同样喂食酒类但未予照射的动物无肝癌发生，提示饮酒和放射在肝癌发生中的相互作用具有协同性。

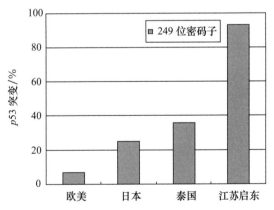

图 1-4-4　肝癌 p53 基因 249 位密码子突变与 HBV 和黄曲霉毒素暴露的关系
（资料来源：Mentesano et al. 1997[82]）

（二）地区差异可能反映病因因素的差异

斯特恩（Stern）等[81]用 Meta 分析的方法，综合了世界各地报道的 HBV、AFB$_1$ 与 $p53$ 突变的关系，发现 $p53$ 基因 249 位密码子突变与增加的黄曲霉素暴露水平有关（表 1-4-2）。

HCC 中 $p53$ 突变在世界各地有显著的差异。Mentesano 等[82]的研究认为，地区差异往往反映出病因学的差异。他们指出，实际上较高的 249 位密码子突变率见于黄曲霉素的高暴露地区（图 1-4-4）。

孙（Sun）等[58]研究了 HBsAg 携带者中谷胱甘肽 S 转移酶（GST）M$_1$ 和 T$_1$ 多态性对黄曲霉素诱导的致肝癌机制的修饰作用，发现在慢性 HBsAg 携带者中，黄曲霉素暴露对 HCC 危险的作用，有 GSTT$_1$ 空基因型时比无空基因型

时更为显著。血清中 AFB$_1$-A1b 加合物和 GSTT$_1$ 之间的交互作用有统计学显著性（$p=0.03$）。对于 GSTM$_1$，黄曲霉暴露对 HCC 危险的作用在有 GSTT$_1$ 空基因型时也大于无空基因型时，但差异无显著性（$p=0.91$）。这些结果表明了在肝癌发展的多因素中基因与环境交互作用，而环境中的黄曲霉毒素污染分布的差异也在肝癌发生的地区性上显示出了差异。

表 1-4-2 黄曲霉毒素高、中、低发地区 HCC 患者中 p53 突变率的比较

AFB_1暴露	249^{ser}/HCC	总数	p53+/HCC	总数	HBV+/HCC	总数	249^{ser}/HBV+	总数	249^{ser}/HBV-	总数	p53+/HBV+	总数	p53+/HBV-	总数
高暴露区														
中国广西	18/50	36.00	—		55/68	80.88	8/24	33.33	2/5	40.00			—	
中国江苏	9/16	56.25	11/16	68.75	12/14	85.71	8/12	66.67	1/2	50.00	8/12	66.67	2/2	100.00
莫桑比克	21/37	56.76	9/13	69.23	36/38	94.74	20/35	57.14	1/1	100.00	8/12	66.67	1/1	100.00
中国启东	58/110	52.73	39/75	52.00	89/95	93.68	49/88	55.68	1/6	16.67	30/55	54.55	1/4	25.00
塞内加尔	10/15	66.67	—		13/15	86.67	8/13	61.54	2/2	100.00	—		—	
南非	3/10	30.00	5/10	50.00	8/9	88.89	3/8	37.50	0/1	0.00	5/8	62.50	0/1	0.00
中国同安	7/21	33.33	—		13/16	81.25	6/13	46.15	1/3	33.33	—		—	
合计	126/259	48.65	64/114	56.14	226/255	88.63	102/193	52.85	8/20	40.00	51/87	58.62	4/8	50.00
中暴露区														
南非 DURBAN	2/24	8.33	—		—		—		—		—		—	
中国香港	2/26	7.69	6/26	23.08	28/31	90.32	2/24	8.33	0/2	0.00	6/24	25.00	0/2	0.00
墨西哥	3/16	18.75	—		11/20	55.00	1/6	16.67	1/9	11.11	—		—	
中国上海	15/92	16.30	10/40	25.00	69/88	78.41	13/69	18.84	1/19	5.26	10/32	31.25	1/8	12.50
中国台湾	23/244	9.43	68/229	29.69	143/199	71.86	17/136	12.50	0/51	0.00	42/136	30.88	9/51	17.65
南非 TRANSKEI	1/12	8.33	—		12/12	100.00	1/12	8.33	0/0		—		—	
中国西安	1/45	2.22	2/11	18.18	24/39	61.54	0/24	0.00	1/15	6.67	1/3	33.33	1/7	14.29
合计	47/459	10.24	86/306	28.10	287/389	73.78	34/271	12.55	3/96	3.13	59/195	30.26	11/68	16.18

AFB$_1$暴露	249^{ser}/HCC	总数	p53+/HCC	总数	HBV+/HCC	总数	249^{ser}/HBV+	总数	249^{ser}/HBV-	总数	p53+/HBV+	总数	p53+/HBV-	总数
低暴露区														
阿拉斯加	0/13	0.00	0/13	0.00	12/14	85.71	0/12	0.00	0/1	0.00	0/12	0.00	0/1	0.00
欧洲	1/33	3.03	7/33	21.21	11/36	30.56	1/11	9.09	0/22	0.00	2/11	18.18	5/22	22.73
德国	0/52	0.00	6/52	11.54	14/52	26.92	0/14	0.00	0/38	0.00	1/14	7.14	5/38	13.16
英国	0/19	0.00	2/19	10.53	6/19	31.58	0/6	0.00	0/13	0.00	0/6	0.00	2/13	15.38
意大利	0/20	0.00	6/20	30.00	12/20	60.00	0/12	0.00	0/8	0.00	5/12	41.67	1/8	12.50
日本	7/437	1.60	66/243	27.16	75/221	33.94	0/74	0.00	0/142	0.00	16/65	24.62	33/96	34.38
中国北方	1/15	6.67	4/15	26.67	5/9	55.56	1/5	20.00	0/4	0.00	3/5	60.00	1/4	25.00
新加坡	0/44	0.00	12/44	27.27	60/90	66.67	0/31	0.00	0/13	0.00	10/31	32.26	2/13	15.38
美国	4/37	10.81	—	—	5/37	13.51	3/5	60.00	1/32	3.13	—	—	—	—
合计	13/670	1.94	103/439	23.46	200/498	40.16	5/170	2.94	1/273	0.37	37/156	23.72	49/195	25.13

根据 STERN M. C. et al.（2001）资料重新整理。

第二节 危险因素

本节从病因因素分类的角度来阐述肝癌可能涉及的危险因素及其相关的证据。

一、人口学因素

（一）种族

资料显示在同一国家或地区，肝癌发病率的差异可能是种族差异而造成的[83]。例如居住在美国洛杉矶的朝鲜人肝癌发病率为当地白人发病率的5倍；在新加坡，华人的肝癌发病率是印度人的2.7倍。还有报道显示居住在日本的日本人比居住在美国的日本人肝癌发病率高5~6倍，因而认为这些差别可能是由于移居美国的时期不同或危险因素的不同而造成的[84]。美国夏威夷的一项研究显示，太平洋岛屿的肝癌患者比高加索地区的肝癌患者有更高乙型肝炎病史比例（36%比6%），但后者有较高的丙型肝炎病史（65%比43%）[85]。

（二）年龄

年龄的差别可能反映暴露于危险因素的程度和疾病的自然史；年龄越大，可能经历的暴露机会或暴露量越高。某个年龄组高发的特点，例如中国启东等肝癌高发地区中老年人群的肝癌发病率特别高，可能是这个年龄段的人群经历"危险因素"高暴露时期的反映。高发区肝癌发病年龄高峰的左移，可能是危险暴露程度较高或暴露作用时间较早[86]的反映。这从中国、日本、西班牙、美国、瑞典、波兰、英国和荷兰等国的比较中也可体现出来[1]。

（三）性别

全球各地肝癌发病率男女性别比在1.1~5.0之间，其中法国、埃及、瑞士一些癌症登记处以及新加坡华人中报道的性别比高达4.3∶1以上[86]。有文献认为性激素可以影响肝肿瘤的发生；并推测雄激素通过受体介导可促进肝细胞癌的生长、复发及转移。不过也许可用男女性危险因素暴露的不同来解释。例如男性也许比女性更易感染、更多地消费烟酒，较高的遗传易感性也可增加男性的危险性[87]。在江苏启东，无论是HBsAg阳性者还是阴性者，男性肝癌的发病率都是女性的3倍之多[13]。在江苏海门的研究中，同样显示男性肝癌死亡率为女性的2~4倍[88]。在澳大利亚，无论是HBV组，还是HCV组，男性的肝癌死亡率总是高于女性[89]。

二、环境因素

（一）HBV

全球约有5%的人口，即3.5亿人为HBV慢性感染者[83]。HBV与肝癌的病因关系在1994年就已经明确[90]。约80%的肝癌患者都有HBV的感染；HBV感染者的终生发病危险为10%~25%，甚至更高。HBV引起肝癌可能通过间接通路（坏死性炎症及再生性损伤）和直接通路（通过将DNA整合到宿主基因组）而起作用。在江苏启东和海门，HBsAg携带者发生肝癌的危险性为非携带者的12~19倍[13, 87]。

（二）HCV

全球约有1.7亿人为HCV慢性感染者，流行率为2.35%[83, 91]。HCV的致肝癌作用在1994

年后报道增多。近期日本报道，HCV 阳性者发生肝癌的危险比（HR）为阴性者的 35.8 倍，但与 HCV 抗体滴度无关[92]。HCV 感染主要在成年期后且急性期大多为隐性感染。WHO 估计有 20% 的 HCV 感染者发展为肝硬化；2%～4% HCV 感染者发展为肝癌。最近蒙古国报道 HCC 患者中 HBV 和 HCV 的感染率分别是 50% 和 27%，两者同时感染的有 21%[93]。HCV 可能是日本和欧美 国家的重要病因，但可能不是我国肝癌（高发区）的主要病因[3, 55]。

（三）黄曲霉毒素

图 1-4-1 显示，国际癌症研究中心（IARC）在 1987 年就已将 AF 列为人类的致癌物，到 1993 年将其列为一类致癌物[20, 76, 94]。AFB_1 与人肝癌的关系在 20 世纪七八十年代得到了广泛 的证实[77]。中国台湾和上海的研究表明，AFB_1 在血、尿标本中的标志物测定结果显示 AFB_1 与 HBV 有显著的协同作用[78]。实际上，目前许多的队列和病例研究，加上动物实验研究，都已经 证实了 AF 与肝癌的关系[94, 95]。

（四）吸烟

吸烟与肝癌关系的报道往往局限于 HBV、HCV、基因多态等对象中[96]，在 HCV 携带者中， 如果同时感染 HBV、过量饮酒，则会增加患 HCC 的危险性，但其独立的作用尚不能肯定。一项 Meta 分析显示，相对于 HBV 阴性的非吸烟者，HBV 阴性吸烟者发生 HCC 的 RR 为 1.87；HBV 阳性的非吸烟者的 RR 为 15.8，HBV 阳性吸烟者的 RR 为 21.6，表明 HBV 与吸烟两者有相加交 互作用。而在 HCV 感染和吸烟致癌的报道中，HCV 阴性吸烟者发生 HCC 的 RR 为 1.50，HCV 阳性非吸烟者的 RR 为 7.94，吸烟和 HCV 感染联合作用的 RR 为 23.1[97]。在国内，没有明显的 证据表明吸烟与肝癌的联系。有学者认为吸烟与肝癌最多存在"弱联系"[83]。

（五）饮酒

饮酒是相对肯定的肝癌危险因素[95]。低发区更容易凸显饮酒与肝癌的关系，这可能是由于高 危人群的饮酒量相对减少，或者慢性 HBV 感染的作用显著地掩盖了饮酒增加的危险性[83]。在韩国 的一项研究中，未见累积饮酒量增加 HBV 阳性者发生 HCC 的额外风险[98]。而在日本报道的 22 个队列研究中，有 14 项（64%）研究得出饮酒与肝癌存在"弱到强"的正向联系的结论，3 项研 究（14%）未见二者的联系，5 项研究（23%）得出"弱到中等"的负向联系的结论。在 24 项病 例对照研究中，19 项得到"弱到强"的正向联系的结论，4 项未见联系，1 项中等负向联系[99]。 重度饮酒可能降低了膳食中的基本营养素，使得组织对于致癌物更加易感；重度和长期的饮酒导 致的炎症可以促进肝肿瘤的发生、增加肝癌发生的危险性[95]。

（六）饮水污染

有关江苏启东等地居民各种饮水类型与肝癌发病（死亡）率的关系，进行了 10 余次流行 病学调查，结果显示居民肝癌发病（死亡）率的高低排序依次为宅沟水＞浜沟水＞河水＞浅井 水＞深井水[29, 30, 55]。据认为富营养化可导致沟塘水中藻类疯长、释放微囊藻毒素（MC）类毒 素；该毒素具有促进肝肿瘤的作用[38]。西班牙学者曾报道，由于河水易受 MC 污染，而以河水 作为水源的自来水，也可受到 MC 污染；并认为含低剂量的 MC 的自来水也可能是肝癌和结直 肠癌的危险因素[39]。

三、宿主因素

（一）肝硬化

肝癌大都伴有肝硬化，肝硬化大多以炎性和纤维化为特征。在病因学上，肝硬化作为一个因素，被认为是肝癌的病因；但从诊断病理学上看，肝硬化（结节）是肝癌的癌前期病变，已大体形成共识[100]。有人认为 HCC 常发生于硬化的肝脏，可能是多阶段形成的：肝硬化中的再生结节可能是致癌机制中的第一步，接下来通过低度发育异常结节（DN）、高度 DN，然后进入早期癌症的多阶段而发展成为 HCC[101]。临床和动物实验都显示肝硬化与肝癌关系密切；流行病学调查发现，有肝硬化背景的患者有较高的肝癌发病率，有理由建立肝硬化—肝癌的病因假设[102]。江苏启东市学者对以往曾出现过 AFP 低浓度阳性的肝癌高危人群进行了为期一年的前瞻性随访研究，拟合 Logistic 回归模型，结果表明对肝癌早期发病有显著影响的因素有慢性肝炎史、肝硬化史、肝癌家族史等[103]。

（二）免疫功能

随着 20 世纪 90 年代开始的 AIDS 研究的深入，有学者对免疫缺陷可能增加肝癌危险性的假设进行了研究，他分析了美国 302834 例 AIDS 患者中的肝癌出现率，结果未见肝癌危险性的增加。但英国的一项血友病队列研究（其中许多人伴 HIV 与 HCV 感染）显示，肝癌死亡率有 5.6 倍的增加[104]。在德国的一项研究中，也观察到 HIV 感染者中肝癌的发生率高于自然人群[105]。目前已知 HIV 可以使肝纤维化加速向肝硬化进展，因此将来有关合并 HIV 感染者增加肝癌危险性的报道可能会增多。

（三）遗传易感性

有学者研究了 HBsAg 携带者中 $GSTM_1$ 和 T_1 多态性对 AF 诱导致肝癌的影响，发现在慢性 HBsAg 携带者中，AF 暴露对肝癌危险的作用，有 $GSTT_1$ 空基因型的患者比无空基因型的患者更为显著[57]。国内学者很早就注意到了肝癌的家族聚集现象：在江苏启东，42% 的肝癌患者有肝癌的家族史；肝癌的分离比估计为 0.13~0.16[46] 或 0.19[106]，肝癌的遗传度为 51.85%[46]。从遗传方式上证明肝癌为多基因遗传病，肝癌发生是遗传和环境共同作用的结果。

（四）肥胖、糖尿病

研究表明有糖尿病史者肝细胞癌发生率明显增高，其可能机制包括胰岛素及其前体对肝细胞的刺激作用和 P 基因的杂合性缺失（LOH）等。糖尿病、非酒精性脂肪性肝炎（NASH）或非酒精性脂肪性肝病（NAFLD）可增加肝癌的危险性[107]，而肥胖又是 NASH 和 NAFLD 发生的危险因素[7]。日本的研究显示体质指数（BMI）与 HCV 相关肝癌有关[108]。一项有 11 个队列的 Meta 分析显示，超重和肥胖发生肝癌的 RR 分别为 1.17 和 1.89[63]。肥胖还可能与隐匿性肝硬化有关，而肝硬化与肝癌有关[109]。有报道由 NASH 发展为肝癌的 87 例患者中，有肥胖（$BMI \geqslant 25kg/m^2$）、糖尿病、血脂异常、高血压特征的分别为 54 例（62%）、51 例（59%）、24 例（28%）和 47 例（55%）[110]。许多队列研究已显示糖尿病与肝硬化有关：糖尿病先于肝硬化与肝癌发生[111]。临床研究也显示糖尿病是肝癌的危险因素，调整的 OR 为 4.88[112]。一项纳入 13 个病例的对照研究和 7 个队列研究的 Meta 分析结果显示，糖尿病发生肝癌的 RR 分别为 2.50 与 2.51；此外，17 个病例的对照研究和 19 个队列研究的 Meta 分析还显示糖尿病发生胰腺癌的 RR

分别为 1.94 与 1.73[113]。肥胖和糖尿病可能越来越成为未来肝癌的主要危险因素[114]。

四、其他因素

（一）某些离子或化学毒物

部分流行病学研究及动物实验提示某些金属离子参与了肝癌的发病。如一项以非洲黑人为研究对象的流行病学研究[115]以血清铁蛋白含量升高和结合转铁蛋白饱和度≥60% 作为铁超载的标准，并通过组织学检查确认。结果发现铁超载者患肝细胞癌的危险度为 10.6（95% 可信限为 1.5～76.8），而经校正去除肝炎病毒感染、AFB_1 暴露和饮酒等因素后的危险度为 4.1（95% 可信限为 0.5～32.2），说明铁超载提高非洲黑人肝癌发病的风险。木上（Yoshiji）等[116]也发现缺铁饮食对大鼠肝癌癌前病变诱发起重要作用。目前认为铁离子致癌可能是由于自由基生成所引发的基因变化[117]。另外，Li 等[118]发现铜离子在患肝癌的 LEC 大鼠肝脏的癌及非癌组织中均有沉积，提示不正常的铜代谢参与其癌变过程。煤燃烧中释放出的砷也可能与肝硬化、肝癌有关[28]。

（二）辐射的致肝癌作用

放射性元素的辐射作用已被证实与许多恶性肿瘤的发生有关，其与肝癌的关系亦有一些报道。吉尔伯特（Gilbert）等[119]调查 11000 名既有内源性钍沉积又受到外源性 γ 射线照射者，其中钍负荷超过 7.4kBq 者肝癌相对危险度为 17（95%CI 为 8.0～36）；将钍负荷作连续变量分析，高负荷与高危险度相关（$p < 0.001$）。另外，注射钍造影剂后长期暴露于 $^{232}ThO_2$ 的 α 射线也被认为与肝癌发病有关。安德森（Anderson）等[120]随访了注射钍造影剂者 1003 人，其中发生肝脏原发恶性肿瘤 127 例，注射后平均癌变时间为 35 年（18～48 年），48 年后的肝癌累积发病率为 55.4%。多变量分析显示发生肝癌的累积频率与原照射剂量相关，且独立于其他因素。

（三）保护因素或促癌因素

有些因素对肝癌的发病可能具有保护作用，缺少这些因素，可能增加肝癌的危险性，而适量补充，可以预防、阻断或延缓肝癌的发生，这些因素被称为保护因素，如硒、绿茶、蔬菜、水果，甚至咖啡，等等[77, 95, 121-123]。例如，在 1984—1998 年意大利和希腊开展的病例对照研究中，饮咖啡者相对于不饮咖啡者发生肝癌的 OR 为 0.8，而每天饮咖啡大于 3 杯者的 OR 为 0.6[123]。

近年来的研究尚提示其他一些因素与肝癌发病有关。Hsing 等[124]发现服用口服避孕药的女性患原发性肝癌的危险度增加，全组比数比为 1.6（95% 可信限为 0.9～2.6），服用超过 10 年者比数比为 2.0（95% 可信限为 0.8～4.8），证实口服避孕药，特别是长期服用可增加女性原发性肝癌的危险度。Yu 等[125]对中国台湾省成年男性 9691 人进行前瞻性研究，平均随访 4.6 年，结果表明高睾酮水平者患肝细胞癌的多变量校正相对危险度为 4.1（95%），可信限为 1.3～13.2，与低睾酮在肝癌发病中的作用对比，这也许有助于解释 HCC 患者中男性占优势的原因。还有研究[126]发现大鼠饮用 80ppm 氟化钠水溶液可对癌前病变的形成有一定的促进作用。另外，实验表明，增加乳清酸（orotic acid）的内源性合成和外源性供给均可促进肝癌的发生[127]。

血色病患者肝癌高发的原因则与铁离子有关。普罗普斯特（Propst）等[128]对 240 例患者进行研究，研究发现杂合型 a_1 抗胰蛋白酶缺乏相关的肝硬化是肝癌的危险因素，但主要是在慢性肝病的基础上。胆碱缺乏症则主要是通过自由基的生成和扰乱肝内蛋白激酶 C（PKC）介导的跨膜信号参与肝癌的发生。坦圭（Tanguay）等研究提示酪氨酸血症常与青年肝细胞癌相关[129]。

综上所述，原发性肝癌的发生和发展的过程是复杂的，而且目前没有一个因素被认为是肝癌发生或发展的充分因素或者是必要因素。某些因素在某些地区可能是肝癌的主要病因，但在另外的地区可能不是主要的病因，即使比较明确的病因因素如 HBV、黄曲霉毒素，也不能解释所有的肝癌病因，更不用说 HCV、华支睾吸虫等。多阶段、多因素、多步骤致癌作用的观点已受到高度的关注。人们针对肝癌主要病因开展的预防研究也取得实质性的进展，如江苏启东地区、上海等地的肝癌发病率，特别是标化发病率或出生队列发病率已经出现显著的下降[130, 131]，这也意味着肝癌的主要病因是可防可控的。

（陈建国　张永辉　周　立）

参 考 文 献

［1］STUVER S, TRICHOPOULOS D. Cancer of the liver and biliary tract//Adami HO, Hunter D, Trichopoulos D. Textbook of cancer epidemiology［M］. 2nd ed. New York: Oxford University Press, 2008, 308-332.

［2］HASHIMOTO E, TOKUSHIGE K. Hepatocellular carcinoma in non-alcoholic steatohepatitis: growing evidence of an epidemic?［J］. Hepatol Res, 2012, 42 (1): 1-14.

［3］CHEN J G, ZHANG S W. Liver cancer epidemic in China: past, present and future［J］. Semin Cancer Biol, 2011, 21 (1): 59-69.

［4］EL-SERAG H B. Epidemiology of viral hepatitis and hepatocellular carcinoma［J］. Gastroenterology. 2012, 142 (6): 1264-1273.

［5］BALOGH J, VICTOR D, ASHAM E H, et al. Hepatocellular carcinoma: a review［J］. J Hepatocell Carcinoma, 2016, 3: 41-53.

［6］Baldissera V D, ALVES A F, ALMEIDA S, et al. Hepatocellular carcinoma and estrogen receptors: Polymorphisms and isoforms relations and implications［J］. Med Hypotheses, 2016, 86: 67-70.

［7］JUMP D B, DEPNER C M, TRIPATHY S, et al. Potential for dietary ω -3 fatty acids to prevent nonalcoholic fatty liver disease and reduce the risk of primary liver cancer［J］. Adv Nutr, 2015, 6 (6): 694-702.

［8］IARC. IARC monographs on the evaluation of carcinogenic risk to humans［M］. Lyon: IARC, 1994, 59: 1-286.

［9］HIRSCHMAN S Z, PRICE P, GARFINKEL E, et al. Expression of cloned hepatitis B virus DNA in human cell cultures［J］. Proc Natl Acad Sci USA, 1980, 77 (9): 5507-5511.

［10］BLUMBERG B S, ALTER H J, VISNICH S. a "new" antigen in leukemia sera［J］. JAMA. 1965, 191: 541-546.

［11］MCCAUGHAN G. Advances in viral hepatitis: 50 years of Australian gastroenterology［J］. J Gastroenterol Hepatol, 2009, 24 (Suppl 3): S132-135.

［12］BEASLEY R P, HWANG L Y, LIN C C, et al. Hepatocellular carcinoma and hepatitis B virus. A prospective study of 22 707 men in Taiwan［J］. Lancet, 1981, 2 (8256): 1129-1133.

［13］陈建国，陆建华，朱源荣，等. 乙型肝炎病毒感染与肝癌发生的 31 年随访研究［J］. 中华流行病学杂志，2010，31（7）：721-726.

［14］MILLER R H, PURCELL R H. Hepatitis C virus shares amino acid sequence similarity with pestiviruses and flaviviruses as well as members of two plant virus supergroups［J］. Proc Natl Acad Sci USA, 1990, 87: 2057-2061.

［15］BARGIGGIA S, PIVA A, SANGIOVANNI A, et al. Primary carcinoma of the liver and hepatitis C virus in Italy. a prospective study in patients with cirrhosis［J］. Medicina, 1989, 9 (4): 424-426.

［16］CASELMANN W H, ALT M. Hepatitis C virus infection as a major risk factor for hepatocellular carcinoma［J］. J Hepatol. 1996, 24 (2 Suppl): 61-66.

［17］KANWAL F, HOANG T, KRAMER J R et al. Increasing prevalence of HCC and cirrhosis in patients with chronic hepatitis C virus infection［J］. Gastroenterology, 2011, 140 (4): 1182-1188.

［18］MCLEAN M, DUTTON M F. Cellular interactions and metabolism of aflatoxin: an update［J］. Pharmacol Ther, 1995, 65: 163-192.

［19］BENASUTTI M, EJADI S. WHITLOW M D, et al. Mapping the binding site of aflatoxin B1 in DNA: systemic analysis of the reactivity of aflatoxin B1 with guaines in different DNA sequences［J］. Biochemistry, 1998, 27: 472-481

［20］KENSLER T W, ROEBUCK B D, WOGAN G N, et al. Aflatoxin: a 50-year odyssey of mechanistic and translational toxicology［J］. Toxicol Sci, 2011, 120 (Suppl1): 28-48.

［21］SRIVATANAKUL P, OHSHIMA H, KHLAT M, et al. Opisthorchis viverrini infestation and endogenous nitrosamines as risk factors for cholangiocarcinoma in Thailand［J］. Int J Cancer, 1991, 48: 821-825.

［22］BORBATH I, STÄRKEL P. Chemoprevention of hepatocellular carcinoma. Proof of concept in animal models ［J］. Acta Gastroenterol Belg, 2011, 74 (1): 34-44.

［23］BISHAYEE A, MBIMBA T, THOPPIL R J, et al. Anthocyanin-rich black currant (Ribes nigrum L.) extract affords chemoprevention against diethylnitrosamine-induced hepatocellular carcinogenesis in rats［J］. J Nutr Biochem, 2011, 22 (11): 1035-1046.

［24］ZHU Y R, CHEN J G, HUANG X Y. Hepatocellular carcinoma in Qidong County［M］// Tang Z Y, Wu M C, Xia S S. Primary liver cancer. Beijing: China Academic Publishers·Springer - Verlag, 1989: 204-222.

［25］IARC. Cancer research for cancer control［Z］. Lyon: IARC, 2001: 23.

［26］WILD C P, TURNER P C. Exposure biomarkers in chemoprevention studies of liver cancer［M］. Lyon: IARC, 2001: 154-222.

［27］BROWN K G, CHEN C J. Significance of exposure assessment to analysis of cancer risk from inorganic arsenic in drinking water in Taiwan［J］. Risk Anal, 1995, 15 (4): 475-84.

［28］LIU J, ZHENG B, APOSHIAN H V, et al. Chronic arsenic poisoning from burning high-arsenic-containing coal in guizhou, China［J］. Environ Health Perspect, 2002, 110 (2): 119-122.

［29］SU D L. Drinking water and liver cancer［J］. Chin Med J, 1979, 92 (11): 748-752.

［30］沈卓才, 李文广, 陈建国, 等. 不同饮水类型与肝癌发病率关系的流行病学研究［J］. 江苏医药, 1985, 11（1）: 28-30.

［31］俞顺章, 陈文, 李景, 等. 上海南汇县原发性肝癌危险因素的定群研究［J］. 中华流行病学杂志, 1995, 16（1）: 22-24.

［32］LING B. Health impairtnents arising from drinking water polluted with domestic sewage and excreta in China ［J］. Schriftenr Ver Wasser Bodem Lufthyg, 2000, 105: 43-46.

［33］HITZFELD B C, HOGER S J, DIETRICH D R. Cyznobacterial toxins: removal during drinking water treatrment, and human risk assessment,［J］. Environ Health Perspect, 2000, 108 (Suppl 1): 113-122.

［34］UENO Y, NAGATA S, TSUTSUMI T, et al. Detection of microcystins, a blue-green algal hepatotoxin, in drinking water sampled in Haimen and Fusui, endemic areas of primary liver cancer in China, by highly sensitice immunoassay［J］. Carcinogenesis, 1996, 17: 1317-1321.

［35］YOSHIZAWA S, MATSUSHIMA R, WARANABE M F, et al. Inhibition of protein phosphatases by microcystins and nodularin associated with hepatotoxicity［J］. J Cancer Res Clin Oncol, 1990, 116: 609-614.

［36］张占英, 俞顺章, 陈传炜. 微囊藻毒素 LR 对 DNA 和自然杀伤细胞的损伤效应研究［J］. 中华预防医学杂志, 2001, 35（2）: 75-78.

［37］陈刚, 俞顺章, 卫国荣, 等. 肝癌高发区不同饮用水类型中微囊藻毒素含量调查［J］. 中华预防医学杂志, 1996, 30（1）: 6-9.

［38］俞顺章, 赵宁, 资晓林, 等. 饮水中微囊藻毒素与我国原发性肝癌关系的研究［J］. 中华肿瘤杂志, 2001, 23（2）: 96-99.

［39］王志瑾，周元平，程兵，等. 广东省顺德市原发性肝癌危险因素流行病学研究［J］. 中华流行病学杂志. 1996, 17（3）: 141-144.

［40］许宁，刘韫宁，殷鹏，等. 2013年淮河流域14个县（区）肝癌对期望寿命的影响及其与水环境的关系［J］. 中华预防医学杂志，2016, 50（7）: 629-633.

［41］陈建国. 肝癌现场研究中认识论的转变［J］. 医学与哲学，1991, 12（1）: 13-15.

［42］HERCEG Z, PALIWAL A. Epigenetic mechanisms in hepatocellular carcinoma: how environmental factors influence the epigenome［J］. Mutat Res, 2011, 727 (3): 55-61.

［43］KRAMER B S, JOHNSON K A. Other gastrointestinal cancers: stomach, liver［M］//GREENWALD P, KRAMER B S, WEED D L. Cancer Prevention and Control. New York: Marcel Dekker. 1995: 673-694.

［44］LIM T H, GANE E, MOYES C, et al. Serological and clinical outcomes of horizontally transmitted chronic hepatitis B infection in New Zealand M ā ori: results from a 28-year follow-up study［J］. Gut, 2015, 64 (6): 966-972.

［45］龚惠民，陈建国. 启东肝癌家族聚集现象初析［J］. 中华肿瘤杂志，1985, 7（6）: 408-410.

［46］龚惠民，陈建国，柳标，等. 肝癌的遗传流行病学调查——分离比与遗传度估算［J］. 中华医学杂志，1986, 66（2）: 93-95.

［47］HASSAN M M, SPITZ M R, THOMAS M B, et al. The association of family history of liver cancer with hepatocellular carcinoma: a case-control study in the United States［J］. J Hepatol, 2009, 50 (2): 334-341.

［48］赵鹏飞，沈福民，陈公超，等. 原发性肝癌遗传流行病学研究（肝癌高低发区配对的病例——对照家系分析）［J］. 上海医学，1992, 15（5）: 262-266.

［49］陈建国. 肝癌的家族聚集性: 孪生子肝癌三对分析［J］. 中华医学遗传学杂志，1989, 6（4）: 221-223.

［50］陈建国. 肝癌现场流行病学研究二十年［J］. 中华流行病学杂志，1993, 14（4）: 241-243.

［51］ZHAO X T, LI J J, HE Y H, et al. A nover growth suppressor gene on chromosome 17p13.3 with a high frequency of mutation in human hepatocellular carcinoma［J］. Cancer Res 2001, 61: 7383-7387.

［52］张昊，郝炳涛，贺福初. DNA损伤修复基因hOGG1的遗传多态与肝癌易感性研究［J］. 中国肿瘤临床，2005, 32（5）: 841-843.

［53］刘茶珍，边建超，江峰，等. 葡萄糖醛酸转移酶1F基因多态性及与肝癌易感性研究［J］. 中华医学遗传学杂志，2002, 19（4）: 324-328.

［54］马晓聪，郑景辉，唐友明，等. 广西人群TGF-β1 rs1800469基因多态性与肝癌易感性的Meta分析［J］. 世界华人消化杂志，2017, 25（1）: 64-70.

［55］陈建国. 肝癌病因和预防研究的新进展［J］. 中华肿瘤防治杂志，2003, 10（11）: 1121-1125.

［56］SHEN F M, LEE M K, GONG H M, et al. Comples segregation analysis of primary hepatocellular carcinoma in Chinese families: interaction of inherited susceptibility and hepatitis B viral infection［J］. Am J Hum Gen, 1991, 49: 88-92.

［57］明利华，袁宝珠，THORGEIRSSON S S, 等. 中国高发区肝细胞癌P53基因热点突变的规律性［J］. 中华肿瘤杂志，1999, 21（2）: 122-124.

［58］SUN C A, WANG L Y, CHEN C J, et al. Genetic polymorphisms of glutathione S-transferases M1 and T1 associated with susceptibility of aflatoxin-related hepatocarcinogenesis among chronic hepatitis B carriers: a nested case-control study in Taiwan［J］. Carcinogenesis, 2001, 22 (8): 1289-1294.

［59］孟炜，陆鸿雁，蔡如琳，等. 原发性肝癌的遗传流行病学研究［J］. 中华流行病学杂志，2002, 23（6）: 438-440.

［60］UMOH N J, LESI O A, MENDY M, et al. Aetiological differences in demographical, clinical and pathological characteristics of hepatocellular carcinoma in Gambia［J］. Liver Int, 2011, 31 (2): 215-221.

［61］SCHNEIDER-YIN X, HARMS J, MINDER E I. Porphyria in Switzerland, 15 years experience［J］. Swiss Med

Wkly, 2009, 139 (13-14): 198-206.

［62］DRAGANI T A. Risk of HCC: genetic heterogeneity and complex genetics［J］. J Hepatol, 2010, 52 (2): 252-257.

［63］BLONSKI W, KOTLYAR D S, FORDE K A. Non-viral causes of hepatocellular carcinoma［J］. World J Gastroenterol, 2010, 16 (29): 3603-3615.

［64］PARKIN D M, SRIVATANAKUL P, KHLAT M, et al. Liver cancer in Thailand. I. a case-control study of cholangiocarcinoma［J］. Int J Cancer, 1991, 48 (3): 323-328.

［65］VATANASAPT V, MARTIN N, SRIPLUNG H. Cancer in Tailand 1988—1991［M］. Lyon: IARC, 1993: 64-65.

［66］SZYMAŇSKA K, CHEN J G, CUI Y, et al. TP53 R249S mutations, exposure to aflatoxin, and occurrence of hepatocellular carcinoma in a cohort of chronic hepatitis B virus carriers from Qidong, China［J］. Cancer Epidemiol Biomarkers Prev, 2009, 18 (5): 1638-1643.

［67］SUN Z, LU P, GAIL M H, et al. Increased risk of hepatocellular carcinoma in male hepatitis B surface antigen carriers with chronic hepatitis who have detectable urinary aflatoxin metabolite M1［J］. Hepatology, 1999, 30: 379-383.

［68］LUNN R M, ZHANG Y J, WANG L Y, et al. p53 mutations, chronic hepatitis B virus infection, and aflatoxin exposure in hepatocellular carcinoma in Taiwan［J］. Cancer Res, 1997, 57: 3471-3477.

［69］LASKY T, MAGDER L. Hepatocellular carcinoma p53 G＞T transversions at codon 249: the fingerprint of aflatoxin exposure?［J］. Environ Health Perspect, 1997, 105: 392-397.

［70］IARC. Cancer Research for Cancer Control［M］. Lyon: IARC, 2001: 1-35.

［71］PEREIRA F E, GONCALVES C S, ZAGO M DA P. The effect of ethanol intake on the development of hepatocellular carcinoma in HBsAg carriers［J］. Arq Gastroenterol, 1994, 31: 42-46.

［72］CHIBA T, MATSUZAKI Y, Abei M, et al.The role of previous hepatitis B virus infection and heavy smoking in hepatitis C virus-related hepatocellular carcinoma［J］. Am J Gastroenterol, 1996, 91: 1195-1203.

［73］MIYAKAWA H, SATO C, IZUMI N, et al. Hepatitis C virus infection in alcoholic liver cirrhosis in Japan: its contribution to the development of hepatocellular carcinoma［J］. Alcohol Suppl, 1993, 1: 85-90.

［74］SCHIFF E R. The alcoholic patient with hepatitis C virus infection［J］. Am J Med, 1999, 107: 95-99.

［75］施伟，张云昌．血吸虫病与原发性肝癌关系的队列研究［J］．现代预防医学，1999，26：462-463．

［76］WOGAN G N, KENSLER T W, GROOPMAN J D. Present and future directions of translational research on aflatoxin and hepatocellular carcinoma. a review［J］. Food Addit Contam Part A Chem Anal Control Expo Risk Assess, 2011, 1: 1-9.

［77］KHLANGWISET P, WU F. Costs and efficacy of public health interventions to reduce aflatoxin-induced human disease［J］. Food Addit Contam Part A Chem Anal Control Expo Risk Assess, 2010, 27 (7): 998-1014.

［78］KENSLER K W, QIAN G S, CHEN J G, et al. Translational strategies for cancer prevention in liver［J］. Nature Reviews Cancer, 2003, 3 (5): 321-329.

［79］MUKAIYA M, NISHI M, MIYAKE H, et al. Chronic liver diseases for the risk of hepatocellular carcinoma: a case-control study in Japan.etiologic association of alcohol consumption. cigarette smoking and the development of chronic liver diseases［J］. Hepatogastroenterology, 1998, 45: 2328-2332.

［80］TAYLOR G N, LLOYD R D, MAYS C W, et al. Promotion of radiation-induced liver neoplasia by ethanol［J］. Health Phys, 1992, 62: 178-182.

［81］STERN M C, UMBACH D M, YU M C, et al. Hepatitis B, aflatoxin B1, and p53 codon 249 mutation in hepatocellular carcinomas from Guangxi, People's Republic of China, and a meta-analysis of existing studies ［J］. Cancer Epidemiol Biomarkers Prev, 2001. 10: 617-625.

［82］MONTESANO R, HAINAUT P, WILD C P. Hepatocellular carcinoma: from gene to public health［J］. J Natl Cancer Inst, 1997, 89 (24): 1844-1851.

［83］ISLAMI F, MILLER K D, SIEGEL R L, et al. Disparities in liver cancer occurrence in the United States by race/ethnicity and state［J］. CA Cancer J Clin, 2017, 67: 273-289.

［84］MCGLYNN K A, TSAO L, HSING A W, et al. International trends and patterns of primary liver cancer［J］. Int J Cancer, 2001, 94 (2): 290-296.

［85］OCHNER M, WONG L L, WIMMER-KUNITOMO K. Hepatocellular cancer: risk factors and survival in Pacific Islanders compared to Caucasians in Hawaii［J］. Ethn Dis, 2010, 20 (2): 169-173.

［86］CENTER M M, JEMAL A. International trends in liver cancer incidence rates［J］. CEBP, 2011, 20 (11): 2362-2368.

［87］EVANS A A, CHEN G, ROSS E A, et al. Eight-year follow-up of the 90,000-person Haimen city cohort: I. hepatocellular carcinoma mortality, risk factors, and gender differences［J］. CEBP, 2002, 11: 369-376.

［88］WANG N, ZHENG Y, YU X, et al. Sex-modified effect of hepatitis B virus infection on mortality from primary liver cancer［J］. Am J Epidemiol. 2009, 169 (8): 990-995.

［89］WALTER S R, THEIN H H, GIDDING H F, et al. Risk factors for hepatocellular carcinoma in a cohort infected with hepatitis B or hepatitis C［J］. J Gastroenterol Hepatol, 2011, 26 (12): 1757-1764.

［90］IARC. IARC monographs［M］. Lyon: IARC, 1994: 72-97.

［91］LAVANCHY D. Evolving epidemiology of hepatitis C virus［J］. Clin Microbiol Infect, 2011, 17 (2): 107-115.

［92］ISHIGURO S, INOUE M, TANAKA Y, et al. Impact of viral load of hepatitis C on the incidence of hepatocellular carcinoma: a population-based cohort study (JPHC Study)［J］. Cancer Lett, 2011, 300 (2): 173-179.

［93］DONDOG B, LISE M, DONDOV O, et al. Hepatitis B and C virus infections in hepatocellular carcinoma and cirrhosis in Mongolia［J］. Eur J Cancer Prev, 2011, 20 (1): 33-39.

［94］IARC. IARC monographs on the evaluation of carcinogenic risks to humans: some traditional herbal medicines, some mycotoxins, naphthalene and styrene［M］. Lyon: IARC, 2002: 1-590.

［95］WCRF, AICR. Food, nutrition, physical activity, and the prevention of cancer: a global perspective［M］. Washington DC: AICR, 2007: 277-280.

［96］YU M C, YUAN J M, GOVINDARAJAN S, et al. Epidemiology of hepatocellular carcinoma［J］. Can J Gastroenterol, 2000, 14 (8): 703-709.

［97］CHUANG S C, LEE Y C, HASHIBE M, et al. Interaction between cigarette smoking and hepatitis B and C virus infection on the risk of liver cancer: a meta-analysis［J］. Cancer Epidemiol Biomarkers Prev, 2010, 19 (5): 1261-1268.

［98］KWON O S, JUNG Y K, KIM Y S, et al. Effect of alcohol on the development of hepatocellular carcinoma in patients with hepatitis B virus-related cirrhosis: a cross-sectional case-control study［J］. Korean J Hepatol, 2010, 16 (3): 308-314.

［99］TANAKA K, TSUJI I, WAKAI K, et al. Alcohol drinking and liver cancer risk: an evaluation based on a systematic review of epidemiologic evidence among the Japanese population［J］. Jpn J Clin Oncol, 2008, 38 (12): 816-838.

［100］PARK Y N, CHAE K J, KIM Y B, et al. Apoptosis and proliferation in hepatocarcinogenesis related to cirrhosis［J］. Cancer, 2001, 92 (11): 2733-2738.

［101］JEONG Y Y, YIM N Y, KANG H K. Hepatocellular carcinoma in the cirrhotic liver with helical CT and MRI: imaging spectrum and pitfalls of cirrhosis-related nodules［J］. Am J Roentgenol, 2005, 185 (4): 1024-1032.

［102］李树平，王培军. 从肝硬化到肝癌发生的动物模型研究［J］. 国外医学·流行病学传染病学分册，2002，29（5）：296-299.

［103］沈洪兵，徐耀初，李文广，等. 启东地区肝癌高危人群早期发病因素的 Logistic 回归分析［J］. 中国公共卫生，1998，14（3）：152-154.

[104] DARBY S C, EWART D W, GIANGRANDE P L. Mortality from liver cancer and liver disease in haemophilic men and boys in UK given blood products contaminated with hepatitis C. UK Haemophilia Centre Directors' Organisation[J]. Lancet, 1997, 350 (9089): 1425-1431.

[105] VOGEL M, FRIEDRICH O, LÜCHTERS G, et al. Cancer risk in HIV-infected individuals on HAART is largely attributed to oncogenic infections and state of immunocompetence[J]. Eur J Med Res, 2011, 16 (3): 101-107.

[106] CAI R L, MENG W, LU H Y, et al. Segregation analysis of hepatocellular carcinoma in a moderately high-incidence area of East China[J]. World J Gastroenterol, 2003, 9 (11): 2428-2432.

[107] REGIMBEAU J M, COLOMBAT M, MOGNOL P, et al. Obesity and diabetes as a risk factor for hepatocellular carcinoma[J]. Liver Transpl, 2004, 10 (2): 69-73.

[108] AKIYAMA T, MIZUTA T, KAWAZOE S, et al. Body mass index is associated with age-at-onset of HCV-infected hepatocellular carcinoma patients[J]. World J Gastroenterol, 2011, 17 (7): 914-921.

[109] MAIR R D, VALENZUELA A, HA N B, et al. Incidence of hepatocellular carcinoma among US patients with cirrhosis of viral or nonviral etiologies[J]. Clin Gastroenterol Hepatol, 2012, 10 (12): 1412-1417.

[110] YASUI K, HASHIMOTO E, KOMORIZONO Y, et al. Characteristics of patients with nonalcoholic steatohepatitis who develop hepatocellular carcinoma[J]. Clin Gastroenterol Hepatol, 2011, 9 (5): 428-433.

[111] ADAMI H O, CHOW W H, NYREN O, et al. Excess risk of primary liver cancer in patients with diabetes mellitus[J]. J Natl Cancer Inst, 1996, 88: 1472-1477.

[112] GAO C, ZHAO H C, LI J T, et al. Diabetes mellitus and hepatocellular carcinoma: comparison of Chinese patients with and without HBV-related cirrhosis[J]. World J Gastroenterol, 2010, 16 (35): 4467-4475.

[113] SUH S, KIM K W. Diabetes and cancer: is diabetes causally related to cancer?[J]. Diabetes Metab J, 2011, 35 (3): 193-198.

[114] ALEKSANDROVA K, STELMACH-MARDAS M, SCHLESINGER S. Obesity and liver cancer[J]. Recent Results Cancer Res, 2016, 208: 177-198.

[115] MANDISHONA E, MACPHAIL A P, GORDEUK V R, et al. Dietary iron overload as a risk factor for hepatocellular carcinoma in Black Africans[J]. Hepatology, 1998, 27: 1563-1566.

[116] YOSHIJI H, NAKAE D, MIZUMOTO Y, et al. Inhibitory effect of dietary iron deficiency on inductions of putative preneoplastic lesions as well as 8-hydroxydeoxyguanosine in DNA and lipid peroxidation in the livers of rats caused by exposure to a choline-deficient L-amino acid defined diet[J]. Carciongenesis, 1992, 13: 1227-1233.

[117] FARGION S, PIPERNO A, FRACANZANI A L, et al. Iron in the pathogenesis of hepatocellular carcinoma [J]. Ital J Gastroenterol, 1991, 23: 584-588.

[118] LI Y. Abnormal hepatic copper accumulation and its significance in LEC rats developing spontaneous hepatitis and hepatoma[J]. Hokkaido Igaku Zasshi, 1991, 66: 658-664.

[119] GILBET E S, KOSHURNIKOVA N A. SAKOLNIKV M, et al. Liver cancers in Mayak workers[J]. Radiat Res, 2000, 154: 246-252.

[120] ANDERSSON M, VYBERG M, VISFELDT J, et al. Primary liver tumors among Danish patients exposed to Thorotast[J]. Radiat Res, 1994, 137: 262-273.

[121] YU S Y, ZHU Y J, LI W G, et al. Protective role of selenium against hepatitis B virus and primary liver cancer in Qidong[J]. Biol Trace Elem Res, 1997, 56 (1): 117-124.

[122] HUANG Y Q, LU X, MIN H, et al. Green tea and liver cancer risk: a meta-analysis of prospective cohort studies in Asian populations[J]. Nutrition, 2016, 32: 3-8.

[123] GALLUS S, BERTUZZI M, TAVANI A, et al. Does coffee protect against hepatocellular carcinoma?[J]. Br J Cancer, 2002, 87 (9): 956-959.

［124］HSING A W, HOOVER R N, MCLAUGHLIN J K, et al. Oral contraceptives and primary liver cancer among young women［J］. Cancer Causes Control, 1992, 3: 43-48.

［125］YU M W, CHEN C J. Elevated serum testosterone levels and risk of hepatocellular carcinoma［J］. Cancer Res, 1993, 53: 790-794.

［126］刘雨清，张乃鑫，章明放，等. 氟化钠对二乙基亚硝胺诱发的大鼠细胞癌癌前病变的促进作用［J］. 中华病理学杂志，1993，22：299-302.

［127］VASDUEVAN S, LACONI E, RAO P M et al.Perturbations of endogenous levels of orotic acid and carcinogenesis: effect of an arginine-deficient diet and carbamyl aspartate on hepatocarcinogenesis in the rat and the mouse［J］. Carcinogenesis, 1994, 15: 2497-2500.

［128］PROPST T, PROPST A, DIETZE O, et al. Prevalence of hepatocellular carcinoma in alpha-1-antitrypsin deficiency［J］. J Hepatol, 1994, 21: 1006-1011.

［129］TANGUAY R M. JORQUERA R, POUDRIER J, et al. Tyrosine and its catabolites: from disease to cancer［J］. Acta Biochim Pol, 1996, 43: 209-216.

［130］陈建国，陈陶阳，朱源荣，等. 启东肝癌防控策略的研究及现场干预的效果［J］. 肿瘤，2014，34（11）：1052-1057

［131］BAO P P, ZHENG Y, WU CX, et al. Cancer incidence in urban Shanghai, 1973—2010: an updated trend and age-period-cohort effects［J］. BMC Cancer, 2016, 16: 284.

第五章

肝细胞癌病理学

一、肝细胞癌大体分型及特点

肝细胞癌大多合并肝硬化，在肝表面及切面可见数量不等、大小不一的肿块，致肝脏体积增大。切面上，多数肿瘤团块与周围界限较清楚，有的可见包膜；肿瘤呈灰白或灰黄色，如有淤胆汁，病灶呈黄绿色；大的病灶中心可有坏死、出血。部分标本中，在较大门静脉、肝静脉腔内，可查见癌栓。

关于肝细胞癌的大体分型，至今还没有一个各方都能够接受的方案。1991年，我国学者将肝癌分为弥漫型、块状型、结节型及小癌型4种[1]，已经被广泛采用。在这一分类方案中，增加了小肝癌这个类型。

弥漫型：癌结节小，呈弥散性分布。在肝硬化背景下与再生结节易混淆。

块状型：癌肿直径＞5cm，其中＞10cm者为巨块型。它又可分为单块型、融合块型和多块型3个亚型。

结节型：癌结节直径＜5cm。常见亚型有单结节型、融合结节型和多结节型。

小癌型：根据米兰（Milan）标准，小HCC被外科学家定义为长径不超过5cm的单个肿瘤或者2个或3个瘤结节，大者直径不超过3cm的病变[2]。肉眼观，多数小HCC边界清楚，有的还有包膜。由于HCC监测的前移和先进影像诊断技术（包括超声、CT和MRI）的合理应用，使得体积更小（直径≤3cm或者≤2cm）HCC病变检出数量增多[3]，文献中有把小HCC诊断标准收紧的倾向。然而，诊断小HCC的米兰标准对于病变的临床处理有重要指导作用，沿用至今，今后这个指标还会存在。

近30年来的研究显示，在慢性肝炎和肝硬化背景下，影像学方法能检出多种体积大于普通再生结节的肝实质结节性病变。对于多数结节来讲，其恶性转化潜能或者恶性程度与病变大小有关。长径不超过2cm的结节被称为小结节（small liver nodule），其中多数病变属于良性或者交界性病变[4]。有关这些小结节以及更前期的结节性和局灶性病变的研究正在为肝病患者及高危人群的监测以及HCC的早诊早治提供新的思路和更可靠的手段[5]。

基于上述进展，病理学家和影像诊断学家越来越多地使用长径≤2cm这一标准来定义小HCC[6]，然而，多数文献仍然将其表述为"直径≤2cm的小HCC"。日本学者把长径不超过2cm的HCC以及形态接近HCC的病变称为位于早期阶段的小HCC（small HCC at the early stage）[7, 8]。基于病变的检查所见，他们把这种结节性病变又分为结节明显型（small HCC of distinctly nodular type）和结节不明显型（small HCC of vaguely nodular type）两种病变。组织病理学观察显示，前一种病变中，多数为中分化 HCC（60%）或者含有中分化 HCC 成分（20%），20% 被诊断为高分化 HCC；而后一种类型全部被诊断为高分化癌或者含有高分化癌成分。明确结节性病变中，27% 查见门静脉浸润，10% 发生肝内转移；在结节性不明显的病变中，门静脉浸润检出率为 5%，无 1 例发生肝内转移。基于上述数据，他们认为前一种小 HCC 代表进展期癌的较早期阶段，而后一种类型是真正的早期癌（early HCC）。对于这种没有包膜，也没有明显结节感，多数呈替代性生长的肝细胞病变的性质，日本与欧美学者至今还没有完全达成共识[6, 9]，后者更倾向于命名为异型增生结节（dysplastic nodule）[10]。早期 HCC 被认为转移潜能很低，患者的 5 年存活率高达 89%，明显高于进展性 HCC 患者（48%）[11]。也许，这种病变中的大部分可能代表了肝细胞肿瘤的原位癌或者微小浸润癌阶段。

二、肝癌的组织学及细胞学特点

镜下，经典 HCC 的特点是癌细胞类似肝细胞形态，常呈小梁状排列，小梁间有薄壁窦样血管相隔。但 HCC 细胞形态多样，排列方式不一，可形成不同的组织结构和类型，现分述如下：

（一）HCC 病变的结构类型

主要包括梁状型、腺管状型及实体型 3 种经典类型。部分病变，尤其是进展期 HCC，含有 2 种或更多成分，要根据主要成分进行结构分型。

1. 梁状型

癌细胞条索由 2 到多层细胞构成，条索之间的窦样血管衬以扁平内皮细胞，缺少库普弗细胞。不同病变中癌细胞梁索的厚度变化较大，这是评价癌组织分化程度的重要指标之一。细梁索结构（2～5 层细胞厚）提示癌组织分化较高；而粗梁索结构（10～20 层细胞厚）多见于 2 级及 3 级癌组织。

2. 腺样型（假腺型）

在这种类型的组织中，由于实性细胞团或梁索中央部分变性，最终被含有胶样物质或胆汁的假腺结构腔所替代，故称为腺样型。腺样结构常与梁索状结构成分并存，当以腺样结构成分为主时，仍然归入腺样型。

3. 实体型

癌细胞排列成实性团块，部分呈鹅卵石样镶嵌排列，团块间可见窦样薄壁血管。

（二）HCC 细胞类型

根据细胞形态，把 HCC 细胞分为以下 3 种主要类型：

1. 肝样细胞（hepatic or liver-like cell）

这是 HCC 组织中最多见的一种基本细胞类型。癌细胞具有肝细胞的许多特征，如细胞呈多角形，胞浆呈嗜酸性，颗粒状，可有胆汁小滴等。

2. 瘤巨细胞（pleomorphic cell）

HCC 中的瘤巨细胞数目不等，常散在，细胞体积明显增大，有一至多个大而深染的核，其异型程度及数量反映了肿瘤的分化程度。

3. 透明细胞（clear cell）

癌细胞胞质空而透明，内含多量糖原及中性脂肪，细胞大小较一致，核相对较小，核分裂少。透明细胞在癌组织中可呈局灶性分布；如果肿瘤组织完全或者一半以上由透明细胞构成，则称为透明细胞癌[12]。

除以上 3 种细胞类型外，还有较少见淋巴上皮瘤样癌（lymphoepithelioma-like carcinoma）和肉瘤样癌。嗜酸细胞样表型是纤维板层型 HCC 的特点。应该指出的是，嗜酸细胞也见于某些普通类型的 HCC 病变中，但是数量较少。癌细胞胞质及核内都可以查见包涵体，多数为嗜酸性核包涵体，也可以见到不同来源的色素颗粒，其中胆汁颗粒为肝细胞来源肿瘤所特有。

（三）HCC 的间质以及血供特点

大部分 HCC 的间质成分甚少，癌细胞梁索间仅隔以"血窦"，后者实为由肝动脉供血的窦样薄壁血管，免疫组织化学染色 CD34 和第八因子阳性，而正常肝窦内皮细胞阴性。

网状纤维染色显示，HCC 内网状纤维明显减少；少部分 HCC 病变伴有明显的纤维组织增生。这包括纤维板层癌（fibrolamellar HCC）、硬化性癌（cirrhous or sclerosing HCC）及普通 HCC 伴有治疗（化疗、放疗以及动脉栓塞介入治疗）后改变。这类病变需与肝内胆管癌区别。

绝大多数 HCC 内缺乏典型的汇管区。有的病变内可见多个小动脉，血管周围有一些结缔组织，但不伴小胆管，这一血供改变发生于 HCC 形成阶段[6, 7, 13]。值得提出的是，尚未形成有包膜结节的 HCC 病变（早期 HCC）内开始出现小动脉供血，但这种血供系统并不充分，还能见到汇管区，因此，影像学检查时常表现为低血流性病变；当小 HCC 病变形成明显结节性病变时，汇管区结构消失，肿瘤组织全由动脉供血，影像学上多表现为高血流性病变。

肿瘤组织间质浸润的检出较困难，这种改变开始出现于直径≤2cm 的小 HCC，在形成明确结节的病变中即经常出现。脉管浸润是影响 HCC 患者预后的主要指标之一。经规范的检查，可以在 9.4% 的标本中发现肉眼可见的主干血管癌栓；经过充分取材和显微镜检查，可以在 49% 的标本中查见组织学水平上的血管浸润（microscopic vascular invasion）[14]。

（四）HCC 的组织学分级

HCC 的组织学分级主要根据埃德蒙森（Edmondson）和斯坦纳（Steiner）1954 年提出的分级法[15]，把 HCC 分为 4 级，这一系统已经被多数肝脏病理学家所应用，并被认为是一个重要的预后指标[16, 17]。这种分级标准起初着重于肿瘤的细胞形态和功能改变，在 1 级病变与高级别的异型增生之间的鉴别上会遇到困难，某些 4 级病变也难以与其他类型的恶性肿瘤区分。这说明，埃德蒙森分级标准需要进一步补充和完善，以满足临床需求。在 HCC 分级中，有两点值得注意。首先，肝组织的结构特征以及结构改变（architectural alterations）对 HCC 的诊断是非常重要的[18]。其次，足够的标本和充分取材是确保分级准确的保障，在肿块周边部位取有限的肿瘤组织进行诊断常常会造成分级过低，尤其是对于进展期 HCC 更容易这样[19, 20]，在应用穿刺活检标本进行 HCC 诊断时应该注意这一点。

1 级：肿瘤细胞排列成细梁索状，梁索厚度至少在局部＞3 层细胞，局部可见少量腺泡样结构；索间血窦清晰，衬以单层内皮细胞（彩图 1-5-1A）。癌细胞似正常肝细胞，具有轻度异型性，但细胞体积明显减小，核/浆比升高，核密度明显增加；胞质明显嗜伊红色，有时见胆汁小滴，脂肪储积常见；核圆而规则，核仁明显，分裂相少。

2 级：肿瘤组织主要呈梁索状排列，梁索厚度超过 3 个细胞，腺泡状及腺样结构多见；癌细胞略异形，胞质中颗粒明显，胞核较大，核浆比例增大，核染色深浅不一，核仁明显，分裂相多（彩图 1-5-1B 和彩图 1-5-1C）。

3 级：肿瘤组织主要呈粗梁索状及实体型结构，细胞排列常不规则，坏死常见。癌细胞异形明显，胞质嗜酸性增强，胆汁小滴少；胞核大而不规则，出现瘤巨细胞，胞核染色质粗且不均匀，核仁多而明显；分裂相多（彩图 1-5-1D）。

4 级：细胞排列紊乱松散，无一定结构。癌细胞形态变异大，有较多的梭形细胞成分；胞质少，胞核大，核仁不规则。

WHO 肿瘤组织学分类把 HCC 即分为高、中、低分化 3 个级别[21]，其中高分化癌相当于埃德蒙森分级的 1 级以及少部分分化较好的 2 级病变，中分化癌对应其余的 2 级病变，低分化癌相当于埃德蒙森 3 级，而梭形细胞成分（肉瘤样癌）为主的低分化癌以及所谓"未分化癌"（undifferentiated carcinoma）相当于 4 级病变。实际工作中 I 及 IV 级都比较少见，各为 10% 左右，而最多的是 2、3 级，各为 40% 左右。随着 HCC 监测工作的前移和完善，目前切除的直径 3cm 以下的小 HCC 比例增加[22]，1 级和 2 级病变所占比例将会逐渐升高。

对于多数 HCC 病变来讲，一个重要生物学特点是其组织学分级与病变大小关系密切[11, 14]。直径不超过 2cm 的 HCC 分为两种，肉眼观结节感不明显、没有包膜的肿瘤组织学上绝大多数表现为 1 级，属于真正的早期癌；呈膨胀性生长、常形成包膜的结节性病变组织学上单纯的 1 级癌仅占 20%，多数还包括有 2 级癌成分，在这种进体积较小的进展期病变中，约 1/3 可以查见两种或者两种以上的成分存在，中分化癌成分（2 级）位于结节的中央，而分化好的成分（1 级）在病变外围，部分呈"结节在结节内"（nodule in nodule）形态，这是 HCC 进展的形态学表现；直径 2~3cm 的病变多数为 2 级 HCC，其中很难再找到残留的 1 级成分；直径超过 3cm 的病变很少为 1 级，多数属于 2 级和 3 级的癌。一项国际多中心研究显示，直径超过 5cm 的 HCC 中，高级别（3 级和 4 级）病变占 47%，这一比例明显高于直径≤5cm 的病变（37%），在这组小 HCC 中，1 级病变占 19%[14]。

三、HCC 的免疫组织化学表型及其在鉴别诊断中的应用

HCC 的细胞角蛋白（cytokeratin，CK）组型非常简单，与正常肝的实质细胞相似，主要由 CK8 和 CK18 构成。多数 HCC 病变不表达 CK7、CK19 和 CK20，这一点可用于与胃肠道来源转移型腺癌的鉴别，后者呈 CK19 阳性，常表达 CK20。分化差（4 级）的 HCC 中，梭形细胞癌成分仍然保留低分子质量 CK 的表达，但波形蛋白（vimentin）表达被启动，这实际上反映了肿瘤组织的上皮 - 间质转化（epithelial-mesenchymal transition，EMT）。

CK7 和 CK19 是胆管和胆小管上皮的标志物，中等以上强度 CK19 阳性弥漫存在是胆管癌或胆管癌成分的一项重要特征，这一点可以用于与 HCC 病变之间的鉴别诊断。值得注意的是，10%~38% 的 HCC 病变中可以查见 CK19 表达，阳性细胞呈灶性簇状或者单个存在，但阳性细胞所占比例多数＜30%[23, 24]。这种改变实际上反映了肿瘤细胞向胆管或胆小管上皮方向分化，这种现象可能与某些基质成分（尤其是层粘连蛋白）的诱导有关[25]，类似于非肿瘤状态下肝实质细胞的小管状化生[26]。已经有数据显示，具有 CK19 表达的 HCC 病变侵袭性较强，患者预后较差[24]。

甲胎蛋白（alpha-fetoprotein，AFP）作为一种胚胎性抗原已经被作为 HCC 的特异性标志物用于血清学和免疫组织化学检测。然而，过低的阳性率（约 25%）限制了其应用价值；同时，某些生殖细胞肿瘤也大量表达 AFP，在进行肝外的转移性腺癌鉴别诊断时应该想到这一点。在确定肝细胞来源上，Hep Par1 和多克隆性的癌胚抗原抗体（pCEA）也有帮助。Hep Par1 在正常肝实质及大部分肝细胞肿瘤中均呈阳性（彩图 1-5-2A），而肝外肿瘤较少阳性[27]；在某些分化差的 HCC 中阳性明显减弱，乃至阴性，在应用较小的组织，尤其是穿刺活检标本进行 Hep Par1 检测时应该注意这一点。肝组织的毛细胆管及 HCC 小管状结构腔面呈典型的 pCEA 膜状阳性；CD10 反应也能显示出与 pCEA 相似的结构，但敏感性较低。Glypican 3（GPC3）是一种细胞表面的类肝素硫酸蛋白多糖，免疫组织化学反应通常显示 HCC 胞浆阳性（彩图 1-5-2B），对分化差且 Hep Par1 阴性的 HCC 诊断更有意义。然而，某些伴有异性增生的肝细胞结节也显示阳性，重度活动的丙型

肝炎标本可呈 GPC3 强阳性；在实际工作中，联合使用 GPC3、谷氨酰胺合成酶（GS）和热休克蛋白 70（HSP70）可能对早期 HCC 的诊断有帮助[28]。此外，GPC3 阳性反应还可见于某些生殖细胞肿瘤、卵巢透明细胞癌和肺鳞状细胞癌，在鉴别诊断时应予注意。p53 蛋白在胞核内大量蓄积在很大程度上可以反映 *p53* 基因突变，然而这种改变多见于进展期 HCC 病变，在早期的 1 级病变中非常少见，这表明 *p53* 基因及其蛋白蓄积是 HCC 进展中的一个事件，与 HCC 发生无关[29]。

四、肝癌的分期

恶性肿瘤的分期对选择治疗方案、估计预后及评价疗效至关重要。国际抗癌联盟（Union for International Cancer Control, UICC）多年来一直定期发布各种恶性肿瘤的 TNM 分期方案，其中 T 代表原发肿瘤，N 代表荷瘤器官之区域淋巴结的状态，M 则代表远处转移。2017 年 WHO 肿瘤病理学分类沿用该分期标准[20]。现分述如下。

T，原发肿瘤状态：

T_X，原发肿瘤无法评估；

T_0，原发瘤无明显证据；

T_1，单发肿瘤≤2cm，或单发肿瘤＞2cm 且没有血管侵犯；

T_{1a}，单发肿瘤≤2cm；

T_{1b}，单发肿瘤＞2cm 且没有血管侵犯。

T_2，单发肿瘤＞2cm 且伴有血管侵犯，或多发肿瘤，最大不超过 5cm。

T_3，多发肿瘤，肿瘤最大径＞5cm。

T_4，无论肿瘤数目和肿瘤大小，只要有门静脉或肝静脉主要分支的血管侵犯；或肿瘤直接侵犯胆囊或者腹膜以外的其他脏器。

N，局部淋巴结状态：

N_X，局部淋巴结状况无法评估；

N_0，没有区域淋巴结转移；

N_1，伴有区域淋巴结转移。

M，远处转移情况：

M_X，远处转移情况无法评估；

M_0，无远处转移；

M_1，远处转移。

ⅠA 期，$T_{1a}N_0M_0$；

ⅠB 期，$T_{1b}N_0M_0$；

Ⅱ期，$T_2N_0M_0$；

ⅢA 期，$T_3N_0M_0$；

ⅢB 期，$T_4N_0M_0$；

ⅣA 期，任何 T，N_1，M_0；

ⅣB 期，任何 T，任何 N，M_1。

五、肝细胞癌的前期病变

人肝脏内 HCC 前期病变包括肝硬化以及肝硬化背景下发生的肝实质大细胞性改变（large-cell change，LCC）和小细胞性改变（small-cell change，SCC）、变异肝细胞病灶（foci of altered hepatocytes，FAH）、变异肝细胞结节（nodules of altered hepatocytes，NAH）、肝实质腺瘤样增生（adenomatous hyperplasia，AH），以及发生于结构基本正常肝脏的肝细胞腺瘤（hepatocellular adenoma，HCA）和局灶性结节状增生（focal nodular hyperplasia，FNH）。

（一）肝硬化

约 80% 的 HCC 发生于硬化肝脏内，故 100 多年来肝硬化都被认为是 HCC 的前期病变。然而，不同类型的肝硬化之间发生 HCC 的可能性有很大差别，组织病理学检查显示出的肿瘤前期和恶性前期病变发生率也不相同[30]；另一方面，并不是所有的 HCC 都发生在肝硬化出现之后。因此，认为肝硬化本身是一种癌前病变的观点在概念和医疗实践上都是不全面的。

（二）LCC 和 SCC

这两种改变曾先后被认为属于癌前病变，而被称为肝细胞异型增生（liver cell dysplasia）。近二十多年来的研究表明，LCC 并非真正的癌前病变，可能为某些致病因子导致有丝分裂障碍的一种表现。SCC 表现为肝细胞体积变小，肝板增厚（＞2 层），核密度增加（1.3～2.0 倍），细胞核相对较大，染色质粗，核浆比增高。这种形态学改变及细胞增殖活性增加显示出一种介于肝细胞良性增生及埃德蒙森 1 级 HCC 病变之间的组织学表型[30]。研究表明，并不是所有的 SCC 病变都意味着有发生 HCC 的危险，只有 SCC 发生在其他肿瘤性病变（包括 FAH、NAH、硬变肝脏中的 AH 和结构基本正常肝脏中的 HCA）中时才意味着显著增加癌变风险，属于真正的异型增生[31]。

（三）AH

这种结节性病变首先被日本学者荒川（Arakawa）等在 HCV 感染的硬变肝脏中描述，是指硬化肝脏中体积明显大于其周围结节的结节状病变。多数 AH 直径 0.8～2.0cm，常有几个汇管区，可通过高清晰度的超声波检查发现[32]。依其是否伴有"非典型性"把这种病变分为普通型 AH 和非典型 AH。现在已经知道，前者不过是体积较大的再生结节，与 HCC 关系不密切；而后一种病变中，至少部分已经属于肿瘤性增生[33]。

应用超声波检查可以检出 AH 病变，因而这类病变在日本和西方国家得到广泛关注和比较深入的研究。然而，不同研究者采用的诊断标准尚未统一。日本学者认为病变直径的下限是 8mm[34]。国际工作组 1995 年把 AH 直径下限降到 5mm[10]。在一个非常仔细的研究中，一组法国学者则根据肝硬化的类型调整 AH 判断标准的下限。粗结节性肝硬化：＞10mm；粗细结节混合性肝硬化：＞8mm；细结节性肝硬化：＞6mm[35]。在中国，肝硬化的主要原因是慢性乙型肝炎，病理类型主要是细结节性，因此我们一直采用后一种标准，在细结节性肝硬化背景中，长径＞6mm 的增生性结节才归入 AH 病变。

此外，对非典型性 AH 的性质仍知之甚少。国际工作组[10]及 2010 年 WHO 分类[20]均采用"异型增生结节"（dysplastic nodule）来称呼该类病变。"肝细胞异型增生"这一概念本身尚未完全达成共识，故这一名称也欠准确。相比之下，称之为"非典型腺瘤样增生"较实用。一种可能的解释是，非典型腺瘤样增生相当于发生于肝硬化背景下的 HCA 病变，部分可以进展为早期 HCC。

（四）FAH 和 NAH

FAH 的概念由班纳施（Bannasch）等于 1976 年提出来的，FAH 是指由细胞学和细胞化学表型明显变异的成熟肝细胞组成的局部病灶。这种病灶最早在给予亚硝胺类致癌剂的大鼠肝内被发现，后来陆续在化学致癌物、放射线及致癌病毒诱发的肝癌模型中被发现。随着 FAH 生长，对周围肝实质造成明显挤压时即被称为 HCA，部分继续进展为 HCC[36]。在尚未发生硬变的肝脏中，HCC 的发生可能是经由这样一种途径：早期 FAH→晚期 FAH→HA→HCC。

近 20 多年来的观察显示，伴有慢性肝炎和肝硬化的人类肝脏组织中也能检测到较多的 FAH 病变[29]。最初的观察是在移植出的患病肝脏标本上进行的。最近的研究显示，应用切除标本，乃至肝穿刺活检标本组织也可能检测到 FAH 病变[31]。人类肝硬化病变中检出的以糖原储积病灶（glycogen storage foci, GSF）和混合细胞病灶（mixed cell foci, MCF）居多，部分病变体积较大，呈膨胀性生长，并对周围组织形成挤压，称为 NAH；其中少部分病变（主要为 MCF 和 NAH）伴有 SCC 改变，多见于 HCC 周围的肝组织中。最近的分子病理学研究表明，所有伴有 SCC 的 NAH 以及部分不伴 SCC 的 NAH 病变已经是肿瘤性病变，并显示出克隆性 LOH。这些病变已经是微小肝细胞腺瘤，代表着肝实质上皮内肿瘤（hepatic intraepithelial neoplasia, HIN）[37]。在肝硬化组织中，多数 HCC 可能是沿着 FAH→NAH→（AAH→）早期 HCC→进展期 HCC 这一路径形成的，SCC 的出现常常与 NAH 的形成和进展有关系。少数情况下，当高级别 SCC 发生较早时，可以由 FAH 跳过 AAH，乃至 NAH 阶段，直接进展为 HCC（hepatocarcinogenesis de novo）。这种病变在组织学上表现为 2 级或 3 级 HCC，无 1 级肿瘤成分；在生物学行为上，早期即可以表现出侵袭性（如间质浸润）。由于生长较快，这种由 FAH 直接发生的恶性病变被发现时多数已经较大，只有在定期筛查中才有可能检测到早期阶段的病变。

（五）HCA

这种病变发生在结构正常或基本正常的肝脏，是一种少见的良性肿瘤，约占肝内原发肿瘤的 2.5%。根据我们的统计文献，来自西方国家的病例多数（97/130）为女性，患病年龄多见于 20～40 岁（中位数 30 岁），多数与长期口服避孕药有关，停用激素后瘤体可以缩小，但多数不会完全消退。已经表明，HCA 为单克隆性病变，系真性肿瘤[38]；HCA 可以发生 SCC，这种病变部分进展为 HCC（腺瘤癌变），因此，伴有 SCC 的 HCA 也是一种恶性前期病变。

伴有 SCC 的 HCA 病变与高分化 HCC（埃德蒙森 1 级）之间的鉴别为肝脏病理学实践中的一个难题，尤其是在缺乏相应的临床及其他实验室数据时更是这样。当 HCA 内出现明显异型结节或病灶，结构紊乱程度达到 HCC 1 级标准时，应诊断腺瘤癌变。确实有一些 HCA 病变，单纯根据组织学表现与 HCC 鉴别极端困难，甚至是不可能的，这时明智的做法是先按 HCA/HCC 交界性肿瘤（borderline hepatocellular neoplasm）[38, 39]密切观察，结合临床病程判断病变的性质。

基于形态学、免疫组织化学表型和遗传学改变，有的学者把 HCA 分为 HNF1α 突变型、β- 联蛋白通路活化型、炎症性非突变型和非炎症性非突变型，这 4 组病变中 HCC 或者 HCA/HCC 交界性病变的检出率分别为 7%、46%、0 和 13%[39]。这说明，HCA 可能是遗传学改变、病理学表现和生物学行为不同的一组疾病，β- 联蛋白活化型腺瘤具有显著升高的癌变倾向。

（六）FNH

这是一种少见的肝实质良性增生性病变，85%～95% 发生于女性，好发年龄 30～40 岁，西方患者中 50%～75% 有口服避孕药物史，其形成可能与肝局部血管畸形有关[40]。有报道称 FNH 是纤维板层型 HCC 的前期病变，理由是二者偶尔出现于同一患者，但这种情况极其罕见[41]。最近的分子病理学研究显示，FNH 由一簇具有不同遗传学标记的 NAH 组成，不伴有 SCC 改变。病变整体上由多克隆性细胞组成[37]。因此，在临床上把 FNH 当作一种 HCC 前期病变是不合适的。

综上所述，对 HCC 癌前病变的详细认识是亟待解决的问题，这将有助于 HCC 的早期诊断和早期治疗。多数 HCC 是经过多个步骤的演进形成的，FAH 通过 NAH 进展为 AH（在硬变肝脏）

或 HCA（在结构正常肝），进而进展为 HCC。在这个过程中，SCC 的出现使其进展加快。这一过程可以通过高清晰度的超声波检测发现，并可以通过肝穿刺活检和动态影像学观察进一步评价其性质和癌变危险度，建立一个全国性的、针对高危因素引起的慢性肝炎和肝硬化患者的 HCC 发生监测网具有至关重要的意义。

（滕晓英　苏　勤）

参 考 文 献

［1］应越英. 病理诊断. 汤钊猷. 中国常见恶性肿瘤诊治规范：原发性肝癌分册［M］. 北京：北京医科大学中国协和医科大学联合出版社，1991：14-20.

［2］MAZZAFERRO V, REGALIA E, DOCI R, et al. Liver transplantation for the treatment of small hepatocellular carcinomas in patients with cirrhosis［J］. N Engl J Med, 1996, 334 (11): 693-699.

［3］FORNER A, LLOVET J M, BRUIX J. Hepatocellular carcinoma［J］. Lancet, 2012, 379: 1245-1255.

［4］RONCALLI M. Hepatocellular nodules in cirrhosis: focus on diagnostic criteria on liver biopsy. a Western experience［J］. Liver Transpl, 2004, 10 (2): 9-15.

［5］SU Q, BANNASCH P. Relevance of hepatic preneoplasia for human hepatocarcinogenesis［J］. Toxicol Pathol, 2003, 31 (1): 126-133.

［6］HYTIROGLOU P. Morphological changes of early human hepatocarcinogenesis［J］. Semin Liver Dis, 2004, 24 (1): 65-75.

［7］KOJIRO M. Focus on dysplastic nodules and early hepatocellular carcinoma: an Eastern point of view［J］. Liver Transpl, 2004, 10 (2): 3-8.

［8］INTERNATIONAL CONSENSUS GROUP fOR HEPATOCELLULAR NEOPLASIA. Pathologic diagnosis of early hepatocellular carcinoma: a report of the international consensus group for hepatocellular neoplasia［J］. Hepatology, 2009, 49 (2): 658-664.

［9］KOJIRO M. Pathological diagnosis at early stage: reaching international consensus［J］. Oncology, 2010, 78 (suppl 1): 31-35.

［10］INTERNATIONAL WORKING PARTY. Terminology of nodular hepatocellular lesions［J］. Hepatology, 1995, 22: 983-93.

［11］RONCALLI M, PARK Y N, DI TOMMASOA L. Histopathological classification of hepatocellular carcinoma［J］. Diges Liver Dis, 2010, 42 (Suppl): 228-234.

［12］BANNASCH P, RIBBACK S, SU Q, et al. Clear cell hepatocellular carcinoma: origin, metabolic traits and fate of glycogenotic clear and ground glass cells［J］. Hepatobiliary Pancreat Dis Int, 2017, 16(6): 570-594.

［13］KOJIRO M, ROSKAMS T. Early hepatocellular carcinoma and dysplastic nodules［J］. Semin Liver Dis, 2005, 25 (2): 133-142.

［14］PAWLIK T M, DELMAN K A, VAUTHEY J N, et al. Tumor size predicts vascular invasion and histologic grade: implications for selection of surgical treatment for hepatocellular carcinoma［J］. Liver Transpl, 2005, 11 (9): 1086-1109.

［15］EDMONDSON H A, STEINER P E. Primary carcinoma of the liver: a study of 100 cases among 48, 900 necropsies［J］. Cancer, 1954, 7 (3): 462-503.

［16］CILLO U, VITALE A, BASSANELLO M. Liver transplantation for the treatment of moderately or well-differentiated hepatocellular carcinoma［J］. Ann Surg, 2004, 239 (2): 150-159.

［17］ZHOU L, RUI J A, YE D X, et al. Edmondson-Steiner grading increases the predictive efficiency of TNM staging for long-term survival of patients with hepatocellular carcinoma after curative resection［J］. World J

Surg, 2008, 32 (8): 1748-1756.

[18] 苏勤. 对人肝细胞癌前期病变的新认识 [J]. 中国医刊，2006，41（11）：649-650.

[19] COLECCHIA A, SCAIOLI E, MONTRONE L, et al. Pre-operative liver biopsy in cirrhotic patients with early hepatocellular carcinoma represents a safe and accurate diagnostic tool for tumor grading assessment [J]. J Hepatol, 2011, 54 (2): 300-305.

[20] 陆录，钦伦秀. 美国癌症联合委员会肝癌分期系统（第 8 版）更新解读 [J]. 中国实用外科杂志，2017，37（2）：141-145.

[21] THEISE N D, CURADO M P, FRANCESCHI P, et al. Hepatocellular carcinoma [M] // BOSMAN F T, CARMEIRO F, HRUBAN R H, et al. WHO classification of tumors of the digestive system. Lyon: IARC, 2010: 205-216.

[22] IKAI I, ARII S, OKAZAKI M, OKITA K, et al. Report of the 17th Nationwide Follow-up Survey of Primary Liver Cancer in Japan [J]. Hepatol Res, 2007, 37 (9): 676-691.

[23] LIU Y F, SU Q, GONG M Z. Expression of cytokeratins in hepatocellular and chlangiocellular carcinomas and their cell lines of human and rat [J]. Cell Vision, 1996, 3 (2): 119-125.

[24] UENISHI T, KUBO S, YAMAMOTO T, et al. Cytokeratin 19 expression in hepatocellular carcinoma predicts early postoperative recurrence [J]. Cancer Sci, 2003, 94 (10): 851-857.

[25] SU Q, FU Y, LIU YF, et al. Laminin induces the expression of cytokeratin 19 in hepatocellular carcinoma cells growing in culture [J]. World J Gastroenterol, 2003, 9 (5): 921-929.

[26] SU Q, LIU Y F, WEI Z Q. Abnormal cytokeratin expression in experimental liver injury caused by carbon tetrachloride administration in rats [J]. Cell Vision, 1996, 3 (4): 297-305.

[27] YAMAUCHI N, WATANABE A, HISHINUMA M, et al. The glypican 3 oncofetal protein is a promising diagnostic marker for hepatocellular carcinoma [J]. Mod Pathol, 2005, 18 (12): 1591-1598.

[28] DI TOMMASO L, FRANCHI G, PARK Y N, et al. Diagnostic value of HSP70, glypican 3, and glutamine synthetase in hepatocellular nodules in cirrhosis [J]. Hepatology, 2007, 45 (3): 725-734.

[29] SU Q, SCHRODER C H, OTTO G, et al. Overexpression of p53 protein is not directly related to hepatitis B x protein expression and is associated with neoplastic progression in hepatocellular carcinomas rather than hepatic preneoplasia [J]. Mutat Res, 2000, 462 (2-3): 365-380.

[30] NIU Z S, NIU X J, WANG W H, et al. Latest developments in precancerous lesions of hepatocellular carcinoma [J]. World J Gastroenterol, 2016, 22: 3305-3314.

[31] SU Q, BANNASCH P. Relevance of hepatic preneoplasia for human hepatocarcinogenesis [J]. Toxicol Pathol, 2003, 31 (1): 126-133.

[32] ARAKAWA M, KAGE M, SUGIHARA S, et al. Emergence of malignant lesions within an adenomatous hyperplastic nodule in a cirrhotic liver. Observations in five cases [J]. Gastroenterology, 1986, 91 (1): 198-208.

[33] TSUDA H, HIROHASHI S, SHIMOSATO Y, et al. Clonal origin of atypical adenomatous hyperplasia of the liver and clonal identity with hepatocellular carcinoma [J]. Gastroenterology, 1988, 95 (6): 1664-1666.

[34] OKUDA K. Hepatocellular carcinoma: recent progress [J]. Hepatology, 1992, 15 (5): 948-963.

[35] LE BAIL B, BELLEANNEE G, BERNARD P H, et al. Adenomatous hyperplasia in cirrhotic livers: histological evaluation, cellular density, and proliferative activity of 35 macronodular lesions in the cirrhotic explants of 10 adult French patients [J]. Hum Pathol, 1995, 26 (8): 897-906.

[36] BANNASCH P, SCHRÖDER C H. Tumors and tumor-like lesions of the liver and biliary tract: pathogenesis of primary liver tumors [M] // MACSWEEN R N M, BURT AD, PORTMANN B C, et al. Pathology of the liver. London: Churchill Livingstone；2002: 777-825.

[37] CAI Y R, GONG L, TENG X Y, et al. Clonality and allelotype analyses of focal nodular hyperplasia compared with hepatocellular adenoma and carcinoma [J]. World J Gastroenterol, 2009, 15 (37): 4695-4708.

［38］GONG L, SU Q, ZHANG W, et al. Liver cell adenoma: a case report with clonal analysis and literature review ［J］. World J Gastroenterol, 2006, 12 (13): 2125-2129.

［39］ZUCMAN-ROSSI J, JEANNOT E, NHIEU J T, et al. Genotype-phenotype correlation in hepatocellular adenoma: new classification and relationship with HCC［J］. Hepatology, 2006, 43 (3): 515-524.

［40］WANLESS I R, MAWDSLEY C, ADAMS R. On the pathogenesis of focal nodular hyperplasia of the liver［J］. Hepatology, 1985, 5 (6): 1194-1200.

［41］IMKIE M, MYERS S A, LI Y, et al. Fibrolamellar hepatocellular carcinoma arising in a background of focal nodular hyperplasia: a report of 2 cases.［J］. J Reprod Med, 2005, 50 (8): 633-637.

第二篇　诊　断　学

第六章
临 床 病 学

第一节 概 述

原发性肝癌大多起病隐匿，随着诊断水平的提高，一些亚临床型肝癌有可能被发现。目前对于肝癌的自然病程有了新的认识，原发性肝癌的自然病程至少两年，分为四个阶段：①亚临床前期，由发病到亚临床期肝癌诊断的确立。此期患者无任何症状，AFP 可轻度增高，影像学检查难以发现肿物。中位时间 10 个月。②亚临床期，由亚临床期肝癌诊断的确立到出现临床症状和体征。此期患者多可由于 AFP 的增高和影像学检查（B 超、CT、MRI、PET 和肝动脉造影）而确定诊断。中位时间 8 个月。③临床期，由出现症状和体征起到出现腹水、黄疸、远处转移。此期患者大多由于出现各种临床表现而到医院检查，确诊较易，但大多数患者肿瘤分期已较晚，中位时间 4 个月。④晚期，由出现黄疸、腹水、远处转移至死亡，中位时间 2 个月。如何在亚临床期或临床早期发现肝癌，是提高肝癌治愈率和生存率的关键。在此阶段发现肝癌主要依赖于健康体检及高危人群的普查与随访。由于肝癌患者大多有肝炎、肝硬化背景，致使临床表现多样化，但缺乏特征性，给临床诊断带来一定的困难。一些肝癌患者由于肝肿瘤本身代谢异常，产生自身分泌或旁分泌，对机体产生一定的影响，而出现一系列伴癌综合征，临床上可出现一些有意义的临床表现，而这些临床表现又可于肝癌本身症状出现之前发生，所以认识并发现这些临床表现，可能对一些肝癌的早期发现有重要意义。

第二节 肝癌的临床表现

一、首发症状

原发性肝癌患者首先出现的症状多为肝区疼痛，其次为纳差，上腹肿块，腹胀、乏力、消瘦、发热、右肩背痛、腹泻、急腹症等。也有个别患者以转移灶症状出现为首发，如肺转移出现咯血，胸膜转移出现胸痛，脑转移出现癫痫、偏瘫，骨转移出现局部疼痛，腹腔淋巴结或胰腺转移出现腰背疼痛等。肝区疼痛对本病诊断具有一定的特征性，而其他症状缺乏特征性，常易和自身肝病背景及腹部其他脏器病变相混淆，而延误诊断。

二、常见症状

（一）肝区疼痛

最为常见的症状，主要为肿物不断增长，造成肝被膜张力增大所致。肿瘤侵及肝被膜或腹膜、膈肌时，是造成疼痛的直接原因。肝区疼痛与原发性肝癌分期早晚有关，早期多表现为肝区隐痛或活动时痛，中、晚期疼痛多为持续性痛、胀痛、钝痛或剧痛。疼痛与肿瘤生长部位有关，肝右叶肿瘤多表现为右上腹或右季肋部痛，肝左叶肿瘤可表现为上腹偏左或剑突下疼痛。当肿瘤侵及肝被膜、膈肌时，常常表现为右肩背疼痛。肿瘤位于肝实质深部时，往往无痛。当肿瘤突然破裂出血时，肝区出现剧痛，迅速波及全腹，表现为急腹症症状，伴有生命体征变化。

（二）消化道症状

可出现食欲减退、腹胀、恶心、呕吐、腹泻等。食欲减退和腹胀较为常见。食欲减退多为增大的肝脏或肿物压迫胃肠道及患者肝功能不良所致。全腹胀，往往为肝功能不良，伴有腹水所致。腹泻多较为顽固，每日次数可较多，大便常规检查，常无脓血，为水样便或稀软便，易与慢性肠炎相混淆。对有肝病背景的患者出现不明原因的腹泻，应想到有肝癌的可能。

（三）发热

大多为肿瘤坏死后吸收所致的癌热，一般在 38℃左右。表现为午后低热无寒颤。小部分患者可为高热伴寒颤。消炎痛可暂时退热。部分患者发热为合并胆道、腹腔、呼吸道或泌尿道感染所致，伴有血常规检验指标改变，经抗生素治疗多可控制。

（四）消瘦、乏力、全身衰竭

早期患者可无症状或仅有乏力。肿瘤组织大量消耗蛋白质及氨基酸，加之患者胃肠道功能失调特别是食欲减退、腹泻等，部分患者出现进行性消瘦。当患者进入肿瘤晚期，可出现明显的乏力，进行性消瘦，直至全身衰竭出现恶病质。

（五）呕血、黑粪

较为常见，多与合并肝炎后肝硬化、门静脉高压有关，也可为肿瘤侵入肝内门静脉主干造成门静脉高压所致。食管、胃底静脉曲张破裂出血，可出现呕血，量较大。门脉高压所致脾大，脾亢引起血小板减少，是产生出血倾向的重要原因。

（六）转移癌症状

肝癌常见的转移部位有肺、骨、淋巴结、胸膜、脑等。肿瘤转移到肺，可出现咯血；转移至胸膜可出现胸痛、血性胸水；骨转移，常见部位为脊柱、肋骨和长骨，可出现局部明显压痛、椎体压缩、病理性骨折或神经压迫症状；转移至脑可有神经定位症状和体征。当癌栓或肿瘤压迫下腔静脉的肝静脉开口，可出现巴德 - 吉亚利综合征（Budd-Chiari syndrome, BCS）。

三、常见体征

（一）肝大与肿块

肝大与腹部肿块是原发性肝癌最主要、最常见的体征。肿块可以在肝脏局部，也可全肝肿大。肝表面常局限隆起，有大小不等的结节，质硬。当肝癌突出于右肋下或剑突下时，可见上腹局限隆起或饱满。当肿物位于膈顶部时，X 线可见膈局部隆起，运动受限或固定。少数肿物向后生长，腰背即可触及肿物。

（二）肝区压痛

当触及肿大的肝脏或局部性的肿块，可有明显压痛，压痛的程度与压迫的力量成正比。肝右叶的压痛有时可向右肩部放射。

（三）脾肿大

常为合并肝硬化所致。部分为癌栓进入门静脉、脾静脉，导致脾脏静脉回流受阻瘀血而肿大。

（四）腹水

多为晚期征象。当肝癌伴有肝硬化或癌肿侵犯门静脉时，可产生腹水，多为漏出液。当肿瘤侵犯肝被膜或癌结节破裂时，可出现血性腹水。肝癌组织中的肝动脉-门静脉瘘引起的门脉高压症，临床表现以腹水为主。

（五）黄疸

多为晚期征象。当肿瘤侵入或压迫大胆管时或肿瘤转移至肝门淋巴结而压迫或阻塞胆总管时，可出现梗阻性黄疸，黄疸常进行性加重。B超或CT或核磁等影像学检查可见肝内胆管扩张。当肝癌合并较重肝硬化或慢性活动性肝炎时，可出现肝细胞性黄疸。

（六）肝区血管杂音

肝区血管杂音是肝癌的特征性体征。肝癌血供丰富，癌结节表面有大量网状小血管，当粗大的动脉突然变细，可听到相应部位连续的吹风样血管杂音。

（七）胸腔积液

常与腹水并存，也可为肝肿瘤侵犯膈肌、影响膈肌淋巴回流所致。

（八）巴德-吉亚利综合征

当肿物累及肝静脉时，形成癌栓，引起肝静脉阻塞。临床上可出现肝大、腹水、下肢肿胀等，符合巴德-吉亚利综合征。

（九）转移灶体征

肝癌肝外转移多以肺、骨、淋巴结、脑、胸膜常见。转移至相应部位，可出现相应体征。

四、并发症

（一）上消化道出血

原发性肝癌多合并有肝硬化。当肝硬化或门静脉、肝静脉内癌栓引起门静脉高压，常可导致曲张的食管、胃底静脉破裂出血。在手术应激状态下或化疗药物作用下，门静脉高压性胃黏膜病变可表现为大面积的黏膜糜烂及溃疡出血。部分肝癌侵犯胆管也可致呕血、便血。上消化道的出血，往往加重患者的肝性脑病，成为肝癌患者死亡的原因之一。首次上消化道出血经保守治疗多有效，反复出血的患者预后差。

（二）肝癌破裂出血

肝癌破裂出血往往为肿瘤迅速增大或肿瘤坏死所致，部分为外伤或挤压所致，肝癌破裂出血常出现肝区突发剧痛。肝被膜下破裂，可出现肝脏迅速增大，肝区触痛及局部腹膜炎体征，B超、CT或核磁可证实。肝脏完全破裂则可出现急腹症，可引起患者休克。体检可发现板状腹、肌紧张、腹部压痛及反跳痛，有移动性浊音，诊断性腹部穿刺结合B超、CT或核磁检查可证实。肝癌破裂出血是一种危险的并发症，多数患者可在短时间内死亡。

（三）肝性脑病

肝性脑病常为肝癌终末期表现，多由肝硬化或肝癌引起门静脉高压、肝功能失代偿所致，也可因上消化道出血、感染或电解质紊乱引起肝功能失代偿所致。肝性脑病常反复发作，成为患者死亡的重要原因之一。

（四）继发感染

肝癌患者常常合并肝硬化，肝功能不良，营养状态差，长期卧床以及部分患者应用化疗药物，极可能造成呼吸道、消化道、泌尿系统及腹腔感染。

第三节　伴癌综合征

原发性肝癌患者由于肿瘤本身代谢异常而产生或分泌的激素或生物活性物质引起的一组症候群称为伴癌综合征（paraneoplastic syndrome）。文献报道已超过了50种。其大致可分为三类：①内分泌方面改变；②代谢方面改变；③血液方面改变。了解这些症候群，对于肝癌的早期发现，有一定现实意义。治疗这些症候群，有利于缓解患者痛苦，延长患者生存期。当肝癌得到有效治疗后，这些症候群可恢复正常或减轻。伴癌综合征主要有以下几种：

一、低血糖症

原发性肝癌并发低血糖的发生率达8%～30%。按其临床表现和组织学特征大致分为两类：A型为生长快、分化差的原发性肝癌病程的晚期，患者有晚期肝癌的典型临床表现，血糖呈轻中度下降，低血糖易控制；B型见于生长缓慢、分化良好的原发性肝癌早期，患者无消瘦、全身衰竭等恶病质表现，但有严重的低血糖，而且难以控制，临床上需长期静脉点滴葡萄糖治疗。发生低血糖的机制未完全明确。可能的机制有：①葡萄糖利用率增加，如肿瘤释放的一些体液性因素具有类似胰岛素样作用，或肿瘤摄取过多的葡萄糖。②肝脏葡萄糖产生率降低，如肿瘤替代大部分正常肝组织，或肝癌组织使葡萄糖代谢发生改变，产生抑制正常肝脏代谢的活性物质，导致肝脏葡萄糖产生率降低。

二、红细胞增多症

原发性肝癌伴红细胞增多症发生率为2%～12%，肝硬化患者出现红细胞增多症被认为是发生癌变的较敏感指标。其与真性红细胞增多症的区别在于：白细胞与血小板正常，骨髓仅红系增生，动脉血氧饱和度减低。红细胞增多症患者，男性外周血象红细胞$>6.5\times10^{12}$/L，女性外周血象红细胞$>6.0\times10^{12}$/L，男性血红蛋白>17.5g/L，女性血红蛋白>16.0g/L，男性红细胞比容（压积）$>54\%$，女性红细胞比容（压积）$>50\%$，明显高于正常人。少数肝硬化伴晚期肝癌患者，红细胞数不高，但血红蛋白及红细胞压积相对增高，可能与后期血清红细胞生成素浓度增高，反馈抑制红细胞生成有关，患者预后较差。肝癌伴红细胞增多症患者经有效治疗后，红细胞增生症可好转或减轻。当肿瘤完全切除后，红细胞数量可恢复正常，一旦肿瘤复发，红细胞数量可再度升高。原发性肝癌产生红细胞增多症机制不明，可能的解释为：①肝癌细胞合成胚源性红细胞生成素或红细胞生成素样活性物质；②肝癌产生促红细胞生成素原增多，并释放某种酶，把促红细胞生成素转变为有生物活性的红细胞生成素；③肝功能障碍时，促红细胞生成素灭活减少。

三、高钙血症

肝癌伴高血钙时，血钙浓度大多超过 2.75mmol/L，表现为虚弱、乏力、口渴、多尿、厌食、恶心，如血钙超过 3.8mmol/L 时，可出现高血钙危象，造成昏迷或突然死亡。高钙血症与肿瘤骨转移时的高血钙不同，后者高血钙伴有高血磷，临床上有骨转移征象。高钙血症被认为是原发性肝癌伴癌综合征中最为严重的一种。高血钙产生的可能原因为：①肿瘤分泌甲状旁腺激素或甲状旁腺激素样多肽。它通过刺激成骨细胞功能，诱导骨吸收增大，使骨钙过多进入血流；它能使肾排泄钙减少而尿磷增加，因此出现高血钙、低血磷症。②肿瘤和免疫炎症细胞产生的许多细胞活素具有骨吸收活性。③肿瘤可能制造过多的活性维生素 D 样物质，它们促进肠道钙的吸收而导致血钙增高。

四、高纤维蛋白原血症

高纤维蛋白原血症可能与肝癌有异常蛋白合成有关，约有 1/4 高纤维蛋白原血症可发生在 AFP 阴性的肝癌患者中。当肿瘤彻底切除后，纤维蛋白原可恢复正常血清水平，故可以作为肿瘤治疗彻底与否的标志。

五、血小板增多症

血小板增多症产生机制可能与促血小板生成素的增加有关。它和原发性血小板增多症的区别在于血栓栓塞、出血不多见，无脾肿大，当有肝硬化时，可见脾大，血小板形态和功能一般正常。红细胞计数正常。当肝癌得到有效的治疗后，血小板数量可以下降或恢复正常。

六、高脂血症

高脂血症可能与肝癌细胞自主合成胆固醇有关。伴有高脂血症的肝癌患者，血清胆固醇水平与 AFP 水平平行。当肿瘤得到有效治疗后，血清胆固醇与 AFP 可平行下降；当肿瘤复发时，可再度升高。

七、降钙素增高

肝癌患者血清及肿瘤中降钙素含量可增高，可能与肿瘤异位合成降钙素有关。当肿瘤切除后，血清降钙素可恢复至正常水平。肿瘤分化越差，血清降钙素水平越高。伴高血清降钙素水平的肝癌患者，生存期较短，预后较差。

八、高血糖症

血糖含量增高可能与肝癌细胞分泌某种活性物质抑制胰岛素的功能或与胰岛素竞争结合胰岛素受体，而使胰岛素不能有效地发挥作用有关。当肝癌得到根治性切除后，血糖多可逐步降至正常范围。

九、性激素紊乱综合征

肝癌组织产生的绒毛膜促性腺激素，导致部分患者血清绒毛膜促性腺激素水平增高。原发性肝癌合并性激素紊乱综合征主要有肿瘤性青春期早熟、女性化和男性乳房发育。性早熟可见于儿童患者，几乎均发生于男性，其血清及尿中绒毛膜促性腺激素活性增高。癌组织中可检出绒毛膜促性腺激素，血中睾酮达到成人水平，睾丸正常大小或轻度增大，睾丸间质细胞（Leydig cell）增生，但无精子形成。女性化及乳房发育的男性患者，血中催乳素及雌激素水平可增高，这与垂体反馈调节机制失常有关。当肿瘤切除后，患者所有女性的特征均消失，血清中性激素水平恢复正常。

（王少斌）

参 考 文 献

［1］庄宝珠，沙文阁. 原发性肝癌的临床表现［J］. 实用内科杂志，1992，12（7）：340-341.

［2］郭卫平，张洪新，王执民，等. 肝癌合并肝动-静脉瘘DSA表现及其与门脉高压间的关系［J］. 第四军医大学学报，2000，21（11）：1410-1414.

［3］黄洁夫. 肝脏胆道肿瘤外科学［M］. 北京：人民卫生出版社，1999.

［4］华伟，邓欣帛，郑建梅，等. 原发性肝癌的非典型临床表现［J］. 中西医结合肝病杂志，1999，9（5）：39-40.

［5］江正辉，黄志强. 肝癌［M］. 重庆：重庆出版社，1996.

［6］江绍基. 临床肝脏病学［M］. 上海：上海科学技术出版社，1992.

［7］林正理，蔡积武. 肝癌少见的全身表现——旁癌综合征：附63例分析［J］. 实用肿瘤学杂志，1997，11（1）：61-62.

［8］皮执民，李铁钢，姚宏亮，等. 原发性肝癌的误诊［J］. 中国普通外科杂志，2000，9（1）：95-96.

［9］上海市肝癌协作组. 原发性肝癌325例的临床分析［J］. 肿瘤防治研究，1974，3：207.

［10］史继学，刘来村. 原发性肝癌伴高血钙症12例［J］. 新消化病学杂志，1995；3（2）：80.

［11］沈玲，高金荣，张林，等. 青年人原发性肝癌95例临床分析［J］. 江苏医药，1999；25（6）：409-411.

［12］王志亮，李国威. 原发性肝癌的早期诊断［J］. 中国实用外科杂志，2000，20（3）：141-143.

［13］余珊，周宁，李永昆，等. 原发性肝癌并糖代谢紊乱［J］. 云南医药，1999，20（2）：86-87.

［14］曾民德，萧树东. 肝脏与内分泌［M］. 北京：人民卫生出版社，1995.

［15］BRAIX J, CASTELLS A, CALVEL X, et al. Diarrhea as a prescnting symptom of hepato cellular carcinoma［J］. Dig Dis Sci, 1990, 35 (6): 681-685.

［16］BERNARD T J, GEURTS M J, GRONDAHL H J, et al. Immunoassays (ELISA) of urokinase-type plasminogen activator (uPA): report of an assay EORTC/BIOMED-1 workshop［J］. Eur J Cancer, 1996, 32 (8): 1371-1381.

［17］COTTONE M, TURRI M, CALTAGIRONE M, et al. Screening for hepatocellular carcinoma with child's A cirrhosis: an 8-year prospective study by ultrasound and alphafetoprotein［J］. J Hepatol, 1994, 21: 1029.

［18］HWANG S J, LUO J C, LI C P, et al. Thrombocytosis: a paraneoplastic syndrome in patients with hepatocellular carcinoma［J］. World J Gastroenterol, 2004, 10: 2472-2477.

［19］HUBER K, KIRCHHEIMER J C, ERMLER D, et al. Determination of plasma urokinasetype plesminogen activator activity in patients with primary liver cancer: characterization as tumour associated antigen and comparison with alphafetoprotein［J］. Cancer Res, 1992, 52: 1717-1720.

［20］KEW M C, FISHER J W. Serum erythopoietin concentration in patients with hepatocellular carcinoma［J］. Cancer, 1986, 58: 2485-2488.

［21］NDUBUBA D A, OJO O S, ADETILOYE V A, et al. The incidence and characteristics of some paraneoplastic syndromes of hepatocellular carcinoma in Nigerian patients［J］. Eur J Gastroenterol Hepatol, 1999, 11 (12): 1401-1404.

［22］ROSS J S, KURIAN S. Clear cell hepatocellular carcinoma. sudden death from hypoglycemia.［J］. Am J Gastroenterol, 1985, 80: 188-194.

［23］SAKISAKA S, WATANABE M, TATEISHI H, et al. Erythropoietin production in hepatocellular carcinoma cells associated with polycythemia［J］. Immunohisto Chemical Evidence Hepatology, 1993, 18: 1357-1362.

［24］SAISSE J, HAVDWIGSEN J, CASTELLANI P, et al. Buddi-Chiari syndrome secondary to intracardiac extension of hepatocellular carcinoma. two cases treated by radical resection［J］. Hepatogastroenterology, 2001, 48: 836-839.

［25］SI M S, AMERSI F, GOLISH S R, et al. Prevalence of metastases in hepatocellular carcinoma: risk factors and impact on survival［J］. Am Sury, 2003, 69: 879-885.

［26］TANAKA Y Y, OZAWA Y, MIYAXAKI K, et al. Primary hepatocellular carcinoma with severe hypoglycemia involvement of insulin-like growth factors［J］. Liver, 1992, 12: 90-93.

［27］YANG B H, ZHANG B H, XU Y C, et al. Prospective study of early detection for primary liver cancer［J］. J Cancer Res Clin Oncol, 1997, 123: 257.

［28］YANG B H, XIA J L, HUANG L W, et al. Changed clinical aspects of primary liver cancer in China during the past 30 years［J］. Hepatobillary Pancreat Dis Int, 2004, 3: 194 198.

［29］GHOURI Y A, MIAN I, ROWE J H. Review of hepatocellular carcinoma: epidemiology, etiology, and carcinogenesis［J］. J Carcinog, 2017, 16: 1.

［30］EL-SERAG H B. Hepatocellular carcinoma［J］. N Engl J Med, 2011, 365: 1118-1127.

［31］PASCUAL S, HERRERA I, IRURZUN J. New advances in hepatocellular carcinoma［J］. World J Hepatol, 2016, 8: 421-438.

［32］INGLE P V, SAMSUDIN S Z, CHAN P Q, et al. Development and novel therapeutics in hepatocellular carcinoma: a review［J］. Ther Clin Risk Manag, 2016, 12: 445-455.

第七章

原发性肝癌标志物和酶学分析

肿瘤标志物（tumor fetoprotein）是反映细胞癌变各阶段表型及基因型特性 / 特征的物质，是与正常组织相比明显增高并有显著意义的化学成分，可存在于肿瘤细胞表面、细胞质、细胞核及细胞外（体液中）。这些物质或者存在于正常成人组织而见于胚胎组织，或者肿瘤组织中的含量大大超过正常组织的含量，它们的存在或量变可以提示肿瘤的性质、肿瘤的组织发生、细胞分化、细胞功能，以帮助肿瘤的诊断、分类、判断预后及指导治疗。

肿瘤标志物可以分为两类，即：①由肿瘤组织产生：包括分化抗原（淋巴细胞表面标志）、胚胎抗原（CEA 和 AFP 等）、同工酶（NSE 和 PAP 等）、激素（HCG 和 ACTH 等）、组织特异抗原（PSA 等）、黏蛋白或其他糖蛋白、糖脂（CA125、CA50 等）、癌基因及其产物、多胺和唾液酸等。②肿瘤与宿主相互作用而产生：包括血清铁蛋白、免疫复合物、急性期蛋白、同工酶（LDH1、LDH2、LDH3、LDH4、LDH5、CK-MM、MB、BB 等）、白细胞介素 -2 受体、肿瘤坏死因子和新蝶呤等。

肿瘤标志物应该具备以下几个条件：①特异性强：具有较好的区别肿瘤与非肿瘤的能力，只存在于所诊断的疾病；②敏感性好：在肿瘤发生的早期能检测出；③与肿瘤的消长密切相关。

原发性肝癌标志物很多，主要有甲胎蛋白（alpha fetoprotein，αFP，AFP）和 AFP 异质体（variant）以及异常凝血酶原等，兹分别加以介绍。

第一节　原发性肝癌标志物

一、甲胎蛋白

甲胎蛋白分子质量为 68 000Da。化学成分为糖蛋白（glycoprotein），含糖量约为 4%。沉降系数为 4.5S，等电点是 4.7~5.25，百分消光系数为 5.06~5.30，电泳区带位于白蛋白与 α_1 球蛋白区间。

1956 年，伯格斯特兰（Bergstrand）和渣尔（Czar）首先在人胎儿血清中检出此种蛋白。20 世纪 60 年代许多研究者先后在各种哺乳动物（猴、马、牛、羊、猪、狗、猫、兔、鼠等）和鸟类及鸡的胚胎中检测到此种蛋白。之后又在低等动物鲨中检测出此种蛋白。可见 AFP 是在进化过程中保留下来且分布较广泛的胚胎蛋白。

胚胎期 AFP 合成部位主要在肝和卵黄囊。妊娠期由胎儿产生的 AFP 含量持续增高，到第 12~14 周胎儿血浆中的 AFP 峰值达到 3mg/mL，随后即逐渐降低，至出生时降至 50μg/mL。周岁末的婴儿 AFP 一般都低于 5ng/mL。在没有疾病的情况下，一生中始终维持这一水平。AFP 在胚胎期的作用尚不清楚，曾认为是白蛋白的替代物，当白蛋白浓度达到成人水平时，这一作用才终止。当肝细胞癌变时，又重新获得产生 AFP 的能力。肝细胞癌患者的 AFP 和胎儿 AFP 的理化性质（分子量、沉降系数、等电点、百分消光系数、含氮量和含糖量等）和氨基酸的组成等方面基本一致。说明胎儿时期合成 AFP 的基因，随个体发育成熟基本处于阻遏状态，在某些条件或因素作用下，合成 AFP 基因去阻遏，重新合成 AFP。AFP 位于细胞质、细胞膜和细胞核周围，在常规 HE 染色切片上，呈均质半透明粉红色的球状物质。

目前临床上常用的 AFP 检测方法有放射免疫法（radioimmunoassay，RIA）、酶联免疫法（enzyme linked immunoassay，ELISA）和微粒子发光免疫法（microparticle enzyme immunoassay，MEIA）等。

（一）放射免疫（双抗体）法

1. 实验原理

将 AFP 标准品或待检血清与固定限量的 ^{125}I-AFP 混匀，加入马抗人 AFP 抗血清，混匀，置 25～30℃，18～24h，然后加入羊抗马 IgG，离心，测定总放射性（T），弃上清液，再测定沉淀的放射性（B），计算各标准管的结合率（B/T），绘制标准曲线。根据待检血清的结合率，可从标准曲线上查得其浓度。

2. 试剂

（1）^{125}I-AFP：用时稀释成 10 000～12 000cpm/0.1mL；

（2）AFP 标准：分别含 AFP 0、20、50、100、200、400μg/L；

（3）马抗人 AFP 血清；

（4）羊抗马 IgG 血清〈二抗〉；

（5）缓冲液：含 2% 正常马血清的 PBS；

（6）正常人血清。

3. 实验程序

（1）参照表 2-7-1 加样。

表 2-7-1　放射免疫法检测 AFP 操作过程　　　　　　　　　　mL

反应物	试管号与 AFP 标准 (μg/L)						
	1	2	3	4	5	6	7
AFP 标准	0	20	50	100	200	400	样品管
标准液	0.1	0.1	0.1	0.1	0.1	0.1	—
正常人血清	0.1	0.1	0.1	0.1	0.1	0.1	—
待检血清	—	—	—	—	—	—	0.1
马抗 AFP	0.1	0.1	0.1	0.1	0.1	0.1	0.1
^{125}I AFP	0.1	0.1	0.1	0.1	0.1	0.1	0.1
缓冲液	0.6	0.6	0.6	0.6	0.6	0.6	0.7
混匀，25℃，18～24h							
羊抗马 IgG	0.1	0.1	0.1	0.1	0.1	0.1	0.1

（2）在 25～30℃条件下混匀 1h，以 3500r/min 转速离心 15min，测定各管总放射性（T）和沉淀的放射性（B），计算结合率。结合率（%）$=B/T\times100\%$。

（3）以结合率为纵坐标，AFP 标准含量为横坐标，绘制竞争抑制曲线，并据此求得待检血清中 AFP 的含量。

4. 参考值

正常人血清 AFP 值＜20μg/L。

（二）酶联免疫法

1. 检测原理

利用酶联免疫法（enzyme linked immunoassay，ELISA）双抗体夹心技术。将抗 AFP 抗体包被聚苯乙烯反应板微孔，加待检样品（AFP），再加酶标记抗 AFP 抗体和酶底物显色。呈色强弱与待检样品中 AFP 含量相关。

2. 试剂

（1）AFP 抗原；

（2）抗 AFP 抗体；

（3）辣根过氧化物酶标记抗 AFP 抗体；

（4）其他试剂：

① 包被液：$NaHCO_3$ 2.9g；NaN_3 0.2g；加蒸馏水至 1000mL。

② 稀释液：NaCl 8.0g；KH_2PO_4 0.2g；$Na_2HPO_4 \cdot 12H_2O$ 2.9g；加蒸馏水适量，溶解后加 Tween-20 0.5mL；正常人（或小牛）血清 100mL；蒸馏水加至 1000mL。

③ 洗涤液：Tris 2.42g；1.0mol/L HCl 13.0mL；Tween-20 0.5mL；蒸馏水加至 1000mL。

④ 底物溶液（用于辣根过氧化物酶）0.1mol/L Na_2HPO_4：$Na_2HPO_4 \cdot 12H_2O$ 35.85g；蒸馏水加至 1000mL。

0.05mol/L 枸橼酸：枸橼酸 9.6g；蒸馏水加至 1000mL。

临用时取 0.1mol/L Na_2HPO_4 5.14mL，0.05mol/L 枸橼酸 4.86mL，混匀，加入邻苯二胺 4mg、H_2O_2 0.05mL。

⑤ 终止液：2mol/L H_2SO_4。

3. 操作

（1）用最适浓度的包被抗体包被聚苯乙烯反应板微孔，每孔 100μL。4℃过夜后用洗涤液洗 3 次，每次 3min（下同）。

（2）加入 1∶10 稀释的待检血清至包被孔，每孔 100μL。37℃ 1h 后洗涤。

（3）取 AFP 参考品稀释成 3、6、12、25、50、100ng/mL，与待检血清同法检测，制备标准曲线。

（4）各孔加最适工作浓度的 HRP 标记的抗 AFP 100μL。37℃条件下反应 1h 后洗涤。

（5）各孔加底物溶液（OPD-H_2O_2）100μL，37℃避光反应 30min。加 2mol/L H_2SO_4 终止反应。

4. 结果判断

目测时，将待检血清孔的呈色与 AFP 参考孔的呈色比较，再乘以稀释倍数，即可做出半定量报告。如用酶免疫检测仪测定，则测 492nm 波长吸光度，查标准曲线（以吸光度为纵坐标，AFP 含量为横坐标），得出待检血清中 AFP 的含量，乘以稀释倍数后发出定量报告。

5. 参考值

正常成人血清 AFP 值为 10～30μg/L。

6. 临床意义

（1）原发性肝细胞癌患者血清 AFP 含量明显升高，阳性率 80% 以上，是原发性肝细胞癌重要的标志物。常以＞400μg/L 作为肝癌诊断的临界值，加以肝脏存在占位性病变，基本可以诊断肝癌。若 AFP 升高不明显，但存在进行性升高，和肝脏占位性病变，亦可诊断为肝癌。

（2）AFP 并非肝癌特异性标志物，某些情况下亦升高，如：①某些恶性肿瘤：胚胎细胞癌、胃癌、胰腺癌、胆道癌和肺癌等；②肝脏良性疾病：病毒性肝炎、新生儿肝炎、肝硬化等；③高酪氨酸血症、囊性纤维变性、运动失调性毛细血管扩张症等；④妊娠监测：妊娠期 AFP 异常提示胎儿脊柱裂、无脑畸形或食管闭锁。

（3）20% 左右患者 AFP 阴性，应结合其他检查提高检出率。

（三）双抗体夹心法

1. 实验原理

标本（含 AFP）、生物素标记的 AFP 特异性单克隆抗体、钌复合物标记的 AFP 特异性单克隆抗体，三者形成双抗体夹心复合物。加入链酶亲和素包被的磁颗粒，由于生物素和链酶亲和素的结合，夹心复合物结合在固相磁颗粒上。吸取反应复合物到测量池，此时磁性微颗粒被吸附到电极的表面，用 ProCell（含 TPA 的缓冲液）冲走未结合的物质，给电极加上电压引发电化学发光反应，用光电倍增管测量产生的光信号强度。光信号强度与【Ru（bpy）$_3$】$^{2+}$ 的浓度呈线性关系，由标准曲线得到测定结果。标准曲线通过两点校准得到，主曲线由试剂条形码提供。

电化学发光：发光剂三联吡啶钌和电子供体三丙胺（tripropyl amine，TPA），在阳电极表面可同时失去一个电子发生氧化反应。二价的三联吡啶钌被氧化成三价，而三价的三联吡啶钌是一种强氧化剂，TPA 被氧化成阳离子自由基 TPA$^+$，TPA$^+$ 可自发地失去一个质子（H$^+$），形成自由基 TPA`，这是一种非常强的还原剂，可将一个电子给三价的三联吡啶钌，使其形成激发态的三联吡啶钌，能量来源于三价的三联吡啶钌和 TPA` 之间存在的高化学电位差。TPA 被氧化成为二丙胺和丙醛。激发态的三联吡啶钌通过荧光机制衰减，发射一个波长 620nm 的光子，重新生成基态的三联吡啶钌。这一过程在电极表面周而复始地进行，产生许多光子，使光信号得以加强。

2. 试剂

（1）M：链酶亲和素包被的磁性颗粒；

R1：生物素标记的抗 AFP 抗体；

R2：钌标记的抗 AFP 抗体。

（2）ProCell（含 TPA 的缓冲液）。

（3）CleanCell 洗液。

（4）校准品由罗氏公司提供，如 Cal 1、Cal 2。

（5）质控品由罗氏公司提供，如 PC U1、PC U2。

3. 操作步骤

（1）校准及质控。

（2）标本运行。键入实验项目，放置标本，运行。

4. 参考值：<8ng/ml。

5. 临床意义

升高见于：

（1）原发性肝癌：AFP 阳性率可达 70%～90%，诊断标准为 AFP＞500ng/ml，持续一个月以上，可结合临床诊断肝癌。

（2）良性肝病：急性肝炎、慢性活动性肝炎和肝硬化病人的 AFP 也可升高，但一般不超过 300ng/ml。

（3）其他恶性肿瘤及妊娠检测：孕妇血清或羊水中如有 AFP 异常升高，提示胎儿有脊柱裂、无脑儿、食管闭锁等先天畸形的可能，应尽早诊治。

二、AFP 异质体

近年来发现，不同组织细胞合成、分泌的 AFP，由于糖基化过程的差异导致 AFP 糖链结构的不均一性，称糖链结构差异的 AFP 为 AFP 异质体（AFP variant）。不同的 AFP 异质体与外源性凝集素的亲和性存在差异。应用小扁豆凝集素（*Lens culinaris* agglutinin，LCA）等做亲和电泳免疫印迹法将人 AFP 分成结合、非结合两种异质体。原发性肝细胞癌患者 AFP 异质体与 LCA 的亲和性高于良性肝病，故 LCA 交叉亲和免疫电泳，可用于鉴别原发性肝细胞癌与良性肝病。

下面介绍亲和电泳免疫印迹法：

1. 原理

将含 AFP 的待检血清置于含 LCA 的琼脂糖凝胶中电泳。LCA 结合型 AFP 泳动速度慢，而 LCA 非结合型 AFP 泳动速度快，形成 2 条带。用吸附有抗人 AFP 抗体的硝酸纤维素（nitrocellulose，NC）膜进行免疫印迹，再依次与酶标记抗人 AFP 抗体与酶底物反应而呈色。NC 膜上可呈现 2 条着色带，透明后用光密度计扫描，得出结合型与非结合型 AFP 所占百分比。

2. 试剂

（1）小扁豆凝集素；

（2）结合人 AFP 抗体结合兔抗人 AFP-HRP；

（3）结合兔抗人 AFP-HRP；

（4）结合马抗人 AFP 抗体的硝酸纤维素膜（简称马抗人 AFP-NC 膜）：将 NC 膜剪裁成与凝胶板相同大小，浸于最适稀释度的马抗人 AFP 抗体溶液中，5min 后取出，电吹风吹干，4℃保存，4 周内稳定；

（5）洗涤液：150mmol/L NaCl 溶液，含 0.05% 吐温 -20。

3. 操作

（1）用 25mmol/L Tris- 巴比妥缓冲液（pH 值 8.6）配制 10g/L 琼脂糖凝胶（内含 2.0g/L LCA），浇注玻板。凝胶厚度为 1.0mm，长 8cm，宽度根据标本数而定，一般为 1cm 宽 / 每份标本。在负极侧 0.5cm 处，切一条长 7mm，宽 1mm 的加样槽，槽内加待检血清 4μL。

端电压 15V/cm，电泳 45min。电泳毕，取下琼脂糖凝胶板。

（2）将马抗人 AFP-NC 膜先用蒸馏水浸湿，仔细地覆盖于琼脂糖凝胶板上，再在 NC 膜上加数层滤纸，上面置 $10g/cm^2$ 的重物。约经 30min，凝胶板上 AFP 电泳区带即转印至 NC 膜上。

（3）将免疫印迹的 NC 膜浸入用 20g/L 牛白蛋白溶液最佳稀释的兔抗人 AFP-HRP 溶液中，37℃，经 1h 后取出。NC 膜用洗涤液洗 3 次。最后将 NC 膜浸于酶底物溶液（DAB＋H_2O_2）中，待显现出 2 条棕黄色区带后，用蒸馏水冲洗数次，终止反应。

（4）在阴极侧的区带为 LCA 结合型 AFP；阳极侧的区带为 LCA 非结合型 AFP。NC 膜在空气中干燥后，用十氢化萘透明，用光密度计于波长 490nm 扫描，打印出二条区带的百分数。

4. 临床意义

LCA 结合型 AFP＞25% 提示为原发性肝细胞癌。

三、异常凝血酶原

1984 年利布曼（Liebman）等在肝细胞癌患者血浆中检出异常凝血酶原（des-γ-carboxylprothrombin，DCP），而正常人血浆中则未检出。人血浆 DCP 由肝癌细胞分泌，其与肝细胞中凝血酶原前体为同一物质，与凝血酶原结构极其相似，其分子氨基端的谷氨酸残基未经羧基化，缺乏结合钙和磷脂的结构基础，故无凝血活性。一般认为血浆 DCP 超过 300ng/mL 时，应高度怀疑肝癌。人血浆 DCP 随肝癌进展而增高，随肿瘤切除而下降。血浆 DCP 与 AFP 联合检测可提高 AFP 单独检测的阳性率。

四、转铁蛋白

转铁蛋白（transferrin，Tf）亦称运铁蛋白。原发性肝癌患者血清 Tf 明显降低。肿瘤越大，合并肝硬化越严重，则 Tf 值越低。Tf 值随病情加重而进行性下降。小肝癌、早期肝癌 Tf 值仅轻度降低，表明 Tf 无助于原发性肝癌的早期诊断，可作为预后判断的指标。

正常参考值：比浊法：成人 2.2～4.0g/L；>60 岁 1.8～3.8g/L。

临床意义：Tf 增高见于缺铁性贫血和妊娠后期；Tf 降低见于急慢性肝炎、肝硬化、肾病综合征、肾功能衰竭、恶性肿瘤、慢性贫血、重度烧伤等。

五、转铁蛋白受体

转铁蛋白受体（transferrin receptor，TFR）是肿瘤细胞中的一种跨膜糖蛋白，为结构抗原，亦为分化性抗原，分子质量为 94kD。当肿瘤细胞大量增殖时，细胞表面的 TFR 表达大大增加。原发性肝癌细胞表面的 TFR 数明显高于正常肝细胞。

第二节　原发性肝癌酶学分析

在原发性肝癌患者血清中存在某些酶，虽然并非特异性酶，但具有强化诊断，辅助诊断和监测病情作用。致血清酶升高的原因为：①原发性肝癌组织产生，如 γ- 谷氨酰转移酶；②原发性肝癌患者脏器功能障碍致酶灭活代谢障碍，如异常凝血酶原等；③肿瘤组织压迫，酶逆流入血，如 γ- 谷氨酰转移酶；④肿瘤细胞膜通透性升高，致细胞内某些酶逸出；⑤肿瘤组诱导某些组织酶等。

一、γ- 谷氨酰转移酶

γ- 谷氨酰转移酶（γ-glutamyltranspeptidase，GGT，γ-GT）编号：EC2.3.2.2；相对分子质量：9000；化学分类：酶，蛋白质；同工酶：已知多聚体，但其单体尚不明确。γ- 谷氨酰转移酶是一种肽转移酶，其催化谷胱甘肽或其他含谷氨酰基多肽上的谷氨酰基团转移到其他合适受体。GGT 存在于血清及除肌肉以外的所有细胞中，人体各器官中 GGT 含量按如下排列：肾、前列腺、胰、肝、盲肠和脑。在肾、胰和肝脏中，此酶含量之比约为 100:8:4。虽然肾组织中 GGT 含量最高，但血清中 GGT 主要来自肝胆系统。少量酶存在于细胞液中，大部分定位于细胞膜上。该酶作用是以 γ- 谷氨酰肽形式将氨基酸或肽经细胞膜转运致细胞内。GGT 还可能与谷胱甘肽的代谢有关。在肝脏，GGT 主要位于库普弗细胞，门脉周围血管和胆管内皮细胞，不存在于正常肝细胞，但肝癌组织 GGT 活性显著升高，可较正常肝组织高 3～100 倍。

下面仅介绍最常用的 γ- 谷氨酰对硝基苯胺连续监测法（液体试剂）。

1. 原理

γ- 谷氨酰对硝基苯胺和双甘肽生成的对硝基苯胺和 γ- 谷氨酰双甘肽所释放的对硝基苯胺与 γ- 谷氨酰转移酶活力成正比。经波长 405nm 比色，可得知 γ- 谷氨酰转移酶活力：

$$\gamma\text{- 谷氨酰对硝基苯胺 + 双甘肽} \xrightarrow{GGT} \text{对硝基苯胺} + \gamma\text{- 谷氨酰双甘肽}$$

2. 试剂成分

（1）R1 试剂：缓冲液 甘氨酰甘氨酸　150mmol/L；

Tris 缓冲液，pH 值 8.25，100mmol/L；

叠氮钠，0.09%。

（2）R2试剂：起动试剂　γ-谷氨酰对硝基苯胺 5.0mmol/L。

3. 操作程序

（1）波长：405nm，光径：1cm；温度：37℃。

（2）双试剂：500μL R1试剂＋50μL标本＋100μL R2试剂混匀，30s后，测定2min吸光度变化，并计算每分钟吸光度变化率。

（3）计算：GGT（U/L）＝ΔA/min×1368。

4. 正常参考值〈37℃〉

男：11～50U/L;

女：7～32U/L。

5. 临床意义

GGT明显增高见于原发性或继发性肝癌、阻塞性黄疸、胆汁性肝硬化、胰头癌、肝外胆道癌等。轻度或中度升高见于传染性肝炎、肝硬化、胰腺炎和嗜酒、长期服用某些药物（如巴比妥）者。GGT对于肝病的鉴别诊断缺乏特异性。因此GGT升高并非确诊肝胆疾病的特异和惟一的依据。

二、γ-谷氨酰转移酶同工酶

血清中的GGT由于分子大小，电荷多少的不同而表现出差异，藤泽等采用7.5%聚丙烯酰胺凝胶电泳将人血清GGT分为Ⅰ、Ⅱ、Ⅲa、Ⅲb和Ⅳ5条区带。Sawabu等人采用4%～30%聚丙烯酰胺凝胶电泳将人血清GGT分为12条区带，即Ⅰ、Ⅱ、Ⅱ′、Ⅲ、Ⅳ、Ⅴ、Ⅵ、Ⅶa、Ⅶb、Ⅶc、Ⅷa和Ⅷb。其中Ⅰ、Ⅱ、Ⅱ′带仅见于原发性肝癌患者，尤其GGTⅡ阳性率可高达90%～97%。并发现GGTⅡ与AFP无相关性。AFP正常的原发性肝癌患者，而GGTⅡ阳性率也高达82%～86%。所以，GGT同工酶对原发性肝癌有早期诊断价值，并可部分解决AFP阴-性者原发性肝癌的诊断。

三、α-L-岩藻糖苷酶

α-L-岩藻糖苷酶（α-L-Fucosidase，AFU，α-FU）是催化含岩藻糖基的糖蛋白，糖脂等生物活性大分子水解的溶酶体酸性水解酶。其常用检测方法为酶法终点法，蓝波生物公司提供AFU测定试剂盒。

1. 实验原理

在 pH 5.0 条件下，AFU催化对硝基苯-岩藻糖吡喃糖苷，生成硝基酚和岩藻糖。在波长405nm时，测量其吸光度变化，计算其活力：

$$AFU（U/L）＝ [标本（μL）＋反应液（μL）＋显色液（μL）] ×1000÷ [反应时间（分）×光径（cm）×标本（μL）×18.8] × (A_{测定} - A_{空白}) ＝159.6× (A_{测定} - A_{空白})$$

2. 试剂

反应液：含PNP-AFU;

显色液：甘氨酸缓冲液（pH 9.0）;

空白：乙酸缓冲液（pH 5.0）。

3. 试验参数

波长：405nm；温度：37℃；血清标本：25μL；反应液：300μL。

反应时间：5min；显色液：50μL；显色时间：1min。

4. 正常参考值

3.1～7.8U/L。

5. 临床意义

（1）AFU 是一项新的原发性肝癌的标志物。原发性肝癌患者血清 AFU 常明显升高，尤其是 AFP 阴性的原发性肝癌，作为与肝脏其他占位性病变的鉴别指标。与 AFP 相比，其敏感性稍高，而特异性则较差，因为转移性肝癌、肝硬化、慢性肝炎等均存在 AFU 升高。

（2）AFU 与 AFP，铁蛋白，GGT 等联合检测有助于原发性肝癌的早期发现，特别有助于 AFP 阴性的原发性肝癌的发现，提高原发性肝癌诊断的敏感性和特异性。

（3）对原发性肝癌的疗效观察，手术后监测，预后的判断等均有重要参考作用。

AFU 降低见于遗传性 AFU 缺乏症引起的岩藻糖蓄积病，患儿多在 6 岁死亡。

四、醛缩酶同工酶 A

醛缩酶同工酶（aldolase，ALD）有 A，B，C 三种形式。ALD-A 主要存在于骨髓肌和胚胎肝组织中，通过 1，6 二磷酸果糖（FDP）和 1- 磷酸果糖（FIP）起作用。三种同工酶对底物 FDP，FIP 的分解能力不同，因而 FDP/FIP 活力比也不同，该活力比在 ALD-A 、ALD-B 和 ALD-C 分别为 50、1 和 10。这种 FDP/FIP 活力比的差异反映了三种 ALD 三种同工酶的相对含量。正常肝组织以 ALD-B 为主，而 ALD-A 则是胚肝中主要醛缩酶。胚胎发育早期，肝内 ALD-A 和 ALD-B 同时存在，后者较低。随着胚胎发育，ALD-A 下降，至出生前数天难以测出，ALD-B 则成为主要的醛缩酶形式。当肝细胞癌变时，ALD-A 重新出现，并逐渐代替 ALD-B，即所谓胚胎型同工酶重现。所以，ALD-A 被视为原发性肝癌的肿瘤标志物，阳性率达 71.5%。并且原发性肝癌分化越差，ALD-A 阳性反应越强。经手术切除肿瘤或栓塞治疗后，ALD-A 的浓度明显下降。ALD-A 对鉴别原发性肝癌与良性肝病有一定的价值。各型肝炎及肝硬化患者血清 ALD-B 上升，FDP/FIP 正常。对 AFP 阴性或弱阳性的原发性肝癌患者有一定的诊断价值。ALD-A 与 AFP 联合测定可提高原发性肝癌的诊断阳性率。ALD-A 对小肝癌有早期诊断价值。

五、碱性磷酸酶同工酶

碱性磷酸酶同工酶（alkaline phosphates isoenzyme，ALP）按其基因的不同可分为胎盘型 ALP，小肠型 ALP 和肝、骨、肾型 ALP 三大类。肝、骨、肾型 ALP 由同一基因控制产生，因此三者多肽链部分完全相同，不同之处在于所含糖链部分的差异（包括糖基的种类，数量及添加方式的不同以及末端唾液酸含量的差异），用凝集素亲和层析技术可将肝、骨、肾型 ALP 分离开来。按照新的同工酶定义，肝、骨、肾型 ALP 应不属于同工酶范畴，应属于同工酶亚型。机体某些组织发生恶变时，往往产生组织特异 ALP。正常成人血清中主要为肝型 ALP，其次为骨型 ALP 和小肠型 ALP；生长期儿童主要为骨型 ALP。

1. 正常参考值

乙酸纤维薄膜电泳法：

成人：仅一条带，67.8% 为肝型 ALP 带，32.2% 为骨型 ALP。

7～11 岁儿童：87% 仅有骨型 ALP 带；13% 有肝型和骨型 ALP 混合带。

2. 临床意义

（1）肝胆疾病：肝内胆汁淤积，急性肝炎，原发性肝癌主要表现为肝型 ALP 增高。在 AFP 低浓度或 GGT Ⅱ 阴性的原发性肝癌中，存在部分肝型 ALP 增高。可提高原发性肝癌的检出率。肝外阻塞性黄疸，转移性肝癌，肝脓疡和胆道结石患者除有肝型 ALP 增高外，还可检出胆汁 ALP。

（2）骨病：病理性成骨或破骨时，血清中骨型 ALP 明显增加，因此骨型 ALP 不能用于鉴别良恶性骨病和有无恶性肿瘤骨转移。

（3）肿瘤：结肠癌、乳腺癌、肺癌和女性生殖系肿瘤组织往往有胎盘型 ALP 的过度表达，称为 Regan 同工酶，但此酶亦可见于肝炎、乙醇所致胆汁淤积及肝硬化。胰腺癌，胸膜癌及胆道腺癌患者血清中出现 Nagao 同工酶（或类胎盘型 ALP 同工酶）。肝癌患者血清中出现 kasahara 同工酶，该 ALP 是胎儿肠型 ALP 的重新表达。

六、5- 核苷酸磷酸二酯酶同工酶 -V

用聚丙烯酰胺凝胶电泳可将血清 5′- 核苷酸磷酸二酯酶同工酶（5′-ribonucleoside、phosphate，5′-NPD）分成 5 或 11 条区带。其中 V、Ⅵ带见于原发性肝癌患者，5′-NPD-V 在 AFP 阳性的阳性率为 84.6%～85.7%，阴性的阳性率为 56.4%～91%。5′-NPD-V，Ⅵ合并阳性率为 92.8%。5′NPD 与 AFP 联合检测，使肝癌的诊断率提高到 94.0%～95.4%。Tsou 认为，只要肝脏有肿瘤组织，5′-NPD-V 即可呈阳性。5′-NPD-V 在转移性肝癌亦有 72%～98% 阳性率。因此，此同工酶并非原发性肝癌所特有。

七、M2 型丙酮酸激酶同工酶

M2 型丙酮酸激酶同工酶（pyruvate kinase M_2, M_2-pyk）共有 4 种同工酶：L、R、M1、M2（K）型。正常成人主要为 L 型，血清 M2-pyk 正常参考值为 575.8 ± 259.5ng/L。胎肝及肝癌组织主要为 M2（K）型。肝癌患者较正常增高 5 倍，且在小肝癌阶段即明显增高。原发性肝癌分化越差，M2fyk 增高越明显。

八、α_1- 抗胰蛋白酶

α_1- 抗胰蛋白酶（α_1 antitrypsin，α_1-AT，Al-AT）：糖蛋白，肝脏是主要合成 α_1-AT 的器官。α_1-AT 的生物学功能是抑制胰蛋白酶，纤溶酶，透明质酸酶等丝氨酸蛋白酶类的广谱天然抑制剂。一般分泌到血中的 α_1-AT 的半衰期为 4～6d。α_1-AT 为一种急性时相蛋白。在恶性肿瘤、外伤、感染及炎症等情况下，迅速升高。良性肝病有 3%～12.9% 阳性，肝癌患者阳性率达 74.5%。在 AFP 阴性的原发性肝癌中也有 22.7% 阳性率。南通医学院以免疫电泳法测定 α_1-AT，正常人<4.0g/L，对原发性肝癌诊断特异性为 93.6%，敏感性为 74.7%，总之，α_1-AT 为肿瘤诊断辅助指标，缺乏特异性。

α_1-AT 蛋白部分由数十个等位基因控制，因而其构型各异，并且其糖链部分组成和构型也存在差异，因而造成 α_1-AT 糖蛋白分子的异质性。用 Con A 亲和双向免疫电泳可显示 α_1-AT 糖蛋白分子的异质性，出现 2 条区带，即区带 Ⅰ、Ⅱ。原发性肝癌区带 Ⅰ 明显升高，良性肝病次之，正常人最低；区带 Ⅱ 则相反，正常人＞良性肝病＞原发性肝癌。因此，区带 Ⅰ 值可协助判断良、恶性肿瘤。

九、异柠檬酸脱氢酶和同工酶

异柠檬酸脱氢酶（isocitrate dehydrogenase，ICD）催化异柠檬酸的氧化脱竣反应生成 α 酮戊二酸，$NADP^+$ 是其辅酶。其主要存在于肝、心、骨髓肌、肾、肾上腺、血小板及红细胞中，血清中 ICD 主要来源于肝脏，少量来源于其他细胞。ICD 相对分子质量为 64000，需 Mn^{2+} 作激活剂，Ca^{2+}，Hg^{2+}，胰乙酸盐及对高汞苯甲酸、氰化物、叠氮钠、草酸、EDTA 是其抑制剂。

ICD 有 2 种同工酶，细胞质和线粒体 ICD，分别由不同基因控制产生，且催化特性及物理特性不同。

临床意义：

（1）ICD 活力是实质性肝脏疾病的敏感指标，且在早期及潜伏期即可检出。病毒性肝炎时，ICD 水平最高，可达正常上限的 10～40 倍；慢性肝炎时，尽管 ICD 通常 14～20d 内降至正常水平，但有时酶活力升高可维持数月。ICD 水平升高后突然下降，提示有大面积细胞坏死发生。传染性单核细胞增多症患者血清 ICD 升高幅度与病毒性肝炎相似。中毒性肝炎时，ICD 升高至正常水平 3～8 倍。无并发症的梗阻性黄疸时，ICD 正常或轻微升高。ICD 水平显著升高还见于急性胆道炎症和新生儿胆道闭锁。肝硬化时，血清 ICD 水平很高，可达正常上限的 4 倍。肝癌及肝转移癌 ICD 仅轻度或中度升高。其他引起 ICD 升高的因素还有：心肌梗死时充血性心力衰竭所致的肝缺血、酗酒、药物，如对氨基水杨酸，怀孕时胎盘损伤，巨幼红细胞性贫血等。

（2）血清 ICD 总活力与 ICD 同工酶联合测定有助于判定血清 ICD 升高是肝脏疾病还是心肌梗死所致。细胞中 ICD 主要存在于胞浆中，其电泳迁移率较快，且对肝癌的特异性为 92.2%，敏感性为 68.0%。中，其电泳迁移率较快，且对热较稳定，而心肌细胞中 ICD 主要存在于线粒体中，其电泳迁移率较慢，且热稳定性较差。

十、α_1- 抗糜蛋白酶

南通医学院用糜蛋白酶饱和等量抑制试验测定，正常人 α_1- 抗糜蛋白酶（α_1- antichymotrypsin，α_1-AC，A1AC）值<157（10^3U/L），原发性肝癌组 51% 增高，而慢性肝炎、肝硬化组均降低，表明 A1AC 有利于原发性肝癌与良性肝病的鉴别。A1AC 诊断原发性肝癌的特异性为 92.2%，敏感性为 68.0%。

奥登斯（Ordones）等用免疫过氧化物酶法，对原发性肝癌患者肝内 A1AT，A1AC 做了比较研究，发现 33 例均含 A1AC，其中仅次于 9 例 A1AT 阳性。良性肝病时，A1AT，A1AC 均极少阳性，说明 A1AC 与 A1AT 一样可作为原发性肝癌的组织内标志。

除上述酶之外，尚有其他一些酶对原发性肝癌具有一定诊断价值。随着研究的深入，会发现更敏感、更特异的酶。

第三节　肿瘤标志物联合检测

肿瘤标志物很多，但是目前还没有对原发性肝癌完全特异性的肿瘤标志物。多种肿瘤标志物的联合检测有助于提高检测的敏感度和特异度，以及提高早期诊断率。

下面仅简单予以介绍：

一、高尔基体跨膜糖蛋白 73（GP73）和 AFP 联合检测

北京协和医院肝脏外科研究发现 GP73 是肝癌早期诊断和手术后复发病情评估的理想血清标志物。GP73 对肝癌的敏感度为 74.6%，特异度为 97.4%；同组患者 AFP 对肝癌的敏感度为 58.2%，特异度为 85.3%，提示 GP73 在肝癌检测的敏感度和特异度均远高于 AFP。而将 GP73 和 AFP 联合检测后，敏感度提高到 89.2%。

二、AFP 和多种肿瘤标志物的联合检测

目前，已有很多有关 AFP 和多种肿瘤标志物的联合检测的研究报道，诸如 AFP 与糖类抗原 125（CA125）、糖类抗原 19-9、唾液酸（SA）、GGT、β2- 微球蛋白（β2-MG）、AFU、血清铁蛋

白（FT）、DNA多聚酶（DNA-P）及癌胚抗原（CEA）等，皆不同程度提高肝癌检测的敏感度和特异度。

（刘振元）

参 考 文 献

[1] ABELOFF M D, ARMITAGE J, DICKER A S, et al. Clinical Oncology［M］. Second Edition. London: Churchill, 1999.

[2] STEVEN A C. 肝脏肿瘤［M］. 韦福康，译. 北京：人民卫生出版社，2001：28-30.

[3] 孙荣武，安治国. 恶性肿瘤实验诊断的临床价值［J］. 中国实验诊断学，2001，5（2）：52.

[4] 叶应妩，王毓三. 全国临床检验操作规程［M］. 2版. 南京：东南大学出版社，2006.

[5] 王宝恩. 肝脏病学新进展——基础与临床［M］. 北京：北京出版社，1996：59-64.

[6] LIEBMAN H A. Des-r-carboxyl (abnormal) prothrombin as a serum marker of primary hepatocellular carcinoma ［J］. New EngJ Med, 1994, 310: 1427.

[7] 梁扩寰. 肝脏病学［M］. 北京：人民卫生出版社，1995：786-799.

[8] 蔡志昌. AFP异质体在肝癌诊断中的应用［J］. 中国实验诊断学，2001，5（4）：189.

[9] 于秀艳. α-L岩藻糖苷酶测定方法及在肝癌诊断中的应用［J］. 中国实验诊断学，2001，5（4）：181.

[10] 侯振江. 同工酶检测在肝癌诊断中的应用［J］. 临床肝胆病杂志，2001，17（2）：78-79.

[11] CHANG S K, HLAING W W, YU R Q, et al. Value of alpha-foetoprotein for screening of recurrence in hepatocellular carcinoma post resection［J］. Singapore Med J, 2012, 53: 32-35.

[12] SCHRAIBER LDOS S, DE MATTOS A A, ZANOTELLI M L, et al. Alpha-foetoprotein level predicts recurrence after transplantation in hepatocellular carcinoma［J］. Medicine, 2016, 95: 2478.

[13] TAMURA Y, SUDA T, ARII S, et al. Value of highly sensitive fucosylated fraction of alpha-fetoprotein for prediction of hepatocellular carcinoma recurrence after curative treatment［J］. Dig Dis Sci, 2013, 58: 2406-2412.

[14] CHON Y E, CHOI G H, LEE M H, et al. Combined measurement of preoperative alpha-fetoprotein and des-gamma-carboxy prothrombin predicts recurrence after curative resection in patients with hepatitis-B-related hepatocellular carcinoma［J］. Int J Cancer, 2012, 131: 2332-2341.

[15] SINGHAL A, JAYARAMAN M, DHANASEKARAN D N, et al. Molecular and serum markers in hepatocellular carcinoma: predictive tools for prognosis and recurrence［J］. Crit Rev Oncol Hematol, 2012, 82: 116-140.

[16] 北京协和医院. 检验科诊疗常规［M］. 北京：人民卫生出版社，2006：424-427.

第八章

原发性肝癌超声诊断

超声检查以其无创、便携、实用的优势，及其操作简便、实时动态、图像直观等特点，成为临床一线的检查手段，在肝脏肿瘤的诊断和治疗中发挥重要作用。近年来，应用新型压电材料拓宽了换能器的带宽；应用单脉冲技术、多脉冲技术或多线技术等多种调制脉冲技术，提高了超声的空间分辨率和穿透力；运用组织或造影剂谐波的非线性成像技术，并从接收信号中的基波频带中分离利用谐波信号，大大提高了组织分辨率；超声的灰阶和血流成像技术可以使血流和组织同时显像，使多普勒模式得到全新的突破和发展。近年来超声造影和三维成像技术的应用提高了小肝癌检出率。

第一节　原发性肝癌的常规超声检查

原发性肝癌的超声检查有利于早发现、早诊断，以期达到早治疗的目的。诊断的关键在于肝内发现实质占位性病变的直接征象，提供直观、可靠的诊断依据。诊断价值在于对肝内病灶进行准确定位，并根据肿瘤形态、结构及内部回声特点、肿瘤血管、有无浸润、转移病灶等情况进行定性诊断。

一、原发性肝癌的二维声像图表现

原发性肝癌二维超声主要表现为肝内实性占位，形态不规则，内部回声具有多型性，可呈低、等、高和混合型回声，但多以低回声为主，随肿瘤生长，较大病灶呈等回声、高回声甚至较强回声，坏死液化时伴不规则无回声。

（一）二维超声特征

1. "失结构"改变

肝脏由肝小叶及中央静脉、周围的格利森系统所组成，其空间分布与声阻抗差别构成了正常肝脏的声像图。肝癌细胞取代原有肝小叶及格利森系统时，局部癌变区域失去原有肝脏回声分布。

2. 膨胀性表现

在肝癌结节形成早期，由于癌细胞迅速分裂、增殖，向周围肝组织凸出，超声可见结节周围一层薄纤维包膜或假包膜，包膜呈规则的圆球形或椭圆形；部分结节周围可见血管包绕，呈规则的圆或椭圆形"窄环状"低回声带。

3. 多形性特征

超声动态观察的多变性肝癌结节内部回声高、低不同，分布可均匀或不均匀。

4. 多变性特征

肝癌超声随访过程中，除了形态大小的增长形成的动态变化外，部分病例呈现病灶内部高、低回声之间的改变，以及回声分布之间的改变。

5. 生长速度

肝癌病灶大多生长迅速，通常情况下，直径≤2cm结节的内径平均倍增时间为89天，恶性程度较高、血供丰富的结节平均倍增时间小于此平均值，反之，则大于此平均值。

（二）原发性肝癌的内部回声类型

1. 低回声型

在直径≤3cm的肝癌中，以低回声病灶多见，为圆或椭圆形占位性病灶，回声分布多较均匀，亦可为低回声中散在点状高回声，呈花蕊状，部分中等回声结节内亦可见低回声。病灶常具有细薄包膜（厚度<1mm），可伴侧壁回声失落效应，伴侧后声影，后壁回声略高，后方回声稍增强。

2. 高回声型

大、小肝癌病灶中均可发生，为圆或椭圆形占位性病变，边缘整齐，内部回声高、低不均，结节周边可见"晕环"围绕。

3. 等回声型

等回声病灶较难与周围正常组织区分，常凭借肝内管道受压、推移或结节外血管围绕等间接征象确定其存在。通常在患者甲胎蛋白逐渐上升的提示下探寻原发灶。等回声型病灶常属于不稳定的表现期，应用超声实时动态的优势密切随访（1次/3～4周），常可发现结节内部回声的变化。

4. 混合回声型

为高、低回声在病灶内的各种混杂表现，又可分为：

（1）高、低回声镶嵌：可为低回声为主的高回声镶嵌，亦可为高回声为主的低回声镶嵌。

（2）声晕型：病灶周围见高回声包膜，中心为高回声类圆形区，从中心的高回声区边缘至包膜之间为低、弱回声晕环，此宽环中回声呈细小雾状，靠中心区回声略高，近包膜区回声较弱。

（3）结中结：在高回声团块中，包含多个高回声小结节，回声分布不均，在各个高回声结节之间有低、弱回声分布。

（4）混合型：病灶内各种高、低回声无规律混合，声像图表现为内部回声明显分布不均匀。

（三）原发性肝癌的边界回声

除弥漫型肝癌外，肝癌多以膨胀性生长为主，外形呈圆形或椭圆形，多数境界清楚，但边缘不锐利。由于病灶包膜限制，周围的癌组织受压变性，周边形成低回声的声晕，外线模糊，内线清楚。

直径<3cm的肝癌常具有完整包膜，由纤维组织组成，其声阻抗较周围肝组织及癌肿均高，因此形成界面反射，在二维声像图上可见细薄的低回声晕。声像图上包膜较光滑均匀，形态规则，呈圆形或椭圆形。当肝癌体积较大时，其包膜一般模糊不清。但也有癌结节直径>5cm的肿瘤的包膜仍然较完整。此时，病灶周边多伴声晕回声。若肿块位于肝表面可呈现"角征"或"驼峰征"样改变。

（四）原发性肝癌的继发表现

1. 卫星灶

部分巨块型肝癌向邻近肝组织浸润转移，在周围形成散在小结节。声像图表现为一个癌结节外缘较为规则均匀的包膜，向外发生类圆形新突起，亦可为另一独立的病灶，其包膜与原发主结节相连，子结节中的内部回声与主结节相似，CDFI 可显示子结节中主要血供来自主结节。

2. 癌栓形成

超声可观察到管腔内透声差，或被实性低 - 等回声充填，伴管腔局部或广泛性扩张。局部管壁受累时，呈毛糙、中断改变。

（1）肝静脉内癌栓：肝内静脉的癌肿浸润是肝癌的特征性病变之一，早期病变也可发生。癌栓可从小肝静脉波及较大静脉，亦可因静脉癌栓堵塞流出道，并且使癌栓逆向蔓延至小门静脉、较大门静脉或门静脉主干中。

（2）门静脉内癌栓：肝癌合并肝硬化的病例，由于肝硬化致输出静脉阻塞而导致癌栓逆行性发展。在病理切片中，凡肝静脉有癌栓者，门静脉几乎均受累及。癌肿若直接侵犯门静脉，亦可发生门静脉癌栓。

（3）胆道系统内癌栓：由于胆道系统为胆汁排泄的通道，癌肿若脱落或侵入小肝管后，可顺流而下在肝总管或胆总管内形成癌栓，胆道内癌栓亦可从邻近肝癌或门静脉内癌栓直接侵入。胆道癌栓常伴有进行性、持续性黄疸以及明显疼痛等症状。

3. 淋巴结转移

（1）第一肝门区淋巴结转移：于胆囊颈部、胆总管、门静脉周围显示圆形或椭圆形低回声结节，单发或多发，直径为 0.5～2.0cm。多个肿大的淋巴结可导致胆总管受压，可继发梗阻性黄疸的胆道扩张、胆囊肿大等征象。

（2）第二肝门区淋巴结转移：肝脏淋巴管汇至下腔静脉的三支肝静脉流入处淋巴结，因位置较深，常不易检出肿大的淋巴结。

（3）腹膜后淋巴结转移：腹主动脉与下腔静脉周围、胰腺周围的淋巴结转移，超声表现为圆形或椭圆形低回声灶，单个或多个，可相互融合成团块状。

（五）超声诊断小肝癌的现状及进展

原发性肝癌的组织分化程度与超声声像图及病灶体积之间存在密切关系。肝癌生长过程中其内部回声将发生改变，随着肿瘤增大，内部回声将从低回声→等回声→高回声→混合回声的方向发展。有研究发现，低回声的肿瘤中，小肝癌占 65%；在强回声的病灶中，肝癌、肝硬化结节及炎性病灶各占 33.3%。

1. 内部回声

直径≤2cm 的小肝癌多数以低回声为主，且边界清晰，其癌细胞增殖速度快，排列均匀，内部尚未长入血管，没有纤维组织增生、出血和坏死，病灶内部结构较为均匀，散射强度低，回声低于周围正常肝组织。随着病灶的增大，低回声型病变呈递减趋势，高回声型病变呈递增趋势。

2. "晕环"征

超过半数的小肝癌有包膜和较完整的低回声晕环，后方回声稍增强。其产生的原因目前存在争议，多数人认为存活的肝细胞与坏死的癌细胞之间的晕环为肿瘤包膜，或肿瘤本身结构与正常肝组织之间有声阻抗差所致，还有人认为肿瘤边缘对周围组织形成挤压带，生长快的肿瘤其边缘的弱回声与压缩带形成"晕环"。而转移性肝癌的"牛眼征"，是指圆形高回声团四周有 1～3mm 无回声环包绕，宽度常大于原发性肝癌的晕圈。血管瘤、局灶性结节样增生、炎性假瘤等病灶均无"晕征"。

3. 回声类型与分化程度的关系

大多数早期阶段的小肝癌分化良好，随着肿瘤体积增大，分化良好的肿瘤组织内出现低分化的恶性组织，直至完全取代分化良好的肿瘤组织。高分化肝癌组织结构与正常肝组织较为接近，细胞排列密集、多层，多以低回声为主。但当肿瘤组织内存在脂肪变性等改变，会出现强回声表现。中分化肝癌回声表现多样，分布无特异性。低分化肝癌由于癌细胞排列紧密，呈"巢状"，二维声像图多以偏低回声为主。

二、原发性肝癌的彩色多普勒超声表现

彩色多普勒血流成像（color Doppler flow image，CDFI）是在频谱多普勒技术基础上发展起来的利用多普勒原理进行血流显像的技术，以彩色显示血流信号，伪彩色编码由红、蓝、绿三种基本颜色组成，目前均设定朝向探头的血流以红色表示，背离探头的血流以蓝色表示，彩色的亮度与血流速度的高低成正比，流速高，彩色亮度强，流速低，彩色亮度弱。彩色多普勒血流成像可显示二维超声成像中未能检出的血流，比较小的动、静脉血管（内径3mm以下的小血管），用以观察血流动力学的信息及变化，反映病灶所特有的血流及血供情况。

（一）彩色多普勒血流分布

恶性肿瘤不断增生和浸润，形成丰富的血管网。肝癌病灶内血管表现为树干状、彩点状或彩色镶嵌的"簇状"斑块，在频谱多普勒分析中可为肝动脉、门静脉或肝静脉血流。癌结节周围的血流可表现为环状或弧形围绕，可用频谱多普勒检测出连续性门脉血流或搏动性动脉血流。

1. 肿瘤周围血流

在肝癌病灶的周围晕环里，可见丰富彩色血流环绕，可为肝动脉、门静脉，亦可为肝静脉。

2. 肿瘤内部血流

分为彩色镶嵌状、短支状、分支状、弧形、网篮状。其中"网篮状"血流和内部"分支状"血流是原发性肝癌的特异性表现，而转移性肝癌多表现为肿瘤周围迂曲的静脉血流，内部星点状血流则多见于肝血管瘤。多数学者认为肿瘤内部或周边探及动脉血流是肝癌的特征，尼诺-慕希尔（Nino-Murciar）认为若在肿瘤内检测到动脉血流信号，则诊断肝癌的敏感性、特异性分别为76%和69%。

肿瘤血供超声多普勒的分级国内常采用CDFI分级，在肿瘤血管显示最丰富的切面，按动脉血供，可将肿瘤内部分为4级：

Ⅲ级：多量血流，瘤周红、蓝动脉血流包绕，瘤内有稀少分支的树枝状或2个较长的搏动性血流；

Ⅱ级：中量血流，瘤内有一个较长搏动性血流；

Ⅰ级：少量血流，瘤周或瘤内可见1～2个点状或短棒状搏动性血流；

0级：未见血流，瘤周及瘤内未显示搏动性血流信号或仅显示静脉血流。

研究显示，直径>3cm的肝癌血流类型主要为Ⅲ型，因为肿瘤生长较快，肝动脉血流量增多，通过肿瘤滋养血管供应肝癌细胞的生长，导致病灶内部及周围血流增多。直径≤3cm的小肝癌，由于肿瘤内动脉血管不丰富，主要靠周边血流滋养，多为沿病灶绕行的细窄不连续流，少数病灶内部及周边可探及血流信号。

3. 肝静脉及门静脉癌栓形成

CDFI显示静脉管腔内彩色血流中断，或仅在某一管壁附近可见细窄扭曲的彩色血流。门静脉癌栓再通时可探及细小动脉从门静脉壁长入，亦可发现较多门静脉小分支大量沿管壁外侧分布，形成侧支循环。

（二）彩色多普勒血流参数

原发性肝癌的典型血流特征是"高速高阻"的动脉频谱。

1. 肝动脉峰值流速升高

原发性肝癌内形成肝动脉 - 门静脉瘘时，峰值流速常超过 60cm/s，甚至超过 100cm/s。库多（Kudo）等应用多普勒超声技术对 88 例原发性肝癌、30 例继发性肝癌及 17 例肝良性肿瘤的供血动脉血流动力学参数进行分析，发现当肿瘤供血动脉 $V_{max}>60cm/s$ 时，诊断原发性肝癌的特异性达 92%。

2. 阻力指数升高

阻力指数 RI>0.60。由于肿瘤血管增生，容易受癌巢挤压，假包膜和癌细胞周围肝硬化组织压迫静脉分支，影响癌组织静脉回流，致使 RI 增高。

3. 肝血管指数（liver vascular index，LVI）

它是门静脉流速与肝动脉搏动指数的比值。由于原发性肝癌时门静脉血流速度降低和肝动脉 PI 升高，有学者将 LVI 应用于肝癌的诊断，当 LVI<12cm/s 时，诊断原发性肝癌的敏感性为 95.24%，特异性 92%，准确性为 93.48%，均高于血清 AFP 和肝癌供血动脉的峰值流速的诊断价值。

4. 肿瘤指数（hepatic tumor index，HTI）

即瘤周边或内部搏动性血流的最大流速与肿瘤所在肝叶的肝动脉最大流速比值。该比值升高，有助于鉴别原发性肝癌与肝转移癌。有研究认为，当 HTI>1.0 时，诊断原发性肝癌的敏感性为 71.4%，特异性为 88.9%。

三、原发性肝癌的彩色能量图特征

彩色能量图（color power angio，CPA）是以血流中与散射体（红细胞）相对的能量信号为成像参数，不受取样角度和频移影响，对细小血管及低速血流敏感，故显示的血流信号丰富，可完整地显示瘤内血管树或血管网。在检测肝癌的血供和血管结构方面优于 CDFI。国内有学者研究发现 CPA 能有效地将血管走行和分布状态显示出来，可更好地了解脏器及肿瘤的血管立体结构。但 CPA 也具有不能显示血流方向、易受脏器活动影响产生伪像、无具体量化指标比较等缺点。

第二节　超声造影在原发性肝癌诊治中的应用

自 20 世纪中期开始，M 型超声用于临床诊断，到七八十年代，历经二维图像和彩色多普勒两次跨越式的技术发展，超声以安全、便捷、实时动态、切面接近解剖等优势，已广泛应用于临床。新一代声学造影剂的出现为超声诊断开创了新的应用领域，迎来了超声影像技术的第三次革命。

超声造影改变了传统超声技术在肝脏检查中缺乏良好对比度的缺点，不仅带来了肝脏血流灌注信息，更增加了肝占位病变与正常组织的影像对比度。近几年，超声造影技术在诊断领域得到进一步发展，如长时间增强的长效造影剂、肝癌特异性靶向造影剂及三维造影技术等。同时，造影剂在携带药物，超声空化方面的治疗作用逐渐凸现，有希望在肝癌治疗中发挥作用。

一、超声造影简介及肝脏的超声造影检查技术

超声造影又称声学造影，在灰阶超声基础上使用增强造影剂，可显著强化细微血管血流情况的显示，有助于诊断及鉴别诊断。历经数十年的发展，超声造影所使用的造影剂及成像方法日趋

成熟，现已成为肝癌诊断中重要的增强影像学检查技术。该技术主要原理为注射含微泡造影剂后，大量微气泡在血液中产生微小液 - 气界面，即形成无数的超声反射界面，使原本呈低回声的血液信号明显增强。同时，由于微气泡随血流方向流动，得到的增强的血液信号出现的时间、顺序还提供了血液的流动方向、流动速度和灌注方式等宝贵信息。

（一）超声造影原理

由于正常肝组织与病灶摄取造影剂的不同，对比分辨二者非常容易。造影剂既能增强血流信号，提高信噪比，也能增强组织的灰阶显像。造影剂的密度、浓度、血液流速、颗粒体积及声波发射频率等均可影响造影效果。

微泡成像造影剂经外周静脉注射后进入全身血液循环，增强了病灶的回声和血流信号。造影剂微泡在超声声场中的活动特征与微气泡大小、微泡外壳和包裹气体密切相关，更主要是与入射声波超声功率有关，当超声功率较小，微气泡表现为线性振动，使常规灰阶超声和 CDFI 超声的回声信号增强；随着超声功率的加大，微气泡出现非线性振动现象，释放出多种谐频成分。二次谐波成像能提高信噪比，能发现微小血管内微泡的存在，并判断微循环血流变化；当超声功率达到某一临界点时，微气泡局部受到的压力大于它本身可承受的压力，触发微气泡破裂，产生丰富谐频信号，显示出该病灶区血管容量的信息。

（二）超声造影剂种类

超声造影使用的对比增强剂均为微泡造影剂，采用变性的白蛋白、脂质体、多聚体及各种表面活性剂等材料包裹微气泡，与 CT、MRI 所使用的碘化造影剂不同的是，微泡造影剂不经肝脏、肾脏代谢，因此不受肝、肾功能影响。根据微泡种类大致分为三代：第一代为包裹空气的微泡造影剂，其微泡成分为空气，外壳为受热变性的白蛋白分子经二硫键交联而成。第二代造影剂外壳与第一代相似，微泡成分为高分子质量、低血液溶解度的氟碳类或氟硫类气体。

目前临床较常用于肝脏超声造影诊断的是第二代造影剂（SonoVue®，声诺维），属血池造影剂，只存在于血管内而不进入组织或被细胞摄取，以磷脂外壳包裹六氟化硫气体形成的微小气泡，微泡的平均直径为 2.5μm，可达到的是一种血池显像。

第三代造影剂主要是通过对外壳的改建，使其表面可以连接针对靶组织的特异生物素或配体，造成微泡在靶组织的蓄积，从而达到应用微泡靶向诊断与治疗的作用。

（三）造影方法

造影剂注射方法分为弹丸注射法和连续注射法：前者显影持续时间短，具有峰值强度，对造影剂稳定性要求稍低；后者则具有显影时间长的特点，要求造影剂有较高的稳定性，适合进行定量研究。应根据脏器的血供特点、研究目的选择造影剂，并采用适合的注射方法。

目前肝脏超声造影常经肘部静脉快速注射造影剂，并随即用 5mL 生理盐水冲管，采用低机械指数脉冲成像技术，持续观察肝脏灌注的时相，微气泡经肺循环逐渐排出体外，结束造影过程。

（四）肝脏超声造影检查技术

肝脏超声造影的观察时相：欧洲超声医学和生物学联合会（EUSUMB）研究组 2004 年发布的超声造影剂使用规范及肝脏局灶性病变诊断规范，将肝脏超声造影时相划分为动脉相（10～30s）、门脉相（30～120s）及延迟相（120s）（至造影剂微泡完全廓清）。陈敏华等结合 682 例经病理或临床证实的肝脏局灶性病变，提出国人肝脏超声造影时相划分标准：动脉相

（10～35s）、门脉相（35～120s）、实质相（120～180s）及延迟相（180s至微泡完全廓清），分别对应增强CT的动脉早期、动脉晚期、门脉期及平衡期，此种超声造影时相划分在于关注了某些早期高分化小肝癌造影剂退出时间的延迟现象。

二、超声造影在原发性肝癌诊断中的应用

在肝癌病灶演变过程中，由于门静脉供血逐渐减少，肝动脉供血逐渐增多，病灶长至2～3cm后，以肝动脉的血供为主，血供直接来源于肝动脉分支，肿瘤组织血管丰富而发育不全，血管增生杂乱、扭曲扩张。在肿瘤膨胀或浸润生长过程中，易侵犯门静脉和肝静脉形成癌栓，癌栓被静脉壁周围的肝动脉分支滋养血管网血管化后，在瘤内形成动静脉瘘，以上病理基础使肝癌与非瘤肝组织血液灌注状态形成明显差异。

相应的超声造影特征：动脉期开始增强的时间早，增强水平高，动脉期以高增强为主，约占95%以上，还可为等或低增强。在门脉期及延迟期，肿瘤内来源于肝动脉的造影剂被廓清后，增强水平下降。绝大多数病灶增强消退为低增强，少数仍呈等或高增强，这种情况多见于分化相对较好的肿瘤。原发性肝癌在组织病理学上分为肝细胞性肝癌和胆管细胞性肝癌，二者在超声造影中的增强模式也存在差别。

（一）肝细胞性肝癌超声造影表现

肝细胞性肝癌的典型表现：为"快进快出"增强模式，病灶与肝内动脉同时充填，甚至早于肝内动脉，即肝实质尚未增强，病灶已开始增强。病灶内造影剂灌注达峰时呈高增强，病灶内造影剂消退较周围肝实质快，在肝实质达峰后的消退期，病灶呈低增强。此模式对诊断肝细胞性肝癌有较高的敏感性和特异性。病灶增强的形态与病灶大小有关，小病灶多为均匀增强，较大肿瘤由于瘤体缺血坏死或硬化，常表现为不均匀增强。

陈敏华等分析了206例共253个明确诊断的HCC病灶超声造影表现，发现94.1%的HCC灶（238/253）在动脉期增强，5.9%（15/253）在门脉期增强；84.6%（214/253）在门脉期或实质期退出，11.1%（28/253）在延迟期退出；4.3%（11/253）最终未退出，据此归纳HCC的造影表现为"快进快出""快进慢出""快进不出""慢进快出""慢进慢出或不出"五种模式。

1. 巨块型

超声表现为病灶快速增强，早于周围肝实质，病灶周围可见粗大血管向病灶内充填，达峰时病灶呈高增强或低增强，内部若有坏死出血则成不规则无增强区，病灶内造影剂消退较快，消退期病灶呈不均匀低增强。

2. 结节型

造影表现为病灶整体或周边快速增强，可见粗大血管由病灶周边向内部充填，病灶达峰呈均匀或不均匀高增强（不均匀增强多见于直径大于5cm病灶）。病灶内造影剂消退较快，消退期病灶呈低增强。

3. 弥漫型

造影表现为病灶快速增强，肝内可见弥漫分布的高增强团块，团块内造影剂消退快于周围肝实质，消退期呈低增强。

4. 小肝癌型

多数病灶表现为典型的"快进快出"，达峰时病灶多表现为整体均匀增强，少数病灶呈中央低增强、周边高增强。部分病灶表现为"快进同出"，即病灶开始增强明显早于周围肝动脉和肝实质，达峰时呈整体高增强或等增强，消退期病灶增强程度与周围肝实质近似，具有此类不典型

表现的肿瘤多为高分化 HCC。由于超声造影达到了对肿瘤微循环显像的水平，超声造影能清晰显示微小肿瘤病灶。大量临床实践表明超声造影能发现其他增强影像学难以显示的亚厘米（＜1cm）病灶。这对于肝硬化或者既往有恶性肿瘤病史的患者及时争取最佳的治疗时机尤为重要。

（二）肝内胆管细胞癌的超声造影表现

肝内胆管细胞癌（intrahepatic cholangiocarcinoma，ICC）病灶增强方式：一种是病灶周边快速增强，可见粗大紊乱的血管呈网格状向病灶内部充填，增强达峰时，病灶增强不均，周边呈不规则环状稍高或等增强；另一种是病灶开始增强较慢，达峰时呈不均匀低增强。

无论以何种方式开始增强，病灶内造影剂消退始终快于周围肝实质，肝实质消退期，病灶呈明显低增强。ICC 的不同增强特点可能与肿瘤内不同成分有关，病理上 ICC 主要为腺癌合并广泛纤维化。当肿瘤组织含量多而纤维组织少时，病灶血供较丰富，增强达峰时，病灶表现为高或等增强；反之，病灶仅轻度增强，或始终呈低增强。

（三）周围组织继发改变的超声造影表现

卫星癌结节超声造影表现：病灶表现为始终低增强，病灶周边可有少量造影剂充填，之后迅速消退。所以，对低分化 HCC，需全面检测肝脏，仔细观察病灶周围是否存在此类卫星癌结节。

门静脉、肝静脉、下腔静脉癌栓超声造影表现：典型的癌栓病灶表现类似原发性肝癌的"快进快退"表现，病灶增强明显早于其旁管腔内血流灌注。部分病灶表现为造影剂稀疏充填，血栓内无造影剂充填，以此可对血栓和癌栓做出鉴别诊断。

（四）超声造影对原发性肝癌浸润范围的研究

多数恶性肿瘤表现为侵袭性生长，与邻近正常组织缺乏明确边界，周围组织中常有癌细胞浸润，常规声像图显示原发性肝癌边界模糊，测量易低估肿瘤的实际浸润范围，直接影响肿瘤 TNM 分期。利用超声造影观察原发性肝癌的微血管灌注及测量增强范围，可实现无创、准确评价侵袭性生长肿瘤的边缘浸润情况，并对肿瘤进行正确分期。

研究表明肝细胞型肝癌超声造影增强范围增大与肿瘤边界清晰度密切相关，肿瘤边缘增大的增强区域内癌细胞浸润及微血管生成增多。以超声造影增强范围≥常规超声 0.3cm 作为肿瘤边缘浸润的诊断标准，敏感性为 90%，特异性 80%，准确性为 82.9%，阳性预测值为 64.3%，阴性预测值为 95.2%。

（五）超声造影评价肝肿瘤血供情况

肿瘤的生长和转移依赖于新生血管供血，利用针对血管内皮细胞抗原的免疫组化技术可以对肿瘤血管进行定量测量，即检测肿瘤微血管密度（microvessel density，MVD）。它可以反映肿瘤新生血管形成的情况，有助于判断肝癌的生物学行为，是研究肿瘤预后的可靠指标。MVD 提高了肿瘤滋养动脉的检出率，达 94.4%，明显高于彩色多普勒超声 52.8%，并能清楚地观察到滋养动脉的两种走形：呈包绕状走行于肿块周边，然后发出分支营养肿瘤中央部，称为"包绕型"；直接穿入病灶内再发出树枝状分支对肿瘤进行供血，称为"分支型"。

由于肿瘤微血管密度越大，造影剂微泡进入瘤内越多，肿瘤强化程度越明显，PI 值越大，肝细胞性肝癌超声造影的时间 - 强度曲线（TIC）中 PI 值强于癌旁组织，与 MVD 表达水平相关，可作为肿瘤微血管密度的无创性诊断方法。

（六）超声造影对肝肿瘤组织分化程度的研究

原发性肝癌超声造影延迟相增强信号的廓清快慢存在差异，门脉相和延迟相的造影剂消退时间与肿瘤分化程度相关。高分化 HCC 虽然肝动脉供血增加，新生血管开始生成，但仍以门静脉供血为主。并且在早期 HCC 时，病灶内仍存在部分正常的库普弗细胞，尚存的正常肝窦组织和库普弗细胞对造影剂微泡的滞留作用使其廓清延迟。高分化肿瘤造影剂消退时间慢于低分化肿瘤。

1. 部分高分化 HCC

病灶内造影剂消退较慢，持续高增强或等增强至 2min 后，此类 HCC 需与不典型血管瘤做出鉴别诊断，延长观察时间分析病灶灌注强度是否有低于周围肝实质的表现，若病灶灌注强度始终与周围肝实质近似，单凭超声造影难以做出明确诊断，对此类患者需进行密切随访。

2. 低分化 HCC

由于病灶内造影剂消退极快，类似于富血供转移性肝癌的"快进更快出"表现，若是较大的单发病灶，HCC 造影后可见瘤体周边向中央灌注的粗大紊乱血管，而转移性肝癌表现为点状造影剂充填病灶，小 HCC 内粗大滋养血管不明显，二者鉴别困难。

3. 不典型增生结节

近年来研究表明，它是发生 HCC 最重要的相关危险因素。常规超声和彩色多普勒超声表现与恶性肿瘤难以鉴别。超声造影表现为病灶"与周围肝实质同步增强，边界不明显，延迟观察病灶整体或内部有造影剂轻度退出，周边等增强"，有助于与恶性病灶的早退征象相鉴别。

三、超声造影对肝脏占位性病变的鉴别诊断

（一）原发性肝癌与继发性肝癌的鉴别诊断

肝脏恶性病灶组织病理上可源于肝细胞、肝内胆管细胞，也可源于其他脏器的恶性肿瘤细胞。在造影增强方式上，原发性肝癌以整体增强为主，而转移性肝癌主要呈环状增强。转移性肝癌开始增强的时间与原发性肝癌无明显差异，但前者表现为更快达峰，峰值强度稍低。利用时间 - 强度曲线分析，转移性肝癌较原发性肝癌达峰快、消退快，且延迟相的增强强度更低，原因可能是毫米级以上的转移性肝癌仅由肝动脉供血，而原发性肝癌则随病灶分化程度逐渐降低，门静脉血供递减，肝动脉血供递增。

（二）对肝脏局灶性病变良恶性的鉴别诊断

超声造影对肝脏占位性病变的良恶性鉴别，其组织病理学基础是恶性肿瘤新生血管的形成以及门静脉供血的程度，具体体现在造影增强时间、减退时间的区别上，尤其是肿瘤在延迟期的表现，恶性结节在延迟期通常呈低增强，而良性结节在延迟期通常呈高增强或等增强。

1. 血管瘤超声造影典型表现

动脉相环状增强或者结节状增强，继而向心性增强，延迟相呈高增强或等增强。有学者报道极少数血管瘤实质期表现为低回声，考虑到研究中此类病例均位于超声近场，是否与造影剂的破坏过多有关，还需要进一步探讨。

2. 局灶性结节增生超声造影表现

由于局部肝细胞对先天性血管畸形的反应性增生，病变的中央存在异常粗大的动脉，动脉早期的中心滋养动脉增强，随后由中心向四周呈"轮辐状"增强。部分病灶中央区还可见典型的瘢

痕样未增强区，门脉相及延时相仍保持高增强或等增强。

定量分析动脉相病灶血流灌注参数的研究发现，局灶性结节增生的造影剂灌注时间和峰值时间早于HCC，增强时间短于HCC，增强斜率大于HCC，也显著大于其他病变（肝腺瘤、肝血管瘤和肝转移瘤）。

3. 肝硬化增生形成的结节

多数与周围肝实质同步增强、同步消退，少数表现为动脉期延迟增强，其后同步退出，或表现为动脉期稍高增强，实质期轻度退出。

不均匀性脂肪肝背景下的非脂肪变区，造影表现与正常肝组织相同；肝孤立性坏死结节为肝脏的少见病变，其典型的造影表现为三期无增强。

四、超声造影对原发性肝癌非手术治疗效果的评价

原发性肝癌治疗目前主要包括手术切除治疗和非手术切除的原位治疗。原位治疗可选择肝动脉栓塞或各种消融治疗以达到灭活肿瘤细胞的目的。肝脏肿瘤非手术治疗的疗效一方面依赖于瘤体组织的灭活，另一方面依赖于肿瘤组织血流灌注的阻断程度，后者决定了肝脏肿瘤治疗的中远期疗效。目前临床判断非手术治疗的疗效通常多用临床症状的改善、免疫指标恢复正常、肿块缩小等指标来评价。

常规二维超声对显示局部治疗后的有效范围有一定的局限性，能量多普勒对残余肿瘤病灶内的低速血流检测率也较低，无法实现对残留肿瘤的及时追加治疗。对接受肝动脉栓塞术后的肝肿瘤使用碘油后，可掩盖肿瘤血管的增强效果，在一定程度上影响了CT显像，尤其是肝动脉栓塞治疗后1个月，碘油在局部高度浓聚，更增加了发现小残存病灶的难度。既往认为肝动脉造影是评价肝癌疗效的金标准，但其为创伤性检查，操作复杂，技术设备要求高，且对碘油检查后的疗效判断有一定的局限性。

超声造影能即刻判断肿瘤是否完全灭活，是否需再次接受消融治疗，无须间隔一定时间，且不受肝、肾功能的影响，被认为是一种有效的诊断方式。消融前超声造影有助于选择消融病例和治疗方案、显示常规超声无法显示的肿瘤；消融后超声造影能检出小残留灶和复发灶，并能引导残留灶和复发灶的定位穿刺和治疗。动脉相出现强化是消融术后病灶存活的标志，出现动脉相强化提示需进行追加治疗。

五、超声造影应用与研究的现状及展望

作为一种无创新型影像诊断技术，超声造影可与其他增强影像学诊断的准确性、敏感性和特异性媲美，已在肝肿瘤的良恶性诊断及鉴别诊断、消融治疗术后评价等领域取得广泛应用，在缺乏组织病理的情况下，可联合其他增强影像技术确诊原发性肝癌，并深入利用无创性影像技术判断组织病理分化的程度。随着第三代超声造影剂的出现，在分子影像水平进行靶向诊断、治疗方面的研究成为近些年的热点。

（一）靶向诊断

随着造影剂制备技术的发展，超声造影应用于肝肿瘤靶向诊断也取得了进展。第三代超声造影剂通过对包裹微泡的外壳进行改造，表面连接针对靶组织的特异性配体或生物素，微泡进入血管后，其外壳携带的配体或生物素与靶分子产生免疫反应或生物反应并特异性结合，造成微泡在靶组织的蓄积，增强靶组织的显影，从而达到靶向诊断的目的。

新型微泡造影剂实现分子水平肿瘤诊断的机制：当组织发生病理改变时，血管内皮细胞大量

表达各种特异性抗原分子或受体，可作为造影微泡特异性结合的靶位点。制备携带抗靶位点抗体的微泡造影剂，注入静脉后通过循环到达靶组织的供血血管，实现与肿瘤新生血管内皮细胞的特异性结合，促使肿瘤组织的早期增强显像。

有学者通过制备针对 $\alpha_V\beta_3$ 整合蛋白和血管内皮生长因子受体 -2 的双靶位点微泡造影剂，通过超声成像技术探查，进一步增强了肿瘤的显影。肿瘤越大，停留在肿瘤微血管床的靶向微泡越多，超声信号越强，而超声信号最强处的肿瘤周边区域正是 $\alpha_V\beta_3$ 表达最活跃的地方。除 $\alpha_V\beta_3$ 整合蛋白外，格雷戈里（Gregorz）等利用针对血管内皮生长因子受体 -2 或血管内皮生长因子 - 血管内皮生长因子受体复合物的靶向微泡，评价肿瘤治疗效果及判断预后。韦勒（Weller）等利用针对精氨酸 - 精氨酸 - 亮氨酸的靶向微泡，得到了持久性的肿瘤增强成像。以小分子物质作为配体，更有利于微泡的靶向性聚集。

（二）靶向治疗

基因治疗被誉为肿瘤治疗的朝阳疗法，常用的病毒载体存在免疫原性和致突变性，而裸质粒等非病毒载体又存在转染率低、靶向性差等不足。寻求安全、高效、简便、可控并实用的基因载体及转移方法是基因治疗成功的关键。

1. 造影剂作为基因载体介导基因转染

超声造影剂微泡作为药物载体的优点：

（1）药物或基因与造影剂的结合可以通过直接结合到微泡表面抑或通过配 - 受体形式实现连接。结合后的微泡在血液中的流动具有足够的稳定性，可以保持药物的活性，避免在血液循环中失效。

（2）携带基因的微泡在超声照射下释放基因，微泡的破坏使微血管通透性增大，有利于药物的经血管和跨细胞膜运输。

（3）造影剂将药物或基因携带到特定的区域，在超声爆破的情况下实现这些生物活性物质的定点结合，使之进入靶组织并发挥作用，有利于提高基因治疗的靶向性和疗效。同时使药物浓度得到有效的聚集，可以减少治疗所需的药物剂量，避免药物在体内尚不可预知的毒副作用，特别是细胞毒性药物。

松村（Matsumura）等在带正电荷的明胶外壳微泡上结合氯霉素乙酰转移酶，经静脉注入大鼠体内，对大鼠的肝进行超声照射。发现经超声照射的动物肝基因表达增加，但未经超声照射的动物基因表达甚微甚至不表达。程文等的研究表明将 $p53$ 质粒连结于"全氟显"后，经外周静脉注入大鼠体内后，用超声波辐射肝癌区，2 天后用半定量 TR2PCR 法检测发现肝癌细胞内的基因表达量明显增加，是单纯质粒组的 7.05 倍，为超声照射质粒组的 2.39 倍，与后者相比有显著性差异。同时将质粒和造影剂经周围静脉注入后，用超声照射肝癌区，发现肝癌细胞内的 $p53$ 基因表达量明显增加，而未行超声照射的肺、肾细胞内的基因表达量没有变化。可见，通过超声照射可在一定程度上控制基因治疗的靶向性。

目前的主要问题：①如何在临床制备携带基因的造影剂，实现目的基因和微泡的高效结合，若在治疗时制备，易受操作者人为的影响，而早期制备又存在保存及药物稳定性的问题，这些都将影响药物在体内最终的疗效。②如何使含有治疗基因的微泡再连接上能与靶组织细胞受体特异结合的配体，以进一步提高基因转移的靶向性。③最大转染率取决于随着超声强度增加而提高的细胞内 DNA 输送率及逐渐减少的细胞存活率，同时 DNA 到胞质后仍需进入细胞核才能发挥作用，如何选取最佳超声辐照剂量和微泡浓度，避免超声空化对需转染的 DNA 及靶组织细胞的影响，提高转染率，增强基因的转染和表达，也是十分重要的。

2. 造影剂介导肿瘤血管的栓塞治疗

肿瘤的生长和转移依赖于肿瘤血管生成，这也是肿瘤血管栓塞治疗肿瘤的理论依据。由于器械和操作手法的限制，很难针对直接营养肿瘤的微血管进行栓塞。肿瘤滋养血管生成的内皮标志物包括生长因子受体及整合素家族，它们不仅是化疗药物的靶向位点，而且也是肿瘤滋养血管栓塞治疗的靶向位点。通过携带促凝血前体物质的靶向微泡在肿瘤滋养血管部位的高浓度聚集，并利用超声能量使其在局部破坏，从而实现药物在肿瘤部位释放，达到治疗目的。吴巍等采用低功率治疗性超声联合 Levovist 照射实验家兔肝脏，通过造影剂微泡空化损伤血管内皮细胞，激活内源性凝血系统，使照射野内近 90% 的微血管栓塞。

3. 协同 HIFU（海扶刀）的治疗作用

超声造影剂能协同增加能量积聚，提高靶区温度升高的速度和幅度，缩短治疗时间，增强治疗效果。金子（Kaneko）等对兔子肝脏的 HIFU 疗效进行了研究，他发现在其他因素相同的情况下，静脉注射了 Levovist 的兔子与注射生理盐水的兔子相比，在 HIFU 治疗中其靶区温度更高，经过 HIFU 治疗后，肿瘤坏死的范围更大，但二者引起的病理改变是一致的。

综上所述，超声造影在肝脏肿瘤治疗方面有着极其重要的意义。不仅可以明确治疗前病灶范围及数目，同时可以介导经导管肝动脉栓塞（transcatheter hepatic arterial chemoembolization，TACE）。增强 HIFU，并对治疗后的疗效进行及时的评估。近几年的研究还表明，超声造影剂可以成为取代病毒的安全、高效的基因载体，可提高基因转染的靶向性，从而提高基因治疗的疗效并减少其毒副作用。及时而有效的治疗与患者的预后密切相关，超声造影及造影剂在肝脏肿瘤的治疗领域有广泛的应用潜力，但仍需进一步的研究，使其更好地应用于临床。

第三节　超声三维成像技术在原发性肝癌诊断中的应用

三维超声技术能直观、立体显示人体器官的三维空间结构，在一定程度上弥补了二维超声空间显像不足的弱点，拓展了超声技术的空间显像功能，不但能够提供二维超声所无法显示的第三面特征（C平面），如靠近膈顶的肿瘤，或为肋骨遮盖的肿瘤，即在 A 平面及 B 平面上显示不清的可以在 C 平面上显示清晰，能够直观，多角度、多切面观察病灶立体形态及与周围组织的关系。它具备以下优点：

一、提高诊断的准确性

恶性肿瘤在动态三维图像上内部回声明显强弱不等，分布不均匀，呈"球体状"，有立体效应，边缘不光滑，呈"毛刺状"；而肝血管瘤内部回声呈筛状，分布均匀，呈"片状"，无立体效应。

二、引导定位

三维超声可完整地显示肿瘤的立体形态，空间定位精确，在局部灭活肿瘤的介入术中，可精确地显示针尖的位置、布针情况，确定治疗范围，减少穿刺次数，明确治疗范围，降低复发率。

三、三维多普勒技术

3D-CPA 是三维超声技术与 CPA 相结合的新型多普勒技术。它以脏器血管形态为基础，以血流能量显示为条件，不仅具有 CPA 对细小血管显示的敏感性，而且能立体、直观地显示肿瘤的血管分布、走行、血流的丰富程度及肿瘤局部与周围组织血流的改变，对肿瘤的定性诊断有极大的帮助。研究表明，3D-CPA 能清晰显示肿瘤的主要供养血管，并与动脉造影结果呈良好相关性。然而，现有的三维超声成像系统操作不够便捷，重建速度较慢，系统得到的图像还较为粗糙，其后期的分割与显示处理也不完善，难以提供精确测量所需的三维图像基础。因此，三维超声成像系统在功能和实用性上远未满足临床要求。

四、三维超声造影

超声造影三维重建显示了肿瘤的血管网络的空间分布及密集程度，弥补了二维超声造影仅能显示平面血流灌注的不足，立体、直观地显示了肿瘤周边及内部较完整的新生血管的不规则走行轨迹，并且较彩色及能量多普勒三维重建更清晰、逼真地显示肿瘤滋养动脉不同的空间分布特点、血管移位和侵蚀情况。还可显示肿瘤的立体轮廓，获得肿瘤在颅内的整体空间位置及与周围比邻关系的相关信息。

由于肿瘤中心常常发生坏死、液化，当肿瘤发生液化、坏死时，该区无血流灌注，造影剂微气泡无法达到，三维重建时局部无增强，与瘤内其他部分的高增强形成强烈反差，三维重建表面成像模式呈现肿瘤内部呈"镂空"状的表现，肿瘤表面凹凸不平的形态较二维显示更清晰，可获得更多的信息。

第四节　介入性超声的应用现状

一、超声引导穿刺活检在肝癌诊断的应用

穿刺活检作为影像学特征不典型及 AFP 阴性的可疑肝癌的补充检查手段，能直接获得组织病理学结果，把影像性诊断推进到组织病理学的高度。不仅为亚临床肝癌的早期治疗提高依据，又能明确良性病灶的性质，避免不必要的手术，对及时选择正确治疗方案、缩短病程、提高疗效、改善预后都有重要意义。

在传统的手动活检操作（细胞吸取或组织标本；负压抽吸或直接切割）过程中，从进针、钻取到切割、组织离断、退针等过程较为复杂，耗时相对较长，患者较为疼痛，成功取材依赖于操作者技术熟练与否，且标本易于破碎。如标本过少，无法作出组织病理诊断，而 18G 以上粗针造成的损伤大、并发症高。目前多采用超声引导细针自动活检枪穿刺，超声可清楚地显示针尖的位置及穿刺针路径和针道，定位准确，避免重要组织的损伤。它可在 1/30s 内完成切割取材动作，安全准确，较以往的手动取材效率高，取材成功率高达 93.8%～100%。

二、超声引导肿瘤治疗

随着医学的不断进步，肿瘤治疗正向微创和无创的方向发展。临床上，医生对不适合手术治疗及难以切除的实质器官恶性肿瘤，采用原位灭活肿瘤的微创方法，以治愈或控制肿瘤进展。北美放射学会（Radiological Society of North America，RSNA）将肿瘤消融分为化学消融、热消融和冷冻消融。肿瘤消融的成功主要依赖于靶区的快速定位、温度变化的实时监测和生物学活性的实时判断。因此，影像引导下的经皮肿瘤介入性局部治疗已成为临床肿瘤治疗的一种重要方法。超声以其实时动态、操作灵活、便携性好、无污染、无放射性等优点已广泛应用于肿瘤的穿刺引导和实时监测经皮各种肿瘤消融治疗术。

（一）超声引导下经皮肿瘤化学消融

1. 超声引导下经皮无水酒精注射疗法

超声引导下经皮无水酒精注射治疗法是应用无水酒精的脱水及毒性作用，使肿瘤组织凝固，

是较为理想的肿瘤灭活技术。该方法不仅能清晰显示肿瘤的轮廓，还可显示酒精在肿瘤组织中弥散而形成的强回声。有学者报道采用实时谐波超声造影技术，能准确反映病灶实际大小和浸润范围，与 CT 结果一致。

超声引导下经皮无水酒精注射疗法对小肝癌疗效是肯定的。对于中晚期肝癌，可使其瘤体缩小，延缓生长，具有一定的姑息治疗作用。该方法作用仅限于注射区域，对远处转移灶无效，对病灶周围的正常肝组织和机体损伤较小，对于肝功能不全患者的治疗优于经导管动脉化学栓塞治疗和肝部分切除术。另外酒精沿着针道弥散中的细胞毒作用还可减少肿瘤的播散，小血管的血栓形成也减少了出血的危险性。但对于血供丰富的肿瘤，应注意乙醇进入血液循环而产生毒性反应。

2. 超声引导下经皮乙酸注射疗法

经皮乙酸注射疗法利用乙酸使组织脱水和蛋白质凝固变性的作用，主要用于对单发小肝癌及转移淋巴结的治疗。由于乙酸能够渗透穿过肝癌的纤维间隔，在肿瘤内弥散分布优于无水酒精注射疗法，可作为经皮无水酒精注射疗法治疗小肝癌的替代。但这种治疗方法可使患者产生剧痛，对近肝包膜的病灶应慎用。

（二）超声引导下热消融

微波消融、射频消融及高强度聚焦超声等通过提高肿瘤区域的温度使组织受到不可逆的损伤，达到灭活肿瘤组织的目的的热消融方法已广泛应用于临床。超声引导不仅可以准确地穿刺肝实质，将微波电极、测温针、射频针放置到预定的位置，而且还可在治疗过程中实时观察治疗区域图像变化以了解治疗情况。尤其是超声造影技术可明显改善肝脏声像图的质量，可清晰显示肿瘤的大小、肿瘤浸润的范围、卫星灶及其他区域微小病灶。越来越多地被用于肿瘤定位、引导穿刺、判断消融效果等，为准确制定消融方案，施行治疗策略、整体覆盖灭活肿瘤提供了可靠的依据，从而有效地提高肝癌的治疗水平。

1. 超声引导微波消融治疗

它具有热效率高、凝固范围可靠、疗效确切、副作用小等特点，在极短的时间内使电极周围的极性分子及离子在高频电场中振动产热，使肿瘤组织凝固性坏死，对肝癌的治疗有满意的临床效果。其技术优势在于微波对组织加热效率高，升温快，热场可调控，较均匀，边缘锐利，肝癌的适形好，肿瘤完全坏死高达 90%。现有研究结果表明微波消融治疗肿瘤，主病灶被原位灭活的同时，能激活机体抗瘤免疫功能，使患者外周血及肝脏治疗区域细胞免疫功能明显增强。

2. 超声引导下射频消融治疗

超声引下射频消融肿瘤治疗是利用组织内正负离子在射频场中产生高速振动和摩擦产热，引起细胞凝固性坏死，用于治疗肝脏、肾脏、乳腺、骨、子宫等部位的肿瘤。根据肿瘤所在的部分，采取个体化方案策略以及针对相邻肝外结构区域的辅助方法和操作技巧，如应用局部注水并造成邻近组织"水肿"，提拉式扩针，拽拉式扩针，追加消融法等。超声引导射频消融治疗具有疗效确切、创伤小、患者痛苦小、无严重并发症、可多次重复应用、适合多种影像学方法监测和动态评估等优点。

3. 高强度聚焦超声治疗

高强度聚焦超声是一种非侵入性的肿瘤治疗技术。主要利用超声波的聚焦性和穿透性等物理特点，将体外低能量超声波聚焦于肿瘤组织处，焦点区高能量使局部产生瞬间高温、空化等效应使肿瘤组织凝固性坏死。它能沿肿瘤的三维结构进行运动性扫描，直至完全覆盖，治疗不同形状和大小的肿瘤。在治疗晚期肝癌时，应尽可能增加治疗剂量一次性完全覆盖肿瘤病灶，彻底破坏肿瘤细胞。HIFU 可在 1s 内使肿瘤组织内的温度迅速升温至 60℃ 以上，导致发生不可逆的凝固性坏死，其显著特点是对靶区组织起直接杀伤破坏作用，且不损伤周围正常组织。治疗中可实时监控焦点运动和治疗范围，及时反馈治疗效果，合理控制治疗效果，使整个治疗成为一个可视和可控的过程。

（三）超声引导冷消融

超声引导下氩氦刀消融治疗通过细胞内冰化—冷冻—解冻循环作用造成细胞外液渗透性损伤、小血管阻塞和血栓形成，导致细胞凝固性坏死。术中冷冻时超声仅可显示冰球表面形成一弧形强光带，不能显示肿瘤内部，其后强大声影是由于不同介质的声阻抗，在传播时因小界面的散射、声束的扩散以及软组织对超声能量的吸收等因素造成，解冻后表现为边缘清晰的低回声。超声引导术中不仅能了解肿瘤位置、大小、数目及其与周围的关系，还能准确地引导进针和了解刀头部位，具有可视性强的特点。

三、实时多影像融合介入导航系统

超声是引导肿瘤消融的主要手段，已广泛应用于肝脏肿瘤的经皮介入治疗。由于受到其物理特性的限制，很大程度上受操作手法、气体、骨骼等因素的限制，对生长于膈下及肝脏较深在位置的小肿瘤、发生于肝硬化基础之上的小肝癌以及已经接受肝动脉化疗栓塞或消融治疗后的肝癌活性部分，常规超声显示或诊断困难，常需要借助 CT/MRI 的图像作为参考，这在实际治疗时大大增加了操作的复杂性和操作者的负担。多影像融合介入导航系统是将 CT/MRI 的原始数据信息输入超声设备，在同一监视器上同时显示超声和 CT/MRI 的图像，并且由于采用了高精度的磁定位系统，操作者随意移动探头，更换切面，CT/MRI 的图像都会实时与之联动，确保监视器上显示的超声和 CT/MRI 图像为同一切面。这一技术使超声引导下的消融治疗技术得到较大的提高，病灶显示更准确，诊断更充分，治疗更安全，操作更简便。此技术的广泛应用为前景广阔的超声介入治疗领域的发展提供了全新的方向。

第五节　术中超声

术前影像学检查通常能检出接近或大于 1cm 的肿瘤，而术中超声（intraoperative ultrasonography, IOUS）技术可以检出大于 0.3cm 左右的肿瘤。

当肝硬化合并肝脏肿瘤时，由于肝脏缩小，显示肝脏的声窗也随之缩小，图像显示较为困难，而且肿瘤结节与硬化结节有时也很难区分。这就是经腹超声检查诊断准确性不高和有一定局限性的原因。超声术中检查将探头直接放置在肝脏表面，这不仅避免了肝硬化患者因声窗缩小所带来的麻烦，而且由于术中超声采用高分辨力的探头，减少了干扰和检查盲区，能够更清晰地显示肝脏肿瘤以及肝脏的内部结构，较经腹超声的敏感性和准备性都有了很大的提高，可以弥补术前影像学检查的不足。尤其是位于右叶深部的较小病灶往往很难从肝脏表面探及，常需要术中超声辅助定位，应避免盲目切开肝脏探查，减少对肝组织不必要的破坏。部分研究报道应用术中超声定位能够降低肝切缘癌的残留率和术后肝内转移复发率。

术中超声可以清晰显示肝内管道的走向与分布情况，清楚显示奎诺法肝段的界限，克服了肝表面缺乏分段标志的困难。术中超声引导下对拟切除叶段进行亚甲蓝染色，由于每个段可独立或和其他相连段一起切除，此方法不仅可减少肝切除术量，还提高了肝脏手术的安全性和肿瘤切除的彻底性。因此，开展术中超声定位，对辅助肝癌切除术有重要的应用价值。

正如一些专家提出的，医学发展的趋势将是不断完善术中检查及其与外科手术的密切配合。超声术中引导可以清晰地显示结节与周围血管或胆管的关系，为外科医生制定合理的手术方案和选择术式提供可靠的理论依据。目前，超声术中引导染色是最精确描述肿瘤范围与周围血管和胆管关系的方法，可以引导瘤体切除，在保证瘤体周围带切除干净和保证管道系统（血管和胆管）处理得当的前提下，尽可能多地保留肝脏组织。

IOUS 可定位不易触及的肝肿瘤（如肝硬化伴发的小肝癌），提供病灶与肝内管道结构的准确信息，清晰显示肝内转移灶及血管内癌栓。应用 IOUS 可以更正手术方案及术后辅助治疗方案，并可在术中对无法触及以及不宜手术切除的特殊部位行术中超声引导的肿瘤切除以及射频消融治疗，具有很高的实用价值。尤其是随着术中专用高频探头及高分辨率实时超声显像设备的发展，它已成为肝胆外科不可缺少的辅助诊治手段。术中超声被公认为肝脏手术中最有效的影像学检查手段，而结合了造影的术中超声的问世，提高了亚厘米病灶（尤其是肿瘤卫星结节）的发现率，为优化外科手术方案提供了依据。术中超声造影通过血运状况了解恶性肿瘤的特征，进行定性诊断，使得肝脏肿瘤的诊断率达 95% 以上。它也是目前唯一能实现床旁或术中应用的增强影像学技术。

（李志艳）

参 考 文 献

［1］TANAKA S, KITAMRA T, YOSHIOKA F, et al. Effectiveness of galactose-based intravenous contrast medium on color Doppler sonography of deeply located hepatocellular carcinoma［J］. Ultrasound Med Biol, 1995, 21 (2): 157-160.

［2］ALBRECHT T, HOHMANN J, OLDENBURG A, et al. Detection and characterisation of liver metastases［J］. Eur Radiol, 2004, 14 (Suppl 8): 25-33.

［3］CARUSO G, VALENTINO B, SALVAGGIO G, et al. Ultrastructural biologic effects of sonography with pulse inversion and microbubble contrast in rabbit liver［J］. Clin Ultrasound, 2005, 33 (3): 106-111.

［4］冉海涛，任红，王志刚，等．超声波空化效应对体外培养细胞细胞膜作用的实验研究［J］．中华超声影像学杂志，2003，12（8）：499-501．

［5］MATSUMURA T, MORIYASU F, TODA Y, et al. Ultrasound exposure enhances the biological action of interferon in the liver［J］. Drug Target, 2002, 10 (3): 205-209.

［6］程文，张青萍，于友涛，等．超声造影剂无创性介导 P53 基因治疗肝癌的探讨［J］．中国超声医学杂志，2004，20（9）：648-651．

［7］ZARNITSYN V G, PRAUSNITZ M R. Physical parameters influencing optimization of ultrasound-mediated DNA transfection［J］. Ultrasound Med Biol, 2004, 30 (4): 527-538.

［8］LI P, ARMSTRONG W F, MILLER D L, et al. Impact of myocardial contrast echocardiography on vascular permeability: comparison of three different contrast agents［J］. Ultrasound Med Biol, 2004, 30 (1): 83-91.

［9］吴巍，宁新宝，姜藻，等．低功率超声辐射 Levovist 试剂致家兔肝脏微血管栓塞的研究［J］．东南大学学报（自然科学版），2003，3：399-402．

［10］KANEKO Y, MARUYAMA T, TAKEGAMI K, et al. Use of a microbubble agent to increase the effects of high intensity focused ultrasound on liver issue［J］. Hepatobiliary-Pancreas European Radiology, 2005, 3：1.

［11］MCARDLE C S, LEEN E. Ultrasound contrast agents in liver imaging［J］. Clin Radiol, 1996, 51 (suppl 1): 35-39.

［12］SOLBIATI L, IERACE T, TONOLINI M, et al. Guidance and monitoring of radiofrequency liver tumor ablation with contrast-enhanced ultrasound［J］. Eur J Radiol, 2004, 51: 19-23.

［13］王兴华，雷成功，李杰. 能量多普勒及造影增强超声观察微波凝固治疗兔 VX2 肝癌疗效的初步研究［J］. 中华超声影像学杂志，2004，13（3）：218-220.

［14］BOSCH F X, RIBES J, Díaz M, et al. Primary liver cancer: worldwide incidence and trends［J］. 2004, 127 (5 suppl 1): 5-16.

［15］TANGKIJVANICH P, MAHACHAI V, SUWANGOOL P, et al. Gender difference in clinicopathologic features and survival of patients with hepatocellular carcinoma［J］. World J Gastroenterol, 2004, 10 (11): 1547-1550.

［16］钱蕴秋. 超声诊断学［M］. 西安：第四军医大学出版社，2008：88-90.

［17］ALBRECHT T, BLOMLEY M, BOLONDI L, et al. Guidelines for the use of contrast agents in ultrasound［J］. Ultraschall Med, 2004, 25 (4): 249-256.

［18］陈敏华，戴莹，严昆，等. 肝局灶性病变超声造影诊断指标初探［J］. 中华超声影像学杂志 2007，16（4）：310-313.

［19］KOPP A F, HEUSCHMID M, CLAUSSEN C D. Multidetector helical CT of the liver for tumor detection and characterization［J］. Eur Radiol, 2002, 12 (4): 745-752.

［20］CIIEN M H, DAI Y, YAN K, et al. The role of contrast-enhanced ultrasound on the diagnosis of small hepatocellular carcinoma (≤3cm) in patients with cirrhosis［J］. Hepatol Res 2006, 35 (4): 281-288.

［21］VON HERBAY A, VOGT C, WILLERS R, et al. Real-time imaging with the sonographic contrast agent SonoVue: differentiation between benign and malignant hepatic lesions［J］. Ultrasound Med, 2004, 23 (12): 1557-1568.

［22］DONOFRIO M, FACCIOLI N, ZAMBONI G, et al. Focal liver lesions in cirrhosis: value of contrast-enhanced ultrasonography compared with Doppler ultrasound and alpha-fetoprotein levels［J］. Radiol Med, 2008, 113 (7): 978-991.

［23］STROBEL D, SEITZ K, BLANK W, et al. Contrast-enhanced ultrasound for the characterization of focal liver lesions-diagnostic accuracy in clinical practice (DEGUM multicenter trial)［J］. Ultraschall Med, 2008, 29 (5): 499-505.

［24］QUAIDA E, CALLIADA F, BERTOLOTTO M, et al. Characterization of focal liver lesions with contrast-specific US modes and a sulfur hexafluoride-filled microbubble contrast agent: diagnostic performance and confidence［J］. Radiology, 2004, 232 (2): 420-430.

［25］GAIANI S, CELLI N, PISCAGLIA F, et al. Usefulness of contrast-enhanced perfusional sonography in the assessment of hepatocellular carcinoma hypervascular at spiral computed tomography［J］. Hepatol, 2004, 41 (3): 421-426.

［26］XU H X, XIE X Y, LU M D, et al. Contrast-enhanced sonography in the diagnosis of small hepatocellular carcinoma≤2 cm［J］. Clin Ultrasound, 2008, 36 (5): 257-266.

［27］FORNER A, VILANA R, AYUSO C, et al. Diagnosis of hepatic nodules 20 mm or smaller in cirrhosis: prospective validation of the noninvasive diagnostic criteria for hepatocellular carcinoma［J］. Hepatology, 2008, 47 (1): 97-104.

［28］RICKES S, OCRAN K, SCHULZE S, et al. Evaluation of Doppler sonographic criteria for the differentiation of hepatocellular carcinomas and regenerative nodules in patients with liver cirrhosis［J］. Ultraschall Med, 2002, 23 (2): 83-90.

［29］吕珂，姜玉新，戴晴，等. 原发性肝细胞肝癌的超声造影表现与病理对照研究［J］. 中华超声影像学杂志，2007，16（4）：314-317.

［30］孙昊鹏，赵玉珍，武敬平，等. 肝脏局灶性病变超声造影时间相对强度曲线分析［J］. 中国超声医学杂

志，2010，26（7）：637-640.

［31］PIAO Y F, HE M, SHI Y, et al. Relationship between microvessel density and telomerase activity in hepatoce carcinoma［J］. World J Gastroenterol, 2004, 10 (10): 2147-2149.

［32］POON R T, NG I O, LAU C, et al. Tumor mcirovessel density as a predictor of recurrence after resection of hepatocellular carcinoma: a prospective study［J］. Clin Oncol, 2002, 20 (7): 1775-1785.

［33］LU J P, WANG J, WANG, et al. Microvessel density of malignant and benign hepatic lesions and MRI evaluation［J］. World J Gastroenterol, 2004, 10 (12): 1730-1734.

［34］Livraghi T, Meloni F, Morabito A, et al. Multimodal image-guided tailored therapy of early and intermediate hepatocellular carcinoma: long-term survival in the experience of a single radiologic referral center［J］. Liver Transpl, 2004, 10 (2): 98-106.

［35］NICOLAU C, CATALÁ V, VILANA R, et al. Evaluation of hepatocellular carcinoma using SonoVue, a second generation ultrasound contrast agent: correlation with cellular differentiation［J］. Eur Radiol, 2004, 14 (6): 1092-1099.

［36］LIU G J, XU H X, LU M D. Correlation between enhancement pattern of hepatocellular carcinoma on real-time contrast-enhanced ultrasound and tumour cellular differentiation on histopathology［J］. Br J Radiol, 2007, 80 (953): 321-330.

［37］TAJIMA T, HONDA H, TAGUCHI K, et al. Sequential hemodynamic change in hepatocellular carcinoma and dysplastic nodules : CT angiography and pathologic correlation［J］. Am J Roentgenol, 2002, 178 (4): 885-897.

［38］JANG H J, KIM T K, WILSON S R. Imaging of malignant liver masses : characterization and detection［J］. Ultrasound Q, 2006, 22 (1): 19-29.

［39］LIU Y, MATSUI O. Changes of intratumoral microvessels and blood perfusion during the establishment of hepatic metastases in mice［J］. Radiology, 2007, 243 (2): 386-395.

［40］KUDO M. Imaging blood flow characteristics of hepatocellular carcinoma［J］. Oncology, 2002, 62 (1): 48-56.

［41］LIM M, CHESHIER S, STEINBERG G K. New vessel formation in the central nervous system during tumor growth, vascular malformations, and Moyamoya［J］. Curr Neurovasc Res, 2006, 3 (3): 237-245.

［42］JANICA J R, LEBKOWSKA U, USTYMOWICZ A, et al. Contrast-enhanced ultrasonography in diagnosing liver metastases［J］. Med Sci Monit, 2007, 13 (Suppl 1): 111-115.

［43］喻沁，周爱云，余春雪，等. 超声造影技术在肝脏局灶性病变诊断中的临床应用［J］. 南昌大学学报（医学版），2010，50（3）：100-103.

［44］王知力，唐杰，汪伟，等. 脂肪肝背景下肝局灶性病变的超声造影诊断［J］. 中国超声医学杂志，2008，24（5）：437-440.

［45］CELLI N, GAIANI S, PISCAGLIA F, et al. Characterization of liver lesions by real-time contrast-enhanced ultrasonography［J］. Eur J Gastroenterol Hepatol, 2007, 19 (1): 3-14.

［46］周建华，韩峰，李安华，等. 超声造影定量分析动脉相血流灌注参数在肝局灶性结节增生和肝细胞肝癌鉴别诊断中的价值［J］. 中华医学超声杂志（电子版），2009，6 (1): 42-47.

［47］LEEN E, CECCOTTI P, KALOGEROPOULOU C, et al. Prospective multicenter trial evaluating a novel method of characterizing focal liver lesions using contrast-enhanced sonography［J］. Am J Roentgenol, 2006, 186 (6): 1551-1559.

［48］HUANG-WEI C, BLEUZEN A, BOURLIER P, et al. Differential diagnosis of focal nodular hyperp-lasia with quantitative parametric analysis in contrast-enhanced sonography［J］Invest Radiol, 2006, 41 (3): 363-368.

［49］陈茹，林剑英，李活霞，等. 超声造影对肝脏局灶性病灶良恶性鉴别诊断的价值［J］. 广州医学，

2008, 29（10）: 1693-1694.

[50] 刘玉江, 胡向东, 钱林学, 等. 肝硬化增生结节和小肝癌的超声造影特征研究 [J]. 中华临床医师杂志（电子版）, 2010, 4（7）: 1086-1089.

[51] NICOLAU C, VILANA R, BIANCHI L, et, al. Early-stage hepatocellular carcinoma: the high accuracy of real-time contrast-enhanced ultrasonography in the assessment of response to percutaneous treatment [J]. Eur Radiol, 2007, 17 (suppl 6): 80-88.

[52] MINAMI Y, KUDO M. Contrast-enhanced harmonic ultrasound imaging in ablation therapy for primary hepatocellular carcinoma [J]. World J Radiol, 2009, 1 (1): 86-91.

[53] POMPILI M, MIRANTE V G, RONDINARA G, et al. Percutaneous ablation procedures in cirrhotic patients with hepatocellular carcinoma submitted to liver transplantation: assessment of efficacy at explant analysis and of safety for tumor recurrence [J]. Liver Transplant, 2005, 11 (9): 1117-1126.

[54] FARINA R, PENNISI F, MAZZONE G, et al. Power Doppler ultrasonography with time-signal intensity curves in monitoring hepatocellular carcinoma and liver metastases after intralesional therapy [J]. Radiol Med, 2009, 114 (1): 32-41.

[55] 谢晓燕, 徐作峰, 刘广健, 等. 超声造影在肝癌消融治疗中的作用 [J]. 中华肝胆外科杂志, 2008, 14（12）: 836-839.

[56] CHOI D, LIM H K, KIM S H, et al. Assessment of therapeutic response in hepatocellular carcinoma treated with percutaneous radiofrequency ablation: comparison of multiphase helical computed tomography and power Doppler ultrasonography with a microbubble contrast agent [J]. Ultrasound Med, 2002, 21 (4): 391-401.

[57] WEN Y L, KUDO M, ZHENG R Q, et al. Radiofrequency ablation of hepatocellular carcinoma: therapeutic response using contrast-enhanced coded phase-inversion harmonic sonography [J]. Am J Roentgenol, 2003, 181: 57-63.

[58] MORIMOTO M, SHIRATO K, SUGIMORI K, et al. Contrast-enhanced harmonic gray-scale sonographic-histologic correlation of the therapeutic effects of transcatheter arterial chemoembolization in patients with hepatocellular carcinoma [J]. Am J Roentgenol, 2003, 181 (1): 65-69.

[59] WILSON S R, BURNS P N. An algorithm for the diagnosis of focal liver masses using microbubble contrast-enhanced pulse-inversion sonography [J]. Am J Roentgenol, 2006, 186 (5): 1401-1412.

[60] BURNS P N, WILSON S R. Focal liver masses: enhancement patterns on contrast-enhanced images--concordance of US scans with CT scans and MR images [J]. Radiology, 2007, 242: 162-174.

[61] 徐作峰, 徐辉雄, 谢晓燕, 等. 超声造影评估肝癌消融局部疗效价值的研究 [J]. 中国超声医学杂志, 2007, 23（4）: 284-286.

[62] 崔伟珍, 陈焕伟, 谢守松, 等. 超声造影评价氩氦刀消融治疗肝脏恶性肿瘤的疗效 [J]. 中国介入影像与治疗学, 2009, 6（6）: 533-536.

[63] BEATON C, COCHLIN D, KUMAR N. Contrast enhanced ultrasound should be the initial radiological investigation to characteric focal liver lesions [J]. Eur J Surg Oncol, 2010, 36 (1): 43-46.

[64] HATANAKA K, CHUNG H, KUDO M, et al. Usefulness of the post-vascular phase of contrast-enhanced ultrasonography with sonazoid in the evaluation of gross types of hepatocellular carcinoma [J]. Oncology, 2010, 78 (Suppl 1): 53-59.

[65] SPOREA I, SIRLI R, MARTIE A, et al. How useful is contrast enhanced ultrasonography for the characterization of focal liver lesions [J]. Gastrointestin Liver Dis, 2010, 19 (4): 393-398.

[66] LI R, GUO Y, HUA X, et al. Characterization of focal liver lesions: comparison of pulse-inversion harmonic contrast-enhanced sonography with contrast-enhanced CT [J]. Clin Ultrasound, 2007, 35 (3): 109-117.

[67] KLIBANOV A L, RASCHE P T, HUGHES M S, et al. Detection of individual microbubbles of ultrasound contrast agents: imaging of free-floating and targeted bubbles [J]. Invest Radiol, 2004, 39 (3): 187-195.

［68］ELLEGALA D B, LEONG-POI H, CARPENTER J E, et al. Imaging tumor angiogenesis with contrast ultrasound and microbubbles targeted to alpha (v)beta3［J］. Circulation, 2003, 108 (3): 336-341.

［69］WILLMANN J K, LUTZ A M, PAULMURUGAN R, et al. Dual-targeted contrast agent for US assessment of tumor angiogenesis in vivo［J］. Radiology, 2008, 248 (3): 936-944.

［70］KORPANTY G, CARBON J G, GRAYBURN P A, et al. Monitoring response to anticancer therapy by targeting microbubbles to tumor vasculature［J］. Clin Cancer Res, 2007, 13 (1): 323-330.

［71］RYCHAK J J, GRABA J, CHEUNG A M, et al. Microultrasound molecular imaging of vascular endothelial growth factor receptor 2 in a mouse model of tumor angiogenesis［J］. Mol Imaging, 2007 , 6 (5): 289-296.

［72］WELLER G E, WONG M K, MODZELEWSKI R A, et al. Ultrasonic imaging of tumor angiogenesis using contrast microbubbles targeted via the tumor-binding peptide arginine-arginine-leucine［J］. Cancer Res, 2005, 65 (2): 533-539.

［73］BELVISI L, BERNARDI A, COLOMBO M, et al. Targeting integrins: insights into structure and activity of cyclic RGD pentapeptide mimics containing azabicycloalkane amino acids［J］. Bioorg Med Chem, 2006, 14 (1): 169-180.

［74］LIU S. Radiolabeled multimeric cyclic RGD peptides as integrin alphavbeta3 targeted radiotracers for tumor imaging［J］. Mol Pharm, 2006, 3 (5): 472-487.

［75］HARVEY C J, LIM A K, BLOMLEY M J, et al. Detection of an occult hepatocellular carcinoma using ultrasound with liver-specific microbubbles［J］. Eur Radiol, 2002, 12 (3): 70-73.

［76］VOGL T J, SCHWARZ W, BLUME S, et al. Preoperative evaluation of malignant liver tumors: comparison of unenhanced and SP IO (Resovist) enhanced MR imaging with biphasic CTAP and intraoperative US［J］. Eur Radiol, 2003, 13 (2): 262.

［77］CONLON R, JACOB S M, DASGUPTA D, et al. The value of intraoperative ultrasound during hepatic resection compared with imp roved preoperative magnetic resonance imaging［J］. Eur J Ultrasound, 2003, 16 (3): 211.

［78］ZACHERL J, POKIESER P, WRBA F, et al. Accuracy of multiphasic helical computed tomography and intraoperative sonography in patients undergoing orthotopic liver transplantation for hepatoma: what is the truth［J］. Ann Surg, 2002, 235 (4): 528.

［79］LAU W Y, LEUNG K L, LEE T W, et al. Ultrasonography during liver resection for hepatocellular carcinoma［J］. Br J Surg, 1993, 80 (4) : 493-494.

［80］SPILIOTIS J, ROUANET P, DESCHAMP S F, et al. Accuracy of intra-operative ultrasonography in the diagnosing liver metastasis from colorectal cancer: evaluation with postoperative follow-up results［J］. World J Surg, 1992, 16 (3): 545-546.

［81］S. GOLDBERG, C GRASSI, J CARDELLA, et al. Image-guided tumor ablation: standardization of terminology and reporting criteria［J］. Journal of Vascular and Interventional Radiology, 2005, 16 (6): 765.

［82］LIVRAGHJ T. PERCUTANEOUS ethanol injection in treatment of hepatocellular carcinoma in cirrhosis［J］. Hepatogastrenterology, 1998, 45 (3): 1248.

［83］DONG B W, ZHANG J, LIANG P, et al. Sequential pathological and immunologic analysis of percutaneous microwave coagulation therapy of hepatocellular carcinoma［J］. Int Hyperthermia, 2002, 12 (12): 1-15.

［84］董宝玮，梁萍. 肿瘤热消融治疗：现状和展望［J］. 中华医学杂志，2006，86 (12): 793.

［85］李鹏生，兰宁，王月珍，等. 影像技术引导下亚氩刀治疗恶性肿瘤的临床应用［J］. 现代医药卫生，2008，24（3）：342-343.

［86］DÍAZ-GONZÁLEZ ÁLVARO, FORNER ALEJANDRO. Surveillance for hepatocellular carcinoma［J］. Best Pract Res Clin Gastroenterol, 2016, 30 (6): 1001-1010.

[87] MARQUARDT JENS U, NGUYEN-TAT MARC, GALLE PETER R et al. Surveillance of hepatocellular carcinoma and diagnostic algorithms in patients with liver cirrhosis[J]. Visc Med, 2016, 32 (2): 110-5.

[88] MILLER ZOE A, LEE KYUNGMOUK STEVE. Screening for hepatocellular carcinoma in high-risk populations[J]. Clin Imaging, 2016, 40 (2): 311-314.

[89] TERZI ELEONORA, SALVATORE VERONICA, NEGRINI GIULIA, et al. Ongoing challenges in the diagnosis of hepatocellular carcinoma[J]. Expert Rev Gastroenterol Hepatol, 2016, 10 (4): 451-63.

[90] DELLA CORTE CRISTINA, TRIOLO MICHELA, IAVARONE MASSIMO, et al. Early diagnosis of liver cancer: an appraisal of international recommendations and future perspectives[J]. Liver Int, 2016, 36 (2): 166-176.

[91] TARANTINO LUCIANO, AMBROSINO PASQUALE, DI MINNO MATTEO NICOLA DARIO. Contrast-enhanced ultrasound in differentiating malignant from benign portal vein thrombosis in hepatocellular carcinoma[J]. World J Gastroenterol, 2015, 21 (32): 9457-9460.

Chapter **9**

第九章
原发性肝癌 CT 诊断

一、肝细胞癌的螺旋 CT 检查技术

随着科学技术的不断进步，CT 设备发展持续更新：飞利浦公司 iCT 利用直接驱动技术实现 0.27 圈 /s 的高速度；西门子公司第二代双源 CT 在保证高时间分辨率的前提下进一步提高容积成像质量；东芝公司 320 排 CT 的宽范围容积成像及 GE 公司的宝石 CT 的功能成像不仅可区分物质成分，还可通过单光子成像实现图像对比度最优化选择。

多层螺旋 CT 对肝脏的评价具有重要意义，CT 最能反映肝脏病理形态表现，如病灶大小、形态、部位、数目、有无病灶内出血坏死以及门脉有无癌栓病灶的浸润等。高端螺旋 CT 在扫描速度及扫描层厚方面进行了改进，从而大大提高了时间分辨率及空间分辨率，因而进一步提高了肝脏局灶性病变检出的敏感性，特别适合在肝硬化的患者中筛查早期肝癌。

CT 检查的目的主要包括：提高小病灶的检出率；病灶良恶性定性诊断；确诊 HCC 后，尽可能明确术前分期，包括明确病灶的大小、数目、分布和肝内血管是否受侵，以及有无肝内外转移及腹膜后淋巴结转移；HCC 各种治疗术后的随访，确定疗效。

（一）检查前患者准备

患者在检查前 4～8h 禁食行胃肠道准备；检查前 30min 口服造影剂 500～1500mL 充盈胃肠道；嘱患者除去检查部位的金属饰物，防止伪影产生；对患者进行呼吸训练，常规选择呼气末屏气（肝脏呼气末断层解剖结构变化差异较小，有助于不同时期影像资料的对照分析）；对无法配合的患者采用药物镇静；检查前一周内做过钡餐 X 线扫描的患者因肠腔内残留高密度造影剂，不宜做腹部 CT 扫描。

（二）造影剂应用技术

1. 造影剂在血流动力学中的表现

肝脏动脉早期：肝动脉血管达峰时期为 15～25s，腹主动脉达到强化峰值，肝实质轻微强化（≤10HU），脾脏不均匀，斑片状强化。在 CT 血管造影（CT angiography，CTA）中为肝动脉成像时相。

肝脏动脉晚期：肝实质动脉期，门静脉可显示：28～38s，主动脉保持峰值或略下降，肝实质强化（>10HU 但≤20HU），脾脏明显强化，趋向均匀。

肝脏过渡期：动脉期终止至门静脉期起始时间窗为 40～55s，此期不利于富血供肿瘤检出，

肿瘤强化峰值开始下降，肝实质强化已明显上升，也不利于少血供肿瘤检出，肝实质虽明显但不在峰值期，与病灶密度差异不及门脉期明显。过渡期末在 CTA 中为门静脉峰值期最佳成像时相。

肝脏门静脉期：肝实质达峰时期为 60～70s，在 CTA 中为肝静脉成像时相。

肝脏平衡期：100s 以后，持续时间较长，肝脏强化程度趋于平衡，缓慢下降。

2. 造影剂在腹部应用时的影响因素

（1）体重增加，强化程度下降（单位体重分布碘量减少），达到同样强化程度所需总碘量增加：

体重 45kg 者使用碘量为标准碘量 75%；

体重 75kg 者使用碘量为标准参考量 100%；

体重 90kg 者使用碘量为标准碘量 140%；

体重 115kg 者使用碘量为标准碘量 175%；

体重 135kg 者使用碘量为标准碘量 220%。

（2）心排血量下降，强化程度提高，强化时间延长优化方案：使用造影剂团自动跟踪技术触发，确保最佳强化时间、降低总碘量、降低注射速度。

（3）血管入路：采用大管径静脉穿刺时可高速率注射造影剂［≥3mL/s（肘前静脉）］，入路受限或穿刺纤细静脉管时，低速率注射造影剂。

（4）造影剂剂量、注射速率、造影剂碘浓度间相互关系及作用（表 2-9-1）。

表 2-9-1　造影剂剂量、注射速率、浓度及作用

序号	造影剂剂量	注射速率	造影剂碘浓度	作用
1	↑	～（无变化）	～	强化程度↑、延迟强化平台期时间，扫描范围↑
2	～	↑	～	动脉强化程度↑，造影剂达峰值时间↓（延迟时间缩短），动脉峰值平台期宽度↓，有利于 CTA、多时相快速扫描
3	～	↓	～	增强时间延长，有助于大范围扫描
4	～	～	↑	强化程度↑、造影剂达峰值时间不变、动脉期平台变宽，有益于快速长时间扫描
5	～	～	↓	强化程度↓、造影剂达峰值时间不变、动脉期平台变窄

注：总碘量流速不变，使用高浓度造影剂：强化程度提高、造影剂达峰值时间缩短，所需延迟时间缩短，有助于 CTA 及多时相增强扫描方案的制定。

动脉期图像优化方案：

①考虑更短扫描时间时：降低造影剂剂量、使用高浓度造影剂、提高注射速率（≥4mL/s）。

②考虑更长扫描时间时：增加造影剂剂量、低注射速率、高浓度造影剂、使用造影剂团自动追踪技术触发。

③器官实质强化图像优化方案：大容量低浓度、高浓度小容量（尽可能减轻造影剂对患者肾脏损伤）。

（5）双筒高压注射器生理盐水冲洗：减少造影剂浪费、降低造影剂使用量、改善心肺扫描增强效果、减少中心静脉内造影剂伪影（患者消耗成本增加）。

（6）造影剂黏滞性：使用恒温设备恒定造影剂温度 36.2℃（热风恒温优于水浴恒温方式），降低造影剂黏稠度、降低静脉通道受到的刺激反应。

（三）常规腹部扫描技术

1. 平扫

不在患者血管内使用造影剂，扫描范围从膈顶到肝脏下缘并包全胰腺。为区分胃肠道与周围

的结构，腹部 CT 单独平扫时需要口服造影剂。未充盈造影剂的大、小肠道有可能被误诊为淋巴结、脓肿或肿块。

2. 平扫＋增强扫描

检查前口服阴性造影剂 500～1500mL 充盈胃肠道，充分水化，减轻造影剂副作用。增强扫描常规采集动脉晚期及肝静脉期两个时相，虽然文献中双动脉期加肝静脉期可以提高 10% 的病灶检出率，但受过高的辐射剂量及管球热容量的限制，不适合作为多数患者的常规检查。

3. 平衡期

增强后 2～3 分钟以上。

（四）CT 血管成像技术

肝脏 CTA 扫描从膈顶至髂棘下，薄层后处理图像以原始扫描层厚无重叠重建。随着准直器宽度的缩小重建重叠率作用下降，准直为 1mm 以下时，0 与 50% 的重叠率无显著差异。无重叠重建不仅减少了图像数量，提高工作站后处理效率，还可以应用于肝脏外科术前、术后体积测量、评价。

（五）CT 灌注扫描技术

由于不同厂家的设备不同，肝脏 CT 灌注成像扫描模式也不尽相同。肝脏灌注扫描不同于常规增强 CT 扫描方式，灌注扫描时扫描床不移动，对感兴趣区同层动态扫描若干次；感兴趣区常选取通过第一肝门的层面或病灶的最大层面，同时要求 CT 扫描设备时间分辨率高；肝脏 CT 灌注扫描造影剂用量常少于常规增强 CT 扫描，注射速率为恒定速率，斜率法要求快速注射，注射速率常要求在 7mL/s 左右，去卷积法要求 5～7mL/s，扫描间隔时间要求均等，各厂家 CT 机均包含器官 CT 灌注成像软件包并提供相应的 CT 灌注扫描程序。

肝脏 CT 灌注的主要参数包括：

（1）主动脉强化峰值（ΔA）：增强后主动脉密度的最大增加值。

（2）门静脉强化峰值（ΔP）：增强后门静脉密度的最大增加值。

（3）以脾脏强化峰值时间为界，计算脾脏峰值时间前、后肝脏 TDC（time-density curve，时间 - 密度曲线）的最大斜率及脾脏 TDC 的最大斜率，分别为相应时间段内 CT 增加值与时间增加值的比值，单位为 Hu。

（4）肝动脉灌注量（hepatic artery perfusion，HAP）。

（5）门静脉灌注量（portal vein perfusion，PVP）。

（6）总肝灌注量（total liver perfusion，TLP）。

（7）肝动脉灌注指数（hepatic perfusion index，HPI）。

（8）肝静脉灌注指数（portal perfusion index，PPI）。

（六）血管造影 CT 技术

血管造影 CT 是将 CT 与血管造影相结合的影像学检查技术，应用于肝脏者包括经肝动脉造影 CT（computed tomographic hepatic arteriography，CTHA）和经动脉门脉造影 CT（computed tomographic arterial portography，CTAP）。自 1979 年普兰多（Prando）等[4] 首次报道 CTHA 以来，随着 CT 及血管造影设备的改进，这项技术已得到很大发展。其容易出现非肿瘤性异常灌注形成的假阳性病灶致使其特异性不高的问题也随着技术的进步和方法的改进，特别是采用低浓度造影剂、双期 CTHA 扫描以及 CTHA 和 CTAP 联合检查后得到显著改善。经过近 30 年的研究及应用，目前已被公认是检测肝脏小病灶最敏感的方法之一[5, 6]，并已成为肝脏术前评价肿瘤可切除性及手术方式选择的重要依据。

CTHA：是指当导管置于肝总动脉或肝固有动脉时，经导管注射造影剂后进行CT扫描的方法。富血供HCC病灶明显强化，正常肝脏轻微强化，从而增加病灶与肝脏密度差，提高HCC检出率。目前多进行双期扫描。其方法为：采用seldinger技术穿刺股动脉，将导管插入肝固有动脉或肝总动脉，将患者移入CT室进行扫描，扫描方法与增强CT相同，扫描参数：动脉期早期延迟时间6~10s，层厚1mm，螺距15，重建层厚0.5mm。动脉晚期延迟时间30~40s，层厚2mm，螺距15，重建层厚1mm。造影剂用量30~40mL，浓度150~175mg/L，注射速度1.5~2.0mL/s。

CTAP：是指将导管置于肠系膜上动脉或脾动脉并经导管注射造影剂后进行CT扫描的方法。由于正常肝脏以门脉血供为主而显著强化，HCC因缺乏门脉血供而成低密度充盈缺损区，从而增加病灶与肝脏的密度差，提高HCC检出率。其方法为：采用seldinger技术穿刺股动脉，将导管插入肠系膜上动脉或脾动脉，将患者移入CT室进行扫描。扫描方法与增强CT相同。扫描参数：单期扫描，延迟时间30~40s，层厚1~2mm，螺距15，重建层厚0.5~1mm。造影剂：用量60~100mL，浓度150~175mg/L，注射速度2.5~3.0mL/s。

（七）图像后处理技术

目前主要有4种图像重建技术：多层面重组（multiplanar reformation，MPR）、最大密度投影（maximum intensity projection，MIP）、表面遮盖显示（shaded surface display，SSD）和容积再现技术（volume rendering，VR）。MPR以横断面图像为原始数据，可快速重建任何平面图像，清晰显示该平面内血管走行和器官实质及病灶的信息。MIP是根据不同角度方向上射线通过容积图像后将各条射线上最大像素通过图像重建后形成的投影图。其重建的血管空间感强，可直观显示血管的狭窄和中断，但因重组时丢失大量信息不利于血管腔内病变的显示。SSD通过阈值设定重组表面图像，可很好地显示血管和癌灶的解剖关系，直观空间感强，尤其能更好地显示血管互相交叠或弯曲的复杂解剖部位，但影像信息与操作员重建图像时设定的阈值关系密切，高阈值可使重建图像血管腔产生假性狭窄，相反，低阈值则血管腔显示增宽，并且较小血管易出现逼真的狭窄或堵塞的伪像。VR可综合利用物体的每一个像素，沿着某一特定投射线对全部像素总合后利用容积数据处理后显示图像信息。它可将肝脏、肿瘤和血管重建于同一图像上，显示多个层面内组织间的全面解剖关系，重建图像逼真，层次丰富，微小结构亦可清楚地呈现。

二、肝细胞癌的螺旋CT诊断

（一）小肝癌的CT诊断

我国的小肝癌标准是：单个癌结节最大直径不超过3cm；多个癌结节数目不超过两个，其最大直径总和应小于3cm。小肝癌是相对于大肝癌而言的。小肝癌又称为亚临床肝癌或早期肝癌，临床上无明显肝癌症状和体征。小肝癌具有膨胀性生长和浸润性生长的特点，瘤结节多呈球形，边界清楚，切面均匀一致，少见出血及坏死，约60%有假包膜，约30%的小肝癌镜下见血管内癌栓，少见小肝癌伴远处转移。

CT平扫：大多数小肝癌在CT平扫图像中呈现低密度，境界清楚或不清楚，边缘清楚的只有少数能见到"晕环征"，其病理基础为假包膜。少数小肝癌CT平扫呈现等密度，呈现等密度的小肝癌大多病理分化较好，因此与周围肝实质密度相近。在脂肪肝背景下的小肝癌则可呈现出相对的等密度、高密度及低密度，这取决于脂肪肝的脂肪含量。

动脉期扫描：典型小肝癌动脉期扫描呈全瘤轻中度强化，强化幅度低于同层面腹主动脉强化幅度，但高于周围肝实质密度。更早期的小肝癌可呈斑片状强化、"结节中结节"样强化。

门脉期扫描：典型小肝癌门脉期扫描呈相对于肝实质的低密度结节，部分病灶可见假包膜轻度环形强化。部分小肝癌门脉期扫描呈等密度。

总之，小肝癌的增强扫描特征性曲线呈"快进快出"的形态（彩图2-9-1）。

小肝癌少见的螺旋CT表现：①动脉期及门脉期肿瘤均有强化，强化密度高于肝，但低于同层主动脉密度。②动脉期肿瘤边缘呈高密度环形强化，门静脉期或延时期肿瘤边缘呈高密度环形强化。③动脉期及门脉期肿瘤强化密度均低于肝，延迟期呈低密度。④动脉期轻度强化，门静脉期及延时期均为等密度。⑤平扫呈等密度（部分与脂肪肝背景有关），动脉期病灶内结节样轻度强化，门脉期及延迟期仍呈等密度，仍保持肿瘤动态增强"快进快出"的特点。⑥多结节的结节型肝细胞癌，为2个或2个以上结节状低密度灶，动脉期、门脉期均呈"快进快出"，因此本类少见，CT表现的特点是多发病灶，但应注意与肝转移瘤鉴别。⑦延时强化的结节型肝细胞癌，此类型平扫瘤灶呈结节状低密度，密度不均，动脉期瘤灶轻度强化，但强化密度仍低于肝，门静脉期瘤灶继续保持轻度强化，密度仍低于肝，延时扫描出现延时强化。产生延时强化的原因可能是肿瘤边缘存在动、门脉双重血供及动、门脉分流，导致延迟期瘤内和边缘都产生延时强化。

（二）结节型肝细胞癌的CT诊断

结节型肝细胞癌是指肿瘤直径在3～5cm之间的原发性肝细胞癌，肿瘤呈类圆形结节状，与周围组织境界清晰，可有纤维性假包膜，一般早期无或极少向包膜外浸润及形成门静脉内癌栓。结节型肝细胞癌占肝癌的1/3以上至1/2，绝大多数为单结节型，也可呈多结节型。

CT平扫：结节状低密度灶边缘多有分叶状改变，边缘多清楚，可有部分瘤体边缘不清，低密度灶内常伴有密度更低区，其形态有斑点状、条状、片状。肿瘤所在肝表面可有凸起，部分病例可见肿瘤假包膜引起的"晕圈征"。平扫呈等或高密度的结节部分可能与患者患有轻度脂肪肝有关，且可见周围的"晕圈征"。少数病灶内可出现斑片状高密度区，提示可能有肿瘤内出血，即"瘤卒中"，此类患者并发肝癌破裂出血的风险较高。

动脉期：呈全瘤范围强化，强化幅度高低不一，但都高于肝而低于同层主动脉强化的幅度，瘤内可以有少数细小的肿瘤血管。多数肿瘤内密度不均，可见到斑点状、条状更低密度区，更低密度区可以发生在中央区，也可以发生在边缘区。结节型肝癌肿瘤边缘多清楚，但部分肿瘤边缘可以不清楚，此征象提示肿瘤已开始向周围侵犯。

门静脉期：肿瘤从动脉期时的高密度，即高于肝实质密度速降至低于肝实质密度，保持肝细胞癌CT双期增强扫描"快进快出"的特征，瘤内密度不均显示的更加清楚，肿瘤边缘显示的更加清晰，其边界可以很清晰，也可以模糊。结节型肝细胞癌中，如平扫肿瘤边缘分叶明显的部位，动脉期和门静脉期增强后该处边缘模糊则表示该边缘部癌组织已向外侵犯。因此，结节型肝细胞癌中肿瘤边缘形态的界定对手术切除范围有指导意义，同时，肿瘤边界清晰则肝动脉栓塞治疗远期疗效较好，边界模糊则远期疗效不佳。肿瘤侵及相邻门静脉分支，则导致相应肝段或肝叶动脉期或门脉期的楔形强化，提示有门静脉受侵导致的门静脉异常灌注（图2-9-2）。

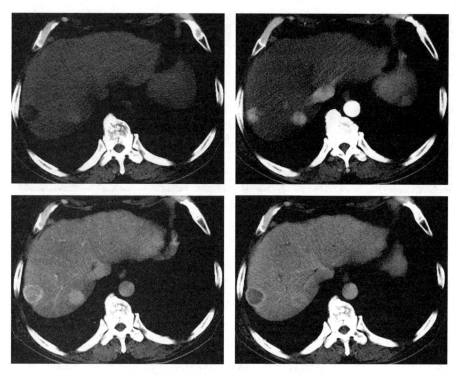

图 2-9-2 平扫示肝右后叶上段多发低密度结节影，增强扫描动脉期上述结节呈明显强化，门
脉期及延迟期病灶内造影剂消退，外缘病灶可见环形强化假包膜显影，诊断为多发肝细胞癌。

（三）块状型及巨块型肝细胞癌的 CT 诊断

直径＞5cm 的 HCC 称为块状性肝癌，直径＞10cm 的 HCC 称为巨块型肝癌。肿块单发较为多见，常伴瘤内出血及液化坏死，可有假包膜，多数病灶合并门静脉、腔静脉内癌栓形成。平扫肿块多呈低密度，中心液化坏死多呈斑片状更低密度，肿块呈膨胀性生长，界限清楚或呈浸润性生长，常压迫周围组织。增强扫描肿块可有不同程度强化（彩图 2-9-3），部分为散在斑片状、条索状、斑点状强化，肿块周围门静脉及肝静脉常受压、受侵。肿块生长较大或明显突出时可有破裂出血，危及生命（图 2-9-4）。

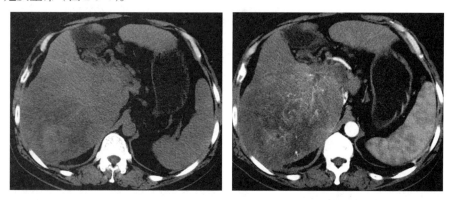

图 2-9-4 肝右叶巨块型肝癌，平扫示肝右叶低密度肿块，其内密度混杂，可见斑片状稍高密度影，
增强扫描动脉期肿块不均匀强化，可见明显增粗肿瘤供血动脉，门脉期及延迟期肿块造影剂快速消
退，密度混杂，可见门静脉右支增宽，其内未见造影剂充填，门静脉周围见大量增粗迂曲血管影，提
示门静脉癌栓合并门静脉海绵样变性，诊断为巨块型肝细胞癌。

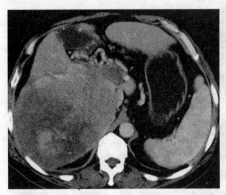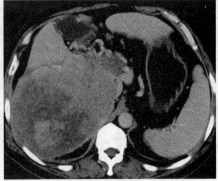

图 2-9-4 （续）

（四）弥漫型肝细胞癌的 CT 诊断

平扫多见肝脏形态失常，体积增大或缩小，密度不均匀，并有局部片状或散在性小结节状低密度区，呈密集斑点状或结节状，部分融合呈块状，边界不清晰，少数病例表现为全肝广泛稍低密度，密度均匀减低，未见明确结节。增强扫描动脉期显示全肝广泛性低密度灶，增强不明显，边缘部分清晰，部分欠清晰，与正常肝实质常分界不清。有学者总结了弥漫型肝癌的几个重要特征：①"弥漫结节"征是弥漫型肝癌的特征性表现，肿瘤呈广泛性栗粒状、结节状分布，早期肿瘤病灶较小，晚期多呈结节状，结节可大小不等，严重者可融合成较大块状，病灶可布满整个肝叶，双叶多同时受累。②"巨肝"征：为弥漫型肝癌的较特征性表现，此型肝癌多伴有肝硬化，肝脏巨大，轮廓饱满，呈普遍性增大，肝表面不光整，但在伴有严重肝硬化时，肝脏体积明显缩小，且肝脏各叶比例失调。③"双轨"征：CT 增强时较易出现此征象，其病理基础为门脉癌栓及肝动脉-门静脉瘘形成，表现为在动脉期或动脉晚期即可见门静脉两边缘明显线样强化，中央癌栓不强化或轻度强化，弥漫型肝癌的肝动脉-门静脉瘘可出现于门脉各级分支，如肝动脉-门静脉主干瘘或肝动脉-门静脉分支瘘。④门脉瘤栓形成：文献报道弥漫型肝癌门静脉癌栓形成的概率非常高，可达 94% 左右。表现为门静脉内充盈缺损影，动脉期轻度强化，门脉期呈低密度，同样具有"快进快出"的表现（图 2-9-5、图 2-9-6）。

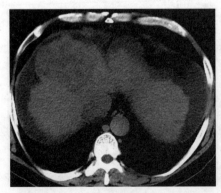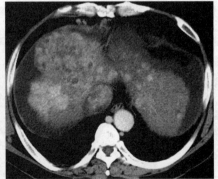

图 2-9-5　平扫见肝内弥漫分布的团块及结节影，边界部分清晰，大部分模糊，增强扫描动脉期肝内病变并未见到明显的强化，反而可见肝内门静脉分支明显强化，提示有肝动脉-门静脉分流，门脉期肝实质不均匀强化，可见片状强化及结节状低密度区，下腔静脉及右心房内见低密度充盈缺损影，诊断为弥漫型肝癌伴下腔静脉及右心房癌栓。

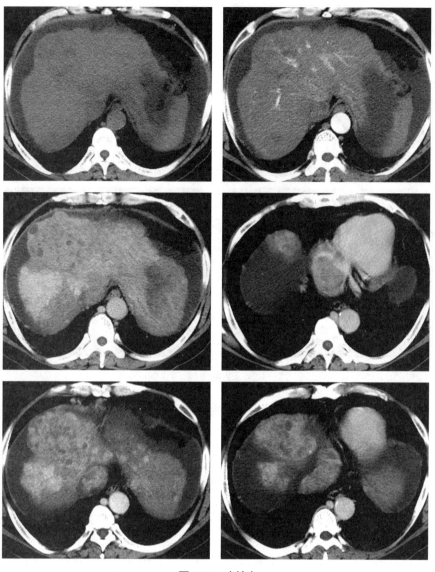

图 2-9-5 （续）

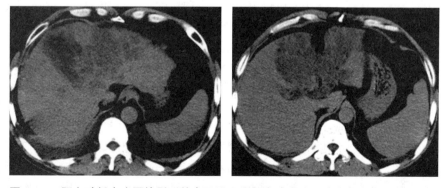

图 2-9-6　肝左叶低密度团块影，其内可见不均匀脂肪成分，动脉期病灶呈不均匀强
化，门静脉左支走行区可见条状不均匀强化，为癌栓强化，门脉期肿块内造影剂快
速消退，肿瘤及癌栓均呈低密度。

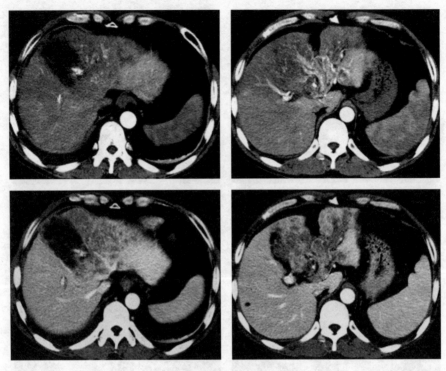

图 2-9-6 （续）

（五）特殊类型肝细胞癌的 CT 诊断

1. 混合型肝癌

它是指肝脏单个瘤体内同时含有肝细胞癌和胆管细胞癌两种组织成分，即由肝细胞癌和胆管细胞癌混合组成的癌。在原发性肝癌中，混合型肝癌的临床诊断率仅为 0.6%，手术发现率为 1.1%，是一种少见的肝脏恶性肿瘤。混合型肝癌的组织学发生主要有 3 种可能：①肝细胞癌和胆管细胞癌分界清楚，为各自独立生长的双重癌；②肝细胞癌和胆管细胞癌贴近生长，有各自集中的肿瘤组织，随着病变的进展增大，两种组织相互融合，但仍有一定的分界，或部分分界清楚；③单个瘤体内，肝细胞癌和胆管细胞癌两种组织成分相互混合生长，无明确分界（图 2-9-7）。混合型肝细胞癌极易发生坏死，约 80% 可侵犯门静脉，30% 可发生肝内转移，10% 合并胆管受累。与原发性肝细胞癌相同，本病也与肝炎病毒感染有关，AFP 值一般相对低，而 CEA 值相对高，这主要取决于肿瘤内肝细胞癌和胆管癌所占的比例，其影像学特征主要取决于肝细胞癌和胆管细胞癌的成分及比例。一般肝细胞癌和胆管细胞癌相互融合的中间型 CT 平扫仅表现为低密度肿块，增强 CT 表现为不规则强化，缺少特征性，诊断比较困难。分离型和移行型混合型肝细胞癌具有一定的特征性，平扫可见肿瘤两侧或两端密度有所不同，分界清楚或大致清楚。增强 CT 具有较高的诊断价值，病变的一侧或一端在动脉期不强化，而静脉期强化时，则提示该端肿瘤组织以胆管细胞癌成分为主；相反，病变另一侧或另一端在动脉期强化，而静脉期和平衡期不强化时，多提示该端肿瘤组织以肝细胞癌成分为主。分离型和移行型混合性肝癌，往往肿瘤的两种组织间有明显的分界，或大部分分界清楚。另外，增强 CT 在动脉早期常可见病灶周围区域性强化，多提示门脉受累而肝动脉代偿供血增多，这点与肝内胆管细胞癌的表现很相似，但是，混合型肝细胞癌很少合并胆管受累引起的肝内胆管扩张、增粗。

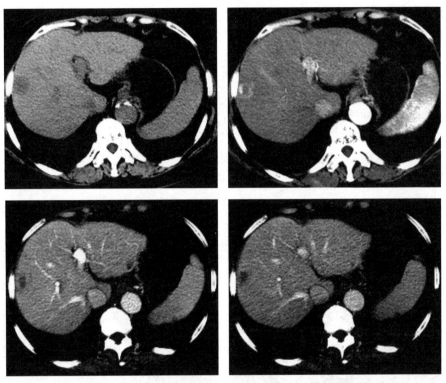

图 2-9-7　平扫肝右前叶边缘低密度结节影，边界清晰，增强扫描动脉期该结节周边轻度强化，似血管瘤强化，中心未见强化，门脉期该结节周边强化部分造影剂快速消退，病灶呈低密度改变，病灶中心呈更低密度，延迟期病灶呈低密度。

2. 硬化型肝细胞癌（scirrhourtype hepatocellular carcinoma，SHCC）

它是指癌细胞束被大量的纤维结缔组织隔离并包绕的一种特殊类型的肝细胞癌。AFP 多阳性，约 70% 的患者可合并高钙血症。病变多位于肝包膜下方的末梢肝组织，部分可突向肝外，肿瘤直径多在 1～6cm。肉眼多呈结节型，肿瘤切面呈白色或淡黄色。组织学肿瘤细胞束被纤维结缔组织所包绕，内部为血窦样增生结构，周边可有呈放射状纤维疤痕束并向肿瘤中心延伸。肿瘤较少有包膜形成，多有淋巴细胞浸润和广泛的玻璃样变性。CT 平扫肿瘤呈等至稍低密度，多数瘤内有更低密度区，增强 CT 动脉期多数肿瘤可见不均匀强化，内部低密度区域不强化，部分病灶不强化或仅轻微强化，门静脉期及延迟期瘤内部表现为轻度延迟强化，延迟强化为此类肿瘤的特征性表现，组织学证实其内为明显增生的纤维结缔组织和疤痕样纤维化组织。

3. 纤维板层样癌（fibrolamellar hepatocellular carcinoma；FL-HCC）

它是原发性肝癌的少见特殊类型，首先由埃德蒙森（Edmondson）于 1956 年报道 1 例，该瘤的发生率仅占肝细胞癌的 1%～2%，手术治愈率高，预后较好。FL-HCC 好发于青少年、生长缓慢、绝大多数无基础肝脏病变，多为单发分叶状肿块，界限清楚，可有假包膜，瘤体切面常可见特征性的放射状或分隔状致密瘢痕；组织学表现具有特征性，即癌巢间有宽窄不一、呈板层排列的胶原纤维带。CT 平扫呈边界不清的低密度肿块，并常见分叶征及脐样凹陷，部分病灶内部可见斑点状钙化。增强 CT 肿瘤实质早期明显强化，可见瘤内增粗肿瘤血管，门脉期肿瘤实质强化快速消退，密度较周围强化的肝实质密度低，而中心的瘢痕组织始终不强化呈低密度区，此征象为 FLC 特征性表现，是其与肝脏局灶性结节增生（focal nodular hyperplasia，FNH）的重要鉴别诊断点，组织学证实其为缺血性纤维瘢痕结构，有时可见肝门区及腹腔肿大淋巴结轻度强化。

4. 外生性肝细胞癌

它是指癌组织向肝外生长并凸出于肝脏表面的比较少见的肝恶性肿瘤。其CT表现特点基本与肝细胞癌相同，主要根据肿瘤病灶与肝脏之间的关系，尤其两者之间有无蒂、基底宽度、瘤体与肝缘之间的夹角等诊断外生性肝细胞癌。此类型肿瘤很少发生在肝上缘膈面，常见于肝左外叶及肝肾隐窝处，肝左外叶外生型肝癌与腹腔内占位性病变、肝肾隐窝处外生型肝癌与肾脏及肾上腺病变较难鉴别诊断。CT平扫肝脏的内、外病灶密度一致，低于肝实质，增强CT动脉期肝内、外病灶同步强化为外生性肝癌的特征性表现，瘤体与肝缘的界面呈锐角，如CT多平面重建及三维重建发现瘤蒂及肝动脉供血，则可明确诊断（图2-9-8）。

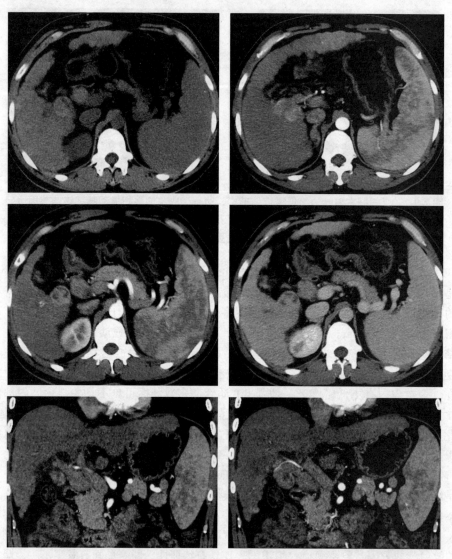

图2-9-8　肝右前叶肝门区见两低密度结节影，增强扫描动脉期两结节强化方式不同，
冠状位重建可见门腔间隙前方结节的瘤蒂，以此特征与肝门区淋巴结区分。

5. 原发性肝脏透明细胞癌

它是一种少见、特殊的肝细胞癌类型，男性好发，多伴有肝炎病史，肿瘤标记物（AFP）

可为阴性。其临床特点类似于普通肝细胞癌，通常通过相关的组织病理学、肿瘤标志物和免疫组织学指标诊断。如果有足够的肿瘤组织可利用，阳性的肝细胞免疫组织化学染色（DAKO）能够诊断组织来源，用这种免疫组织化学染色方法区分肝脏透明细胞癌与其他透明细胞肿瘤来源有90%的敏感性和100%的特异性。肝脏透明细胞癌与普通肝细胞癌在CT表现上有许多共同点，有时很难区分。CT平扫显示病灶内含脂肪，通常认为肿瘤内含超过50%透明细胞时才能诊断肝脏透明细胞癌，含90%～100%的透明细胞的肝脏透明细胞癌是极其罕见的。动态增强扫描病变呈乏血供表现，动脉期病灶轻度不均匀强化，以边缘强化为主，门脉期及延迟期强化仍不明显，可见假包膜环形强化，这与组织学发现的纤维包膜相符。肿瘤生长较大时可有瘤内出血，但较为罕见。透明细胞型肝癌进展缓慢，分化良好，恶性度低，其预后与透明细胞所占比例有关，透明细胞比例越大，预后越好，外科手术切除是肝脏透明细胞癌的最有效的治疗方法。

三、肝细胞癌的CT鉴别诊断

（一）肝硬化再生结节与不典型增生结节

与小肝细胞癌关系密切的肝细胞结节主要有再生结节（regenerative nodules，RN）、非典型（异型）增生结节（dysplastic nodules，DN）。随着螺旋CT硬件及软件技术的快速进展和扫描速度的不断提升、扫描范围的扩大，肝脏灌注成像对肝硬化结节的灌注研究取得了一些经验。由于肝硬化结节所致的血运改变会导致病变及周围肝脏的灌注异常，并常先于形态学的改变出现，因此可利用灌注成像技术分析肝硬化结节的性质。小肝癌几乎均由肝动脉供血，其肝动脉灌注量（hepatic arterial perfusion，HAP）增加，一般>0.25mL·min^{-1}，良性结节几乎多不由肝动脉供血，HAP多正常。但由于肝脏的灌注成像需要快速、大范围扫描的设备及强大的软件功能，且受检者放射剂量较高，未能广泛应用。CT平扫时，RN多为低于肝脏实质密度的结节，DN的密度则常常略高于肝脏实质密度，边界可清晰或模糊，增强扫描动脉期其共同的特点是无明显的动脉血供增加，这也是它区别于小肝癌的重要特征，而门脉期正常肝实质均匀强化，RN及DN呈门脉血流低灌注的等或稍低密度结节。CT对于二者的鉴别诊断较为困难，MR则具有明显优势（图2-9-9）。

（二）周围型胆管细胞癌（intrahepatic peripheral cholangiocarcinoma，IHPCC）

肝内周围型胆管细胞癌是肝内少见的原发性恶性肿瘤，按照生长方式分为肿块型、浸润狭窄型及腔内生长型。IHPCC为乏血供肿瘤，内部可出现坏死，CT平扫肿瘤多呈分叶状低密度团块影，边缘不清晰，瘤内可见点状钙化或肝内胆管结石，由于肿瘤发生于肝内胆管，常导致胆管阻塞、破坏、包埋，造成肿瘤周围胆管扩张。局限性肝包膜凹陷在IHPCC中出现率明显高于原发性肝细胞癌，是鉴别诊断的重要特征。增强扫描动脉期病灶仅有轻度强化，随着扫描时间的延长，病灶强化范围逐渐向肿瘤中央延伸，但和血管瘤不同的是病灶中心始终无充填，且门脉期及平衡期强化程度较动脉期高。病灶邻近肝实质动脉期可出现显著强化，呈片状或楔形改变，边缘清晰，门脉期强化即消退。部分患者有胆道感染症状，实验室检查白细胞升高。MSCT在图像后处理上具有较大的优势，可进行冠状位、矢状位及任意斜面重建，作为轴位图像的重要补充，有利于肿块的立体定位，更好地显示肿瘤的生长方式、肿块大小、形态以及肿瘤与邻近脏器的关系等。文献报道MSCT定位准确率达100%，定性准确率为78.6%（彩图2-9-10、彩图2-9-11）。

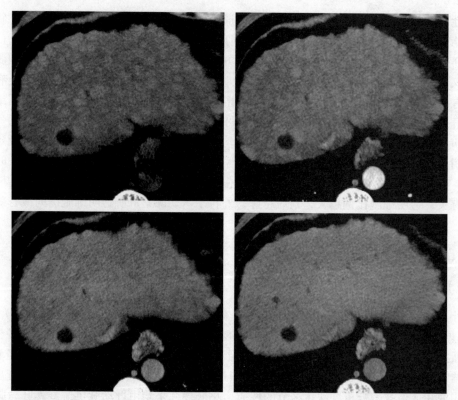

图 2-9-9　平扫肝实质内广泛分布的稍高密度小结节，增强扫描动脉期上述结节均未见明确强化，提示
无明显动脉血供，门脉期及延迟期上述结节呈等密度，密度与周围肝实质相近，诊断为 DN。

（三）海绵状血管瘤

　　除少数硬化性血管瘤外，绝大多数肝脏海绵状血管瘤具有富血供的特征。螺旋 CT 动态扫描
对血管瘤的诊断优于常规 CT，直径 3cm 以上较大的血管瘤诊断较容易，动脉期可见病灶周边呈
结节状高密度强化，门脉期及延迟期可见造影剂逐渐向中心充填，持续 3～5min 可见周边结节样
强化范围增大或瘤内造影剂完全充填，其强化程度高于同期肝实质强化程度，如中心瘢痕区域存
在，则延迟期病灶中心也可不充填，始终表现为低密度。对于直径 3cm 以下（特别是 1～2cm）
的小血管瘤，其强化方式多样，动脉期扫描，部分病灶未见强化，有的可见到边缘或中心呈点状
或小结节样强化；部分血管瘤整个病灶明显强化，可伴周边斑片状强化，其病理基础为血管瘤周
边异常动脉血流灌注，门脉期及延迟期病灶密度高于同期肝实质密度。边缘点状或小球状强化也
是较小的血管瘤的典型表现，较为常见，即使无门脉期和延迟期扫描，病灶大部分呈低密度灶，
也可以诊断此种病灶，继续行 MR 增强扫描有助于确定诊断。有些病灶动脉期无强化，在门脉期
其强化方式可有以下 3 种情况：①边缘或中心点状强化；②病灶有部分不规则强化，其密度高于
同期肝实质密度；③病灶与肝实质呈等密度，病灶边缘模糊不清，此时应与少血供肿瘤区别，尤
其是转移瘤，继续做 MR 动态增强扫描，确诊的概率明显较 CT 高。若动脉期病灶呈高密度均匀
强化，与富血供的小 HCC 极为相似，如门脉期病灶仍为相对高密度，可诊断为血管瘤，多病灶
呈等密度，与 HCC 及肝转移瘤鉴别诊断困难，应进一步行延迟期扫描，即使延迟期扫描呈等密
度，也不能完全排除 HCC 可能性。血管瘤的 CT 表现是多种多样的，大部分病灶为"快进慢出"
或"慢进慢出"（彩图 2-9-12、图 2-9-13、图 2-9-14）。

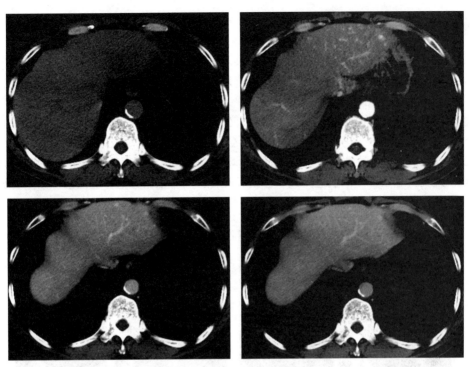

图 2-9-13 平扫肝左叶边缘两低密度小结节影，增强扫描动脉期，其中一个小结节未见明确强化，一个小结节呈明显强化，门脉期及延迟期上述两小结节持续强化，诊断为血管瘤。

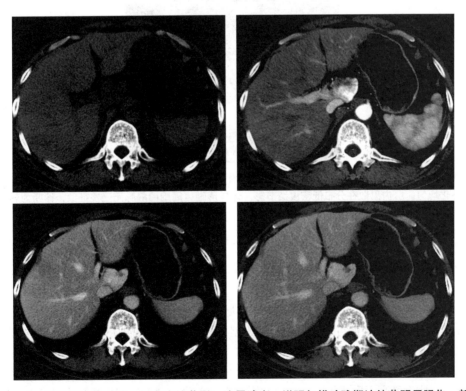

图 2-9-14 平扫示肝尾状叶一低密度结节影，边界清晰，增强扫描动脉期该结节明显强化，部分未见强化，门脉期及延迟期该结节仍持续强化，诊断为血管瘤。

（四）肝脏转移瘤

肝脏转移瘤主要经肝动脉和门静脉血行转移至肝脏，因此肝脏转移瘤典型表现多呈多发的结节状或圆形、类圆形低密度病灶，边界模糊或清楚，大小相近且多位于肝脏周边部，少数呈单发病灶。肝脏转移瘤钙化比较少见，可呈颗粒状、细砂粒状，聚积成团，钙化可位于转移瘤中心、边缘或整个转移灶中。肝脏转移瘤多数血供少，少数血供丰富，因此增强扫描常轻度强化，可出现边缘性强化，包括环形、花环状及不规则环形强化、网络状和车辐轮状强化。转移瘤生长快速，故低密度转移瘤病灶中心往往因供血不足而发生坏死，表现为瘤内更低密度区，增强扫描无强化，边界清楚，此为"牛眼征"的病理基础。诊断肝脏转移瘤可依据其他伴随征象，如主动脉周围淋巴结肿大或其他部位转移（图 2-9-15）。

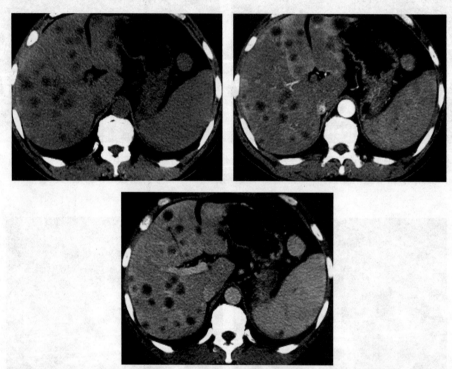

图 2-9-15 肝脏弥漫分布低密度结节影，边界清晰，增强扫描动脉期上述结节周边轻度环形强化，门脉期肝实质强化均匀，肝内见散在分布低密度结节影，边界清晰，周围门静脉无受侵征象，诊断为转移瘤。

（五）局灶性结节增生（focal nodular hyperplasia，FNH）

FNH 为肝脏非常少见的良性占位性病变，并非真正肿瘤，其实质部分由正常肝细胞、库普弗细胞、血管及胆管组成，其病理特点是以星状纤维瘢痕组织为核心向周围呈辐射状分布的纤维组织分隔，星状瘢痕组织内通常包含 1 条或数条动脉。FNH 多好发于年轻女性，但与口服避孕药无关。FNH 依据有无中心瘢痕可分为典型与不典型两种类型，平扫病灶表现为等密度或略低密度，中心瘢痕结构呈更低密度，边界清晰或欠清晰，病灶为等密度时平扫可漏诊。增强扫描动脉期FNH 因富含血管，表现为明显均匀一致强化灶，中心瘢痕不强化有时可见增粗供血动脉；门脉期扫描大多数病灶为稍高密度或等密度，中心瘢痕未见强化；延迟期扫描病灶为等密度，中心瘢痕延迟轻度强化，幅度高于瘤灶本身强化幅度，中心瘢痕延迟强化是 FNH 的特征性增强表现，不典型 FNH 则无中心瘢痕强化，中心瘢痕的有无和病灶的大小无关。另外，FNH 无包膜，出现肿瘤包膜强化则可排除 FNH 的诊断（图 2-9-16）。

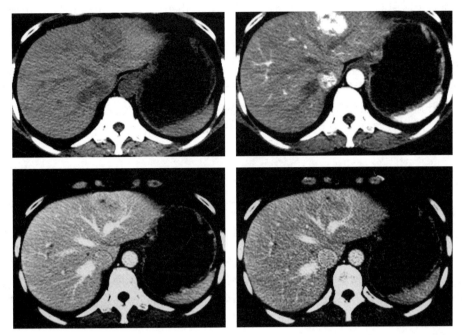

图 2-9-16　平扫示肝左叶略低密度肿块，边界较清晰，增强扫描动脉期该病变呈明显强化，门脉期病变呈等密度改变，与周围肝实质分界不清。

（六）肝脏腺瘤（hepatic adenomas，HA）

肝腺瘤是一种少见的肝脏良性肿瘤，常见于长期口服避孕药的年轻女性及长期服用类固醇激素的男性患者，病理显示肝腺瘤主要由层状或索状肝细胞和少量库普弗细胞组成，不含胆管，腺瘤内可有脂肪变性、坏死和出血，可有包膜或假包膜。CT 可以更好地显示肝腺瘤的病理特点：包膜及假包膜、出血、坏死、脂肪变性、钙化和腺瘤周围血管供血的富血管性。CT 平扫肝腺瘤呈边界清晰光滑且无明显分叶征象的低或等密度病灶，病灶可有包膜，出血及脂肪变性常见，钙化少见，因此部分肝腺瘤呈混杂密度。由于其血供丰富，肝动脉期扫描时病灶呈均匀强化的高密度，与正常肝组织对比十分清楚，有包膜形成者，可不发生包膜强化，如强化不均匀，可能存在出血或坏死，轻度强化者可能存在瘤细胞脂肪变性；门脉期病灶可为等密度或略高密度，边界欠清晰，延迟期呈等或略低密度，肝腺瘤包膜的显示有助于诊断。

（七）肝脓肿

典型的肝脓肿与肝癌的鉴别诊断较为容易，平扫为界限不清的低密度区，中心可见更低密度区，病灶周围可见环行低密度带，动脉期扫描脓肿壁即可强化，门脉期及延迟期扫描脓肿壁和病灶内分隔可持续强化，而中心坏死区域无强化，脓壁可以是单环、双环或三环，环可以完整或不完整。不典型的肝脓肿平扫为软组织肿块，与浸润型肝癌的鉴别困难，动脉期强化幅度是二者鉴别的主要特点，肝脓肿强化幅度低于肝癌，另外，门脉期和延迟期肝脓肿可持续强化，因脓肿壁强化后与肝实质密度趋于一致，病灶似有缩小的趋势，另外，结合病史，肝癌多合并肝硬化、门脉高压，而肝脓肿发热则较肝癌常见（彩图 2-9-17）。

（八）肝脏血管平滑肌脂肪瘤（hepatic angiomyolipoma，HAML）

肝脏血管平滑肌脂肪瘤是一种罕见的良性肿瘤，它由不同含量的脂肪组织、平滑肌和异常血管组成，可分为脂瘤型、肌瘤型及混合型，具有一定特征性影像学表现。肿瘤内存在脂肪是肝血管平滑肌脂肪瘤的特征性表现之一，肝血管平滑肌脂肪瘤的3种组成成分在肿瘤中有的可明确区分。当脂肪含量稍多时，影像上可显示其特征，以脂肪为主（脂瘤型）的血管平滑肌脂肪瘤，应注意与脂肪瘤或脂肪肉瘤相鉴别。当以异常血管为主时，其影像学表现与肝血管瘤有些类似之处。50%的肝血管平滑肌脂肪瘤在影像学上因缺乏脂肪而无特征性表现。增强扫描肿瘤动脉期强化较明显，门静脉期仍有强化，呈稍高或等于同期肝实质密度，由于成分复杂，其强化常不均匀（彩图2-9-18）。

四、肝细胞癌治疗后的 CT 表现

（一）肝细胞癌手术切除治疗后的 CT 表现

手术切除是肝细胞癌首选治疗手段，但是手术切除后的复发率很高，文献报道肝癌术后5年复发率高达67.6%。多种原因可导致肝癌术后复发，诸如肝癌的多中心起源、肝内转移、术前微小病灶未发现等。手术后短期复查，切缘常不光整，局部可见低密度积液或稍高密度积血，手术后多次复查可见残腔缩小，局部呈楔形缺损，边缘光整。增强扫描动脉期残腔边缘可不均匀轻度强化，门脉期残腔边缘显示更加清晰。肝内新发病灶与HCC表现相同，而肝内转移病灶则与肝脏转移瘤相似（图2-9-19、图2-9-20）。

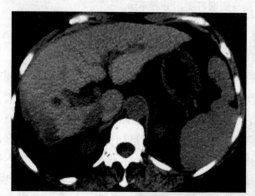
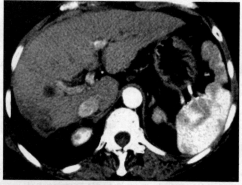
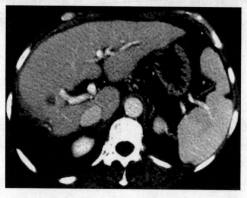

图 2-9-19　肝右大部分确如，切缘处见不规则低密度影，
增强扫描动脉期及门脉期缺损区未见强化。

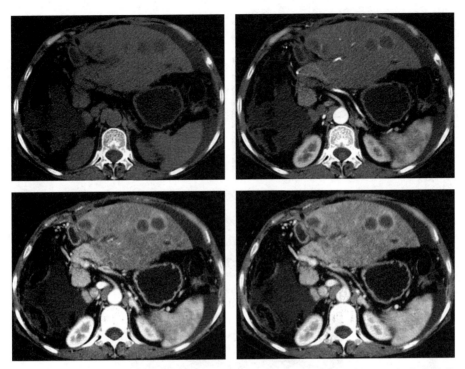

图 2-9-20 肝右叶及肝左内叶切除术后，肝左叶代偿增大，肝内另见多个低密度结节影，边界清晰，增强扫描动脉期上述结节呈周边轻度环形强化，延迟期仍呈环形强化，考虑为肝癌切除术后肝内转移

（二）肝细胞癌经肝动脉化疗栓塞术（TACE）后的 CT 表现

在原发性肝癌的综合治疗中，碘化油与抗癌药物混合后，经肝动脉化疗栓塞（TACE）已成为中晚期肝癌的标准治疗手段，CT 是其治疗前后重要的检查手段，观察碘化油在肝癌病灶内的沉积情况，可评估其疗效。有学者将肿瘤内碘油沉积形态分为 4 种类型：完全型、部分型、多灶型、稀少型。完全型疗效最好，稀少型疗效最差。完全型多表现为病灶内碘油沉积较均匀，充满整个瘤体，周边几乎无或有少许低密度区，多见于直径 5~8cm 的富血供肿瘤，栓塞后病变区呈不同程度缩小，如为肝段超选择性插管，则相应肝段呈瘢痕收缩变形，周围正常肝脏代偿性增生。部分型表现为肿瘤内部分区域或周边部分碘油沉积，多见于巨大肿瘤或肿瘤内有液化坏死的病例。多灶型表现为碘油分别沉积于肝实质内各个病灶内，多见于多发结节型肝癌，中等血供，无法超选择插管至肿瘤动脉。稀少型多见于乏血供肝癌的栓塞，病灶内少量碘油沉积或几乎无碘油沉积（图 2-9-21、图 2-9-22、图 2-9-23）。

（三）肝细胞癌射频消融术后的 CT 表现

肝脏射频消融术（radiofrequency ablation，RFA）已成为肝癌局部治疗的有效手段之一，CT 能准确评价 RFA 后肿瘤残存及复发情况，在 RFA 后的疗效评价中发挥着重要的作用。在 RFA 术后，即刻进行 CT 扫描，CT 显示肿块呈低密度，可见消融区内斑片状稍高密度影，或消融区域周围常环绕一层高密度环。术后复查增强 CT，残存或复发的肿瘤由于局部血供丰富，表现为动脉期明显强化，门脉期及延迟期呈低密度，依然符合肝癌"快进快出"的影像学特点。肿瘤完全坏死则表现为各期均无强化的椭圆形低密度区，边界清晰或欠清晰。消融区边缘部分

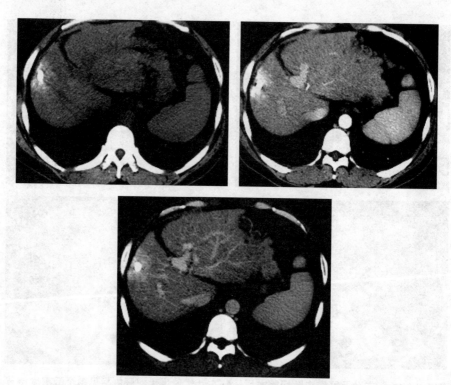

图 2-9-21　小肝癌超选择性介入治疗术后复查，病灶内碘油沉积良好，
周边肝段内见斑片状碘油存留，增强扫描上述结节未见强化

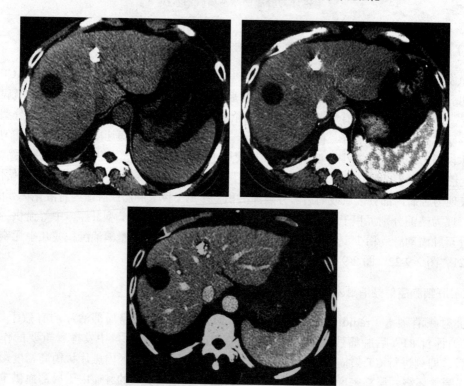

图 2-9-22　肝左叶小肝癌介入治疗术后，病灶周边碘油有缺损，增强扫描动脉期病灶
周边缺损区有强化，延迟期病灶周边缺损区呈低密度，考虑周边残留活性

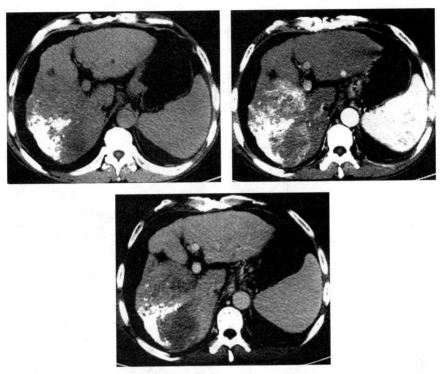

图 2-9-23　肝右叶肿块介入治疗术后，肿块内仅周边部分碘油沉积，病灶大部分未见碘油存留，增强扫描肿块大部分仍可见强化，延迟期呈低密度，诊断介入术后残留

为靶肿瘤周围部分肝实质，靶肿瘤周围肝实质部分至少应该厚达 0.5cm 才可认为彻底消融。在 RFA 后，热刺激和损伤等因素可在消融区周围的肝实质内产生充血和炎性反应，亦可出现环形强化，有时与肿瘤残留鉴别较为困难，其主要鉴别点在于病灶强化的形态及其随时间变化的规律，炎症的强化特征为消融区边缘厚度一致的环形强化，门脉期及平衡期病灶仍持续强化，且范围逐渐弥散，而残存或复发的肿瘤在形态上为局部不规则的强化，至门脉期及延迟期快速消除，呈低密度。过早复查 CT 难以判断肿瘤是否彻底消融，RFA 后 1 个月开始首次复查 CT 较为准确（图 2-9-24）。

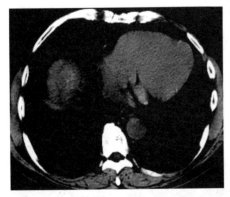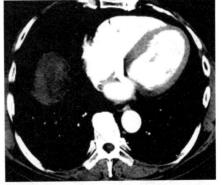

图 2-9-24　肝顶部病灶射频消融后，平扫病灶内密度混杂，增强扫描未见强化，提示消融完全。肝右前叶下端病灶平扫密度混杂，增强扫描动脉期病变周边不均匀强化，这种强化厚薄不一，门脉期可见部分呈低密度改变，考虑射频术后残留

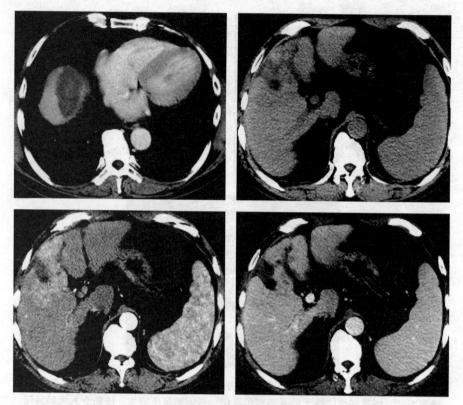

图 2-9-24 （续）

（四）肝细胞癌氩氦刀冷冻消融术后的 CT 表现

　　肝癌氩氦刀冷冻治疗后坏死完全的 CT 表现有包括：平扫见冷冻坏死灶呈类圆形低密度区，面积应包括原肿瘤区，边缘较规则，增强无异常强化区，术后短期复查 CT，边缘可出现窄带状轻度厚薄一致的环形强化，1月后此环状强化带消失，坏死灶逐渐变小。氩氦刀治疗后残癌的 CT 表现：平扫见冷冻坏死灶边缘不规则，有宽窄不等弧形或不规则形低密度区，密度略高于中央的坏死灶而低于正常肝脏密度，增强扫描上述宽窄不等弧形或不规则形低密度区强化，延迟期造影剂快速消退呈低密度，经随访病灶逐渐增大。需要注意的是，氩氦刀术后病灶内可见少量气体存留，位于膈面下方的病灶消融后右侧胸腔积液的发生率较高，多伴有右下肺膨胀不全，短期内可恢复（图 2-9-25）。

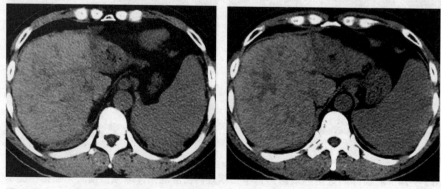

图 2-9-25　肝左外叶低密度影，其内见少许气体密度影，增强扫描病灶周边轻度强化，
门脉期病灶呈低密度改变，边界清晰

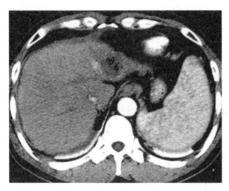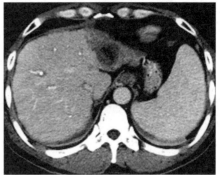

图 2-9-25 （续）

（五）肝细胞癌放射治疗术后的 CT 表现

肝癌放射治疗后可引起肿瘤及周围肝实质的损伤，肿瘤病灶可出现以下变化：肿瘤体积缩小，密度减低，边缘锐利，增强扫描动脉期肿瘤增强幅度较治疗前明显减低，甚至动脉期无强化，门脉期及延迟期病灶不强化呈低密度，边界清晰或欠清晰。放射治疗后肿瘤周围肝组织可产生放射性损伤，表现为肿瘤邻近肝组织密度减低，与非照射区肝组织分界明显，CT 值较正常肝组织减低，相应肝段或肝叶萎缩，增强扫描延迟期呈片状均匀轻度强化（图 2-9-26）。

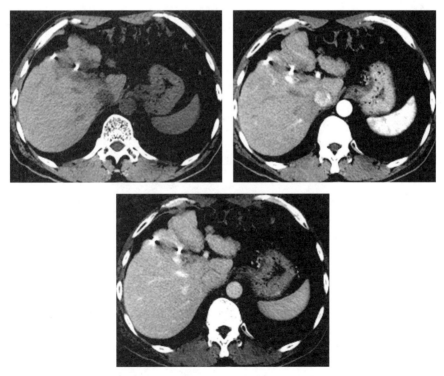

图 2-9-26 肝癌射波刀治疗术后，可见植入的定位金标，肝内见边界模糊的低密度影，增强扫描病灶未见强化，病灶所在肝段萎缩，肝包膜皱缩

（马 威 董景辉）

参 考 文 献

［1］郑可国. 肝细胞癌临床 CT 诊断［M］. 北京：世界图书出版公司，2003.

［2］许乙凯，全显跃. 肝胆胰脾影像诊断学［M］. 北京：人民卫生出版社，2006.

［3］中华医学会放射学分会腹部学组. 腹部 CT 扫描规范指南（试用稿）［J］. 中华放射学杂志，2007，41（9）：999-1004.

［4］FEDERLE M P, BLACHAR A.CT evaluation of the liver: principles and techniques［J］. Semin Liv Dis 2001, 21 (2): 135-146.

［5］KANEMATSU M, IMAEDA T, HOSHI H, et al .Methodological assessment of combined spiral CT angiography and CT arterial portography［J］. Abdominal Imaging, 1997, 22 (1): 52-54.

［6］TSURUSAKI M, SUGIMOTO K, FUJII M, et al.Combination of CT during arterial portography and double-phase CT hepatic arteriography with multi-detector row helical CT for evaluation of hypervascular hepatocellular carcinoma［J］. Clin Radiol, 2007, 62 (12): 1189-1197.

［7］郑可国，许达生，沈静娴. 少血供小肝癌的螺旋 CT 表现及与病理对照［J］. 中华放射学杂志，2003，37（10）：930-934.

［8］许达生，郑可国，沈静娴，等. 螺旋 CT 双期增强扫描对小肝癌的诊断价值［J］. 影像诊断与介入放射学，2004，13（4）：207-211.

［9］ICHIKAWA T, KITAMURA T, NAKAJIMA H, et al.Hypervascular hepatocellular carcinoma: can double arterial phase imaging with multidetector CT improve tumor depiction in the cirrhotic.liver［J］. Am J Roentgenol, 2002, 179: 751-758.

［10］王连军. 螺旋 CT 对结节型肝细胞癌的多期扫描表现分析［J］. 医学影像学杂志，2009，19（7）：867-869.

［11］TAKAYASU K, MURAMATSU Y, MIZUGUCHI Y, et al.CT imaging of early hepatocellular carcinoma and the natural outcome of hypoattenuating nodular lesions in chronic liver disease［J］. Oncology, 2007, 72 (suppl 1): 83-91.

［12］刘骏方，龙清云，胡金香，等. 弥漫型肝癌的 CT、DSA 诊断及介入性治疗（附 14 例报告）［J］. 实用放射学杂志，2005，21（1）：68-71.

［13］WILLIAM R J, SHARON W, SATISH K T, et al.Combined hepatocellular and cholangiocarcinoma［J］. Cancer, 2002, 94: 2040-2046.

［14］YAMAGUCHI R, TAJIKA T, KANDA H, et al.Fibrolamellar carcinoma of the liver［J］. Hepatogastroenterology, 1999, 46: 1706-1709.

［15］王成林. 肝脏少见类型癌病理、CT 和 MRI 诊断（二）［J］. 中国 CT 和 MRI 杂志，2006，4（2）：46-48.

［16］LIU Q Y, LI H G, GAO M, et al.Primary clear cell carcinoma in the liver: CT and MRI findings［J］.World J Gastroenterol, 2011, 17 (7): 946-952.

［17］LIM J H, KIM C K, LEE W J, et al.Detection of hepatocellular carcinoma and dysplastic nodules in cirrhotic livers: accuracy of helical CT in transplant patients［J］. AJR, 2000, 175: 693-698.

［18］贾乾君，梁长虹. 肝硬化结节分类及影像学评价［J］. 国际医学放射学杂志，2010，33（6）：520-524，535.

［19］杨正汉，周诚，陈敏，等. 肝脏发育不良结节癌变的 CT、MRI 评价［J］. 中华放射学杂志，2004，38（5）：494-498.

［20］LEE J W, HAN J K, KIM T K, et al.CT features of intraductal intrahepatic cholangiocarcinoma［J］. Am J Roentgenol, 2007, 175 (3): 721-725.

［21］LACOMIS J M, BARON R L, OLIVER J H, et al.Cholangiocarcinoma: delayed CT contrast enhancement patterns［J］. Radiology, 2003, 203 (1): 198-202.

［22］ÇETIN ATASOY, SERDAR AKYAR.Multidetector CT: contributions in liver imaging［J］. EJR, 2004, 52 (3): 2-17.

［23］JANG H J, KIM T K, LIM H K, et al. Am J Roentgenol［J］. 2003. 180 (1): 135-141.

［24］QUAIA E, BERTOLOTTO M, FORGA´CS B, et al.Detection of liver metastases by pulse inversion harmonic imaging during Levovist late phase: comparison with conventional ultrasound and helical CT in 160 patients［J］. Eur Radiol, 2003, 13: 475-483.

［25］BRANCATELLI G, FEDERLE M P, GRAZIOLI L, et al.Focal nodular hyperplasia: CT findings with emphasis on multiphasic helical CT in 78 patients［J］.Radiology, 2001, 219: 61-68.

［26］CARSON S K, JOHNSON C D, BENDER C E, et al.CT of focal nodular hyperplasia of the liver［J］. AJR, 2000, 174 (3): 705- 712.

［27］叶慧义，郭智萍，李俊来，等. 肝腺瘤的综合影像诊断［J］. 中华放射学杂志，2002，36（2）：156-158.

［28］SHAH P A, CUNNINGHAM S C, MORGAN T A, et al.Dynamic CT of hepatic abscesses: significance of transient segmental enhancement［J］. Radiographics, 2011, 31 (5): 1403-1413.

［29］YAN F, ZENG M, ZHOU K, et al.Hepatic angiomyolipoma: various appearances on two-phase cont rast scanning of spiral CT［J］. Eur J Radiology, 2002, 41: 12-18.

［30］WOLFGANG SCHIMAA, AHMED BA-SSALAMAHA, AMIR KURTARAN, et al.Post-treatment imaging of liver tumour［J］. Cancer Imaging, 2007, 7: 28-36.

第十章

肝癌的磁共振诊断

超声和 CT 是肝癌最常用的影像学检查方法，而磁共振（MR）能通过多种成像序列形成良好的组织学对比，为诊断提供更丰富、细致的信息，特别在小 HCC 的检出和定性方面，MR 具有独特的诊断优势。

一、肝癌常用的 MR 成像技术及序列

相对其他常用肝脏成像技术，MR 扫描数据采集时间较长。由于固有的呼吸、心血管波动、肠道蠕动等生理活动，在很大程度上削弱了肝脏 MR 成像质量。随着 MR 技术的进步，目前可以在一次屏气内完成肝脏图像采集。在二维（2D）或三维（3D）T1 加权图像，采用反转脉冲或预饱和脉冲扰相梯度回波序列，比较容易获得高分辨率肝脏图像，联合应用内插技术，可获得 2～3mm 的近似各向同性的图像数据，并进行图像多平面重建，以更准确地评价肿瘤边界、血管受侵情况等。目前常用的肝脏 MR 成像包括 T1WI、T2WI、梯度回波快速对比增强成像，以及配合脂肪抑制技术、水成像技术、功能成像技术等。

（一）T1 加权像

T1 加权像特点为：水及纤维成分呈低信号，亚急性血肿、富含蛋白液体呈高信号，无脂肪抑制的脂肪成分呈高信号。

过去常用传统的自选回波（spin echo，SE）T1 加权像，选择短的 TR、TE，多次信号采集成像。所得图像信噪比高，解剖结构清楚，但病变与正常组织对比差，成像时间长，无法消除呼吸运动伪影。目前，常采用 T1 加权快速扰相梯度回波、屏气半傅里叶转换单次激发自旋回波技术，单次激发自旋回波序列大约在 1 秒内完成整个层面的扫描准备及 K 空间中心数据采集。由于图像的对比度来源于 K 空间中心，单次激发技术对运动不敏感，不受呼吸运动影响。

目前腹部 MR 常用的 T1WI 成像序列为扰相梯度回波序列，扫描图像包括正相位 T1WI 及反相位 T1WI，其特点为 TR 时间较长，在一次采集中尽可能多地采集图像，TE 时间短。该序列在同一像素内存在水质子、脂质混杂时，反相位信号减低。

（二）T2 加权像

T2 加权像特点为：水或含水质子较高的组织呈高信号，大多数肿瘤组织呈中高信号，脂肪组织呈高信号；骨质、成熟纤维组织、铁沉积或血红素代谢物呈低信号。

传统的 T2WI 采用 SE 序列，虽然组织对比度好，但成像时间长，运动伪影大，图像质量差。

20 世纪 90 年代开始采用快速自旋回波（fast spin echo，FSE）技术，在一次射频脉冲激发后，采集多个回波。最新的快速自旋回波技术包括基于中等长度回波链的 turbo SE 或 fast SE-x1 序列，其成像时间明显缩短（一般在 2~3 分钟以内），信号强度增大；但肿瘤组织与正常肝组织对比度降低，且皮下脂肪信号明显增强。现在配合采用脂肪抑制技术，可以提高肿瘤与肝组织的对比。另外肿瘤组织的 T1 时间通常比肝组织长，在 FSE 序列 T2WI 显示不明显的肿瘤组织，在 T1WI 增强扫描时常常得到更好的显示。

二、肝癌 MR 增强扫描及常用造影剂

由于肝脏正常组织与肝癌存在不同的血流动力学特点，MR 增强扫描诊断肝癌的关键是通过血管引入组织造影剂，观察其不同的血流动力学特征。目前临床应用最广泛的是 MR 增强扫描方法，该方法通过静脉注入钆类造影剂。钆类造影剂可以显著缩短组织的 T1 弛豫时间，使 T1WI 信号增强；使用 SGE 序列，快速采集 T1 加权图像，可以获取组织的多期动态增强扫描图像。肝脏动态增强扫描的延迟时相包括动脉期（25~30 秒）、静脉期（55~75 秒）、延迟期（3~5 分钟）。

钆类造影剂以螯合物的形式单独分布于细胞外间隙，生物学分布无任何组织特异性（即非特异造影剂），经静脉注射后，钆沉积于骨质内，具有很高的安全性。钆螯合物为顺磁性化合物，主要效应为缩短组织的 T1 时间，该效应在重 T1 加权像表现最明显。由于钆螯合物快速从血管腔分布到血管外间隙，使用时应快速静脉团注，一次屏气完成全肝扫描。与平扫相比，钆类造影剂增强扫描可以显著提高早期肝癌的检出率，也是肝脏良恶性肿瘤鉴别诊断的重要手段。

肝脏磁共振造影剂除了最常用的钆类造影剂，还包括肝细胞靶向造影剂、网状内皮系统特异性造影剂、细胞外和肝细胞特异性造影剂。肝细胞选择性造影剂被肝细胞特异性吸收，临床常用锰类造影剂（Mn-DPDP），其与钆类造影剂一样，是顺磁性物质，在 T1 加权像上，可以选择性提高正常肝组织的信号强度，经静脉注射药物后 10 分钟肝组织强化最明显，并持续数小时。该造影剂最显著的优势是鉴别诊断无强化的非肝细胞组织来源的肿瘤；但对于肝细胞来源的肿瘤，如腺瘤、FNH、高分化 HCC，Mn-DPDP 增强有不同程度强化，有时鉴别诊断困难。肝脏的网状内皮系统主要为库普弗细胞，可以特异性摄取氧化铁颗粒，目前临床可以应用的造影剂为超顺磁性氧化铁颗粒（SPIO）和超小超顺磁性氧化铁颗粒（USPIO）。SPIO 的超顺磁性效应主要应用于 T2 加权像，它可以降低组织的 T2WI 信号，使肝内缺乏网状内皮系统的肿瘤组织呈相对高信号。细胞外和细胞特异性造影剂兼有非特异钆类造影剂和肝细胞特异性造影剂的双重特性，在应用中，可以实施多期动态增强扫描，观察钆类造影剂的动态强化特征，然后实施延迟成像，观察肝特异性增强扫描的特征；该类型的造影剂主要用于非肝细胞来源的肿瘤如转移瘤、胆管细胞癌、无功能肝细胞肿瘤的鉴别诊断，当常规钆类造影剂动态增强扫描无法鉴别诊断时，10 分钟延迟后的肝胆期以上肿瘤不强化。

三、MR 功能成像

常用的 MR 功能成像技术包括弥散加权成像（diffusion weighted imaging，DWI）、波谱成像（magnetic resonance spectrum，MRS）。DWI 通过观察不同扩散状态的水分子来推测肿瘤组织的组成特征。正常组织中，自由运动的水分子含量高，扩散速度快，类似"布朗运动"，在 DWI 呈低信号；由于多种原因，导致病变组织内水分子扩散受限，DWI 呈高信号。DWI 最早用于早期发现脑梗死，目前已经广泛用于体部肿瘤的诊断。

四、不同类型肝癌的 MR 表现

（一）肝细胞肝癌

HCC 的 MR 表现大致分为三类：孤立结节／肿块，约占 50%；多发结节／肿块，约占 40%；弥漫型肝癌，小于 10%。

HCC 的典型 MR 表现为 T1WI 低信号，T2WI 呈高于肝实质但低于胆汁或脑脊液的中高信号，若肿瘤内发生坏死、变性时，信号混杂（图 2-10-1、图 2-10-2）。体积较大的 HCC 病灶及弥漫型 HCC 常可伴有肝静脉和下腔静脉受侵、动静脉瘘，增强扫描可见血管变窄，轮廓不规则，或局部压迹，血管被肿瘤包绕；动静脉瘘表现为动脉期门静脉早期显影及局部肝实质区域性异常灌注。

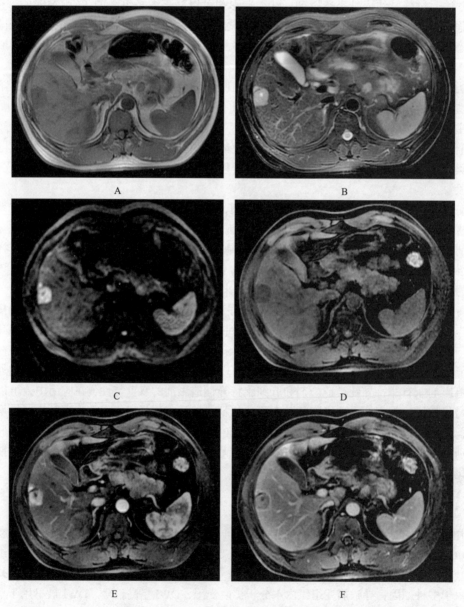

图 2-10-1　患者，男，40 岁，上腹痛 1 个月，诊断为小结节型肝硬化背景下的肝细胞癌（Edmondson Ⅱ级）

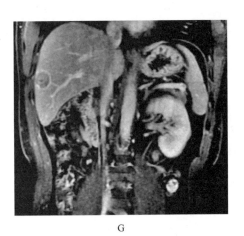

G

图 2-10-1 （续）

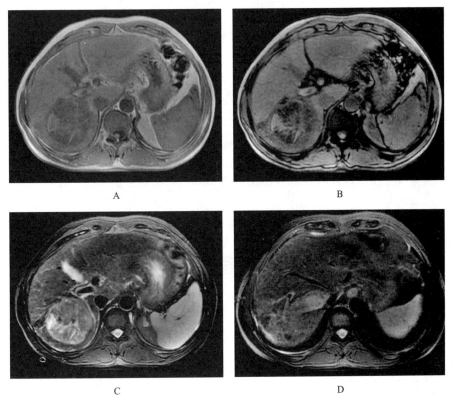

A

B

C

D

图 2-10-2 患者，男，47 岁，右上腹疼痛不适 7 天，AFP 升高（805ng/mL），临床确诊为肝细胞癌

　　门静脉受侵也是 HCC 的特征性表现之一，弥漫型 HCC 常伴有门脉癌栓，血管腔内可见充盈缺损（图 2-10-2），癌栓在门脉期显示效果最佳。但由于肝硬化患者门静脉高压和血流淤积，可以发生门静脉血栓，由于血栓内有大量含铁血黄素成分，T1WI 及 T2WI 表现低信号，而瘤栓大多与肝实质肿瘤贴邻，MR 信号特征及强化特征与肿瘤一致。少数情况下，HCC 可侵入胆管内，发生阻塞性黄疸。

　　增强扫描对提高病灶的显示率及定性诊断非常有帮助，MR 增强扫描所显示的肝癌病灶的特征与 CT 相似，即肿瘤呈现"快进快出"（图 2-10-1）。由于 HCC 富血供肿瘤，动脉期明显强化，此期检出率高，但假阳性率也较高；少数 HCC 病灶门脉期及延迟期仍呈相对高信号。MR 增强扫描延迟期可以看到逐渐强化的"包膜结构"，较同期 CT 增强扫描显示更明显，这也是 HCC 的一个特异性征象。部分病灶，尤其是小于 2cm 的 HCC 灶，动脉期可表现等或略低信号，这可能是由于在肿瘤发生的过程中，正常门静脉部分或完全缺失，而动脉血管尚未增多所致。

采用肝细胞特异性造影剂行 MR 增强扫描，可以进一步提高肿瘤诊断的准确率。应用网状内皮系统特异性造影剂 SPIO 时，肝实质的信号强度显著降低，HCC 缺乏库普弗细胞，在 T2WI 无明显信号减低，呈相对高信号。

大的 HCC 瘤灶往往比较容易诊断，而对于很多动脉期强化的小于 2cm 的病灶，则很难做出定性诊断。MR 诊断肝癌的重点和难点在于肝硬化背景下对肝硬化结节、不典型增生结节、早期肝癌的发现和鉴别诊断。小肝癌的早期诊断可以显著提高患者预后，因此肝硬化小结节灶的早期定性诊断非常关键。

小肝癌具有不同于进展期肝癌的独特的生物学特性，小肝癌体积小，多为膨胀性生长，多有完整包膜；小肝癌的 MR 图像表现多样，典型表现为 T1WI 低信号、T2WI 高信号。当病灶发生脂肪变、铜或肝糖原沉积时，T1WI 信号增高；当肝实质发生锌沉积时，肝脏 T1WI 背景信号减低，病灶信号相对增高。有研究认为小 HCC 的 T2WI 信号强度与组织分化程度相关，T2WI 信号呈高信号的病灶，其分化程度差的比例也越高；小于 1.5cm 的 HCC 常表现为 T1WI 及 T2WI 等信号，或 T1WI 略高信号、T2WI 略低信号，与 DN 类似。总之，HCC 在 T2WI 表现高信号，具有一定特异性，但由于肝硬化患者肝组织信号不均，仅根据 MR 平扫图像诊断小 HCC 存在一定困难，尤其是合并腹水或无法控制呼吸运动伪影，小 HCC 病灶更难以发现。

从 DN 进展到 HCC，血流动力学特征发生显著变化，门脉血供的结节从 68% 下降到 6%，动脉血供结节从 4% 上升到 94%；随着肿瘤恶性级别增高，通过正常肝动脉及门静脉供血逐级减少，而新生成的异常动脉供血逐级增多。小 HCC 由于其特有的动脉血供特征，增强扫描动脉期强化是主要诊断征象。

总之，有助于诊断 HCC 的影像学特征包括：大于 2cm，T2WI 高信号，增强快速洗脱，延迟强化的肿瘤包膜，增长速度快；对于小 HCC 病灶，动脉期强化，静脉期造影剂快速洗脱，是鉴别 DN 和 RN 的要点。尽管如此，有时仅根据影像学及组织学特征，仍然很难区分 DN 与小 HCC。

（二）特殊类型肝细胞癌

1. 纤维板层型肝细胞癌

纤维板层型肝细胞癌，占 HCC 发生率的 1%~2%。男女发病率相近，以青少年好发。绝大多数患者无肝硬化基础，少有 HBV 感染，AFP 多阴性。病灶多见于左叶，常为单发分叶状病灶，质地较硬，呈膨胀性生长，与正常肝组织分界清楚，可有包膜，呈巨块型，直径通常大于 10cm，瘤体内有分隔样纤维瘢痕，呈放射分布，瘢痕可伴有斑点状钙化。MR 扫描 T1WI 呈不均匀低信号，T2WI 呈混杂中高信号，伴星条状低信号瘢痕区（图 2-10-3），此为鉴别局灶性结节样增生的重要依据。MR 增强扫描肿瘤动脉期强化，静脉期强化程度相对减低，中央瘢痕在动脉期及门静脉期大多无明确强化，有文献统计约 25% 的病例瘢痕组织延迟强化。

2. 硬化型肝细胞癌

硬化型肝细胞癌约占原发性肝癌的 1%，为富血供肿瘤，与纤维板层型肝细胞癌相比，硬化型肝细胞癌的纤维结构排列杂乱无章，成团包绕肝癌细胞；MR 增强扫描动脉期不均匀强化，静脉期、延迟期呈等或略高密度强化；肿物一般无包膜结构，相邻肝被膜常出现局限性皱缩。

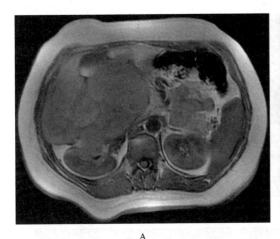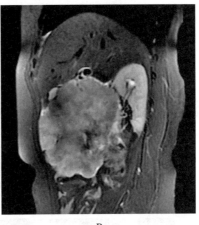

A　　　　　　　　　　　　　　　　B

图 2-10-3　患者，女，30 岁，查体发现腹膜后肿物 6 个月，无乙型肝炎病史，为外生型肝癌，病理证实纤维板层型肝癌，镜下可见间质明显纤维化，肿瘤细胞大多呈角形，胞质丰富嗜酸性

3. 外生型肝癌

外生型肝癌是原发性肝癌在生长方式和外观形态上的一种特殊类型。外生型肝癌由于其向外生长的特点，易与腹膜后肿瘤、胃肠道肿瘤等混淆。其影像学特点与肝内 HCC 类似，但由于部分病灶存在肝外供血，易导致误诊。

4. 肉瘤样肝细胞癌

又叫肝细胞癌肉瘤样变，指肿瘤的一部分或大部分组织被肉瘤样纺锤形或梭形肿瘤细胞替代。肉瘤样肝细胞癌体积大，生长迅速，以团块状多见，边界清楚，多为囊实性，其囊性成分比例明显多于一般类型 HCC，肿瘤内可以看到分隔样或壁结节；增强扫描与一般类型 HCC 相似；可发生门脉癌栓。

（三）胆管细胞癌（cholangiocarcinoma，CCC）

胆管细胞癌在 MR 扫描呈 T1WI 等或略低信号、T2WI 中高信号或高信号（图 2-10-4）。由于肿瘤内成分复杂，不同比例的黏蛋白、坏死、出血、纤维组织，导致 MR 信号多变。肿瘤包绕格利森系统征象在 MR 图像较 CT 更明显。常规钆类造影剂增强扫描，肿瘤早期周边呈轻度或中度不规则强化，延迟后肿瘤呈进行性增强，强化区域随扫描时间的延续逐渐由边缘向内部扩充（图 2-10-4）。肿瘤的强化程度与肿瘤的病理类型有关，大的胆管细胞癌，动脉期即可出现周边明显强化，其纤维核心延迟强化。较小的胆管细胞癌血流相对丰富，动脉期即可明显强化，延迟期仍呈高信号。采用 SPIO 增强扫描，相对肝脏背景信号的减低，肿瘤呈相对明显高信号。

采用 MR 水成像技术，行 MR 胰胆管成像（MRCP），可以更直观显示肝内外胆管扩张、狭窄情况或肿瘤范围（图 2-10-4）。

（四）混合型肝癌

0.4%～14.2% 的原发性肝癌同时存在肝细胞癌和胆管细胞癌二者组织学特征。根据肿瘤组织内不同细胞成分构成比例，将混合型肝癌分为 HCC 为主型、ICC 为主型和平均型三种。混合型肝癌的组织成分差异决定了其影像学特征。对于平均混合型肝癌，肿瘤组织主要由两种肿瘤组织的移行区组成，HCC 和 ICC 特征均不典型；且由于肿瘤内存在大量纤维组织，表现特征与纤维板层型肝癌类似，鉴别诊断主要依靠临床特征与免疫组化。

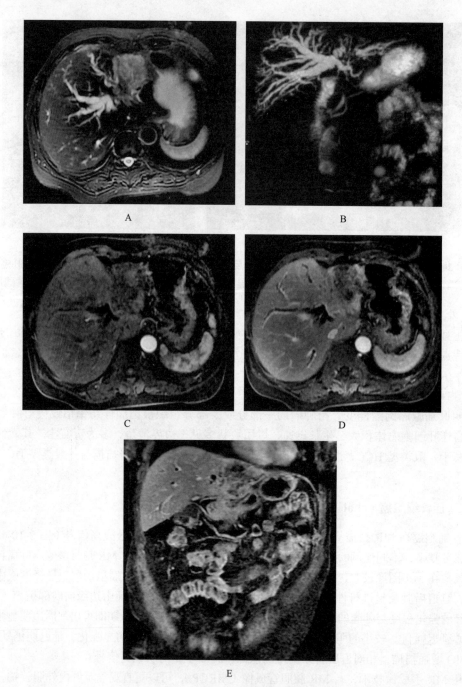

图 2-10-4　患者，女，66 岁，皮肤、巩膜黄染伴皮肤搔痒 1 周，临床诊断为
肝左外叶胆管细胞癌

五、肝癌治疗后 MR 随诊

（一）外科手术切除术后 MR 随诊

术后 4 周内 MR 扫描有助于发现手术并发症，如血肿、脓肿、胆瘘或胆汁瘤形成等。脓肿或
胆汁瘤的特点为 T1WI 呈低、中、高信号，T2WI 呈高信号，增强扫描无强化，部分脓肿周边环形

强化。对于胆瘘的患者，如果运用经胆道系统排泄的 Gd-BOPTA 行 MR 增强扫描，在注射造影剂 2h 后扫描，可以观察瘘口及胆汁漏出范围。由于术后 1~2 个月内，术区出血、炎症反应、水肿等的影响，肿瘤复发、残存情况鉴别困难，MR 随诊常在术后 3 个月以后进行。肿瘤复发的特征与肿瘤原发信号特点一致，即 T1WI 低信号、T2WI 中高信号，增强扫描快速强化，静脉期及延迟期呈低信号。

（二）HCC 经导管动脉化疗栓塞治疗后 MR 随诊

碘油是 TACE 最常用的栓塞剂，其常与抗癌药物混合制成乳化剂，经导管注入肿瘤供血动脉，造成肿瘤缺血、坏死，并形成持久细胞毒性作用，达到介入治疗的目的。由于碘油在 CT 呈显著高密度，在评估碘油沉积方面，CT 具有优势，但由于碘油的极高密度，可造成局部伪影，影响肿瘤复发或残存的判断；另外，碘油的缺失区并不一定意味肿瘤残存或复发。海藻酸钠微球、明胶海绵等非碘油类栓塞剂造成肿瘤的凝固性坏死，动脉期可出现轻度强化，表现类似肿瘤复发。MR 扫描基本不受碘油沉积的影响，介入治疗 1 周后，碘油沉积提高了病灶的 T1WI 噪声比，而对 T2WI 无影响；3 个月后，碘油沉积对 T1WI、T2WI 均无影响。肝癌 TACE 治疗后 MR 随诊中，T1WI 出现低信号区、T2WI 中高信号，增强扫描呈典型肝癌强化特征时，提示肿瘤残存或复发。其中，MR 动态增强扫描的敏感性、特异性均高于 CT 增强扫描。

（三）HCC 射频治疗后 MR 随诊

在组织学上，肝癌射频消融后，中心肿瘤组织被逐渐加热，导致细胞脱水，最终胶原结构和蛋白质变性；周边区域由均匀一致的水肿、炎症组织环绕。射频治疗周围坏死的肝脏组织，安全边界应大于 1cm，与手术切缘的安全范围要求一致。射频治疗水肿、炎症反应带在治疗后 2 周最明显。肿瘤组织被射频损毁后，T1WI 呈稍高信号，边缘水肿带呈稍低信号；T2WI 坏死区呈略低信号，水肿带呈稍高信号；增强扫描内部坏死区无强化，边缘炎症、水肿区呈轻度环形强化。如果 T2WI 显示内部出现不规则或结节样略高信号，边缘环形强化带不完整，或出现内部强化区，甚至边缘强化带静脉期造影剂快速流出，提示有肿瘤存活或复发。对于射频消融，不仅要观察治疗后出血、炎症反应、肿瘤残存情况，更要注意观察肿瘤沿穿刺道在肝内、腹壁种植转移情况。

（四）其他

肝癌的其他治疗方法还包括经皮酒精注射硬化治疗、冷冻治疗、放射治疗、放疗性栓塞等，临床应用较少。有研究表明，对于小 HCC，经皮酒精注射硬化治疗可以有效替代外科手术，它通过酒精使局部组织发生蛋白质变性和细胞脱水，进而使细胞迅速凝固性死亡，以此摧毁肿瘤组织。PEI 治疗后坏死区呈 T1WI 低信号、T2WI 明显低信号，增强无强化；当少数病例出现内部液化坏死时，表现高信号；当 T2WI 发现内部出现中高信号、增强出现强化灶时，提示肿瘤残存或复发。

六、肝硬化、早期肝癌的 MR 随诊

在肝硬化组织中，动脉期强化的小结节很常见，并且多为良性，很多结节灶的影像学特征并不典型，很难根据其影像学特征明确病灶性质，下一步则面临选择活检或影像学随诊。有学者认为对于肝功能代偿良好的肝硬化患者，肝内小结节随诊是比较恰当的选择方案；而有些学者坚持认为对于难以定性的结节，应该及时活检，因为一旦漏诊或误诊，小 HCC 病灶可以很快发展，并可能在小于 2cm 时就侵犯周围脉管结构，预后不良。

MR 随诊时间间隔应根据肿瘤的倍增时间进行。HCC 的倍增时间为 18～605 天，其中小 HCC 灶增长相对迅速。对于小于 1cm 的动脉期强化结节，有研究建议随诊间隔定为 3～6 个月，如果结节灶小于 5mm、亚囊状态、楔形或显示不明确，则建议随访间隙为 6 个月；如果结节为圆形或卵圆形，位于肝实质内或表现为腹部肿物，随诊间隙为 3 个月。当影像学表现高度怀疑 HCC 时，应尽快进行活检或手术切除。由于 HCC 可以生长缓慢，如在随诊期间病灶没有增大，也不能排除恶性。只有当病灶缩小或至少 2 年保持不变时，结节才能明确为良性。

七、MR 鉴别诊断

由于肝脏肿瘤常存在"异病同影"及"同病异影"的情况，下面列举几种容易与肝癌混淆的肿瘤类型的鉴别诊断。

（1）HCC 伴肝内播散时，应与转移瘤鉴别。转移瘤多有原发肿瘤病史，在肝内弥漫性分布，大小、形态可一致或不一，典型者可见"牛眼征"，增强后多呈边缘强化。

（2）HCC 与原发性肝神经内分泌癌的鉴别诊断。原发性肝神经内分泌癌也通常表现为一个大肿瘤周围伴多个小子灶，但原发性肝神经内分泌癌发生于无肝硬化的肝组织，可伴有钙化，病灶多较大，其内见大片不规则出血坏死区，增强后实质部分轻中度强化，静脉期强化程度下降不如 HCC 明显，甚至无明显下降，门静脉癌栓少见。

（3）纤维板层型肝癌有中心瘢痕形成，主要与局灶性结节样增生（focal nodular hyperplasia，FNH）鉴别。FNH 也好发于年轻人，在 T1WI 和 T2WI 几乎都呈等信号，但中心的瘢痕则表现为 T2WI 高信号，有别于纤维板层型肝癌。

（4）纤维板层样肝癌伴有血清神经紧张素浓度升高，产生类癌综合征，与原发性肝神经内分泌癌鉴别困难，但其中心瘢痕为其特征性表现，呈放射状分布，增强扫描瘢痕区无强化，显示清楚，而且病灶内无大片出血坏死。

（5）DN 与早期 HCC 鉴别，HCC 常伴有血清 AFP 增高，病灶较大，往往伴有包膜，增强"快进快出"，且 DN 在 T2WI 呈低信号也有助于鉴别诊断。

（6）小 HCC 与肝坏死结节鉴别，肝坏死结节多无肝炎或肝硬化背景，密度不均，T1WI 呈低信号，T2WI 为低信号、等信号、稍高或高信号，增强后无明显强化等有助鉴别。

MR 扫描 T1WI 显示病灶呈低信号，内部坏死区在 T1WI 呈更低信号（图 2-10-1A）；病灶在 T2WI 脂肪抑制像为中高信号，液化坏死呈点状高亮信号（图 2-10-1B）；扩散加权成像（b 值 600），显示病灶扩散受限，呈高信号，但内部液化坏死弥散受限不明显，呈低信号（图 2-10-1C）。多期动态增强 MR 扫描，注射造影剂前的蒙片图像，病灶显示为低信号，与 T1WI 图像病灶的信号特点类似（图 2-10-1D）。增强扫描动脉期明显强化（图 2-10-1E），静脉期低密度（图 2-10-1F）；3 分钟延迟后，病灶显示为低信号，但病灶边缘可见环形强化的包膜结构（图 2-10-1G）。

HCC T1WI 图像正相位（图 2-10-2A）呈低信号；在 T1WI 化学位移双回波成像的反相位图像（图 2-10-2B）中，肿瘤内部分区域信号强度较正相位图像显著减低，说明肿瘤内有脂肪变性；T2WI 脂肪抑制图像肿瘤呈不均质略高或中高信号（图 2-10-2C）。在 T1WI、T2WI 脂肪抑制图像上所见的斑片状高信号区，提示为肿瘤内出血。肝右静脉的癌栓在 T2WI 脂肪抑制图像呈中高信号，与肝中静脉、腔静脉、腹主动脉的流空信号形成鲜明对比（图 2-10-2D）。

MR 扫描 T1WI 肿物呈不均匀略低信号（图 2-10-3A），T2WI 脂肪抑制矢状位图像显示肿物与肝实质关系密切，肿物内呈不均匀略高信号，内可见不规则略低信号区（图 2-10-3B）；肿瘤内部 T1WI 及 T2WI/FS 均为低信号区，为肿瘤间质纤维化成分。

MR 扫描 T2WI 脂肪抑制像，显示肿物呈略高信号（图 2-10-4A），肝内扩张的胆管呈"软藤样"；MRCP 显示肿物累及肝总管，肝内胆管扩张，远端胆总管及胰管显示无扩张（图 2-10-4B）。采用 LAVA 技术行 MR 多期增强扫描，动脉期肿物无明显强化（图 2-10-4C），静脉期肿物边缘轻度环形强化（图 2-10-4D），3 分钟延迟显示肿物强化范围增多，强化程度较前增加（图 2-10-4E）。

（欧阳汉　邢古生）

参 考 文 献

［1］周纯武. 肿瘤影像诊断图谱［M］. 北京：人民卫生出版社，2011.

［2］G SCHNEIDER, L GRAZIOLI, S SAINI. 肝脏磁共振成像［M］. 李宏军，译. 北京：人民卫生出版社，2010.

［3］邢古生，欧阳汉，王爽，等. CT 及 MR 多期动态增强扫描对肝细胞肝癌介入治疗后随诊的对比分析［J］. 癌症进展杂志，2009，7（2）：189-195.

［4］DAVID G BRAGG, PHILIP ROBIN, HEDVIG HRICAK. 肿瘤影像学［M］. 北京：人民卫生出版社，2002.

［5］WILLATT J M, HUSSAIN H K, ADUSUMILLI S, et al. MR imaging of hepatocellular carcinoma in the cirrhotic liver. challenges and controversies［J］. Radiology, 2008, 247: 311-330.

［6］BRUIX J, SHERMAN M. Management of hepatocellular carcinoma［J］. Hepatology, 2005, 42: 1208-1236.

［7］COLLI A, FRAQUELLI M, CASAZZA G, et al. Accuracy of ultrasonography, spiral CT, magnetic resonance, and alpha-fetoprotein in diagnosing hepatocellular carcinoma: a systematic review［J］. Am J Gastroenterol, 2006, 101: 513-523.

［8］KOREAN SOCIETY OF ABDOMINAL RADIOLOGY. Diagnosis of hepatocellular carcinoma with gadoxetic acid-enhanced MRI: 2016 consensus recommendations of the Korean Society of Abdominal Radiology［J］. Korean J Radiol, 18 (3): 427-443.

［9］LAPADAT A M, JIANU I R, UNGUREANU B S, et al. Non-invasive imaging techniques in assessing non-alcoholic fatty liver disease: a current status of available methods［J］. J Med Life, 2016, 10 (1): 19-26.

［10］DULKU GURJEET, DHILLON RAVINDER, GOODWIN MARK, et al. The role of imaging in the surveillance and diagnosis of hepatocellular cancer［J］. J Med Imaging Radiat Oncol, 2017, 61 (2): 171-179.

［11］GLUSKIN JILL S, CHEGAI FABRIZIO, MONTI SERENA, et al. Hepatocellular carcinoma and diffusion-weighted MRI: detection and evaluation of treatment response［J］. J Cancer, 2016, 7 (11): 1565-1570.

［12］JOO IJIN, LEE JEONG MIN. Recent advances in the imaging diagnosis of hepatocellular carcinoma: value of gadoxetic acid-enhanced MRI［J］. Liver Cancer, 2016, 5 (1): 67-87.

第十一章
肝癌的数字减影血管造影

数字减影血管造影（digital subtraction angiography，DSA）是电视技术、影像增强器、数字电子学、计算机图像处理技术与血管造影技术相结合的产物。20 世纪 80 年代起应用于临床。随着 DSA 软硬件的改善，其时间分辨率、空间分辨率和图像质量较之使用初期有明显的提高，对大血管和各系统血管及其病变的诊断检查已基本上取代了普通血管造影。近年来介入放射学取得的良好疗效更进一步推动了 DSA 在肝癌诊断和介入治疗中的应用和普及。

第一节　DSA 的基本原理和设备要求

一、基本原理

普通血管造影是在受检部位注入造影剂后快速连续采像，而 DSA 是将受检部位在注入造影剂前和注入造影剂后分别经过影像增强器用高分辨率电视摄像管或电荷耦合器件（charge coupled device，CCD）作矩阵扫描，形成由像素组成的视频图像。视频信号经模 / 数转换为不同值的数字信号。将数字化后的图像存储起来，输入计算机进行减影处理，获得不同数值的差值信号，再经数 / 模转换形成不同灰度的模拟减影图像并给予显示。近年来发展出的数字平板探测器可以将接收到的 X 线直接转换为电子信号，不需经过影像增强器的模 / 数转换过程，图像质量得到进一步提高。

构成视频图像矩阵的最小单位称为像素（pixel），常用的矩阵单位有 256×256、512×512、1024×1024 等。每个像素在矩阵中都有其相应的方位和 X 线衰减值。像素容积大小将影响图像的空间分辨率和密度分辨率。矩阵越小，像素容积越小，空间分辨率越高，图像越清楚。当然像素容积的大小和影像增强器的大小也有一定的关系，影像增强器越小，像素容积越小，空间分辨率越高。如 12cm（5 英寸）的影像增强器，空间分辨力可达 3 线对 /mm，而 33cm（13 英寸）影像增强器，其空间分辨力则下降到 1.1 线对 /mm。

DSA 的减影方式有多种，而目前常用的是时间减影法（temporal subtraction）。时间减影是 DSA 的基本减影方式，其基本内容是将不含造影剂的蒙片（mask）和充盈造影剂的造影图像（image）分别输入图像系统中的两个运算器和存储器内进行处理，两者顺次自行相减，使背景图像被减掉，只剩下血管图像。图像因在不同时间所得，故称为时间减影法。由于时间减影法所利用的图像是在造影过程中取得的，易因运动而造成时相不尽一致，使减影的图像不能精确重合，称为匹配不良（misregistration），致使血管影像不甚清楚，这是腹部 DSA（包括其他运动器官 DSA）必须注意的一个问题。

腹部 DSA 检查有以下优点：①具有高对比分辨力，因此造影剂浓度要求相对低，造影剂所致的副作用明显减少；②腹部血管造影的导管细小，柔软，创伤相对小；③检查时间缩短，可及时观察图像。

缺点是：①伪影，包括胃肠蠕动、心脏大血管搏动等不可控制的运动所造成的伪影，会影响图像质量；②肠道气体造成的匹配不良伪影影响图像质量。因此，为获得满意的图像质量，术前需向患者解释清楚，争取患者的配合，造影前训练患者保持屏气不动。对肠道气体过多者可于术前应用胃肠蠕动抑制剂，如 654-2、胰高血糖素等，以减少伪影的干扰。

二、设备要求

各厂家生产的 DSA 设备各有特点，DSA 设备均应具备以下主要部件：

（1）X 线系统：包括高压发生器、球管和控制台。

（2）影像增强器和电视视频系统，新型的 DSA 设备为数字平板探测器。

（3）图像采集和处理系统。

（4）图像显示和存储系统。

用 DSA 检查肝脏，在选择 DSA 设备时应注意：

（1）为包括全部肝脏影像，影像增强器或数字平板应在 12 英寸（30cm）以上。

（2）电视摄像管或 CCD 矩阵应为 512×512 以上，最好为 1024 矩阵。

（3）图像采集程序灵活，速率应大于 2 帧 /s，可连续采集 20s，最大可达 30s。

（4）具备部分减影或保留部分背景（landing mark）、优选蒙片、像素移位、边缘增强、实时放大等后处理功能。

（5）具有路径图（roadmap）功能。

第二节　肝脏 DSA 造影方法和操作技术

一、肝动脉造影所用导管

与常规血管造影术不同，选择性导管造影需根据所选动脉的形态及其与大血管开口位置的相对关系而选用相应的导管。由于导管、导丝制作材料和工艺的不断改进，现今用于肝动脉造影的导管外径日渐变小，已由原来的 6～7F 减少至 4～5F，因此与动脉穿刺插管有关的并发症也明显减少。

选择性内脏动脉插管最常选用 COBRA 导管。用于选择性肝动脉造影的导管除 COBRA 导管外，还可选用 YASHINO 导管或 RH 肝管。这两种导管根据腹腔动脉与腹主动脉的关系预成型，更容易进入肝动脉及其分支。选择性插管困难或行栓塞治疗时，应使用微导管，超选择性地进入病灶供血分支并进行栓塞治疗，以减少对肝动脉和正常肝组织的损伤。

肝动脉造影所用导丝为超滑导丝（亦称泥鳅导丝）。它的核心由超弹性合金制成，导丝前端有 8cm 长的超柔段，其顺滑性和扭转性使导丝可以深入到更远端的血管而不刺激血管痉挛。导丝的表面涂有亲水膜，使摩擦阻力减小，不伤害血管内膜，可避免血栓形成。

二、肝动脉造影操作技术

一般采用经股动脉穿刺途径，以改良的塞尔丁格（Seldinger）法置入动脉鞘，经鞘管逆行送入导管。根据病变部位选择导管。

选用 COBRA 导管时，先将导管插入腹主动脉第 12 胸椎和第 1 腰椎间平面，使导管头端向前，在此平面上下滑动，当感到钩住血管开口时试注入少量造影剂以证实腹腔动脉干开口，然后送入导丝，可使导管进入更远端的肝总动脉。

选用 RH 肝管时，先将导管逆行送入主动脉弓降部；恢复导管原形状后，将导管头端指向前方，顺行下拉至腹主动脉第 12 胸椎和第 1 腰椎间平面，轻度顺时针旋转，使头端指向前方，在透视下推入 2～3mL 造影剂，以证实导管进入腹腔动脉；然后在导丝引导或直接将导管拉至肝总动脉。

三、造影剂和相关技术

DSA 检查，特别是动脉法 DSA（intraarterial digital subtraction angiography，IADSA）较常规血管造影的优点之一是明显降低了所用造影剂的浓度和剂量，且目前一般采用非离子型造影剂，因此造影剂的不良反应和副作用已明显减低。

在明确靶血管的位置、造影剂浓度的前提下选择造影剂的总量、流速和高压注射器的压力。选择的原则是在保证最好的图像质量时注入最少的剂量、最小的流速和压力。通常采用的技术参数如表 2-11-1 所示。

表 2-11-1　肝脏 DSA 技术参数

造影部位	总量 /mL	流速 /（mL/s）	压力 /psi	采像持续时间 /s
腹腔动脉干	20～30	5～7	300	>20
肠系膜上动脉	20～30	5～7	300	>25
肝总动脉	15～30	4～5	200	15～20
脾动脉	15～30	5～6	200	>20
肝动脉	10～15	4～5	200	10～15

psi：压力单位，为 pound per square inch 的缩写，即磅每平方英吋。

第三节　肝癌的 DSA 诊断

一、肝脏血管的正常解剖

肝脏的动脉供血来自腹腔动脉发出的肝动脉，约占肝脏全部血供的 1/4，门静脉的供血约占 3/4。两者经肝窦后变为静脉血，经肝静脉入下腔静脉回流至右心房。

腹腔动脉（celiac artery，CA）发自胸 12 椎体至腰 1 椎体上缘之间水平的腹主动脉前壁，经一较锐利的弯曲后向前上走行。腹腔动脉直径 4～10mm，主干不长，一般 2～4.5cm。随即分成三支动脉即胃左动脉、肝总动脉和脾动脉，典型分支呈三叉状（彩图 2-11-1）。

胃左动脉是腹腔动脉的第一分支，沿胃小弯向左、向上走行，它与胃右动脉相互吻合成弓，而胃右动脉多起自肝固有动脉（也可起自肝总动脉）。胃左、胃右动脉是胃小弯的供血动脉。脾动脉（spleen artery，SA）是腹腔动脉最大的一分支，它沿胰的上缘、脾静脉的上方向左走行，经脾肾韧带到达脾门入脾。脾动脉多为横向直行，随年龄而有一定程度的迂曲。肝总动脉（common hepatic artery，CHA）发自腹腔动脉右侧，沿胰头上缘向右前行于小网膜后层腹膜的后方，至十二指肠上缘或后方发出胃十二指肠动脉后成为肝固有动脉（proper hepatic artery，PHA）。肝固有动脉长度不等，它穿过小网膜进入肝十二指肠韧带，在胆总管的左侧、门静脉的前上方，向右上行至肝门。入肝前分出肝右、肝左动脉，有时还可见肝中动脉。

肝右动脉（right hepatic artery，RHA）在肝内向右上行，先后分出胆囊动脉、右尾叶动脉、右后叶动脉。肝左动脉（left hepatic artery，LHA）在肝内向左上行，先后分出左尾叶动脉、左内叶动脉、左外叶动脉。肝中动脉（middle hepatic artery，MHA）供血至左内叶和右前叶。肝内动脉的走行与胆管类似。肝内胆管和胆总管的供血来自与其伴行的肝动脉。胆囊动脉发自肝右动脉，起始点位于胆囊三角区，向右下行至胆囊。

门静脉通常由肠系膜上静脉（superior mesenteric vein，SMV）和脾静脉（splenic vein，SV）汇合而成，包括了所有引流胃、肠道、脾、胰、胆囊等的静脉。汇合点常在第 12 胸椎和第 1 腰椎间水平。汇合后的门脉主干通常伴随其前方的肝固有动脉向右上行，达肝门后分为左、右两支。

由肝动脉和门静脉进入肝脏的血液，在肝脏血窦内相互混合，供养肝细胞，静脉血经肝小叶中央静脉、小叶静脉汇合成肝静脉（hepatic vein，HV）回流入下腔静脉。肝静脉及其分支一般不像肝动脉和门静脉那样随肝脏叶段分布，也不与之伴行，而是在肝内独立走行于肝叶或肝段之间。肝静脉一般可分为肝右、肝中和肝左静脉。肝右静脉引流右后叶和右前叶上部分血液，肝左静脉引流左外叶和左内叶上部的血流。三支肝静脉可分别开口注入下腔静脉，肝左和肝中静脉也可合并成一支并注入下腔静脉（彩图 2-11-2）。

二、肝脏血管的解剖变异

肝脏血管解剖变异很多，熟悉肝动脉血供和解剖变异并做好相应的动脉造影以全面展示肝脏的供血，对肝脏疾病的诊断和治疗是至关重要的。

首先应了解腹腔动脉的解剖变异。根据尸检和解剖研究，对肝动脉插管有影响的解剖变异有以下类型：

（1）肝脾胃干：指胃左动脉（left gastric artery，LGA）、脾动脉（splenic artery，SA）和肝动脉（hepatic artery，HA）共同发自腹腔干。

（2）肝脾干：指腹腔动脉仅有肝、脾动脉，而 LGA 独自发自腹主动脉。

（3）肝脾肠系膜干：即腹腔动脉只发出 LGA，而 HA、SA 和肠系膜上动脉（superior mesenteric artery，SMA）共干，发自腹主动脉。

（4）肝胃干：指腹腔动脉只发出 LGA 和 HA，SA 发自 SMA。

（5）脾胃干：指 LGA 和 SA 发自腹腔动脉，HA 单独发自 SMA 或腹主动脉。

（6）腹腔肠系膜共干：腹腔动脉与肠系膜上动脉有一共同开口，起自腹主动脉，随后发出各自的分支。

（7）腹腔干缺如：LGA、SA、HA 各自单独发自腹主动脉。

肝内动脉及其分支的变异也很多，多为起始点的异常。非选择性肝动脉造影时，这种起始异常对肝动脉的显影并无大的影响。当需详细了解某一肝叶、段内占位病变的供血动脉时，明确这种变异就很重要。

门静脉的解剖变异包括脾静脉和肠系膜上静脉汇合点位置的异常、解剖走行的异常、肠系膜下静脉汇入门脉、胃冠状静脉汇入门脉、副门脉和门脉分支的异常等。对肝癌诊断来说，由于重点在于了解门脉血管腔内改变，这些解剖变异对诊断影响不大。

三、肝癌的 DSA 检查

1. 肝癌 DSA 检查的适应证

（1）临床检查高度怀疑为肝癌，但其他影像学检查不支持者。

（2）各种影像学检查结果有矛盾，需进一步确定者。

（3）CT 或超声发现肝内小结节（＜3cm），需进一步定性者。

（4）进行肝动脉灌注化疗术（transcatheter arterial infusion，TAI）或肝动脉化疗栓塞术（transcatheter arterial chemoembolization，TACE）的术前评估。

（5）对外科可切除性的评估及制订手术方案。

（6）肝动脉造影 CT 扫描（CT hepatic arteriography，CTHA）和门静脉造影 CT 扫描（CT portal angiography，CTPA）检查的术前置管。

2. 常用造影方法

（1）肝动脉 DSA：肝癌的 DSA 检查要求全面了解肝动脉的供血状况。鉴于肝脏血管的复杂、多变性，要求术者应遵循循序渐进的原则。首次肝动脉造影或介入治疗常规应先行腹腔动脉或肠系膜上动脉的 DSA，再行选择性的肝动脉造影和超选择性的肝段动脉造影，以利于发现肝动脉起始和位置的异常，全面掌握肿瘤的供血来源。

肝动脉造影一般可见动脉期和肝实质期，很少能见到肝静脉期。肝动脉期可显示肝段动脉以下的 3～4 级分支。肝实质期表现为均匀一致的中、高密度影。

为获得满意的 DSA 图像，造影前应充分了解患者的呼吸运动，由于右膈上方肺组织与肝组织密度的差异大，为避免产生饱和伪影，需做好密度补偿。造影前应在透视下定好投照位置，并获得患者的配合。不同患者呼吸运动所致的膈肌动度相差较大，笔者认为以平静状态下屏气不动来确定右膈的位置为好。

（2）门静脉 DSA：常规门静脉造影可分为直接法和间接法。直接法门静脉造影如经脾门静脉造影、经脐门静脉造影、经皮经肝穿刺门静脉造影等在肝癌的诊断中较少应用。最常应用的是间接法门静脉造影，即经动脉门静脉造影术。导管位于 SMA 或 SA，注入造影剂，经毛细血管循环后使门静脉显影。做门静脉 DSA 时，由于 DSA 的高对比分辨率，可使注入的造影剂明显减少，但为避免腹部肠蠕动的影响，又要求尽量保持静止位置，以减少匹配不良伪影。门静脉一般在注药后 8s 始有造影剂，因此可采取延迟 4～5s 采像的方法（彩图 2-11-3）。

3. C 臂断层成像

新型的数字平板 DSA 可实现旋转采集，产生类似 CT 的断层图像，称为 C 臂断层成像（C-arm computed tomography，C-arm CT）。它采用锥形线束 CT 原理，通过 C 臂单次旋转获得类 CT 的多平面和三维图像。最初主要应用于神经介入领域，随着技术的发展、平板探测器的应用以及图像质量的改善，C-arm CT 也逐渐应用于腹部介入领域。

在肝动脉造影时，通过 C-arm CT 成像可以获得类似 CT 断层扫描的图像，可以更好地描述肿瘤特点，并且有助于鉴别非肿瘤的一些假性病变（如动 - 门脉瘘、肝再生结节等）。对于肝动脉血管解剖结构复杂的患者，通过三维最大密度投影（3-dimensional maximum intensity projection，3D MIP）重建技术精确显示血管解剖关系，提高了供血动脉超选择插管的准确性，减少非供血动脉损伤。对于多支血管（如肝外血管、多段肝动脉）供血的肿瘤，以及既往碘油栓塞术后患者，C-arm CT 较常规 DSA 图像有着明显优势，诊断更为准确。此外，C-arm CT 图像可以帮助确认肿瘤栓塞治疗是否恰当，亦有助于发现非肝动脉灌注区域（如胃）的肿瘤，使得术者操作时更有信心。

四、肝癌的 DSA 表现

（一）原发性肝癌的 DSA 表现

我国原发性肝癌多为肝细胞性肝癌（hepatocellular carcinoma，HCC）。多数患者有乙型肝炎病史并合并肝硬化。多数 HCC 为富血管性的肿块，少数为乏血管性的肿块。全国肝癌病理协作组依据尸检大体病理表现，将 HCC 分为三型：①巨块型，为有完整包膜的巨大瘤灶，或是由多个结节融合的巨块，直径多在 5cm 以上，占 74%；②结节型，单个小结节或是多个孤立的大小不等的结节，直径小于 3cm 者称为小肝癌，约占 22%；③弥漫型，病灶占据全肝或某一叶。HCC 常发生门静脉及肝静脉内瘤栓，分别占 65% 和 23%，也可长入肝胆管内。

　　肝脏 DSA 检查可以确定肿块的形态、大小和分布，显示肝血管的解剖和供血状态，为外科切除或介入治疗提供可靠资料。由于 HCC 的供血主要来自肝动脉，故首选肝动脉 DSA，对疑为结节小病变者可应用慢注射法肝动脉 DSA，疑有门静脉瘤栓者确诊需门静脉造影。

　　HCC 的主要 DSA 表现如下所述：

　　（1）异常的肿瘤血管和肿块染色：这是 HCC 的特征性表现。肿瘤血管粗细不等、排列紊乱、异常密集，主要分布在肿瘤周边。造影剂滞留在肿瘤的毛细血管内和间质中，则可见肿块"染色"，密度明显高于周边的肝组织。肿瘤较大时，由于瘤体中的坏死和中央部分的血流较少，造成肿瘤中心"染色"程度减低（彩图 2-11-4、彩图 2-11-5）。

　　（2）动脉分支的推压移位：瘤体较大时可对邻近的肝动脉及其分支造成推移，或形成"握球状"包绕。瘤体巨大时甚至造成胃十二指肠动脉、肝总动脉或腹腔动脉的推移。弥漫型 HCC 则见血管僵直、间距拉大（图 2-11-6）。

　　（3）"血管湖"样改变：其形成与异常小血管内的造影剂充盈有关。肿瘤区域内的点状、斑片状造影剂聚积，排空延迟，多见于弥漫型 HCC（图 2-11-7）。

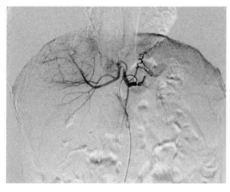 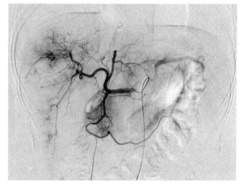

图 2-11-6　患者，男，48 岁。肝动脉造影显示肝右叶肿物，周围动脉分支呈"抱球状"　　图 2-11-7　患者，女，36 岁。肝癌术后复发，肝动脉造影显示肝内弥漫异常染色，伴瘤内"血管湖"样改变

　　（4）动 - 静脉瘘形成：主要是肝动脉 - 门静脉瘘，其次是肝动脉 - 肝静脉瘘。前者发生率很高，有作者统计高达 50% 以上。其发生机制在于肝动脉及其分支与门静脉相伴紧邻，而肿瘤导致二者沟通。DSA 可检出两种类型：一为中央型，即动脉期见门脉主干或主支早期显影；一为外周型，即肝动脉分支显影时见与其伴行的门脉分支显示，出现"双轨征"（图 2-11-8）。下腔静脉的早期显影提示肝动脉 - 肝静脉瘘形成。

　　（5）门静脉瘤栓：依瘤栓的大小和门静脉阻塞的程度出现不同的征象，如腔内局限性的充盈缺损、门脉分支缺如、门脉不显影等，有时也可见到瘤栓的异常染色。

　　上述造影征象的出现随肿瘤病理分型而不同：结节型以肿瘤血管和肿瘤染色为主要表现；巨块型则还有动脉的推移；弥漫型则多可见到血管湖和动 - 静脉瘘等征象。

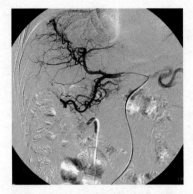

图 2-11-8 患者，男，74 岁。肝癌术后复发，肝动脉造影可见周围型肝动脉 - 门静脉瘘

（二）转移性肝癌的 DSA 表现

肝转移中最常见的是消化道和盆腔的恶性肿瘤转移至肝脏。转移性肝癌的 DSA 表现类似于 HCC。根据肿瘤染色的程度通常分为富血管性和少血管性两种，但也可见到中等供血的转移瘤。通常为大小不等的散在多发结节，直径 1～3cm。周边密度高，中心密度低（图 2-11-9）。较大的瘤灶内可见坏死或囊变，但很少见到门脉受侵。孤立的少血性转移灶的检出较为困难，必要时可通过 CTAP 检查进一步确诊。

五、DSA 诊断的评价

（1）DSA 将重叠组织结构影消除，使肿瘤血管和肿瘤染色

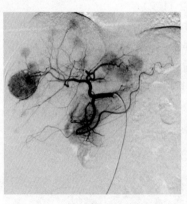
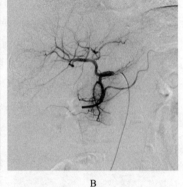

A   B

图 2-11-9 患者，女，54 岁。胰腺神经内分泌肿瘤肝脏多发富血供转移瘤，TACE 后栓塞效果满意

显示得特别清楚，非常有利于肝左叶肿块的检出。

（2）肝动脉 DSA 显示大小相近、血供丰富的多发结节时，应高度怀疑为转移性肝结节而进一步追查原发灶。

（3）临床已有明确的原发灶而 AFP 尚为阴性时，DSA 出现典型的转移征象，诊断即可成立。

（4）鉴于多数 HCC 合并有肝硬化，而晚期肝硬化 DSA 可见肝脏缩小，肝动脉分支纤细、迂曲，肝硬化的再生结节常误诊为肝癌。此时需结合其他影像资料如 CT、MRI 等综合判断，有困难者只有依靠组织学检查。

应该强调的是，在肝肿瘤的检出上，B 超是目前国内最广泛采用的、较为经济的检查手段，CT 或 MRI 扫描重复性好，是检出肝肿瘤的主要方法，特别是多层螺旋 CT 增强扫描和磁共振成像技术的进步，使得肝脏肿瘤的诊断水平大为提高，DSA 作为单纯诊断手段的地位已经明显下降，主要作为介入治疗的必要诊断步骤（图 2-11-9）。

（李晓光）

参 考 文 献

［1］李家开，张金山．肝 - 胃动脉的解剖学基础及其在肝癌经导管动脉内化疗检查中的意义［J］．中华放射

学杂志，2001，35：892-897.

［2］田建明，王振堂. 肝癌的规律性、变异性供血及其临床意义［J］. 中华放射学杂志，1994，28：93.

［3］王振堂，贾雨辰，田建明，等. 肝脏转移性肿瘤的血管造影表现［J］. 中华放射学杂志，1992，26：404.

［4］中华医学会中华放射学杂志编委会介入放射学组. 肝癌介入治疗规范化条例（草案）［J］. 中华放射学杂志，2001，35：887-891.

［5］ALESSIA TOGNOLINI, JOHN LOUIE. C-arm computed tomography for hepatic interventions: a practical guide［J］. J Vasc Interv Radiol, 2010; 21: 1817-1823.

［6］LADD LAUREN M, TIRKES TEMEL, TANN MARK, et al. Comparison of hepatic MDCT, MRI, and DSA to explant pathology for the detection and treatment planning of hepatocellular carcinoma［J］. Clin Mol Hepatol, 2016, 22 (4): 450-457.

［7］ISHIGUCHI T, SHIMAMOTO K, FUKATSU H, et al. Radiologic diagnosis of hepatocellular carcinoma［J］. Semin Surg Oncol, 1996, 12 (3): 164-169.

［8］国家卫生和计划生育委员会. 原发性肝癌诊疗规范（2017年版）［J］. 临床肝胆病杂志，2017，33：1419-1431.

［9］赵建基，马大庆. 肝动脉DSA中的影像质量控制与研究［J］. 中国医学影像技术，2001，17：591-592.

［10］CASSINOTTO C，AUBE C，DOHAN A. Diagnosis of hepatocellular carcinoma: an update on international guidelines［J］. Diagn Interv Imaging，2017，98（5）：379-391.

［11］MINAMI Y，MURAKAMI T，KITANO M，et al. Cone-beam CT angiography for hepatocellular carcinoma: current status［J］. Dig Dis，2015，33（6）：759-764.

第十二章

肝脏恶性肿瘤的 PET-CT 检查

正电子发射计算机断层显像（positron emission tomography-computed tomography，PET-CT）是将 PET 和 CT 安装在同一机架上，两种扫描模式共用同一张检查床，实现了 PET 与 CT 硬件和软件的同机融合，一次检查可同时获得形态和功能信息，比单纯 PET 或 CT 检查提高了对恶性肿瘤诊断的特异性和准确性。目前在肿瘤中应用最普遍的 PET-CT 显像剂是 ^{18} 氟 -2- 脱氧葡萄糖（^{18}F-fluoro-2-deoxy-D-glucose，^{18}F-FDG）。^{18}F-FDG 是葡萄糖的类似物，静脉注射后与葡萄糖一样在细胞膜外表面的葡萄糖转运蛋白（glucose transporter，Glut）的作用下进入细胞内，在已糖激酶的作用下磷酸化成 6- 磷酸 -^{18}F-FDG，但由于结构不同，不能参与进一步的代谢并且不能通过细胞膜扩散，从而滞留在细胞内。大多数肿瘤细胞的葡萄糖代谢速率及细胞膜外表面的葡萄糖转运蛋白水平高于正常细胞，因此在 PET 图像上表现为较高的放射性浓聚灶。

一、PET-CT 诊断方法

（1）目视分析：在 PET-CT 图像上，观察肝脏组织的放射性分布情况。若发现高于周围肝脏组织的代谢增高灶，则有诊断价值，必要时加做延迟显像进一步证实。

（2）半定量分析：标准摄取值（standard uptake value，SUV）是 ^{18}F-FDG PET-CT 检查中诊断肿瘤病变最常用的一个半定量指标，用来评价肿瘤组织葡萄糖代谢的程度。它的基本定义是静脉注射 ^{18}F-FDG 后病灶摄取 ^{18}F-FDG 的放射性活度与全身平均 ^{18}F-FDG 放射性活度的比值。当以体重进行平均 ^{18}F-FDG 放射性活度的标准化校正时，计算公式为：SUV＝病灶的比活度 /（注射剂量 /体重）。一般有最大 SUV（SUV_{max}，即指感兴趣区内最大摄取值）和平均 SUV（SUV_{mean}，即指感兴趣区内平均摄取值）两种表达方式。

（3）双时相显像：目前 ^{18}F-FDG PET-CT 检查通常是在注射放射性药物后 60min 进行，即为常规显像。双时相 ^{18}F-FDG PET-CT 检查是在常规显像的基础上于注射放射性药物后 2～3h 增加肝脏病变部位局部显像，即延迟显像，可用于进一步评估病变或可疑病变。采集条件与常规显像相同。测定两次显像的最大 SUV 值，并计算其增高或降低的百分比——滞留指数（retention index，RI）。

$$RI＝（延迟\ SUV_{max} - 常规\ SUV_{max}）×100/\ 常规\ SUV_{max}$$

二、原发性肝细胞肝癌的 ^{18}F-FDG 摄取机制及诊断

在正常肝细胞中，葡萄糖 -6- 磷酸酶浓度高，肝组织在 ^{18}F-FDG PET 图像上表现为中等度的放射性摄取增高。医师通过 PET-CT 图像并结合目视分析和半定量分析方法进行诊断，必要时加

做肝脏部位的延迟显像。

原发性肝细胞肝癌对 ^{18}F-FDG 的摄取与细胞分化程度有关。在分化程度低的 HCC 病灶，由于肝癌细胞内葡萄糖 -6- 磷酸酶浓度表达相对较低，[18]F-FDG 被代谢性滞留于肝癌细胞内，在 PET 图像上表现为均匀或不均匀的结节状或团块状放射性摄取增高，其内部的放射性分布稀疏缺损区表明局部有坏死或囊变。而分化较好的 HCC 与正常肝细胞的组织学更近似，其内丰富的葡萄糖 -6- 磷酸酶降解了磷酸化的 ^{18}F-FDG，导致示踪剂在细胞内难以积聚，在 PET 图像上表现为与周围正常肝组织相近。一方面由于分化较好的肝癌对 ^{18}F-FDG 的摄取与正常肝组织相近，另一方面由于 PET/CT 的空间分辨率限制了其对小肝癌的检出[1]，因此，[18]F-FDG PET 诊断 HCC 的假阴性率高达 40%～50%[2]。延迟显像可以发现更多的肝内原发或继发恶性病灶[3-5]。当肝癌侵犯门脉或门脉出现瘤栓时可见血管内有 ^{18}F-FDG 摄取增高，可以用于鉴别门脉内血栓或瘤栓[6]。

HCC 对 ^{18}F-FDG 的浓聚程度越高，肿瘤的侵袭性表现越明显或恶性程度越高[7, 8]，患者的预后越差。美国国家综合癌症网络（National Comprehensive Cancer Network，NCCN）2019 年发布的第 2 版《肝胆肿瘤指南》指出：肝癌内更高的 SUV 可作为一个生物学标志来预测局部治疗疗效较差。[9-10] 由于低分化的 HCC 容易出现肿瘤复发或转移，[18]F-FDG PET-CT 检查对于检出复发或转移病灶有较大优势。对 ^{18}F-FDG 摄取增高的肝癌治疗后患者，[18]F-FDG PET-CT 检查可用于评估局部介入或射频治疗后效果以及检出肿瘤残存或复发病灶[11-13]，并在肝移植术后患者随访过程中，早期检出肝外复发及转移病灶[14]。对于肝细胞癌放化疗后随访的患者，当常规影像学检查结果阴性而 AFP 持续升高时，[18]F-FDG PET-CT 检查有重要价值[15]，而且 PET-CT 图像还能引导高代谢肝脏肿瘤的活检[16]（图 2-12-1、图 2-12-2）。

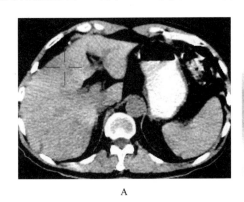
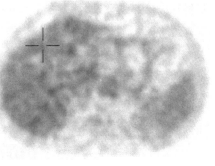

A　　　　　　　　　　　　　　　　B

图 2-12-1　患者，男性，75 岁。肝左叶肿物手术切除证实"肝细胞肝癌Ⅰ-Ⅱ级"

A. 同机 CT 图像，显示肝脏左内叶低密度肿物；

B. PET 图像，显示肝脏左内叶肿物放射性分布与周围正常肝脏组织基本相似

三、胆管细胞癌的 ^{18}F-FDG 摄取机制及诊断

胆管细胞癌（cholangiocellular carcinoma，CCC）的摄取机制与 HCC 不同，在 CCC 中，葡萄糖转运蛋白 -1（GLUT-1）表达增高，而 HCC 表达阴性[17, 18]。结节或肿块型的 CCC 病灶，在 ^{18}F-FDG PET 上表现为结节状或团块状放射性摄取增高。当肿瘤中心出现缺血坏死时，放射性分布可呈不规则环状浓聚，特别是在瘤周快速生长带的摄取更高，但大多数肝门型胆管细胞癌（Klatskin tumor）的 ^{18}F-FDG 摄取较低，PET 诊断率低[19]。

PET-CT 检查能够检出 CCC 患者的复发及转移病灶[10]。对不能手术切除的 CCC 患者，PET-CT 检查有较好的评价治疗效果（彩图 2-12-3）。

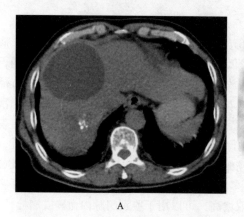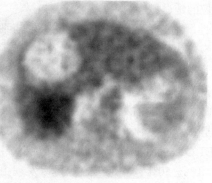

A   B

图 2-12-2　患者，男性，65 岁。肝细胞肝癌 Ⅱ 级术后复发，介入治疗后，肿瘤残存

A. 同机 CT 图像，显示肝右叶低密度肿物，边缘可见碘油沉积；

B. 同机 PET 图像，肝右叶肿物放射性摄取增高，最大 SUV6.3。

A、B 两图同时显示肝脏囊肿，呈放射性分布稀疏缺损区

四、鉴别诊断

肝内大多数良性病变（肝腺瘤、肝血管瘤、肝局灶性结节增生、肝囊肿、肝炎、肝硬化、肝脂肪浸润）一般不会出现 ^{18}F-FDG 高摄取。假阳性主要见于肝脓肿、肝肉芽肿等炎性病变，扩张的胆道或小胆管阻塞合并周围炎症也可表现为 ^{18}F-FDG 摄取增高，结合临床和其他影像表现可以鉴别（彩图 2-12-4）。

硬化性胆管炎未并发感染时，在 ^{18}F-FDG PET-CT 图像上表现为阴性，此点可与胆管细胞癌鉴别，但当合并胆道感染时会出现假阳性结果。

分化较好的 HCC 可以出现假阴性结果。

五、其他显像剂

对 ^{18}F-FDG 摄取阴性的肝细胞癌病灶，可以用 ^{11}C- 乙酸盐进行显像。文献报道 ^{11}C- 乙酸盐显像和 ^{18}F-FDG 显像检测 HCC 的敏感性分别为 87.3% 和 47.3%，联合应用 ^{18}F-FDG 和 ^{11}C- 乙酸盐显像可检测出几乎所有的肝细胞肝癌[20]。所有的胆管癌（纯腺癌）均无 ^{11}C- 乙酸盐摄取；胆管肝细胞癌是一种混合型肝癌，FDG 和 ^{11}C- 乙酸盐显像均为阳性。

^{11}C- 乙酸盐对高分化 HCC 较特异，肝血管瘤、胆管癌（没有肝细胞癌成分）以及源于结肠、乳腺和肺的转移灶和类癌均为 ^{11}C- 乙酸盐摄取阴性。这种特异性对不明性质肝肿物的评估有极大意义。如果两种示踪剂均阳性或 ^{11}C- 乙酸盐阳性，高度提示中高分化肝细胞癌。如果仅 ^{18}F-FDG 阳性而 ^{11}C- 乙酸盐阴性，则应考虑低分化肝细胞癌或其他恶性肿瘤的可能。如果两种示踪剂均为阴性，则良性肝病灶的可能性更大[2]。

还有作者[21]应用 ^{11}C- 胆碱与 ^{18}F-FDG 进行联合显像，研究表明单独使用 ^{18}F-FDG PET/CT，对肝细胞肝癌的检出率为 63%，而使用 ^{18}F-FDG 及 ^{11}C- 胆碱 PET/CT 则可将检出率提高至 89%。但因 ^{11}C 的半衰期比较短（20min），不适合于临床广泛应用。还有作者发现联合 ^{18}F-FDG 和 ^{18}F- 氟代胆碱 PET/CT 有利于检出和监测肝细胞肿瘤，^{18}F- 氟代胆碱 PET/CT 基于患者和病灶的敏感性分别为 88% 与 84%，^{18}F-FDG PET/CT 则分别为 68% 与 67%，对于分化较好的肝细胞肝癌，^{18}F- 氟代胆碱的敏感性尤其高于 ^{18}F-FDG。但对于检出其他肝脏恶性病灶或局灶性结节状增生，^{18}F-FDG PET/CT 的敏感性则高于 ^{18}F- 氟代胆碱 PET/CT[22]。因此，多种显像剂的应用可以大大提高 PET-CT 检

查对肝脏肿物的诊断准确性。《原发性肝癌诊疗规范》（2017 年版）指出，^{11}C- 乙酸酯或 ^{11}C- 胆碱 PET 显像可提高对高分化肝癌诊断的灵敏度，与 ^{18}F-FDG PET/CT 显像具有互补作用[16]。

六、局限性

在 PET-CT 检查时，对于肝顶部或肺底部的病变，可能会因为呼吸运动影响而导致定位错误，可以同时观察屏气 CT 图像，以此作为参照[23]。

由于 PET 仪器空间分辨率的限制和部分容积效应的影响，对于＜1cm 的肝癌病灶，可表现为假阴性，病灶越小，假阴性率越高。有研究发现，对于＜2cm 的肝癌，PET/MR 的诊断敏感性优于 PET/CT，尤其是使用肝脏特异性造影剂。[24]

另一方面，目前 PET-CT 检查价格仍比较高，也在一定程度上限制了它的广泛应用。

（张雯杰 马 玫 吴 宁）

参 考 文 献

［1］KOBAYASHI T, AIKATA H, Honda F, et al. Preoperative fluorine 18 fluorodeoxyglucose positron emission tomography/computed tomography for prediction of microvascular invasion in small hepatocellular carcinoma ［J］.J Comput Assist Tomogr, 2016, 40(4):524-530.

［2］HO C L, YU S C, YEUNG D W. ^{11}C-acetate PET imaging in hepatocellular carcinoma and other liver masses［J］. J Nucl Med, 2003, 44 (2): 213-221.

［3］KOYAMA K, OKAMURA T, KAWABE J, et al. The usefulness of ^{18}F-FDG PET images obtained 2 hours after intravenous injection in liver tumor［J］. Ann Nucl Med, 2002, 16 (3): 169-176.

［4］LIN W Y, TSAI S C, HUNG G U. Value of delayed ^{18}F-FDG-PET imaging in the detection of hepatocellular carcinoma［J］. Nucl Med Commun, 2005, 26 (4): 315-321.

［5］KUKER R A, MESOLORAS G, GULEC S A. Optimization of FDG-PET/CT imaging protocol for evaluation of patients with primary and metastatic liver disease［J］. Int Semin Surg Oncol, 2007, 4: 17.

［6］SUN L, GUAN Y S, PAN W M, et al. Highly metabolic thrombus of the portal vein: ^{18}F fluorodeoxyglucose positron emission tomography/computer tomography demonstration and clinical significance in hepatocellular carcinoma［J］. World J Gastroenterol, 2008, 14 (8): 1212-1217.

［7］LEE M, JEON J Y, NEUGENT M L, et al. ^{18}F-fluorodeoxyglucose uptake on positron emission tomography/ computed tomography is associated with metastasis and epithelial-mesenchymal transition in hepatocellular carcinoma［J］. Clin Exp Metastasis, 2017, 34(3-4): 251-260.

［8］LEE S M, KIM H S, LEE S, et al. Emerging role of ^{18}F-fluorodeoxyglucose positron emission tomography for guiding management of hepatocellular carcinoma［J］. World J Gastroenterol, 2019, 25(11): 1289-1306.

［9］SUN D, AN L, WEI F, et al. Prognostic significance of parameters from pretreatment ^{18}F-FDG PET in hepatocellular carcinoma: a meta-analysis［J］. Abdominal Radiology,2016,41(1):33-41.

［10］BENSON A B, D'ANGELICA M I, ABBOTT D E, et al. Guidelines insights: hepatobiliary cancers, version 2.2019［J］. J Natl Compr Canc Netw, 2019, 17(4): 302-310.

［11］TORIZUKA T, TAMAKI N, INOKUMA T, et al. Value of fluorine-^{18}F-FDG-PET to monitor hepatocellular carcinoma after interventional therapy［J］. Nucl Med, 1994, 35 (12): 1965-1969.

［12］SUN L, GUAN Y S, PAN W M, et al. Metabolic restaging of hepatocellular carcinoma using whole-body ^{18}F-FDG PET/CT.［J］World J Hepatol, 2009, 1 (1): 90-97.

［13］ANDERSON G S, BRINKMANN F, SOULEN M C, et al. FDG positron emission tomography in the surveillance of hepatic tumors treated with radiofrequency ablation［J］. Clin Nucl Med, 2003, 28 (3): 192-197.

[14] KIM Y K, LEE K W, CHO S Y, et al. Usefulness ^{18}F-FDG positron emission tomography/computed tomography for detecting recurrence of hepatocellular carcinoma in posttransplant patients [J]. Liver Transpl, 2010, 16 (6): 767-772.

[15] CHEN Y K, HSIEH D S, LIAO C S, et al. Utility of FDG-PET for investigating unexplained serum AFP elevation in patients with suspected hepatocellular carcinoma recurrence [J]. Anticancer Res, 2005, 25 (6): 4719-4725.

[16] 中华人民共和国卫生和计划生育委员会医政医管局. 原发性肝癌诊疗规范（2017年版）[J]. 中华肝脏病杂志，2017，25（12）：886-895.

[17] ROH M S, JEONG J S, KIM Y H, et al. Diagnostic utility of GLUT1 in the differential diagnosis of liver carcinomas [J]. Hepatogastroenterology, 2004, 51 (59): 1315-1318.

[18] ZIMMERMAN R L, FOGT F, BURKE M, et al. Assessment of Glut-1 expression in cholangiocarcinoma, benign biliary lesions and hepatocellular carcinoma [J]. Oncol Rep, 2002, 9 (4): 689-692.

[19] KIM Y J, YUN M, LEE W J, et al. Usefulness of ^{18}F-FDG PET in intrahepatic cholangiocarcinoma [J]. Eur J Nucl Med Mol Imaging, 2003, 30 (11): 1467-1472.

[20] CHEUNG T T, HO C L, LO C M, et al. ^{11}C-acetate and ^{18}F-FDG PET/CT for clinical staging and selection of patients with hepatocellular carcinoma for liver transplantation on the basis of Milan criteria: surgeon's perspective [J]. J Nucl Med, 2013, 54(2):192-200.

[21] WU H B, WANG Q S, LI B Y, et al. [18]F FDG in conjunction with ^{11}C-choline PET/CT in the diagnosis of hepatocellular carcinoma [J]. Clin Nucl Med, 2011, 36(12): 1092-1097.

[22] TALBOT J N, FARTOUX L, BALOGOVA S, et al. Detection of hepatocellular carcinoma with PET/CT: a prospective comparison of ^{18}F-fluorocholine and ^{18}F-FDG in patients with cirrhosis or chronic liver disease [J]. J Nucl Med. 2010, 51(11): 1699-1706.

[23] OSMAN M M, COHADE C, NAKAMOTO Y, et al. Clinically significant inaccurate localization of lesions with PET/CT: frequency in 300 patients [J]. J Nucl Med, 2003, 44 (2): 240-243.

[24] BUCHBENDER C, HEUSNER T A, LAUENSTEIN T C, et al. Oncologic PET/MRI, part 1: tumors of the brain, head and neck, chest, abdomen, and pelvis [J]. J Nucl Med, 2012, 53(6): 928-938.

第十三章

肝细胞肝癌的分期

　　肝细胞肝癌（hepatocellular carcinoma，HCC）的临床表现因不同的病期而不相同，其病理基础、对各种治疗的反应及预后相差较大，故多年来许多学者都曾致力于制定出一个统一的分型分期方案，以利于选择治疗、评价结果和估计预后。HCC 的分期与其他恶性肿瘤分期一样，目的是：①指导临床制定合理的治疗计划；②根据分期判断预后；③评价治疗效果并在较大范围内进行比较。因此，理想的分期方案应满足以下两个要求：①各期相应的最终临床结局差别明显；②同一分期中临床结局差别很小。

　　但是，由于 HCC 在病程发生、发展过程中包含着许多综合因素，其发病基础也多有不同，如 HCC 多发生在肝硬化的基础上，而肝硬化在相当程度上左右着 HCC 患者的症状、对治疗的反应及预后。另外，世界不同地区、不同种族 HCC 患者的自然病程各不相同。所以，HCC 的分期在国内外都经历了长时间的探索和改进，目前已有报道的 HCC 分期方法超过 15 种，但每种方法都有其优势及局限性，至今尚无一种被全球普遍接受的分期方法。本章将对国际和国内几种主流分期方法进行回顾和讨论。

第一节　国际肝癌分期及演变

一、坎帕拉（Kampala）标准和普里马克（Primack）的修正方案

　　1971 年在乌干达的坎帕拉市举行了包括非洲、欧洲及北美各国代表参加的国际肝癌研讨会，为统一观察治疗效果，会上制定了一个按临床状况、病变涉及的范围及是否合并肝硬化的肝癌临床分期标准[1]，并向世界各肝癌治疗中心推广。该分期标准见表 2-13-1。

表 2-13-1　坎帕拉肝癌临床分期标准

临床状况	病变范围	肝硬化
Ⅰ期：好 临床或实验室检查无肝功能 障碍的证据； 　　无由于肝病而出现的体征	A：一叶 B：涉及两叶 C：有转移	有（＋） 无（－） 不确定（？）
Ⅱ期：中等 　　轻度肝功能障碍， 　　轻度腹水但非血性， 　　轻度恶病质		

续表

临床状况	病变范围	肝硬化
Ⅲ期：差 显著的门脉高压， 张力性腹水或血腹， 食管静脉曲张， 已有或将有肝功能衰竭， 显著的恶病质		

坎帕拉分期综合考虑了肝病功能方面和肝癌解剖方面因素，首次作为统一标准指导制定肝癌治疗方案和观察治疗效果，为肝癌研究的发展做出了重大贡献。

普里马克（Primack）等人[2]根据坎帕拉分期标准分析了72例未经任何治疗肝细胞肝癌患者。他认为总胆红素的量化指标对判断预后有重大意义，当总胆红素>2mg/dL时，预后极差；而肝癌位于一叶或两叶、是否合并肝硬化和有否远处转移对生存期影响不大。普里马克等人提出的肝癌分期修正方案见表2-13-2。当然，普里马克等人强调此分期主要适用于乌干达及南部非洲患者人群。据此标准，在72例肝癌患者中Ⅰ期、Ⅱ期3个月生存率分别为60%和30%，Ⅲ期病例生存期全部不足2个月（表2-13-2）。

表 2-13-2　普里马克改良肝癌分期标准

分期	特征
Ⅰ期*	无腹水、体重减轻、门脉高压† 总胆红素<34.2mol/L（2mg/dL）
Ⅱ期	有腹水和（或）中度体重减轻（<25%），无门静脉高压 总胆红素<34.2mol/L（2mg/dL）
Ⅲ期	体重明显减轻（>25%），有门静脉高压 总胆红素>34.2mol/L（2mg/dL）

*ⅠA、ⅡA、ⅡA表示相应分期合并远处转移；
†以腹壁静脉曲张为门静脉高压有无的标准。

二、奥田（Okuda）分期标准

日本同样是肝癌高发病率国家。奥田等人[3]根据20世纪80年代肝癌研究和治疗的进展，回顾总结了850例肝细胞肝癌病史与预后的关系，认为肝癌是否已占全肝的50%、腹水的有无、白蛋白是否>3g/dL及胆红素是否<3mg/dL是决定生存期长短的重要因素，并以此提出三期分期方案（表2-13-3）。

表 2-13-3　奥田分期标准

分期	1. 肿瘤大小		2. 腹水		3. 白蛋白		4. 胆红素	
	>50%（+）	<50%（-）	（+）	（-）	<3g/dL（+）	>3g/dL（-）	>3mg/dL（+）	<3mg/dL（-）
Ⅰ		（-）		（-）		（-）		（-）
Ⅱ			1或2（+）					
Ⅲ			3或4（+）					

与非洲南部的肝癌患者情况不同，日本肝癌患者在确诊肝癌前大多已经合并了肝硬化，并有相应的症状。而且随着20世纪80年代诊断技术的提高，小肝癌已可被诊断和手术切除。因此奥田等人认为以白蛋白指标替代普里马克分期中的门脉高压和体重减轻来进行分期的方案更适用于日本的肝癌患者。奥田称Ⅰ期为非进展期，Ⅱ期为中度进展期，Ⅲ期为进展期。分析850例肝癌患者情况发现，Ⅰ、Ⅱ、Ⅲ期患者中位生存期分别为11.5月，3.0月和0.9月，较好地反映肝癌患者的预后。

三、国际抗癌联盟制定的 TNM 分期及相关的改良分期系统

国际抗癌联盟（Union for International Cancer Control，UICC）在20世纪60年代末根据法国外科医生皮埃尔·德努瓦（Pierre Denoix）的研究成果，发表了第一版适于多种肿瘤的肿瘤 - 淋巴结 - 转移（tumor-node-metastasis，TNM）分期系统。多年来经过一系列修改，于2003年、2010年分别制定并颁布了常见肿瘤的 TNM 分期第六和第七版[4, 5]。相比第六版分期系统，第七版中肝癌的 TNM 分期无明显变动，如表2-13-4所示。

表 2-13-4　国际抗癌联盟（UICC）TNM 分期

分期	T	N	M	分期	T	N	M
Ⅰ	T_1	N_0	M_0	ⅢB	T_1–T_3	N_1	M_0
Ⅱ	T_2	N_0	M_0	ⅣA	T_4	N_0, N_1	M_0
ⅢA	T_3	N_0	M_0	ⅣB	T_1–T_4	N_0, N_1	M_1

T：原发肿瘤、适用于肝细胞癌或胆管（肝内胆管）细胞癌。

　　T_x 原发肿瘤不明。

　　T_0 无原发病证据。

　　T_1 孤立肿瘤，最大直径在2cm或以下，无血管侵犯。

　　T_2 孤立肿瘤，最大直径在2cm或以下，有血管侵犯；或孤立的肿瘤，最大直径超过2cm，无血管侵犯；或多发的肿瘤，局限于一叶，最大的肿瘤直径在2cm或以下，无血管侵犯。

　　T_3 孤立肿瘤，最大直径超过2cm，有血管侵犯；或多发肿瘤，局限于一叶，最大的肿瘤直径在2cm或以下，有血管侵犯；或多发肿瘤，局限于一叶，最大的肿瘤直径超过2cm，有或无血管侵犯。

　　T_4 多发肿瘤分布超过一叶；或肿瘤侵犯门静脉或肝静脉的一级分支；或肿瘤侵犯除胆囊外的周围脏器；或穿透腹膜。

　　依胆囊床与下腔静脉之投影划分肝脏为两叶。

N：区域淋巴结，指肝十二指肠韧带淋巴结。

　　N_x 区域淋巴结不明。

　　N_0 区域淋巴结无转移。

　　N_1 区域淋巴结有转移。

M：远处转移。

　　M_x 远处转移不明。

　　M_0 无远处转移。

　　M_1 有远处转移。

国际 TNM 分期充分考虑到了肿瘤的大小、是否局限、有无血管侵犯、区域淋巴结转移及远处转移等，较全面地反映了肝癌的进展程度，在判断预后和比较疗效等方面发挥了重要作用，也是国际交流的标准依据。但是，在近几十年的实践中发现，TNM 分期在预测肿瘤复发方面有较大缺陷，同时，肝癌切除术或肝移植后无瘤生存期的长短也与 TNM 分期不一致。马什（Marsh）等人[6]发现，区域淋巴结转移与肿瘤复发和高死亡率密切相关，因此，TNM 分期中的ⅢB 应列入Ⅳ期。另外，ⅣA 中有血管侵犯和无血管侵犯的病例无瘤生存期相差 4 倍，而肿瘤的个数则与预后关系不大。马什等人[6]2000 年根据对无瘤生存期的观察，建议重视血管侵犯和淋巴结转移，并对现有的国际 TNM 分期进行了补充修改（表 2-13-5）。

表 2-13-5　马什改良 TNM 肝癌分期标准

分期	血管侵犯	肝叶	肿瘤直径	淋巴结	远处转移
Ⅰ	无	一叶	任何	（—）	（—）
Ⅰ	无	两叶	2cm		
Ⅰ	微小	任何	2cm		
Ⅱ	微小	一叶	>2cm	（—）	（—）
ⅢA	无	两叶	>2cm	（—）	（—）
ⅢB	微小	两叶	>2cm		
ⅣA	严重	任何	任何	（—）	（—）
ⅣB	任何	任何	任何	（＋）	（＋）

从 1987 年开始，国际抗癌联盟（Union for International Cancer Control，UICC）与美国癌症联合会（American Joint Committee on Cancer，AJCC）联合发布恶性肿瘤 TNM 分期标准，并不定期更新。2017 年公布的第八版肝癌分期标准细化了Ⅰ-Ⅳ期的标准，并对原有 T 分期（除 T_x 和 T_0 部分外）进行了修改[7]。T_1 期分为 T_{1a}：单发肿瘤直径≤2cm；T_{1b}：单发肿瘤直径>2cm，无血管浸润。T_2 期包括单发肿瘤直径>2cm 合并有血管浸润，或多发肿瘤，直径均≤5cm。T_3 期为多发肿瘤，至少一个肿瘤直径>5cm。T_4 期为单发或多发肿瘤侵犯门静脉或肝静脉的主干；或肿瘤侵犯除胆囊外的周围脏器；或穿透腹膜。修改后的分期见表 2-13-6。

表 2-13-6　UICC/AJCC（第八版）TNM 分期

分期	T	N	M	分期	T	N	M
IA	T_{1a}	N_0	M_0	ⅢB	T_4	N_0	M_0
IB	T_{1b}	N_0	M_0	ⅣA	任何 T	N_1	M_0
Ⅱ	T_2	N_0	M_0	ⅣB	任何 T	任何 N	M_1
ⅢA	T_3	N_0	M_0				

四、LCSGJ 分期及改良

日本肝癌研究组织（Liver Cancer Study Group of Japan，LCSGJ）1983 年[8]制定一简化的 TNM 分期方案（表 2-13-7），多为日本学者使用[9]。

表 2-13-7 日本肝癌研究组织的分期方案

分期	T	N	M	分期	T	N	M
I	T_1	N_0	M_0	ⅢB	T_1–T_3	N_1	M_0
Ⅱ	T_2	N_0	M_0	ⅣA	T_4	N_0，N_1	M_0
ⅢA	T_3	N_0	M_0	ⅣB	T_1–T_4	N_0，N_1	M_1

T 因素

T_1：孤立肿瘤直径在 2cm 或以下 2cm，无血管侵犯。

T_2：（1）孤立肿瘤直径在 2cm 或以下，有血管侵犯；

（2）孤立肿瘤直径超过 2cm，无血管侵犯；

（3）多发肿瘤直径在 2cm 或以下，局限于一叶。

T_3：（1）孤立肿瘤直径超过 2cm，有血管侵犯；

（2）多发肿瘤：直径超过 2cm，局限于一叶。

T_4：（1）多发肿瘤分布超过一叶；

（2）肿瘤侵犯门静脉一级分支或肝静脉。

N 因素

N_0 区域淋巴结无转移；

N_1 区域淋巴结有转移。

M 因素

M_0 无远处转移；

M_1 有远处转移。

LCSGJ 的这一分期系统经历了一系列的修改。2007 年 LCSGJ 为进一步证实此系统的有效性[10]，特别对一组 13772 例肝癌患者数据进行分析，根据单因素和多因素分析结果，选择 3 个因素分别记分。3 个因素为：①肿瘤直径≤2cm 或＞2cm；②肿瘤数量单个或多个；③有无血管及胆管转移。记分方法为：无一满足条件为 T_1，存在 1 项为 T_2，存在 2 项为 T_3，存在 3 项为 T_4。由此计算 5 年生存率分别为 70%（T_1）、58%（T_2）、41%（T_3）和 24%（T_4）（$p < 0.0001$），显示了这一分期系统的效力。

五、意大利肝癌项目组 CLIP 分期

意大利肝癌项目组（Cancer of the Liver Italian Program，CLIP）于 1992 年推出观测预后的新的量化分期方案[11]。CLIP 分期包含了 Child-Pugh 肝功能分级、肿瘤情况、门静脉瘤栓、AFP 等（表 2-13-8）。

表 2-13-8 CLIP 评分系统

项目	计分	项目	计分
Child-Pugh 分级		弥漫，＞50%	2
A	0	AFP	
B	1	＜400	0
C	2	400	1
肿瘤形态		门静脉瘤栓	
单结节，50%	0	无	0
多结节，50%	1	有	1

　　CLIP 评分系统是在回顾研究了 435 例意大利肝癌患者后产生的，最终评分为 0 至 6 分，总评分越高，预后越差。因该评分可在肝癌诊断的同时就可计算出来，所以对及时判断病情，决定治疗方案有极大帮助。与奥田分期相比，CLIP 系统具有更强的推测预后的效力，各评分点的生存期差异也较奥田分期显著。法里纳蒂（Farinati）等人[12]确信 CLIP 评分是目前判断肝癌，特别是早期肝癌预后的最好临床分期。上野（Ueno）等人[13]分别采用 UICC TNM 分期、奥田分期和 CLIP 评分系统分析 662 例日本肝癌患者，同样认为 CLIP 评分系统更加细化，易于统计，在判断预后方面优于其他两种分期，并建议在国际范围内推广使用。

六、BCLC 分期

　　巴塞罗那临床肝癌分期系统（Barcelona Clinic Liver Cancer，BCLC）是由拉沃特（Llovet）等[14]于 1999 年提出的。BCLC 是根据两个独立临床研究提出的，此分期纳入了临床患者状态（performance status，PST）及包括门脉高压在内的肝功能评价指标（表 2-13-9）。在中期 HCC 患者中，其预测 1、2、3 年生存率分别为 80%、65% 和 50%。在进展期患者中，1、2、3 年生存率分别为 29%、16% 和 8%。这一分期系统建立后，已在世界范围内广泛应用于临床，尤其得到欧洲肝脏研究联合会（European Association for the Study of Liver，EASL）和美国肝病研究联合会（American Association for the Study of Liver Diseases，AASLD）的认可，成为适合西方人群的标准肝癌分期系统。

表 2-13-9　BCLC 临床 HCC 分期

| 分期 | PST | 肿瘤状态 | | 肝脏功能 |
		肿瘤情况	奥田分期	
A 期：早期 HCC				
A1	0	单个	I	门静脉高压（−），胆红素正常
A2	0	单个	I	门静脉高压（＋），胆红素正常
A3	0	单个	I	门静脉高压（−），胆红素异常
A4	0	3 个小于 3cm	I～II	Child-Pugh A-B
B 期：中期 HCC	0	多个大结节	I～II	Child-Pugh A-B
C 期：进展期 HCC	1～2	血管侵润或肝内播散	I～II	Child-Pugh A-B
D 期：终末期 HCC	3～4	任何	III	Child-Pugh C

七、CUPI 评分

　　CUPI（Chinese University Prognostic Index）评分是 2002 年香港中文大学基于 926 例临床病例研究，应用多元回归方法分析了 19 个预后因素后发表的肝癌预后评分方法[15]。CUPI 在第 5 版 TNM 分期基础上，又包含了有无临床症状、AFP 值、总胆红素、碱性磷酸酶和有无腹水五项因素，根据评分加和将患者分为低度危险组（CUPI 1）、中度危险组（CUPI 为 2～7）和高度危险组（CUPI 8）（表 2-13-10）。根据该研究，患者在 3 个月的临床观察期间，三组患者的生存率存在显著差异（$p < 0.00001$）。

表 2-13-10 CUPI 评分系统

指标	权重（CUPI 评分）	指标	权重（CUPI 评分）
TNM 分期		AFP 500ng/mL	2
Ⅰ 和 Ⅱ	−3	总胆红素（μmol/L）	
Ⅲa 和 Ⅲb	−1	<34	0
Ⅳa 和 Ⅳb	0	34～51	3
无症状	−4	52	4
腹水	3	ALP 200 IU/L	3

低度危险组：CUPI 1
中度危险组：CUPI 为 2～7；
高度危险组：CUPI 8。

八、JIS 评分

2003 年日本库图（Kudo）等人[16]将日本 TNM 分期与传统 Child-Pugh 肝功能评分结合，分别转换为 0～3（对应 TNM 分期 Ⅰ、Ⅱ、Ⅲ、Ⅳ期）和 0～2（对应肝功能 A、B、C 级），加和后产生日本整合分期（Japanese Integrated Staging，JIS），评分共 0～5 分（表 2-13-11）。应用这一量化系统分析 722 例日本患者，认为可以很好地预测早期 HCC 患者（JIS 0～3 分）的生存期。这一系统在亚太地区其他研究中也得到证实。

基泰（Kitai）等人 2008 年[17]在 JIS 评分基础上进一步加入 3 项肿瘤标志物指标——甲胎蛋白（AFP）、甲胎蛋白异质体 3（lens culinaris agglutinin-reactive AFP，AFP-L3）和右旋 -γ- 羧基 - 凝血酶原（Des-g-carboxy prothrombin，DCP）。应用这一改良评分系统（bm-JIS）对 1924 例 HCC 患者进行回顾性研究，结果显示在预后分析方面优于 JIS 评分，但此系统尚未在更多人群研究中得到验证。

表 2-13-11 JIS 评分

指标	评分			
	0	1	2	3
Child-Pugh 分级	A	B	C	
LCSGJ TNM 分期	Ⅰ	Ⅱ	Ⅲ	Ⅳ

九、SLiDe 分期系统

2004 年奥马伽里（Omagari）等人[18]在应用单因素和多因素回归分析方法评价一系列 HCC 预后指标后，认为仅有 Child-Pugh 分级、日本 TNM 分期和血清右旋 -γ- 羧基 - 凝血酶原在生存期预测中有意义。因此，将 Child-Pugh 分级、TNM 各期及 DCP 以 400mAU/mL 为界值分别设为 0、1、2、3 分（表 2-13-12）。生存曲线显示 SLiDe 各分值患者生存期有显著差别。

十、BALAD 评分

2006 年丰田（Toyoda）等人[19]综合日本 5 个中心 2600 例患者资料，发表了以 2 项肝

功能指标（总胆红素和白蛋白）和 3 项肿瘤标志物指标（AFP、AFP-L3 和 DCP）进行分期的
BALAD 评分系统。首先，根据血清总胆红素和白蛋白检测值设定评分 0、1、2 分，然后将
肝功能分为 A（0～1 分）、B（2～3 分）和 C（4 分）（表 2-13-13）。其次，根据 3 项肿瘤标
志物发生升高的个数分别记为 0～3 分，其中 AFP、AFP-L3 和 DCP 的界值分别定为 400ng/dL、
15% 和 100mAU/mL。加和后 BALAD 评分的总分为 0～5 分（表 2-13-14）。这一评分系统由于
仅应用血清学指标，方法简易而且易于标准化，尤其方便不同时期、不同研究间的结果比较。
但此评分分期的局限性也比较明显。由于评分没有包含肿瘤影像学及治疗等内容，因此不能指
导诊断和治疗。

表 2-13-12　SLiDe 分期

指标	评分			
	0	1	2	3
Child-Pugh 分级	A	B	C	D
LCSGJ TNM 分期	I	II	III	IV
DCP/（mAU/mL）	<400	400		

表 2-13-13　用血清胆红素和白蛋白评价肝功能

指标	评分		
	0	1	2
胆红素 /（mg/dL）	<1.0	1.0～2.0	>2.0
白蛋白 /（g/dL）	>3.5	2.8～3.5	<2.8

肝功能 A：0～1 分；B：2～3 分；C：4 分

表 2-13-14　BALAD 评分

指标	评分			
	0	1	2	3
胆红素 - 白蛋白肝功能评分	A	B	C	
肿瘤标志物升高个数	0	1	2	3

十一、ALCPS 评分

对于进展期 HCC，由于患者大部分不能接受根治性治疗且生存期较短，雅乌（Yau）等
2008 年[20] 提出进展期肝癌预后评分系统（Advanced Liver Cancer Prognostic System，ALCPS），
以 3 个月为期对这些患者进行评价。这一系统包含了下列 11 项指标：腹水、腹痛、体重减轻、
Child-Pugh 评分、碱性磷酸酶、总胆红素、AFP、尿素、肿瘤大小、门静脉血栓、肺转移。每
一项指标分别计分，总分为 0～39 分（表 2-13-15）。评分越高，预后越差。雅乌（Yau）等人
根据这一评分将 1109 例患者分为预后好、中、差三组，ALCPS 评分分别为 0～8、9～15 和
16～39。该研究显示三组中位生存期分别为 7.9 月、3.2 月和 1.4 月，与奥田分期和 CLIP 评分
比较，在预测进展期 HCC 方面有明显优势。

表 2-13-15　ALCPS 评分

指标		分值	指标		分值
患者情况				33～50	1
腹水	有	2		≤33	0
	无	0	尿素/（mmol/L）	>8.9	2
腹痛	有	2		≤8.9	0
	无	0	肿瘤特征		
体重减轻	有	2	门静脉血栓	有	3
	无	0		无	0
Child-Pugh	A	5	肿瘤大小	弥漫	4
	B	2		>5cm	3
	C	0		≤5cm	0
生化指标			肺转移	有	3
ALP/（IU/L）	>200	3		无	0
	≤200	0	AFP/（ng/mL）	>400	4
TBil/（μmol/L）	>50	3		≤400	0

第二节　我国大陆的 HCC 分期

一、我国早期通用的肝癌分型分期方案

根据肝癌的临床表现，1977 年全国肝癌防治研究协作会议通过了一个将肝癌分为 3 期的方案。该方案如下：

Ⅰ期：无明确的肝癌症状与体征者。

Ⅱ期：介于Ⅰ期与Ⅲ期之间者。

Ⅲ期：有黄疸、腹水、远处转移或恶病质之一者。

此项方案简单明了，便于掌握，在国内相当长的时间内被广泛采用，并于 1990 年被收录入中华人民共和国卫生部医政司编制的《中国常见恶性肿瘤诊治规范》[21]，作为我国肝癌临床分期的一个标准。

二、根据肝癌自然病程和治疗选择的分期方案

汤钊猷[22]等根据 20 世纪 70 年代我国肝癌高发区普查检出的早期肝癌病例，研究了肝癌的自然病程，认为甲胎蛋白阳性的肝癌自然病程约 24 个月，可分为 4 期：

Ⅰ期（亚临床早期）：从肝癌发生至检出亚临床肝癌，病程约 10 个月，肿瘤直径多<4cm，甲胎蛋白在 200μg/L 以下。诊断多有困难。

Ⅰ期（亚临床期）：从诊断出亚临床肝癌到出现肝癌症状，这一时期约 8 个月。此期肝癌患者多由肝癌普查发现。

Ⅱ期（中期）：从有肝癌的症状体征出现到黄疸、腹水或远处转移出现，此期约 4 个月。

Ⅲ期（晚期）：从出现黄疸、腹水或远处转移至患者死亡，约 2 个月。

根据这一分期，汤钊猷等[22]研究显示Ⅰ期肝癌的手术切除率为 60.0%，5 年生存率达

72.9%；Ⅱ期则分别为 24.7% 与 16.1%；Ⅲ期无手术机会，亦无长期生存。此分期标准对研究肝癌的早期发现、亚临床肝癌等有重要意义。

三、夏穗生[22]曾提出一个改良的TNM分期方法，认为对指导选择肝癌治疗方案有益：

Ⅰ期：

a 型，$T_1N_0M_0$，不伴肝硬化。

b 型，$T_1N_0M_0$，伴明显肝硬化。

Ⅱ期：

a 型，$T_4N_0M_0$，癌块分布全肝。

b 型，$T_1N_0M_0$，癌局限于右半肝，伴明显肝硬化。

Ⅲ期：

a 型，癌块分布全肝，伴局部淋巴结转移。

b 型，癌块分布全肝，伴大量腹水、腹膜和远处转移。

夏穗生认为Ⅰa 期的肝癌应作手术切除，Ⅰb 期可作手术切除或肝移植；Ⅱa、Ⅱb 期为肝移植的适应证；Ⅲa、Ⅲb 期则只能采取非手术疗法。

四、1999 年成都会议方案

1977 年的 3 个分期的标准，虽简便易记，但Ⅰ～Ⅲ期跨度过大，大多数患者集中在Ⅱ期，同期中病情有较大出入，因此中国抗癌协会全国肝癌专业委员会 1999 年在成都第四届全国肝癌学术会议上提出了新的肝癌分期标准[24]，并认为大致可与 1977 年标准及国际 TNM 分期相对应（表 2-13-16）。

表 2-13-16　成都会议原发性肝癌的分期标准

分期	数量、长径、位置	门静脉癌栓（下腔静脉、胆管癌栓）	肝门、腹腔淋巴结肿大	远处转移	肝功能 Child 分级
Ⅰ	1 或 2 个，<5cm，在 1 叶	无	无	无	A
Ⅱa	1 或 2 个，5~10cm，在 1 叶，或<5cm，在 2 叶	无	无	无	A 或 B
Ⅱb	1 或 2 个，>10cm，或 3 个，<10cm，在 1 叶，或 1 或 2 个，5~10cm，在 2 叶	无或分支有	无	无	A 或 B
Ⅲ	癌结节>3 个，或>10cm，或在 2 叶，1 或 2 个，>10cm，在 2 叶	门静脉主干	有	有	C

此分期的特点是：①未采用国际 TNM 分期中关于 T 的划分，认为小血管有无侵犯是一个病理学分期标准，肝癌诊断时多数不能取得病理学检查，难以使用此项标准。②肝功能的好坏明显影响肝癌的治疗选择与预后估计，因而肝功能分级被列入作为肝癌分期的一个重要指标。严律南等[25]分析 504 例肝切除患者资料，认为此分期与国际 TNM 分期在选择治疗方法、估计预后方面作用相同，且应用简便，值得推广。

五、2001 年广州会议方案

在 1999 年成都会议肝癌分期标准基础上，中国抗癌协会于 2001 年底广州全国肝癌学术会议上提出下列分期标准，建议全国各肝癌治疗中心推广使用。分期方案如下：

Ⅰa 单个肿瘤直径 3cm，无癌栓、腹腔淋巴结及远处转移；Child A。

Ⅰb 单个或两个肿瘤直径之和 5cm，在半肝，无癌栓、腹腔淋巴结及远处转移；Child A。

Ⅱa 单个或两个肿瘤直径之和 10cm，在半肝或两个肿瘤直径之和 5cm，在左、右两半肝，无癌栓、腹腔淋巴结及远处转移；Child A。

Ⅱb 单个或多个肿瘤直径之和＞10cm，在半肝或多个肿瘤直径之和＞5cm，在左、右两半肝，无癌栓、腹腔淋巴结及远处转移；Child A。

有门静脉分支、肝静脉或胆管癌栓和 / 或 Child B。

Ⅲa 肿瘤情况不论，有门脉主干或下腔静脉癌栓、腹腔淋巴结或远处转移之一；Child A 或 B。

Ⅲb 肿瘤情况不论，癌栓、转移情况不论；Child C。

六、2008 年肝癌分期共识

2007 年和 2008 年间，为了推动和提高我国肝癌多学科规范化综合治疗和研究水平，制订符合我国国情的肝癌临床实践指南，中国抗癌协会肝癌专业委员会（CSLC）、中国抗癌协会临床肿瘤学协作专业委员会（CSCO）和中华医学会肝病学分会肝癌学组共同发起并先后组织多学科专家在上海召开了三次专家共识研讨会，最终形成了《原发性肝癌规范化诊治专家共识》。

关于 HCC 分期，专家共识认为在 AASLD、ACS 和 NCCN 的指南中并不统一，侧重点也不尽相同。NCCN 采用的 TNM 分期方式在国际上最为规范，但被认可程度却较低，原因在于：①对于 HCC 的治疗和预后至关重要的血管侵犯，在治疗前（特别是手术前）难以准确判断；②治疗 HCC 非常强调肝功能代偿，而 TNM 分期并没有说明患者肝功能状况；③各版 TNM 分期的变化较大，难以比较和评价。而 AASLD 采用的是巴塞罗那临床肝癌（BCLC）分期与治疗策略，比较全面地考虑了肿瘤、肝功能和全身情况，并且具有循证医学高级别证据的支持，目前被全球医疗界公认和采用。

七、2019 年《原发性肝癌诊疗规范》中的肝癌分期

结合中国的具体国情及实践，依据病人的一般情况、肝肿瘤情况及肝功能情况，2019 年国家卫生健康委员会更新了《原发性肝癌诊疗规范》中的中国肝癌分期（China liver cancer staging，CNLC）：

CNLC Ⅰa 体力活动（performance status，PS）评分 0～2 分，肝功能 Child-Pugh A/B 级，单个肿瘤、直径≤5cm，无血管侵犯和肝外转移。

CNLC Ⅰb 期：体力活动评分 0～2 分，肝功能 Child-Pugh A/B 级，单个肿瘤、直径＞5cm，或 2～3 个肿瘤、最大直径≤3cm，无血管侵犯和肝外转移。

CNLC Ⅱa 期：体力活动评分 0～2 分，肝功能 Child-Pugh A/B 级，2～3 个肿瘤、直径＞3cm，无血管侵犯和肝外转移。

CNLC Ⅱb 期：体力活动评分 0～2 分，肝功能 Child-Pugh A/B 级，肿瘤数目≥4 个、肿瘤直径不论，无血管侵犯和肝外转移。

CNLC Ⅲa 期：体力活动评分 0～2 分，肝功能 Child-Pugh A/B 级，肿瘤情况不论、有血管侵犯而无肝外转移。

CNLC Ⅲb 期：体力活动评分 0～2 分，肝功能 Child-Pugh A/B 级，肿瘤情况不论、血管侵犯不论、有肝外转移。

CNLC Ⅳ 期：体力活动评分 3～4 分，肝功能 Child-Pugh C 级，肿瘤情况不论、血管侵犯不

论、肝外转移不论。

体力活动评分：

0分：活动能力完全正常，与起病前活动能力无任何差异。

1分：能自由走动及从事轻体力活动，包括一般家务或办公室工作，但不能从事较重的体力活动。

2分：能自由走动及生活自理，但已丧失工作能力，日间不少于一半日间时间可以起床活动。

3分：生活仅能部分自理，日间一半以上时间卧床或坐轮椅。

4分：卧床不起，生活不能自理。

5分：死亡。

第三节 总 结

随着人们对肝癌发生、发展规律认识的不断深化，临床对肝癌的分期研究也在不断发展和演进。肝癌病程一方面由恶性肿瘤本身特有的生物学特征决定，另一方面也受肝脏背景疾病（如肝炎等）对肝功能乃至全身功能的影响。这两方面的因素同时影响着肝癌的临床表现以及对治疗的反应及预后。因此，综合考虑肿瘤状况与肝功能影响是肝癌分期方案从20世纪70年代至今的发展趋势。20世纪90年代末期，国外CLIP评分系统更是将分期方法进行量化，便于各治疗中心肝癌疗效的统计与比较。

注重循证医学证据是目前HCC分期的发展趋势。BCLC分期是迄今为止不但可以预测预后，而且为各期HCC提供治疗选择唯一有循证医学证据支持的分期系统。其他分期系统虽均来源于回顾性临床病例，并在预测HCC预后方面具有相当效力，但仍需不同地区、多中心前瞻性临床研究证据支持。特别是在治疗策略不断发展的今天，更需要将已有的临床分期系统进行反复检验完善。

肝癌分期的另一发展趋势是兼顾对肝癌各期认识的准确性和临床诊断实践中的易行性。近年来，多种生物学及生化临床检验指标已加入临床分期系统，在增加准确性的同时应避免系统过分繁琐而限制了临床应用。总之，随着肝癌诊断水平和治疗水平的不断进步，肝癌分期必将逐渐发展并更加完善。

（曲 强）

参 考 文 献

［1］VOGEL C L, LINSELLCA. Hightlights:International Symposium on Hepatocellular Carcinoma-Kampala, Uganda (July 1971)［J］. J Natl Cancer Ins. 1972, 48:567-571.

［2］PRIMACK A, VOGEL C L, KYALWAZI S K, et al. A staging system for hepatocellular carcinoma: prognostic factors in Ugandan patients［J］. Cancer, 1975, 35: 1357-1364

［3］OKUDA K, OHTSUKI T, OBATA H, et al. Natural history of hepatocellular carcinoma and prognosis in relation to treatment: study of 850 patients［J］. Cancer, 1985, 56: 918-928.

［4］GREEN F. Liver［M］//GREEN F, PAGE D, FLEMING I. AJCC cancer staging handbook. 6th ed. New York: Springer, 2002: 131-144.

［5］SOBIN L H, GOSPODAROWICZ M K, WITTEKIND C. TNM classification of malignant tumours［M］. 7th ed. New York: Wiley, 2010.

［6］MARSH J W, DVORCHIK I, BONHAM C A, et al. Is the pathologic TNM staging system for patients with hepatoma predictive of outcome？[J]. Cancer, 2000, 88: 538-543.

[7] Liver Cancer Study Group of Japan. The general rules for the clinical and pathological study of primary liver cancer[M]. 2nd ed. Tokyo: Kanehara-Syuppan, 1987: 24-25.

[8] FUJIO N, SAKAI K, KINOSHITA H, et al. Results of treatment of patients with hepatocellular carcinoma and severe cirrhosis of the liver[J]. World J Surg, 1989, 13: 211-218.

[9] MINAGAWA M, IKAI I, MATSUYAMA Y, et al. Staging of hepatocellular carcinoma: assessment of the Japanese TNM and AJCC/UICC TNM systems in a cohort of 13, 772 patients in Japan[J]. Ann Surg, 2007, 245: 909-922.

[10] THE CANCER OF THE LIVER ITALIAN PROGRAM (CLIP) INVESTIGATORS. Prospective validation of the CLIP score: a new prognostic system for patients with cirrhosis and hepatocellular carcinoma[J]. Hepatology, 2000, 31(4): 840-845.

[11] FARINATI F, RINALDI M, GIANNI S, et al. How should patients with hepatocellular carcinoma be staged?[J]. Cancer, 2000, 89: 2266-2273.

[12] UENO S, TANABE G, SAKO K, et al. Discrimination value of the new western prognostic system (CLIP score) for hepatocellular carcinoma in 662 Japanese patients[J]. Hepatology, 2001, 34: 529-534.

[13] LLOVET J M, BRÚ C, BRUIX J. Prognosis of hepatocellular carcinoma: the BCLC staging classification[J]. Semin Liver Dis, 1999, 19: 329-338.

[14] LEUNG V W T, TANG A M Y, ZEE B, et al. Construction of the Chinese university prognostic index for hepatocellular carcinoma and comparison with the TNM staging system , the Okuda staging system , and the cancer of the liver Italian program staging system : a study based on 926 patients[J]. Cancer, 2002, 94: 1760-1769.

[15] KUDO M, CHUNG H, OSAKI Y. Prognostic staging system for hepatocellular carcinoma (CLIP score): its value and limitations, and a proposal for a new staging system, the Japan integrated staging score (JIS score)[J]. J Gastroenterol, 2003, 38: 207-215.

[16] KITAI S, KUDO M, MINAMI Y, et al. A new prognostic staging system for hepatocellular carcinoma: value of the biomarker combined Japan integrated staging score[J]Intervirology, 2008, 51 (suppl 1): 86-94.

[17] OMAGARI K, HONDA S, KADOKAWA Y, et al. Preliminary analysis of a newly proposed prognostic scoring system (SLiDe score) for hepatocellular carcinoma[J]. J Gastroenterol Hepatol , 2004, 19: 805-811.

[18] TOYODA H, KUMADA T, OSAKI Y, et al. Staging hepatocellular carcinoma by a novel scoring system (BALAD score) based on serum markers[J]. Clin Gastroenterol Hepatol, 2006, 4: 1528-1536.

[19] YAU T, YAO T J, CHAN P, et al. A new prognostic score system in patients with advanced hepatocellular carcinoma not amendable to locoregional therapy: implication for patient selection in systemic therapy trials[J]. Cancer, 2008, 113: 2742-2751.

[20] 中华人民共和国卫生部医政司. 中国常见恶性肿瘤诊治规范. 第二分册：原发性肝癌 [M]. 北京：北京医科大学中国协和医科大学联合出版社，1990：1-66.

[21] Tang Z Y. Sub- clinical hepatocellular carcinoma[M]. Berlin: Springer, 1985: 171.

[22] 夏穗生. 再论肝癌肝移植 [J]. 肿瘤，1995，15：267-268.

[23] 杨秉辉. 第四届全国肝癌学术会议概况及关于原发性肝癌诊断标准及分期问题的讨论 [J]. 中华外科杂志，2000，15：238-239.

[24] 严律南，曾勇，闻天夫，等，原发性肝癌分期探讨 [J]. 中华普通外科杂志，2001，16：455-456.

第三篇　外科治疗学

第十四章
以肝段为本肝切除

一、介绍

1898 年，坎特利（Cantlie）[1] 首先描述肝脏主要解剖分界线并不是镰状韧带所处的平面，而是胆囊窝至下腔静脉所在的平面，也称之为肝中界面。奎诺（Couinaud）[2] 也重新定义肝脏的功能解剖，将之分为四扇区八段。这八段在肝脏的正平面沿顺时针方向依次命名。右肝包括 V、VI、VII、VIII段，由肝动脉和门静脉的右支供血；左肝包括 II、III、IV 段，由肝动脉和门静脉的左支供血。尾状叶为奎诺（Couinaud）I 段，其血供来源于肝动脉和门静脉的左、右支。每一段由单独的格利森（Glisson）鞘分支供应，包括动脉、门静脉和胆管，其引流也有独立的肝静脉属支，因此每一段其实都是由一个单独的门脉三联结构供应的独立功能单位，所以每一段也可以单独或者与其他段一起联合切除。

以肝段为单位进行的肝切除术称为肝段切除术。[3-6] 有关布里斯班（Brisbane）2000 系统肝脏解剖与切除的命名[7] 已经在第二章做了较为详细的介绍，这种命名也已经较为通用，为广大外科医生所熟识。本章主要着重介绍肝段切除的概念和技术。[8]

二、肝段切除的原理

在现代肝脏外科的肝癌治疗领域，大部分研究认为解剖性肝段切除要优于非解剖性切除[8-12]，但目前还缺乏随机对照的研究加以证实，仍有一些回顾性研究认为解剖性肝段切除的肝癌治疗和非解剖性切除没有分别。[13, 14]

肝段切除有许多理论优势。[3-6, 15-17] 各肝段之间的解剖分界是以门脉三联结构为基础，而且是相对的无血管平面，这有利于外科医生在手术切除时减少术中的失血量；同样，由于肝段切除避免了主要的门脉三联结构的损伤，从而也使剩余肝组织不致失活，这也减少了术后感染和胆瘘的风险。而且，由于可以预先估计肝段切除范围，手术过程中可以沿着解剖分界进行切除，在保证足够切缘的同时，也可以最大限度地保留未被肿瘤侵犯的肝组织，这一点对于肝硬化患者而言显得尤为重要。最后，由于肝肿瘤自身特性，肝段切除还具有独特的优势。通常，肝细胞癌在早期生长都局限于一个肝段内。通常肿瘤肝内播散都起源于门静脉分支被侵犯，继而在同一肝段内形成卫星子灶，然后再累及同一区的其他部分，最后再侵及半肝或整个肝脏。实际上，血管侵犯和肝内转移也是影响肝癌手术预后的危险因素。如果肿瘤刚好进展到在同一肝段内形成卫星子灶，肝段切除术就是最佳的根治性的肿瘤手术，因为可以完整切除肿瘤和其卫星子灶。

三、肝段切除的技术

肝脏影像学检查技术的进步为肝段切除术的进行提供了便利。术前评估中，借助于超声检查（ultrasonography，USG）、计算机断层扫描检查（computerized tomography，CT scan）、核磁共振（magnetic resonance imaging，MRI）检查，可以明确肿瘤的位置以及与肝内管道的解剖关系。然而，由于严重肝硬化导致肝脏解剖位置扭曲，在术中可引致较难判断肿瘤正确的解剖位置。另外，明显硬化的肝脏出现小肝癌，在术中通常不易被发现，也无法触及；术前的超声和CT也无法发现一些微细的卫星子灶。

在这种情况下，术中超声（intra-operative ultrasound，IOUS）是必不可少的工具，它通常能发现一些手术前不易被发现的小病灶。[18-20]我们的经验表明，有25%的患者由于应用了术中超声，从而改变了术前制定的手术方案。而且，术中超声的应用使切缘的阳性率明显下降（16% vs. 0）。[21]

四、表面解剖结合术中超声

这种方法是应用术中超声显示肝静脉和门静脉结构，从而在肝表面沿着这些解剖学标记进行肝切除操作。[18-21]大体上，肝段切除过程中应用术中超声步骤如下：①全肝探查，除了术前已知病灶外，还要发现是否存在其他病灶；②对肝脏进行系统和全面的解剖学探查，包括三条肝静脉、门静脉左右支及各个段支等；③确定肿瘤所在的肝段；④确定肝段切除的范围；⑤在肝表面标出切除线；⑥并再次确认切除线与肿瘤边缘的距离。

三条肝静脉将肝脏分为四扇区，沿着每一扇区的门静脉分支可探及相应的段支。左右半肝的分界面是胆囊窝至下腔静脉所处的平面，亦称为肝中界面。在这个界面，术中超声可探及肝中静脉在其中的走行。左半肝又被肝左静脉所处界面分为左内扇区（Ⅲ、Ⅳ）和左外扇区（Ⅱ）。根据表面解剖标志，左内扇区又被镰状韧带分为Ⅲ段和Ⅳ段。Ⅳ段位于肝中界面和镰状韧带界面之间。右半肝又被肝右静脉所处界面分为右前扇区和右后扇区，这两扇区又都被分为上、下两段（右前扇区为Ⅴ、Ⅷ段，右后扇区为Ⅵ、Ⅶ段），各扇区和段之间在肝脏表面并没有明显的标记，但可从相应的门静脉分支找出相应段支。尾状叶（Ⅰ段）处于肝脏背部，包绕肝后下腔静脉的部分，它可以根据相应的解剖学标记来识别。

在肝脏表面标记出相应的肝段位置后，即可行肝实质的离断。在肝段切除最后，解剖处理相应肝段的血管和肝管分支。术中的失血量以及术后的输血被证实是影响肝切除预后的重要因素。肝段切除是通过相对的无血管界面，可有效减低术中出血量。用普林格尔（Pringle）法阻断第一肝门，这被经常应用来减少术中的失血量，其应用取决于多种因素，包括肿瘤的部位、基础性肝病、患者的心血管状况。当然手术和麻醉团队的经验也很关键。应该指出的是，要想成功实行肝段切除术，手术者必须掌握肝内血管的解剖结构和熟练掌握术中超声的应用。

五、切除肝段血管的预处理

这种方法尤其有助于右肝的肝段切除术。[22-24]方法是：解剖第一肝门，降低肝门板，沿着格利森鞘右支分别找到相应的右前支（Ⅴ、Ⅷ段）和右后支（Ⅵ、Ⅶ段）。同样，沿着格利森鞘左支向远程解剖，也可以找到相应的Ⅱ/Ⅲ或Ⅳ段的分支。相应的沿格利森鞘向远程解剖找出需要离断部分肝实质的门脉三联结构，采用血管夹予以阻断会导致相应的段出现颜色变化。在肝切除时，将相应的动静脉和胆管分支分别予以结扎并切断。这种技术与其他方法相比，需要更多的组织解剖和手术时间，对一些肝硬化和门脉高压患者，技术上也较为困难。

六、超声引导下门静脉分支穿刺注入染料

在超声的引导下，穿刺将要切除肝段的相应门静脉分支，并注入数毫升的亚甲蓝或者刚果红，相应的肝段即会被染色，之后根据染色的分界线行肝切除术。[18-20]这种技术需要更高的术中超声介入技巧，也正是因为这个原因目前还没有得到广泛的应用。

七、通过肠系膜上静脉分支置入气囊导管选择性地阻断门静脉血供

这种技术通常被用于采用双侧肋缘下切口（切口常常沿正中线向剑突方向延伸），使手术过程中肝脏显露较好。[25]切断肝周韧带后，肝脏被完全游离。通过肠系膜上静脉分支置入 French 6 号的气囊导管，在术者手的引导下进入门静脉。然后，通过反复试验，转动进退导管使之进入相应的半肝、扇区和相应的分支（肿瘤所在部分）。气囊导管进入有关的门静脉分支主要是依靠术中超声和术者的手来引导。

当气囊导管置入理想的位置后，向气囊内注入 3mL 生理盐水来阻断静脉分支，并注射少量的亚甲蓝来显示欲切除的肝段，并在肝包膜表面用电刀标记出切除线。当切除肝段多于一肝段时，需要重复上述过程。正常导管置入理想的位置需要 10 分钟左右的时间。然后沿着切除线进行肝段切除，当断面止血完善后，再将气囊内的生理盐水抽出。当导管抽出后，结扎相应的肠系膜上静脉分支。

八、非解剖性肝切除

通常主要在两种情况下，非解剖性肝切除比肝段切除更为适用：一是肿瘤位于多个肝段的交界处时；二是肿瘤较小且位于肝脏边缘处。在这种情况下，肝脏楔形切除（弓形或方形）较为简单，因而优于肝段切除。楔形切除不应该采用 V 字形切口，主要是因为这种切口通常不能保证足够的切缘，容易在病理组织学检查中呈现切缘阳性。

（刘允怡 赖俊雄 刘晓欣）

参 考 文 献

［1］CANTLIE J. On a new arrangement of the right and left lobes of liver［J］. J Anat Physiol, 1898, 32: 4-9.

［2］COUINAUD C. Etudes anatomiques et chirurgicales［M］. Paris: Masson, 1957.

［3］BISMUTH H. Anatomical surgery and surgical anatomy of the liver［J］. World J Surg, 1982, 6: 3-9.

［4］LAU W Y. The history of liver surgery［J］. J R Coll Surg Edinb, 1997, 42: 303-309.

［5］LAU W Y. A review on the operative techniques in liver resection［J］. Chin Med J , 1997, 110: 567-570.

［6］SCHEELE J, STANGL R. Segment-orientated anatomical liver resection［M］//Blumgart L H, Fong Y.Surgery of the liver and biliary tract Volume Ⅱ. 2nd ed. New York: W. B. Saunders, 2000: 1743-1764.

［7］STRASBERG S M. Nomenclature of hepatic anatomy and resections: a review of the Brisbane 2000 system［J］. J Hepatobiliary Pancreat Surg, 2005, 12: 351-355.

［8］REGIMBEAU J M, KIANMANESH R, FARGES O, et al. Extent of liver resection influences the outcome in patients with cirrhosis and small hepatocellular carcinoma［J］. Surgery, 2002, 131: 311-317.

［9］HASEGAWA K, KOKUDO N, IMAMURA H, et al. Prognostic impact of anatomic resection for hepatocellular carcinoma［J］. Ann Surg, 2005, 242: 252-259.

［10］WAKAI T, SHIRAI Y, SAKATA J, et al. Hatakeyama［J］. Ann Surg Oncol, 2007, 14: 1356-1365.

［11］CHO Y B, LEE K U, LEE H W, et al. Anatomic versus non-anatomic resection for small single hepatocellular carcinomas[J]. Hepatogastroenterology, 2007, 54: 1766-1769.

[12] UENO S, KUBO F, SAKODA M, et al. Efficacy of anatomic resection vs nonanatomic resection for small nodular hepatocellular carcinoma based on gross classification[J]. J Hepatobiliary Pancreat Surgery, 2008, 15: 493-500.

[13] TANAKA K, SHIMADA H, MATSUMOTO C, et al. Anatomic versus limited nonanatomic resection for solitary hepatocellular caroinoma [J]. Surgery. 2008, 143 (5): 607-615.

[14] KANG C M, CHOI G H, KIM D H, et al. Revisiting the role of nonanatomic resection of small (<or=4cm) and single hepatocellular carcinoma in patients with well-preserved liver function[J]. J Surg Res, 2010, 160: 81-89.

[15] LAU W Y. Management of hepatocellular carcinoma[J]. J R Coll Surg Edinb, 2002, 47: 389-399.

[16] LAU W Y. Primary liver tumors[J]. Semin Surg Oncol, 2000, 19: 135-144.

[17] LAI E C, LAU W Y. The continuing challenge of hepatic cancer in Asia[J]. Surgeon, 2005, 3: 210-215.

[18] MAKUUCHI M, TAKAYAMA T, KOSUGE T, et al. The value of ultrasonography for hepatic surgery[J]. Hepatogastroenterology, 1991, 38: 64-70.

[19] TORZILLI G, LEONI P, GENDARINI A, et al. Ultrasound-guided liver resections for hepatocellular carcinoma [J]. Hepatogastroenterology, 2002, 49: 21-27.

[20] MAKUUCHI M, IMAMURA H, SUGAWARA Y, et al. Progress in surgical treatment of hepatocellular carcinoma[J]. Oncology, 2002, 62 (1): 74-81.

[21] LAU W Y, LEUNG K L, LEE T W, et al. Ultrasonography during liver resection for hepatocellular carcinoma [J]. Br J Surg, 1993, 80: 493-494.

[22] CASTAING D, GARDEN O J, BISMUTH H. Segmental liver resection using ultrasound-guided selective portal venous occlusion[J]. Ann Surg, 1989, 210: 20-23.

[23] BILLINGSLEY K G, JARNAGIN W R, FONG Y, et al. Segment-oriented hepatic resection in the management of malignant neoplasms of the liver[J]. J Am Coll Surg, 1998, 187: 471-481.

[24] MACHADO M A, HERMAN P, FIGUEIRA E R, et al. Intrahepatic Glissonian access for segmental liver resection in cirrhotic patients[J]. Am J Surg, 2006, 192: 388-392.

[25] OU J R, CHEN W, LAU W Y. A new technique of hepatic segmentectomy by selective portal venous occlusion using a balloon catheter through a branch of the superior mesenteric vein[J]. World J Surg, 2007, 31: 1240-1242.

第十五章

原发性肝癌的中心区肝切除术

一、肝中心区的范围

在奎诺分段法中，肝中心区包括左半肝的Ⅳ段和右半肝的Ⅴ、Ⅷ段，上界为第二肝门，下界为肝前缘的中间部分，左缘为肝镰状韧带，右缘为右叶间裂；背面贴邻第二肝门、下腔静脉及第一肝门，并与肝尾状叶相连。自第二肝门左缘与肝前缘中间胆囊窝的连线为正中裂，该肝裂实质内为中肝静脉所在，右叶间裂中为右肝静脉行走。

二、肝中心区肝切除术的适应证

（1）位于肝中心区的原发性大肝癌；
（2）位于肝中心区且累及右前叶的肝内胆管细胞癌，或非重度肝硬化的混合细胞肝癌；
（3）若为局限于肝左内叶的原发性小肝癌，可仅做其中的Ⅳ段切除。

三、术前重要影像检查的意义

对中心区肝癌而言，彩超、增强 CT 及 MRI 均为重要的联合影像检查手段，借助术前影像学检查，可以明确肿瘤的大小、部位、数量及肿瘤周围毗邻关系，并有利于分析判断肿瘤的性质、脉管侵犯及淋巴结转移情况。通过对原始影像学资料进行三维建模，可以构建三维可视化模型，提供更丰富、更直观的肿瘤信息。借助三维重建模型，可以在术前计算残肝体积，模拟手术过程，有利于术前风险的评估和手术方案的设计。

四、麻醉方式、体位及切口选择

中心区肝切除是难度大、风险高的手术，需用全身麻醉、气管插管、锁骨下静脉或颈内静脉穿刺置管，建立输液通道。取仰卧位，采用肋缘下斜切口或"人"字形切口。

五、中心区肝切除的方式

肝中叶切除手术复杂，耗时较长，我国 80% 的肝癌患者伴有不同程度的肝炎后肝硬化，联合Ⅳ、Ⅴ及Ⅷ段的中叶切除手术创伤较大，术后并发症发生率高。因此，对肝中叶肿瘤的手术切除应遵循个体化原则。在临床实践中，我们将肝中叶肿瘤切除分为四种术式。

（1）中肝叶切除：适于肝中心区的大肝癌或巨大肝癌，且不合并重度肝硬化者；
（2）肝Ⅳ段切除：适于肿瘤局限于肝Ⅳ段内的患者；

（3）肝Ⅴ、Ⅷ段切除或联合两肝段切除：适于局限于一个或两个肝段的小肝癌；

（4）中心区不规则切除：适于合并有明显肝硬化的中心区肝癌。

提高切除率、保证安全性始终是肝脏外科医师的中心任务，以上术式统称个体化的肝中叶切除术。肿瘤是一种全身性疾病，重视患者肿瘤位置、大小、肝功能情况及全身状况，是提高手术治疗效果的关键所在。

六、中肝叶切除的主要步骤

（1）充分游离肝周诸韧带，使得整个肝脏有良好的活动度。

（2）术中超声探查全肝，进一步明确肿瘤情况及其与重要脉管的毗邻关系。

（3）解剖第一、二肝门，若肿瘤巨大或肿瘤紧邻第三肝门，则做第三肝门的解剖；分别于左、右侧门静脉及肝动脉预置阻断带；若仅做肝Ⅳ段切除，则可先在肝门区切断、结扎中肝门静脉支及动脉支，以及该段的胆管支。

（4）酌情在第二肝门区解剖出中肝静脉，但多数情况下在切肝时肝内切断、缝扎中肝静脉。因左肝静脉与中肝静脉共干汇入下腔静脉，故处理中肝静脉时应确保不伤及左肝静脉。

（5）对肿瘤累及下腔静脉者，可酌情于肝上及肝下（肾静脉之上平面）之下腔静脉分别预置阻断带或备阻断钳，以防术中下腔静脉肝后段破裂大出血。

（6）根据切肝时的不同部位及不同时期，适时选择性阻断左侧或右侧的入肝血流。

（7）切中肝叶右缘时，用解剖器仔细分离出右肝静脉左侧壁的各个属支，逐一离断并予结扎。

（8）切中肝叶左缘时，沿肝圆韧带及镰状韧带右侧缘解剖，应辨认并确保左侧格利森系统主支的完整性，以保证术后左外叶的正常血供及胆汁引流。

（9）若仅做Ⅳ段肝切除，且肿瘤靠上部未累及胆囊，则可酌情保留胆囊。

（10）中肝切除后，左、右半肝创面予以确切止血并确保无胆汁渗漏，再酌情用生物凝胶喷涂或用大网膜覆盖。

（11）两侧残肝一般不做对拢缝合，以防肝静脉扭曲影响肝血液回流。

（12）肝创面旁放置多侧孔引流管，确保引流通畅。

七、肝区域血流选择性适时阻断在中心区肝切除中的应用

解剖第一肝门：切开肝十二指肠韧带的前腹膜层，解剖肝十二指肠韧带中的门静脉、肝动脉及胆管的左、右支，根据肿瘤所累及不同肝叶区域，分别于相应侧的门静脉及肝动脉分支预置阻断带；若预定做肝中叶切除，则分别切断、结扎门静脉及肝动脉至中叶的分支，以及引流中叶胆汁肝门部胆管支，此外再分别于左、右侧门静脉及肝动脉分支预置阻断带。解剖肝门时若有肿大淋巴结予以清除。

解剖第二肝门：切开膈下第二肝门区之表层腹膜，用剥离子分离其周围之疏松结缔组织，暴露膈下区之下腔静脉段，以及各肝静脉与之汇合部。

肝尾叶（Ⅰ段）切除：解剖第一肝门，分别于左肝动脉及门静脉左干预置阻断带，充分游离肝周韧带，显露肝尾叶所在部位，分离出肝上、肝下下腔静脉，于肝下下腔静脉（肾静脉之上方）、肝上下腔静脉备阻断钳；逐一离断、结扎左侧门静脉干、胆管及肝动脉至尾叶的血管和胆管分支，将尾叶与第一肝门左侧的各管道及其前方的肝组织完全分开；逐一离断、缝扎汇入下腔静脉左侧壁和前壁的多支肝短静脉后，将尾叶与下腔静脉完全分离；若肿瘤侵及肝右叶中的尾状突，则于第一肝门部之右侧门静脉及右肝动脉分支分别预置阻断带。用超声乳化吸引刀切肝，将尾状叶切除。切肝时若出血较明显，可酌情阻断左侧入肝血流。若肿瘤侵及右叶，则切肿瘤右侧肝组

织时可适时阻断右侧入肝血流。若术中肝后腔静脉破损，则适时阻断肝上、肝下下腔静脉，以利于修补下腔静脉。

肝左内叶（ⅣA、ⅣB段）切除：解剖肝十二指肠韧带，切除胆囊，切断、结扎左肝动脉的左内叶支，显露左、右肝管汇合处，确认左内叶引流出的胆管支，将其切断、结扎，保护左肝管主支（引流左外叶胆汁），切断、缝扎发自门静脉左干的左内叶分支；分别于左侧肝动脉及门静脉预置阻断带；于第二肝门区分离出中肝静脉，若中肝静脉与左肝静脉共干者，可先用超声刀解剖出两者在肝实质内的汇合处，以备肝中静脉阻断；在肝圆韧带前面常有一块桥状肝组织需予切断，显露肝圆韧带基底部，从肝圆韧带、镰状韧带右侧开始切开肝实质，以阻断该叶左侧肝动脉及门静脉，切断、缝扎肝中静脉；继续用超声乳化吸引刀（简称超吸刀）切开左内叶右侧肝实质，创面管道逐一离断、结扎；向前上方提起肝Ⅳ段，离断、结扎数支左侧肝短静脉后，将其与下腔静脉前壁及尾叶分离。

右叶肝段切除：解剖第一肝门，分别于右侧门静脉及肝动脉预置阻断带，若肿瘤累及Ⅴ段者，可先切除胆囊有利于肝门解剖；解剖第二肝门，于右肝静脉根部预置阻断带，或分离出其内、外、前壁，以便于阻断时用无创静脉钳钳夹；若为Ⅷ段肝切除，需切断、结扎右门静脉干后外侧壁发出至右尾状突的细小分支；右后叶肿瘤若紧邻下腔静脉者，需离断、结扎或缝扎肝短静脉及右后下肝静脉。适时阻断右侧入肝血流及右肝静脉后，用超吸刀解剖做预定肝段（Ⅴ、Ⅶ、Ⅷ或联合肝段）切除，右、中肝静脉若未被肿瘤侵犯均可完整保留。

肝左、右叶交界部肿瘤切除：解剖第一肝门，于左、右侧门静脉及肝动脉分别预置阻断带（彩图3-15-1）；解剖第二肝门，分离出右、中肝静脉根部备阻断；逐一离断、缝扎肝短静脉。切肝中叶左侧，则适时阻断左侧入肝血流及中肝静脉；切肝中叶右侧，则适时阻断右侧入肝血流及右肝静脉。若为恶性肿瘤，需同时切除中肝静脉，右肝静脉未受侵可保留；若为良性肿瘤，右、中肝静脉均可酌情保留。

肝区域血流选择性适时阻断的方法：在中央型肝肿瘤的切除术中，为了肝外阻断血流操作的便利，一般将肝区域血流阻断选择分为肝右叶、左内叶、左叶及尾叶四个区域进行，如前所述，根据肿瘤所累及的肝段，决定不同区域出、入肝血流的阻断准备。

选择性阻断的含义：

（1）根据肿瘤所在肝段，选择上述四个不同区域，进行血流阻断；

（2）切肝时根据拟定肝区域选择相应的入肝血流，出肝血流（相应肝静脉）需根据具体情况必要时才加以选择阻断，尽可能保持出肝血流通畅以减少肝创面的出血。

适时阻断的含义：

（1）必要时才做阻断，如切肝初始用超吸刀解剖浅层肝组织，通常出血很少，不必做血流阻断，只在达深层邻近重要管道结构，为了解剖更加清晰，或肝切面渗血较明显时，方酌情阻断该区域的入肝血流（图3-15-2、彩图3-15-3）；

（2）关键时刻方阻断出肝血流（相应区域的肝静脉），如肿瘤累及肝静脉，估计分离时血管破裂可能性大者，或修补肝静脉壁破裂时，才同时阻断区域肝组织的进、出血流；

（3）应急状况下方阻断下腔静脉，如第二肝门区破损，或肝后下腔静脉破裂大出血时，可酌情阻断肝上、肝下下腔静脉后予以修补；

（4）适时阻断的最重要意义在于动态阻断，做到收放自如，既能有效控制出血，又能将阻断时间缩短至最低限。如肝中叶切除时，切右缘时阻断右侧入肝血流，切左缘时先解除右侧血流阻断后，再在阻断左侧入肝血流情况下切肝；在切肝或修补血管破损时，个别病例需要酌情再次阻断区域血流。

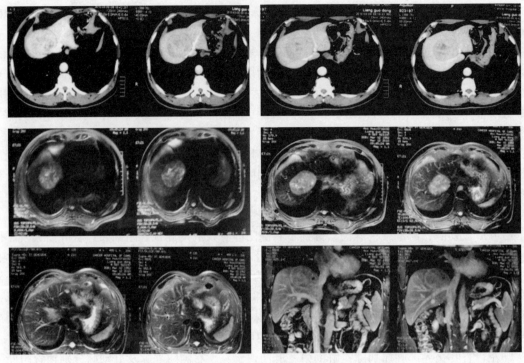

图 3-15-2　肝中央型肝癌，肿瘤累及Ⅷ段、Ⅳa段

八、术中超声的应用

（1）对术前影像难以确定肿瘤是否侵犯肝门区重要血管和胆管者；

（2）定位深在肝实质内的微小肿瘤；

（3）排除肝内转移和多发病灶。

九、切肝器械的选择

应根据医院现有的设备及术者个人的习惯酌情选择不同的切肝器械，或者多种器械的联合使用。如超声刀、超声乳化吸引刀、彭氏多功能手术解剖器、水刀，以及普通常规手术刀。我们较多使用超声乳化吸引刀，通过超声振荡可将肝细胞乳化吸除后显露出完好的管道结构，能精确安全地将肿瘤与其紧邻的重要管道分离，减少或避免肝门部胆管及大血管损伤。

（吴健雄　王黎明　余微波　刘立国　林圣涛　张　凯　陶常诚）

参 考 文 献

［1］赵红川，耿小平，刘付宝，等. 肝中叶切除术临床应用体会［J］. 肝胆外科杂志，2008，16（4）：253-255.

［2］樊嘉，周俭，吴志全，等. 中央型肝癌的手术切除［J］. 中华消化外科杂志，2007，6（1）：8-12.

［3］严广，黄志华，葛新国，等. 中央型原发性肝癌42例外科治疗体会［J］. 中华普通外科杂志，2011，26（1）：48-69.

［4］吴健雄，钟宇新，荣维淇，等. 选择性血流阻断配合超声乳化吸引刀切除中央型肝肿瘤［J］. 中华普通外科杂志，2008，23（12）：907-910.

［5］MEHRABI A, MOOD Z A, ROSHANAEI N, et al. Mesohepatectomy as an option for the treatment of central liver tumors［J］. J Am Coll Surg, 2008, 207 (4): 499-509.

［6］LEE J G, CHOI S B, KIM K S, et al. Central bisectionectomy for centrally located hepatocellular carcinoma［J］. Br J Surg, 2008, 95 (8): 990-995.

［7］高顺良，白雪莉，张匀，等. 肝中叶切除术的技术要点［J］. 中华肝脏外科手术学电子杂志，2013，2（1）：58-59.

［8］STRATOPOULUS C, SOONAWLLA Z, BROCKMANN J, et al. Central hepatectomy: the golden mean for treating central liver tumors［J］. Surg Oncol, 2007, 16 (2): 99-106.

［9］GIULIANTE F, NUZZO G, ARDITO F, et al. Extraparenchymal control of hepatic veins during mesohepatectomy［J］. J Am Coll Surg, 2008, 206 (3): 496-502.

［10］戴朝六，彭松林，贾昌俊，等. 中央区肝癌肝切除的手术体会［J］. 中国医学科学院学报，2008，30（4）：460-464.

［11］江哲龙，魏志鸿，张坤，等. 交替阻断半肝入肝血流在解剖性肝中叶切除术中的应用［J］. 局解手术学杂志，2019，28（1）：60-63.

［12］罗贤沛. 肝蒂横断式肝切除在解剖性肝中叶切除术中的应用［J］. 中外医疗，2018，37（36）：54-56.

［13］徐峰，杨甲梅，阚彤，等. 中央型肝癌的手术切除（附46例报告）［J］. 第二军医大学学报，2006，27（7）：810-811.

［14］HU R H, LEE P H, CHANG Y C, et al. Treatment of centrally located hepatocellular carcinoma with central hepatectomy［J］. Surgery, 2003, 133 (3): 251-256.

［15］HASEGAWA H, MAKUUCHI M, YAMAZAKI S, et al. Central bisegmentectomy of the liver: experience in 16 patients［J］. World Journal of Surgery, 1989, 13: 786-790.

［16］SCUDAMORE C H, BUCZKOWSKI A K, SHAYAN H, et al. Mesohepatectomy［J］. Am J Surg, 2000, 179 (5): 356-360.

［17］YU W B, RONG W Q, WANG L M, et al. R1 hepatectomy with exposure of tumor surface for centrally located hepatocellular carcinoma［J］. World Journal of Surgery, 2014, 38 (7): 1777-1785.

［18］CHEN X P, QIU F Z, LAU W Y, et al. Mesohepatectomy for hepatocellular carcinoma: a study of 256 patients［J］. Int J Colorectal Dis, 2008, 23 (5): 543-546.

［19］SCUDAMORE C H, BUCZKOWSKI A K, SHAYAN H, et al. Mesohepatectomy［J］. Am J Surg, 2000, 179 (5): 356-360.

［20］WU C C, YEH D C, HO W M, et al. Occlusion of hepatic blood inflow for complex central liver resections in cirrhotic patients: a randomized comparison of hemihepatic and total hepatic occlusion techniques［J］. Arch Surg, 2002, 137 (12): 1369-1376.

［21］QIU J, CHEN S, WU H, et al. The prognostic value of a classification system for centrally located liver tumors in the setting of hepatocellular carcinoma after mesohepatectomy［J］. Surg Oncol, 2016, 25 (4): 441-447.

［22］YANG L Y, CHANG R M, LAU W Y, et al. Mesohepatectomy for centrally located large hepatocellular carcinoma: indications, techniques, and outcomes［J］. Surgery, 2014, 156 (5): 1177-1187.

第十六章

特殊部位小肝癌的外科治疗

按照中华医学会外科学组对肝癌的分类，微小肝癌最大直径≤2.0cm，小肝癌最大直径为2.1~5.0cm。特殊部位小肝癌没有确切的定义，通常是指癌灶到门静脉分叉部、三支主肝静脉与下腔静脉汇合部及肝后下腔静脉主干的距离在1cm以内的肝癌[1]。特殊部位的小肝癌常因肿瘤体积小、合并肝硬化、位置深在而定位困难，同时由于肿瘤靠近主要的门静脉、肝静脉和肝后段下腔静脉，外科手术及其他有创治疗方式均存在较大风险[2]。根据肿瘤位置大致分为3种

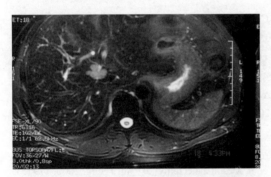

图3-16-1　与门静脉及下腔静脉邻近的小肝癌

情况：①与门静脉相关特殊部位，包括位于右侧门静脉前后支分叉处、门静脉左右支分叉处、门静脉右支与肝中或肝右静脉间的小肝癌（图3-16-1）；②邻近第二肝门，包括位于Ⅱ段、Ⅳa段、Ⅷ段、Ⅶ段与Ⅷ段交界处的肿瘤，特殊部位包括肝右静脉与下腔静脉夹角处、肝中静脉与肝右静脉夹角处、肝左静脉与下腔静脉夹角处（图3-16-2、彩图3-16-3）；③邻近第三肝门，包括下腔静脉与肝右静脉夹角处、下腔静脉右前外侧部，均邻近肝右静脉（图3-16-4）。

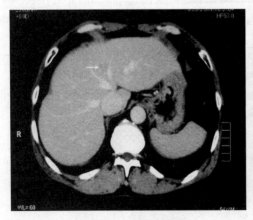

图3-16-2　肝Ⅳa段癌

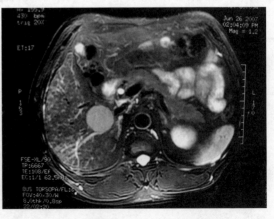

图3-16-4　紧邻第二、三肝门的Ⅶ段肝癌

一、特殊部位小肝癌的治疗方式

手术切除、肝移植和局部消融治疗被认为是肝癌的三种根治性治疗手段。由于器官的缺乏和肝癌的高发，肝移植还不能成为我国肝癌治疗的一线方式。施瓦兹（Schwarz R. E.）等人[3]以及长谷川（Hasegawa K.）等人[4]的两项大样本非随机的研究均支持肝切除治疗小肝癌的疗效优于非手术治疗。但也有多项研究证实[5~9]，射频消融治疗小肝癌与手术切除效果相当，基本可以达到根治性治疗的效果，同时并发症发生率低，对患者肝功能损伤小。特殊部位小肝癌贴近大血管，射频消融治疗存在较高风险。高柏（Golderg）等人研究[10]证实，肝肿瘤邻近大血管所致的热沉效应会影响射频消融的效果，导致肿瘤残留及复发。彼得罗夫斯基（Petrowsky H.）等[11]指出射频消融治疗靠近大血管或胆道的肿瘤，疗效不佳或增加治疗的并发症。陈敏华[12]指出临近大血管的肝脏肿瘤行射频消融可能发生：邻近大血管与肿瘤组织交界处易残留；热能受阻挡不能跨越血管、韧带等结构而造成肿瘤消融不彻底；易损伤血管致出血或发生瘤栓、血栓。近年来有报道[13~15]称，对于部分小肝癌，体部立体定向治疗（stereotactic body radiation therapy，SBRT）与射频消融效果相仿，所以对于不能耐受手术切除、肝移植和射频消融的小肝癌患者，可考虑根治性 SBRT 治疗。

伴有肝硬化且可手术切除的小肝癌患者，选择外科手术还是射频消融治疗尚无定论，也是目前肝癌研究中的热点。结合中国医学科学院肿瘤医院腹部外科的治疗经验，邻近第二、第三肝门且位置相对表浅的小肝癌更适合手术切除，因为邻近肝游离面和邻近大血管这两个因素均是射频消融治疗中的难点；而位于右侧门静脉前后支分叉处、门静脉左右支分叉处、门静脉右支与肝中或肝右静脉间的小肝癌，常常位于肝脏实质内，定位困难，切除难度大，对于肝功能较差的患者手术风险更高，因此，这些部位的小肝癌行射频消融相对安全。

二、特殊部位小肝癌手术要点

首先应做好切除前的准备工作：

（1）充分游离肝脏：特殊部位小肝癌贴邻第一、二、三肝门，触摸不到瘤体更增加了手术难度，因此充分游离肝脏及显露三个肝门是肿瘤准确定位及安全切除的前提条件。但对于肝硬化较重的患者，广泛的游离面会明显增加创面的出血和渗液，可以根据肿瘤部位酌情决定游离范围。

（2）解剖第一、二肝门：笔者所在研究组的病例均常规解剖肝门，分别于门静脉左右支、左右肝动脉以及相应肝静脉预置阻断带。采取肝区域血流阻断，分别选择性阻断左半肝或右半肝入肝血流，或两者适时交替阻断，并酌情同时阻断相关区域的出肝血流（肝静脉）。此方法操作熟练后并不明显增加手术时间，阻断效果满意，有利于保护非载瘤侧或未阻断侧的肝脏功能（彩图 3-16-5）。

（3）常规行术中超声探查：因特殊部位小肝癌位置深在，通常无法触及。术中超声除了定位肿瘤，还可以明确肿瘤与重要血管的关系，鉴别小肝癌与肝硬化结节，发现术前影像学未发现的微小病灶而避免遗漏病灶，能为制定手术方案提供重要信息。

精良的手术设备是特殊部位小肝癌行精准肝切除的重要条件。使用超声乳化吸引刀分离肝实质，可以精细解剖肝脏的管道结构，避免盲目结扎，减少肝脏组织的损失。配合电刀或超声刀离断管道，创面止血效果令人满意。切除邻近第一肝门处的小肝癌，应时刻注意保护肝门区的格林森系统，防止误断误扎。对肝功能良好的患者可以行Ⅴ段、Ⅳb段切除，对于肝功能较差、肿物位置深在的肝实质内小肝癌可以行不规则肝切除术。切除邻近第二肝门的小肝癌，首先要充分暴露第二肝门，否则容易损伤下腔静脉及肝静脉，特别要注意肝中静脉与肝左静脉的关系，若肝中静脉与肝左静脉共干，可先用超声刀解剖出两者在肝实质内的汇合处，以备在分离肿瘤与肝静脉的粘连时，可用无创静脉夹适时夹闭相应肝静脉的根部，如有破损可用血管缝合线及时缝补，避免撕裂导致更大范围的出血，甚至产生空气栓塞。切除肝背部小肝癌时，暴露第三肝门区是关键，游离移动肝脏时要注意避免撕裂肾上腺周围血管和肝短静脉。准确解剖第三肝门区的血管，包括肝后下腔静脉、肝右后下静脉、肝短静脉及肝尾叶静脉，是此区域手术成败的关键。肝短静脉行程短、数目不恒定，可按照游离 - 结扎 - 切断的步骤安全处理，这样才有可能将肝右叶掀离下腔静脉进行肿瘤切除（彩图 3-16-6、彩图 3-16-7）。必要时可在肝上下腔静脉和肝下下腔静脉预置阻断带，以防下腔静脉破裂出血。

肿瘤切除后的肝创面需严格止血、查找胆漏，对于肝硬化严重、创面持续渗血者采用血管缝线进行创面的连续缝合，再用可吸收止血纱布覆盖创面，同时喷洒生物蛋白胶。

三、特殊部位小肝癌患者的预后

小肝癌治疗效果较好。艾凯（Ikai）等总结了 1990—1999 年日本手术切除肝癌 12118 例的疗效，其中≤2.0cm 的微小肝癌 2320 例，术后 3 年、5 年生存率为 83.7%、66.3%；2.1～5.0cm 肝癌 5956 例，术后 3 年、5 年生存率为 70.4%、52.9%。国内陈振远等[17]报道，105 例小肝癌患者术后 1、3、5 年生存率分别为 86.5%、70.3%、55.2%，无瘤生存率分别为 78.0%、58.9% 和 45.6%。荣维淇等[18]报道，219 例小肝癌患者术后 1 年、3 年、5 年和 10 年生存率分别为 95.9%、85.3%、67.8% 和 53.3%。对于特殊部位的小肝癌，王义等[19]报道了 40 例紧靠大血管的肝内深在小病灶的手术切除效果，其中肝细胞肝癌 26 例，术后 1、2 和 3 年生存率分别为 90.1%、83.2% 和 64.7%。中国医学科学院肿瘤医院腹部外科吴凡等[20]报道了 30 例手术治疗特殊部位小肝癌病例，术后 1、3 年生存率分别为 100.0%、83.3%，1、3 年无瘤生存率分别为 85.0%、41.3%。由此可见特殊部位小肝癌虽然手术难度大，但只要做好围手术期处理，手术是安全可行的。积极手术治疗是特殊部位小肝癌有效的治疗方法。

结合我国国情，手术治疗小肝癌在大多数地区仍占有重要地位。随着肝脏切除技术及设备的发展、围手术期处理的改善[21]、肠内外营养应用的进步，术后并发症发生率及手术死亡率均大幅下降。随着更多临床随机对照试验的进行，循证医学证据将有利于指导小肝癌治疗模式的选择，根据患者的具体情况和疾病阶段选择个体化的治疗方案将是肝癌治疗的发展趋势。

（吴　凡　安松林　柳云贺　吴健雄　张　凯　陶常诚）

参 考 文 献

［1］何生. 特殊部位的肝切除术［J］. 四川医学，2002，23（4）：425-427.
［2］张扬，王黎明，吴凡，等. 98 例小肝癌患者的临床病理特征及预后分析［J］. 中华肿瘤杂志，2017，39（5）：389-394.
［3］SCHWARZ R E, SMITH D D. Trends in local therapy for hepatocellular carcinoma and survival outcomes in the US population［J］. Am J Surg, 2008, 195 (6): 829-836.
［4］HASEGAWA K, NAKUUCHI M, TAKAYAMA T, et al. Surgical resection VS pereutaneous ablation for hepatocellular carcinoma: a preliminary report of the Japanese nationwide survey［J］. J Hepatol, 2008, 49 (4): 589-594.
［5］LIVRAGHI T, MELONI F, DI STASI M, et al. Sustained complete response and complications rates after radiofrequency ablation of very early hepatocellular carcinoma in cirrhosis: is resection still the treatment of

choice？［J］. Hepatology, 2008, 47: 82-89.

［6］CHEN M S, LI J Q, ZHENG Y, et al. A prospective randomized trial comparing percutaneous local ablative thcrapy and partial hepatectomy for small hepatocellular carcinoma［J］. Ann Surg, 2006, 243: 321-328.

［7］CUCCHETTI A, SERENARI M. Resection or ablation for very early hepatocellular carcinoma and the fundamental problem of causal inference［J］. Hepatobiliary Surg Nutr, 2017, 6 (4): 272-273.

［8］吕明德，匡铭，梁力建，等. 手术切除和经皮热消融治疗早期肝癌的随机对照临床研究［J］. 中华医学杂志，2006，86（12）：801-805.

［9］王细文，王巍威，赵宏智，等. 经皮射频消融术与腹腔镜肝癌切除术治疗小肝癌的临床疗效观察［J］. 西部医学，2017，29（2）：183-186.

［10］GOLDBERG S N, HAHN P F, TANABE K K, et al. Percutaneous radiofrequency tissue ablation: does perfusion-mediated tissue cooling limit coagulation necrosis？［J］. J Vasc Interv Radiol, 1998, 9: 101-111.

［11］PETROWSKY H, BUSUTTIL R W. Resection or ablation of small hepatocellular carcinoma: what is the bettertreatment［J］. J Hepatol, 2008, 49 (4): 502-504.

［12］陈敏华，S NAHUM GOLDBERG. 肝癌射频消融——基础与临床［M］. 北京：人民卫生出版社，2009：302-332.

［13］SAPIR E, TAO Y, SCHIPPER MJ, et al. Stereotactic body radiation therapy as an alternative to transarterial chemoembolization for hepatocellular carcinoma［J］. International Journal of Radiation Oncology Biology Physics, 2018, 100: 122-130.

［14］RAJYAGURU D J, BORGERT A J, SMITH A L, et al. Radiofrequency ablation versus stereotactic body radiotherapy for localized hepatocellular carcinoma in nonsurgically managed patients: analysis of the national cancer database［J］. Journal of Clinical Oncology, 2018, 36: 600-608.

［15］WAHL D R, STENMARK M H, TAO Y, et al. Outcomes after stereotactic body radiotherapy or radiofrequency ablation for hepatocellular carcinoma［J］. Journal of Clinical Oncology , 2016, 34: 452-459.

［16］IKAI I, ARII S, KOJIRO M, et al. Reevaluation of prognostic factors for survival after liver resection in patients with hepatocelluar carcinoma in a Japanese nationwide survey［J］. Cancer, 2004, 101 (4): 796-802.

［17］陈振远，吴福生. 105 例小肝癌手术治疗经验及预后分析［J］. 肝胆外科杂志，2007，15（6）：436-438.

［18］荣维淇，余微波，吴凡，等. 切缘和肿瘤数目对小肝癌患者预后的影响［J］. 中华肿瘤杂志，2015，37（12）：928-931.

［19］王义，孙延富，陈科济，等. 紧靠大血管的肝内深在小病灶的手术切除及意义［J］. 中华外科杂志，2006，44（23）：1631-1633.

［20］吴凡，荣维淇，王黎明，等. 30 例特殊部位小肝癌的外科治疗［J］. 中华肿瘤杂志，2010，32（11）：872-874.

［21］唐哲，任浩，李向阳，等. 吲哚菁绿试验对小肝癌手术方式选择的指导价值［J］. 中华实验外科杂志，2017，34（1）：123-126.

第十七章

肝内胆管细胞癌的诊断与治疗

胆管细胞癌是一种起源于胆道上皮细胞的原发恶性肿瘤，分为肝内胆管细胞癌（intrahepatic cholangio carcinoma，ICC）和肝外胆管细胞癌（extrahepatic cholangiocarcinoma，ECC），后者包括了肝门部胆管癌。肝内胆管细胞癌起源于肝内二级以上胆管的上皮细胞，其中90%属于腺癌。在原发性肝癌中，其发病率仅次于肝细胞肝癌（hepato cellular carcinoma，HCC），居第二位，占肝内原发恶性肿瘤的5%～10%。

一、流行病学

过去30年中，ICC的发病率逐年增加，虽原因不明，但部分原因可能与过去将ICC大多归于肝癌，而近十年将胆管细胞性肝癌逐渐归属于ICC有关。ICC可能有区域地理危险因素和种族基因差异，如中国和东南亚国家的发病率较高，美国和英国的发病率上升较快，而澳大利亚的发病率则相对较低。

二、危险因素

ICC发病率全球呈显著增长趋势，其发病危险因素除先天性胆总管囊肿、慢性胆管炎、慢性炎症性肠炎、原发性硬化性胆管炎（primary sclerosing cholangitis，PSC）、寄生虫感染、化学致癌物（二氧化钍和亚硝胺等）、遗传因素、胆汁性肝硬化、胆石症、酒精性肝病和非特异性肝硬化外，近年来糖尿病、甲状腺功能亢进症、慢性胰腺炎、肥胖症、慢性非酒精性肝病、丙型肝炎病毒或乙型肝炎病毒（hepatitis B virus，HBV）感染、慢性伤寒带菌者和吸烟者ICC的发病率均在增加，也许可以部分解释ICC增长的趋势。但目前尚有些ICC患者的发病原因不能用上述因素解释。

三、分期

2017年美国AJCC提出了第8版ICC分期（表3-17-1）。

表 3-17-1 肝内胆管癌细胞分期

T，原发肿瘤状态	T_{1b}，单发肿瘤>5cm且没有血管侵犯
T_X，原发肿瘤无法评估	T_2，单发肿瘤且伴有肝内血管侵犯或者多发肿瘤
T_0，原发瘤无明显证据	T_3，肿瘤侵透肝被膜
Tis，原位癌	T_4，肿瘤直接侵犯局部肝外结构
T_1，无血管侵犯的单发肿瘤，≤为5cm或>5cm	**N，局部淋巴结状态**
T_{1a}，单发肿瘤≤5cm且没有血管侵犯	N_X，局部淋巴结状况无法评估

续表

N_0，没有区域淋巴结转移	Ⅰ A 期，$T_{1a}N_0M_0$
N_1，伴有区域淋巴结转移	Ⅰ B 期，$T_{1b}N_0M_0$
M，远处转移情况	Ⅱ期，$T_2N_0M_0$
M_X，远处转移情况无法评估	Ⅲ A 期，$T_3N_0M_0$
M_0，无远处转移	Ⅲ B 期，$T_4N_0M_0$
M_1，远处转移	Ⅲ B 期，任何 T，N_1，M_0
0 期，$TisN_0M_0$	Ⅳ期，任何 T，任何 N，M_1

新的分期基于肿瘤的数目、血管浸润、淋巴结状态和远处转移等因素，较 2010 年第 7 版 AJCC/UICC 肝癌分期系统更简单，且能更好地描述中期预后患者的总体生存率。

四、诊断

诊断主要依据临床表现、实验室检查和影像学检查。

（一）临床症状

同 HCC 一样，ICC 早期无明显临床症状。一般有腹部不适、乏力、恶心、黄疸、发热等。患者就诊时多为晚期，可出现腹痛、体重下降、腹部包块。

（二）实验室检查

ICC 无特异性的肿瘤标志物。血清 CA19-9 对诊断有一定帮助，特别是由原发性硬化性胆管炎（PSC）演变的胆管癌。对 ICC 合并 PSC 的患者，CA19-9 的诊断敏感性为 38%～89%，特异性为 50%～98%。同时，ICC 患者可有丙氨酸转氨酶（ALT）、天冬氨酸转氨酶（AST）、碱性磷酸酶（ALP）、γ- 谷氨酰转移酶（γ-GT）和胆红素升高等。

（三）超声检查

B 超具有无创、方便、经济、实时、无放射线损伤的特点，对肿块检出敏感性较高，目前仍是 ICC 检查的首选和常规方法，但其定性价值不高。由于胆管细胞癌的病理类型复杂，因而其声像表现多样：有低回声、中等偏低或中等偏高回声、高回声等。发生于肝边缘小胆管的肿瘤一般不伴有胆管扩张，呈境界不清、内部回声欠均匀的结节或团块，B 超不易做出诊断。较大胆管的肿瘤可引起其近端胆管的扩张，且是周围胆管细胞癌最常见也较为特异的超声异常表现。胆管细胞癌好发于左肝，除沿胆管壁浸润扩散外，还常以病变胆管为中心向周围肝组织浸润，导致肿瘤境界不清。胆管癌常与结石及反复发作的胆道感染并存，因此常在肿块内见到强回声后伴声影的结石声像或在肿块内出现不规则的低回声或无回声区等脓肿声像。彩色多普勒超声显像（CDI）示 ICC 少血供。

（四）CT

CT 是检出 ICC 最重要的方法之一，准确性高达 84.0%～96.0%。判断有无邻近组织浸润、淋巴结转移优于 B 超。除极少部分 ICC 肿瘤较小且呈等密度，CT 平扫不能显示外，CT 平扫表现为圆形或卵圆形，无包膜的低密度肿块，边缘不规则，30.0% 可有中心瘢痕。25.0% 的病例在肿块远端实质内可见局限性胆管扩张。静脉注射造影剂后，动态 CT 的早期阶段在肿瘤周围有类圆形增强，晚期阶段可在肝内低密度区发现中心高密度区。哈里森（Harrison）等报道ICC CT扫描的典型表现为：肝周边呈分叶融合状、低密度的占位性病变，其内有散在或相连的圆形或不规则囊性低密度区，病灶边缘多较模糊，病灶周围胆管扩张较为常见，其扩张胆管可包绕病灶呈"胆管包绕征"。总之，ICC的CT表现与病理密切相关，早期病灶边缘轻度强化，延迟期中心部强化是诊断ICC的重要依据。

（五）MRI

在平扫时通常表现为信号混杂的肿块或结节，在T1WI上多数信号较低，在T2WI上多为不均匀高信号，边缘清楚或不清楚，周围有卫星灶，中心有瘢痕，部分病灶可见血管包埋，瘤内胆管扩张，局限性肝萎缩，但这些征象并不特异，可能是由于肿瘤内纤维基质坏死和黏液分泌引起。动态增强扫描通常表现为早期轻度或中度不全边缘强化，晚期进行性同心性强化，在延迟期中心区通常为不完全强化。这种表现被认为是大量肿瘤细胞存在于肿块周围，而纤维基质和坏死位于肿块中心这一ICC的病理特征。均匀延迟强化在肝恶性肿瘤中以ICC最为常见。

磁共振胆道成像（MRCP）能显示胆道全貌及胆管浸润的范围，显示胆管通畅程度或梗阻部位，肝内胆管不同程度扩张及不规则充盈缺损，某种程度上类似于直接胆管造影，对定位诊断很有帮助。

五、治疗

ICC治疗首选外科手术切除。ICC恶性程度高，预后比HCC差，手术方式与HCC有明显不同。根治性手术方式包括左半肝切除、右半肝切除、左三叶切除、右三叶切除、尾状叶切除、肝叶楔形切除、肝段切除，同时需行淋巴结清扫等。扩大手术是在标准手术基础上加做肝外胆管和（或）胰十二指肠切除等。由于ICC有其独特的生物学行为（即肿瘤无包膜，沿胆管壁浸润性生长，边界不清），早期可出现淋巴结转移和周边卫星灶。淋巴转移途径从肝十二指肠韧带、肝动脉周围到胰头后，最后转移到腹主动脉周围，因此术中应仔细清扫十二指肠韧带内的纤维结缔组织和淋巴结。目前，对淋巴结清扫范围及是否行扩大清扫虽仍有争论，但大多数学者仍把广泛的肝原发灶切除加广泛的淋巴结清扫作为ICC的标准术式。肝左叶的ICC可直接累及小网膜，部分可伴有胃小弯侧淋巴结转移，故主张必须包括小网膜切除加胃小弯侧淋巴结廓清，必要时也可清除腹主动脉旁肿大淋巴结。

各家报道ICC手术切除率在30.0%～90.0%。不能切除的原因有：门静脉主干浸润，特别是对侧浸润；腹腔干、腹膜后淋巴结转移或腹膜转移、肝内多发转移或卫星病灶。对有黄疸的患者，探查后如不能切除可行姑息性手术，包括右肝管-胆囊-十二指肠吻合、右肝管-胆囊-空肠吻合、T管引流、左肝管空肠Roux-en-Y吻合等，可通过这些手术方式行肝胆管内引流减轻黄疸与胆管炎，延长生存期。

肝移植应用于ICC的治疗价值目前仍有争议。有研究表明，ICC并不适合行肝移植，因其复发时间很早。远期生存率很低，3年生存率约为20.0%，5年生存率只有5.0%～15.0%。因此，目前大多认为肝移植一般不应用于ICC患者，仅对传统手术无法切除的局部晚期患者和合并有严重肝硬化不能耐受手术的患者才考虑行肝移植手术。

ICC对化、放疗都不敏感。但对无法手术、手术切缘阳性或淋巴结转移的患者，仍可考虑行全身或区域化疗。主要药物有5-氟尿嘧啶、铂类、吉西他滨等，也可考虑放疗。复发型ICC可考虑再次手术、化疗、肝动脉栓塞、无水酒精注射、射频或微波消融等，但疗效均不佳。

六、预后

ICC的大体分型、肿瘤大小、淋巴结转移、血管浸润和手术彻底性是决定预后的主要因素。

有淋巴结转移提示病变已属晚期，森本（Morimoto）报道淋巴结阳性和阴性患者的 3 年生存率分别为 9.0% 和 60.6%。卡萨维利亚（Casavilla）等报道 I 期和 II 期 ICC 者的 1、3、5 年生存率为 90.0%、70.0% 和 70.0%，III 期为 60.0%、33.3% 和 25.0%，IV 期为 55.6%、21.6% 和 13.0%。ICC 即使已行根治性切除，也有很高的复发率，韦伯（Weber）等报道 ICC 复发率可达 80.0%。复发最常见部位为肝脏，少数也可见于肺、腹膜和骨。多个肿瘤、血管侵犯以及肿瘤大小是术后复发的 3 个主要因素。

（徐　泉　钟宇新　吴健雄　荣维淇　张　凯　陶常诚）

参 考 文 献

[1] ALJIMY M，ABDULELAH A，WELSH M，et al. Evidence-based approach to cholangiocarcinoma: a systematic review of the current literature [J]. J Am Coil Surg, 2009, 208: 134-147.

[2] COELHO R, SILVA M, RODRIGUES-PINTO E, et al. CA 19-9 as a marker of survival and a predictor of metastization in cholangiocarcinoma [J]. GE Port J Gastroenterol, 2017, 24 (3): 114-121.

[3] LE ROY B, GELLI M, PITTAU G, et al. Neoadjuvant chemotherapy for initially unresectable intrahepatic cholangiocarcinoma [J]. Br J Surg, 2018, 105 (7): 839-847.

[4] WELZEL T M, GRAUBARD B I, EL-SCRAG H B, et al. Risk factors for intrahepatic and extrahepatic cholangiocarcinoma in the United States: a population based case control study [J]. Clin Gastroenterol Hepatol, 2007, 5: 1221-1228.

[5] 陈立达，徐辉雄. 肝内胆管细胞癌的影像学诊断进展 [J]. 中国医学影像技术，2007，3：463-465.

[6] SOTIROPOULOS G C, KAISER G M, LANG H, et al. Liver transplantation as a primary indication for intrahepatic cholangiocarcinoma: a single center experience [J]. Transplant Proc, 2008, 40: 3194-3195.

[7] BLECHACZ B R, GORES G J. Cholangiocarcinoma [J]. Clin Liver Dis, 2008, 12(1): 131-150.

[8] 庞书杰，蔺志鹏，叶庆旺，等. 丙型肝炎病毒感染与肝内胆管细胞癌发病风险关系的荟萃分析 [J]. 中华肝胆外科杂志，2016，22（1）：33-36.

[9] 荀晓冬，李强，陈星. 肝内胆管细胞癌 104 例外科治疗的回顾 [J]. 中华肝胆外科杂志，2016，22（6）：382-385.

[10] 徐中琪，甘伟，刘晟，等. 经皮热消融治疗术后复发型肝内胆管细胞癌疗效分析 [J]. 介入放射学杂志，2016，25（11）：973-976.

[11] NATHAN H, ALOIA T A, VAUTHEY J N, et al. A proposed staging system for intrahepatic cholangiocarcinoma [J]. Ann Surg Oncol, 2009, 16: 14-22.

[12] 沈锋，王葵，阎振林，等. 1370 例肝内胆管细胞癌肝切除术的疗效及预后因素分析 [J]. 中华消化外科杂志，2016，15（4）：319-328.

[13] BERGQUIST A, VON SETH E. Epidemiology of cholangiocarcinoma [J]. Best Practice & Research Clinical Gastroenterology, 2015, 29 (2): 221-232

[14] RIZVI S, KHAN S A, HALLEMEIER C L, et al. Cholangiocarcinoma — evolving concepts and therapeutic strategies [J].Nature Reviews Clinical Oncology, 2017,15(2):95-111.

[15] CHUN Y S, JAVLE M. Systemic and adjuvant therapies for intrahepatic cholangiocarcinoma [J]. Cancer Control,2017, 24: 3.

[16] WOO S M, YOON K A, HONG E K, et al. DCK expression, a potential predictive biomarker in the adjuvant gemcitabinechemotherapy for biliary tract cancer after surgical resection: results from a phase II study [J]. Oncotarget. 2017, 8 (46): 81394-81404.

第十八章

联合肝脏离断和门静脉结扎二步肝切除术

外科肝切除可能是治愈肝癌最重要的方法之一，术后残余肝脏体积及功能对患者康复非常重要，如果残余肝功能不足，会引起术后肝功能衰竭，导致死亡率增加。而术前评估无手术条件的患者中，有部分病例就因残肝功能不足而失去外科治疗机会。因此，如何平衡肝切除范围与残余肝功能，是外科医生力求解决的问题。在这种前提下，幕内雅敏（Makuuchi）提出了联合肝脏离断和门静脉结扎二步肝切除术（associating liver partition and portal vein ligation for staged hepatectomy，ALPPS），希望提高患者肝肿瘤切除率及术后肝功能恢复。

一、ALPPS 由来

ALPPS 源于门静脉栓塞后二步切肝法，由日本幕内雅敏 1980 年首先提出。他的研究团队将门静脉右支栓塞引致左半肝增生，可安全行右半肝切除。2007 年出现第 1 个 ALPPS 的报道，德国医生汉斯·施立特（Hans Schlitt）手术治疗 1 例高位胆管癌患者时，术中发现残余左半肝体积不足以支持患者术后恢复，有可能会出现肝衰竭，于是行左肝管空肠吻合，并沿镰状韧带离断肝脏（原位离断肝脏），最后结扎右门静脉，希望肝Ⅱ、Ⅲ段增生。术后第 8 天进行 CT 检查，发现左肝增生明显，因此决定行第二步扩大右半肝切除术，患者术后未出现残余肝不足引发肝衰竭等问题。之后在门静脉结扎基础上，行肝脏离断的二步切肝法逐步发展，称为联合肝脏离断和门静脉结扎的二步肝切除术。

二、ALPPS 适应证

目前比较公认的 ALPPS 适应证有：肿瘤边缘靠近残余肝或者相关血管，且残余肝体积小，即正常肝脏剩余肝脏体积＜30%，或者异常肝脏（梗阻性黄疸、重度脂肪肝、肝纤维化或化疗导致的肝脏病理变化等），剩余肝脏体积＜40%；肿瘤涉及整个肝脏，无法行门静脉栓塞；术中需切除的肝脏比术前计划多，残余肝小；需要增生 65% 以上的小残肝。

三、ALPPS 禁忌证

剩余肝脏中存在不可切除的肿瘤；不可切除的原发性癌症、肝外转移；重度门静脉高压症；不能达到 R0 切除的转移性肝肿瘤或因其他疾病引致手术高危的患者；全身麻醉高风险患者。

四、操作方法

第一次手术结扎门静脉主分支（取决于肿瘤位于左肝或右肝），并且沿镰状韧带右侧劈开肝脏，如果肝左外叶或右叶Ⅵ、Ⅶ段有肿瘤，则必须切除，因为它们会成为残余肝一部分。第一次手术之后8～10天行CT检查，观察残余肝增生情况，如果增生符合外科治疗条件，则行第二次手术。第二次手术通常会行右肝切除或者三肝切除术，达到肿瘤R0切除。

五、ALPPS 的发展

（1）左半肝 ALPPS：术前肿瘤位于左肝，残余右半肝存在术后肝功能衰竭可能。在第1次手术时结扎门静脉左支，如果右肝存在肿瘤且评价为可切除，则楔形切除右肝肿瘤，再离断左、右半肝，第2次手术切除左半肝。

（2）右半肝 ALPPS：术前肿瘤位于右肝，残余左半肝存在术后肝功能衰竭可能。第1次手术结扎右门静脉供应肝右后区（肝Ⅵ、Ⅶ段）分支，行左肝外区切除（肝Ⅱ、Ⅲ段），多次楔形切除右前区（肝Ⅴ、Ⅷ段）和肝左内区（肝Ⅳ段）肿瘤，然后离断右肝前区（肝Ⅴ、Ⅷ段）和右后区（肝Ⅵ、Ⅶ段）肝区界面。第2次手术行右肝后区切除（肝第Ⅵ、Ⅶ段）。

（3）拯救式 ALPPS：在半肝门静脉栓塞后剩余肝脏增生不理想的情况下，把分隔左或右半肝的肝中界面离断，目的是希望术后剩余肝脏有足够增生而行第2次半肝切除术。

（4）单个肝段的 ALPPS：指以奎诺分段法为基础，仅保留1个独立的肝段或附加S1段的术式。对于单个肝段 ALPPS 而言，未来残余肝（future liver remant，FLR）仅为一个独立的肝段（±S1），使全肝高肿瘤负荷即肝内广泛肿瘤转移的患者获得手术切除的机会。

（5）p-ALPPS：一期手术仅部分（50%～80%）离断肝实质而保留肝静脉，其离断水平根据肝静脉位置确定。p-ALPPS 虽将肝脏离断面减小，但其 FLR 增生率与传统 ALPPS 相比并无明显差异。

（6）射频辅助肝脏离断与门静脉结扎术（radiofrequency-assisted liver partition with portal vein ligation，RALPP）：适用于两叶均有肿瘤的患者，一期手术剜除左叶肿瘤，结扎右门静脉后，沿缺血线用射频消融探针离断肝实质。

（7）ALPPS：一期行门静脉右支结扎术后，沿缺血线用止血带绕扎来压紧肝实质，而不离断肝脏，最终实现 FLR 的迅速增生。

六、ALPPS 的益处

ALPPS 使残余肝迅速增生，平均9～14天增生61%～93%，使95%～100%的患者获得二期切除的机会，R0手术根治率达86%～100%，使原本无法达到肿瘤R0切除的患者达到R0切除条件，并且短时间内的计划性二次手术不会增加过多的手术难度，不会使肿瘤快速进展，并且在术后短时间可行化疗。另外在高位胆管癌患者中，门静脉栓塞要求在术前决定切除右半肝或左半肝。但 ALPPS 手术容许术中决定手术方式。

七、ALPPS 的弊端

目前 ALPPS 手术死亡率和并发症发生率较高，术后并发症发生率高达38%～50%，90天死亡率为8%～16%，且没有明确的长期生存结果的报道。大部分（50%～70%）ALPPS 手术是在结肠癌术后肝转移患者中实施，在原发性肝癌尤其是在合并肝炎、肝硬化的患者中实施鲜见。对肝炎-肝硬化-肝癌三部曲患者来说，ALPPS 是否合适还需探讨。

ALPPS 手术方式目前仍旧处于探索发展中，需要严格的前瞻性研究进一步证实其应用范围及价值。

（荣维淇　徐　泉　钟宇新　郑艺玲　林圣涛　张　凯　陶常诚）

参 考 文 献

［1］DE SANTIBANES E, Clavien P A. Playing play-doh to prevent postoperative liver failure: the "ALPPS" approach［J］. Ann Surg, 2012, 255 (3): 415-417.

［2］SCHNITZBAUER A A, LANG S A, GOESSMANN H, et al. Right portal vein ligation combined with in situ splitting induces rapid left lateral liver lobe hypertrophy enabling 2-staged extended right hepatic resection in small-for-size settings［J］. Ann Surg, 2012, 255 (3): 405-414.

［3］ALVAREZ F A, ARDILES V, SANCHEZ CLARIA R, et al. Associating liver partition and portal vein ligation for staged hepatectomy (ALPPS): tips and tricks［J］. Journal of Gastrointestinal Surgery, 2013；17 (4): 814-821.

［4］刘允怡. 对 "联合肝脏离断和门静脉结扎的二步肝切除术" 的述评［J］. 中华消化外科杂志. 2013, 12（7）: 3.

［5］周俭. 联合肝脏离断和门静脉结扎的二步肝切除术［J］. 中华消化外科杂志. 2013；12（7）: 4.

［6］BERTENS K A, HAWEL J, LUNG K, et al. ALPPS: challenging the concept of unresectability: a systematic review［J］. International Journal of Surgery, 2015, 13: 280-287.

［7］王征. ALPPS 在肝脏外科的应用前景［J］. 肝胆外科杂志, 2015, 23（1）: 2.

［8］ESHMUMINOV D, RAPTIS D A, LINECKER M, et al. Meta-analysis of associating liver partition with portal vein ligation and portal vein occlusion for two-stage hepatectomy［J］. The British Journal of Surgery, 2016, 103 (13): 1768-1782.

［9］张韩静. 联合肝脏离断和门静脉结扎二步肝切除术改良式的系统评价［J］. 中华肝胆外科杂志, 2016, 22（9）: 4.

［10］DE SANTIBANES M, BOCCALATTE L, DE SANTIBANES E. A literature review of associating liver partition and portal vein ligation for staged hepatectomy (ALPPS): so far, so good［J］. Updates in Surgery, 2017, 69 (1): 9-19.

第十九章
大型肝切除术不输血治疗肝癌

肝细胞癌（HCC）是世界最常见的恶性肿瘤之一（Rustgi 1987）。全世界每年至少 100 万人患肝癌，该病死亡率仍然极高（Rustgi 1987；Munoz et al 1988；Simonnett et al 1991）。亚洲东南部（朝鲜、泰国、新加坡、马来西亚、中国东南部地区和香港特别行政区）和热带非洲是肝癌高发区，人群发病率是（10～20）/10 万。肝癌发病率最高的是中国台湾地区（150/10 万），其次是新加坡（28/10 万）（Oon et al, 1989）。外科治疗（包括肝移植）仍然是治愈肝细胞癌的主要方法。在当前肝脏供体缺乏的情况下，肝脏切除术应视作肝癌治疗之首选。

肝外科的发展史和手术中控制出血方法的发展密切相关，简言之，肝外科的历史即控制肝手术中出血的历史。19 世纪早期，肝脏外科无重大进展。1908 年贺加斯·普林格尔（J. Hogarth Pringle）用压迫肝门血管的方法控制住一例肝脏损伤患者的肝脏出血。后人为了纪念他在肝脏外科发展中的贡献，将此法称为普林格尔法。1952 年，法国洛尔塔·雅各布（Lortat Jacob）第一次行肝脏的解剖切除，将患者一右叶肝切除。1961 年王成恩在我国第一次报道肝切除治疗肝癌的案例。

肝癌外科近十年来取得很大进步：肝癌切除率从 5% 提高到 55%，肝癌手术死亡率从 33% 下降到 1.2%，肝癌术后 5 年存活率由 20 世纪 70 年代的 8.5%～30% 提高到 90 年代的 17%～76%。手术总体死亡率降至少于 5%。然而，肝细胞癌肝功除术后 5 年复发率近 80%。

肝切除手术中出血是影响患者围手术期结果最重要的因素之一。术中输血是肿瘤复发的危险因素，影响总体生存率的预后因素：肿瘤的浸润类型、外科切除边缘小于 10mm 和术中输血。

至今，巨大肝癌的治疗效果仍然有限，表现为不良的结果和相对高的并发症和死亡率（Hanazaki et al, 2001）。20 世纪中叶，专家用右三区切除术（原称为右三叶切除术）治疗肝脏巨大肿瘤，切除肝脏的右叶和左内叶。托马斯·斯塔兹尔（Thomas Starzl, 1975）对右三叶切除术做了详细的论述，人们称该方法为斯塔兹尔（Starzl）右三叶切除术。芮静安等于 2003 年报道了 33 例患者行肝脏右三区切除术，即切除全肝的 75%～80%，被称为肝脏极限切除术，手术在常温下一次性肝门阻断下进行，其中两例未输外源血。肝脏右三区切除术后，本组患者的 1、3、5 年生存率是 71.9%、40.6%、34.4%。至今，最长一例患者术后无瘤生存 31 年，患者是北京的一名女性患者，现年 88 岁。

肝右三区切除术患者的选择：①肿瘤局限于肝脏的右叶和左内叶，卫星灶不超过 2 个；②肿瘤有明确边界或有假包膜，无门静脉主干癌栓，但是，门静脉右支癌栓可一同切除，本组 17 例（51.5%）右三区合并门静脉右支癌栓切除；③无远处转移；④左外叶增大明显；⑤术前肝功能良好，蔡尔德 - 布什分级为 A 级（Child-Pugh A），ICGR15 小于 15%。

霍斯特（Foster 1989）指出："外科技术是一种艺术"。外科技术可分两种：一类是老师教的，另外一类是自己创造的。只有这样外科技术才会发展。而且，创造对推动外科技术的发展是非常重要的。

本组179例巨大肝细胞癌患者行肝切除术（1995—2002），男性155例（86.6%），女性24例（13.4%），年龄15～77岁。138例（77.1%）乙肝表面抗原（HBsAg）阳性和114例（80.4%）患有肝硬化，165例（92.2%）患者肝功能评估为蔡尔德-布什（Child-Pugh）分级A级，14例（7.8%）为B级，肿瘤直径是5～30cm。甲胎蛋白（AFP）63例（35.2%）大于400ng/mL。肿瘤TNM分期：Ⅱ期75例，Ⅲ期60例，Ⅳa 37例，Ⅳb 7例。在常温、一次性肝门阻断条件下行全部肝切除术，肝门阻断时间15～40分钟。用超声解剖器（CUSA System 200）分离肝脏实质。179例切除中肝右三区，其中切除全肝的75%～80%有23例，左三区切除4例，上述27例肝三区切除术可谓肝脏极限切除术。另外扩大肝脏右叶切除术11例，扩大肝脏左叶切除术3例，肝脏中心区切除术4例，右半肝切除术30例，左半肝切除术14例。19例患者有手术并发症，占10.6%（19/179）。手术死亡率为1.1%。术后总体1、2、3、4、5年生存率分别是82.0%、56.7%、51.1%、40.2%和40.2%。1、2、3、4、5年无瘤生存率分别是73.1%、53.2%、46.0%、44.5%和38.1%。

2004年我们报道常温、一次性肝门阻断条件下行肝脏切除术不输血51例（研究组）和同期肝切除术输血60例（对照组）。未输血组年龄24～77岁，男性40例和女性11例。术前诊断：原发性肝癌29例，继发性肝癌6例，肝脏血管瘤10例，良性增生病变6例。原发性肝癌TNM分期：Ⅱ期16例（51.8%），Ⅲ期9例（34.5%），Ⅳa期4例。肿瘤直径6.5～16cm。术前肝功能评估蔡尔德-布什（Child-Pugh）A级34例（66.7%），B级17例（33.3%）。手术类型：右三区切除术2例，右半肝切除术6例，左半肝切除术7例，肝中叶切除术3例，三区段联合切除术33例。平均手术时间181分钟（90～300分钟）。均在常温、一次性肝门阻断条件下行肝脏切除术，平均肝门阻断时间16分钟（8～35分钟）。同时应用超声刀（CUSA System 200）行肝脏实质解剖。平均失血755mL（400～2000mL）。32例（63.0%）接受自体输血，平均自体输血326mL（200～600mL）。病理检查结果：肝细胞癌27例，胆管细胞癌2例，结直肠癌肝继发癌6例，肝血管瘤10例，肝脏局灶性增生6例。同时，60例肝切除术输血患者是对照组，其中原发性肝癌48例。围手术期血色素降至小于80g/L必须输血。未输血组手术死亡率和并发症发生率分别是0和9.8%，而对照组分别是3.3%和28.3%。研究组中9例原发性肝癌三年内复发，其1、2、3年复发率是24.1%、27.6%和31.0%，而对照组中的46例原发性肝癌三年内27例复发，其1、2、3年复发率分别是43.5%、54.3%和58.7%。两组具有明显差异（$p<0.05$）。实践证明：大型肝脏切除术在常温和一次性肝门阻断条件下有不输血的可能。

结论：大型肝脏切除术可能不需要输血。

（芮静安　王少斌　曲　强）

参 考 文 献

[1] STARZL T E, BELL R H, BEAT R W. Hepatic trisegmentectomy and other liver resections [J]. Surg Gynecol Obstet, 1975, 141: 429-437.

[2] DOKMAK S, FTERICHE F S, BORSCHEID R, et al. Liver resections in the 21st century: we are far from zero mortality [J]. HPB, 2013, 15 (11): 908-915.

[3] FOSTER J H. Liver resection techniques [J]. Surgical Clinics North America, 1989, 69 (2): 235-249.

［4］LAU, W Y, LAI ERI C H, YU, SIMON C H. Management of portal vein tumor thrombus［M］//LAU W Y. Hepatocellular carcinoma. Singapore: World Scientific, 2008: 739-760.

［5］JING AN RUI. Experience of 30 years in right trisectionectomy for huge liver tumor［M］//HESHAM ABDELDAYEM. Recent advances in liver diseases and surgery. Vienna：Tech Press，2015：283-297.

［6］JING AN RUI. Major hepatectomy without blood transfusion for hepatocellular carcinoma［M］//JOSEPH WAN YEE. Hepatocellular carcinoma：clinical research. vienna: Tech Press, 2012: 197-208.

［7］RUI J A, WANG S B, CHEN S G, et al. Right trisectionectomy for primary liver cancer［J］. World J Gastroenterol, 2003(4): 706-709.

［8］韩秀国，马宽生，夏锋，等. 肝硬化肝癌和无肝硬化肝癌患者围术期肝衰竭和死亡的相关因素分析［J］. 中华消化外科杂志，2016，15（6）：605-614.

［9］吴凡，王黎明，吴健雄，等. 巨大肝癌外科治疗的预后影响因素［J］. 中华肝胆外科杂志，2014，20（5）：328-332.

［10］RUI J A, ZHOU LI, LIU F D, WANG S B et al . Major hepatectomy without blood transfusion: report of 51 cases［J］. Chinese Medical Journal, 2004, 117 (5): 673-676.

［11］ZHOU L I, RUI J A, WANG S B. Outcomes and prognostic factors of cirrhotic patients with hepatocellular carcinoma after radical major hepatectomy［J］. World J Surg, 2007, 31: 1782-1787.

［12］彭涛，王黎明，吴健雄，等. 围手术期成分输血对肝癌远期预后的影响［J］. 中华医学杂志，2017，97（14）：1079-1083.

Chapter 20

第二十章
精准肝切除术

第一节　前　言

  1888 年，德国外科医生朗根布赫（Langenbuch）成功完成世界首例择期肝脏切除术，标志着现代肝脏外科的诞生。肝脏外科在百余年演进历程中，经历盲目肝切除、规则性肝切除、保留肝实质的局部肝切除和解剖性肝段切除四个阶段。随着世纪交替和信息时代的来临，对手术质量的评价已由过去片面强调彻底清除病灶和单纯追求手术速度转向"最小创伤侵袭、最大脏器保护和最佳康复效果"的多维度综合考量，传统粗放外科模式向着现代精准外科模式悄然转变，肝脏外科借助现代科学技术平台已经跨入精准肝切除（precise liver resection）时代。在世界精准肝切除领域，以一代巨匠幕内雅敏（Makuuchi M.）等为代表的日本外科专家做出了卓越的贡献，使得日本肝胆外科水平走在了世界的最前沿。最近董家鸿等国内著名肝胆外科专家，在国内率先倡导精准肝切除理念，掀起了中国精准肝切除的浪潮。精准肝切除是依托当前高度发达的生物医学和信息科学技术支撑而形成的一种全新的肝脏外科理念和技术体系，旨在追求彻底清除目标病灶的同时，确保剩余肝脏解剖结构完整和功能性体积最大化，并最大限度控制手术出血和全身性创伤侵袭，最终使手术患者获得最佳康复效果。精准肝切除不特指某种高端外科手术技术，也并非一个普遍适于所有病例的标准肝切除术式；而是针对不同病情的个体病例，在高精度和高效度标准的要求下，在肝脏外科中，综合优化应用一系列现代科学理论和技术与传统外科方法，包括现代影像技术、肝脏储备功能定量检测方法、数字外科平台、传统外科手术技术改进等。

第二节　精准肝切除术的适应证、禁忌证

  精准肝切除手术主要包括六个方面的内容：①肝脏恶性肿瘤的切除；②转移性肝癌手术切除；③肝脏良性肿瘤手术切除；④肝内胆管结石病的肝切除；⑤肝移植供体切除；⑥其他。其中以原发性肝癌切除所占比例最大。但是，我国 80%～90% 肝细胞癌患者合并有肝硬化，在 30～44 岁年龄组段，HCC 死亡位居首位。如何按照肝病病理特性（如肝细胞癌在肝段内沿门静脉播散，肝胆管结石沿"胆管树"区段性分布的特点等），安全、彻底地切除肝脏病灶并控制出血，同时最大限度保留功能性肝组织，降低围手术期死亡率，从而使肝切除更加安全、有效，仍是一个有待完善且具有挑战性的问题。因此，在肝功能允许范围内选择最合适的术式至关重要。在目前精准肝切除时代，肝切除术的安全性和有效性已显著提高，围手术期死亡率及术后并发症已经降到 5%

以下。

一、适应证

（一）肝脏恶性肿瘤

1. 肿瘤情况

局限在肝叶、肝段的原发性肝脏恶性肿瘤（肝细胞性肝癌、胆管细胞性肝癌、肝母细胞瘤）；如按照肝病病理特性（如肝细胞癌沿门静脉在肝段内播散的特点），以切除肿瘤门静脉支支配的区域为目标。

2. 肝功能标准

内科医生推崇的肝脏巴塞罗那 BCLC 分期标准，早已不适合外科治疗。通常以肝功能 Child A 及部分 Child B（Child-Pugh B7）级作为肝切除的手术适应证，但对于慢性肝炎、肝硬化患者，东京大学严格遵守幕内雅敏标准（图 3-20-1），实施 1056 例精准肝切除手术，围手术期死亡率为 0，给我们提供了循证依据，被国际上许多肝胆外科中心所认可，因此，可以根据不同的肝功能情况来选择不同的术式。

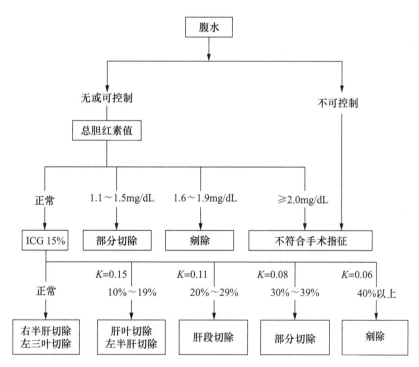

图 3-20-1　幕内雅敏肝切除标准

K 为 ICG 时间 - 浓度曲线的斜率

3. 肝脏肿瘤合并食管胃底静脉曲张

如果胃镜检查发现食管胃底静脉曲张伴红色征为阴性，在肝功能指标允许范围内，可行肝切除术；如果胃镜检查发现食管胃底静脉曲张伴红色征为阳性或有出血史，要首先行硬化剂或套扎治疗后行肝切除术，当肝硬化脾功能亢进，血小板≤50×10⁹/L 时，在肝功能允许的情况下可行一期肝切除加哈萨布（Hassab）手术，否则行二期手术。

（二）转移性肝癌

以消化道原发肿瘤肝转移的恶性肿瘤最为常见，通常可见大肠癌、胃癌等肝转移为血行转移的第一站，也可见邻近器官肿瘤侵犯肝脏：如胆囊癌肝转移等。遵循上述肝功能标准，根据转移性肝癌病理特性，以最大限度保留功能性肝体积为目标，多行局部切除为原则，也可以根据肿瘤的具体条件行解剖性切除。

（三）良性肝脏肿瘤

常见的肝脏良性肿瘤有海绵状血管瘤、腺瘤样增生、肝细胞不典型增生、肝细胞腺瘤、局灶性结节增生、上皮样血管内皮瘤、囊腺瘤、肝血管平滑肌脂肪瘤、炎性假瘤、错构瘤等。

对于肝脏良性肿瘤，原则上不行手术切除。如果明确诊断，伴有压迫症状及出现肝脏功能异常者应选择手术治疗；如果肿瘤同恶性肿瘤难以鉴别时，可以考虑手术切除治疗。

（四）肝内胆管结石

长期的肝胆管阻塞、感染，使肝的一段、一叶或一侧发生明显的纤维化、萎缩；肝内结石不能清除者，在肝功能允许的前提下，根据肝内结石情况选择不同术式切除结石病灶。

（五）活体肝移植供肝切除

成人、小儿及婴幼儿需要做活体肝移植时；需要对供体的供肝切除时，在术前评估合格的前提下，选择不同精准肝切除术式。

（六）其他

非寄生虫性病因导致的局限性肝囊肿、局限于右肝或左肝的先天性胆管囊肿、滤泡型肝棘球蚴病、局限于一叶的壁厚有感染的肝包虫病，以及外伤性肝破裂、严重的无法修补的肝损伤等，在肝功能允许的情况下可选择不同术式。

二、禁忌证

（1）全身营养状态低下，或同时有其他重要脏器较严重的损害，如心肺功能失代偿者，不能控制的糖尿病患者；

（2）良性肿瘤诊断明确，不伴有压迫症状及肝脏功能异常者；

（3）有腹水者，使用利尿剂后仍旧存在腹水者；

（4）肝脏病灶不能完全切除者；

（5）腹主动脉旁或纵隔淋巴结明显肿大者；

（6）有远处转移者；

（7）总胆红素≥2mg/mL 者；

（8）Child C 级肝功能者。

三、精准肝切除术前评估

全面准确评估肝脏病变的侵袭部位和范围、受累的肝内重要管道结构、肝实质损害程度及肝储备功能、患者全身状况及重要脏器功能，确定肝切除术的适应证和手术方式。

（一）肝脏影像学评估

现代医学影像技术为肝脏外科医生透视肝内解剖结构和病灶形态增添了一只慧眼。超声、超声造影、CT、MRI、PET 等多种影像检查手段的综合应用能够精确评估肝脏病变范围、恶性肿瘤分期和良性病变分型，同时确定肝内复杂管道系统的分布、走行、变异及其与病灶的毗邻关系，从而为肝脏病灶可切除性的判断、手术适应证的选择和手术方案的设计提供重要依据。动脉造影 CT、经动脉门静脉造影 CT、高场强 MR、超声造影等高分辨影像手段能检出直径<10mm 的肝内微小癌灶，从而显著提高对肝脏病变评估的精确性。近年来，随着数字医学的发展，应用数字化可视肝脏模型可从不同角度精确显示肝脏及肝内各管道系统的立体形态、空间位置和毗邻关系，可针对肝脏某具体部位的特殊结构进行放大显示、追踪观测和定量研究，掌握肝脏脉管结构的复杂性与变异性。

（二）肝脏功能评估

过去评估肝脏储备功能只能依靠 Child-Pugh 分级等粗略的半定量方法。近年来，吲哚氰绿排泄试验（indocyanine green，ICG）结合常规肝脏生化检查、肿瘤标记物检查以及 Child 分级成为综合评定肝脏储备功能的主要标准，运用 ICG 脉冲式分光光度分析（DDG-3300K，NIHON KOHDEN），可以通过无创方式在体测定 ICG 的 K 值，已常规用于患者的术前检查。虽然现在有多种肝储备功能检测的方法，但实际上尚难根据某一单项指标进行准确的预测，因为影响手术预后的因素较多，故肝脏代偿功能的变化，并不是机械的或固定不变的。除了肝切除的范围之外，余肝的功能性肝组织所占的比例、手术本身所造成的创伤、手术后的并发症、年龄和机体的反应等因素，均影响治疗的结果，需要进行综合评估，作者倾向于依据幕内雅敏标准来决定手术方式。

（三）全身状况的评估

除肝功能外，还要评估患者全身心肺功能及肾功能能否耐受手术治疗。肝细胞癌大多合并有肝硬化，手术前要了解门脉高压导致食管静脉曲张情况，如果食管静脉呈中 - 重度曲张并伴有红色征阳性时，术前最好行内镜下硬化剂或套扎治疗后，再行手术治疗。

（四）肝脏体积的计算

选择合适的术式，准确计算肝脏体积、预留肝脏功能体积对确保肝切除手术安全至关重要。可以在 CT 或 MRI 各断面上测量肝脏各断面面积，把它们相加后计算体积。由于 MRI 受呼吸影响误差较大，因此，通常用 CT 计算肝脏体积，在 PACS 系统的 2D 影像上手工勾画和用计算机自动累加等可得到全肝体积、预切除肝脏体积和预留肝脏体积等精确数据。

基于 2D 影像进行 3D 重建，在计算机辅助下可以将肝脏体积的测量细化到每个肝段，乃至精确测算任意可见血管的供血 / 引流区域。3D 方法的优势在于可以对肝段或者亚段水平的每个血管所支配的肝脏区域进行体积计算，因此 3D 方法可以在术前定量评估肝脏切除术所造成的剩余肝脏缺血或淤血，从而更加精确评估预留肝脏的功能体积。特别是对特殊情况需要行右半肝切除术、扩大右半肝切除术或右三肝切除术等，精确评估预留肝脏的功能体积更加重要了，如果评估后体积不够，有使患者陷入肝功能不全的危险时，可考虑在手术前行门静脉栓塞术，2 周后再行肝脏体积评估。因此，对预留肝脏中的淤血 / 缺血体积进行量化分析，有助于提高肝切除术的安全性和精准性。

（五）预留肝脏的结构与功能保护

借助计算机辅助手术规划系统进行虚拟手术，可对重要的血管及其分支进行量化评估，对预留肝脏内可能存在缺血、淤血区域和范围进行预测，有助于确定适当肝切除范围和制定受累血管的处理方案。通过肝动脉阻断实验和术中超声对肝脏淤血情况进行肉眼与血流学评价，通过近红外光谱技术（real-infrared spectroscopy，NIRS）对肝脏淤血程度进行定量分析，以评估是否需要肝静脉血管重建。

（六）精密手术规划

基于术前评估的结果进行手术方案的设计，也可利用计算机辅助手术规划系统进行三维重建，模拟肝切除和结构重建仿真手术，参考仿真手术，对手术方案进行精密设计和优化，确定拟切除的肝脏范围、预留肝脏的体积和结构、离断肝实质的平面以及需要切除重建的受累血管等，最终制定手术流程和具体的技术方法。

第三节　肝切除术的基本技术

一、常用手术切口的选择

作者所在的科室，右半肝切除时通常首选反"L"形切口（彩图 3-20-2），但对右膈下病变伴右半肝巨大占位的情况，手术显露极其困难时可选用"J"字形切口；对肝中叶和左半肝切除手术，应采用反"L"形切口、倒"T"字形切口（彩图 3-20-3）及正中切口（彩图 3-20-4）。

二、术中超声的应用技术

自 20 世纪 80 年代起，幕内雅敏等一代巨匠，在临床工作中不断创新，设计出了非常小巧的探头，可夹在食指和拇指中间，可以在肝脏膈面自由操作的 7.5MHz I- 型及 T- 型探头。这一创新成果成为肝脏外科革命性的里程碑，他还创立了术中超声导引下的肝脏解剖性（包括亚段）切除术式，在根治性切除肿瘤的同时，可更大限度地保留了正常的肝组织。后来幕内雅敏又创新了术中超声导引下复杂性肝切除术式，如断肝右静脉而保留肝右后下静脉等术式。

因此，术中超声是外科医生的眼睛，通过它外科医生可以看到肝脏内部解剖结构，并在术中超声的引导下完成精准的解剖性肝切除手术。现在，术中超声已经成为肝脏切除的基本技术，术中超声使用的熟练与否决定了手术质量的高低。

（一）常用的术中超声探头

常用的术中超声探头有线阵探头（彩图 3-20-5）和凸阵（彩图 3-20-6）探头 2 种，凸阵探头具有比扇型探头近场视野大，又比线阵探头远场视野广的优点，目前比较常用。

（二）术中超声的优点

（1）与 CT 及 MRI 等相比，术中超声体积小且便于移动；

（2）无须特殊的环境和设备条件便可以使用；

（3）超声波容易受腹壁、肋骨、心脏、肠管及腹腔空气等因素影响，而术中超声可以避开障碍物，将探头直接放在肝脏表面进行检查；

（4）超声频率相对较高，图像分辨率高；

（5）术中超声可以从不同角度连贯地、动态地观察肝脏的二维断面；

（6）可在术中进行引导，进行精准切除，可提高病灶切除率，并缩短手术时间；

（7）可观察病灶血流情况，以减少术中出血；

（8）可减少手术并发症，减少术后感染的风险。

（三）术中超声的缺点

（1）超声波是利用反射波成像，有时候会形成伪像，因此，术中要变换超声探头位置和射入角度，进行动态观察；

（2）尽管术中超声对肝脏扫查的角度极度自由，可以分辨出较细微的结构，此为其优点，但扫查出的肝脏断面二维图像与 CT、MRI 不同，容易产生结构认识上的混乱，需要外科医生不断积累经验；

（3）尽管术中超声具有计算机辅助手术规划和图像分析软件代替不了的优势，但需要术者在短时间内，在大脑中积累各种各样的所切肝脏二维图像，将其在大脑中进行三维重建，因此，经验不足的术者，其诊断率和决策水平会显著下降。

（四）术中超声的原则及步骤

开腹后，要充分游离肝镰状韧带或冠状韧带，这样才能将整个肝脏进行彻底扫查。肝脏超声检查，术中超声检查需遵循以下原则及步骤：

（1）肝静脉汇入下腔静脉的断层扫查（彩图 3-20-7）：术中超声探头从正中线向第二肝门处扫查肝右、中及左静脉及其分支，并确认肝短静脉及肝右后下静脉情况。

（2）以肝右前叶门静脉分支为中心的扫查（彩图 3-20-8）。

（3）探查有无血管交通支（图 3-20-9）：如果术中发现肝静脉分支间有交通支，则可以重新评估手术方案，这对于肝移植供肝等精准肝切除的术式非常重要。

（4）探查是否有门静脉及肝静脉血栓。

（5）探查肝实质，看是否有肝内转移病灶及未发现小的原发病灶。

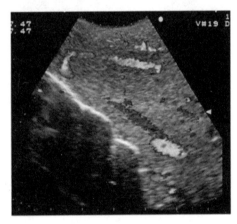

图 3-20-9　肝中静脉和肝右后下静脉
（IRHV）有交通支

（五）肿瘤的术中超声诊断

在肝脏肿瘤的诊断方面，随着影像技术的不断发展，术中超声仍然是最敏感的检查手段。它能够检出直径大于 2mm 的病灶，其敏感性超过 90%；术中超声不仅可以证实术前发现的病灶，还能够在术前检查的基础上，有额外检出 10%～50% 病灶的可能性。这些新发现的病灶中，70%～80% 都是良性病变，包括肝脏再生结节、不典型增生结节等。术中超声诊断可能会改变手术规划方案，在肝癌的首次及重复性肝切除术中，由于采用术中超声的缘故，4.9%～67% 术前手术方案被改变。近年来，为了弥补二维超声的不足，开始运用三维实时超声导航，已在肝切除术中进行探索，三维超声导航可行性较好，显著提高了手术的精准性，但由于术中需时较长等原因，还处于实验阶段。

1. 良性肿瘤的术中超声特点

一般而言，良性病变质地均匀、界面单一，故回声均匀、规则。恶性病变因生长快，伴出血、变性，瘤内组织界面复杂不均匀，表现为不规则的回声结构。

（1）肿瘤边缘：良性或恶性未向外伸展都会有边缘，也可以有光晕圈，水牛眼样的假边缘；良性、恶性肿瘤边缘均可呈规则表现，其中，良性肿瘤分界明显及规则表现的居多；

（2）内部回声：回声均匀多为良性，反之，恶性可能性大；

（3）内部其他结构：正常多为良性，反之，恶性可能性大；

（4）后方回声：增强多为良性；减弱多为恶性；

（5）侵入或转移：阻塞或侵入管道、邻近组织及/或脏器扩散或转移者考虑为恶性。

2. 肝细胞癌术中超声图像

根据病理学大体标本分型法，术中超声和经皮超声一样，超声分型可以分为结节型、巨块型、弥漫型肝细胞癌。肝癌回声与肝实质相比分为弱回声、等回声、强回声及混合回声四型；超声的图像由于肿瘤大小及生长方式不同，存在较大差异，以下从三个方面描述肝细胞癌术中超声特点。

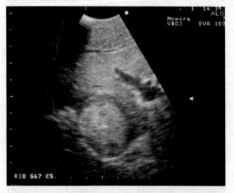

图 3-20-10　典型的肝细胞癌术中超声特征

1）典型的肝细胞癌的术中超声特点（图 3-20-10）：直径在 3cm 以上结节型肝细胞癌，大多具有典型的肝细胞癌超声表现：

（1）周边有弱回声晕，与肝脏实质分界清楚；

（2）肝癌呈马赛克型（mosaic pattern）特征，在肿瘤内出现极细的带状镶嵌分隔，貌似地图；

（3）侧方可见声影超声特点；

（4）驼峰征（hump sign）肿块靠近周边而使脏器处于边缘隆起的状态。

2）巨块型肝细胞癌的术中超声特点：巨块型肝癌直径大于 5cm，或几个大结节融合成巨大肿瘤，直径大于 10cm，它具有以下特征：

（1）边界不规则，由于肿瘤穿破包膜，周边晕可以显示不完全、不清楚甚至消失；

（2）肿瘤以强回声多见，内部回声粗糙或间杂有弱回声，肿瘤内也可以出现坏死液化改变；

（3）肿瘤内纤维结缔组织过度增生或合并钙化形成后方回声减弱或有声影；

（4）有时伴有肝内转移或门静脉及肝静脉癌栓。

3）弥漫型肝细胞癌术中超声特点：

（1）肝内正常纹理结构紊乱，在强回声区域内可见弱回声的结节混合，或呈粗大斑块状强回声弥漫不均匀地分布于肝内，边界难以分辨，有时与肝硬化鉴别困难；

（2）大多伴有肝内转移或门静脉（图 3-20-11）及肝静脉癌栓（图 3-20-12）。

4）微小细胞肝癌和小肝癌的术中超声特点：

通常将直径≤3cm 的肝癌称之小肝癌，将直径≤1cm 或 2cm 的肿瘤称为微小肝癌。为便于说明问题，在此我们定义直径在 2～3cm 的为小肝癌，直径≤2cm 的为微小肝癌。

（1）微小细胞肝癌的术中超声特点：大多呈椭圆状

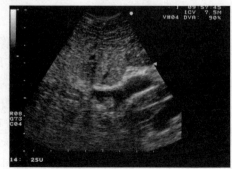

图 3-20-11　门静脉癌栓

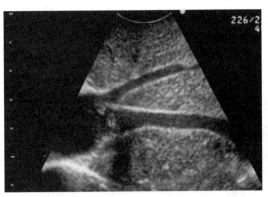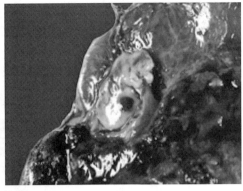

图 3-20-12　肝静脉癌栓及术后标本

的弱回声表现，也有呈马赛克征，周边有弱回声晕，彩超检查一般不容易检测到动脉血供；在合并弥漫型结节肝硬化的背景下，微小肝癌结节常无明显晕征，有时鉴别比较困难。

（2）小细胞肝癌的术中超声特点（图 3-20-13）：可以呈强回声、等回声、弱回声或混合回声，内部呈现的马赛克征以及周边的回声晕都比微小肝癌的更为明显。

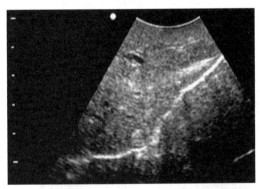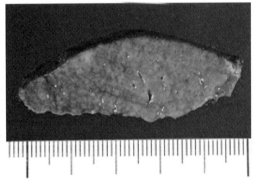

图 3-20-13　强回声的小细胞肝癌及术后标本

3. 胆管细胞肝癌术中超声图像（图 3-20-14）

由于发生部位不同，胆管细胞癌术中超声图像表现也不同。位于末梢胆管的肿瘤与肝细胞肝癌相似；位于较粗胆管的肿瘤即使很小也会引起胆管梗阻，导致远端胆管扩张而肿瘤显示不清。

其声像图表现共同特点：肿瘤不规则，边缘呈凹凸形，呈弱 - 强回声，少见晕或无晕，与周围组织分界有时不清，多伴远端胆管轻度 - 中度扩张。合并肝内胆管结石及胆总管内癌栓等。

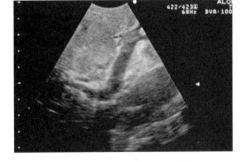

图 3-20-14　胆管细胞肝癌的
典型术中超声特征

4. 肝转移癌术中超声图像

转移性肝癌大多来源于消化道肿瘤，根据肿瘤的来源、成分、结构及坏死程度不同，术中声像图表现也不同。

1）声像图表现

（1）转移灶呈圆形或类圆形，形态规则，大的肿瘤或多发融合肿瘤呈不规则形。

（2）典型图像呈"牛眼"征或"同心圆"征。"牛眼"征是指肿瘤中心呈强回声，边缘弱回声似晕带；典型的"牛眼"征，中心出现无回声液性区，肿瘤从中心到边缘形成特有的无回声 - 强回声 - 弱回声三层同心圆结构（图3-20-15）。

（3）转移性肝癌多发于肝周边区域，肝脏表面呈局限性隆起（图3-20-16），因此，术中要用超声仔细扫查。

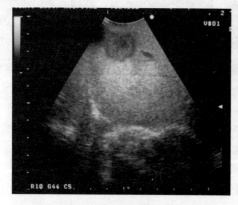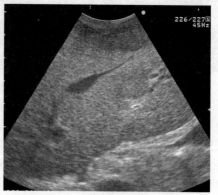

图3-20-15　大肠癌肝转移的典型 "牛眼"特征　　　　图3-20-16　大肠癌肝转移病灶位于肝脏表面

2）转移性肝癌回声表现

（1）强回声：多见于消化道肿瘤及腺癌，放化疗后肿瘤多表现为强回声（图3-20-17）。

（2）弱回声：多见于较小的肿瘤。肿瘤质地较均匀，偶见类似无回声，多来源于小细胞肺癌、乳腺癌、黑色素瘤等。

（3）等回声：多见于消化道肿瘤及腺癌的早期转移瘤（图3-20-18）。

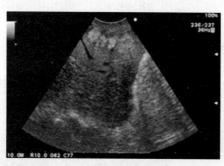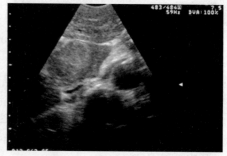

图3-20-17　呈强回声的大肠癌肝转移瘤　　　　图3-20-18　呈等回声的胃癌肝转移瘤

（4）混合型：内部同时出现强回声和弱回声团块或回声不均匀。

（5）钙化型：多见消化道肿瘤、甲状腺及骨肿瘤的转移瘤。

（6）囊肿型：卵巢囊腺癌、胰腺囊腺癌及胰岛细胞癌等肝转移，呈多囊，甚至可呈多囊肝样表现；肉瘤肝转移，多呈类圆形、巨块型囊性肿瘤，内有分隔或不规则蜂窝状，偶见与包虫囊肿相似；巨大转移癌组织坏死、出血及液化形成较大囊肿，囊壁一般不规则增强。

（六）术中超声造影检查

术中超声诊断率的提高不仅依赖于超声技术的改进，更依托于新型超声造影剂的临床应用。

对于小于 10mm 的亚厘米病灶，超声造影的诊断能力明显优于 CT 和 MR。超声造影剂在临床上分为两种类型：一种是非气泡造影剂，主要包括胃肠口服液体和结肠、子宫和腮腺等管腔结构的液体灌注；另一种是微泡造影剂也称血管造影剂，目前肝脏外科广泛使用的超声造影剂是第二代血管造影剂 definity、SonoVue，sonazoid。这些最新开发的第二代的静脉注射超声波造影剂已经投入临床使用。造影剂微泡被肝脾网状内皮系统的库普弗细胞所吞噬，使正常组织造影增强，而肿瘤组织由于缺乏库普弗细胞造影显示为空白区，因此，definity、SonoVue 及 sonazoid 对肝脏占位病变的鉴别诊断有一定的诊断价值。如彩图 3-20-19、图 3-20-20 所示，sonazoid 造影剂微泡被培养的肝脏库普弗细胞所吞噬，显影增强，进一步论证了超声造影技术的原理。

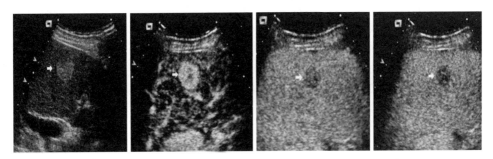

图 3-20-20　注射肝脏 SonoVue 超声造影剂后，肝癌病灶的造影在基波、动脉相、门脉相、延迟相上表现为快速增强快速消退的特点

三、肝脏特殊部位的技术处理

（一）第一肝门部脉管游离技术特点

肝门部脉管的游离方法有两种，一种是以格利森鞘为目标，将动脉、静脉、门脉和胆管一并结扎切断；由于肝门部时常有变异，再加上这种方法比较粗糙，容易损伤脉管，不符合精准的理念，因此我们通常采取另一种将各脉管逐一分离后分别处理的方法。

1. 右半肝脉管游离（彩图 3-20-21）

肝门部脉管的游离是精准肝切除重要的基本技术，分离操作右半肝肝门部时，要摘除胆囊。

首先，纵向切开卡洛特（Calot）三角右缘，游离胆囊动脉及胆囊管，结扎并切断胆囊动脉，距胆总管 0.5cm 处结扎并切断胆囊管。其次，在胆囊管的位置分离并牵引胆总管，将胆总管向左牵引，分离胆总管右侧壁，可触及胆总管背侧肝右动脉（约 30% 位于胆总管前方），其表面为神经丛所包绕，显露牵起肝右动脉。分离胆总管或肝右动脉后壁，显露出门脉右侧壁，动作轻柔，小心游离显露门静脉左、右分支。肝门部脉管离断的顺序为：肝右动脉、门脉右支，最后为胆道（彩图 3-20-22），因为胆管走行变异较多，因此，比较安全的方法是在肝切除的最后阶段处理胆道，当然，最好行术中胆道造影后，再决定胆道的离断位置。

2. 左半肝脉管游离

切除左半肝时，要从肝十二指肠的左侧分离显露肝固有动脉，并将肝左动脉及肝中动脉游离牵起，将胆总管牵向右侧，显露门静脉左侧壁，游离牵引门脉左支（彩图 3-20-23）。另外，肝左动脉发自胃网膜左动脉的变异较多见，要仔细探查小网膜，如果发现后则将其游离牵引（彩图 3-20-24）。

3. 尾状叶支的处理方法

一般情况下，门静脉到尾状叶有 3～5 个细的分支，可以逐个切断并结扎尾状叶支。如果显露困难，则可先断门静脉分支，显露手术野，再安全结扎、切断尾状叶支。

4. 肝脏游离范围

肝脏术野的显露对精准肝切除手术非常重要，术中根据肿瘤的位置来决定手术方式，不同的术式决定不同的肝脏游离的范围。

1）上、下腔静脉的显露：根据不同的术式，肝脏游离的范围有所不同。首先，用电刀沿肝脏表面切断镰状韧带，可向两侧游离左或右三角韧带，必要时要充分显露肝静脉的根部或肝下下腔静脉段（彩图3-20-25）。

2）右半肝及右侧尾状叶的游离：将右肝向头侧牵拉，断右肝下缘的肝肾韧带，剥离裸区（bare area）。当肿瘤位于下腔静脉附近或切除范围包括右肝后叶时，则需要剥离右侧肾上腺（彩图3-20-26）。剥离时注意不要损伤肾上腺静脉和汇入肾上腺静脉的肝短静脉，如损伤后需用5-0 Prolene线连续缝合止血；当行右肝三叶切除、右半肝切除、右肝后叶切除、右肝前叶切除及肝中叶切除时，需要切断下腔静脉韧带（幕内雅敏韧带），游离牵引右肝静脉；完全游离左尾状叶需结扎、切断其于下腔静脉间的肝短静脉，并彻底显露肝右静脉和右后下静脉（12%~24%患者有右后上或右后下静脉）（彩图3-20-27）。

3）左半肝及左尾状叶的游离：当病变位于左半肝，需行左半肝及左侧尾状叶切除时，要进行左半肝游离。

向头侧切断肝镰状韧带至左冠状韧带，向足侧牵引肝左外叶以充分展开韧带，同时贴近肝实质用电刀切断左冠状韧带；结扎并切断左三角韧带。需行左尾状叶切除时，离断阿兰管（Arantius）后切开左侧尾状叶下缘和下腔静脉间的浆膜，将其向腹侧翻转完，并自足侧向头侧游离，切断下腔静脉韧带，结扎切断其于下腔静脉间的肝短静脉分支，彻底显露左侧尾状叶（彩图3-20-28）。

4）阿兰管的处理：阿兰管是以意大利博洛尼亚大学外科教授朱利奥·塞萨雷·阿兰（Giulio Cesare Aranzio，1530—1589）的名字命名的。胎儿期的阿兰管是肝血流的旁路，胎儿与母亲的血液交换是通过脐动、静脉进行的，阿兰管沿着肝链状韧带下缘走行，在到达肝脏处与门静脉左支汇合。虽然脐静脉的部分血流与成人门静脉血流混合，流经肝脏后通过肝静脉，但是因为胎儿期门静脉比成人门静脉细，门静脉血流较少，大部分的脐静脉血自门静脉矢状部通过阿兰管不流经肝内而直接分流至下腔静脉。阿兰管在出生后2~3个月自动闭锁，随后逐渐变为纤维结缔组织而丧失功能。脐静脉转变为肝圆韧带，肝圆韧带与门静脉矢状部末梢相连续，阿兰管自矢状部头侧走向肝左静脉的下腔静脉的汇入部。左半肝切除术、右半肝切除术并左尾状叶切除术、扩大左半肝切除术、肝右三叶切除术、左尾状叶切除术、全尾状叶切除术等通常需要处理阿兰管。手术时，首先将左外叶完全从膈肌分离向腹侧翻起，切开小网膜显露静脉韧带裂，可发现一条与下腔静脉大致平行的索状阿兰管，将其结扎、切断（彩图3-20-29）。

四、超声引导下肝段染色

尽管在第一肝门处将所需切除区域的门静脉分支及其肝动脉分支血流阻断，血流阻断区域的缺血范围可清楚地显现出来。但是，由于肝脏结构复杂，存在个体差异，一般来说，仅有40%~50%的肝脏可以通过阻断血流来完成精准肝切除的操作。因此，术中超声引导下的肝段染色，能避免游离肝门时所致的脉管损伤，可减少术中出血，使手术更加精准。

现将超声引导下肝段染色的步骤及要点介绍如下：

（一）显露穿刺术野

根据所要染色的肝断，选择合适的切口，充分游离肝脏，从而使肝段穿刺染色操作自如。

（二）选定穿刺的门静脉分支

选择 Aloka UST-MC11-8731 凸型探头，显示肿瘤所在肝段的门静脉单个分支或多个分支，并显露门静脉分支全长，以便穿刺更加容易。

（三）阻断肝动脉血流

在肝门部用哈巴狗钳阻断肝动脉血流，既可使色素着色更持久，又可防止肝动脉与门静脉分流引起的色素逆流。

（四）穿刺染料的选择

在实际操作中，大多选用亚甲蓝 4~6mL，或选用靛卡红 4~6mL，根据肝脏的体积选择成倍稀释或使用原液。

（五）门静脉分支的穿刺染色

选择 18-23G 穿刺针，在术中实时超声监测引导下进行穿刺染色。根据肿瘤所处位置，按手术方案选择一个或多个门静脉进行穿刺染色，穿刺时要缓慢注入，防止逆流。对多个门静脉穿刺时，穿刺顺序由深部分支至浅部分支，对肝右后叶 S6、S7 段门静脉分支穿刺时，如果有 Rouviere 沟存在时，先辨别出 P6、P7，可在直视及超声引导下对所选择的肝段进行穿刺染色；当肿瘤和穿刺血管位置较近时，为防止穿到肿瘤引起针道转移，可选择相邻门静脉支的对比染色定位。

（六）标记染色区域（彩图 3-20-30）

注入亚甲蓝或靛卡红色素后，门静脉灌注的区域随即被染成蓝色，立刻用电刀对染色区域边界进行标记。

五、肝脏血流阻断技术

肝脏连接着内脏循环与体循环，血供丰富，血流阻断越完全，出血就越少，故控制肝脏出血是肝切除术成功的关键。

（一）普林格尔（Pringle）法

普林格尔法是以普林格尔（Pringle J.）医生的名字命名的。他于 1908 年首先将这一技术用于控制肝外伤的出血，是目前使用最广泛的控制肝实质离断时出血的技术，可应用无损伤血管钳（Fogarty钳）、止血带或尿管或手指压迫等，分为持续性和间断开放两种方式。作者一般采用尿管来阻断肝十二指肠韧带，阻断时游离肝门粘连，并避免压碎肝门部淋巴结（图 3-20-31）；如有自小网膜来的副肝左动脉，也一并阻断。一般先阻断 10min 后开放 5min，以后变为阻断 15min 后开放 5min，如此反复进行。

尽管普林格尔法的存在影响全身血流动力学，可增加心率和平均动脉压，导致胃肠道淤血和门静脉系统压力的迅速升高，无法控制肝静脉逆流导致的出血等方面

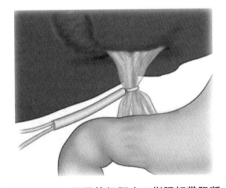

图 3-20-31　用尿管行肝十二指肠韧带阻断

的不足，但在精准肝切除（包括肝移植供肝切取）术中早已被证明是安全有效的方法。

使用普林格尔法时，出现肝静脉出血，是由肝血流阻断不全或中心静脉压过高所致，因此，术中要和麻醉师精密配合，严格限制术中补液、血管扩张药物等，将中心静脉压（CVP）降至 $0\sim5cmH_2O$，减少离断肝实质时的出血量。

（二）选择性肝门部血流阻断法

经肝门途径的半肝血流阻断，可在格利森鞘内或鞘外阻断血流（图 3-20-32）。如果连续阻断时间超过 15min，可以行选择性肝门阻断，可以阻断 30min，开放 5min，如此重复进行。

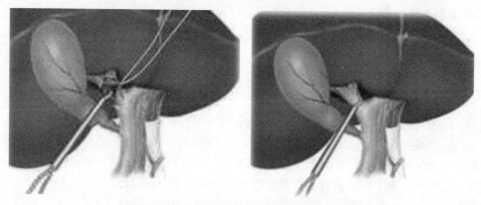

图 3-20-32　格利森鞘内外进行半肝血流阻断

选择性肝门阻断尤其适用于连续阻断超过 15min 以上的复杂肝切除（包括需血管重建或肝移植供肝切取）手术。其优点是阻断血流后肝段分界明晰，非阻断区域的肝脏可以维持其正常功能，但阻断效果较普林格尔法差，并且还需要一定的肝门分离技术和时间。

（三）全肝血流阻断（total hepatic vascular exclusion，THVE）法

1966 年，希尼（Heaney）报道 THVE 技术。20 世纪 80 年代，比斯墨兹（Bismuth）和休格特（Huguet）改良了 THVE 技术（图 3-20-33）。与普林格尔法相比，THVE 可获得更长血流阻断时间和手术时间，但因为 THVE 可导致心排血量降低达 40% 以上，肺动脉平均降低 25%~30%，血管外周阻力增加 80%；10%~14% 的患者不能耐受 THVE，非肝硬化患者的并发症率达 50%，

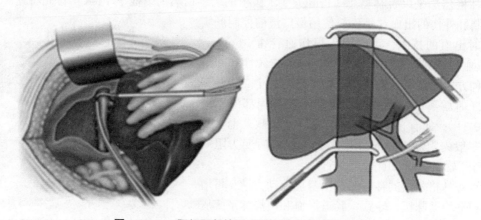

图 3-20-33　肝门阻断的同时行肝脏上下腔静脉阻断

非肝硬化患者的死亡率高达 10%。因此，只有当肿瘤侵犯肝后下腔静脉和肝静脉根部时才考虑选择 THVE。

（四）肝脏阻断时限

人的肝脏和肠管对缺血或淤血的耐受时限尚不明确。临床及实验研究证实，正常肝脏入肝血流阻断的安全时限应在 20min 以内，可间断性重复阻断，重复阻断的累计时限应在 322min 以内。关于重复阻断累计时限的临床研究，曾有伴有肝损伤的肝脏可耐受 204min 阻断的报道，该报道推测存在继续延长的可能性；也有研究报道正常肝脏可耐受 65min 的持续入肝血流阻断，硬变肝脏可耐受 50min 的持续入肝血流阻断。

六、肝实质离断技术

肝实质离断可用钳夹粉碎法、高频电刀、超声吸引刀（cavitron ultrasonic surgical aspirator，CUSA）、水媒射频切割闭合器（Tissuelink 刀）、水刀（高压水柱）、激光刀等。肝实质离断的原则是避免损伤肝静脉和格利森系统的主要分支；结扎稍大的分支特别是肝静脉分支；电凝离断细小分支（<1mm）。如何选择主要取决于术者的经验、对术中精细解剖的要求和设备条件，作者推崇钳夹粉碎法，但在重要脉管的行程附近可加用 CUSA 操作法来共同完成精准的肝实质离断。以下主要介绍钳夹粉碎法、CUSA 切肝法及 Tissuelink 切肝法。

（一）钳夹粉碎法

用钳夹粉碎法离断肝实质时，原则上要采用普林格尔法或半肝血流阻断法。

1. 浅部肝实质的离断

浅部肝实质一般没有重要脉管结构，可先用电刀切开肝脏被膜，将皮恩（Pean）钳或凯利（Kelly）钳的尖端垂直于切离线，每次钳夹 1cm 幅度内的肝组织，沿着切离线重复前述操作。如果离断面出现 1mm 以上的脉管时，由助手给予结扎，未超过 1mm 以上脉管可用电凝离断，或术者用手指压迫断面止血。

2. 深部肝实质的离断

1）肝静脉的处理：当离断肝实质到深部时，出血大多来自肝静脉小分支的损伤。如果遇到大量静脉出血，先不要忙于止血，先用小方纱或明胶海绵压迫出血处，然后用术中超声来判定出血静脉主干。如果是要保留的静脉，则在压迫出血处充分离断周围的肝实质来扩大视野，充分显露深部静脉破口并用普里林线缝合止血；如果是可以切断的肝静脉，最好在完全分离后再进行缝合止血。术中超声引导下的解剖性肝切除，要求断面显露肝静脉主干作为解剖标志，这对离断技术要求更高，因此，术中一定要动作轻柔地显露静脉主干半周（彩图 3-20-34），细心地结扎每一个分支，尽可能地减少出血。

2）格利森脉管的处理：在超声引导和术者大脑形成的三维立体结构下，明确离断中遇到的每一支格利森脉管走行，对稍粗的分支，用中号直角钳子插入，保留段结扎两道（彩图 3-20-35），标本端用钛夹；如果分支较粗，保留段先结扎一道后，再缝扎一道，以防止结扎线脱落引起出血及胆漏。

（二）超声吸引刀切肝法

超声吸引刀全名为超声吸引装置，通常称为 CUSA。新一代 CUSA 具有振动切割、灌注、吸引和电凝四种功能，CUSA 切肝技术已经成为现代肝脏外科的规范化技术之一。

1. CUSA 的原理

老的 CUSA 具有振动切割、灌注和吸引三种功能。其中空钛管沿纵向振动，在接触肝组织时，薄壁组织被捣碎，肝组织被分离，细胞碎片经灌注盐水冲洗后再用中空钛管吸除。同时，比较坚韧的组织（如血管、胆管）因不易被振碎而保留下来，即利用超声波振荡把组织粉碎、乳化，再经负压吸除而达到切除病变组织的目的。新一代 CUSA 又增加了电凝功能，对细小的脉管可以直接电凝后切断。

2. CUSA 的特点

（1）组织的选择性效应，起乳化和粉碎作用，并吸入固体组织和脂肪颗粒；

（2）保护了弹性血管和神经组织；

（3）相对于电烧和激光治疗，超声吸引刀只对周围组织造成极小的损伤或变形。

3. CUSA 切肝的优点

（1）CUSA 断肝可以非常仔细地解剖出细小的血管，显著减少手术的出血量、术中输血量，从而降低了术后肝功能衰竭的发生率。

（2）CUSA 切肝最大限度地保留了残肝功能，确保精准切肝，从而提高了肝癌的手术切除率。以往被认为不能切除的肝癌，应用 CUSA 断肝技术后，在切肝过程中创伤极少，距离脉管极近的肿瘤也可以切除。

（3）CUSA 离断肝脏时，使解剖结构清晰，可以清楚地分离出左、右肝胆管，在肝门胆管癌的根治手术中具有重要意义。特别是胆道损伤、行多次胆道术后的患者，他们常常已做过高位胆管的胆肠吻合，由于吻合口狭窄，患者反复发作胆管炎，不得不再次行胆肠吻合。此类患者往往胆道未曾扩张，需要用 CUSA 断肝技术切除肝方叶，以更好地暴露胆管，有利于吻合。

（4）CUSA 断肝在活体肝移植和劈离式肝移植中具有十分重要的意义，它对于断面两侧的肝脏损伤较少，且有利于保留重要的血管和胆管。

（5）CUSA 断肝不需要阻断肝脏血管（无肝硬化的前提下），避免了肝脏的缺血再灌注损伤。

4. 实际操作技巧

（1）沿着预定的切肝线，用电刀切开肝被膜。因为肝脏被膜是纤维性的，CUSA 不起作用。

（2）用手或缝线牵引离断面两侧的肝实质。首先，保持适当的紧张度，同时使离断面变浅以便操作。因为管头的振动方向是纵向的，因此，手柄绝不能垂直于离断线，必须是斜握或横握的。一边适当地调节管头所触及的深度，一边仔细操作。随后，确认应该保留的脉管，沿着脉管，用操作管头将其周围的肝实质吹飞。一旦看到粗的重要脉管（格利森脉管的一级分支或肝静脉的主干），就要立即倾斜管头，与脉管保持大致平行，吹飞脉管周围的肝实质，从而安全、迅速地显露脉管了（彩图 3-20-36）。这样由浅入深地敞开离断面是非常关键的操作，需要特别注意的是：如果在狭小的范围向深部进展，则术野不清，容易损伤重要的血管。

（3）在进行肝离断操作时，尽量避免管头停止移动。一旦停止移动，因其管头的高能量输出，振动破碎组织的力量将集中到一点，很容易损伤原本应该保留的脉管。

（4）保留的脉管分为管壁薄且可透视的肝静脉支和较厚的白色不透明的格利森脉管支。在慢性肝炎或肝硬化时，实质中的纤维结缔组织因无法被破碎，会妨碍了离断的操作。这些结缔组织不能用管头强行切断，应用电凝灼断。而其他较粗的脉管则应仔细结扎后切断。结扎时，残肝侧用丝线结扎，切除侧用钛夹夹闭。特别要注意的是，肝静脉尤其容易被撕裂而出现破口。在出现损伤时，较粗的分支应选择合适的血管缝线来缝合，对末梢的细小分支连同周围肝组织，用针线以 "Z" 字形缝合以止血。

（三）水媒射频切割闭合器切肝法

水媒射频切割闭合器（简称 Tissuelink）（图 3-20-37）是精细肝实质离断器械，可有效减少肝切除出血，甚至做到在不阻断入肝血流的情况下，完成极少量出血的肝脏切除术。

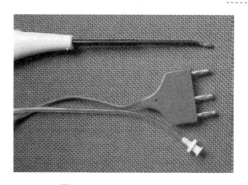

图 3-20-37　Tissuelink 刀

1. Tissuelink 的结构原理

Tissuelink 是由刀头、刀柄、连接导线、进水管、外科电流发生器和电极板组成的一种肝脏外科手术器械。其工作原理是其头部产生的射频电流，在生理盐水的介导下传播到邻近的肝组织，利用射频产生的热量使肝组织凝固，同时使管道壁的胶原成分熔化而使管道闭合。这种方法比一般电凝产生的凝固组织深度更深，同时因盐水的作用而又不会产生焦痂，所以闭合效果较满意。但较大的管道仍需结扎或缝扎才更可靠。Tissuelink 肝所产生的肝脏热损伤深度为 3～5mm，比一般的电凝止血稍深。

2. Tissuelink 实际操作技巧

Tissuelink 是近年来面市的一种肝切除手术器械。它具有体积小，携带方便，可与大多数外科电流发生器相兼容等特点。与外科电流发生器连接，输出功率可从小到大作适当调整。一般先将功率设定为 100W，然后根据组织凝固状态再对其进行调节，做到既不会使肝组织产生焦痂，又可以使小血管迅速闭合止血。Tissuelink 的操作要领是：使它的侧壁和头端与肝组织轻轻接触并不断移动，处于最佳电凝状态时，红色肝脏断面变为灰白色。2mm 以下的血管经 Tissuelink 电凝后用刀背切断；2mm 以上的血管则给予结扎离断。肝实质离断时的出血大多来自于肝静脉，因此，离断时不能将 Tissuelink 直接接触到粗的肝静脉壁，应在其周围做环形移动，进行电凝止血，如果不成功，则用氩气刀或缝合止血。

3. Tissuelink 联合 CUSA 的肝脏切除（彩图 3-20-38）

在应用 Tissuelink 切肝时，特别是行半肝切除时，耗时较长，若片面加快速度则可能出血较多的出血。Tissuelink 联合 CUSA 切肝可以起到优势互补的作用，既可以清楚地解剖又可以及时止血，能缩短手术时间，减少术后并发症的发生率。

综上所述，肝实质离断有多种方法，到底哪一种离断方法更好，需要客观综合评价。使用新器械、新工具未必会促使手术质量提高，使用简单的钳夹粉碎法技术，如果技术熟练手术时间和出血量并不比使用器械离断组出血量多，也可以完成低成本、高质量的肝切除手术，而且操作简单，成本低。

七、贝尔吉提技术的应用

当肝脏巨大肿瘤需要行右半肝或三区域切除时，用常规的方法游离肝脏较困难，Ton That Tung 提出前入路肝切除术，即不游离肝脏而直接从肝脏的前方直接向下断肝。贝尔吉提（Belghiti）于 2001 年将绕肝带技术（图 3-20-39）应用于前入路肝切除中，即从下腔静脉的前方通过一根束带提起肝脏以利于肝脏离断。该技术也逐渐被应用到活体肝移植的供肝切除手术中。

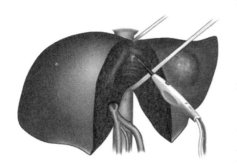

图 3-20-39　贝尔吉提绕肝带技术

（一）贝尔吉提技术的优点

（1）减少了术中翻动、挤压肝脏造成肿瘤肝内转移的可能；

（2）提高了外科治疗肝脏恶性肿瘤的切除率；

（3）减少了术中失血和残余肝脏的缺血损伤。

（二）贝尔吉提技术的缺点

将绕肝带自下腔静脉的前方穿过，容易损伤肝短静脉，导致4%～6%的出血率。

（三）贝尔吉提技术实际操作技巧

常规探查腹腔，超声探明肝脏肿瘤状况，划定切肝线。向两侧分离冠状韧带以便于暴露肝脏肿瘤。从肝脏上方分离出肝右和肝中静脉之间的间隙，并向下分离疏松的结缔组织。再从肝下分离肝脏与下腔静脉之间的组织，结扎肝短静脉，保留较粗大肝短静脉支，以利于残余肝脏组织的静脉回流。

下腔静脉的正上方和肝尾状叶处有一个潜在的不明显腔隙，贝尔吉提技术是用较粗大的长的血管钳从此间隙探入，从肝右和肝中静脉之间穿出，并引入一根束带悬吊起肝脏，完成绕肝带操作。卡库多（Kokudo N.）等改良了贝尔吉提技术（图3-20-40、彩图3-20-41），避免了前者盲视下操作，在术中超声引导下，以不损伤肝短静脉为前提，安全地穿入悬肝吊带。

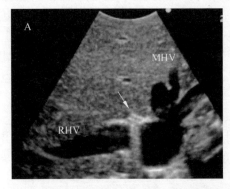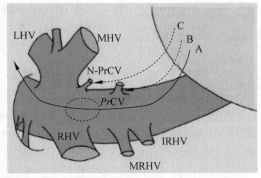

图3-20-40　在术中超声引导下，设计穿入悬肝吊带路线

LHV：左肝静脉；MHV：中肝静脉；RHV：右肝静脉；MRHV：肝右后中静脉；IRHV：肝右后下静脉；

PrCV：肝尾叶固有静脉；N-PrCV：非典型肝尾叶固有静脉

（A线为避开损伤尾叶固有静脉的通道，B线为容易损伤非典型尾叶固有静脉的通道，C线为容易损伤尾叶固有静脉的通道）

八、肝脏血管重建技术

大血管侵犯是影响肝癌术后长期预后的重要因素，而且为手术彻底切除肿瘤增添了障碍，而发生于肝脏中央或是肝脏后部的肝癌往往会侵犯肝静脉、门静脉和下腔静脉，过去常常被认为是不可切除的肿瘤，近年来人们受活体肝移植和劈离式肝移植技术的启示，可以在切除主要血管后，切除肝脏内的静脉或者移植物，重建残余肝脏的供血和回流，彻底切除肿瘤；同时也有促进伴有肝硬化的残肝功能恢复和再生的效果。

（一）肝静脉的重建

肝静脉重建的主要目的是最大限度的保留残肝功能。

1. 肝静脉重建的适应证

（1）肿瘤位于肝静脉的汇入部，并侵犯肝静脉主干及肝后下腔静脉；

（2）肝内没有静脉交通支，肝静脉结扎后肝实质淤血呈暗红色；

（3）不伴有肝硬化的肝脏，结扎肝静脉后功能性残肝体积在 30% 以下；

（4）活体肝脏移植供肝的静脉血管重建。

2. 重建肝静脉及下腔静脉的常用材料

（1）自体血管：切除肝脏内的血管、脾静脉、髂外静脉、大隐静脉、颈外静脉；

（2）同种异体血管：同种异体的下腔静脉、脾静脉、髂静脉、大隐静脉、颈内静脉等；

（3）人造血管：多聚四氟乙烯 PTFE 人造血管。

3. 肝静脉的吻合方法

1）直接端端吻合：如果肝静脉切除长度较短，在 2cm 左右，确保吻合后没有张力，用 6-0 血管线直接进行端端吻合，后壁行连续腔内缝合，前壁行连续腔外缝合。

2）间置自体或同种异体移植血管吻合（彩图 3-20-42）：如肝右静脉或肝中静脉及其分支等，肝静脉切除长度在 3cm 以上，需要用自体或同种异体血管行间置移植血管吻合，使用上述方法一般要先吻合下腔静脉侧的肝静脉和移植血管。

3）移植补片吻合：如果部分肝静脉或下腔静脉壁被侵润，则可以对合适大小的自体或同种异体血管进行修剪后再连续缝合。

4）间置人造血管端端吻合（图 3-20-43）：关于肝后下腔静脉的重建，如果没有合适的自体或同种异体血管重建时，可以用多聚四氟乙烯 PTFE 人造血管自上而下行端端吻合进行重建，其缺点为重建后易形成血栓，目前很少应用。

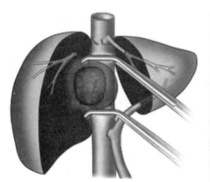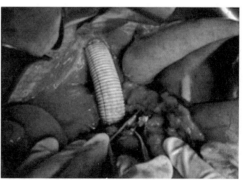

图 3-20-43　下腔静脉受侵后用多聚四氟乙烯（PTFE）人造血管重建

（二）门静脉的重建

伴门静脉重建的肝切除手术多用于肝门部有癌侵润的患者，根据病变侵润的范围来决定门静脉切除的长度，重建的成功与否关键在于手术方案的设计。

1. 门静脉重建的适应证

（1）肝门部胆管癌癌瘤侵及；

（2）肝内胆管细胞癌侵及左门静脉或右门静脉或门静脉主干；

（3）肝细胞癌侵及左门静脉或右门静脉或门静脉主干。

2. 重建门静脉的常用材料

（1）自体血管：切除肝脏内的血管、脾静脉、髂外静脉、大隐静脉、颈外静脉；

（2）同种异体血管：同种异体的下腔静脉、脾静脉、髂静脉、大隐静脉、颈内静脉等。

3. 门静脉重建的方法及要点

（1）门静脉重建的设计（彩图3-20-44）

门静脉重建的口径设计不但要考虑到口径差异程度，还要考虑到重建后的残肝不会引起门静脉扭转。因此，可以根据具体情况选择纵行、斜行、楔形切开等方式进行重建。

（2）吻合方法

肝侧门静脉和肛侧门静脉分别用血管钳阻断固定，缝合用5-0或6-0的血管线，后壁行连续腔内缝合，前壁行连续腔外缝合，吻合后松开肛侧血管钳，充分膨胀吻合口，使缝线的紧张度一致，然后再松开肝侧血管钳；如果出血明显，要确认出血点，再以小的边距间断缝合止血。

（三）肝动脉的重建

在进展期，肝胆肿瘤有时会侵润肝十二指肠韧带内的肝动脉，通过对肝动脉的切除和重建达到肿瘤的根治性切除的目的。

如半肝以上的肝切除合并侵润肝动脉分支切除时，需要进行动脉重建，因为胆管需要肝动脉营养，胆管缺血容易导致胆管空肠吻合口漏和肝脓肿，有时还会导致肝功能衰竭。

肝动脉吻合通常选端端吻合，一般选用胃十二指肠动脉，有时选用胃网膜右动脉进行重建。尽量做到不损伤肝动脉外膜，并使两端口径相近。用肝素盐水（稀释10倍）局部肝素化后，用8-0到9-0的可吸收线间断缝合。

第四节　精准肝切除的类型和术式

肝脏的解剖较特殊，肝内存在着两个管道系统，一个是包裹于结缔组织鞘内的门静脉、肝动脉、肝胆管所组成的格利森系统；另一个是位于叶间、段间的肝静脉所组成的肝静脉系统。按照希利（Healey）或施罗伊（Schroy）方法进行分类，以胆囊窝与下腔静脉左缘间的联线（雷克斯-坎特利线，Rex-Cantline）为肝中裂的表面投影，亦即肝脏的左右分界线，它将肝脏分为左半肝和右半肝，肝中静脉在其中通过。相当于镰状韧带的附着线及矢状窝为左叶间裂的表面投影，内有左叶间静脉通过，将左半肝分为左内叶和左外叶；右叶间裂的表面标志不明显，它将右半肝分为右前叶和右后叶，肝右静脉走行于此裂之中；左外叶和右后叶又以段间裂为界分成上、下二段，尾状叶也分成左、右二段。1957年，奎诺以肝裂和门静脉在肝内的解剖分布为基础，将肝脏划分为8段（图3-20-45），即尾状叶为S1段。左外叶为S2、S3段. 左内叶为S4段，右前叶为S5、S8段，右后叶为S6、S7段。从胚胎发育的角度来看，奎诺分类比较合理，更容易被大家认可。

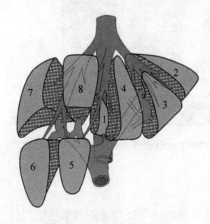

图3-20-45　肝脏奎诺分区
Sn 是指 Segment n（n＝1～8）

一、分类简介

（一）非解剖性肝切除

非解剖性肝切除指沿病灶周边离断肝实质及肝内管道，非解剖性肝切除包括肝楔形切除术和肝部分切除术。

1. 非解剖性肝切除的优点

手术程序较简单；能够保留更多的肝组织，提高低肝功能储备者的耐受性；手术时间短。

2. 非解剖性肝切除的缺点

切除范围欠充分，原发病复发危险增高；部分残留肝组织血供较差，增加了腹腔内感染和胆漏的概率。

（二）解剖性肝切除

以肝段为本的肝切除是精准肝切除的最理想术式，解剖性肝切除包括肝亚段切除、肝段切除、联合肝段切除、半肝切除、左 / 右三肝切除等。

1. 解剖性肝切除的优点

符合精准肝切除的理念，将负载病灶的肝段连同病灶一并完整切除，可最大限度减免组织损伤和出血，最大限度地确保剩余肝脏结构完整和功能代偿；可避免损伤重要血管和胆管，提高肝切除的安全性；可避免残留肝组织缺血，减少胆漏和腹腔感染的概率；可降低原发病复发率并提高其生存率。精准解剖性肝切除体现了肝脏解剖学、肝脏生理学、肿瘤病理学、解剖影像学、外科手术学和数字医学等现代医学理论和技术在肝脏外科的系统应用、集成和创新。

2. 解剖性肝切除的术中定位技术

1）肝脏表面的解剖标志（图 3-20-46）：A 线：胆囊窝与下腔静脉左缘间的联线（雷克斯 - 坎特利线）；B 线：镰状韧带的附着线及矢状窝（左叶间裂）的表面投影。

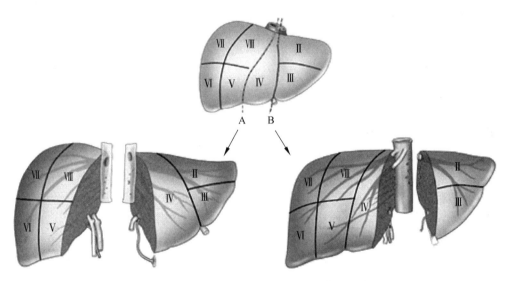

图 3-20-46 肝脏表面解剖标志：A 线和 B 线

2）术中肝段的分界：通过解剖第一肝门处门静脉分支并阻断血流，再联合肝动脉血流阻断，使血流阻断的区域清晰地显现出来，以完成精准肝切除的操作。但由于肝脏结构复杂，存在个体差异，采取上述方法显露困难，极易出血，并导致血管和胆道损伤。因此，除 S4 段的界限是以半肝分界线和镰状韧带为标志外，对于 S2、S3、S5、S6、S7、S8 段的定界，用术中超声引导下门静脉供应支球囊阻断技术（过于复杂一般不用）（图 3-20-47）或亚甲蓝注射染色技术（图 3-20-48）来观察着色肝组织范围并加以界定，可尽量避免脉管损伤，减少术中出血，使手术更

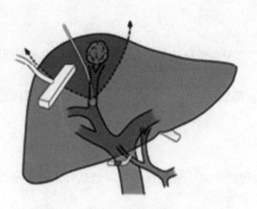 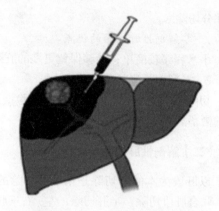

图 3-20-47　用术中超声引导下的门静
脉分支球囊阻断技术来界定肝段范围

图 3-20-48　用术中超声引导下染色技术
来观察着色肝组织以界定肝切除范围

加精准。

二、非解剖性肝切除

非解剖性肝切除也称之为不规则肝切除，包括肝楔形切除术和肝部分切除术。

（一）适应证

肝楔形切除适合于切除靠近肝脏边缘的局限性较小病灶或术中肝组织活检；肝部分切除术适合于肝脏良性肿瘤、转移性肝癌，以及肝癌合并有肝硬化、肝功能状况不能耐受单肝段或多肝段切除术的患者。

（二）手术步骤

1. 肝楔形切除术

以 4 号丝线及长圆弯针或直针在距肿块 2～4cm 处做两排楔形的褥式缝合。在两排褥式缝合间，距切缘 0.5～1cm 处切开肝包膜，钝性分开肝实质，钳夹、切断实质内的胆管及血管，并逐一结扎。切除肝实质后，手术处放置乳胶管引流。

2. 肝部分切除术

一般采用普林格尔（Pringle）法阻断第一肝门，也可以不阻断肝门，距离肿瘤边界至少 1.0cm，用电刀预先设定切除线，应用 Tissuelink 法、CUSA 法和钳夹法切除肝脏。和粗犷时代的非解剖性肝切除不同，肝断面严密止血后不对拢缝合（用肝针缝合后损伤了正常肝组织，破坏了部分肝内脉管结构，不利于肝脏的术后增生及二期手术），术后肝脏断面常规放置腹腔引流。

（三）手术要点

（1）要充分显露手术野；

（2）术中要用超声行全肝检查，注意有无新发病灶，要在超声引导下进行肝脏游离，还可以在超声引导下进行术中活检，对其性质进行诊断。

三、解剖性肝叶切除术

解剖性肝切除包括肝左外叶切除、半肝切除、左或右三肝切除、半肝胰十二指肠切除、肝中叶切除、肝右前叶切除、肝右后叶切除等。

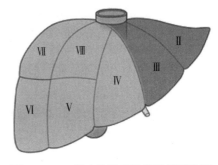

（一）左外叶肝切除术

肝左外叶切除也可称之为 S2、S3 段切除，是比较简单的肝切除术（图 3-20-49）。

图 3-20-49　肝左外叶切除的边界及范围

1. 适应证

位于镰状韧带左侧的病变，如肝细胞癌、转移性肝癌、肝内胆管结石、肝血管瘤等可行左外叶切除。在肝功能评估方面，依据幕内雅敏标准：在腹水可以控制、血清总胆红素值小于 2.0mg/dL 以及 ICG-R$_{15}$ 值小于 20% 的条件下，可以考虑行肝左外叶切除。

2. 手术步骤

（1）体位：仰卧位，必要时可将手术台向右侧倾斜。

（2）切口：根据患者体型及肿瘤大小，常采用上腹正中切口或倒"T"字形切口。

（3）游离左外叶：先切断结扎肝圆韧带，以血管钳夹住并向下牵拉，而后用左手将肝膈面压向下方，以显露肝镰状韧带。沿腹前壁向上切镰状韧带至肝静脉根部附近，左侧冠状韧带近肝实质处用电刀切断，缝合结扎或电凝止血。继续用左手将肝左外叶压向下方，显露左侧的冠状韧带，在左三角韧带的左端有较细的血管和胆道，给予结扎切断。继续分离冠状韧带至镰状韧带附着处的左缘，肝左静脉经此处汇入下腔静脉。注意勿牵位左外叶过甚以免撕裂肝左静脉。一旦发生，应立即以手指按住出血处，用组织钳夹住破口的边缘，然后以 5-0 血管缝线缝合修补。

（4）切开小网膜：肝左外叶游离后，用左手轻轻将其向上牵拉开，在肝十二指肠韧带左侧切开小网膜，注意有时起源于胃左动脉的肝左动脉由此经过，并离断阿兰管。

（5）左外叶的离断：左外叶切除时一般很少阻断肝门血流或解剖左叶间裂结扎血管。在镰状韧带左侧约 1cm 处切开肝包膜，用钳夹法离断肝脏实质，显露出门静脉分支 P2 和 P3，结扎后切断。然后，显露出深部的格利森鞘内的各动脉和胆管分支，分别结扎、切断。注意保留向 S4 及 S1 走行的血管。

（6）缝扎肝左静脉：在离断肝时，肝左静脉多从肝实质内钳夹、切断、缝扎，有时可在肝左静脉根部游离纤维结缔组织，直接将其分离结扎并起到减少离断肝脏时的断面出血的作用。

（7）关腹和引流：肝血流阻断解除后，肝断面止血，确认肝断面无出血及胆漏后，常规放置引流管后关腹，手术完毕（彩图 3-20-50）。

3. 手术要点补充

（1）肝左静脉根部要充分游离，肝左静脉有 2 支时，在表面横向走行的 1 支可先结扎切断；

（2）为防止手术后断面出血及胆漏，门静脉分支 P2 和 P3，及格利森鞘内的各动脉和胆管分支要结扎两道后切断；

（3）注意保留向 S4 及 S1 走行的血管。

（二）左半肝切除术

左半肝切除的范围包括左内叶（S4）、左外叶（S2＋S3）及左侧尾状叶的切除（图 3-20-51），左半肝切除是包

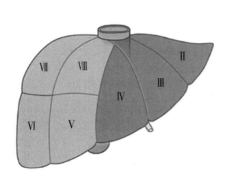

图 3-20-51　左半肝切除的边界及范围

括各种基本操作技术的最典型的一种肝脏手术。对于良性病变和在外侧叶的恶性肿瘤，一般多保留尾状叶的左侧；若恶性肿瘤在左内叶并贴近肝门横沟处，应将左侧尾状叶切除。

1. 适应证

位于左半肝的病变，如肝细胞癌、转移性肝癌、肝内胆管结石、肝血管瘤及肝移植供肝切除等，可选择左半肝切除。原则上，肝细胞癌和胆管细胞癌应选择左肝合并左侧尾状叶切除；转移性肝癌、肝内胆管结石、肝血管瘤和肝移植供肝的切除应选择保留左侧尾状叶的左半肝切除。结合肝功能耐受情况，在腹水可以控制且血清总胆红素值小于 1.0mg/dL 以及 ICG-R$_{15}$ 值小于 20% 的条件下，可以考虑行左半肝切除。

2. 手术步骤

1）切口：根据患者体型及肿瘤大小，常采用上腹倒"T"字形切口或正中切口。

2）解剖肝门：切开肝十二指肠韧带左缘，游离出肝左动脉，沿肝左动脉向上、下剥离，确定肝右、肝中动脉后，切断肝左动脉及肝中动脉；沿肝总管的左侧，肝左动脉的后方向深部游离，显露出门静脉，向上分离出门静脉分叉部及门静脉左支，断门静脉左支；在门静脉左支的上缘显露左肝管，距分叉约 1cm 处结扎切断左肝管（彩图 3-20-52）。如果左肝管走行不明确，可以在离断肝脏的最后阶段断左肝管。

3）肝左尾状叶的离断：切断肝镰状韧带、左冠状韧带和三角韧带，方法同前；显露尾状叶的斯皮尔格（Spiegel）部，在斯皮尔格部的左缘切开其与下腔静脉之间的韧带，依次断肝短静脉（彩图 3-20-53）。

4）离断左半肝：助手以左手拇指在前、余 4 指伸于肝后，向下向左牵引肝脏，沿肝表面缺血线切开肝包膜，在术中超声引导下，用钳夹法离断肝实质。离断中遇到的血管及胆管均给予结扎切断。沿尾状叶上的缺血线离断左右尾状叶，显露出肝中静脉左侧壁，肝中静脉有时与肝左静脉汇合后开口于下腔静脉，因此，断肝左静脉时，应注意保护肝中静脉根部（彩图 3-20-54）。

5）关腹和引流：解除肝血流阻断后，肝断面止血，先确认肝断面无出血及胆漏后，再常规放置引流管后关腹，手术完毕。

3. 手术要点补充

（1）分离门静脉主干及左支时，注意不要撕破其到尾状叶的分支，从而引起不必要的出血，应该给予结扎离断；

（2）如果左肝管走行不明确，可以在离断肝脏的最后阶段，将左肝管与格利森鞘一并处理；

（3）在离断初期，沿着汇入肝中静脉的粗的分支，找到肝中静脉，然后以其为标志显露整个肝中静脉左侧壁；

（4）通常切除左半肝时要切除尾状叶，但对转移性肝癌和肝移植供体行左半肝切除，需要保留尾状叶；如果肿瘤越过左半肝时，需要行全尾状叶切除的扩大左半肝切除术。

（三）左三肝切除术

切除范围（图 3-20-55）包括左半肝（S2＋S3＋S4＋左侧尾状叶）和右前叶（S5＋S8），离断面应该显露出肝右静脉。

1. 适应证

位于左三肝的病变，如肝细胞癌、转移性肝癌、胆管细胞癌、肝门部胆管癌、肝内胆管结石、肝血管瘤等可选

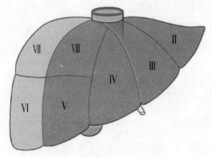

图 3-20-55　左三肝切除的边界及范围

择左三肝切除。肝功能方面，在腹水可以控制、血清总胆红素值小于 1.0mg/dL、残留右后叶肝体积占标准肝体积的 35% 以上，以及 ICG-R_{15} 值小于 10% 的条件下，可以考虑行左三肝切除手术。

2. 手术步骤

1）切口：一般采用上腹倒 "T" 字形切口。

2）肝门部脉管的处理：开腹后，切断肝圆韧带、镰状韧带，结合术中超声探查，并和术前影像学检查做精准对比。切开肝十二指肠韧带右缘浆膜，确认胆囊管及胆囊动脉后结扎并切断，将胆总管游离并用黄色血管吊带牵引，在十二指肠上缘起游离出肝固有动脉，沿肝固有动脉向上剥离，确定肝右、肝中和肝左动脉后，切断肝左动脉、肝中动脉及肝右动脉前支；游离门静脉，向上分离出门静脉分叉部、门静脉左支及右支的前后分支，离断门静脉到尾状叶的分支、左支及右支的前支，经过上述处理后阻断入肝血流，在肝脏表面会出现缺血区域（demarcation line）。

3）游离肝左叶：充分游离左冠状韧带、左三角韧带、肝胃韧带，方法同前；结扎并切断汇入肝左静脉根部背侧的阿兰管。显露尾状叶的斯皮尔格部，在斯皮尔格部的左缘切开其与下腔静脉之间的韧带，依次离断肝短静脉。

4）显露第二肝门：小心分离出肝左静脉和肝中静脉鞘，充分显露出肝左静脉、肝中静脉或肝中静脉和肝左静脉共干。游离肝结肠韧带和肝肾韧带后，从右侧分离肝短静脉，并逐个结扎离断，如有右后下静脉，则给予保留。离断腔静脉韧带，游离肝右静脉和肝中静脉间的间隙，用血管吊带悬吊肝右静脉。

5）离断左三肝：沿肝脏表面缺血线切开肝包膜，在术中超声引导下，用 CUSA 配合钳夹法离断肝实质。离断中遇到的血管及胆管均给予结扎切断。用 CUSA 游离肝门板，将左肝管根部结扎并缝扎切断后，以同样方法游离并离断右肝管前叶支；最后断肝左和肝中静脉，残端用 5-0 Prolene 血管线闭合，切下标本，所留残肝为右后叶及右侧尾状叶。

6）关腹和引流：肝血流阻断解除后，肝断面止血，先确认肝断面无出血及胆漏后，再常规放置引流管后关腹，手术完毕。

3. 手术要点补充

（1）如为恶性肿瘤，在行肝门部血管处理时，要行肝门部淋巴结清扫；

（2）游离门脉右前支困难时，可以将右前叶与右后叶的界线（鲁维耶沟，Rouviere'sulcus，右叶间裂）作为标记，在术中超声的引导下，进行解剖游离，可减少出血并缩短手术时间；

（3）标准左三肝切除，要求残留肝脏全程显露肝右静脉的左侧壁；

（4）若肝脏胆道有变异，需经胆囊管进行术中胆道造影；

（5）如果第二肝门和尾状叶显露困难时，可以用改良贝尔吉提悬吊法行原位左三肝切除；

（6）离断时，可用哈巴狗钳选择性阻断门脉右后支，阻断 30min，开放 5min，如此重复进行。

（四）扩大左三肝切除术

切除范围为左半肝（S2＋S3＋S4＋左侧尾状叶）、右前叶（S5＋S8）及右后叶的一部分（部分 S7）的术式被称之为扩大左三肝切除术。

当恶性肿瘤侵润肝右静脉及部分 S7 段时，必须具备以下三个条件方可行扩大左三肝切除手术。

（1）患者恰好存在粗大的肝右后下静脉足以引流残肝的血液；

（2）残留右后叶肝体积占标准肝体积的 35% 以上；

（3）ICG-R_{15} 值小于 10%。

关于手术方法，除离断肝右静脉及切除部分 S7 外，其余同左三肝切除术。

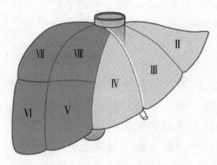

图 3-20-56　右半肝切除的边界及范围

（五）右半肝切除术

右半肝切除范围包括右前叶（S5＋S8）、右后叶（S6＋S7）及右侧尾状叶的切除（图 3-20-56）。

1. 适应证

位于右半肝的病变，如肝细胞癌、转移性肝癌、胆管细胞癌、肝门部胆管癌、肝内胆管结石、肝血管瘤等，可选择右半肝切除术。通常右半肝体积占整个肝脏体积的60%。肝功能方面，在腹水可以控制，血清总胆红素值小于1.0mg/dL，残留右后叶肝体积占标准肝体积的35%以上，以及 ICG-R$_{15}$ 值小于 10% 的条件下，可以考虑行右半肝切除手术。如果切除肝脏肿瘤较大，正常肝脏部分相对较小时，或做了右侧门静脉栓塞，左肝脏已经变大时，ICG-R$_{15}$ 值的适应证可以适当放宽到 10%～20%。

2. 手术步骤

（1）切口：一般采用上腹反"L"字形切口，但对于近膈肌的右半肝巨大占位时，在手术显露极其困难的情况下，采用"J"字形切口开腹，经第 9 肋间开胸的胸腹联合切口。

（2）游离肝脏：开腹后用电刀离断肝镰状韧带，切断左右冠状韧带及三角韧带，分离肝右和肝中静脉的间隙，显露肝右静脉的左侧及前侧壁。将肝右叶牵向左上方，用电刀切开肝结肠韧带、肝肾韧带，显露肝后下腔静脉的下端；将右半肝向左侧翻移，离断肝短静脉，如有肝右后下静脉也给予离断，残端用 5-0 Prolene 血管线闭合。剥离裸区，显露肝右静脉的右侧壁，离断右侧下腔静脉韧带，用直角分离钩自肝右静脉和肝中静脉的间隙穿过，用蓝色血管吊带牵引肝右静脉。

（3）解剖肝门：胆囊侧游离肝十二指肠韧带，确认胆囊管及胆囊动脉后结扎并切断，游离出肝总管及其周围组织，并用黄色血管吊带向左牵引，一般在其后方可以找到肝右动脉并进行结扎后切断，如遇到肝右动脉过早分出肝右前和后叶动脉时，则分别给予进行离断。在肝总管的右侧下方显露出门静脉，并向上分离出门静脉分叉部、门静脉右支及其分支（彩图 3-20-57A），注意离断门静脉到尾状叶的分支，最后离断门静脉右支，经过上述处理后，阻断了右肝的入肝血流，在肝脏表面出现了缺血区域（彩图 3-20-57B）。如果在门静脉右支的上方能够显露右肝管，则可以在距离分叉部约 1cm 处断右肝管；若其走行不能明确时，则只能在肝脏离断时再处理。

（4）右叶肝脏离断：自肝下缘的膈面和胆囊床开始，沿肝脏表面缺血线切开肝包膜，在术中超声引导下，用 CUSA 配合钳夹法离断肝中静脉腹侧的肝实质，显露肝中静脉，以此为标记，向上游离到肝中静脉根部，并全程显露肝中静脉右侧壁。离断中遇到细的血管及胆管均给予结扎切断，断右肝管前最好行胆道造影（彩图 3-20-58A），最后断肝右静脉，残端用 5-0 Prolene 血管线闭合。切下标本，所留残肝为 S4＋S3＋S2 及左侧尾状叶（彩图 3-20-58B）。

（5）关腹和引流：肝血流阻断解除后，肝断面止血，先确认肝断面无出血及胆漏，再常规放置引流管后关腹，手术完毕。

3. 手术要点补充

（1）术者结合术中超声，在脑中要有一个三维图像，离断面要以坎特利线、肝中静脉和下腔静脉纵轴为参考线；

（2）在离断初期，沿着汇入肝中静脉的粗的分支，找到肝中静脉，然后以其为标志显露整个肝中静脉右侧壁；

（3）术者右手握住右半肝，按照预定的离断面，沿肝中静脉的走行方向离断；

（4）如果肿瘤巨大，肝右叶、第二肝门和尾状叶显露困难时，可以用改良贝尔吉提（Belghiti）悬吊法行原位右半肝切除。

（六）扩大肝右叶切除

右半肝切除需要保留肝中静脉，如果手术范围超出肝中静脉则称为扩大右半肝切除。扩大右半肝切除常见于：

（1）肝中静脉被肿瘤侵犯无法重建保留，离断面只能选择在 S4 段；

（2）肝门部胆囊管癌需要切除全部尾状叶；

（3）对肝细胞癌合并门静脉右支及主干癌栓的病例，需要行门静脉切除、重建的右半肝切除；

（4）对肝门部胆管癌等需要行右半肝＋S4 段下半部切除或合并门静脉及肝动脉切除重建。

关于手术方法，除沿肝中静脉的左侧离断外，其余同肝右叶切除术。

（七）右三肝切除术

右三肝切除范围（图 3-20 59）包括右前叶（S5＋S8）、右后叶（S6＋S7）、左内叶（S4）和 / 或尾状叶切除。

1. 适应证

此式式只适合用于位于右三肝的病变，如肝细胞癌、转移性肝癌、胆管细胞癌、肝门部胆管癌、肝内胆管结石、肝血管瘤等，可选择右三肝切除术。右三肝切除范围是肝切除手术中范围最大的，如果切除的是正常肝脏，则很容易发生肝脏衰竭。因此，肝功能方面，在腹水可以控制，

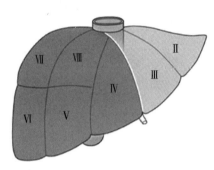

图 3-20-59　右三肝切除范围

血清总胆红素值小于 1.0mg/dL，残留右后叶肝体积占标准肝体积的 35% 以上，以及 ICG-R$_{15}$ 值小于 10% 的条件下，可以考虑行右三肝切除手术。如果做了右半肝和左内叶门静脉栓塞术后，左外叶已经肥大，并达到上述标准，也可以行右三肝切除手术。

2. 手术步骤

（1）切口：通常采用上腹反 "L" 字形切口，但对于右膈下病变伴右半肝巨大占位时，手术显露极其困难时，采用 "J" 字形经第 9 肋间开胸的胸腹联合切口。

（2）解剖肝门：开腹后，切断肝圆韧带、镰状韧带后探查腹腔，如为恶性肿瘤，结合术中超声探查肝内及腹腔有无转移，并和术前影像学检查做精准对比，判定可以手术治疗后，首先摘除胆囊，游离出肝总管及其周围组织，并用黄色血管吊带一并向左牵引，一般在其后方可以找到肝右动脉，并给予结扎后切断。在肝总管的右侧下方显露出门静脉，并向上分离出门静脉分叉部、门静脉右支及左支，注意离断门静脉到尾状叶的分支，最后离断门静脉右支，在肝脏表面出现缺血区域。然后将右肝管连同周围组织一并切除。若其走行不能明确时，则只能在肝脏离断时再处理。沿肝右动脉断端分离出肝左动脉，如有肝中动脉，将其结扎、切断。结扎、切断从门静脉左支到尾状叶的细小分支，沿矢状部左缘用 CUSA 分离出 P4 支，给予结扎切断。

（3）游离肝脏：用电刀游离切开左、右冠状韧带及三角韧带，先显露肝上缘下腔静脉的前壁后，分离出肝右、肝中和肝左静脉的根部及其间隙。将肝右叶牵向左上方，用电刀切开肝结肠韧带、肝肾韧带，显露肝后下腔静脉的下端；将右半肝向左侧翻移，结扎、离断肝短静脉，剥离裸

区，离断右侧下腔静脉韧带，显露肝右静脉根部。游离并牵起肝右静脉，阻断下腔静脉侧壁后，切断肝右静脉，用 5-0 Prolene 闭合肝右静脉残端。如行尾状叶全切，则将肝短静脉全部结扎，切断；如保留左侧尾状叶，则结扎离断右侧肝短静脉。

（4）右三肝的离断：采用肝门血流阻断或选择性半肝血流阻断法（阻断门脉左支及肝左动脉血流），沿肝脏表面 S4 和左外叶的缺血线切开肝包膜，在术中超声引导下，用 CUSA 配合钳夹法自下向上离断肝脏。离断中遇到的细的血管及胆管均给予结扎切断，离断 S4 格利森鞘及阿兰管，最后离断肝中静脉，残端用 5-0 Prolene 血管线闭合。切下标本，所留残肝为 S3＋S2 及或左侧尾状叶（彩图 3-20-60）。

（5）关腹和引流：肝血流阻断解除后，肝断面止血，先确认肝断面无出血及胆漏后，再常规放置引流管后关腹，手术完毕。

3. 手术要点补充

（1）保留的肝左静脉必须保持完整通畅，当发现肝左静脉受阻、损伤或有狭窄时，应立即修复或移植血管；

（2）游离时要确保左肝管的完整，左肝管损伤和其并发症及后期胆管狭窄严重影响手术结果；

（3）如果胆道有变异，则需要行术中胆道造影。

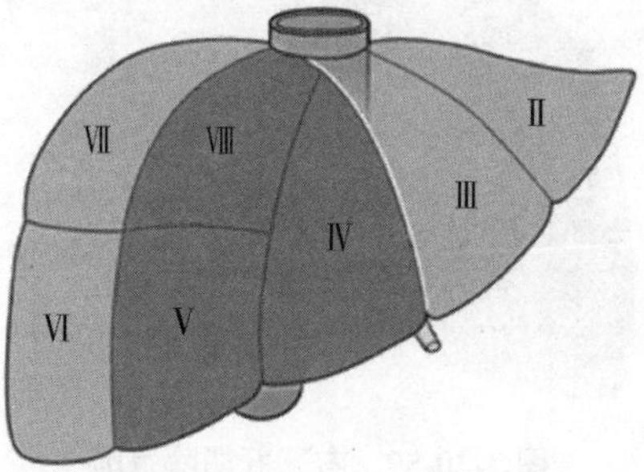

图 3-20-61　肝中叶切除范围

（八）肝中叶切除术

肝中叶切除是指解剖性切除左内叶（S4）和右前叶（S5＋S8）的术式（图 3-20-61）。

1. 适应证

位于肝中叶的病变，如肝细胞癌、转移性肝癌、胆管细胞癌、肝内胆管结石、肝血管瘤等，可选择肝中叶切除。多数情况下肝中静脉都被浸润，因此，需要行肝中静脉一并切除。肝功能必须具备血清总胆红素值小于 1.0mg/dL，残留肝体积占标准肝体积的 35% 以上，以及 $ICG-R_{15}$ 值小于 20% 的条件。

2. 手术步骤

（1）切口：一般采用上腹反 "L" 字形切口。

（2）游离肝脏：开腹后，切断肝圆韧带、镰状韧带后探查腹腔，如为恶性肿瘤，结合术中超声探查肝内及腹腔有无转移，并与术前影像学检查结果做精准对比，判断可以手术治疗后，用电刀游离切开左、右冠状韧带及三角韧带，先显露肝上缘下腔静脉的前壁后，解剖分离出肝右、肝中和肝左静脉的根部及其间隙。用电刀切开肝结肠韧带、肝肾韧带，显露肝后下腔静脉的下端；将右半肝向左侧翻移，剥离裸区，离断右侧下腔静脉韧带，显露肝右静脉根部。游离并用蓝色血管吊带牵起肝右静脉。

（3）肝门部血管的处理：首先摘除胆囊，游离出肝总管及其周围组织，并用黄色血管吊带一并向左牵引，一般在其后方可以找到肝右动脉，解剖出肝右动脉的前支并给予离断。在肝总管的右侧下方显露出门静脉，并向上分离出门静脉分叉部、门静脉右支及其前后支，结扎并离断门静脉前支。沿肝右动脉断端分离出肝左动脉，如有肝中动脉将其结扎、切断。在矢状部右侧切开矢状部浆膜及结缔组织，由外向里逐个结扎离断走向 S4 段的门静脉分支。完成上述操作后，肝脏表面显现出了肝中叶缺血区域，用电刀标记预定的切离线（彩图 3-20-62）。

（4）肝中叶的离断：采用选择性半肝血流阻断法，沿肝脏表面电刀标记的切离线，在术中超声引导下，用 CUSA 配合钳夹法先从左内叶和左外叶间离断肝脏。离断中遇到的细的血管及胆管均给予结扎切断，离断 S4 格利森鞘及阿兰管，离断下腔静脉前部分尾状叶，显露肝中静脉根部；完成左边离断后，解除左半肝血流阻断，改为右侧肝脏血流阻断。术者左手握肝右后叶，自下向上离断右前支格利森鞘，找到肝右静脉末梢支并显露其主干，沿主干向上游离到肝右静脉根部，全程显露肝右静脉左侧壁，最后自根部离断肝中静脉，残端用 5-0 Prolene 血管线闭合（彩图 3-20-63）。

（5）关腹和引流：肝血流阻断解除后，肝断面止血，先确认肝断面无出血及胆漏后，再常规放置引流管后关腹，手术完毕。

3. **手术要点补充**

（1）保留的肝左静脉必须保持完整通畅，当发现肝左静脉受阻、损伤或有狭窄时，应立即修复或移植血管；

（2）游离时确保左肝管和右后支胆管的完整，其损伤引起的并发症严重影响手术结果；

（3）如果胆道有变异，则需要行术中胆道造影；

（4）离断时要显露下腔静脉前壁，才能做到将 S4 段完整切除。

（九）右前叶切除（图 3-20-64）

1. **适应证**

位于右前叶的病变，如肝细胞癌、转移性肝癌、胆管细胞癌、肝血管瘤等，可选择肝右前叶切除。肝功能评估要求：血清总胆红素值小于 1.0mg/dL，残留肝体积占标准肝体积的 35% 以上，以及 ICG-R$_{15}$ 值小于 20%。特别适合于慢性肝炎或轻度肝硬化的病例、需要二次手术的病例、肿瘤浸润到门脉前支的门静脉蒂的病例，右前叶切除是最佳选择。

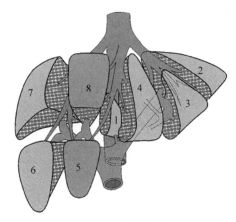

图 3-20-64　肝前叶切除是指解剖性切除右前叶（S5＋S8）的术式

2. **手术步骤**

（1）切口：一般采用上腹反"L"字形切口。

（2）肝门部脉管的处理：开腹后，切断肝圆韧带、镰状韧带，用术中超声探查肿瘤的范围、有无癌栓、肿瘤与脉管的三维立体关系。首先摘除胆囊，游离出肝总管及其周围组织，并用黄色血管吊带一并向左牵引，一般在其后方可以找到肝右动脉，用红色吊带牵引肝右动脉，解剖出肝右动脉的右前叶支并给予离断。在肝总管的右侧下方显露出门静脉，用蓝色吊带牵引门静脉主干，并向上分离出门静脉分叉部、门静脉右支及其右前叶支（彩图 3-20-65），结扎并离断门静脉右前叶支，游离并确认肝右前叶胆管后予以结扎切断。完成上述操作后，右前叶出现相应的缺血区域，结合缺血区域和术中超声对肝右、肝中静脉的走行定位来决定切离线，用电刀在肝脏被膜上标记预定的切离线（彩图 3-20-66）。

（3）游离肝脏：用电刀游离切开左、右冠状韧带及三角韧带，先显露肝上缘下腔静脉的前壁后，解剖分离出肝右、肝中和肝左静脉的根部及其间隙。用电刀切开肝结肠韧带、肝肾韧带，显露肝后下腔静脉的下端；将右半肝向左侧翻移，剥离裸区，离断右侧下腔静脉韧带，显露肝右和肝中静脉根部，游离并用蓝色血管吊带牵起肝右静脉。

（4）右前叶的离断：为缩短肝脏的阻断时间和减轻肠管的淤血，采用选择性半肝血流阻断（阻断门脉左支及肝左动脉血流），沿肝脏表面电刀标记的切离线，在术中超声引导下，用 CUSA 配合钳夹法先从左内叶和左外叶间离断肝脏。按常规阻断门脉左支及肝左动脉血流，离断中遇到细的血管及胆管均结扎、切断，先找到肝中静脉分支 V5 给予离断，沿肝中静脉右侧壁向其根部游离，途中断 V5 及 V8 分支，全程显露肝中静脉右侧壁；完成左边离断后，解除左半肝血流阻断，改为右侧肝脏血流阻断。离断肝门右前支处的结缔组织，沿右侧离断线，离断肝实质，先找到肝右静脉末梢后，自下向上游离，显露肝右静脉的左侧壁，最后完成右前叶切除（彩图3-20-67）。

（5）关腹和引流：肝血流阻断解除后，肝断面止血，先确认肝断面无出血及胆漏后，再常规放置引流管后关腹，手术完毕。

3．手术要点补充

（1）要尽量靠末梢侧离断右前叶的胆管和血管，以免损伤右后支胆道；

（2）如果胆道有变异，则需要行术中胆道造影；

（3）要全程显露肝右静脉和肝中静脉，控制出血是手术成功的关键。

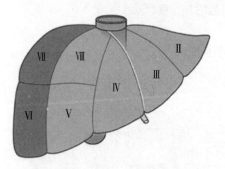

图 3-20-68　肝后右叶切除范围

（十）右后叶切除

肝后叶切除是指解剖性切除右后叶（S6＋S7）的术式（图3-20-68）。

1．适应证

位于右后叶的病变，如肝细胞癌、转移性肝癌、胆管细胞癌、肝血管瘤等，可选择肝右后叶切除。对肝功能的要求与肝右前叶切除术相同。

2．手术步骤

（1）切口：一般采用上腹反"L"字形切口，如遇右后叶巨大占位，位置深，手术显露极其困难时选用"J"字形切口开腹，经第9肋间行胸腹联合切口。

（2）肝门部肝右后叶脉管的处理（彩图3-20-69）：开腹探查后，首先摘除胆囊，游离出肝总管及其周围组织，并用黄色血管吊带一并向左牵引，一般在其后方可以找到肝右动脉，用红色吊带牵引肝右动脉，解剖出肝右动脉的右后叶支并给予离断。在肝总管的右侧下方显露出门静脉，用蓝色吊带牵引门静脉主干，并向上分离出门静脉分叉部、门静脉右支及其右后叶支，结扎并离断门静脉右后叶支，游离并确认肝右后叶胆管后予以结扎切断。当然，对肝门部不是很深，右支没有变异时，也可以不采用对肝门部脉管分别处理的方法，可以采用常说的勾法，先分离开鲁维耶沟，用直角钳勾出右后叶格利森鞘并给予离断。完成上述操作后，右后叶出现相应的缺血区域，结合缺血区域和术中超声对肝右静脉的走行定位来决定切离线，用电刀在肝脏被膜上标记预定的切离线（彩图3-20-70）。

（3）游离肝脏：和右半肝游离一样，用电刀游离切开左、右冠状韧带及三角韧带，解剖分离出肝右静脉的根部及其间隙。用电刀切开肝结肠韧带、肝肾韧带，显露肝后下腔静脉的下端；将右半肝向左侧翻移，剥离裸区，断肝短静脉，显露下腔静脉前壁，离断右侧下腔静脉韧带，显露肝右静脉的右侧壁，游离并用蓝色血管吊带牵起肝右静脉，如有肝右后下静脉（IRHV），则给予结扎离断。

（4）右后叶的离断：采用选择性余肝血流阻断，沿肝脏表面电刀标记的切离线，在术中超声引导下，用CUSA配合钳夹法先从肝脏下缘开始离断，离断中遇到的细的血管及胆管均给予结扎切断，先通过肝右静脉分支找主干，沿肝右静脉左侧壁向其根部游离，全程显露肝右静脉右侧壁（彩图3-20-71），最后完成肝右后叶切除。

（5）关腹和引流：肝血流阻断解除后，肝断面止血，确认肝断面无出血及胆漏后，再常规放置引流管后关腹，手术完毕。

3．手术要点补充

（1）尽管用一并勾法处理门脉后支可以节省时间，但当肝门部较深且门脉右支格利森有变异，以及后支门脉合并癌栓时，用一并勾法（格利森鞘外勾法）操作困难，也不能达到根治性切除。

（2）如果肝门部处理困难时，可以用染色法结合术中超声来判断离断面，单用术中超声（以肝右静脉为标志）判断的离断面多不是真正的离断面。

（3）如果有粗大的肝右后下静脉存在，IRHV 通常负责引流 S6 血液，因此，肝右静脉不能作为 S6 切除的标志；要全程显露肝右静脉和肝中静脉，控制出血是手术成功的关键。

（4）当肝中静脉 V5 的分支较发达时，有时延伸到 S6，有引流 S6 血液的可能，离断中若误认为肝右静脉，断面可能会偏向 S5，需要注意。

（5）如果肿瘤离肝右静脉很近，不易分离或侵润肝右静脉时，可以沿肝右静脉的左缘离断右后叶，将此手术称之为扩大右后叶切除（彩图 3-20-72）。

（十一）离体肝切除

离体肝切除术是在全肝血流阻断下切除带瘤肝脏（彩图 3-20-73），在台下（back table）切除肿瘤后，再次将余肝移植到体内。肝脏离体手术技术最早在 1988 年由德国医生鲁道夫·匹趣梅尔（Rudolf Pichlmayr）提出，这一手术具有肝切除和肝移植两大技术特征，拓展了外科治疗复杂肝脏肿瘤的范畴，为常规手术无法切除的肿瘤提供了新的治疗途径。

1．适应证

适用于侵犯肝后下腔静脉和主要肝静脉、采用常规手术方法无法切除的肝脏肿瘤。

2．手术步骤

（1）切口：一般采取上腹部"人字形"切口，或倒"T"字形切口开腹。

（2）病肝切除：开腹后电刀离断肝镰状韧带，用术中超声探查肿瘤在肝脏内的位置、大小及有无肝内转移，肿瘤和第一、二肝门及下腔静脉的立体解剖关系。游离切断左、右三角韧带，右侧分离肾上腺，剥离裸区显露肝右静脉的右侧壁，游离肝后上、下腔静脉，解剖肝门，切除胆囊游离肝胆管、肝固有动脉及门静脉，胆囊管汇合平面下切断胆总管，左肝动脉分叉处以下切断肝动脉，左、右门静脉分叉处以下切断门静脉，近端胆总管、肝动脉、门静脉分别用无损伤钳夹闭。用下腔静脉钳分别钳夹肝上、肝下下腔静脉，移除病肝。用 20# 人造血管与肝上、肝下下腔静脉分别行端端吻合后，开放下腔静脉血流。

（3）离体肝脏肿瘤切除与修整：病肝离体后，迅速放入手术器械桌（back table）上事先准备的冰浴盆内，迅速分别于门静脉、肝动脉、胆总管插管，用 HTK 液 3000mL 灌洗，将肝内积血完全冲出。根据肿瘤所处的位置，决定切除的术式，如左三肝加尾状叶、右三肝加尾状叶等，用 CUSA 及双极电刀将预切除肝脏连同受侵血管一并精细切除，将预保留的肝静脉、门静脉、肝动脉和肝管分支给予修补或成型。如自体下腔静脉受侵不严重，则给予修补后，替换人造血管，重新和原下腔静脉原位端端吻合。

（4）肝脏植入：将修整后的肝脏放入腹腔，用下腔静脉钳夹闭修补下腔静脉或代替下腔静脉的人造血管侧壁 2～3cm（与预吻合肝静脉支开口大小一致）并行端侧吻合，移去下腔静脉钳，开放血流。将门静脉支与门静脉近端行端端吻合，术中确无扭曲和无张力，门静脉缝合对拢前，放出门静脉系统血液约 100mL，防止血栓堵塞，随即开放门静脉血流，恢复肝脏血运，开放血流后见腔静脉、门静脉吻合口无渗漏，肝脏颜色逐渐恢复红润，无明显血运不良区域。肠道颜色逐渐恢复正常，胆管内有胆汁流出。用 8-0 prolene 线将保留肝动脉支与肝动脉行端端吻合，吻合后随即恢复肝脏动脉血供。用 7-0 prolene 线将成型后的肝管分支与近端胆总管行端端吻合。用温盐水冲洗腹腔术野，检查各吻合口通畅、无渗漏，腹腔内无活动性出血和胆漏，常规放置腹腔引流管，依次关腹，术毕。

四、解剖性肝段、亚段及联合肝段切除术

解剖性联合肝段、肝段及亚段切除术包括 S1-8 各肝段、亚段及联合肝段切除术。解剖性肝段切除术（systematic subsegmentectomy）是幕内雅敏教授在 1985 年创新的术式。此术式是针对肝细胞癌病理特点，从根治的角度考虑，既能对荷瘤肝段进行解剖性切除，又能最大限度保留正常肝组织而创新的。此后，幕内雅敏教授又创新了解剖性联合肝段及亚段的术式。奎诺肝段（segment）分为 S1-8，共 8 段，而《日本原发性肝癌处理规约》（第 4 版，2000 年）将八段内的分支肝段定义为亚肝段区域（subsegment）。

解剖性肝段、亚段及联合肝段切除术适合位于肝脏亚段、肝段及跨肝段的病变，如肝细胞癌、转移性肝癌、胆管细胞癌、肝内胆管结石、肝血管瘤等。合并肝炎、肝硬化的病例，从肝功能的角度考虑，不适合做肝叶或半肝切除术。如果患者无腹水，血清总胆红素值小于 1.0mg/dL 以及 ICG-R$_{15}$ 值小于 30%，可以考虑行解剖性肝段、亚段切除术及联合肝段切除术。在追求彻底清除目标病灶的同时，也要确保剩余肝脏解剖结构完整和功能性体积最大化，同时要防止术后肝功能不全。

解剖性肝段、亚段及联合肝段切除术是最理想、技术难度系数最高的术式，确定切肝界线是肝段切除术极为重要的一步，但由于肝脏血管存在解剖变异，也会因肝硬化、肿瘤挤压或浸润而发生改变，以至于术者有时很难确切地把握肝段的切肝界线，导致在断肝时损伤邻近保留肝段的血管和胆管，结果造成受损肝段的血液循环障碍，甚至发生肝坏死等。故术前结合病灶所在部位，对病变肝段和邻近肝段的解剖结构进行精准评估，并制定周密手术计划是十分重要的。

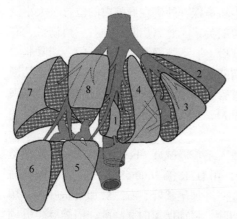

图 3-20-74　S2 段切除的范围

（一）左外叶上段切除（S2）

S2 段的切除范围如图 3-20-74 所示，因 S2 靠近膈肌，操作稍有困难。重点在于矢状部及肝左静脉的处理。S2 段切除的切口、左外叶的游离及阿兰管的处理方法与左外叶切除相同。S2 段切除有两种方法。

1. 一并勾法 S2 段切除法

首先用术中超声探查肿瘤在 S2 段内的位置、大小及有无肝内转移，明确肿瘤和 V2、P2 的立体关系。在术中超声引导下，在镰状韧带的左侧缘找到 P2，用直角钳勾出后给予结扎离断，沿缺血线用电刀标记后（彩图 3-20-75A），切除 S2 段，断面显露 P2 残端和肝左静脉主干（彩图 3-20-75B）。

如果勾出 P2 困难，S2 段切除也可以采用反向阻断技术。自圆韧带起，沿镰状韧带的左侧缘游离并阻断 P3 后，在肝脏表面出现 S3 瘀血范围，对照 S3 标出 S2 切离线。超声引导下游离、结扎并离断 V2 和 P2，完成 S2 段切除。

2. S2 段门静脉染色切除法

术中探查与一并勾法 S2 段切除法相同，在术中超声的引导下，行 P2 支穿刺，注入亚甲蓝或靛卡红色素后，P2 支灌注的区域随即被染成蓝色，立刻用电刀对染色区域边界进行标记，切除，断面显露 P2 残端和肝左静脉主干（彩图 3-20-76）。

如果 P2 有多个分支，且直径较细，穿刺染色困难时，S2 段切除也可以采用反向染色技术。在术中超声的引导下行 P3 支穿刺，注入亚甲蓝或靛卡红色素后，P3 支灌注的区域随即被染成蓝色，立刻用电刀对染色区域边界进行标记，从而完成非染色区域的 S2 段切除。

（二）左外叶下段切除（S3）

S3 段的切除范围如图 3-20-77 所示，因 S3 靠近边缘，它是肝段切除当中最简单的一种术式。S3 段切除的切口及左外叶的游离方法与左外叶切除相同。S3 段切除有两种方法。

1. 一并勾法 S3 段切除法

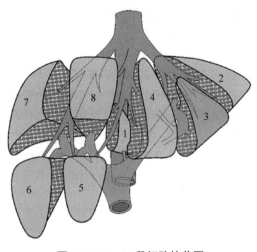

图 3-20-77　S3 段切除的范围

首先用术中超声探查肿瘤在 S3 段内的位置、大小及有无肝内转移，明确肿瘤和 V3 及 P3 的立体关系。自圆韧带起，沿镰状韧带的左侧缘游离并离断 P3 后，在肝脏表面出现 S3 瘀血范围，标出 S3 切离线。超声引导下结扎并离断 V3，完成 S3 段切除，残端显露 P3 残端及 V2 静脉壁（彩图 3-20-78）。

2. S3 段门静脉染色切除法

术中探查与一并勾法 S2 段切除法相同，在术中超声的引导下，行 P3 支穿刺，注入亚甲蓝或靛卡红色素后，P3 支灌注的区域随即被染成蓝色，立刻用电刀对染色区域边界进行标记，完成 S3 段切除，断面显露 P3 残端和 V2 分支侧壁（彩图 3-20-79）。

（三）左内叶切除（S4）

1. S4 段切除的范围

S4 段切除的范围是右侧沿雷克斯 - 坎特利线，以肝中静脉左缘为标记，左侧沿镰状韧带，以矢状部右缘为界（图 3-20-80），通常自矢状部向左内叶散出 2 支粗大的上行支和下行支，因此我们又将左内叶分为上、下两部分，上半部称之为 4a 段，下半部称之为 4b 段。

2. S4 段切除的技术

（1）切口：一般采用上腹正中或倒"T"字形切口。

（2）游离肝脏：开腹后，切断肝圆韧带、镰状韧带后探查腹腔，如为恶性肿瘤，结合术中超

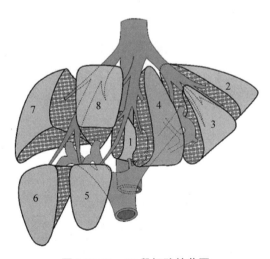

图 3-20-80　S4 段切除的范围

声探查肝内及腹腔有无转移，并和术前影像学检查做精准对比，判断可以手术治疗后，用电刀游离切开左、右冠状韧带及三角韧带，先显露肝上缘下腔静脉的前壁后，解剖分离出肝中和肝左静脉的根部及其间隙。用电刀切开肝结肠韧带、肝肾韧带，显露肝后下腔静脉的下端；将右半肝向左侧翻移，剥离裸区。

（3）肝门部血管的处理：首先摘除胆囊，切开肝十二指肠韧带、肝总管及其周围组织，并用黄色血管吊带一并向左牵引，找到肝右动脉，沿肝右动脉分离出肝左动脉，并将由其分出的肝中

动脉结扎、切断。在肝总管的右侧下方显露出门静脉，并向上分离出门静脉分叉部及门静脉右支，并用蓝色吊带牵引。

（4）S4 段的离断：采用普林格尔法阻断肝门血流，向腹侧牵引肝圆韧带，切开门静脉矢状部右缘的浆膜及结缔组织，由外向里逐个结扎离断走向 S4 段的门静脉细的分支及 2 根粗的上、下行支，沿肝脏表面用电刀标记左侧离断线，在术中超声引导下，用 CUSA 配合钳夹法沿离断线离断。离断中遇到的细的血管及胆管均结扎、切断，直到肝左静脉根部。肝右缘的离断可在右半肝血流阻断下进行，从胆囊床开始，先游离出肝中静脉的分支后，沿着分支找到肝中静脉主干，自下向上游离到肝中静脉根部。肝门处则向阿兰管方向离断肝实质，沿着尾状叶的边界离断，从而完成肝左内叶切除术，要求肝中静脉主干左侧壁完全显露、肝左静脉近根部及矢状部右壁充分显露（彩图 3-20-81）。

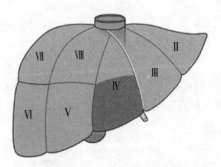

图 3-20-82　肝方叶切除范围

（四）肝方叶（4b 段）切除

左内叶分为上、下两部分，上半部称之为 4a 段，下半部称之为 4b 段。通常所说的肝方叶切除就是指 4b 段切除（图 3-20-82）。

S4b 段切除的切口取上腹正中切口或倒 "T" 字形切口。开腹后，切断肝圆韧带、镰状韧带后，术中超声探查肿瘤在 S4b 段内的位置、大小及有无肝内转移，明确肿瘤在肝脏内的立体解剖关系。探查可以行方叶切除后，首先摘除胆囊，切开肝十二指肠韧带、肝总管及其周围组织，并用黄色血管吊带一并向左牵引，找到肝右动脉，沿肝右动脉分离出肝左动脉，并将由其分出的肝中动脉结扎、切断。在肝总管的右侧下方显露出门静脉，并向上分离出门静脉分叉部及门静脉右支，并用蓝色吊带牵引。

采用普林格尔法阻断肝门血流，向腹侧牵引肝圆韧带，切开门静脉矢状部右缘的浆膜及结缔组织，由外向里分离并结扎离断走向 S4 段的门静脉下行支主干，沿肝脏表面用电刀标记缺血离断线，在术中超声引导下，用 CUSA 配合钳夹法沿缺血离断线离断。离断中遇到的细的血管及胆管均给予结扎、切断。肝右缘的离断可在右半肝血流阻断下进行，从胆囊床开始，先游离出肝中静脉的分支后，沿着分支找到肝中静脉主干，自下向上游离。肝门处则向阿兰管方向离断肝实质，沿着与尾状叶的边界离断后到达左侧的离断线，从而完成 S4b 切除术，要求肝中静脉主干 S4b 左侧壁完全显露、矢状部部分右壁充分显露（彩图 3-20-83）。

（五）右前叶上段切除（S5）

S5 段切除的范围（图 3-20-84）是左侧沿雷克斯 - 坎特利（Rex-Cantlie）线，以肝中静脉右缘为界，上为与 S8 的分界，右侧与 S6 的分界则以肝右静脉的左缘为标记。

S5 段切除的切口取上腹正中切口或反 "L" 字形切口。术中超声探头自第二肝门根部自上向下扫描探查，明确肝中静脉和肝右静脉及其分支走行，S5、S8 及 S6 段门静脉分支分布情况，探查肿瘤在 S5 内

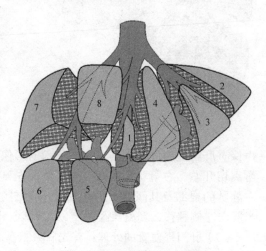

图 3-20-84　S5 段切除的范围

的位置、大小及有无肝内转移，明确肿瘤和 V5、P5 及其分支的立体关系。

由于 S5 段一般有 3～5 支门静脉分支供血，又存在很多解剖上的变异，有报道 S5 由腹侧支（P5v）和 S8 腹侧支（P8v）形成共干的高达 50%～80%，因此"一并勾法"不适合 S5 段切除。

S5 段切除可以选用染色切肝法（彩图 3-20-85）。当 S5 段 3～5 支静脉分支比较细，对其全部染色存在困难时，可采用反向染色技术，对 S8v 及 S6v 支进行染色，非染色区域则为 S5。

解剖胆囊侧肝十二指肠韧带，游离、结扎并切断胆囊管，可以先行切除胆囊，作者倾向于胆囊和标本一块下。在术中超声引导下，确定雷克斯 - 坎特利线，先找到肝中静脉分支 V5 给予离断，沿肝中静脉右侧壁离断，在术中超声定位下离断到 P5 各分支并逐个断之，左边沿染色离断线显露肝右静脉主干，如存在单独引流 S6 的较粗的肝中静脉分支，则必须给予保留。完成肝 S5 段的精准切除，要求在残肝创面显露肝中静脉主干远端右侧壁及 S5 段门脉支的残端。

（六）右前叶上段切除（S8）

S8 段切除的范围（图 3-20-86）是左侧沿雷克斯 - 坎特利（Rex-Cantlie）线，以肝中静脉右缘为界，右侧是与 S7 的分界，则以肝右静脉的左缘为标记，下方与 S5 为分界。

S8 段切除的切口取反"L"字形或"J"字形切口。开腹后，先用电刀切开肝镰状韧带，游离切开左、右冠状韧带及三角韧带后，术中超声自第二肝门根部自上向下扫描探查，明确肝中静脉和肝右静脉及其分支走行，S5、S8、S6 及 S7 段门静脉分支分布情况，探查肿瘤在 S8 段内的位置、大小及有无肝内转移，明确肿瘤和 V8、P8 分支的立体关系，并和术前影像结果进行精准对比，P8 一般有 2～3 支，分别称

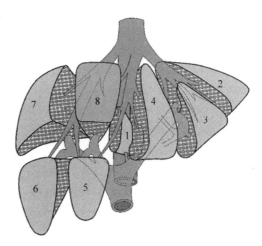

图 3-20-86 S8 段切除的范围

之为 P8v（ventral branch，腹侧支）、P8d（dorsal branch，背侧支）及 P8l（lateral branch，外侧支）。

分离肝右和肝中静脉的间隙，显露肝右静脉的左侧及前侧壁。将肝右叶牵向左上方，用电刀切开肝结肠韧带、肝肾韧带，显露肝后下腔静脉的下端；将右半肝向左侧翻移，离断肝短静脉。剥离裸区，显露肝右静脉的右侧壁，离断右侧下腔静脉韧带，用直角分离钩自肝右静脉和肝中静脉的间隙穿过，用蓝色血管吊带牵引肝右静脉。

如需阻断半肝血流，则游离第二肝门，作者倾向于全肝血流阻断。在游离第二肝门时，一般不摘除胆囊，依次游离并牵起胆总管、左肝右动脉及左、右门静脉支，完成半肝血流阻断的准备工作。在术中超声的引导下，对 P8 分支进行穿刺染色，如果 P8v 较细，穿刺困难时，则选择 P5v 进行反向染色，沿染色区域标记切离线，在术中超声引导下沿标记线完成 S8 切除术，要求残肝创面显露肝右静脉的左侧壁、肝中静脉主干右侧壁及 S8 段门脉支残端（彩图 3-20-87）。

（七）肝右后叶上段切除（S7）

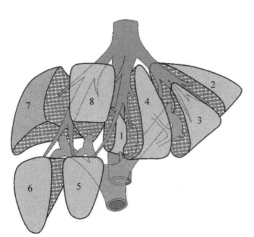

图 3-20-88 S7 段切除的范围

S7 段切除的范围（图 3-20-88）是右侧以肝右静

脉为界，下方与 S6 相邻。

S7 段切除的切口取反 "L" 字形或 "J" 字形切口。开腹后先用电刀切开肝镰状韧带，用游离切开左、右冠状韧带及三角韧带后，术中超声自第二肝门根部自上向下扫描探查，明确肝右静脉及其分支走行，S6 及 S7 段门静脉分支分布情况，探查肿瘤在 S7 段内的位置、大小及有无肝内转移。S7 的门静脉分支有 1～2 支，多数情况下只有一粗大的背侧支（P7d）。个别专家喜欢用 "一并勾法" 离断 P7，但作者认为，P7 自右后支发出走向右后方，位置较深，再加上 P7 有变异，有时和门静脉前支共干，操作时容易引起出血及损伤胆道，因此此法不适合 S7 段切除。相反 P7 染色后行 S7 段切除则简便易行。

分离肝右和肝中静脉的间隙，显露肝右静脉的左侧及前侧壁。将肝右叶牵向左上方，用电刀切开肝结肠韧带、肝肾韧带，显露肝后下腔静脉的下端；将右半肝向左侧翻移，离断肝短静脉。剥离裸区，显露肝右静脉的右侧壁，离断右侧下腔静脉韧带，用直角分离钩自肝右静脉和肝中静脉的间隙穿过，用蓝色血管吊带牵引肝右静脉。

在术中超声的引导下对 P7 分支进行穿刺染色，根据肝脏表面染色线标出 S7 段界限；在术中超声引导下沿标记线完成肝右后叶 S7 段切除术，要求在残肝断面显露肝右静脉主干右侧壁及肝右后叶 S7 段门脉支的残端（彩图 3-20-89）。

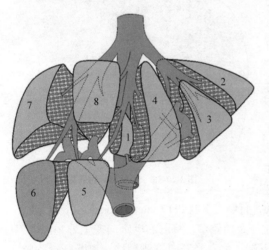

图 3-20-90　S6 段切除的范围

（八）肝右后叶下段切除（S6）

S6 段切除的范围（图 3-20-90）是右侧以肝右静脉为界，上方与 S7 相邻。

S6 段切除的切口取反 "L" 字形切口。用电刀切开肝镰状韧带，用游离切开左、右冠状韧带及三角韧带后，术中超声探查肝右静脉及其分支走行、有脉 IRHV 以及 S6 和 S7 段门静脉分支分布情况，探查肿瘤在 S6 段内的位置、大小及有无肝内转移。明确可以手术后，用电刀切开肝结肠韧带、肝肾韧带，显露肝后下腔静脉的下端；将右半肝向左侧翻移，离断肝短静脉游离右侧肾上腺。剥离裸区。

P6 多为 1 支或 2 支，幕内雅敏教授曾报道 S6 由 1 支门静脉支配的占 76%，由 2 支支配的占 24%。因此 S6 段的切除可选用 "一并勾法" 和 "P6 染色切肝法"。"一并勾法" 只适合于第一肝门位置比较靠肝外，肉眼可以明显看到鲁维耶沟，很容易完成 S6 格利森鞘结扎和离断；作者倾向于用 P6 染色切肝法，此方法简便易行，可以避免分离时出血和胆道损伤。

经上述方法处理后，在肝脏表面用电刀标记出离断线，在术中超声的引导下完成对 P7 段的解剖性切除，要求在残肝断面显露肝右静脉主干右侧壁及肝右后叶 S6 段门脉支的残端（彩图 3-20-91）。

如有 IRHV 存在时，要一并结扎、离断；对于恶性肿瘤，当术中超声发现 IRHV 内有癌栓时，操作中要注意勿使癌栓进入下腔静脉。

（九）尾状叶切除（S1）

尾状叶位于肝脏的中央，前邻第一肝门，上近第二肝门，后方则是下腔静脉，卡薛吉（Kosuge）等对尾状叶铸型标本的研究证明，尾状叶由斯皮尔格叶（左侧）、尾状突（右侧）及下腔静脉旁部三部分组成（图 3-20-92），这一研究结论已经得到世界同行的认可。斯皮尔格叶和尾状突大部分位于肝外，能从肝脏表面确定其范围，下腔静脉旁部被肝实质和肝后下腔静脉所包绕，在肝脏表面无法确认，因此尾状叶同时属于左半肝和右半肝，故在行肝尾状叶全切除术时，既是左侧的肝手术，也是右侧的肝手术。尾状叶的手术入路有左入路、右入路、前入路和左右侧交替入路等之说，尾状叶的手术切除一直被公认为是难度大、风险高。手术分离前面时容易损伤肝门结构，造成出血或胆管损伤；分离后面则容易伤及下腔静脉，造成难以控制的大出血。临床上很少有单独的尾状叶切除术的报告，多是右 S1 切除、左 S1切除，及联合肝左叶或右叶切除。

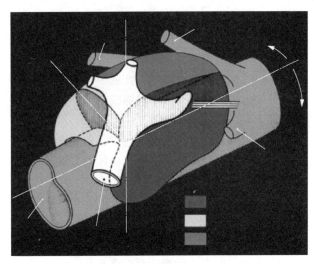

图 3-20-92　尾状叶位置和构成

1. 左侧尾状叶切除

左侧尾状叶也就是斯皮尔格叶，即左外叶背侧向小网膜突出的部分。

（1）适应证：位于斯皮尔格叶的体积较小的肿瘤，在肝功能的评估方面，依据幕内雅敏标准：在腹水可以控制，血清总胆红素值小于 2.0mg/dL 以及 Child-Pugh B7 以下 ICG-R$_{15}$ 值小于30% 的条件下，可以考虑行斯皮尔格叶切除。

（2）手术步骤：斯皮尔格叶的切除取上腹正中切口或倒"T"字形切口。开腹后，用术中超声探查肿瘤在斯皮尔格叶内的位置、大小及有无肝内转移，明确肿瘤和第一、二肝门及下腔静脉的立体解剖关系。探查可以行斯皮尔格叶切除后，游离左冠状韧带及左三角韧带，在肝十二指肠韧带左侧切开小网膜，确认阿兰管的走行。以雷克斯 - 坎特利线所在平面为界，沿下腔静脉从足侧向头侧依次离断肝短静脉，至下腔静脉韧带后，将斯皮尔格叶向右上翻起，断肝短静脉，显露出肝中和肝左静脉的根部后，离断斯皮尔格叶。首先结扎离断自肝左动脉发出的斯皮尔格叶支和门静脉左支横部发出的门静脉支，由此逐渐向上离断，完成斯皮尔格叶切除，切除断面应显露出肝中和肝左静脉背面的一部分。

（3）手术要点补充

① 术前要精准评估斯皮尔格叶及其周围血管走行情况；

② 要充分游离下腔静脉前壁；

③ 术者站在患者左侧，将左手食指插入斯皮尔格叶与下腔静脉的间隙来引导离断肝实质。

2. 右侧尾状叶切除

右侧尾状叶切除是指右侧尾状叶的腔静脉旁部和尾状突的切除。由于右侧尾状叶的腔静脉旁部和尾状突的头侧部位很深，视野显示不清，操作困难，容易导致大出血，有一定的技术难度。

1）适应证：位于右侧尾状叶的体积较小的肿瘤，肝功能要求，评估方面，依据幕内雅敏标准：在腹水可以控制，血清总胆红素值小于 2.0mg/dL 以及 Child-Pugh 评分 B7 以下，ICG-R$_{15}$ 值小于30%，可以考虑行右侧尾状叶切除。

2）手术步骤：右侧尾状叶的切除取反"L"字形切口或"J"字形切口。

开腹后用电刀切开肝镰状韧带，术中超声探查肿瘤在右侧尾状叶内的位置、大小及有无肝内转移，探明肿瘤和第一、二肝门及下腔静脉的立体解剖关系。探查可以行右侧尾状叶切除后，用电刀游离切断左、右冠状韧带及三角韧带，分离并露出肝右、肝中静脉和肝左静脉的前壁。为预防右侧尾状叶切除中的意外出血，可分别游离并用蓝色血管吊带牵起肝后下腔静脉的上下端。将肝右叶牵向左上方，用电刀切开肝结肠韧带、肝肾韧带，显露肝后下腔静脉的下端；将右半肝向左侧翻移，剥离裸区，离断肝短静脉，如有肝右后下静脉也给予离断，残端用 5-0 prolene 血管线闭合。将右侧尾状叶腔静脉部彻底游离，显露肝右静脉的右侧壁，离断右侧下腔静脉韧带，用直角分离钩自肝右静脉和肝中静脉的间隙穿过，用蓝色血管吊带牵引肝右静脉，完成尾状叶背侧的处理。

尾状叶腹侧的处理也必不可少，首先要离断主要来自右侧格利森鞘近分叉处发出的供应尾状突及右侧腔静脉旁部的格利森鞘内脉管分支，将其向后方逐渐分离，右侧尾状叶彻底游离后，最后沿右侧尾状叶边界自下向上完成尾状叶的离断。

3）手术补充要点：① 要充分显露出下腔静脉以及肝右和肝中静脉根部的背面；② 右侧尾状叶切除后，残肝断面要彻底止血。

3. 单纯尾状叶切除术

单纯尾状叶切除的术式有前入路的尾状叶切除和背侧入路的尾状叶切除。尽管前入路有良好的视野，但是左右半肝的离断毕竟增加了手术创伤，因此，作者倾向于背侧入路的尾状叶切除，介绍如下。

1）适应证：单纯尾状叶切除治疗局限于尾状叶的良恶性肿瘤；在肝功能方面，对伴有肝硬化的肝脏，肝功能不支持做尾状叶联合肝左叶或右叶切除患者可选择单纯尾状叶切除。

2）手术步骤：根据患者体型及肿瘤大小可采用上腹倒 "T" 或 "L" 或 "J" 字形切口，开腹后用电刀切开肝镰状韧带，术中超声探查肿瘤在尾状叶内的位置、大小及有无肝内转移，肿瘤和第一、二肝门及下腔静脉的立体解剖关系。

电刀游离切开左、右冠状韧带及三角韧带，分离并露出肝右、肝中静脉和肝左静脉的前壁。为预防尾状叶切除术中的意外出血，可分别游离并用蓝色血管吊带穿过肝后下腔静脉的上下端。首先摘除胆囊，游离出肝总管及其周围组织，并用黄色血管吊带一并向左牵引，游离出门静脉左右支及右支的前后分支，尽可能地将尾状叶支结扎、切断。切断左右冠状韧带及三角韧带，游离全肝。先自左侧开始切开小网膜，确认阿兰管的走行。以雷克斯 - 坎特利线所在平面为界，沿下腔静脉从足侧向头侧依次离断肝短静脉，至下腔静脉韧带后，将斯皮尔格叶向右上翻起，断肝短静脉，显露出肝中和肝左静脉的根部，并用蓝色血管吊带牵引，从而完成左侧的游离。将肝右叶牵向左上方，用电刀切开肝结肠韧带、肝肾韧带，显露肝后下腔静脉的下端；将右半肝向左侧翻移，剥离裸区，离断肝短静脉，如有肝右后下静脉也给予离断，残端用 5-0 prolene 血管线闭合。将右侧尾状叶腔静脉部彻底游离，显露肝右静脉的右侧壁，用蓝色血管吊带牵引肝右静脉，完成尾状叶背侧的处理。

尾状叶的染色定界，先用反向染色法对门静脉后支进行传刺染色定位，非染色区域为尾状叶的右缘，用电刀做标记，紧接着在超声引导下，从肝脏表面向肝右静脉和肝中静脉的背面肝实质注入染料确定尾状叶的腔静脉旁在肝内腹侧面的部位。左缘以阿兰管走行做离断标记，头侧端以肝右、中及左静脉的根部为界，足侧端以肝门板为界给予标记。

尾状叶的离断先从右缘开始，结扎门静脉右支走向尾状突的格利森脉管支，沿染色标记线离断尾状叶到肝右静脉根部并显露肝右静脉近根部的后壁；左侧起依次结扎肝门板朝向尾状叶腔静脉旁部、斯皮格尔部的格利森脉管支，沿标志线离断到肝中和肝左静脉根部，切下标本，完成尾状叶切除（彩图 3-20-93）。

3）手术补充要点：①用染色法能够标记尾状叶切除的范围；②要显露三支肝静脉近根部的后壁；③背侧入路切除尾状叶，才能使对肝脏的损害程度降到最低，从而最大限度地保留正常肝体积。

（十）S4b、S5 及 S6 段联合切除

肿瘤位于 S4b、S5 及 S6 段需行 S4b、S5 及 S6
段联合切除，其切除范围如图 3-20-94 所示。

1. 手术步骤

（1）切口：一般采用上腹反"L"字形切口。

（2）肝门部脉管的处理：开腹切断肝圆韧带、
镰状韧带后，结合术中超声探查肝内及腹腔有无转
移，将肿瘤和术前影像学检查做精准对比。判断可
以手术治疗后，首先解剖胆囊三角，离断胆囊动脉
及胆囊管，将胆囊颈部向胆囊床部游离，最后和标
本一起切下，游离出肝总管及其周围组织，并用黄

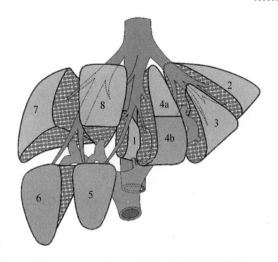

图 3-20-94　S4b、S5 及 S6 段切除的范围

色血管吊带一并向左牵引，一般在其后方可以找到
肝右动脉，用红色吊带牵引肝右动脉，沿肝右动脉分离出肝左动脉，并将由其分出的肝中动脉结
扎、切断。在肝总管的右侧下方显露出门静脉，并向上分离出门静脉分叉部及门静脉右支，并用
蓝色吊带牵引。

（3）游离肝脏：用电刀游离切开左、右冠状韧带及三角韧带，解剖分离出肝右静脉的根部及
其间隙。切开肝结肠韧带、肝肾韧带，显露肝后下腔静脉的下端；将右半肝向左侧翻移，剥离裸
区，断肝短静脉，显露下腔静脉前壁，离断右侧下腔静脉韧带，显露肝右静脉的右侧壁，游离并
用蓝色血管吊带牵起肝右静脉，如有 IRHV，则给予结扎离断。

（4）染色定位：先在术中超声引导下行 S7 段的 P7 穿刺后染色定位，沿染色线用电刀标记切
离线，再行 S8 段的门静脉腹侧支穿刺后染色定位，沿染色线用电刀标记切离线，此时除 S4b 段
没有定界外，已经在肝脏表面标记出了 S5 及 S6 段的界限（彩图 3-20-95）。

（5）S4b、S5 及 S6 段的离断：采用普林格尔法阻断肝门血流，向腹侧牵引肝圆韧带，切开
门静脉矢状部右缘的浆膜及结缔组织，由外向里分离并结扎离断走向 S4 段的门静脉下行支主
干（P4b），沿肝脏表面用电刀标记缺血切离线，在术中超声引导下，用 CUSA 配合钳夹法沿缺
血离断线离断。离断中遇到的细的血管及胆管均给予结扎切断。S5 及 S6 段的离断则按标记线逐
步进行，最终实现 S4b、S5 及 S6 段的精准切除，要求残端显露肝中静脉主干、S4b 左侧壁完全
显露、矢状部部分右壁充分显露 P4b 残端、门静脉前支、P5 残端、肝中静脉残端、V6 及 P6 残端
（彩图 3-20-96）。

（6）关腹和引流：肝血流阻断解除后，肝断面止血，确认肝断面无出血及胆漏后，再常规放
置引流管后关腹，手术完毕。

（十一）保留肝右静脉的 S7 联合 S8 段切除

肿瘤位于 S7 和 S8 段，肝脏又无肝右后下静脉（IRHV）的患者需要行保留肝右静脉的 S7 联
合 S8 段切除。S7 联合 S8 段切除的范围（图 3-20-97）：左侧以肝中静脉为界，正下方与 S5 段相
邻，右下方为 S6 的边界。

1. 手术步骤

（1）切口：一般采用上腹反"L"字形切口。如果肿瘤巨大，位置深，手术显露极其困难时，
选用"J"字形切口开腹，经第 9 肋间行胸腹联合切口。

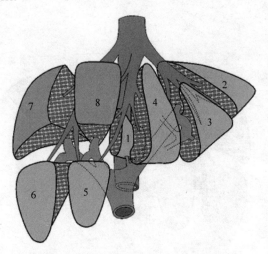

图 3-20-97　S7 和 S8 段切除的范围

（2）术中探查评估：开腹切断肝圆韧带、镰状韧带后，结合术中超声探查肝内及腹腔有无转移，将肿瘤和术前影像学检查做精准对比，明确肝右静脉、肝中静脉、P5、P6、P7 及 P8 的分支、管径及和肿瘤的立体关系，判断有无 IRHV 存在，术中进一步制定精细的手术方案。

（3）游离肝脏：用电刀游离切开左、右冠状韧带及三角韧带，解剖分离出肝右和肝中静脉的根部及其间隙。切开肝结肠韧带、肝肾韧带，剥离右侧肾上腺，将右半肝向左侧翻移，剥离裸区，断肝短静脉，显露下腔静脉前壁，离断右侧下腔静脉韧带，显露肝右静脉的右侧壁，游离并用蓝色血管吊带牵起肝右静脉。

（4）染色定位：先在术中超声引导下行 S8 段的 P8 腹侧支穿刺并染色定位，沿染色线用电刀标记切离线，再行 S6 段的 P6 支穿刺后反向染色定位，沿染色线用电刀标记切离线，在肝脏表面标记出 S7 及 S8 段的界限（彩图 3-20-98）。

（5）S7 和 S8 段的离断：用普林格尔法阻断肝门血流，沿肝脏表面用电刀标记缺血切离线，在术中超声引导下，用 CUSA 配合钳夹法沿缺血离断线离断。离断中遇到的细的血管及胆管均给予结扎切断。结扎、离断 P7 及 P8 的格利森支，最终实现 S7 联合 S8 的精准切除，要求残端显露肝右及中静脉主干、P7 及 P8 残端（彩图 3-20-99）。

（6）关腹和引流：肝血流阻断解除后，行肝断面止血，确认肝断面无出血及胆漏后，再常规放置引流管后关腹，手术完毕。

第五节　围手术期的管理

肝切除术后，手术创伤、术后酸碱平衡紊乱及并发症等，有可能引起肝脏功能衰竭、多器官功能障碍综合征，可能导致患者围手术期死亡，因此精准肝切除手术，除了做到术前的精准评估、术中的精细操作外，围手术期的管理一样非常重要。

一、术后一般检查

（一）血常规

通常手术后当天到术后第 3 天，要每日做血常规检查，以后则每间隔 2～3 天检查。对伴有肝炎、肝硬化脾大的患者进行肝切除时，要尽量避免围手术期的输血，因为输血会加重脾功能亢进，增加胆红素的代谢负担，也可能成为肺水肿的原因。按照日本东京大学的经验，一般情况下，红细胞比容不低于 20% 时不用输血，超过 45% 则要放血。对手术后白细胞 $<3×10^9$/L，血小板 $<30×10^9$/L 时，可以考虑输血小板及给予重组人粒细胞集落刺激因子治疗。

（二）血生化检查

术后血生化检查时间与血常规相同。一般情况下，血清总胆红素值在术后第一天达到高峰后逐渐降低。如果切除范围接近最大容许范围时，术后第二天增高，第三天达到平台期，随后逐渐下降。如果还在继续增高，首先要考虑是否有脱水、感染等，否则的话，要考虑肝功能不全，必须立即按肝功能不全治疗。AST 和 ALT 在术后第一天达最高峰，然后逐渐下降，恢复正常。如果下降后再次升高要考虑有没有血栓、肝坏死、腹腔感染及肝功能不全等，在去除病因的同时，给予保肝治疗。电解质的检查也一样，要测定血清、尿电解质浓度，以尿电解质浓度为指标进行纠正，保持血清钾及钠在正常范围。根据检查结果及时输入新鲜冻干血浆及白蛋白，纠正低蛋白血症，维持胶体渗透压。当发现术后血淀粉酶活性处于高值时，要给予蛋白酶抑制剂。

（三）血气及血糖检查

手术后当天至术后第一天，每日 2 次，其后两天内，每日 1 次，测定血气，评估呼吸状态和纠正酸碱平衡。由于术后手术创伤、肝功能下降、使用类固醇等原因，容易出现高血糖，应及时测定血糖浓度，用胰岛素控制血糖。

（四）影像学检查

手术后如果患者出现发烧，首先应该想到患者有胸水、肝脏离断面积液、胆漏等可能。对于外科医生来说，超声检查是出现发烧症状后的首选检查手段，超声仪相当于外科医生的听诊器。经超声检查确认存在胸水、肝脏离断面积液、胆漏时，要在超声引导下穿刺引流。当超声检查没有发现问题，但发热持续存在时，可以做增强 CT 检查。

二、围手术期输液和营养支持

肝切除术后，我们鼓励患者第二天开始进食，这有助于维持肠黏膜细胞结构与功能的完整性，保护肠黏膜屏障，减少肠道细菌易位及肠源性感染的发生，并有助于胃肠功能恢复。加速门静脉系统的血液循环，减轻肠道水肿，促进胃肠道激素的分泌，可显著减少患者术后的并发症。但在禁食及少量流质饮食期间，通常给予静脉输液来供给水、电解质和营养。但对大范围肝切除或肝炎、肝硬化肝脏切除术后，术后可能出现低蛋白血症、凝血功能低下以及循环不稳定，导致患者肝、肾功能受损，因此，手术后的输液及营养支持尤为重要。

（一）输液量

根照幕内雅敏教授的经验，伴有肝硬化的肝脏术后容易出现腹水，因此输液管理上要"偏干"。在禁食的前提下，术后输液标准：慢性肝炎及大范围肝切除术后输液量为每天 45mL/kg；肝硬化患者术后每天 40mL/kg。术后要鼓励患者尽早口服进食，减少输液量，在补液的同时注意酸碱平衡、电解质情况，并随时纠正电解质紊乱（如低钠血症及低钾血症等）。

（二）白蛋白和新鲜冻干血浆的给予

白蛋白几乎完全在肝脏内合成，它具有扩容、提高血清白蛋白浓度和胶体渗透压、稀释血液、清除氧自由基等作用。对肝切除患者，尤其是肝功能已受损的患者来说，可能是一个严重的打击，使术后肝脏合成白蛋白的功能进一步下降。依据以往的经验，评估肝功能 Child-Pugh 分级为 A5 级，术中仅仅做了剜除术、楔形切除术及部分切除术的情况下，可以考虑限制白蛋白的补充；但对那些术前存在肝硬化、肝功能受损并且 Child-Pugh 分级为 A6～B7 级的患者，围手术期补充白蛋白可以弥补肝硬化患者剩余肝脏白蛋白合成的不足，纠正低蛋白血症，可降低术后并发症发生率，对患者术后的恢复有益。

围手术期输入新鲜冰冻血浆以提高胶体渗透压、补充血浆蛋白、纠正低蛋白血症及补充血容量，特别是对肝炎及肝硬化患者，给予新鲜冰冻血浆可以迅速纠正凝血因子缺乏造成的凝血功能异常，改善凝血功能。给予新鲜冰冻血浆，维持血清总蛋白量在 6.0g/dL 以上，白蛋白在 3.0g/dL 以上。

（三）营养支持

肝脏疾病患者多合并有不同程度的营养不良、肝功能障碍及免疫功能低下，特别是糖代谢障碍发生率很高。围手术期营养支持的目的不是试图维持手术患者的氮平衡，而是使细胞获得所需的营养底物以维护细胞代谢，改善与修复组织、器官的结构，调整生理功能，促进患者的康复。如何合理有效地实施肝脏术后营养支持，有效保护肝脏功能是肝脏外科医师面临的一个重要问题。

肝肿瘤患者肝切除术后消化道功能的完整性未遭到破坏，首选肠内营养支持治疗，鼓励患者术后第二天开始进食，通常术后第1~3天机体处于应激状态，营养物质处于分解代谢状态，负氮平衡。此阶段注意维护重要脏器功能，营养支持应充分考虑应激高峰期避免高热量的摄入。应提倡"低热量供给"［16~21kcal/（kg·d）］，并根据患者肝功能不全程度、腹水多少等选择不同的肠内营养制剂。国内外的研究均提示外科术后患者过高的热量摄入不仅达不到营养支持的目的，反而加重了患者的代谢负担，引起高血糖、肝功能损害等代谢紊乱和并发症，术后短期内低热量补给并未改变各项血生化指标及营养状态，同时在创伤应激及激素拮抗明显的阶段中，低热量补给避免了过多的外源性热量补给所造成的代谢负担和血糖调节失控，可降低相关并发症的发生率。目前对外科术后患者的肠外营养供热标准，尚未达成广泛的共识。若患者尚不能进食或仍处于肠内营养阶段，应适当将热量补充调整至正常，即 25kcal/（kg·d），以补充充足的热量，促进患者康复。

患者从肠外营养所获得的能量主要是从补充的葡萄糖和脂肪乳中获取的，对两者所占的热量比例还存在争议，在国内，外科界普遍认同的是葡萄糖供热占 60%，脂肪乳供热占 40% 左右。氨基酸是构成蛋白质的基本单元，也是合成机体内抗体、激素、酶类和其他组织的原料。因此，围手术期应补充多种氨基酸，维护细胞代谢，改善患者免疫功能。

在补充葡萄糖、脂肪乳及氨基酸的同时，要注意微量元素等其他营养物质的补充，以促进营养物质转换吸收。微量元素是某些酶、维生素和激素的活性因子，主要参与氧的储存和电子传递，遗传和自由基的调节。

三、术后特殊药物的使用

（一）利尿剂的使用

伴有肝硬化的肝癌肝切除患者，手术后多半有胸腹水，因此术后按常规要给予利尿剂治疗。通常术后当天至第2天，给予静脉滴注白蛋白及血浆的同时，每日静脉给予托拉塞米 10~20mg，以后根据尿量及腹水情况减量或改为安体舒通等口服利尿药，并根据血、尿、电解质数值，纠正电解质平衡。

（二）给予激素和 H_2 受体阻滞剂

为抑制术后炎性因子增加所致的过度炎性反应以及发热产生的体能消耗，手术后当天至术后第3天，每日上午给予氢化可的松 100mg，术后第4~5天将氢化可的松的量改为 50mg。另外，为预防术后应激性消化道溃疡出血、穿孔及门脉高压性胃病，术后应常规给予 H_2 受体拮抗剂。

（三）预防性抗生素的应用

在完成精准肝切除手术后，围手术期抗生素的应用也不可忽视，手术后感染会导致肝功能不全，甚至肝功能衰竭。肝切除手术属于清洁手术，预防性使用抗生素可以起到防止术中污染部位发生感染及预防肺部和泌尿系等感染的作用，对围手术期抗生素的应用时限一直存在争议，作者倾向于手术当日和术后连用3天。如果出现术后感染，则根据血常规和细菌培养结果合理进行抗感染治疗。

四、引流管的管理

由于肝切除离断面术后有少量渗血、渗液及胆漏，特别是肝硬化患者肝切除手术后容易出现胸腹水，因此，在肝切除手术中，放置腹腔引流管尤为关键，其放置方法和术后护理也是影响术后恢复效果的一个重要因素。

（一）腹腔引流管的种类

在日本，腹腔引流管通常用富士Systems公司生产的Phycon管。这种硅胶材质管对组织刺激性小，并且引流管有疏水性，纤维素和凝血块不易附着。国内目前用硅胶引流管居多，其缺点为留置时间久后，纤维素和凝血块容易附着并堵塞，成为细菌繁殖的场所。

（二）引流管拔出的时机

1. 胸腔引流管

选择胸腹联合切口后，要在胸腔留置16F引流管，以15cmH$_2$O压力持续吸引。引流液若无异常，大概在术后2～3天，引流量在100mL以下时，可拔出引流管；行不开胸切口肝切除手术后，特别是切除右半肝时，膈肌在手术中受损伤并产生反应性胸膜炎，大部分患者术后均存在少许积液；需要做超声检查时，如胸水潴留增多，可能会引起胸闷气短及体温升高，则需要在超声引导下穿刺引流。

2. 腹腔引流管

如果没有腹腔出血及胆漏发生，通常在术后第4～6天拔除引流管。拔除前一定要做腹部超声检查，明确引流管周围没有积液。如果术后引流管无液体流出，超声检查见腹腔有积液，则证明引流管已经堵塞，可以用生理盐水冲洗引流管，除去坏死组织及纤维块以保持引流管腔通常。对伴有肝硬化的肝切除患者，术后腹水较多，如果术后7～10天，腹水还很多时，拔除引流管24h后缝闭引流口。

五、术后随访

肝细胞癌术后复发率高，若能早期发现可以选择最佳的治疗时机和最适宜的治疗方法，最后达到最佳的治疗效果。对复发性肝癌的治疗，首选手术治疗。不能切除时，可以选择射频、微波、氩氦刀、注射无水乙醇、肝动脉栓塞术等治疗。因此，肝细胞癌的术后随访不可忽视，术后随访包括以下几点：

（一）肝功能检查

肝细胞癌多数是在肝炎或肝硬化的背景下形成的，所以术后要定期检查肝功能，特别要注意GOT和GPT的变化，若出现异常，要及时进行保肝治疗。

（二）肿瘤标记物检查

肿瘤标记物的检查对肝癌有指导意义，特别是当甲胎蛋白（AFP）、甲胎蛋白异质体

（AFP-L3）、高尔基体蛋白 73（GP73）、γ- 羧基凝血素（PIVKA- Ⅱ）中的一项或几项升高时，可以根据其数值评估肿瘤是否复发及其预后情况，但是，也并不是所有的肿瘤复发都伴随肿瘤标记物的升高。

（三）腹部超声检查

腹部超声检查是肝细胞癌术后随访检查中最重要的检查之一，应至少每月检查一次。对肝硬化肝癌的患者，首先检查术后是否有腹水潴留。如有腹水潴留，则需增加利尿剂并结合生化检查纠正低蛋白和酸碱平衡，扫查残肝体积的增生情况并仔细搜查有无微小转移病灶。

（四）CT 检查

当超声检查怀疑有微小转移病灶时，要立即行腹部 CT 检查，明确微小病灶性质，通常情况每三个月做一次 CT 检查。

（五）腹部肝动脉血管造影检查

怀疑肝细胞癌复发时，可根据血管造影检查浓染程度明确肿瘤的数目、大小。若不能明确，经肝动脉注入碘油，2 周后如 CT 可见碘油浓聚的表现，则肝细胞癌的确诊率极高，通常也将碘油 CT 称为影像学检查的"金标准"。

（六）MRI 检查

当 CT 检查不能明确微小病灶的性质时，也可以选择腹部 MRI 的平扫和增强扫描，提高肝癌检查结果的准确性。

（七）PET-CT

当怀疑有全身转移迹象时，可使用 PET-CT 检查，进一步明确转移肿瘤的部位、数目及大小，再决定下一步的治疗方案。

六、术后并发症的处理

因肝脏复杂的生理功能和组织结构特点，肝脏外科手术后死亡率高，并发症多。术后死亡率为 10%～20%，并发症发生率为 25%～50%。随着传统粗放外科模式向现代精准外科模式转变，肝脏外科借助现代科学技术已经进入精准肝切除时代。在高精度和高效度标准的要求下，在国际一流的临床中心，围手术期死亡率降为"零"，术后并发症也明显降低。常见的并发症有腹腔内感染、膈下与肝创面包裹性积液、胆汁漏、腹腔内大出血、顽固性腹水等。按并发症与手术的相关性程度，将临床常见且处理困难的并发症分类并加以讨论。

（一）腹腔内出血

尽管肝切除术后出血的发生率为 1%～2%，但一旦发生就有生命危险。

1. 肝切除术后腹腔出血的原因

腹腔出血的主要原因有原发创面出血、继发感染出血及凝血机制障碍。

（1）原发创面出血：其早期主要表现为患者神志紧张，血压下降、脉搏加快、尿量减少等。在多数情况下，患者生命体征平稳，但引流液为血性，术后 24～72h 引流管仍流出鲜血，出血部位多为肝脏离断面或者膈肌，大多为离断面结扎线脱落或电刀电凝结痂后脱落再出血，如有剖腹探查指征，应该在低血压出现之前进行开腹止血处理。

（2）继发感染出血：继发性大出血大多由腹腔内感染、肝断面组织坏死所致。继发性出血多发生在手术后7~10天，出血前有感染的临床表现，出血量较小，可混有脓液或坏死的组织块。这类出血处理难度大，危险性高，应以预防为主，采取预防感染、保证引流通畅等措施，一旦发生，主要采取保守治疗措施，只在万不得已时才考虑再次手术止血。

（3）凝血机制障碍：凝血障碍性出血多发生在术后3~5日，可先根据实验室检测结果给予凝血酶原或纤维蛋白原以及维生素K，输新鲜血，纠正低蛋白血症，保护肝脏功能等治疗措施。若短时间内出血量无减少或增多，应考虑手术探查。

2. 腹腔内出血剖腹探查的指征

通过患者生命体征、血常规的变化、引流液肉眼观察、引流液红细胞比容、腹部超声及CT等检查判断有术后出血时，应多次测量患者生命体征、引流液量和引流液红细胞比容。此外还要结合腹部超声检查结果，一般情况下，如果引流管1h内引流出新鲜血液100mL，持续6h以上，可以考虑剖腹探查止血；有时引流管被凝血块堵塞，腹部超声提示腹腔大量积血，血红蛋白≤80g/L为剖腹探查的极限；再者，腹腔内大量凝血块容易引起感染，也是开腹探查去除凝血块的指征。

（二）胸腔积液

胸腔积液是引起术后发热的原因之一，是肝切除术后常见的并发症。特别是右半肝切除时，膈肌在手术中受损，产生反应性胸膜炎，大部分患者术后均存在少许积液；需要作胸腔穿刺抽液或引流处理的，数量也不少。一般多发生在肝切除术后2~7天。胸腔积液量较少者，一般不引起任何症状，无须处理，一周后可自行吸收而消失。胸腔积液量较大者，可引起胸闷、呼吸困难和发热等症状。少量胸腔积液（<100mL）可密切观察，暂不处理。作者认为肝大部切除术后，并发中等量到大量胸腔积液时，经多次胸腔穿刺抽液仍不能缓解时，为避免多次穿刺带来的感染，应考虑行胸腔闭式引流。

（三）胆漏

一般认为，在肝离断面旁留置的引流管流出的胆汁样液体，其中的总胆红素浓度与血清相比偏高（标准≥5mg/dL）时，则可以判断为胆漏。肝切除术后胆漏的发生率为5%~18%。

发生胆漏的常见原因为手术操作引起的胆道损伤、离断面末梢胆管的漏出及胆肠吻合口吻合不全。

肝切除术后，肝断面在正常情况下有少量胆汁漏出，混入肝创面的渗液中，一般在3~5天后停止。若术后胆汁引流量持续不减且增多，其中总胆红素浓度与血清相比偏高时，则可以判断为胆漏。引流量多数在100~300mL/天或更多。这时一般无腹膜炎的表现，作者认为，只要胆总管无梗阻，肝断面引流通畅，一般经保守治疗，胆汁漏可以在2周~3月内自行闭合。当有合并膈下感染的征象时，应及时行B超检查，施行充分有效的引流，同时应用抗生素和全身支持疗法。如果在上述时间内没有闭合，反而在漏出部位和皮肤之间形成窦道，应该根据窦道的大小，用生理盐水反复冲洗，多数可以自然愈合；少数不能闭合者，经造影证明窦道和胆总管不相通，应该废除相应肝段的功能以期待胆漏的闭合，可选择肝动脉栓塞、门静脉支栓塞及向离断的胆管支内注入酒精和纤维蛋白等。

对于难治性胆漏，基本属于漏口和胆总管相通，最好进行胆道减压处理。先查明原因，看是否有十二指肠乳头功能异常或胆道结石，可以做经十二指肠乳头切开取石或放置支架及内镜下鼻胆管引流。

（四）腹腔感染

肝切除术后腹腔感染的发病率为 8%～20%，大部分肝切除后腹腔感染占术后并发症的 50%～96%。术后引流不畅，或引流管拔除过早，是导致残肝旁积液、积血或肝断面胆汁漏淤积，是引起肝切除术后腹腔感染的最主要原因。肝切除术后肝功能明显受损，发生腹水漏，可继发感染，多发生在术后 3～7 天，表现为术后体温正常或降低后再度升高，或术后体温持续不降。患者上腹部或右季肋部疼痛，或伴有呃逆、腹部胀气，有上腹部压痛或右季肋部肋间压痛、叩击痛等，可通过细菌培养选择强有力的抗生素，促进炎症局限、吸收是处理此症的主要措施。借助 B 超、CT 引导穿刺抽脓、置管引流是脓腔形成病例的首选处理方法，可在床边多次进行，以达到充分引流的目的。若引流不畅，效果不佳时可考虑再次手术处理。

（五）腹水

肝切除术后，特别是伴有肝硬化或残余肝很小时，控制腹水较困难。需要注意引流液的量、性状和患者体重，并给予相应的处理。特别是经口进食开始后，腹水容易增加，要注意食量、体重和引流量。腹水的控制要以限制盐和水为基本方法，要掌握术后电解质的出入平衡，要给予新鲜冻干血浆及白蛋白，保证血浆白蛋白浓度在 3.0g/dL 以上；根据腹水及引流量情况给予利尿药。

在没有胆漏和感染发生的情况下，一般在术后一周左右慢慢拔出引流管。如拔出后仍有腹水漏出，则缝合引流管口，防止腹水中蛋白质丢失引起低蛋白血症，进一步导致腹水漏出，从而陷入恶性循环。

对于合并胆漏的腹水患者，应该从术后第 2 天开始测定引流出腹水的胆红素值，如果确认为胆漏，则不拔出引流管，等待引流液减少后拔出引流管。

在腹水合并感染的情况下，要立即做细菌培养，根据培养出的细菌选择敏感的抗生素。有时即使细菌培养呈阴性，如果腹水的中性粒细胞增加（>500/mm^3），合并腹水 pH 降低和乳酸值升高等，也可以判定有感染，要给予广谱抗生素抗感染治疗。

血性腹水，术后要给予新鲜冻干血浆止血及止血药物治疗。如果引流管 1h 内引流出新鲜血液 100mL，持续 6h 以上，可以考虑剖腹探查止血；如果伴有胰漏或感染，几天后可能会有出血，要高度警惕。

乳糜性腹水是极少见的并发症，其治疗方法与乳糜性胸水一样，给予禁食、中心静脉营养、低脂饮食等。如不能控制，需再次剖腹探查缝合漏口。

（张克明　李　鹏）

参 考 文 献

［1］董家鸿，黄志强. 倡导精准肝脏外科，重现普罗米修斯神话［J］. 中华消化外科杂志，2010，9（1）：4-5.

［2］董家鸿，黄志强. 精准肝切除——21 世纪肝脏外科新理念［J］. 中华外科杂志，2009，47（21）：1601-1605.

［3］杨世忠，张文智，蔡守旺，等. 计算机辅助手术规划系统在精准肝切除中的应用价值［J］. 中华消化外科杂志，2010，9（1）：31-34.

［4］杨世忠，董家鸿. 精准肝切除在肝细胞癌治疗中的应用［J］. 中国医学前沿杂志，2010，2（2）：31-34.

［5］幕内雅敏. 肝脏外科の要点と盲点［M］. 京都：文光堂出版社，2006.

［6］刘允怡，余俊豪. 肝段为本的肝切除手术［J］. 中华普通外科杂志，2003，18（2）：23-24.

［7］MAKUUCHI M, KOSUQE T, TAKAYAMA T, et al. Surgery for small liver cancers［J］. Semin Surg Oncol, 1993, 9 (4): 298-304.

［8］POON R T, FAN S T, NG I O, et al. Significance of resection margin in hepatectomy for hepatocellular carcinoma: a critical reappraisal［J］. Ann Surg, 2000, 231 (4): 544-551.

［9］SHIN S, KIM TS, LEE JW, et al. Is the anatomical resection necessary for single hepatocellular carcinoma smaller than 3 cm?: single-centerexperience of liver resection for a small HCC［J］.Ann Hepatobiliary Pancreat Surg, 2018, 22(4):326-334.

［10］HIDAKA M, EGUCHI S, OKUDA K, et al. Impact of anatomical resection for hepatocellular carcinoma with microportal invasion (vp1): a multi-institutional study by the Kyushu Study Group of Liver Surgery［J］. Ann Surg, 2018,24:216-219.

［11］KURODA S, KOBAYASHI T, OHDAN H, et al. 3D printing model of the intrahepatic vessels for navigation during anatomical resection of hepatocellular carcinoma［J］.Int J Surg Case Rep,2017,41:219-222.

［12］LV T, JIANG L, YAN L, et al.Multiple tumors located in the same section are associated with better outcomes after hepatic resection for HCC patients meeting the Milan criteria［J］.J Gastrointest Surg, 2015, 19(12):2207-2214.

［13］IMAMURA H, SEYAMA Y, KOKUDO N, et al. One thousand fifty-six hepatectomies without mortality in years［J］. Arch Surg, 2003, 138: 1198-1206.

［14］TORZILLI G, MAKUUCHI M. Intraoperative ultrasonography in liver cancer［J］. Surg Oncol Clin N Am, 2003, 12: 91-103.

［15］SAITO S, YAMANAKA J, MIURA K. A novel 3D hepatectomy simulation based oil liver circulation: application to liver resection and transplantation［J］. Hepatology, 2005, 41: 1297-1304.

［16］CLAVIEN P A, PETROWSKY H, DEOLIVEIRA M L, et al. Strategies for safer liver surgery and partial liver transplantation［J］. N Engl J Med, 2007, 356 (15): 1545-1559.

［17］CESCON M, VETRONE G, GRAZI G L, et al. Trends in perioperative outcome after hepatic resection: analysis of 1500 consecutive unselected cases over 20 years［J］. Ann Surg, 2009, 249 (6): 995-1002.

［18］ABDALLA E K, DENYS A, HASEGAWA K, et al. Treatment of large and advanced hepatocellular carcinoma［J］. Ann Surg Oncol, 2008, 15 (4): 979-985.

［19］OKAMURA Y, ITO T, SUGIURA T, et al. Anatomic versus nonanatomic hepatectomy for a solitary hepatocellular carcinoma: a case-controlled study with propensity score matching［J］. J Gastrointest Surg, 2014,18(11): 1994-2002.

［20］LLOVET J M, BRUIX J. Novel advancements in the management of hepatocellular carcinoma in 2008［J］. J Hepatol, 2008, 48 (Suppl1): 20-37.

［21］MINAGAWA M, MAKUUCHI M, TAKAYAMA T, et al. Selection criteria for repeat hepatectomy in patient with recurrent hepatocellular carcinoma［J］. Ann Surg, 2003, 238: 703-710.

［22］HASEGAWA K, KOKUDO N, IMAMURA H, et al. Prognostic impact of anatomic resection for hepatocellular carcinoma［J］. Ann Surg, 2005, 242: 252-259.

［23］COUINAUD C. Lobes segments hepatiques: notes sur l'architecture anatomique etchirurgical du foie［J］. Press Med, 1954, 62: 709-712.

［24］TAKASAKI K. Glissonean pedicle transection method for hepaticresection: a new concept of liver segmentation［J］. J Hepatobiliary Pancreat Surg, 1998, 5 (3): 286-291.

［25］AOKI T, YASUDA D, SHIMIZU Y, et al. Image-guided liver mapping using fluorescence navigation system with indocyanine green for anatomical hepaticresection[J]. World J Surg, 2008, 32 (8): 1763-1767.

[26] ZHANG K, KOKUDO N, HASEGAWA K, et al. Detection of new tumors by intraoperative ultrasonography during repeated hepatic resections for hepatocellular carcinoma[J]. Arch surg, 2007, 142 (12): 1170-1175.

[27] ARIDA J, KOKUDO N, ZHANG K, et al. Three-dimensional identification of liver segment by contrast enhanced intraoperative ultrasonography[J]. Am J Roentgenol, 2007, 188: 464-466.

[28] TAKEMURA N, HASEGAWA K, ZHANG K, et al. Morphometric analysis of caudate veins for advanced liver surgery[J]. HPB, 2010, 12 (9): 619-624.

[29] WILLIAMS, P L. Changes in the vascular system at birth[M]. Gray. Gray's Anatomy. 38th ed. London: Churchill Living-stone, 1999: 1502.

[30] CHEN M F, HWANG T L, JENG L B, et al. Postoperative recurrence of hepatocellular carcinoma. two hundred five consecutive patients who underwent hepatic resection in 15 years[J]. Arch Surg, 1994, 129: 738-742.

[31] TORZILLI G. Intraoperative ultrasound in surgery for hepatocellular carcinoma[J]. Ann Ital Chir, 2008, 79: 99-106.

[32] IMAMURA H. Single and multiple resections of multiple hepatic metastases of colorectal origin[J]. Surgery, 2004, 135: 508-517.

[33] PAZAITIS A M, TOUTOUZAS K G, PAPADIMITRIOU D I, et al. Change in preoperative strategy based on intraoperative ultrasound findings[J]. Int Surg, 2009, 94: 58-62.

[34] ZHANG K, KOKUDO N, HASEGAWA K, et al. Detection of new tumors by intraoperative ultrasonography during repeated hepatic resections for hepatocellular carcinoma[J]. Arch surg, 2007, 142: 1170-1175.

[35] SILBERHUMER G R, STEININGER R, LAENGLE F, et al. Intraoperative ultrasonography in patients who undergo liver resection or transplantation for hepatocellular carcinoma[J]. Surg Technol Int, 2004, 12: 145-151.

[36] TORZILLI G, PALMISANO A, DEL FABBRO D, et al. Contrast-enhanced intraoperative ultrasonography during surgery for hepatocellular carcinoma in liver cirrhosis: is it useful or useless? a prospective cohort study of our experience[J]. Ann Surg Oncol, 2007, 14: 1347-1355.

[37] KUDO M. New sonographic techniques for the diagnosis and treatment of hepatocellular carcinoma[J]. Hepatol Res, 2007, 37 (2): 193-199.

[38] IKAI I, ARII S, KOJIRO M, et al. Reevaluation of prognastic factors for survival after liver resection in patients with hepatocellular carcinoma in a Japanese nationwide survey[J]. Cancer, 2004, 101: 796-802.

[39] CONLON R, JACOBS M, DASGUPTA D, et al. The value of intraoperative ultrasound during hepatic resection compared with improved preoperative magnetic resonance imaging[J]. Eur J Ultrasound, 2003, 16: 211-216.

[40] POON R T, FAN S T, NG I O, et al. Significance of resection margin in hepatectomy for hepatocellular carcinoma: a critical reappraisal[J]. Ann Surg, 2000, 231: 544-551.

[41] MAKUUCHI M, TAKAYAMA T, KUBOTA K, et al. Hepatic resection for hepatocellular carcinoma-Japanese experience[J]. Hepato-Gastroenterol, 1998, 45: 1267-1274.

[42] SOLOMON M J, STEPHEN M S, GALLINGER S, et al. Does intraoperative hepatic ultrasonography change surgical decision making during liver resection[J]. Am J Surg, 1994, 168: 307-310.

[43] JARNAGIN W R, BACH A M, WINSTON C B, et al. What is the yield of intraoperative ultrasonography during partial hepatectomy for malignant disease?[J]. J Am Coll Surg, 2001, 192: 557-583.

[44] CERWENKA H, RAITH J, BACHER H, et al. Is intraoperative ultrasonography during partial hepatectomy still necessary in the age of magnetic resonance imaging?[J]. Hepato-Gastroenterol, 2003, 50: 1539-1541.

[45] TAKIGAWA Y, SUGAWARA Y, YAMAMOTO J, et al. New lesions detected by intraoperative ultrasound

during liver resection for hepatocellular carcinoma［J］. Ultrasound Me Biol, 2001, 27: 151-156.

［46］MAKUUCHI M, HASEGAWA H, YAMAZAKI S. Intraoperative ultrasonic examination for hepatectomy［J］. Ultrasound Med Biol, 1983, 12: 493-497.

［47］GOZZETTI G, MAZZIOTTI A, BOLONDI L, et al. Intraoperative ultrasonography in surgery for liver tumors ［J］. Surgery, 1985, 90: 523-529.

［48］MAKUUCHI M, TORZILLI G, MACHI J, et al. History of intraoperative ultrasonograpy［J］. Ultrasound Med Biol, 1998, 24: 1229-1242.

［49］ZACHERL J, SCHEUBA C, IMHOF M, et al. Current value of introoperative sonography during surgery for hepatic neoplasms［J］. World J Surg, 2002, 26: 550-554.

［50］KOKUDO N, BANDAI Y, IMANISHI H, et al. Management of new hepatic nodules detected by intraoperative ultrasonography during hepatic resection for hepatocellular carcinoma［J］. Surgery, 1996, 119: 634-640.

［51］BELGHITI J, PANIS Y, FARGES O, et al. Intrahepatic recurrence after resection of hepatocellular carcinoma complicating cirrhosis［J］. Ann Surg, 1991, 214: 114-117.

［52］SUGIOKA A, TSUZUKI T, KANAI T. Postresection prognosis of patients with hepatocellular carcinoma［J］. Surgery, 1993, 113: 612-618.

［53］CHEN M F, HWANG T L, JENG L B, et al. Postoperative recurrence of hepatocellular carcinoma. two hundred five consecutive patients who underwent hepatic resection in 15 years［J］. Arch Surg, 1994, 129: 738-742.

［54］BALLSELLS J, CHARCO R, LAZARO J L, et al. Resection of hepatocellular carcinoma in patients with cirrhosis［J］. Br J Surg, 1996, 83: 758-761.

［55］MINAGAWA M, MAKUUCHI M, TAKAYAMA T, et al. Selection criteria for repeat hepatectomy in patient with recurrent hepatocellular carcinoma［J］. Ann Surg, 2003, 238: 703-710.

［56］COUINAUD C. Lobes segments hepatiques: notes sur l`architecture anatomique etchirurgical du foie［J］. Press Med, 1954, 62: 709-712.

［57］RIFIKIN M, ROSATO F, BRANCH M, et al. Intraoperative ultrasound of the liver［J］. Ann Surg, 1987, 205: 466-472.

［58］PARKER G A, LAWRENCE W, HORSLEY S, et al. Intraoperation ultrasound of the liver affect operation decision making［J］. Ann Surg, 1989, 209: 569-577.

［59］SOLOMON M J, STEPHEN M S, GALLINGER S, et al. Does intraoperative hepatic ultrasonography change surgical decision making during liver resection［J］. Am J Surg, 1994, 168: 307-310.

［60］KANE R A, HUGHES L A, CUA E J, et al. The impact of intraoperative ultrasonography on surgery for liver neoplasms［J］. J Ultras Med, 1994, 13: 1-6.

［61］LUCK A J, MADDERN G J. Intraoperative abdominal ultrasonography［J］. Br J Surg, 1999, 86: 5-16.

［62］BLOED W, VAN LEEUWEN M S, RINKES IHMB. Role of intraoperative ultrasound of the liver with improved preoperation hepatic imaging［J］. Eur J Surg, 2000, 166: 691-695.

［63］SHEU J C, LEE C S, SUNG J L, et al. Intraoperative hepatic ultrasonography -an indispensable procedure in resection of small hepatocellular carcinomas［J］. Surgery, 1985, 97: 97-103.

［64］PICHLMAYR R, GROSSE H, HAUSS J, et al. Technique and preliminary results of extracorporeal liver surgery (bench procedure) and of surgery on the in situ perfused liver［J］. Br J Surg, 1990, 77: 21- 26.

［65］HANNOUN L, PANIS Y, BALLDUR P, et al. Ex-situ in-vivo liver surgery［J］. Lancet, 1991, 337: 1616-1667.

［66］SAUVANET A, DOUSEET B, BELGHITI J. A simplified technique of ex-situ hepatic surgical treatment［J］. J Am Coll Surg, 1994, 178: 79-81.

［67］HGUET C, NORDLINGER B, GALOPIN J J, et al. Normothermic hepatic vascular exelusion for extensive hepatectomy[J]. Surg Gynecol Obstet, 1978, 147: 698-693.

[68] BISMUTH H, CASTAING O, GARDEN D J. Major hepatic resection under total vascular exclusion[J]. Ann Surg, 1989, 210: 13-29.

[69] SUGIMACHI K, SHIRABE K, TAKETOMI A, et al. Extracorporeal hepatic resection for advanced liver cancer [J]. Gan To Kagaku Ryoho, 2010, 37 (3): 399-401.

[70] GURUSAMY K S, SHETH H, KUMAR Y, et al. Methods of vascular occlusion for elective liver resections[J]. Cochrane Database Syst Rev, 2009, 21(1): 246-248.

[71] FORTNER J G, SHIU M H, KINNE D W, et al. Major hepatic resection using vascular isolation and hypothermic perfusion[J]. Ann Surg, 1974, 180: 644-652.

[72] BERNEY T, MENTHA G, MOREL P. Total vascular exclusion of the liver for the resection of lesions in contact with the vena cava or the hepatic veins[J]. Br J Surg, 1998, 85: 485-488.

[73] REDDY K, MALLETT S, PEACHEY T. Venovenous bypass in orthotopic liver transplantation: time for a rethink?[J]. Liver Transpl, 2005, 11 (7): 741-749.

[74] HEMMING A, REED M, LANGHAM M, et al. Combined resection of the liver and inferior vena cava for hepatic malignancy[J]. Ann Surg, 2004, 239: 712-721.

[75] CHOUILLARD E K, GUMBS A A, CHERQUI D. Vascular clamping in liver surgery: physiology, indications and techniques[J]. Ann Surg Innov Res, 2010, 26 (4): 2.

[76] ABU-AMARA M, GURUSAMY K, HORI S, et al. Systematic review of randomized controlled trials of pharmacological interventions to reduce ischaemia-reperfusion injury in elective liver resection with vascular occlusion[J]. HPB, 2010, 12 (1): 4-14.

[77] HANNOUN L, BORIE D, DELVA E, et al. Liver resection with normothermicischaemia exceeding 1 h[J]. Br J Surg, 1993, 80: 1161-1165.

[78] EMRE S, SCHWARTZ M E, KATZ E, et al. Liver resection under total vascular isolation: variations on a theme [J]. Ann Surg, 1993, 217: 15-19.

[79] EMOND J C, KELLEY S, HEFFRON T, et al. Surgical and anesthetic management of patients undergoing total vascular isolation[J]. Liver Transplant Surg, 1996, 2: 91-98.

[80] HANNOUN L, DELRIVIE`RE L, GIBBS P, et al. Major extended hepatic resections in diseased livers using hypothermic protection: preliminary results from the first 12 patients treated with this new technique[J]. J Am Coll Surg, 1996, 183: 597-605.

[81] STARZL T E, KOEP L J, WEIL R Ⅲ, et al. Right trisegmentectomy for hepaticneoplasms[J]. Surg Gynecol Obstet, 1980, 150: 208-214.

[82] DEL CAMPO C, KONOK G P. Use of a pericardial xenograft patch in repair of resected retrohepatic vena cava [J]. Can J Surg, 1994, 37: 59-61.

[83] SUGAWARA Y, MAKUUCHI M, IMAMURA H, et al. Vein reconstruction in modified right liver graft for living donor liver transplantation[J]. Ann Surg, 2003, 237: 180.

[84] SUGAWARA Y, MAKUUCHI M, AKAMATSU N, et al, Refinement of venous reconstruction using cryopreserved veins in the right liver graft[J]. Liver Transpl, 2004, 10: 541-547.

[85] DUBAY D, GALLINGER S, HAWRYLUCK L, et al. In situ hypothermic liver preservation during radical liver resection with major vascular reconstruction[J]. Br J Surg, 2009, 96 (12): 1429-1436.

[86] YAMAMOTO J, IMAMURA H, NAKASHIMA T, et al. Intrahepatic cholangiocarcinoma presenting intrabile duct extension: clinicopathology study of five resected cases[J]. Clin Oncol, 1997, 27: 18-21.

[87] OLDHAFER K J, LANG H, SCHLITT H J, et al. Long-term experience after ex situ liver surgery[J]. Surgery, 2000, 127: 520-527.

[88] WAKABAYASHI H, MAEBA T, OKANO K, et al. Treatment of recurrent hepatocellular carcinoma

by hepatectomy with right and middle hepaticvein reconstruction using total vascular exclusion with extracorporeal bypass and hypothermic hepatic perfusion: report of a case［J］. Surg Today Jpn J Surg, 1998, 28: 547-550.

［89］HEMMING A W, REED A I, LANGHAM M R, et al. Hepatic vein reconstruction for resection of hepatic tumors［J］. Ann Surg, 2002, 235: 850-858.

［90］TAKAYAMA T . High dorsal resection of the liver［J］. J Am Coll Surg, 1994, 179: 72-75.

［91］YAMAMOTO, J. Anterrior transhepatic lobe of the liver［J］. World J Surg, 1999, 23: 97-101.

［92］SHIRABE K. Postoperative hepatitis status as a significant factor for recurrent in cirrhotic patients with small hepatocellular carcinoma［J］. Cancer, 1996, 77: 1050-1055.

［93］MIDORIKAWA Y, KUBOTA K, TAKAYAMA T, et al. A comparative study of postoperative complication after hepatectomy in patient with and without chronic liver disease［J］. Surgery, 1999, 126: 484-491.

［94］IMAMURA H . One thousand fifty-six hepatectomies without mortality in 8 years［J］. Arch Surg, 2003, 138 : 1198-1206.

［95］BHATTACHARJYA S. Outcome of early endoscopic biliary drainage in the management of bile leaks after hepatic resection［J］. Gastrointesd Endosc, 2003, 57: 526-530.

［96］SAKAMOTO Y, KOKUDO N, KAWAGUCHI Y, et al. Clinical anatomy of the liver: review of the 19th meeting of the Japanese Research Society of Clinical Anatomy［J］. Liver Cancer, 2017, 6 (2): 146-160.

［97］WU C C. Progress of liver resection for hepatocellular carcinoma in Taiwan［J］. Jpn J Clin Oncol, 2017, 47 (5): 375-380.

［98］GIULIANOTTI P C, BIANCO F M, DASKALAKI D, et al. Robotic liver surgery: technical aspects and review of the literature［J］. Hepatobiliary Surg Nutr, 2016, 5 (4): 311-321.

［99］何强，阿力亚，袁峰，等. 精准肝切除治疗大肝癌的临床疗效［J］. 中华消化外科杂志,2017,16（2）: 134-138.

［100］董家鸿，唐茂盛，张文智，等. 精准肝脏外科理念和技术对大范围肝切除围手术期安全性的影响［J］. 中华消化外科杂志，2013，12（5）: 344-351.

Chapter

21

第二十一章

腹腔镜肝癌切除术

第一节　概　　述

一、腹腔镜肝切除的历史介绍

腹腔镜肝切除术始于 1991 年，最初由美国妇产科医生奈克（Reich）完成并报道，1993 年瓦杨德（Wayand）等报道腹腔镜下乙状结肠癌肝转移切除术，术中切除第Ⅵ肝段，这是对肝脏恶性疾病的首次尝试。原第二军医大学附属东方肝胆外科医院周伟平教授于 1994 年报道了国内首例腹腔镜肝切除术。至 2001 年底，10 年间全世界范围内报道的腹腔镜肝切除术仅约 200 例。截至 2016 年，腹腔镜肝切除报道例数已超 9000 例，但实际手术的数量应远多于此。

早期腹腔镜肝切除的疗效，尤其是在肝脏恶性肿瘤中的应用，受到普遍质疑。其后随着腹腔镜肝切除术的迅速发展和相关循证医学证据的出现，2008 年 45 位国际腔镜外科专家与 300 多名参会者在路易斯维尔会议上达成共识，发表了著名的"路易斯维尔声明"，首次为腹腔镜肝切除术正名。声明具体内容为：对于有着丰富肝胆外科手术及腹腔镜手术经验的外科医生来说，腹腔镜肝脏手术是一种安全的、有效的术式。此次共识对于腹腔镜肝脏切除术的后续发展有着非比寻常的意义。

目前，除肝移植受体手术外，其余肝脏手术均可在腹腔镜完成。近年来，特别是在复杂肝脏手术和胆道相关手术领域，机器人辅助腹腔镜技术的发展将腹腔镜手术推向一个新的高度。21 世纪以来，腹腔镜肝切除术在肝胆外科手术中所占比例逐年增加。美国西北大学附属范伯格（Feinberg）医学院康弗兰（Koffron）等 2007 年撰文指出，该院肝脏微创手术所占比例已由 2002 年的 10% 升至同年的 80%，此数据体现腹腔镜肝切除术的巨大发展潜力。

二、腹腔镜肝切除的优缺点

对于开腹手术，腹腔镜肝切除术有着创伤小、恢复快，疼痛轻等显著优点，患者多数可在术后 3～7 天内出院，而开腹术手术后至少要住院一周以上，且腔镜术后患者在疼痛药物需求上、营养支持时间上及整体医疗费用支出上明显少于开腹术后患者。在手术时间和手术并发症发生率上，整体来说，腹腔镜肝切除优势不显著。对于大范围肝脏切除来说，腹腔镜肝切除术手术时间一般要长于开腹手术，但对于小范围肝脏局部切除或肝左外叶切除来说，由于腹腔镜手术节省了开腹关腹时间，熟练后，腹腔镜手术时间通常要短于开腹手术。此外，腹腔镜手术术后切口相关并发症发生率要显著低于开腹手术，肝脏相关并发症发生率方面两组基本一致。2011 年日本学者水口（Mizuguchi）等曾对腹腔镜肝脏切除术与开腹手术进行对比研究并系统地进行 Meta 分析，所得结论同样支持上述观点，即短期预后优于开腹，并发症发生率相似。

三、腹腔镜技术在肝癌治疗中的价值

肝癌占世界肿瘤发病率中第 5 位，占肿瘤死因第 3 位，全球范围内年发病人数 56.4 万，死亡 54.9 万。在国内，肝癌是第 2 位肿瘤死因，患病人数占世界全部病例 54%，且绝大多数患者合并慢性乙型肝炎或丙型肝炎感染，整体预后不良。但根治性切除术后 5 年存活率可达 50% 以上。当前，肝癌治疗原则仍是以外科切除为基础的综合性规范化治疗。

随着影像技术的发展、定期体检率的提升，早期肝癌诊断逐渐增多。对于此部分肝癌，腹腔镜技术应该是较为理想的治疗方法之一，不仅可以根治性切除，还可以显著减少手术创伤，减少术中对肿瘤的挤压等，有利于患者围手术期机体免疫力的维持，理论上减少了术后肿瘤复发的概率。

香港大学 Chung 等系统地回顾了 2010 年 5 月前 MEDLINE 收录的所有腹腔镜肝癌手术相关文章，筛选出 11 篇，纳入 466 例腹腔镜肝癌切除术病例，其中 37 例（7%）为大范围肝脏切除术，62% 合并肝硬化。全组病例中 2 例围手术期死亡，术后并发症发生率分别为胆瘘 1%，出血 2.9%，肝功能衰竭 5.1% 和腹水 6%，患者 1 年、3 年、5 年无瘤存活率分别为 60%～90%、50%～64% 和 31%～50%，1 年、3 年、5 年生存率分别为 85%～100%、67%～100% 和 50%～97%。研究结论：腹腔镜肝癌切除术是安全的、有效的，可以达到理想的肿瘤疗效，但目前仍缺乏与开腹手术的随机对照研究。意大利学者贝利（Belli）等对 65 例腹腔镜肝癌切除术患者（均合并肝硬化）进行远期随访，患者术后 1 年、3 年、5 年生存率分别为 95%、70% 和 55%，中位生存期为 75 月，除去 1 例住院期间死亡病例，患者术后 1 年、3 年、5 年无瘤生存率分别为 81%、62% 和 32%。其远期疗效与文献中报道的开腹手术相当。Yoon 等回顾分析了 69 例腹腔镜肝切除的肝癌病例，并发症发生率为 21.7%，3 年总存活率和无瘤存活率分别为 90.4% 和 60.4%。

目前，有少量关于腹腔镜肝癌手术和开腹手术的对比性研究。香港中文大学威尔士亲王医院 Lee 等曾进行过肝癌腹腔镜手术与开腹手术的病例对照研究，并进行远期随访。腹腔镜组共 33 例肝癌患者，开腹组 50 例肝癌患者，对比结果表明腹腔镜组并发症发生率显著少于开腹组，住院时间短于开腹组，但腹腔镜组手术时间长于开腹组。两组在肝癌复发率上无显著性差异，腹腔镜组肝癌术后患者 1 年、3 年、5 年整体生存率为 86.9%、81.8% 和 76%，开腹组分别为 98%、80.6% 和 76.1%，腹腔镜组肝癌术后患者 1 年、3 年、5 年无瘤存活率为 78.8%、51% 和 45.3%，开腹组分别为 69.2%、55.9% 和 55.9%。两组间无显著性差异，$p = 0.849$。研究结论：腹腔镜手术在肝癌治疗远期疗效方面与开腹手术相当，短期效果优于开腹。Tranchart 等采用配比方法对腹腔镜与开腹肝切除术治疗恶性肿瘤的效果进行了比较，结果发现腹腔镜肝切除术中出血量平均 364.3mL，明显少于开腹肝切除术的术中出血量 723.7mL，腹腔镜肝切除术组术后住院时间明显短于开腹组，腹腔镜肝切除术后 1、3、5 年存活率分别为 93.1%、74.4%、59.5%，无瘤存活率为 81.6%、60.9%、45.6%，与开腹组比较，差异无统计学意义。上述结论与 Meta 分析结论基本一致。2011 年厦门大学学者 Zhou 等采用 Meta 分析方法对腹腔镜肝癌手术和开腹手术进行了系统的对比研究，研究筛选出 10 篇论文，纳入 494 例肝癌患者，其中 213 例行腹腔镜切除术，281 例行开腹切除术。研究对比两组间手术及围手术期恢复情况，结果提示腹腔镜肝癌切除术短期疗效要优于开腹手术，两组肿瘤疗效相当，腹腔镜手术是肝癌治疗的一个理想备选术式。

总体来说，目前临床对腹腔镜肝癌切除术还是持肯定态度的，对比开腹手术，腹腔镜手术可以在提高短期预后的情况下，达到同样的肿瘤疗效。但由于样本量及科研设计问题，相关循证医学证据等级不高，腹腔镜技术在肝癌中的真实应用价值仍有待进一步的大样本量、随机对照研究研究论证。

笔者自 2002 年开始进行腹腔镜肝脏切除相关研究，至 2010 年 7 月共完成完全腹腔镜肝切除 358 例，其中规则性切除 192 例，局部切除 166 例，全组中含单孔腹腔镜肝脏切除术 15 例。358 例病例的病理类型中恶性疾病 192 例，其中原发性肝细胞癌 146 例，肝转移性癌 28 例，其他 18 例。由于我们的病例选择中大部分是早期肝癌病例，因此与开腹手术不具备可比性，但自身经验初步表明腹腔镜肝切除治疗肝脏恶性肿瘤是安全、有效的。这与手术中的操作轻柔、未挤压肿瘤、没有肝门阻断所致的再灌注损伤、使用取物袋取出标本等因素有关。

第二节　腹腔镜肝脏切除术指征

一、腹腔镜肝脏切除术手术适应证

（1）病变位于奎诺 II（图 3-21-1A）、III（图 3-21-1B）、IV b（图 3-21-1C）、V（图 3-21-1D、E）、VI 段（图 3-21-1F）的患者是腹腔镜肝切除的最佳适应证。肿瘤位于半肝范围内，其中腹腔镜肝脏切除有望成为肝左外叶解剖性切除的标准术式。

随着技术的进步，腹腔镜的适应证也在不断扩大，如日本学者报道了通过胸腔途径成功切除 VII、VIII 段病变。近年来，笔者也连续多次成功切除了 IV a 段、尾状叶（图 3-21-1G）的病灶，其中 2 例经腹膜后途径切除 VI、VII 段交界处的肝脏恶性肿瘤。

（2）病变大小以不影响第一和第二肝门的解剖为准，良性病变最好不超过 15cm，恶性肿瘤不超过 10cm，病变过大，操作空间小，影响暴露，且创面大，容易渗血。

（3）患者肝功能要求在 Child-Pugh 分级 B 级以上，其他脏器无严重器质性病变。剩余肝脏能够满足患者生理需要。

（4）最好没有上腹部手术史。我们最新的经验表明，腹腔镜下可以安全地分离腹腔粘连，安全用于复发性肝癌的再切除，即使是肝功能储备较差的患者（1 例为 Child C 级）亦能获得较快的康复。

二、手术禁忌证

（1）若病变已侵犯下腔静脉或肝静脉根部，因腹腔镜下显露困难，不易控制出血。
（2）肝癌合并肝内转移、门静脉癌栓、肝门淋巴结转移或肿瘤边界不清。
（3）有上腹部手术史且腹内粘连严重、严重肝硬化、门静脉高压者，为相对禁忌证。
（4）肝功能分级 Child-Pugh C 级，或其他重要脏器功能不全。
（5）肝脏病变过大，影响第一和第二肝门暴露和分离。

三、术中中转开腹或变更手术方式的指征

（1）腹腔内粘连广泛、致密，腹腔镜下分离困难，渗血多，或分离过程中发现消化道尤其是结肠破裂，应考虑中转开腹妥善处理。
（2）术中发现肿瘤较大，无法游离肝脏，影响第一或第二肝门暴露和解剖者。
（3）术中出血量较大且无法有效止血应及时考虑中转，尤其是肝硬化肝癌的患者，术中出血量是影响患者预后的重要因素，因此应从严中转，尽量不要输血。对于血管瘤等肝功能较好的良性疾病，可以在配备自体血回输装置的同时继续手术，但出血量达 800mL 为中转开腹的警戒线，

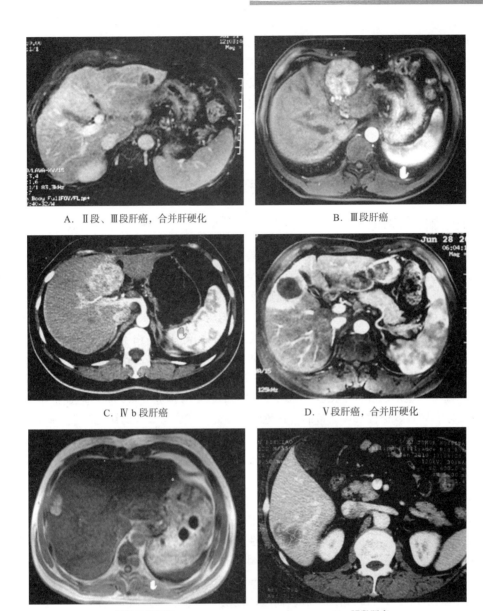

A. Ⅱ段、Ⅲ段肝癌，合并肝硬化

B. Ⅲ段肝癌

C. Ⅳb段肝癌

D. Ⅴ段肝癌，合并肝硬化

E. Ⅴ段炎性假瘤

F. Ⅵ段肝癌

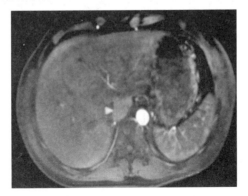

G. Ⅰ段肝癌

图 3-21-1 不同部位肝肿瘤影像学

如出血达 1500mL 仍不能完成手术者应果断中转开腹。

（4）肝外静脉主干损伤，如不能快速处理（如一次性夹闭），为防止形成 CO_2 气栓，应尽快排出腹腔内气体减压，中转开腹，切忌反复钳夹或缝合，有可能扩大破口带来严重的后果。

（5）难以控制的突发性出血，肝内大血管出血或肿瘤破裂出血，应临时压迫止血后中转。

（6）肝癌合并肝内转移、门静脉癌栓、肝门淋巴结转移或肿瘤边界不清，影响根治性原则时应中转。

第三节　腹腔镜肝切除手术操作

一、术中麻醉要点

一般采用气管插管全身麻醉。对于血栓高风险患者可在双下肢打上弹力绷带以防止手术中和手术后形成下肢静脉血栓。深静脉穿刺便于补液及监测中心静脉压，切断肝实质时应将中心静脉压维持在较低水平，动脉穿刺便于监测动脉血压及术中适时监测血气。

在气腹状态下，因大量 CO_2 经腹膜吸收，加之腹内压增加，膈肌上抬，气道压增加，肺容量减少，导致肺通气血流比例失调，患者可出现高碳酸血症及酸中毒。由于肝脏的解剖及生理特点，增加了腹腔镜肝切除的难度，延长了人工气腹的时间。因此，除了必须监测呼气末二氧化碳分压 $P_{ET}CO_2$ 外，亦需监测 $PaCO_2$，尤其是对患有肺病的患者。研究结果显示：$P_{ET}CO_2$、$PaCO_2$ 在气腹后 30min 明显高于气腹前。在高 $PaCO_2$ 状态下，如果不调整分钟通气量，高碳酸血症将影响血流动力学的改变，有导致致命性心律失常的潜在危险。因此，术中必须及时调整呼吸频率或潮气量，使高 $PaCO_2$ 得以纠正，K^+、pH 值也随之得到调整，将气腹及体位变化给患者带来的不良生理影响降到最低。

二、器械选择

推荐 30 度腹腔镜镜头，0 度镜视野受限明显；高流量气腹机；常规腹腔镜器械：分离钳、无创抓钳、吸引器、电凝钩、举肝器等。当行解剖性肝脏切除时，需备 10mm 直角钳，便于解剖第一肝门时分离肝动脉和门静脉用；镜下直线切割闭合器，用于肝蒂或肝静脉的离断，根据离断组织厚度选取不同钉高的钉仓，常规选择 3.5～4.2mm 钉高钉仓；能量刀具选择超声刀，用于肝实质离断及肝门部精细解剖，百科钳用于肝创面活动性出血的止血及轻微胆瘘的处理，氩气刀用于肝创面渗血的止血（彩图 3-21-2）；用外科夹或可吸收夹夹闭较大肝内脉管；对于恶性肿瘤建议选取 "Endocatch bag" 一次性取物袋（USSC，Norwalk，CT，USA），方便标本的放入，亦可预防肿瘤的切口种植和转移。单孔腹腔镜肝脏切除所需器械见后文。

三、体位摆放

患者主要有三种体位：第一种为平卧位，头高足低，该体位的患者摆位及手术人员站位按需要而定。一般情况下，手术者和持镜者位于病灶的对侧（如左外叶切除则位于患者右侧），助手位于术者对面。手术护士位于患者足侧，这一体位适用于手术难度小、预计时间较短的手术，如肝脏表面肿瘤的局部切除、左外叶切除等。第二种为改良截石位，患者平卧，两腿分开，手术者站在患者双下肢之间，持镜者位于病灶对侧，助手位于另一侧，器械护士位于患者足侧。第三种体位为改良 "右肾上腺体位"，即患者左侧倾斜 45°，右臂上举固定于头架，右肩部放置塑形垫，便于暴露右三角韧带、右冠状韧带，使右肝游离难度减小，尤其适用于肝右后叶病灶的暴露和切除。后两种体位适用于难度较大、时间较长的手术，如左、右半肝切除、肝中叶切除等。

四、套管针布置

根据手术方式及术者习惯的不同，套管针（Trocar）的布置有所不同。通常来说，脐下建立镜孔，主操作和第一副操作孔均放置 10mm 以上套管针，两孔位于镜孔与目标操作区域（断肝主要路径）连线两侧的上腹部，脐上水平，离肋缘有一定距离，操作角度保持在 30°～60°，以便操作。根据术者习惯不同，于主操作孔或副操作孔旁，间距 5cm 以上再布置一辅助操作孔，5mm 套管针即可，协助脏器显露、牵引及术野的清洗等。注意操作孔皮肤切口方向，以便恶性肿瘤取出时满足腹壁开口需要，或中转开腹需要。常规腹腔镜肝切除术用 4 孔即可。

手术布孔对于手术的成功至关重要，需顾及手术操作的角度、便利性、脏器的游离需要、全程断肝路线的遵循、标本的取出、中转开腹需要及切口的美观。图 3-21-3 是 4 个常规腹腔镜肝脏手术布孔示意图。

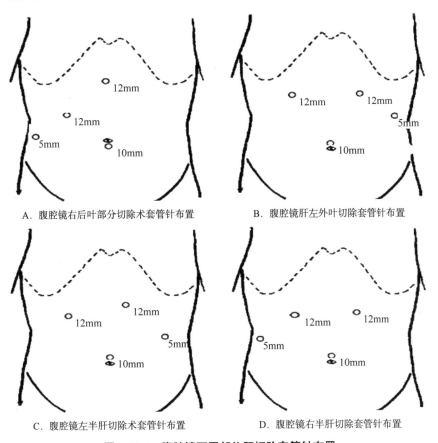

A. 腹腔镜右后叶部分切除术套管针布置

B. 腹腔镜肝左外叶切除套管针布置

C. 腹腔镜左半肝切除术套管针布置

D. 腹腔镜右半肝切除术套管针布置

图 3-21-3　腹腔镜不同部位肝切除套管针布置

五、手术具体操作，详细介绍六种术式

（一）腹腔镜局部切除术（彩图 3-21-4、彩图 3-21-5）

适用于肝脏边缘浅表性的小病灶，该术式不需解剖第一肝门和第二肝门的脉管结构。

（1）建立气腹、布置套管针（Trocar）。离断肝脏相应韧带，部分游离肝脏后，距病变 1～2cm 处，用电刀或者超声刀切开肝包膜（彩图 3-21-4A）。

（2）使用超声刀切割离断深部肝实质（彩图 3-21-4B、C、D），对于小的出血点，可以直接电凝止血。当遇到大血管、胆管时，使用止血夹夹闭（彩图 3-21-4E）。随时冲洗、吸引术野，以保持其干净、清晰。若肝组织较薄，亦可直接应用直线切割器 V 形离断肝组织，楔形切除肿瘤。对于较大范围的局部切除，由于肝断面较大，又不能和规则性肝切除一样处理完入肝和出肝血流，为减少出血，可结合术前影像学资料，尤其是增强的 CT 和 / 或 MRI，进行病变部位血管重建，有利于判断肿瘤主供血管。切肝时于影像学判断的位置处用术中超声寻找主供血管（彩图 3-21-6），切开肝实质，处理主供血管后，切断其余肝实质。

（3）切下病灶后，对肝创面进行彻底止血（彩图 3-21-4F、G），覆以止血材料。

（4）是否放置引流管视肝断面的大小及止血情况决定。

（5）切除标本装入标本袋（彩图 3-21-4H），经扩大腹部 1 个穿刺切口后取出，标本较大者可自同侧两个穿刺孔间连线开腹取出，国外习惯于自耻骨上水平切口取出（皮肤切开、肌肉钝性分离，此切口较为隐蔽），已婚女性患者亦可从阴道后穹窿切开取出。

（二）腹腔镜肝左外叶（Ⅱ + Ⅲ 段）切除

肝左外叶独特的解剖结构使得腹腔镜肝左外叶切除术成为开展较早、应用较多的腹腔镜肝脏术式，也是当前腹腔镜肝脏手术公认的适应证。结合自身经验，笔者所在手术小组总结了一套模式化腹腔镜肝左外叶切除术手术方法，大样本量临床应用结果提示该方法简便、安全，重复性好，腔镜技巧要求低。

（1）患者取平卧位，气管插管（或喉罩）静脉全身麻醉，根据术中需要适时调整体位，断肝过程中常取头高脚底，右倾位。术者站于患者右侧，扶镜者站于术者一侧，助手站于患者左侧。显示屏置于患者头侧，偏左。自脐下建立气腹，置入腹腔镜，四孔法操作（彩图 3-21-5）。套管针布置见上文。

（2）探查后游离肝左叶。超声刀依次离断肝圆韧带、镰状韧带、左侧冠状韧带、左三角韧带（彩图 3-21-7），助手将肝左外叶抬起，超声刀离断小网膜直至静脉韧带根部附近。不刻意肝外显露肝左静脉或下腔静脉。

（3）超声刀将Ⅱ/Ⅲ段血管蒂前方及其上下肝组织适当离断（彩图 3-21-8），将Ⅱ/Ⅲ段血管蒂粗分离。

（4）自右侧副操作孔放入直线切割闭合器，联合上下部分未分开肝实质，闭合Ⅱ/Ⅲ段血管蒂（彩图 3-21-9）。

（5）超声刀向深部离断肝组织，将肝左静脉上下和前方肝组织离断少许，粗分离出肝左静脉，使残留肝组织长度＜6cm 即可（镜下目测）（彩图 3-21-10）。

（6）直线切割闭合器联合部分肝组织离断肝左静脉。助手协助主刀，自左侧操作孔放入抓钳，钳住左三角韧带，将左外叶向前下牵拉，使得切割闭合器上下闭合端顶部同时显露，确保肝左静脉完全闭合（彩图 3-21-11、彩图 3-21-12）。

（7）使用氩气刀喷凝肝创面（彩图 3-21-13）。活动性出血点用百科钳止血，胆漏处需缝扎或夹闭。术毕选择留置引流管，自右侧戳孔处引出体外。若为良性肿瘤，将标本钳碎后自扩大的脐部切口取出；若为恶性肿瘤，为确保标本完整，于左侧主、副操作孔间开腹取出。皮内缝合切口（彩图 3-21-14）。

（三）腹腔镜左半肝（Ⅱ + Ⅲ + Ⅳ 段）解剖性切除

（1）系统探查肝脏及其邻近脏器，结合术前影像资料（图 3-21-15），用术中镜下超声观察并判断脉管的走行。

（2）切断肝脏周围韧带，游离左肝：先用电刀或超声刀切断肝镰状韧带、肝圆韧带、左冠状韧带、左三角韧带及部分右冠状韧带，其中肝圆韧带和左三角韧带需用钛夹夹闭，在切断肝胃韧带时注意处理其中的迷走肝左动脉（彩图 3-21-16、彩图 3-21-17）。分离左肝静脉韧带时，助手用吸引器挑起左外叶，镜头术野从肝下进入，从第一肝门分离直至第二肝门。

（3）解剖第一肝门，控制入肝血流：依次解剖出肝左动脉（彩图 3-21-18）、门静脉（彩图 3-21-19、彩图 3-21-20），分离清楚后直接夹闭后离断，常规需要阻断全肝血流。

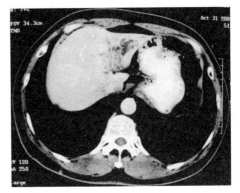

图 3-21-15　左肝管来源的恶性肿瘤

（4）肝实质的离断：肝表面 1cm 厚用电刀切开即可，出血较少。对于深层含有较多细小脉管的肝组织，用超声刀切开效果可靠（彩图 3-21-21）。沿肝脏缺血线离断肝实质（彩图 3-21-22），直至第一肝门附近。肝创面活动性出血使用百科钳止血（彩图 3-21-23）。

（5）使用直线切割闭合器离断第一肝门（彩图 3-21-24）。其后使用超声刀继续向深处离断肝实质，将左肝静脉粗分离。

（6）最后用直线切割器离断肝左静脉的主干（彩图 3-21-25）。对肝创面进行电灼或喷凝止血（彩图 3-21-26），对显露出的脉管，则视其粗细用钳夹或电灼处理。

（7）取出标本（彩图 3-21-27），常规放置腹腔引流管 1 根，由腹部右侧穿刺孔引出并固定，皮内缝合各穿刺孔。

（四）腹腔镜右半肝（Ⅴ＋Ⅵ＋Ⅶ＋Ⅷ段）解剖性切除（病变为血管瘤，彩图 3-21-28）

先探查病变组织（彩图 3-21-29），其后切断肝周韧带，完全游离右半肝（彩图 3-21-30、彩图 3-21-31），必要时切断部分肝短静脉，然后切除胆囊（彩图 3-21-32），解剖第一肝门，分离后钳夹、离断肝动脉（彩图 3-21-33），在鞘内处理进入右半肝脏的门静脉（彩图 3-21-34）；根据变色线离断肝实质（彩图 3-21-35、彩图 3-21-36）。其余步骤同左半肝切除（彩图 3-21-37～彩图 3-21-41）。右半肝切除时，有时需要在第二肝门处解剖出右肝静脉后，用钛夹夹闭，以防止 CO_2 气栓的形成和术中肝右静脉的出血，但不建议在肝外切断。

（五）单孔腹腔镜肝癌切除术

病例按如下标准选取：恶性肿瘤，直径≤2.5cm，位于Ⅲ、Ⅳb、Ⅴ段，突出于肝脏表面，或肝左外叶的良性肿瘤，直径≤10cm，Ⅱ、Ⅲ与Ⅳ段间肝断面较小；身高不超过 180cm，无病理性肥胖；无上腹部手术史。

患者取分腿位，头高脚低，静脉全身麻醉；选择喉罩或气管插管进行机械通气；使用 Triport（Triport，Advanced Surgical Concepts，Bray，Co. Wicklow，Ireland，图 3-21-42A）建立腹壁通道，或采用经脐置入 3 个相邻的 5mm Trocar 方法（图 3-21-42B）；镜头选择使用 5mm 的 30 度腹腔镜或末端可屈 5mm 的 30 度腹腔镜（Olympus America，Center Valley，PA，USA，图 3-21-43A）；腹腔镜器械包括传统腹腔镜器械、带关节的腹腔镜分离钳、抓钳及剪刀（Cambridge Endo，Framingham，MA，USA，图 3-21-43B）、镜下直线切割闭合器、超声刀（Ethicon Endo-Surgery，Cincinnati，OH，USA）、百科钳、LigaSure（Covidien Ltd，Norwalk，Connecticut，USA）、可吸收夹、氩气刀（argon beam coagulation，Johnson & Johnson/Ethicon，Cincinnati，OH，USA）及一次性取物袋（Endocatch bag，USSC，Norwalk，CT，USA）等。

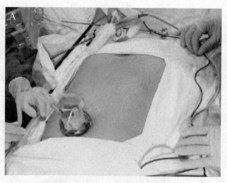
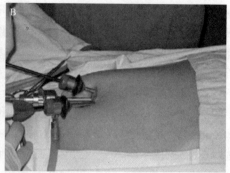

图 3-21-42　腹壁通道建立方式。
A. 使用 Triport；B. 使用 3 个 5mm 套管针

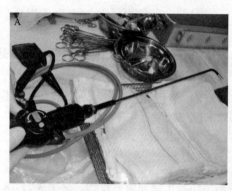
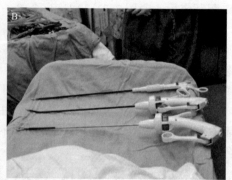

图 3-21-43　单孔腹腔镜镜头及部分器械
A. 末端可屈 30° 腹腔镜；B. 带关节的腹腔镜器械

常规腹腔镜置于下方，腹腔镜器械自镜上置入腹腔，镜孔位置可根据术中需要随时调整；腹腔镜以远距观察为主；无须协助显露时，单手操作，以减少器械拥挤及碰撞；需协助显露时，先行调整好显露器械，再调整操作器械；使用直线切割闭合器时均采用镜下单手操作方法。

1. 肝左外叶切除术，使用 Triport

离断肝周韧带，游离肝左外叶，使用超声刀沿镰状韧带左侧离断肝组织，避开左内叶侧血管瘤，离断Ⅱ、Ⅲ段血管蒂上下肝组织，将Ⅱ、Ⅲ段血管蒂粗分离，用直线切割闭合器闭合（彩图 3-21-44A）。继续用超声刀离断左肝静脉上方肝组织，将肝左静脉粗分离，同样用切割闭合器离断。标本自脐部戳孔处取出（良性病钳碎后取出，恶性病完整取出），放入一次性取物袋，标本取出后，用粗针丝线间断缝合白线及腹膜，在缝线间隙放入 1 个 10mm 套管针及 2 个 5mm 套管针，收紧缝线并打结，建立气腹，乳胶引流管自 10mm 套管针送入，分离钳放对位置后固定，退出后方套管针，再退出分离钳和剩余套管针。亦可不放置引流。

2. 肝脏局部切除

用 3 个相邻的 5mm 套管针或者使用 Triport 建立腹壁通道。用超声刀自肿瘤左方、右方、下方离断肝脏（图 3-21-44B），完整切除病灶。也可用两个直线切割闭合器楔形切除病灶。创面使用百科钳、氩气刀止血。如采用 3 个相邻的套管针建立腹壁通道，术毕将肚脐右侧 2 个戳孔相连，置入 10mm 套管针，放入一次性取物袋，其后自 10mm 套管针旁直接插入 5mm 的分离钳，将标本放入取物袋，自戳孔处完整取出。选择性放置腹腔引流。所有手术切口均采用皮内缝合法（彩图 3-21-45）。

其他单孔腹腔镜的病例及戳孔对比展示可见彩图 3-21-46～彩图 3-21-52。

（六）后腹腔镜肝脏切除术

此术式为笔者最新采用，国际上率先报道。对于部分近肾上腺附近肝脏表浅肿瘤（主要为Ⅵ段病变，图 3-21-53），常规经腹腔腹腔镜显露困难，操作不便。通过泌尿外科入路，可以经腹膜后直接到达肿瘤附近，进行手术操作。此术式入路直接，操作简便，初期临床实践表明该术式是安全、有效的，一定程度上扩大了腹腔镜肝脏手术适应证。

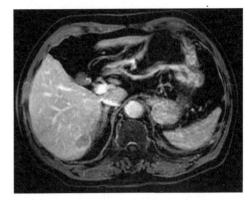

图 3-21-53　肝癌位置Ⅵ段，近肾上腺

患者取侧卧位，抬高腰桥，采用后腹腔镜肾上腺手术方法建立腹膜后空间和布置套管针。

镜下首先将肾旁脂肪游离，向下翻起，显露肾周筋膜、侧锥筋膜，于腹膜反折内侧打开侧锥筋膜和肾周筋膜，进入肾周间隙（彩图 3-21-54），紧贴肾前筋膜深面向上向内侧分离肾周脂肪囊，扩大肾周间隙（彩图 3-21-55）。肾周间隙顶端、肾上腺前上方可扪及肝脏，打开表面融合腹膜即可显露肝脏Ⅵ段，探查肿瘤（彩图 3-21-56、彩图 3-21-57）。使用超声刀局部切除肿瘤（彩图 3-21-58），创面使用氩气刀喷凝，标本放入一次性取物袋后自戳孔处取出（彩图 3-21-59），附近留置腹腔引流管 1 根（彩图 3-21-60），自腹壁戳孔处引出。标本及术后复查如彩图 3-21-61 及图 3-21-62 所示。

术中如损伤后腹膜，使用 Ham-o-lock 夹闭破口，左上腹穿刺置 1 个 5mm 套管针作为腹腔排气用。

其他病例可见图 3-21-63、彩图 3-21-64 及彩图 3-21-65。

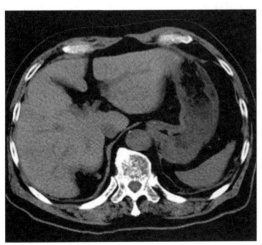

图 3-21-62　术后 1 周 CT 复查

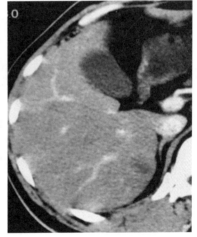

图 3-21-63　Ⅵ段肝转移癌，左外叶同样有转移灶

第四节　术中并发症预防及处理

一、术中出血

腹腔镜手术严格意义上讲应该是一个"无血"手术，应该做到"先止血，后切开"。由于腹

腔镜下一旦发生出血，就会立即失去视野，不可能像开腹条件下那样，迅速吸引、压迫止血，因此出血也是各类腹腔镜手术最常见的并发症和中转开腹最主要的原因。腹腔镜肝切除的出血应以预防为主：术前应仔细学习影像学资料，判定病灶部位、肝脏切除范围，制定科学的手术方案；术中应仔细操作，避免损伤大血管，解剖第二肝门时尤其要小心，建议在肝内切断肝静脉，不提倡肝外切断肝静脉。

如果术中发生意外出血，手术人员一定要保持镇定，持镜者要尽量保持视野，适当远离出血点，避免镜头被出血污染，术者可用器械暂时压迫出血部位减少出血，助手迅速吸引出血，暴露出血点，判断出血部位及来源，选择正确的止血方法。

（1）第一肝门出血：来源于门静脉或肝动脉分支，出血颜色较鲜艳，呈"喷涌"或"喷射"状，只要术者左手控制出血点，助手吸尽血液后，术者在直视下右手施夹即可控制，处理一般并不困难。有时在解剖一侧门静脉时，会撕裂其后壁尾状叶的小分支，这种出血一般较难处理，方法之一是继续解剖，成功分离门静脉分支后夹闭，该出血自然停止，另一方法是在门静脉后方塞入一块小纱布或海绵，压迫数分钟后再继续手术。但切忌在血液中盲目多次施夹或电凝止血，否则有损伤对侧胆管的危险。

（2）断肝过程中的出血：如果颜色较鲜艳，来源于"灌注性出血"，可用双极电凝止血；如果血液颜色较暗，压力较低，呈"脉冲样流出"，则可判定出血来源于肝静脉的分支。在出血点深面，用钛夹一起夹闭少量肝实质与肝静脉，由于肝静脉壁很薄，容易撕裂，不宜像处理门静脉与肝动脉那样提起后施夹。切记不可在止血效果不佳的情况下反复对开放的肝静脉分支施夹，这种做法有导致气体栓塞的危险。在1～2次施夹失败后，可先用小纱布压迫止血数分钟，由于肝静脉压力较低，一般出血可停止或减轻，再根据情况选择缝合或压迫止血。

（3）第二肝门出血：一般是分离时损伤了肝静脉或下腔静脉，如果破口较小，用可吸收夹夹闭后，继续手术；如果破口较大，则应临时用钛夹控制出血，用纱布填塞压迫后，果断中转开腹，修补撕裂口。我们不主张在腹腔镜气腹条件下尝试缝合修补肝静脉，因其可导致破口扩大和气体栓塞。

二、CO_2 气栓

CO_2 气栓一般发生在肝静脉损伤时，高压的 CO_2 气体随肝静脉大量进入心脏，是腹腔镜肝切除时最常见的致死原因之一。既往许多人研究了预防措施，虽然提出了许多解决办法，但是依然没有很好的解决方法。我们在肝实质离断之前，于肝脏外解剖出肝静脉，用钛夹夹闭，可预防肝静脉内 CO_2 气栓的形成。左肝静脉和右肝静脉在腹腔镜下均能够解剖出1～2cm。但需要指出的是，在肝脏外切断肝静脉是非常危险的，处理不恰当，可造成患者在很短时间内死亡。

（刘 荣 赵国栋）

参 考 文 献

［1］胡明根，刘荣，罗英，等. 腹腔镜肝切除治疗肝细胞癌123例临床分析［J］. 中华外科杂志，2008，46（23）：1774-1776.

［2］靳斌，周兵海，杜刚，等. 腹腔镜肝切除200例单中心经验［J］. 中华肝胆外科杂志，2016，22（9）：587-590.

［3］林浩铭，李国林，常瑞明，等. 全腹腔镜与手助腹腔镜在困难肝切除中的临床对照研究［J］. 南方医科

大学学报，2014（11）：1676-1679.

［4］刘荣，胡明根，王刚. 完全腹腔镜肝右三叶切除1例［J］. 中华医学杂志，2005，85（25）：1783.

［5］刘杰，张成武，洪德飞，等. 超声吸引刀联合术中超声在腹腔镜右肝困难部位肝切除术中的应用［J］. 中华肝胆外科杂志，2015，21（10）：703-705.

［6］刘荣，胡明根，赵向前，等. 完全腹腔镜肝切除术中顺行胆道镜检查的临床应用［J］. 中华消化外科杂志，2007，6（1）：25-28.

［7］刘荣，胡明根，赵向前，等. 完全腹腔镜肝切除的临床应用价值：附123例经验总结［J］. 腹腔镜外科杂志，2006，11（6）：479-481.

［8］刘荣，胡明根. 腹腔镜肝段叶切除的难点与对策［J］. 中国普外基础与临床杂志，2007，14（5）：510-511.

［9］刘荣，黄志强，周宁新，等. 腹腔镜肝切除术的手术入路探讨［J］. 中华医学杂志，2004，84（3）：219-221.

［10］刘荣，黄志强，周宁新，等. 腹腔镜解剖性肝切除技术研究［J］. 肝胆外科杂志，2005，13（2）：96-98.

［11］刘荣，黄志强，周宁新，等. 完全腹腔镜下肝左外叶解剖性切除7例［J］. 中华普通外科杂志，2004，19（2）：74-76.

［12］刘荣，黄志强，周宁新. 腹腔镜下肝良性实质肿瘤切除［J］. 肝胆外科杂志，2004，12（5）：359-361.

［13］刘荣，黄志强，周宁新. 腹腔镜下规则性肝切除11例分析［J］. 肝胆外科杂志，2003，11（4）：264-266.

［14］刘荣，王刚，胡明根. 复发性肝癌腹腔镜再切除1例报道［J］. 肝胆外科杂志，2005，13（4）：320.

［15］刘荣，王悦华，黄志强，等. 完全腹腔镜肝切除时出血问题的探讨［J］. 中华外科杂志，2003，41（8）：591-593.

［16］刘荣，王悦华，周宁新，等. 腹腔镜肝左外叶切除术1例报道［J］. 肝胆外科杂志，2002，10（5）：327.

［17］刘荣，王悦华，周宁新，等. 腹腔镜左半肝切除术1例报告［J］. 中国实用外科杂志，2002，22（10）：635.

［18］刘荣，王悦华，周宁新，等. 肝门部胆管癌腹腔镜左半肝切除1例［J］. 中华肝胆外科杂志，2003，9（6）：384.

［19］刘荣，王悦华，周宁新. 经腹腔镜左肝切除5例［J］. 中华肝胆外科杂志，2004，10（1）：11-13.

［20］刘荣，周宁新，黄志强，等. 完全腹腔镜肝切除25例临床报告［J］. 中华普通外科杂志，2003，18（7）：400-402.

［21］刘荣，周宁新，黄志强. 腹腔镜肝切除术的可行性［J］. 中国微创外科杂志，2005，5（1）：18-20.

［22］刘荣. 腹腔镜肝切除术的应用与评价［J］. 中国实用外科杂志，2005，25（10）：598-600.

［23］刘荣. 腹腔镜解剖性肝切除的理念与实践［J］. 中华外科杂志，2008，46（23）：1768-1771.

［24］刘荣. 腹腔镜下规则性肝切除［J］. 外科理论与实践，2004，9（6）：450-452.

［25］马渝城，严律南. 微创理念下腹腔镜肝切除的现状分析［J］. 中华肝脏外科手术学电子杂志，2013，2（6）：358-362.

［26］穆亚玲，刘荣. 腹腔镜肝切除术中二氧化碳气腹对循环、$PETCO_2$和血气值的影响及围术期麻醉处理［J］. 解放军医学杂志，2004，29（12）：1088-1089.

［27］穆亚玲，刘荣. 腹腔镜与开腹肝切除术对循环呼气末二氧化碳分压及血气影响的对比研究［J］. 中国急救医学，2005，25（10）：706-708.

［28］王刚，刘荣，蒋均远，等. 腹腔镜和开腹肝切除对机体肝脏功能的影响［J］. 中国普通外科杂志，2007，16（6）：552-555.

［29］王刚，刘荣，周宁新，等. 腹腔镜和开腹肝切除的费用效益分析［J］. 肝胆外科杂志，2005，13（2）：130-133.

［30］王刚，刘荣. 腹腔镜和开腹肝切除的临床对比研究［J］. 中国实用外科杂志，2005，25（10）：617-620.

［31］赵国栋，胡明根，刘荣. 模式化腹腔镜肝左外叶切除术：附71例临床应用报道［J］. 南方医科大学

学报. 2011, 4: 737-740.

[32] 周伟平，孙志宏，吴孟超，等. 经腹腔镜肝叶切除首例报道 [J]. 肝胆外科杂志，1994, 2: 82.

[33] BELLI G, LIMONGELLI P, FANTINI C, et al. Laparoscopic and open treatment of hepatocellular carcinoma in patients with cirrhosis [J]. Br J Surg, 2009, 96: 1041-1048.

[34] BELLI G, FANTINI C, BELLI A, et al. Laparoscopic liver resection for hepatocellular carcinoma in cirrhosis: long-term outcomes [J]. Dig Surg, 2011, 28(2): 134-140.

[35] BUELL J F, CHERQUI D. The international position on laparoscopic liver surgery: the Louisville Statement, 2008 [J]. Ann Surg, 2009, 250: 823-825.

[36] CANNON R M, BROCK G N, MARVIN M R, et al. Laparoscopic liver resection: an examination of our first 300 patients [J]. J Am Coll Surg, 2011, 213 (4): 501-507.

[37] CHEN H Y, JUAN C C, KER C G. Laparoscopic liver surgery for patients with hepatocellular carcinoma [J]. Ann Surg Oncol, 2008, 15: 800-806.

[38] CHERQUI D, HUSSON E, HAMMOUD R, et al. Laparoscopic liver resections: a feasibility study in 30 patients [J]. Ann Surg, 2000, 232: 753-762.

[39] CHOI S B, PARK J S, KIM J K, et al. Early experiences of robotic-assisted laparoscopic liver resection [J]. Yonsei Med J, 2008, 49: 632-638.

[40] CHUNG C D, LAU L L, KO K L, et al. Laparoscopic liver resection for hepatocellular carcinoma [J]. Asian J Surg, 2010, 33 (4): 168-172.

[41] DAGHER I, LAINAS P, CARLONI A, et al. Laparoscopic liver resection for hepatocellular carcinoma [J]. Surg Endosc, 2008, 22: 372-378.

[42] DAGHER I, PROSKE J M, CARLONI A, et al. Laparoscopic liver resection: results for 70 patients [J]. Surg Endosc, 2007, 21: 619-624.

[43] DULUCQ J L, WINTRINGER P, STABILINI C, et al. Laparoscopic liver resections: a single center experience [J]. Surg Endosc, 2005, 19: 886-891.

[44] GAGNER M, RHEAULT M, DUBUC J. Laparoscopic partial hepatectomy for liver tumor [J]. Surg Endosc, 1992, 6: 97-98.

[45] GIGOT J F, GLINEUR D, SANTIAGO AZAGRA J, et al. Laparoscopic liver resection for malignant liver tumors: preliminary results of a multicenter European study [J]. Ann Surg, 2002, 236: 90-97.

[46] HU M, ZHAO G, XU R. Retroperitoneal laparoscopic hepatectomy: a novel approach [J]. Surg Lap Endosc Percut Tech, 2011, 21 (5): 245-248.

[47] HU M, ZHAO G, XU D, et al. Laparoscopic repeat resection of recurrent hepatocellular carcinoma [J]. World J Surg, 2011, 35(3): 645-648.

[48] HU M, ZHAO G, XU D, et al. Transumbilical single incision laparoscopic hepatectomy: a initial report [J]. Chin J Med, 2011, 124 (5): 787-789.

[49] KANEKO H, TAKAGI S, OTSUKA Y, et al. Laparoscopic liver resection of hepatocellular carcinoma [J]. Am J Surg, 2005, 189: 190-194.

[50] KANEKO H. Laparoscopic hepatectomy: indications and outcomes [J]. J Hepatobiliary Pancreat Surg, 2005, 12: 438-443.

[51] KAZARYAN A M, PAVLIK MARANGOS I, et al. Laparoscopic liver resection for malignant and benign lesions: ten-year Norwegian single-center experience [J]. Arch Surg, 2010, 145: 34-40.

[52] KOFFRON A J, AUFFENBERG G, KUNG R, et al. Evaluation of 300 minimally invasive liver resections at a single institution: less is more [J]. Ann Surg, 2007, 246: 385-394.

[53] LAI E C, TANG C N, YANG G P, et al. Minimally invasive surgical treatment of hepatocellular carcinoma:

long-term outcome[J]. World J Surg, 2009, 33: 2150-2154.

[54] LEE K F, CHONG C N, WONG J, et al. Long-term results of laparoscopic hepatectomy versus open hepatectomy for hepatocellular carcinoma: a case-matched analysis[J]. World J Surg, 2011, 35 (10): 2268-2274.

[55] MALA T, EDWIN B, GLADHAUG I, et al. A comparative study of the short-term outcome following open and laparoscopic liver resection of colorectal metastases[J]. Surg Endosc, 2002, 16: 1059-1063.

[56] MITTLER J, MCGILLICUDDY J W, CHAVIN K D. Laparoscopic liver resection in the treatment of hepatocellular carcinoma[J]. Clin Liver Dis, 2011, 15(2): 371-384.

[57] MIZUGUCHI T, KAWAMOTO M, MEGURO M, et al. Laparoscopic hepatectomy: a systematic review, meta-analysis, and power analysis[J]. Surg Today, 2011, 41(1): 39-47.

[58] MORINO M, MORRA I, ROSSO E, et al. Laparoscopic vs open hepatic resection: a comparative study [J]. Surg Endosc, 2003, 17: 1914-1918.

[59] NGUYEN K T, GAMBLIN T C, GELLER D A. World review of laparoscopic liver resection-2804 patients[J]. Ann Surg, 2009, 250: 831-841.

[60] REICH H, MCGLYNN F, DECAPRIO J, et al. Laparoscopic excision of benign liver lesions [J]. Obstet Gynecol, 1991, 78 (5 Pt 2): 956-958.

[61] ROGULA T, GAGNER M. Current status of the laparoscopic approach of liver resection[J]. J Long Term Eff Med Implants, 2004, 14 (1): 23-31.

[62] SARPEL U, HEFTI M M, WISNIEVSKY J P, et al. Outcome for patients treated with laparoscopic versus open resection of hepatocellular carcinoma: case-matched analysis[J]. Ann Surg Oncol, 2009, 16: 1572-1577.

[63] SASAKI A, NITTA H, OTSUKA K, et al. Ten-year experience of totally laparoscopic liver resection in a single institution[J]. Br J Surg, 2009, 96: 274-279.

[64] TAKAGI S. Hepatic and portal vein blood flow during carbon dioxide pneumoperitoneum for laparoscopic hepatectomy[J]. Surg Endosc, 1998, 12: 427-431.

[65] TRANCHART H, DI GIURO G, LAINAS P, et al. Laparoscopic resection for hepatocellular carcinoma: a matched-pair comparative study[J]. Surg Endosc, 2009, 24 (5): 1170-1176.

[66] VIBERT E, PERNICENI T, LEVARD H, et al. Laparoscopic liver resection[J]. Br J Surg, 2006, 93: 67-72.

[67] WAYAND W, WOISETSCHLÄGER R. Laparoscopic resection of liver metastasis [J]. Chirurg, 1993, 64(3): 195- 197.

[68] YOON Y S, HAN H S, CHO J Y, et al. Total laparoscopic liver resection for hepatocellular carcinoma located in all segments of the liver[J]. Surg Endosc, 2009, 24: 1630-1637.

[69] ZHANG L, CHEN Y J, SHANG C Z, et al. Total laparoscopic liver resection in 78 patients [J]. World J Gastroenterol, 2009, 15: 5727-5731.

[70] ZHOU Y M, SHAO W Y, ZHAO Y F, et al. Meta-analysis of laparoscopic versus open resection for hepatocellular carcinoma[J]. Dig Dis Sci, 2011, 56 (7): 1937-1943.

[71] CIRRIA R, CHERQUI D, et al.Comparative short-term benefits of laparoscopic liver resection: 9000 cases and climbing[J]. Ann Surg, 2016, 263 (4): 761-777.

第二十二章

机器人肝脏外科

20 世纪 80 年代后期至今的 30 多年，由腹腔镜胆囊切除为代表的微创技术的引入和快速普及，现代传统外科取得了革命性的进步[1]。与传统的开放手术相比，微创手术因切口小和创伤轻而具有皮肤美观、术后疼痛轻、恢复快、住院时间短和医疗成本低等优势，因此腹腔镜微创技术已在各外科专业得到广泛应用，并成为许多疾病治疗的"金标准"，使传统外科迈入了微创外科（minimally invasive surgery，MIS）时代。这些微创手术要求外科医师具备熟练的腹腔镜技能，包括缝合、打结以及精细和协调的双手操作能力。

但随着腹腔镜技术的推广，其局限性也逐渐显露，包括：①术者依靠助手持镜和辅助操作，助手操作稳定性差；②术野为二维（2D）平面成像，降低了操作的手眼协调性；③由于套管针孔的杠杆作用，反向操作器械；④器械尖端的触觉反馈减弱或消失；⑤器械的活动自由度少，手部震颤被放大，且操作的动作幅度不稳定；⑥腹腔镜设备不够灵巧，很难完成狭小空间下的精细外科操作，比如缝合、吻合和显微外科等。腹腔镜技术的局限性限制了复杂手术的开展，使得复杂腹腔镜手术的学习曲线显著延长，需要花费大量时间、精力才能掌握腹腔镜技术。腹腔镜手术的这些缺陷有力推动了外科机器人系统的研发和临床应用。当前外科机器人系统突破了传统腹腔镜技术的大部分局限性。机器人外科极大地拓展 MIS 的范围，在心胸外科、妇科、普通外科、泌尿等学科已逐渐普及。

由于肝脏极易出血和固有的脆性等特征，肝脏外科的发展明显滞后，直到 20 世纪中期，随着对肝脏解剖和再生能力等认识深入，肝脏外科才开始发展起来。20 世纪 80 年代以后，随着肝移植技术、麻醉技术、重症监护、输血医学、术后护理的进步以及计算机断层扫描和磁共振扫描等影像学诊断技术的提高，随着普林格里法等肝血流阻断技术和超声刀（ultrasonic aspiration dissector）、水喷刀（water jet dissector）、LigaSure 血管闭合系统（LigaSure vessel sealing system）、全频超声乳化吸引刀（cavitron ultrasonic surgical aspirator，CUSA）和内镜切割闭合器（Endo-GIA）等肝实质离断技术和设备的发展，肝脏外科得到了快速发展，并发症和死亡率明显降低。过去十几年，腹腔镜肝脏手术日渐增多，从最初的腹腔镜探查、肿瘤分期和活检，过渡到肝脏边缘病灶的不规则切除，直至发展为规则性肝切除等腹腔镜重大肝切除手术，在国际上和国内大的医疗中心，它已逐渐成为常规手术。经验丰富的术者操作腹腔镜肝脏手术完全是安全可行的。由于肝外科的特殊性和传统腹腔镜设备的局限性，腹腔镜肝切除仍是目前公认的难度大、风险高的手术，短期内难以普及化常规开展[2-9]。出血被认为是肝切除术的阿喀琉斯（Achilles）之踵[2]，术中出血更是腹腔镜肝切除手术被迫中转开腹的主要原因。达·芬奇机器人系统克服了传统腹腔镜技术和设备的局限性，使右半肝等重大肝切除术变得相对更可行[10-16]，在减少出血、减少肝切除术的中转开腹率、降低围手术并发症和死亡率等方面体现了极大优势。

一、外科机器人系统

（一）外科机器人系统的组成

目前广泛应用的外科机器人为美国直观外科（Intuitive Surgical）公司开发的达·芬奇（da Vinci）系统。截至 2018 年 9 月 30 日，全球共有 4814 台达·芬奇机器人应用于临床，其中美国 3110 台。ZEUS 机器人系统（Computer Motion 公司）已于 2003 年被前者并购。达·芬奇机器人系统由医生主控台（surgeon console）、床旁机械臂塔（patient cart）和视频系统（vision cart）三个部分组成（图 3-22-1）。机械臂塔附 4 个机械臂：1 个为镜头臂，3 个为器械臂。摄像系统有两个并行摄像头，采集的图像在主控台转化为放大的 3D 立体视像，术者可同时控制 3 个操作臂中的任 2 个，器械臂抱持有 7 个方向自由度 540° 旋转的仿真手腕器械（EndoWrist）（图 3-22-2），医生对控制台手柄的操作被同步转换为器械末端同样的动作。

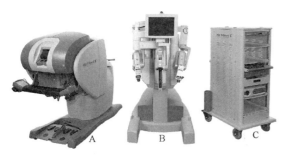

图 3-22-1 达·芬奇机器人系统由医生主控台（A）、床旁机械臂塔（B）和视频系统（C）三部分构成

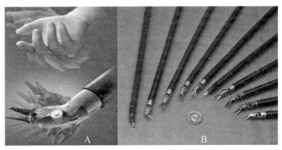

图 3-22-2 达·芬奇机器人系统终端具有 7 个自由度的高度灵巧的仿真手腕器械

（二）达·芬奇外科机器人系统的优点

外科机器人以腹腔镜技术为基础，又克服了其诸多局限性。外科医师采用机器人手术能较容易地操作高难度的腹腔镜手术。外科机器人将手术精度和难度提升到了新的高度，其优点主要包括：

（1）术者坐位操作（图 3-22-3），降低了劳动强度，适合复杂和长时间的手术；

（2）具有视觉景深的高清晰 3D 成像系统，没有杠杆作用，操作更符合直觉（图 3-22-4）；

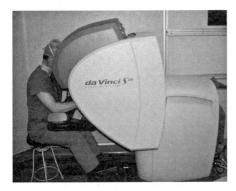

图 3-22-3 主刀医师舒适地坐于主控台前操作达·芬奇外科机器人

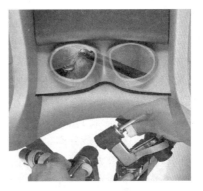

图 3-22-4 主刀医师根据高清、放大的 3D 视野，直觉地通过运动手柄完成手术操作

（3）滤除了人手的生理性震动，增强了操作稳定性；按一定比例缩小了操作的动作幅度，提高了手术精确性；术者头部离开目镜，器械即被原位固定，提高了安全性；

（4）手术器械具备 7 个方向自由度的仿真手腕器械，极大提高了操作的灵活性；

（5）术野被放大 10～15 倍，使用更精细、灵活和稳定的器械，使常规腹腔镜手术难度较大的缝合和（显微）吻合操作变得更简单、方便；

（6）手术适应证更加广泛：拓展了全新的领域——心血管外科；可进行原先腹腔镜下高难度手术（如肝切除、Whipple 手术），更具有可操作性；

（7）操作直观（图 3-22-4），便于学习掌握，学习时间比传统腹腔镜外科更短；

（8）使远程手术成为可能：2001 年 9 月 7 日，法国外科医师马勒斯克（Marescaux）在美国纽约用 IEUS 机器人系统成功为法国斯特拉斯堡的一位 68 岁女性患者实施机器人辅助的腹腔镜胆囊切除术，该手术被称为"林白手术"——林白（Lind bergh）是首个不着陆跨越大西洋的飞行员。这标志着远程外科时代已经到来。美国由国防部、航空航天署牵头拟设计将远程机器人外科系统应用到战场前线、太空站、月球或火星。

（三）达·芬奇外科机器人系统的缺点

达·芬奇机器人系统的缺点包括：

（1）价格昂贵，机器购置费和年度维护费用非常昂贵，是机器人外科难以推广的最大缺点；

（2）体积庞大，占用手术室较大空间；

（3）器械切换的效率低下，需要助手的手工替换；

（4）手术范围和视野较局限，多局限于四分之一腹部象限；

（5）最大的缺点是缺乏触觉反馈，缺乏触觉反馈可导致组织损伤和缝线断裂；

（6）手术视野的局限，源于 Trocar 布置的选择相对固定，导致术中视野切换困难；如需切换手术野，多需要再布置 Trocar，重新安放机器人系统，甚至需要转换体位，从而大幅延长手术时间。

除了机器人前列腺切除术在保护性神经中的优势已经获得证实外，尚难以判定手术机器人对腹腔镜的绝对优势，因为机器人外科和腹腔镜外科相比其他手术仍缺乏长期随机对照临床研究的证据。

二、机器人肝脏切除术

近十多年来，随着技术进步和腹腔镜相关设备的改进，全球腹腔镜肝脏切除例数呈指数级上升[2-9]。切口美观度改善、住院时间缩短和术后疼痛减轻是实施微创肝脏切除的主要原因，尤其是肝脏良性病灶的切除。2008 年于美国 Louisville 召开的腹腔镜肝脏外科首届国际共识会议指出[17]，腹腔镜肝脏切除的最佳指征是肝周肝段（第 2～6 肝段）≤5cm 的独立病灶，而邻近大血管或肝门的病灶由于存在大出血和需要重建胆道的潜在风险，不适于腹腔镜肝脏切除。多个比较研究显示，如果不影响术中对肿瘤的彻底切除，结直肠癌的肝转移癌和肝细胞肝癌并非腹腔镜肝脏切除的禁忌证。尽管机器人肝脏切除并未在共识会议报告中讨论，但只要不影响患者安全和肿瘤切除的彻底性，同样适用这一原则。

机器人肝脏切除克服了传统腹腔镜的部分局限性，包括难以通过腹腔镜缝合出血的肝脏实质，难以实施肝门区的复杂分离，难以实施需要重建胆道的肝切除等，缩短了实施此类复杂手术的学习时间，极大地拓宽了微创肝脏外科的领域。应用腹腔镜肝脏切除的主要顾虑之一是不易控制分离肝实质时的大出血。对出血的恐惧阻碍了肝脏外科医师开展微创条件下的重大肝切除术。达·芬奇外科机器人有助于控制出血和精确止血，减少了中转开腹手术的机会。主刀医师通过同时操作 3 个机器人臂的仿真手腕器械，可起到精确、稳定钳夹止血的作用，从而在高难度解剖部位实施体内缝合和打结。即锁定的仿真手腕器械可替代血管钳功能，从根本上超越了腹腔镜肝切除时的止血技术，从而为麻醉医师赢得复苏时间，也为手术团队争取时间制订处理复杂情况的计划。笔者本人操作达·芬奇机器人实施机器人辅助肝脏切除时，如遇肝静脉出血等情形时，多立即用便捷的器械夹闭血管并锁定，然后再从容对出血部位缝合，打结止血（彩图3-22-5）。

国际上，朱利亚诺蒂（Giulianotti）等于2003年率先报道机器人辅助下腹腔镜肝段切除术。此后，美国、欧洲、中国、韩国、新加坡、俄罗斯、印度和巴西等国相继发表了本国机器人肝切除相关论文。笔者所在的火箭军总医院于2009年率先在中国大陆开展了机器人肝切除术，在亚洲率先开展了机器人大范围肝切除术。

随着病毒相关性肝细胞癌发病率的增高，会有更多患者受益于微创手术切除。微创肝脏手术的术后粘连轻，后续分离操作相对容易，这一特点尤其有利于HCC患者，因为其可能需要接受再次手术或肝脏移植。我们和少数中心的临床经验证实，机器人辅助的左半肝和右半肝切除术完全可行。随着外科医师操作机器人经验的提高，我们开展重大肝切除术的病例数渐增加。行重大肝切除术时，外科机器人可实现精细分离，可分别控制出肝和入肝血流，进行几乎"无血"肝切除，这对腹腔镜技术而言是无法比拟的优势。美国朱利亚诺蒂等还率先成功实施了1例机器人辅助下的活体供体右半肝切除术。外科机器人在微创重大肝切除这一领域的应用将越来越广泛和深入。

三、机器人胆肠吻合术

外科机器人精确、稳定、灵巧的操作，非常适合胆管分离和胆肠吻合术。因此外科机器人适用于包括胆总管囊肿切除、良性总胆管狭窄和胆道闭锁等多种良恶性胆道疾病治疗。外科机器人不仅能在肝门三联区内实现精细解剖，还能实现Roux-en-Y胆肠吻合所要求的复杂缝合。从而完全避免了腹腔镜操作时由于缝合不当或血管损伤等技术差错导致吻合口狭窄的风险。腹腔镜胆总管囊肿切除联合Roux-en-Y肝管空肠吻合早在1995年就已实施[18]，但至今仍未常规开展，这源于此类复杂的胆肠重建手术用传统腹腔镜完成具有极高的难度和挑战性。根本原因则归咎于腹腔镜器械的活动角度受限，同时腹腔镜存在杠杆效应、灵活性不足等固有缺陷。

四、其他肝脏相关的机器人手术

15%～20%新诊断的结直肠癌患者同时诊断肝转移。一些大样本前瞻性随机试验显示，腹腔镜手术具有类似开放手术的充分肿瘤学切除，自此腹腔镜结直肠手术的开展越来越广泛。由于肿瘤学结果相当，加之视野改善，更加得心应手，人体工程特性优异，机器人手术正越来越多用于结直肠癌，特别是直肠手术。帕特瑞替（Patriti）等的病例研究显示，机器人辅助肝脏与结直肠同时切除安全可行[19]。但机器人辅助的肝脏与结直肠同时联合切除的肿瘤学转归、生活质量及成本效益等方面是否具有优势，仍需今后对比研究的证据。

对于结直肠癌肝转移和HCC患者，手术植入肝动脉灌注泵施行肝动脉灌注化疗是一种应用较多的选项，因其不受肿瘤大小、部位、多灶性或邻近血管的限制，能投放高剂量化疗药物，而全身副作用小。肝动脉灌注（hepatic artery infusion，HAI）治疗对无法切除的孤立性结直肠癌肝转移及原发性肝癌安全有效。但HAI泵置放的主要缺点是需行腹中线或肋下开腹术，通过腹腔镜植入HAI泵已获成功，但需要高超的手术技巧，因为在胃十二指肠动脉内推进导管尤具挑战性。通过机器人放置灌注泵则相对简便，手术关键是精确切开和缝合动脉，以及在动脉内推进套管，该手术已有成功报道[20]。

我们还在机器人辅助下开展了复杂位置肝脏肿瘤的射频消融术、微波消融等局部消融技术。

五、火箭军总医院机器人肝脏外科早期经验（2009.1-2010.7）

笔者所在的火箭军总医院机器人外科团队，组建了国内首个机器人外科中心，是迄今国内最早、也是开展机器人肝胆胰及腹部外科手术例数最多的中心之一，同时是国际上开展机器人肝胆胰手术例数增加最快的中心之一。我中心于2009年1月6日进行了首例机器人手术，至2010年7月底共进行普通外科手术155例，几乎涵盖了肝胆胰及胃肠外科的所有手术类型。155例中机器人肝切除术17例，其中男8例，女9例，年龄27～85岁（平均年龄55±16岁）。其中原发性肝细胞癌3例，胆管细胞癌3例（Bismuth Ⅲb型肝门部胆管癌1例，肝内胆管囊腺癌2例）；转移性肝癌3例，良性肝脏肿瘤4例（肝血管瘤3例，胆管囊腺瘤1例）；左肝内胆管结石4例。肝脏肿瘤病灶位于Ⅱ～Ⅷ段，平均直径5.8cm（3～13cm）。所有病变术前都经CT、MRI等影像学检查证实。4例患者伴有中重度梗阻性黄疸，4例患者伴有慢性乙型肝炎（2例肝功能Child-Pugh B级）。4例既往有开放上腹部手术史，2例有下腹部手术史。具体病例资料见表3-22-1。

表3-22-1　实施机器人肝切除术的17例患者病例资料

病例	性别	年龄	诊断	肝脏手术	联合其他手术	术后并发症
1	女	51	Bismuth Ⅲb型肝门部胆管癌	规则性左半肝切除术	胆总管切开取癌栓、T管引流术	—
2	女	45	右肝巨大血管瘤	中转开腹	—	—
3	男	68	肝转移癌	肝脏楔形切除术	胆囊切除、胆肠吻合术	—
4	男	49	肝内胆管囊腺瘤癌变	肝脏局部切除术	肝脏射频消融术	—
5*	女	53	胆囊癌、肝转移癌	肝脏楔形切除术	胆囊癌切除、肝管外引流术	—
6	女	29	肝内外胆管囊腺瘤	肝脏局部切除术	胆囊切除、肝外胆管囊腺瘤切除、胆总管探查、T管引流术	—
7*	男	69	肝内胆管囊腺瘤癌变	右肝前上叶（s5a）切除术	腹腔粘连松解、胆总管切开取癌栓、T管引流术	—
8*	男	85	胆囊癌、肝转移癌	肝脏楔形切除术	胆囊癌切除、肝十二指肠韧带清扫术	—
9*	女	27	左肝内胆管结石	规则性左半肝切除术	胆总管探查术	腹腔出血
10	男	45	右肝巨大血管瘤	中转开腹	—	—
11*	女	50	左肝内胆管结石、Caroli's病	左肝内叶楔形切除术	—	—
12	男	84	左肝外叶肝细胞癌	左肝外叶切除术	—	—
13	女	58	左肝外叶肝细胞癌、胆囊结石	左肝外叶切除术	胆囊切除术	—
14	男	48	右肝前叶肝细胞癌	右肝前叶局部切除术	胆囊切除术	—
15*	女	59	左肝内胆管结石	左肝外叶切除术	—	肺部感染
16	男	60	左肝内胆管结石、胆总管结石	左肝外叶切除术	胆囊切除、胆总管取石、T管引流术	—
17	女	53	左肝巨大血管瘤、脾功能亢进	左肝外叶切除术	脾动脉结扎术	—

*既往腹部手术史。

术前患者及家属签署知情同意书。术前常规放置胃管、尿管；术中给予 1 次抗生素。手术间准备和套管针布置分别见图 3-22-6 和图 3-22-7，全身麻醉成功，消毒铺单后即放置套管针。套管针布置应随病灶位置和大小、患者体型等做相应调整。以左肝手术为例：于脐上或下 Veress 气腹针穿刺建立 CO_2 气腹（维持 12～14mmHg）；原位放置 1 个直径 12mm 的套管针（①抓持镜头臂）并置入摄像镜头。然后直视下在左肋缘下 2～4cm 腋前线处穿刺放置 1 个直径 8mm 的套管针（②机械臂 I），右肋缘下 2～4cm 锁骨中线放置 1 个直径 8mm 的套管针（③机械臂 II），再于①和②套管针孔间的脐右下放置 1 个直径 12mm 的套管针（⑤助手操作入路）。根据手术需要，可于右腋中线放置 1 个直径 8mm 的套管针（④机械臂 III）；对于需要内镜下胆道探查者，则于剑突下放置 1 个直径 12mm 的套管针（胆道镜，亦可做 T 管通道）。各套管针孔以手术靶区为中心弧形分布，间距 ≥5～6cm，以避免机械臂冲突。在患者头部正上方推入、固定机器人塔车。安装机器人臂前调整体位，即头侧抬高 20°～30° 的反特伦德伦伯（Trendelenburg）位。

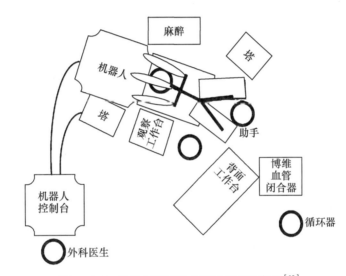

图 3-22-6 机器人肝脏手术的手术室示意图[10]。

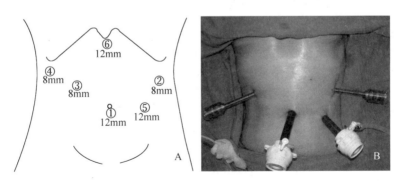

图 3-22-7 机器人肝脏手术套管针布置
A. 套管针布置示意图，①～④为机器人臂套管针，
⑤为助手套管针，⑥为胆道镜套管针。④和⑥套管针则根据具体手术需要放置；各套管针
孔位置应随不同手术操作而做具体调整。B. 机器人左肝外叶切除术中的腹部套管针位置

如既往腹部手术史等引起的腹腔粘连影响上述 Trocar 布置，则从无腹腔粘连处先建立气腹和布置套管针孔，在腹腔镜下分离粘连后，再按上述原则安装机器人各机械臂。根据不同术式，术

前准备好术中拟用的超声刀、腹腔镜超声、胆道镜、内镜下切割闭合器（Endo-GIA）和 Hem-o-Lok 等设备。

用机器人手术时，分离和显露肝周韧带与开放手术相同。用机器人做肝脏局部或楔形切除手术，一般直接用超声刀或电刀（单极、双极）电凝钩分离肝实质，联合缝扎法止血。2 例行规则性左半肝切除术，先于肝门部分离左肝动脉、门静脉左支后，分别结扎、离断，左肝管离断后，远端暂不处理，拟后续胆道镜探查用；再于缺血缘内侧用超声刀离断肝实质，遇出血的肝内管道用 4-0 Prolene 线缝扎后切断，肝静脉用 Endo-GIA 离断或 Hem-o-Lok 夹闭后，缝扎加固（彩图 3-22-8）。

离断肝实质时遇肝断面严重渗血，则选择普林格尔法阻断入肝血流（共 4 例）。近来我们在实施左肝外叶切除术时，有 4 例采用了肝实质缝扎和超声刀离断肝实质交替进行的方法。

术中根据需要，选择腹腔镜超声探头确定病变范围和断肝平面。肝切除手术结束后，如合并有肝外胆道疾病，则选择胆道镜胆道探查、取石或取癌栓等操作。

确定性手术结束后，于肝断面、肝下放置剪有侧孔的硅胶引流管 1~2 根。切除标本装入取物袋，体积大者多于脐下正中或耻骨联合上作 4~5cm 的纵切口或横切口取出切除标本（见彩图 3-22-9）；体积小的标本则通过 Trocar 孔取出。

本组实施机器人规则性左半肝切除术 2 例，左肝外叶切除术 5 例，局部或楔形切除 7 例，亚肝段（s5a）切除术 1 例，中转开腹 2 例；联合其他机器人术式 12 例（详见表 3-22-1）。术中发生大出血 3 例，2 例为巨大肝血管瘤中转开腹切除（中转率 11.8%）；1 例为黄疸型肝癌合并严重肝功能不全。15 例完成机器人肝切除患者的平均手术时间为 280min（90~580min），平均术中出血量为 150mL（20~900mL）；4 例选择肝实质缝扎和超声刀离断肝实质交替法肝切除的出血量（60±32mL）与 4 例选择普林格尔法肝切除的出血量（470±291mL）相差显著（$p=0.03$）。2 例术后接受输血。机器人肝切除病例的平均住院时间为 7 天（5~16 天）。

术后发生严重并发症 2 例（11.8%），其中腹腔内出血 1 例，重症肺炎 1 例，经保守治疗治愈，无患者发生胆漏和围手术期死亡。

除肝脏切除术外，同期我们还实施了机器人肝门部手术 63 例，其中肝门部胆管癌 36 例，胆囊癌 10 例，复杂肝内胆管结石 12 例，医源性胆道损伤 5 例。

六、机器人肝切除的应用进展

1. 我国机器人装机和手术数量猛增。

达·芬奇机器人手术系统费用 2000 多万人民币，开机后仅自带手术器械等消耗费用就达 3 万~4 万，因此，机器人手术系统对医院、对患者而言，都是极大的经济负担。2010 年，中国大陆仅有 5 台达·芬奇机器人手术系统，实施机器人肝脏及腹部手术的仅我们单位一家。随着国家经济实力增加以及对机器人手术系统优越性的深入认识，购买机器人手术系统和接受机器人外科手术的病例数近年呈井喷式增长[22]。截至 2019 年 4 月中旬，中国大陆已装机 82 台达·芬奇机器人手术系统。机器人手术系统完成的病例数从 2010 年前的几十例，增长到 2014 年的 4982 例，2017 年的 26765 例，2018 年又猛增到 32638 例，其中机器人肝胆外科占所有机器人手术的 10% 左右。截至 2019 年 4 月，刘荣所在的解放军总医院单中心完成机器人肝切除术已超过 1000 例。机器人肝脏手术的指征正逐渐扩大，从楔形肝切除、半肝切除、扩大半肝切除，扩展到后上肝段切除、活体供肝切除和联合肝脏分割与门静脉结扎的二步肝切除术（associating liver partition with portal vein ligation for staged hepatectomy，ALPPS）[23]。

2. 计算机三维可视化技术在肝脏外科中已得到广泛应用。

采集上腹部增强 CT 的三期图像数据（平扫期、动脉期、门静脉期），将图像数据传至 CT 后处理工作站，并进行数据的存储。随后将 CT 图像数据导入三维可视化成像系统，对腹腔脏器、腹腔脉管系统及肝脏肿瘤进行分割、配准和三维重建。根据需要进行个体化肝脏分段、肝脏体积计算及虚拟肝切除。通过三维可视化模型，可多角度观察肝脏肿瘤的大小、部位及形态，明确腹腔脉管系统的解剖变异，并协助判断肿瘤与肝内重要血管的空间位置关系。个体化肝分段及肝体积计算可用于指导精准肝切除术。同时，术中可将三维可视化模型与实际手术进行实时比对，同步调整三维可视化模型的解剖位置，对关键管道进行识别和定位。因此，三维可视化技术在术前可对肝脏肿瘤进行精确的诊断和安全性评估，在术中可对肿瘤及重要血管进行识别与定位，从而指导精准手术的施行。

3. 吲哚菁绿融合影像、三维可视及术中超声技术引导肝切除的临床应用极大地提高了机器人和腹腔镜肝切除的精准性和安全性[24-26]

吲哚菁绿融合影像技术所用染料即为吲哚菁绿（ICG），此前主要用于检查肝脏储备功能，已在临床应用多年，是肝胆外科的老药。近年研究发现，ICG 可被波长 750~810nm 的外来光激发，发射波长约为 830nm 的近红外光，经特殊装置接收后可在显示屏上显示荧光影像。ICG 荧光融合影像技术，对于术中确定肝脏良恶性结节，甄别肝内外转移病灶，同时在术中检测肝切除术后胆漏方面也有明显优势。在活体肝移植中，使用 ICG 分子荧光影像技术进行胆道成像，指导胆道的离断及重建；在各种不同类型的肝移植患者刚完成手术时，在术中评估移植肝肝细胞功能。术中通过正显示染色法或负显示染色法，使目标肝区或肝段产生荧光信号，协助机器人或腹腔镜下肝切除术时肝实质离断过程中精准把握断肝平面，以保护重要肝内脉管的完整性，并减少术中出血和降低并发症。因此，ICG 荧光融合影像技术的应用使解剖性肝切除得到更为直观的诠释；通过与术前影像学检查、三维重建模拟系统、术中腹腔镜超声引导等手段相结合，使得机器人或腹腔镜解剖性肝切除更为精准。

4. 达·芬奇机器人手术系统的垄断地位受到挑战

自 2003 年并购最强有力竞争对手 ZEUS 机器人系统（Computer Motion 公司）后，达·芬奇机器人手术系统在全球一直处于独家垄断地位，价格畸高，美国本土 150 万美元的设备在中国卖 2000 多万，极大地增加了病患和社会的医疗负担。目前国内外多个机构尝试打破目前这种垄断，包括我国天津大学研发的"妙手"机器人手术系统在内[27]，近两年将有多个替代产品进入临床应用，这也必将倒逼达·芬奇机器人手术系统的价格回落到相对较合理的区间。

5. 首个国际专家共识的的建立

刘荣教授领衔发表了首个机器人肝切除术的国际专家共识声明[28]，内容包括 7 各部分：

（1）机器人肝切除（RH）和传统开腹肝切除（OH）一样安全可行。机器人肝切除手术时间更长，减少术中出血量，住院时间更短，降低并发症和严重并发症的发生率。术中出血和传统开腹肝切除相当。（证据等级 2C）

（2）机器人肝切除治疗肝脏恶性肿瘤，和开腹肝切除的临床疗效相似。在根治切除率、总体生存率等肿瘤学结果方面，RH 和 OH 相比无明显差异。（证据等级 2D）

（3）机器人肝切除和腹腔镜肝切除都是微创外科手术，RH 和传统腹腔镜肝切除（LH）一样安全可行。RH 手术时间更长，术中出血量更多，费用更高。RH 开腹中转率随着经验积累会降低。（证据等级 2D）

（4）机器人肝切除和腹腔镜肝切除都是微创外科手术，二者对肝脏恶性肿瘤的疗效相似。二者在根治切除率、总体生存率和复发率等肿瘤学结果方面无明显差异。（证据等级 2D）

（5）对于小范围肝切除（minor hepatectomy），RH 和 LH、OH 一样安全可行。RH 对小范围肝切除的手术时间比 LH 更长。对于小范围肝切除而言，机器人肝切除术中失血量、术后并发症

率和总体费用，和腹腔镜小范围肝切除相当。（证据等级 2D）

（6）对于大范围肝切除（major hepatectomy），RH 和 LH、OH 一样安全可行。RH 对大范围肝切除的手术时间比 LH 更长。对于大范围肝切除而言，机器人肝切除术中失血量、术后并发症率和总体费用，和腹腔镜大范围肝切除相当。对于小范围肝切除，RH 和 OH 在手术时间、术中失血量和并发症率方面无明显差异。（证据等级 2D）

（7）机器人活体供肝切除可行。该操作应由经验丰富外科医生实施。机器人活体供肝切除的真实临床获益需要将来进一步研究证实。（证据等级 2D）

七、结语

肝脏外科的巨大进步得益于对其功能性解剖更清晰的认识、对其再生能力和肝功能储备更深入的了解。影像学技术的巨大进步，有利于选择更合适的手术病例，它对重大肝切除的安全性产生了深远的影响。肝血流控制技术和肝离断设备、技术的进步，极大地降低了肝脏手术的并发症率和死亡率。所有这些知识和技术都拓展了肝脏外科的范围，微创技术（腹腔镜和机器人）几乎应用于所有类型的肝脏切除术。机器人外科系统的引入极大地优化了腹腔镜肝切除技术，大大地缩短学习曲线。自从外科医师尝试机器人肝切除手术后，机器人肝切除得到了快速发展，其手术适应证迅速扩大到右半肝切除、扩大右半肝切除、供体右肝切除、肝门部胆管癌肝切除联合胆道重建等腹腔镜相对禁忌的领域[10-13]。与传统腹腔镜相比，达·芬奇机器人系统实施复杂肝、胆、胰手术（包括胆胰等复杂消化道重建、淋巴结清扫、出血控制和血管重建等方面），实现了革命性的跨越[10-13, 15]，极大地提升微创肝脏外科的视野。随着新型精密型外科机器人向小型化、智能化、经济实用并具有触觉反馈的方向发展；随着整合 VR/AR 技术实现术中实时肝肿瘤及管道精确定位的导航功能，随着头端可弯曲的新型高效肝实质离断工具的开发，机器人手术将更为普遍地应用于这类复杂手术。另外，随着机器人手术系统成本费用降低，相信会有更多的肝肿瘤病人受益。

20 世纪之初，外科医师对肝实质出血无法控制和脆性的恐惧阻碍了开腹肝脏手术的发展；今天外科医师对微创肝脏手术的犹豫与之神似。肝脏外科已经取得显著的进步，并将继续发展。正如福特纳（Fortner）和布伦加特（Blumgart）所说[13, 21]"我们有理由记住，在 19 世纪，外科曾被认为已臻极致，其实佳境远未到来。"

（刘全达　周宁新）

参 考 文 献

［1］黄志强. 微创外科及外科微创化与本世纪外科的发展［J］. 腹部外科，2004，17（2）：70-72.

［2］ABU HILAL M, UNDERWOOD T, TAYLOR M G, et al. Bleeding and hemostasis in laparoscopic liver surgery［J］. Surg Endosc, 2010, 24 (3): 572-577.

［3］TSUCHIYA M, OTSUKA Y, TAMURA A, et al. Status of endoscopic liver surgery in Japan: a questionnaire survey conducted by the Japanese Endoscopic Liver Surgery Study Group［J］. J Hepatobiliary Pancreat Surg, 2009, 16 (4): 405-409.

［4］NGUYEN K T, GAMBLIN T C, GELLER D A. World review of laparoscopic liver resection-2 804 patients［J］. Ann Surg, 2009, 250 (5): 831-841.

［5］AZAGRA J S, GOERGEN M, BRONDELLO S, et al. Laparoscopic liver sectionectomy 2 and 3 (LLS 2 and 3): towards the "gold standard"［J］. J Hepatobiliary Pancreat Surg, 2009, 16 (4): 422-426.

［6］GUMBS A A, GAYET B. Totally laparoscopic extended right hepatectomy［J］. Surg Endosc, 2008, 22: 2076-2077.

［7］CHEN T H, YANG H R, JENG L B, et al. Laparoscopic liver resection: experience of 436 cases in one center［J］. J

Gastrointest Surg, 2018, 11: 1-8.

［8］PENG L, ZHOU Z, XIAO W, et al. Systematic review and meta-analysis of laparoscopic versus open repeat hepatectomy for recurrent liver cancer［J］. Surg Oncol, 2019, 28: 19-30.

［9］PULITANO C, ALDRIGHETTI L. The current role of laparoscopic liver resection for the treatment of liver tumors［J］. Nat Clin Pract Gastroenterol Hepatol, 2008, 5: 648-654.

［10］OLEYNIKOV D. Robotic Surgery［J］. Surg Clin North Am, 2008, 88 (5): 1121-1130.

［11］周宁新. 达·芬奇机器人手术系统带给我们的挑战与启迪［J］. 中华消化外科杂志, 2010, 9（2）: 90-92.

［12］周宁新, 刘全达. 达·芬奇系统在腹部外科的应用［J］. 腹部外科, 2009, 10（10）: 261-262.

［13］IDREES K, BARTLETT D L. Robotic liver surgery［J］. Surg Clin North Am, 2010, 90 (4): 761-774.

［14］周宁新, 陈军周, 刘全达, 等. 应用达·芬奇机器人手术系统治疗 94 例肝胆胰疾病的经验总结［J］. 中华消化外科杂志, 2010, 9（2）: 93-96.

［15］GIULIANOTTI P C, SBRANA F, BIANCO F M, et al. Robot-assisted laparoscopic extended right hepatectomy with biliary reconstruction［J］. J Laparoendosc Adv Surg Tech A, 2010, 20 (2): 159-163.

［16］JI W, WANG H, ZHAO Z, et al. Robotic-assisted laparoscopic anatomic hepatectomy in China: initial experience［J］. Ann Surg, 2011, 253 (2): 342-348.

［17］BUELL J F, CHERQUI D, GELLER D A, et al. The international position on laparoscopic liver surgery: the Louisville statement, 2008［J］. Ann Surg, 2009, 250 (5): 825-830.

［18］FARELLO G A, CEROFOLINI A, REBONATO M, et al. Congenital choledochal cyst: video-guided laparoscopic treatment［J］. Surg Laparosc Endosc, 1995, 5 (5): 354-358.

［19］PATRITI A, CECCARELLI G, BARTOLI A, et al. Laparoscopic and robot-assisted one-stage resection of colorectal cancer with synchronous liver metastases: a pilot study［J］. J Hepatobiliary Pancreat Surg, 2009, 16 (4): 450-457.

［20］HELLAN M, PIGAZZI A. Robotic-assisted placement of a hepatic artery infusion catheter for regional chemotherapy［J］. Surg Endosc, 2008, 22 (2): 548-551.

［21］FORTNER J G, BLUMGART L H. A historic perspective of liver surgery for tumors at the end of the millennium［J］. J Am Coll Surg, 2001, 193 (2): 210-222.

［22］刘荣, 尹注增, 赵之明, 等. 应用机器人手术系统行肝胆胰手术单中心 1000 例报告［J］. 中国实用外科杂志, 2017, 37（3）: 288-290.

［23］胡明根. 机器人腹腔镜肝切除的临床应用［J/CD］. 中华腔镜外科杂志（电子版）, 2018, 11（3）: 147-148.

［24］中华医学会数字医学分会, 中国研究型医院学会数字医学临床外科专业委员会, 中国图学学会医学图像与设备专业委员会, 等. 计算机辅助联合吲哚菁绿分子荧光影像技术在肝脏肿瘤诊断和手术导航中的应用专家共识［J］. 中国实用外科杂志, 2017, 37（5）: 531-538.

［25］张树庚, 刘连新. 吲哚菁绿荧光融合影像引导技术在腹腔镜肝切除中的应用及展望［J］. 中华肝胆外科杂志, 2019, 25（2）: 129-131.

［26］TANG R, MA L F, RONG Z X, et al. Augmented reality technology for preoperative planning and intraoperative navigation during hepatobiliary surgery: a review of current methods［J］. Hepatobiliary Pancreat Dis Int, 2018, 17 (2): 101-112.

［27］李爱民, 李进华, 李建民, 等. 国产机器人妙手 S 系统远程手术实验研究［J］. 腹部外科, 2016, 29（6）: 473-477.

［28］LIU R, WAKABAYASHI G, KIM H J, et al. International consensus statement on robotic hepatectomy surgery in 2018［J］. World J Gastroenterol, 2019, 25 (12): 1432-1444.

Chapter **23**

第二十三章

肝脏外科再手术

一、原发性肝癌外科治疗的现状

原发性肝癌在我国是常见病和多发病，为我国癌症死亡的第二位。近二三十年来原发性肝癌肝切除术在全国各地广泛开展，总体来说，原发性肝癌肝切除术的五年生存率为 25%～50%。原发性肝癌肝切除术的并发症和再手术较为常见，处理上有一定难度，必须严格掌握再手术的适应证和精确把握手术时机。

（一）肝细胞癌发病率呈上升趋势

据帕金（Parkin D. M.）等 1999 报告年 HCC 新病例为 437408（男 316300，女 12100）；2001 报告年 HCC 新病例为 564300（男 398364，女 165927），2005 年报告 2002 年新例病 626000 人，死亡 598000 人。2006 年《致癌基因》（*Oncogene*，2006，25：3771-3777）载文称《世界健康报告》[*The World health report*（2003）] 统计 2002 年的肝癌发病人口为 714600，其中男性 504600、女性 210000。据国际癌症研究中心（IARC）估计每年癌症发病数递增 5%。即使欧美发达国家肝癌发病也同样呈上升趋势。全球范围内原发性肝癌的发病率占肿瘤的第五位（或第六位），死亡率为第三位；在我国肝癌高居癌症死因的第二位。82% 原发性肝癌发生在发展中国家，地域上主要在非洲（sub-Saharan Africa）和东亚和东南亚，55% 在中国。肝癌发生的主要危险因子为 HBV（中国）或 HCV（日本）感染，并与肝炎病毒的基因型相关。用 AFP 水平和超声监视乙肝病毒携带者，每年 HCC 发病率超过 0.2%（Collier J & Sherman M）。母婴传播的无肝硬化的乙肝病毒携带者，HCC 发病率小于 1%。前瞻对照研究指明，乙肝病毒携带者每年 HCC 发病率为 0.5%；并随年龄而增长，70 岁时 HCC 发病率为 1%。HBV 和 HCV 感染使肝癌的发病概率增加 20 倍。此外，接触黄曲霉毒素也是肝癌发生的重要原因。

我国临床大肝癌（肿瘤直径大于 5cm）占 75%，小肝癌占 25%。我们诊治的肝癌病员分布几乎来自我国各个省市（除西藏），包括中国香港和澳门特别行政区。也有些患者来自一些亚洲国家，如菲律宾、新加坡和马来西亚等，还有来自于美国的华侨。

（二）肝切除术仍是肝癌治疗的首选

多数国际肝癌中心数据显示：肝癌首次可切除率（resectability）为 20%～30%，围手术期死亡率小于 5%（最好小于 2%），肝癌切除术的五年生存率为 25%～50%。

香港玛丽医院肝癌患者接受肝移植、部分肝切除和介入（TECE）治疗后的 4 年总体生存率如下：肝移植组约为80%（$n=67$），部分肝切除组约为60%（$n=952$），介入（TACE）组约为20%（$n=969$）（范上达2006）。

我国三个肝癌中心切除术手术死亡率：吴孟超报告（2002）为0.4%；芮静安报告（2002），1983—1992为0，1993—2002为1.6%；陈孝平报告（2006）为2.2%。

我国各型肝癌肝切除术五年生存率：吴孟超、沈峰报告（2006）≤5cm为79.8%，≤3cm为85.3%；芮静安报告（2005）大于5cm为40.2%，陈孝平报告（2006）≥10cm为18.2%。

（三）肝脏无手术禁区

我们所实施的大肝癌肝切除术类型（1993—2006）几乎包含了世界文献上记载的各种肝切除术，其中包括右三区切除术、左三区切除术（切除全肝的75%～80%）、右半肝切除术和扩大右半肝切除术、左半肝切除术和扩大左半肝切除术、肝中叶切除术、肝Ⅷ段切除术、肝区段切除术和联合区段切除术、左外区切除术和尾状叶切除术。

大肝癌肝切除术手术死亡率据报道，日本幕内雅敏（Makuuchi）<10%，哥泽提（Gozzetti）8%，法国比斯牡思（Bismuth）10%，芮静安组为1.3%。

本组大肝癌切除术后的1、3、5年生存率分别为82.0%、51.1%和40.2%。

国际大肝癌肝切除术后生存率，日本1、3、5年生存率分别为71%、43%、30%，我们的1、3、5年生存率分别为82.0%、51.1%、40.2%。

大型肝切除术的限度，以下情况应视为禁忌：Child-Pugh积分>8，血清丙氨酸转氨酶（ALT）大于正常值两倍，15min靛青绿保留率（ICGR15）>10%，尿素氮合成<6g/日，肝静脉压梯度>10mmHg。

肝衰竭仍然是肝硬化患者肝切除术后死亡和合并重大并发症的主要原因，故手术前必须严格评估患者的肝功能。

芮静安等报告肝右三区切除术，自1987年4月—1999年12月，在459例原发性肝癌肝切除手术中，33例行肝右三区切除术。肿瘤分期全部为Ⅳ，病理报告27例（81.8%）为肝细胞癌，2例（6.1%）为胆管细胞癌，4例（12.1%）为混合型癌，17例（51.5%）有门静脉右支癌栓，15例（45.5%）有19个微小卫星灶，1例患者于手术后一个月内死于肝衰竭，手术死亡率为3%（1/33，1、2、3、4和5年生存率分别为71.9%、50%、40.6%、37.5%和34.4%。

所有肝切除术（包括肝左、右三区切除术）的要领有两条：①无血切除，本组采用常温下一次性肝门阻断法，阻断时间：8～42min；②肝内解剖。

本组肝癌肝右三区切除术最长已无瘤生存19年，至今仍生存。其他肝癌切除术生存10年以上者（包括19年、22年和31年）大有人在。

（四）大型肝切除不输血——肝外科的进展

2002年日本幕内雅敏报告90%肝切除手术可不输血，伦切纳（Lentschener）2002年报告60%肝切除不需要输血。芮静安2006年报告84例大型肝切除手术（包括肝右三区切除术，切除全肝75%）不输库存血。芮静安于2006年10月在美国哈佛大学医学院进行学术交流时，发表题为"Major hepatectomy without blood transfusion"的演讲，受到广泛关注。

大型肝切除术不输库存血的相关条件：①无血切肝，本组采用常温下一次性肝门阻断＋超声刀进行肝内解剖；②血压、脉搏平稳；③血色素不低于9g，血细胞比容不小于30%；④可行自体输血。

肝切除术围手术期不输库存血可减少术后并发症和肝癌复发率。本组报告（2005）不输血组并发症发生率为9.8%，对照组为21.7%；不输血组肝癌肝切除术后1、2、3年复发率为24.1%、27.6%、31%，而对照组为41.7%、52.1%和56.3%（$P<0.05$）。

一例男性，24岁，肝细胞癌（HCC），于1999年10月28日行肝右三区切除术，切除标本2500g，未输库存血。

Kwon A. H. 2001年报道，108原发性肝癌肝切除术病例分为两组：输血组（$n=53$）、未输血组（$n=55$）。于术前1、2、4周和术后3和6个月做淋巴细胞（lymphoid cells）、自然杀伤细胞活性（natural killer cell activity）和植物血细胞凝集素（phytohemagglutinin，PHA）等检测，两组病例临床分期无差异。但是术后CD8水平，输血组高于非输血组，PHA输血组术后7天明显升高，自然杀伤细胞活性术后7天输血组低于非输血组，结论：同种异体输血（allogeneic blood transfusion）可能抑制免疫功能。

平野（Hirano T.）2005年报道：46原发性肝癌肝切除术自体输血（1组），对照组50例原发性肝癌肝切除术接受库血（2组），10年无瘤生存率1组为20%，2组为8%。

（五）"120"肝切除术可普及到县、市级医院

芮静安所倡导的"120"肝切除术，其"1"是指用一根管行一次性肝门阻断；"2"是指用两个手指作肝实质分离；"0"是指不输血。

芮静安自1983—2006年间用此法行肝肿瘤肝切除术500余例，手术死亡率为0.6%（3/500）。1983—1992年手术死亡率为0，1993—2006年手术死亡率为1.3%。

"120"肝切除术不需要特殊仪器、设备，只要掌握要领，普及至县、市级医院是可行的。这样可使更多的肝癌患者获得治疗的机会。

作者自20世纪80年代至2008年在13个省市40所县、市级医院为原发性肝癌患者应用"120"肝切除术给多种类型的肝癌患者治疗。

（六）展望

21世纪如何进一步提高肝癌患者的无瘤生存率？除进一步发挥早诊断和各种技术改进外，新世纪将以准则化的治疗方案，尽可能改进肝脏恶性肿瘤患者的无瘤生存率。准则化治疗方案实质上是指根据循证医学的原理，既要随机，又要对照，才能正确判断疗效。

有效的辅助治疗可明显降低复发率。肝细胞癌伴有肝硬化患者的外科治疗对于外科医师来说仍然是重大的挑战。

对于肝癌肝切除术后复发的小肝癌或肝功能衰竭，抢救性肝移植是有价值的。小肝癌切除后复发大部分仍然在肝脏，所以肝移植是可取的。活体肝移植指征可以放宽到包括Child C级的肝硬化、肝癌和肝切除术后复发的患者。肝移植治疗肝癌这一治疗模式会不断发展和完善。

未来肝癌的手术指证可能将肿瘤基因标志物（genetic markers）作为决策因素。

原发性肝癌发病率逐年上升，总体死亡率未下降，任重道远。

二、原发性肝癌肝切除术胆道并发症和再手术

（一）病例1

患者，男性，15岁，患儿两月前无明显诱因感肝区疼痛，向右肩背部放射，发热37.5～38.5℃，B超、CT、MRI检查均发现"肝区巨大实性占位病变"，在北京一所三级甲等医院行经皮肝脏穿刺活检，病理诊断为"肝母细胞瘤"，既往体检HBsAg（＋）。于1996年10月21日行经

导管肝动脉化疗栓塞术（TACE），往导管注入碘油 30mL，MMC 20mg，ADM 40mg，DDP 80mg。介入术后，患者肝区疼痛明显，午后体温波动于 37.5～39.5℃，一月后经 MRI 检查肝脏肿瘤无明显变化。于 1996 年 11 月 28 日以"肝母细胞瘤"入我院。AFP 262.97ng/L，SGP T42μ/L，AKP 197μ/L，TBIL 14.5μmol/L，DBIL 2.1μmol/L，TP 72.5g/L，ALB 39.9g/L，PTA 77%。HBsAg（＋）、HBeAb（＋），HBcAb（＋）。

患者为少年男性，一般情况好，肝功能储备好，Child-Pugh A，凝血机制好，虽是肝脏右叶和左内叶巨大肿瘤，边界尚清晰，左外叶病变待除外。1996 年 12 月 5 日术前讨论决定尽量抢救，积极手术探查，配血 3000mL，准备行肝右三区切除术，即切除肝右侧的右叶和左内叶的全部，占全肝的 75%。1996 年 12 月 6 日，在全身麻醉的情况下，经右侧胸膜联合切口，先取右侧经腹直肌切口长 12cm 进入，腹腔探查无腹水，肝十二指肠韧带内可触及 1cm 大小淋巴结，质软，肝脏无明显硬化结节，肝左叶经术中 B 超检查未发现肿瘤。探查后决定行肝脏右三区切除术。经右第七肋间开胸，游离右侧三角韧带和冠状韧带，解剖胆囊管和胆囊动脉，切断胆囊动脉并结扎，在胆囊管距胆总管 0.5cm 处切断并结扎。游离第一肝门，将肝右动脉分离、切断、结扎，游离出肝下下腔静脉，上止血带暂不扎紧，上第一肝门止血带，经小网膜孔，十二指肠韧带后方穿过一乳胶管，环绕门静脉、肝动脉和总胆管，并开始阻断（整个切肝过程中一次性阻断 26min），在镰状韧带的右侧用电刀切开肝被膜，用超声刀（CUSA）分离肝实质，分离、切断肝中静脉分支，结扎。在肝内切断肝右静脉，断端用 3-0 无损伤缝合线缝合。在门静脉矢状部右侧切断门静脉右支，断端用 3-0 的无损伤缝合线缝合。同时切断肝右侧胆管，断端缝扎。用超声刀分离肝实质，肝内各种管道均离断，距肿瘤约 1.5cm 完全离断肝脏。标本为巨块型肿瘤，包膜完整，2500g 重。创口无活动出血，用 5000mL 蒸馏水冲洗胸膜腔，用氩气刀凝固肝断面，用特可考止血材料一贴贴于肝创面，并用带蒂大网膜覆盖于断面，缝合固定。清点器械、敷料等无误，腹腔胸膜腔留置引流管各一根，关闭胸膜腔。术中出血 4500mL，输血 3000mL。

术后第一天腹腔引流 400mL，混浊。术后第二天腹腔引流量仍为 400mL，淡血性，色深黄，考虑出现胆漏。术后第 13 天腹腔引流量突然减少，次日查血发现血清胆红素明显升高。CT 检查提示肝断面包裹性积液，在 B 超引导下行腹腔穿刺，抽出胆汁 750mL。此后 B 超示肝内胆管扩张，经 PTCD 引流后第 3 日腹腔引流量渐减。1 月后腹腔引流量明显减少，拔管病愈。1996 年 12 月 11 日病理报告结果为"肝细胞性肝癌"。

（二）病例 2

患者，男性，64 岁，因右上腹肿物两个月，B 超检查显示肝左右叶间及肝右叶多发实性占位病变，CT 诊断为"肝血管瘤"。HBsAg（－），HBsAb（＋），AFP 0.7ng/mL，CEA 10μg/l，抗 HCV（－）。于 1997 年 2 月 12 日入我院。肝脏的功能测定为 Child-Pugh A。经术前讨论和准备，配血 1600mL。1997 年 2 月 14 日，在全身麻醉情况下经双侧肋缘下切口开腹。探查无腹水，未触及腹腔肿大淋巴结，肝门可触及 2 枚直径 1.5cm 肿大淋巴结，肝脏肿物位于肝左内叶，累及左外叶和右叶（5 段＋8 段），呈多结节状融合，肿瘤直径 14cm。术中取肿瘤组织一块送冰冻切片，病理报告为胆管细胞癌。决定行肝左三区切除术（即切除左侧 75% 肝脏）。游离左侧三角韧带，解剖胆囊管和胆囊动脉，切断胆囊动脉，结扎。胆囊管距胆总管 0.6cm 处切断，断端缝扎。经小网膜孔，从十二指肠韧带后方穿过乳胶管一根，环绕门静脉、肝动脉和总胆管（一次性阻断第一肝门 20min）。距肿瘤右侧 2cm，切开肝被膜，游离肝左、中静脉干，在肝内切断，断端用 3 个 0 无损伤缝合线缝合。继续用超声刀（CUSA）解剖肝实质，将肝内管道分离，切断，结扎。暴露门静脉矢状部，在其左侧切断，断端用 5-0 无损伤线缝合。在肝内游离并切断左侧肝动脉和左侧肝内胆管，结扎。注意保护肝右静脉，将巨大肿瘤分离切除。肝断面用特可考两贴覆盖。彻底检查创面无出血和胆汁渗出，用蒸馏水 5000mL 冲洗腹腔。腹腔引流管置于肝右侧膈下。清点器械、敷料等，拔管，关腹。术中出血 2500mL，输库血 1600mL。标本重 2200g。

术后第 1 天，腹腔引流通畅，引流量 3236mL，术后第 2 天腹腔引流量极少，术后第 3 天腹腔引流量 400mL，腹腔引流液出现胆汁样成分。腹部有压痛、反跳痛，未听到肠鸣音。术后 4 天，仍未排气，体温 37℃，腹腔引流液约 150mL，腹痛好转。术后 5 天，发热 38℃，患者已排气，腹腔引流（胆汁样）600mL。术后第 10 天，病情稳定，体温正常，引流量少，进食顺利。1997 年 2 月 27 日，术后第 14 天，出现绞痛加重、下腹部压痛、反跳痛，无肠鸣音。白细胞 24300，临床诊断为肝切除术后胆汁性腹膜炎。即在全身麻醉情况下剖腹探查。开腹后即有大量胆汁涌出，吸引，用温盐水 6000mL 彻底冲洗腹腔，观察创面未见有胆汁溢出。留置引流管于左上、左下、右下腹，关腹。术后保肝、抗炎治疗，逐渐恢复良好。术后一周，腹腔引流 100mL，术后 11 天，下腹引流量 5mL/ 日。左上腹引流量 400mL/ 日。

1997 年 3 月 29 日带腹腔引流管出院。6 月 17 日再入院，AFP（-），6 月 20 日做 TACE 治疗。6 月 23 日换药将引流管拔除。并保肝治疗，恢复良好，于 7 月 5 日痊愈出院。

（三）病例特点

（1）肝脏肿瘤巨大，病例 1 肿瘤占据肝右叶和左内叶，切除标本重达 2500g。病例 2 肿瘤占据右前叶和左叶，切除标本重达至 2200g。

（2）手术大，创伤大，病例 1 行肝脏右三区切除术，切除全肝的 75%。病例 2 行肝脏左三区切除术，切除全肝的 75%。两例均为肝脏极限切除术。

（3）出血多，病例 1 术中出血 4500mL，病例 2 术中出血 2500mL。

（4）输血多，病例 1 输血 3000mL，病例 2 输血 1600mL。输血必然抑制机体免疫功能。

（四）病例处理中缺陷

两例病例的胆漏均经治疗痊愈出院。病例 1 经随访无瘤生存 6 年，没有死于肿瘤复发，可见肝脏右三区切除获得良好效果。可是例 1 能尽早做 PTCD。病例 2 在第一次住院期间做腹腔探查、清洗可能更为积极有效。

（五）关于肝切除术后胆汁漏的发病率

吴孟超、张智坚（2007）报道，1960—1980 年肝切除术后胆汁漏的发病率为 0.48%，无死亡病例。1998—1999 年肝切除术后胆汁漏的发病率为 0.17%，无死亡病例。

王少斌、芮静安（2004）报道 1996—2002 年肝切除术后胆汁漏的发病率为 1.5%，无死亡病例。

（六）肝切除术胆瘘预防和处理

肝切术后，肝断面可能有一些细小胆管渗出少量胆汁，这些胆汁随着创面的渗出液流出，如充分引流，胆汁往往很快减少，不会造成严重后果。但是如果胆汁外漏量逐渐增加，并且引流不畅，此时如果处理不及时，往往会造成严重不良后果，甚至危及生命。山下（Yamashita Y. I.）报告 679 例肝切除，胆漏发生率为 4.6%，特别肝断面显露格利森鞘或肝门区者，为高危肝切除术，术后发生胆漏的机会明显增大。本组胆漏发生率 2.74%（5/182），其中发生在半肝或半肝以上切除者占 80.0%（4/5），胆漏发生的临床表现各不相同。本组病例 5，首先表现为不全肠梗阻症状，但所有患者均有程度不等的黄疸、发热。腹痛常常为轻到重度。实验室检查出现胆红素、碱性磷酸酶和γ谷氨酸转肽酶升高或者升高的程度与谷丙转氨酶的升高不成比例，均提示有胆瘘发生的可能。应进一步行影像学检查，以明确诊断。

胆漏发生后，应及时处理。保证良好的持续引流，使胆漏局限，随着时间的推移，大多可以自行愈合。当胆漏发生并出现肝内胆管扩张时，提示胆道有梗阻存在，尽早行 PTCD，可以降低胆道压力，促进瘘口愈合，本组病例 1、3 最终行 PTCD 后瘘口愈合。但是往往由于漏胆汁的胆管粗大，胆汁引流不畅，很快出现弥漫性胆汁性腹膜炎，此时及早手术处理是十分必要的。再次剖腹探查，了解肝断面胆瘘情况，发生大胆管损伤或结扎线脱落时，应缝合修补或结扎，并充分引流，加做胆总管 T 管引流，有利于减低胆道压力，促进胆漏愈合。有时剖腹探查时，检查肝断面，未能发现明显胆漏，此时加做胆总管 T 管引流可能更有利于胆漏愈合。本病例 5，第一次探查时，未发现肝断面明显胆汁外漏，由于无肝内外胆管扩张，加之胆总管处粘连较重，故未行胆总管 T 管引流。如加做 T 管引流可能将避免第二次探查手术。充分有效的引流是术后顺利恢复的关键。当引流量突然减少时，不要盲目乐观，必要时行影像学检查并调整引流管位置，确保通畅。

山下（Yamashita Y. I.）曾在 102 例肝切除术中采用胆漏试验，没有 1 例发生术后胆漏，其推荐的胆漏试验方法为，自胆囊管内插入（4F）导管，用手指暂时压住胆总管下端，注入 20~40mL 稀释的吲哚氰氯溶液，观察肝断面有无胆漏，发现胆漏者立即给予 Z 形缝扎，并覆盖纤维蛋白胶。此试验胆漏的方法，虽然增加了手术时间，但对于减少术后胆漏的发生，特别是半肝或半肝以上的胆漏易发患者，有重要意义。但也有反对意见，伊吉奇（Ijichi M.）报告，将 103 例肝切除患者随机分成 2 组，49 例为胆漏试验组，51 组为对照组。结果，试验组胆漏发生率为 6%（3 例），对照组胆漏发生率 4%（2 例）。伊吉奇的结论是，在肝切除术中，随机试验提示胆漏试验无意义。

三、原发性肝癌肝切除术后出血和再手术

（一）病例

患者，男性，67 岁。右上腹不适三月余，体重下降约 10kg，B 超检查结果："肝右叶实性占位病变"。CT 检查结果："肝占位病变，肝右叶低密度影 9cm×5cm"。乙型肝炎病史 35 年。anti-HBe（＋），AFP 27.7ng/mL，HGB 12g/L，HCT 33.1%。于 2002 年 10 月 31 日入我院。入院后查 AFP>400ng/mL，肝功能 Child-Pugh A，经术前讨论和术前准备后，于 2002 年 11 月 14 日上午 9 点 30 分到 11 点 50 分在全身麻醉情况下阻断第一肝门 15min，行肝 5、6 段联合区段切除术。术中缝扎断面出血点，用氩气刀凝固止血，断面喷洒蛋白胶，并对拢缝合 3 针。出血量 1100mL，术中未输血。上午 12 点返回 ICU 病房，入 ICU 后约 7 分钟腹腔引流量为 500mL（淡血色），继续观察，上午 12 点血压为 90/60mmHg，HGB 8g/L，HCT 22.3%。诊断为肝切除术后腹腔出血，2002 年 11 月 14 日上午 12 点在全身麻醉下行剖腹探查术。腹腔内积血 200mL，肝断面已有血块凝结，术中未见明显出血点，用温盐水冲洗腹腔，行肝断面对拢缝合 4 针。术中输血 800mL。11 月 15 日 HGB 10.5g/L，HCT 33.9%；11 月 16 日 HGB 10.5g/L，HCT 32.3%；11 月 18 日 AST 43U/L，ALT 154U/L，TBIL 2.09mg/dL。病理报告：肝细胞癌伴坏死，切缘未见癌。

术后恢复良好，于 2002 年 11 月 26 日出院。于 2002 年 12 月 10 日—12 月 21 日再入院。11 月 25 日 AST 30U/L，TBIL 0.65mg/dL，HGB 10.1g/L，HCT 31.2%，AFP 1420ng/mL。行 TACE 术，于 2002 年 12 月 18 日出院后随诊。

（二）病例特点

（1）肝脏肿瘤大：肿瘤直径 9cm×5cm。

（2）术中出血 1100mL，未输血。

（3）肝脏断面多种止血处理（缝扎，氩气刀凝固止血，喷洒蛋白胶，对拢缝合等），不奏效。

（4）术后观察严密，再手术及时。

（5）第一次术后 HCB 8g/L，HCT 22.3% 时，应该输血。

（三）肝切除术后出血发病率

吴孟超、张智坚（2007）报道，1960—1980 年肝切除术后出血发病率为 0.48%，1 例死亡，死亡率为 0.24%，1998—1999 年肝切除术后出血发病率为 0.28%，1 例死亡，死亡率为 0.06%。

（四）肝切除术后出血原因分析

吴孟超、张智坚（2007）分析肝切除术后出血的原因：①肝创面缝合处撕裂 3 例，治疗措施为加固缝合 1 例，另加纱布压迫 2 例（其中 1 例死亡）。②肝创面和右肝静脉出血，治疗措施为加固缝合。③肝创面＋后腹膜粗糙面出血，措施为加固缝合＋纱布压迫。

（五）肝切除术后出血的预防和治疗

1）肝切除术后出血的预防主要应建立在无血切肝（入肝血流或全肝血流的阻断）和肝内解剖的基础上。若这两方面准确掌握，术中出血必然减少。解剖清晰，术中止血彻底，则术后出血必然减少。

2）术中出血主要来自于肝静脉和下腔静脉（确切地说应是肝静脉撕裂）。吴孟超报道，术中出血的主要原因（损伤部位）和治疗：左肝静脉 1 例，措施为修补＋纱布压迫。右肝静脉 6 例，单纯修补 5 例，修补＋纱布压迫 1 例。中肝静脉＋右肝静脉 1 例，单纯修补。下腔静脉 9 例，单纯修补 5 例，其中 1 例死亡；连带肝组织缝合 2 例。肝切除中发生大出血的患者中 47% 是肝静脉损伤引起。

3）肝断面的处理关系到术后出血，肝断面出血的处理方法：

（1）缝扎出血点，此法比较牢靠。

（2）用氩气刀凝固血。

（3）用各种止血材料覆盖创面。

（4）肝断面对拢缝合法。

（5）游离或带蒂大网膜覆盖于肝断面和肝被膜，缝合必须严密。

（六）术后严密观察，必要时再手术

（1）严密观察患者一般情况，观察血压、脉搏变化。

（2）每小时计腹腔引流量。

（3）及时测定 HGB 和 HCT。

（4）一般情况下，肝癌切除术后，患者凝血机制较差，若少、中量腹腔渗血，应用凝血酶原复合物，往往可能奏效。

（5）若 1h 腹腔引流量＞1000mL，血性，HGB＜9g/L，HCT 低于 25%，血压有下降的趋势，在输入等量新鲜血后，仍不能奏效，应及时开腹剖查和止血，切不可延误。

四、原发性肝癌肝切除术复发和再手术

（一）病例 1

患者，男性，72 岁，原发性肝癌肝切除术后 13 年。B 超示肝占位性病变 20 余天。2001 年 3 月 12 日，MRI 检查结果："肝右叶前下段结节状，T_1 低信号影，T_2 高信号影，考虑肝癌术后复发，胆囊多发结石"。2001 年 3 月 14 日，腹部 CT 平扫及增强扫描结果，"肝右叶前段癌（第 5 段），胆囊颈多发结石。于 2001 年 3 月 26 日入我院，既往史：1957 年患急性乙型肝炎，后发展为肝硬化，曾患糖尿病。入院查 AFP 20.1ng/mL，HGB 14.3g/L，HCT 42.4%。

鉴于患者肝癌复发明确，肝功能为 Child-Pugh A，经术前讨论和术前准备，2001 年 4 月 5 日，在全身麻醉下经右肋缘下斜切口开腹，腹腔内粘连较重，探查无腹水，未触及肝门肿大淋巴结，将胆囊与粘连的网膜及肠管分离，于肝十二指肠韧带后方穿过一根乳胶管准备阻断第一肝门，阻断一次 25min。用超声刀（CUSA）解剖。分离胆囊动脉，结扎，切断，分离胆囊管后距总胆管 0.5cm 处切断，结扎，然后逐步将肝 5、6 段连同胆囊一并切除。肝创面用氩气刀凝固止血，喷洒蛋白胶，检查无活动出血，置腹腔引流管于肝右侧膈下。术中出血约 1500mL，自体输血 400mL。血压和脉搏平稳。HGB10.1g/L，HCT 29.9%。清点器械和敷料等后，逐层关腹。

病理报告结果："肝细胞癌，周围肝组织呈结节性肝硬化，慢性胆囊炎，胆石症。"

患者术后恢复良好，于 2001 年 4 月 20 日出院。

2005 年 3 月 14 日，患者因肝癌术后 16 年，B 超发现肝占位病变 4 天再次入院。CT："右肝占位病变，肝癌复发"，AFP＞1000ng/mL。

2005 年 3 月 18 日，因肝癌第二复发，Child-Pugh A，在全身麻醉下开腹探查，右肝后下方有直径约 3cm 肿瘤，行肝右叶部分切除术。术后当日 HGB 9.2g/L，HCT 25.1%，术中出血约 500 mL，未输血，术后血压、脉搏平稳。3 月 19 日 HGB 10.3g/L，HCT 27.1%，病理诊断：肝细胞癌。术后未出现并发症，恢复良好，于 2005 年 3 月 27 日出院。

（二）病例 2

患者，男性，60 岁，患者因 B 超和 CT 发现肝右叶占位病变，于 1994 年 5 月 25 日入院。既往于 1992 年因升结肠癌在外院行右半结肠切除术。AFP 26.3ng/L，CEA＜5ng/L，HBsAg（－），抗 HCV（－），肝功能 Child-Pugh A，PTA100%。1994 年 6 月 4 日，在全身麻醉情况下经双肋缘下切口开腹，探查无腹水，腹腔无肿大淋巴结。盆腔未触及肿物，术中 B 超证实肿瘤位于右后叶与尾状叶交界处，直径 4cm×4cm×5cm，紧邻下腔静脉，一次性阻断第一肝门静脉 31min。用超声刀（CUSA）做肝实质解剖，断扎肝右静脉，仔细解剖第三肝门，有一肝短静脉撕裂，下腔静脉破口出血，用 5 个 0 无损伤缝线缝合。切断，结扎肝右动脉和右侧肝内胆管，做右半肝切除术。用氩气刀凝固止血，用游离大网膜覆盖肝断面。出血 1800mL，输血 1600mL。病理报告结果："原发性混合性肝癌。"术后恢复良好，两周后出院。

1996 年 2 月 16 日，CT 检查结果：肝左叶小低密度影直径 1.5cm。一周未增大。于 1996 年 4 月 8 日入院。两次查 AFP 均＜10ng/mL。经术前讨论，考虑为肝癌复发。1996 年 5 月 17 日，在全身麻醉情况下行肝左外叶切除术。病理报告结果为"肝细胞癌"。术中出血 1200mL，输血 600mL。

2000 年 11 月 16 日，因结肠癌手术后 8 年和原发性肝癌术后 6 年第二次复发入院。B 超和 CT 证实肝内有两个肿瘤，直径 2.0cm×2.2cm 和直径 2.7cm×2.6cm，AFP 3364ng/mL，CEA 2.6ng/mL，HBsAg（＋），HBeAg（＋），HBcAb（＋），抗 HCV（－）。经讨论考虑为原发性肝癌两次肝切除

术后复发，行无水酒精瘤内注射。术后综合治疗，病情稳定，于 2000 年 12 月 19 日出院。

（三）病理特点

（1）病例1：作者于 1988 年为患者在中国医学科学院肿瘤医院行原发性肝癌肝中叶根治性切除术，术后一直随访，于术后 13 年肝癌复发。原发性肝癌根治性肝切除术后 10 年以上复发者还有数例。一般文献认为，原发性肝癌根治性切除术后三年，可认为是长期生存。一般来说，原发性肝癌切除术后两年内复发者多见。病例1于 72 岁和 76 岁时两次复发均行肝切除术，取得较好疗效，原则上，肝复发癌和肝原发癌一样，若肝功能良好，即 Child-Pugh A 级，无心、肺、肾等重要器官伴随疾病，仍应首选肝切除术。老年不应视为手术禁忌证，有文献报道，肝切除术患者最高年龄已上升为 92 岁，老年人患原发性肝癌，情况允许，有手术适应证，不应采取姑息方法。

（2）病例2：原发性肝癌第二次复发时，AFP 由 10ng/mL 上升到 3364ng/mL，即由 AFP 阴性转为阳性。第一次住院时，HBsAg（−），第三次住院时，HBsAg（＋），HBeAg（＋），HBcAg（＋）。患者第一、二次肝切除时均输库存血。乙型肝炎病毒感染与肝癌发病肯定相关。若发现乙型肝炎病毒携带者，符合条件者应进行抗病毒治疗。抗病毒治疗可视为预防复发的一种措施。乙型肝炎病毒转阴，肝癌复发率亦可能下降，而且是病因学预防——一级预防。复发的早诊早治应视为二级预防，亦非常重要。

（四）肝癌复发转移的研究

1. 复发转移的检测

刘宇慧、周柔丽（1997）报道用 nested RT-PCR 法检测肝癌患者外周血癌细胞。这一方法可从 2mL 人外周静脉血中检测到 10 个左右肝癌细胞表达的人甲胎蛋白 mRNA，具有特异性强、灵敏度高的特点。刘扬等（1999）对术后 24h、48h 及 1 周对肝癌患者周围静脉血中的 AFP mRNA 进行检测并随访 1～2 年，其结果显示，术前及术后 1 周内血液 AFP mRNA 持续阳性的 12 例肝癌患者中，术后 1 年内出现复发或转移性癌灶 6 例，术后 2 年内复发或转移 9 例；而随访的血液 AFP mRNA 阴性的 19 例肝癌患者中仅有 5 例在术后 1 年内复发，在 2 年内复发 8 例；无肝外远处器官转移（1 年时二者差异无显著意义，$p>0.05$；2 年时二者差异有显著意义，$P<0.05$）。说明血液 AFP mRNA 持续阳性的肝癌患者更容易复发或产生远处转移。血液中 AFP mRNA 有望成为判断肝癌复发或预测肝癌远处器官转移的客观性指标之一。

王少斌、芮静安（2000）报道原发性肝癌 45 例，AFP mRNA 阳性率 76%（34/45）；17 例继发性肝癌患者，原发癌来自结肠癌 7 例、直肠癌 5 例、胆囊癌 2 例、小肠平滑肌内瘤 2 例、乳腺癌 1 例，AFP mRNA 阳性率 65%（11/17）。原发性肝癌患者 AFP mRNA 在 AFP 大于 20µg/L 组 90%（26/29）为阳性；有肝外转移组 94%（16/17）为阳性。TNM 分期Ⅳ期组 88%（23/26）阳性；未发现肝外转移组 64%（18/28）阳性；TNM 分期Ⅱ期组 46%（6/13）为阳性（$p<0.01～0.05$）。继发性肝癌患者肝外肿瘤组 AFP mRNA 阳性率 90%（9/10），较肝外无肿瘤组（原发瘤已切除）28.6%（2/7）为高（$p=0.036$）。结果提示：检测肝癌患者外周血有核细胞表达 AFP mRNA 较血清 AFP 更敏感，可望作为肝癌的诊断、肿瘤分期和有无肝外转移及预后的指标。

当发生原发性肝癌及生殖腺肿瘤时，出生后逐渐封闭的 AFP 基因又被激活，从而表达 AFP mRNA 和 AFP。马特苏穆拉（Matsumura M.）1995 年报告外周血 AFP mRNA 表达与原发性肝癌的预后可能有密切关系。迪·比西格列（Di Biseeglie）1986 年报告肝细胞癌表达 AFP mRNA 阳性率为 80%。本组检测患者 2mL 外周血中癌细胞表达的 AFP mRNA 阳性率为 75.6%（34/45），说明绝大部分原发性肝癌脱落的癌细胞进入外周血。本组血清 AFP 阳性率为 64.4%（29/45），低于 AFP mRNA 阳性率，表明检测 AFP mRNA 较 AFP 灵敏度高。本组 AFP＞20μg/L 与 AFP＜20μg/L 的外周血中 AFP mRNA 阳性率相比有显著差异（$p=0.009$），与 Peng S. Y. 1993 年报告结果相近，提示血清 AFP mRNA 与 AFP 的一致性。检测部分原发性肝癌患者外周血 AFP mRNA 有助于诊断的确立。

原发性肝癌的 TNM 分期是以肿瘤的大小、肿瘤在肝内分布、肝内大血管是否受侵及肝外转移存在与否为依据。TNM 分期越晚，肿瘤细胞脱落到血中的可能性就越大，转移的可能性越大，患者的预后越差。本组 Ⅱ 期与 Ⅳ 期患者的 AFP mRNA 阳性率有显著差异（$p=0.03$）。柯米达（Komeda T.）（1995）亦同样指出外周血有核细胞表达 AFP mRNA 的检测有助于判断肝癌患者的转移倾向及预后。继发性肝癌患者血清中 AFP＞20μg/L 阳性率为 5.9%（1/17），但外周血中癌细胞表达的 AFP mRNA 阳性率却高达 64.7%（11/17），两者间差异有显著意义（$p=0.001$）。可能是肝外恶性肿瘤（结肠癌、直肠癌、小肠平滑肌肉瘤、乳腺癌等）转移至肝脏后，其 AFP 基因的转录被活化，这一过程与原发性肝癌相似，但有待进一步证实。检测外周血癌细胞表达的 AFP mRNA 对原发性肝癌与继发性肝癌无特异鉴别作用。本组继发性肝癌中肝外恶性肿瘤存在组较肝外无恶性肿瘤复发或无肝外脏器转移组 AFP mRNA 阳性率相比，差异有显著意义（$p=0.036$），故继发性肝癌与原发性肝癌一样，其病情的进展与 AFP mRNA 的表达具有一致性。总之，AFP mRNA 的检测为原发性肝癌和继发性肝癌的诊断及转移倾向提供依据。

通过血的检测还发现，血栓调节蛋白（thrombomodulin，ELISA 法）与门脉癌栓形成和肝内播散呈负相关，细胞间黏附分子（ICAM-1）、纤溶酶原激活物的抑制剂（PAI-1）和血管内皮生长因子（VEGF）水平与肝癌侵袭转移呈正相关。

2. 复发转移的影像研究

影像检查，如超声检查（US）、CT、MRI 和 PET（positron emission tomography，即正电子发射计算机断层显像），对早期发现肝癌的复发转移同样具有重要意义。影像检查必须回答三个问题：①病变是否存在；②病变的特征；③恶性病变能否切除。

FDG PET 除用于肝脏占位病变良恶性鉴别以及肝转移瘤的诊断外，近年来主要用于肝癌动脉栓塞或化学栓塞治疗的评价。根据 PDG 摄取量，将肿瘤灶葡萄糖代谢分为三型：代谢水平高于正常肝组织；代谢水平等同正常肝组织；代谢水平低于正常肝组织。有效治疗可以明显抑制肿瘤代谢，继而缩小肿瘤；PET 显像的高度灵敏性可为寻找更有效的治疗方案提供监测手段。

北京大学第八临床医学院肝脏外科、北京邮电总医院肝癌研究所对 31 例原发性肝癌患者分别进行了 B 超、CT、肝动脉造影及碘油 CT 检查，共检出 2cm 以下病灶 47 个，其中病灶直径 1～2cm 31 个；病灶直径 0.5～1cm 11 个；病灶≤0.5cm 5 个。最小病灶为 0.3cm（表 3-23-1）。

表 3-23-1　各种影像学检查对小肝癌诊断阳性率的比较

检测方式	＞1cm～≤2cm 31 个	0.5cm～≤1cm 11 个	≤0.5cm 5 个
B 超	典型表现 11 个，可疑 16 个，阳性率 57.45%	典型表现 1 个，可疑 3 个，阳性率 36.36%	阳性率 0
CT 平扫	典型表现 13 个，可疑 18 个，阳性率 65.96%	典型表现 2 个，可疑 4 个，阳性率 54.55%	可疑 1 个，阳性率 20%
CT 增强	典型表现 15 个，可疑 21 个，阳性率 76.60%	典型表现 3 个，可疑 4 个，阳性率 63.64%	可疑 3 个，阳性率 60%
肝动脉造影	典型表现 25 个，可疑 4 个，阳性率 93.55%	典型表现 5 个，可疑 4 个，阳性率 81.82%	典型表现 1 个，可疑 3 个，阳性率 80%
碘油 CT	典型表现 30 个，阳性率 96.78%	典型表现 11 个，阳性率 100%	典型表现 5 个，阳性率 100%

注：碘油 CT 阳性，是在肝动脉造影后经肝固有动脉注入超液化碘油 5～10mL，2 周后 CT 平扫，肝脏病灶显示高密度碘油聚集。

对复发的小肝癌，即直径<2cm 者，常用的影像学诊断手段，如 B 超、CT、肝动脉造影等常常漏诊。碘油 CT 阳性即在肝动脉造影后，经肝固有动脉注入超液化碘油或碘油与 E-ADM 和 MMC 的乳化剂 5~10mL，2 周后进行 CT 平扫。碘油 CT 对小肝癌的检出率可达≥95%，且发现了其他影像检查不能发现的微小癌灶，其直径仅为≤0.5cm，对肝内复发转移的小癌、大肝癌的小卫星癌灶或多中心复发的小癌，其敏感性和检出率较高，总之，可更早、更准确地确诊肝内小癌灶。国内各地大型医院均具备 CT 机和血管造影设备（DSA），将肝动脉造影和 CT 检查结合起来可明显提高对肝癌复发转移的诊断水平。"只有正确的诊断，才有正确的治疗。"上述诊断手段上的进步使肝癌复发转移的疗效相应提高。

肝动脉造影对肝癌的诊断准确率亦高达 90% 以上。这是由于肝癌组织大部分为肝动脉供血，而且肝癌组织内无库普弗细胞，经肝动脉注入的碘化油可长时间聚集在癌组织内而不被清除。因此肝动脉造影不仅具有诊断意义，而且可起到供瘤血管栓塞的治疗作用。

3. 实验室检查

对血清肝癌标志物已有众多研究，不下几十种，可根据医疗条件适当地选择。常用的有：

（1）AFP 及其异质体。

（2）各种血清酶，如 GGT（γ- 谷氨酰转肽酶）及其同工酶、ALD-A（醛缩酶同工酶 A）、AFU（岩藻糖苷酶）、AAT（α 抗胰蛋白酶）、ALP-I（碱性磷酸酶同工酶 I）、5′-NPD-V（5′ 核苷磷酸二酯酶同工酶 V）等。

（3）其他标志物，如 DCP（异常凝血酶原）、铁蛋白与酸性铁蛋白等。

在上述各种检查中，以 AFP 阳性率最高，可达 60%~70%，是肝癌早期诊断的主要检测方法。由于肝癌还有 30%~40% 表现为 AFP 阴性，因此对于 AFP 阴性肝癌患者，其他实验室检查仍有一定的利用价值。

4. 腹腔镜和肝穿刺

由于甲胎蛋白等肿瘤标志物和影像检查的广泛应用、深部肿瘤及小肝癌不易窥见等原因，腹腔镜作为肝癌的诊断工具已很少应用。只有对甲胎蛋白阴性的肝占位病变，其他手段不能明确诊断、其部位又在可窥见范围内者仍为一种可供选用的诊断手段。肝穿刺因有导致癌结节破裂出血和针道种植的危险，尤其对位于肝脏表面的肿瘤，不可作为一种常规方法使用。但对诊断不清、肝癌可能性又小的患者，可在超声导向下细针穿刺，以便做病理检查。

半个多世纪以来，肝癌和肝癌复发的诊断经历了死后诊断、临床诊断和亚临床诊断三个阶段。基础和临床工作者应该特别重视肝癌复发的亚临床期发现和确诊。在当前肝癌患者预后还无根本改变的情况下，早期发现肝癌的复发转移是二级预防至关重要的问题。

5. 肝癌外科切除后的复发率和生存率

转移是恶性肿瘤细胞的主要特征之一。原发性肝癌具有高度转移倾向，临床上确诊的患者大多为中、晚期。肝内肿瘤播散、门静脉瘤栓形成、术后肿瘤复发等均严重影响原发性肝癌患者的生存期。目前临床上尚无判断癌细胞转移倾向的有效指标。北京邮电总医院肝癌研究所、北京大学第八临床医学院肝脏外科和北京大学基础医学院细胞生物学教研室合作研究癌细胞凝集因子，凝集因子阳性率随 TNM 分期增高而增高，Ⅰ、Ⅱ期为 60.7%（17/28），与Ⅲ、Ⅳ期的 87.0%（67/77）有显著差异。原发性肝癌的临床分期是以肿瘤大小、肝内播散、血管受侵及肝外转移为依据，故癌细胞凝集因子的检测可作为判断癌细胞转移倾向的一种有价值的指标。

肝癌术后复发转移的研究是 21 世纪肝癌研究的热点。

肝癌肝内复发的可能来源有三个方面：

（1）切除或局部治疗（如冷冻、射频、微波、超声热疗和无水酒精注射等疗法）不彻底而造成的局部复发。

（2）多中心复发：①手术时未发现的微小病灶，一般其病灶直径<1cm。②HBV、HCV阳性者病毒核酸整合到肝细胞的基因组可能引起原癌基因活化，造成癌变。

（3）肝癌切除后尚有门静脉癌栓存在，手术后近期造成肝内播散和复发。

吴孟超对1725例肝癌的15个可能影响复发的临床和病理因素通过COX模型做单因素和多因素分析，筛选出影响术后复发最为显著的相关性因素依次为：多发瘤、切面较大的血管分支癌栓、腹水、多结节无包膜、主瘤旁子灶、镜下癌栓、术后腹水、术前术后是否做综合治疗等。单因素中的年龄、HBeAg、切缘距离、术前AFP值、肝门阻断时间、术后TACE亦是影响术后复发的显著性因素。总体而言，复发的危险性与临床分期、TNM分期和肝功能分期呈负相关。在实验室检查方法中，可能有益的指标有AFP mRNA、CD44V-mRNA、MMP-9、ICAM-1、PCNA、PAI-1、VEGF、雌激素或雄激素受体、瘤体内压力、瘤体内微血管密度（MVD）、DNA倍体水平、P53突变率及P53蛋白表达与否等，但这些指标尚待临床前瞻性研究资料进一步验证。

大肝癌根治性切除术后五年复发率约为80%，小肝癌根治性切除术后的五年复发率亦可达60%左右。复发常见于肝内，其次为肺、骨等的转移。近期肝内复发则可能是多中心发生。亚临床复发和转移早期发现的关键在于对肝根治性切除术后的患者每2~3个月进行随访，进行AFP和各种影像学检查；每6个月作1次胸部X光摄片或胸部CT，并进行5~10年，甚至更长时间的随访。最好具有100%的随访率。这是对临床肿瘤工作者的基本要求，对提高肝癌的生存率有一定意义。

在西方国家，行治愈性肝切除术（curative resection）的肝细胞癌患者很少伴有乙型肝炎和肝硬化。Fan S. T.（1996）和Sessler D. I.（1996）报告二、三年生存率为23.5%、51.0%。综合近年来的长期随访研究，Millikan K. W.（1997）、Polk W.（1995）、Ross W. B. 和 Morris D. L.（1993）分别报告肝癌肝切除术的五年生存率为27%~49%。

在亚洲、太平洋国家和地区，大多数肝癌患者伴有肝炎病毒感染和肝硬化病史。其术后五年生存率，据Cady B（1992）、Strasberg S. M.（1996）、Machi J.（1996）、Weaver M L（1996）、Ravikumar T. S.（1991）、Tierney J.（1993）报告为10.7%~39%。Kasuge T.（1993）和Nagasue N.（1993）报道709例肝细胞癌患者行肝切除术，其10年生存率大约为19%。

芮静安1999年报告1993年1月—1999年6月原发性肝癌患者1017例，其中肿瘤直径大于5cm的大肝癌切除术115例，包括肝右三叶切除术23例、左三叶切除术4例、右半肝切除术32例、左半肝切除术21例、肝段切除术35例。大肝癌切除组：一年生存率为75.79%（72/95），三年生存率为45.65%（21/46），五年生存率为30.43%（7/23），手术死亡率为1.65%（2/121）。

大肝癌的外科治疗是对肝脏外科医生的挑战，除诊断和治疗水平的提高外，更重要的是对外科医生素质的考验。

奥扎瓦（Ozawa K.）1991年报道肝细胞癌肝切除术225例。在诸多因素之中，无癌的切除边缘（tumor-free resection margin）和患者的长期生存有关。无癌切除边缘大于1.0cm，其三年生存率为76.8%；若无癌切除边缘小于1.0cm，其三年生存率为21%。是否伴有肝硬化也和长期生存有关。无肝硬化者四年生存率为81.2%；有肝硬化者，四年生存率为34.8%。在肝硬化患者中，肝细胞癌多中心发生频率（frequency of multicentric HCC）为69%，无肝硬化患者中的肝细胞癌多中心发生率为46%。雅马纳卡（Yamanaka N.）1990年指出肝内血管受侵是肝细胞癌最重要的预后因素之一。手术前的影像学检查和手术中的B超检查可用以确定有无足够的无癌边缘和肿瘤是否侵犯门静脉和肝静脉主干。假如患者肿瘤无血管侵犯，单一病灶无肝内转移，肿瘤直径5cm或小于5cm，并具有1cm以上的无瘤切除边缘，其肝切除术后的五年生存率可高达78%。另一组研究指明，门静脉、肝静脉和显微镜下发现肿瘤侵袭，则手术切除后必然会迅速复发，并且没有三年生存率。日本肝癌研究会（Liver Cancer Study Group of Japan，1990）的研讨结果是：无血管侵袭患者的五年生存率为 32%；若伴有二级和三级的门静脉和肝静脉分支受侵，其二年和三年生存率明显下降；若伴有门静脉和肝静脉主干的侵犯，其手术切除后的生存时间少于 12 个月。Lai E. C.1993 年对 HCC 切除标本进行病理研究，发现甚至切除边缘距癌瘤 1cm 以上，只要已出现多数微小卫星病灶（Tumor Microsatellites）和血管侵犯，患者生存时间较短。杉冈（Sugioka A.）和都筑（Tsuzuki T.）等（1993）报道，HCC 切除后预后不良的其他因素还包括肿瘤无包膜、血清 AFP 高于 10000ng/mL，肿瘤侵犯肝脏被膜和肿瘤处于进展期（Edmondson-Steiner Grade）等。Parker G. A.（1989）、Makuuchi M.（1987）、Clarke M. P.（1989），和 Sheu J. C.（1985）报道，手术方法的改进可减少手术中的血液丢失（intraoperative blood loss）和手术死亡率。

芮静安等 2000 年报道，1997 年 8 月—2000 年 12 月行不输血的肝切除术 51 例（其中包括肝右三叶切除术 2 例、扩大右肝叶切除术 1 例、左半肝切除术 4 例、右半肝切除术 3 例、肝中叶切除术 2 例等）。手术方法的改进主要有两点，即常温下一次性肝门阻断肝切除术（无血切肝术）和超声手术刀（CUSA System 2000）肝内解剖术，住院死亡率为 0，HCC 三年复发率为 0。而随机抽取同期 HCC 手术中输血患者 60 例作为对照组，手术死亡率亦为 0，住院死亡率为 3.3%，肿瘤一年复发率为 11.7%，二年为 26.7%，三年为 41.7%。由此可见，手术方法的改进，HCC 肝切除术中严格控制出血量，围手术期不输血等可减少术后肝癌复发。

Tsuzuki T.（1990）、日本肝癌研究会（1990）、Choi T. K.（1990）、Nagarney D. M.（1989）、Paquet K. J.（1991）、Franco D.（1990）、Cottone M.（1989）、Ringe B.（1991）、Tsuzuki T.（1984）、Nagao A.（1987）、Kim S. T.（1994）和 Kosuge T.（1993）等相继报道，要重视功能性肝脏的保留（functional hepatic reserve），HCC 患者手术死亡率和术后肝功能衰竭有关。这些组的 30 天手术死亡率（the 30day operative mortality）为 3.6%～19%（平均为 10%）。Tsuzuki T.（1990）、Ringe B.（1991）和 Bozzetti F.（1992）报道术中不能控制出血而死亡少于 10%，大多数患者死于手术后肝功能衰竭。伴有肝硬化的 HCC 手术后死亡率为 14.3%～23.8%，无肝硬化的 HCC 手术后死亡率为 0.8%～7.3%。

6. 复发肝癌的再切除

首次肝切除术后肝癌的复发是常见的，可以高达 80%。张宏霞等 2019 年报道，早期肝细胞癌经手术或介入治疗可减少复发，多数肝细胞癌的切除后复发在肝内，一般在首次切除后 2 年内复发。肝细胞癌患者术后复发的原因有二：一是原发癌在术前已经侵犯门静脉并形成瘤栓，导致肝内播散的延期出现；二是多中心肿瘤（multicentric tumors）再发。多中心病变估计占复发的 15%～25%。伴有明显肝硬化或慢性活动性肝炎背景的患者在残余肝内具有发生新的原发肿瘤的较高危险。就世界范围来说，全部肝细胞癌患者的 70%～80% 存在不同程度的慢性病毒性肝炎和肝硬化，因而具有再发生癌变的温床，以致肝癌的复发率甚高。但不幸的是，对于复发肝癌患者的再次肝切除的可能性只有 10%～20%。无论首次诊断或复发的肝癌，肿瘤在肝内播散和肝硬化背景均为不能切除肿瘤的常见因素。也有一系列报告说明，首次肝切除后 1/3 的患者死于肝功能衰竭，而未证明肿瘤复发。

陈汉等（1999）报告了 142 例复发肝细胞癌的分析结果，71.1%（101/142）原发肿瘤＞5cm，28.9%（41/142）原发肿瘤＜5cm，67.7% 原发肿瘤包膜不完整或无包膜，33.1%（47/142）在肝切除手术中可见卫星病灶（satellite tumor nodules），而病理检查时 66.2%（94/142）发现有卫星病灶；门静脉瘤栓在手术和病理检查中的检出率分别为 18.3%（26/142）和 85%（121/142），多数复发病例（99/142）发生在手术后 6 个月内。手术后 1～2 个月进行动脉造影可发现早期复发的肿瘤。Koike 等（2000）报告 236 例肝癌术后肝内一年、三年、五年复发率分别为 19%、50% 和 64%。分析肝细胞癌复发的危险因素发现，肝细胞癌伴 B、C 型肝炎病毒阳性者明显高于肝细胞癌不携带 B、C 型肝炎病毒者；血清 AFP 水平与肝内复发也有明显关系。Poon 和 Fan 等（2000）报告 246 例肝细胞癌患者治愈性切除后复发的随访结果：早期（<1 年）和晚期（>1 年）复发者，分别为 80 例和 46 例。多变量分析表明，术前肿瘤破裂（$p=0.022$）和静脉侵入（$p<0.001$）是早期复发的独立危险因素，而肝硬化（$p=0.018$）是晚期复发的重要危险因素。早期复发的预后比晚期复发差，平均生存期分别为 15.8 个月和 29.6 个月（$p=0.005$）。早期复发的原因似乎主要是肝内转移，晚期复发提示多中心发生。

近来一些肝癌治疗中心报告，少数患者复发肝癌的再切除能够安全实施，并能长期生存。其他方法（如冷冻消融、肝动脉栓塞和无水酒精注射等）效果有限。再切除比首次切除在技术上更困难，原因是：①初次手术中的肝实质解剖引起粘连，造成肝脏再次暴露困难，如果在原来的解剖区游离肝脏和再暴露肝门、肝静脉是非常危险的；②经过肝脏再生和系统化疗之后进一步造成再暴露困难；③肝脏再生影响肝门结构的正常解剖形态。

再切除可能引起大量出血、手术时间延长和并发症的增加。

Sugimachi 等（2001）回顾了 300 例肝细胞癌患者，可再切除者占 26.0%（78/300）；再切除术后三年和五年生存率分别为 82.8% 和 47.5%，长期生存依赖于患者肝功能的充足和复发的早期发现。

陈汉（2002）指出，再手术切除仍然是部分复发肝癌的根治的方法，尤其当术后复发以单结节的形式出现时。作者所在医院行 162 例肝癌再切除患者中，一次术后一年、三年、五年和 10 年生存率分别为 99.2%、71.4%、53.2% 和 19.1%；二次手术后一年、三年和五年生存率分别为 83.5%，38.2% 和 19.65%；而三次手术后则分别为 94.7%、44.9% 和 25.0%。对于伴肝硬化、病灶深在或多个复发结节的肝癌，可行 TACE 或瘤内药物注射、微波、射频、氩氦刀冷冻等治疗。另外，109 例肝癌直径为 0.7~15.2cm（平均 4.6cm）的复发患者采用瘤内酒精注射（PEI）治疗后，一年、三年和五年生存率分别为 85.9%，44.0% 和 19.0%（表 3-23-2）。

表 3-23-2 部分肝细胞癌再次肝切除术资料

研究者	首次切除患者数	再切除患者数	1~2 次肝切除间隔时间 / 月	并发症 /%	死亡率 /%	生存期三年 /%	五年 /%	中位 / 月
Nagasue et al., 1986	91	9（10%）	—	22	0	—	—	—
Kanematsu et al., 1988	121	4（3%）	—	25	25	—	—	—
Matsuda et al., 1993	100	16（16%）	26	13	0	83	51	
Suenaga et al., 1994	134	18（13%）	33	—	0	37	37	
Lee et al., 1995	196	25（13%）	26	24	0	45	—	27
Nagasue et al., 1996	290	50（17%）	21	16	8	64	38	
Shimada et al., 1996	312	22（7%）	—	—	—	70	70	

（芮静安 王少斌 王洪波）

参 考 文 献

[1] PARKIN D M, BRAY F, FERLAY J, et al. Global cancer statistics, 2002［J］. CA Cancer J Clin, 2005, 55 (2): 74-108.

［2］SEEFF L B, HOOFINAGLE J H. Epidemiology of hepatocellular carcinoma in areas of low hepatitis B and hepatitis C endemicity［J］. Oncogene, 2006, 25 (27): 3771-3777.

［3］STARZL T E, KOEP L J, WEIL R, et al. Right trisegmentectomy for hepatic neoplasms［J］. Surg Gynecol Obstet, 1980, 150 (2): 208-214.

［4］MAKUUCHI M. IMAMURA H, SUGWARA Y, et al. Progress in surgical treatment of hepatocellular carcinoma［J］. Oncology, 2002, 62 (Suppl 1): 74-81.

［5］GOZZETTI G, MAZZIOTTI A, GRAZI G L, et al. Surgical experience with 168 primary liver cell carcinomas treated with hepatic resection［J］. J Surg Oncol Suppl, 1993, 3: 59-61.

［6］芮静安. 现代肝癌诊断治疗学［M］. 北京：清华大学出版社，2004.

［7］芮静安. 现代肝脏外科学［M］. 北京：清华大学出版社，2008.

［8］芮静安，渠洁岩，宿曜，等. 常温下一次性肝门阻断法行肝癌半肝切除术：附20例报告［J］. 中华肿瘤杂志，1987，9（3）：221-223.

［9］戴义华，季荃远，刘济衍，等. 人肝段静脉引流的应用解剖研究［J］. 中华外科杂志，1988，26（9）：568-571，575.

［10］RUI J A, WANG S B, CHEN S G. Serical therapies oriented by surgery for large primary liver carcinoma［J］. Hepatobiliary Pancreat Dis Int, 2002, 1 (3): 411-415.

［11］SHAO G Z, ZHOU R L, ZHANG Q Y, et al. Molecular cloning and characterization of LAPTM4B, a novel gene upregulated in hepatocellular carcinoma［J］. Oncogene, 2003, 22 (32): 5060-5069.

［12］王少斌，芮静安，刘宇慧，等. 检测肝癌患者外周血癌细胞表达 AFP mRNA 的临床意义［J］. 中华普通外科杂志，2000，15（1）：47-49.

［13］王少斌，芮静安，陈曙光，等. 肝切除术胆道并发症分析［J］. 中华临床医学杂志，2004，3（3）：244-245.

［14］吴孟超. 吴孟超肝脏外科基础与临床［M］. 上海：同济大学出版社，2007.

［15］MAKUUCHI M. Remodeling the surgical approach to hepatocellular carcinoma［J］. Hepatogastroenterology, 2002, 49 (43): 36-40.

［16］LENTSCHENER C, OZIER Y. Anaesthesia for elective liver resection: some points should be revisited［J］. Eur J Anaesthesiol, 2002, 19 (11): 780-788.

［17］RUI J A, ZHOU L, LIU F D. Major hepatectomy without blood transfusion: report of 51 cases［J］. Chin Med, 2004, 117 (5): 673-676.

［18］孙备，姜洪池，朴大勋. 外科引流在肝切除术中的临床应用［J］. 临床外科杂志，2000，8（6）：338-339.

［19］吴文伯，潘泽亚，吴孟超. 紧贴肝门大血管的肝癌手术并发症的防治［J］. 中华肝胆外科杂志，2001，7：4-6.

［20］YAMASHITA Y I, HAMATSU T, et al. Bile leakage after hepatic resection［J］. Ann Surg, 2001, 233 (1): 45-50.

［21］IJICHI M, TAKAYAMA T, TOYODA H, et al. Randomized trial of the usefulness of a bile leakage test during hepatic resection［J］. Arch Surg, 2000, 12 (12): 1395-1340.

［22］HIRANO T, YAMANAKA J, IIMURO Y, et al. Long-term safety of autotransfusion during hepatectomy for hepatocellular carcinoma［J］. Surg Today, 2005, 35 (12): 1046.

［23］KWON A H, MATSUI Y, KAMIYAMA Y. Perioperative blood transfusion in hepatocellular carcinomas: influence of immunologic profile and recurrence free survival［J］. Cancer, 2001, 91 (4): 771-778.

［24］张宁，芮静安，王少斌，等. P16、P53、P21/WAF1 蛋白的表达与原发性肝癌预后关系的研究［J］. 现代外科，1999，4：28-33.

［25］赵海涛，王少斌，王瑜，等. MAGE-1 基因在肝细胞肝癌中表达及临床意义［J］. 中华肝脏病杂志，

2002, 10 (2): 419-421.

[26] 周立, 芮静安, 王少斌, 等. 尿激酶型纤溶酶源激活剂 (uPA) 及其受体 (uPAR) 在肝细胞癌的表达及其临床和病理意义 [J]. 中国微创外科杂志, 2002, 2: 422-423.

[27] 刘宇慧, 周柔丽, 芮静安. 用 Nested RT-PCR 法检测肝癌患者外周血癌细胞 [J]. 北京医科大学学报, 1997, 28: 270-272.

[28] 刘扬, 张柏和, 钱光相. 肝癌细胞血行播散与术后复发和转移的关系 [J]. 中华普通外科杂志, 1999, 14 (3): 171-172.

[29] 周柔丽, 刘广超, 芮静安, 等. 肝癌患者血清中凝集因子的初步研究 [J]. 中华医学杂志, 1994, 74 (7): 433.

[30] 陈汉, 吴孟超, 尉公田, 等. 162 例原发性肝癌术后复发再切除的体会 [J]. 中国现代普通外科进展, 1999, 2 (1): 40-43.

[31] PIERRE ALAIN CLAVIEN. Liver tumors [M]. New York: Blackwell Science Inc, 1999: 150-158.

[32] BISMUTH H, ADAM R, NAVARRO F, et al. Resection for liver metastases [J]. Surg Oncal Clin N Am, 1996, 5: 353-364.

[33] ELIAS D, LASSER P, HOANG J M, et al. Repeat hepatectomy for cancer [J]. Br J Surg, 1993, 80: 1557-1562.

[34] HEMMING A W, LANGER B. Repeat resection of recurrent hepatic colorectal metastases [J]. Br J Surg, 1994, 81: 1553-1554.

[35] NAGASUE N, YUKAYA H, OGAWA Y, et al. Second hepatic resection for recurrent hepatocellular carcinoma [J]. Br J Surg, 1986, 73: 434-438.

[36] KANEMATSU T, MATSUMATA T, TAKENAKA K, et al. Clinical management of recurrent hepatocellular carcinoma after primary resection [J]. Br J Surg, 1988, 75: 203-206.

[37] MATSUDA Y, ITO T, OGUCHI Y, et al. Rationale of surgical management for recurrent hepatocellular carcinoma [J]. Ann Surg, 1993, 217: 38-34.

[38] SUENAGA M, SUGINURA H, KOKUBA Y, et al. Repeated hepatic resection for recurrent hepatocellular carcinoma in eighteen cases [J]. Surgery, 1994, 115: 452-457.

[39] LEE P H, LIN W J, TSANG Y M, et al. Clinical management of recurrent hepatocellular carcinoma [J]. Ann Surg, 1996, 222: 670-676.

[40] NAGASUE N, KOHNO H, HAYASHI T, et al. Repeat hepatetomy for recurrent hepatocellular carcinoma. [J]. Br J Surg, 1996, 83: 127-131.

[41] SHIMADA M, TAKENAKA K, GION T, et al. Prognosis of recurrent hepatocellular carcinoma: a 10 years surgical experience in Japan [J]. Gastroenterology, 1996, 111: 720-726.

[42] NEELEMAN N, ANDERSSON R. Repeated liver resection for recurrent liver cancer [J]. Br J Surg, 1996, 83: 893-901.

[43] HUGUET C, STIPA F, GAVELL A. Primary hepatocellular cancer: Western experience [M]. Edinburgh: Churchill Livingstone, 1994: 1365-1369.

[44] BELGHITI J, PANIS Y, FARGES O, et al. Intrahepatic recurrence after resection of hepatocellular carcinoma complicating cirrhosis [J]. Ann Surg, 1991, 214: 114-117.

[45] SHIMADA M, TAKENAKA K, TAGUCHI K, et al. Prognosis factors after repeat hepatectomy for recurrent hepatocellular carcinoma [J]. Ann Surg, 1998, 227: 80-85.

[46] CHENG H, CHEN D, XU A. Inquiring the causes of recurrence of hepatocellular carcinoma after surgical resection [J]. Zhonghua Zhong Liu Za Zhi, 1999, 21: 269-271.

[47] SUGIMACHI K, MAEHARA S, TANAKA S, et al. Repeat hepatectomy is the most useful treatment for recurrent hepatocellular carcinoma [J]. J Hepatobiliary Pancreat Surg, 2001, 8: 410-416.

[48] KOIKE Y, SHIRATORI Y, STAO S, et al. Risk factors for recurring hepatocellular carcinoma differ according

to infected hepatitis virus—an analysis of 236 consecutive patients with a single lesion［J］. Hepatology, 2000, 32: 1216-1223.

［49］POON R T, FAN S T, NG I O, et al. Different risk factors and prognosis for early and late intrahepatic recurrence after resection of hepatocellular carcinoma［J］. Cancer, 2000, 89: 500-507.

［50］CHEN W, ZHENG R, PETER D, et al. Cancer statistics in China, 2015［J］. CA Cancer J Clin, 2016, 66 (2): 115-132.

［51］刘建国，刘福尧，张新广. 多层螺旋CT多期增强扫描对不典型强化的肝癌影像分析及诊断价值［J］. 医学影像学杂志，2014（11）：1946-1949.

［52］王文静，赵龙，冯贤松，等. 复发性肝癌再切除手术［J］. 腹部外科，2016，29（3）：209-213.

［53］段纪成，刘凯，吴孟超，等. 经皮肝穿刺射频消融与再次肝切除对复发性小肝癌的随机对照研究［J］. 肝胆外科杂志，2015，23（1）：15-17.

［54］彭涛，王黎明，吴健雄，等. 围手术期成分输血对肝癌远期预后的影响［J］. 中华医学杂志，2017，97（14）：1079-1083.

［55］张宏霞，黎金葵，王梦书，等. 磁共振成像技术在肝细胞癌的研究进展［J］. 中华肝脏病杂志，2019，27（2）：153-156.

第二十四章
肝脏移植术在原发性肝癌治疗中的地位

肝移植是 20 世纪 60 年代后期兴起的重大新技术,是终末期肝病最有效的临床治疗手段。原发性肝癌也一直是肝移植的重要适应证之一。我国的肝癌患者 85% 合并有慢性肝炎或者肝硬化,理论上,全肝切除的肝脏移植术(以下简称肝移植)具有根治性切除肝肿瘤的优点,并能解决严重的肝硬化问题。此外,肝移植还可以避免残余肝肿瘤复发的可能性,并能尽快恢复正常肝功能。

然而,非选择性肝癌肝移植的早期经验显示:肝移植治疗肝癌的失败率很高,而且,器官供体的来源也非常有限。因此,早期对肝移植治疗肝癌是否恰当存在争议。

国内自 20 世纪 70 年代后期开展肝移植技术,因各种原因至 90 年代后期方进入成熟阶段,迄今全国每年肝移植例数已居世界第 2 位。由于早年肝癌肝移植的结果并不理想,患者多在 2 年内因肿瘤复发而死亡,因而国外不少中心已经不把晚期肝癌作为手术适应证,而仅把小肝癌作为肝移植受者。早期肝癌又称小肝癌(指单发肿瘤直径小于 5cm),这些患者经肝脏移植 5 年以上的存活率可以达到 80% 以上,术后不需要化疗。肿瘤直径大于 5cm 的肝癌患者经过积极治疗,也可有效地延长患者生命。经验表明,合理地选择适应证,加以围手术期综合治疗,肝癌患者行肝移植的疗效满意。

总体来说,较之常规的肝切除术治疗肝癌,肝移植术是治疗无肝外转移的肝癌患者的有效方法。移植后存活结果比较好的恶性肿瘤包括:①中心性小肝癌(直径≤3.0cm),尤其是合并肝硬化的小肝癌;HCC 单个肿瘤<5cm,多个肿瘤<3cm,且结节数<3 个的符合米兰标准的患者,肝移植术可获得很好的疗效,甚至可长期无瘤生存。②恶性度较低的原发性肝癌。③ AFP 阴性肝细胞癌。

对进展期肝恶性肿瘤(Ⅲ、Ⅳ期),尤其出现巨大肝脏和黄疸,肝移植术作为一种姑息性手段,可有效地提高生存质量。

第一节　肝移植治疗肝癌及影响预后的因素

一、肝移植治疗肝癌的经验

肝移植在理论上具有彻底切除肝脏内肿瘤同时去除伴发肝硬化的优点。但 20 世纪 80 年代肝癌肝移植患者术后 3 年生存率仅为 30% 左右。肝移植治疗非选择性肝癌的最初结果令人失望:佩恩(Penn)报道了全球范围内 365 例肝移植治疗肝癌的经验,其 5 年存活率为 18%。移植后仅有 9% 的病例无瘤生存超过 2 年。

尽管文献报道的初期结果很差，但是，有足够事实证明：肝移植在选择性肝癌病例中疗效显著。1985年，岩槻（Iwatsuki）等报道了在偶然发现的肝癌中，肝移植后的复发率是0。1989年，林格（Ringe）等报告，二期肝移植后，5年存活率可达100%。莫雷诺（Morenno）等报道：T_1、T_2和T_3肿瘤肝移植，三年存活率可达90%，仅有4%复发。横山（YoKoyama）等报道：如果肿瘤直径小于5cm，肝移植可有非常好的存活率。比兹墨斯（Bismuth）等比较了120例（每组60例）伴有肝硬化病例的肝切除和肝移植的结果，两组3年存活率相似，肝切除为56%，而肝移植为47%，但是，肝移植组的无瘤生存率却高于肝切除组，二者分别为46%和27%。这项研究还发现：直径小于3cm的小肝癌肝移植的疗效最好。3年无瘤生存率明显高于肝切除组，分别为83%和18%。而另一些较大的医疗中心，也回顾比较了肝切除和肝移植的结果。和月伸宏（Lwatsuki）和斯塔兹尔（Starzl）报告了105例肝移植和76例肝切除治疗肝癌的结果。在手术后病理分期（pTNM）分类的每一期中，肝移植治疗肝癌的生存率都明显高于肝切除。奥托（Otto）等比较了53例肝切除和50例肝移植治疗肝癌的结果后发现：手术后病理分期中pT_1和pT_2的患者的肝移植3年存活明显高于肝切除3年存活率。

因此，肝移植治疗肝癌的关键是病例的选择。

二、影响肝癌肝移植术后肿瘤复发和转移的因素

克林特马尔姆（Klintmalm）等对553例肝癌肝移植患者死亡原因进行总结，因肿瘤复发和转移致死的患者占47.89%，常见复发和转移的脏器为肝脏和肺脏。肝癌肝移植术后肿瘤复发和转移是影响患者预后的主要原因之一。

影响肝癌肝移植术后肿瘤复发和转移的因素较多，主要因素如下所述：

（一）肿瘤结节大小和数目

马扎费罗（Mazzaferro）等于1996年提出了肝癌肝移植的米兰（Milan）标准：①单发结节肿瘤直径≤5cm；②多发结节肿瘤数目少于3个，最大结节肿瘤直径≤3cm；③无大血管侵犯和淋巴结转移，无肝外转移。马扎费罗报道术前符合此标准的患者，术后4年总生存率和无瘤生存率为75%和83%（所有患者术后未行任何放疗和化疗），术后病理诊断符合此标准的肝癌患者分别为85%和92%，术后病理诊断超过此标准者的肝癌患者分别为50%和59%。米兰标准迅速得到了许多移植中心的认可和应用，大大促进了肝癌肝移植的发展。Yoo等报道1987—1991年、1992—1995年和1996—2001年三个时期美国985例肝癌肝移植患者的术后5年生存率分别为25.3%、46.6%和61.1%，其中1996—2001年的增长最明显。Yao等通过对70例伴发肝硬化的肝细胞癌（HCC）患者肝移植的研究（筛选标准：单发结节肿瘤直径≤6.5cm或多发结节肿瘤数目少于3个，最大结节肿瘤直径≤4.5cm，所有肿瘤直径之和≤8cm），发现这些患者术后1年和5年总生存率达到90%和75.2%，而超出此标准的患者1年总生存率仅为50%。Yao等提出的标准为扩展的米兰标准，即旧金山加州大学标准（UCSF标准）。Yoo对UCSF标准与米兰标准进行了比较，70例患者中有46例达到米兰标准，24例超出米兰标准，但患者的术后生存率无统计学差异。

（二）肉眼和镜下血管侵犯

HCC容易侵犯门静脉分支形成门静脉癌栓，在肝内播散或者导致门静脉高压症形成；HCC还可侵犯肝静脉分支或其主干，导致全身性播散。肉眼血管侵犯指的是门静脉或者肝静脉主干的受累，镜下微血管侵犯是指显微镜下所见中央静脉或邻近肝组织的门静脉分支受侵犯。不论按照米兰标准还是UCSF标准，肉眼血管侵犯均属于肝癌肝移植的禁忌证。托德（Toda）等报道，肝

脏恶性肿瘤侵犯肝内的静脉小属支、肝段的属支、肝叶的属支后，肝癌肝移植术后肿瘤复发的可能性较无血管侵犯者分别上升2倍、5倍和8倍。肿瘤的直径与镜下微血管侵犯之间有一定的相关性。严律南等报道，肿瘤直径<2cm的癌灶27例，其中3例有微血管侵犯；肿瘤直径2～5cm者81例，21例有微血管侵犯；肿瘤直径>5cm者394例，391例有微血管侵犯，肿瘤直径>5cm的HCC几乎都伴有微血管侵犯。单纯的镜下微血管侵犯并不是肝癌肝移植的绝对禁忌证。谢蒂（Shetty）等认为镜下微血管侵犯与移植术后生存时间及无瘤生存时间无相关性；但肉眼可见血管侵犯与移植术后生存时间及无瘤生存时间相关，肿瘤直径与肉眼可见血管侵犯和镜下微血管侵犯有相关性。

（三）淋巴结转移和远处转移

HCC腹部淋巴结转移率为6.3%～25.7%，常见转移的部位为第一肝门部、门腔静脉间隙、腹膜后腹主动脉旁和下腔静脉旁。HCC远处转移包括肺、骨、脑、腹腔及胸腔种植、肝外门静脉和肝静脉的转移等。淋巴结转移或远处转移均为肝癌肝移植的绝对禁忌证。

（四）肿瘤组织学分化程度

原发性肝癌按组织学分型分为肝细胞癌、胆管细胞癌和混合型三类。我国以肝细胞癌最多见。埃德蒙森 - 斯坦纳（Edmondson-Steiner）标准将HCC的组织学分化程度分为四级：Ⅰ级为高度分化（G_1），Ⅱ级（G_2）和Ⅲ级（G_3）为中度分化，Ⅳ级（G_4）为低度分化，一般以中度分化多见。克林特马尔姆（Klintmalm）等认为癌细胞的组织学分化程度与移植术后总生存时间和无瘤生存时间密切相关；组织学分化程度是唯一影响全体患者总生存时间的独立预后因子，G_1、G_2、G_3、G_4患者生存时间有显著性差异。西洛（Cillo）等报道一组超过米兰标准，手术后病理分期（pTNM）分期为Ⅲ期和Ⅳ期的高分化和中分化肝细胞癌患者，术后5年生存率和无瘤生存率高达75%和92%。

（五）血清AFP浓度

AFP是特异性和敏感性较高的肝癌肿瘤标记物，肝癌AFP阳性率为60%～70%，AFP和肝癌的大小、病理分型及分期有关，对判断预后有一定作用。肝癌根治术后AFP一般会在2个月内降至正常，否则提示手术切除不彻底或疗效不佳。术后AFP降至正常后再次升高者，高度提示肝癌转移或者复发。术前检测血清AFP浓度对于肝癌肝移植有一定的意义。Yao等报道，AFP≤1000mg/L的患者5年总生存时间明显长于AFP≥1000mg/L者。

（六）微卫星结节和镜下包膜

普莱西耶（Plessier）等将微卫星结节（satellite micronodule）定义为：镜下所见癌结节间有正常组织相隔的癌性卫星结节，一般直径<5mm。微卫星结节阳性与移植术后肿瘤复发相关，阳性者肝移植术后复发率明显高于阴性者。微卫星结节阳性与微血管侵犯也有相关性，阳性者容易侵犯微血管。术前局部治疗（包括TACE和PEI）对微卫星结节的生长无影响。

普莱西耶等还对肿瘤包膜与肝移植术后肿瘤复发的关系进行了研究，他认为镜下肿瘤包膜的出现与否对肝移植术后肿瘤的复发无明显影响。

（七）TNM分期

1997年，国际抗癌联盟（Union for International Cancer Control，UICC）在1987年制定的肝

细胞癌手术后病理分期（pTNM）方案基础上，对原方案中Ⅱ、Ⅲ期的标准进行修改，提出了新的pTNM分期。马尔歇（Marsh）等认为pTNM分期对各期HCC患者无瘤生存时间的预测功能比较差，而肿瘤大小、肿瘤在肝叶的分布、肉眼可见血管侵犯、淋巴结转移和远处转移均为影响患者预后的独立因素，并据此提出了新的pTNM分期。此标准将有淋巴结转移划分到ⅣB，有肉眼可见血管侵犯划分到ⅣA，这样各期无瘤生存时间曲线间存在良好的分层现象，各期内部无瘤生存时间的差异也较小。之前，匹兹堡肝移植的适应证是Ⅰ期、Ⅱ期、Ⅲ期和Ⅳ期的患者，而此标准ⅣA期和ⅣB期患者则为禁忌证。美国肝脏肿瘤研究协会参照和引用米兰标准，也制订了用于肝移植HCC的pTNM分期，并于1998年被美国器官共享网络接受，使用较为广泛。按此分期标准，pT_1期和pT_2期患者可以进行肝移植，而此标准与米兰标准非常相似。马尔歇等分析了匹兹堡大学进行的406例肝癌肝移植患者的生存情况，不符合米兰标准、UCSF标准和匹兹堡标准的三组患者的5年无瘤生存率分别为49.7%，45.3%和18.9%，说明单独使用以上三个标准预测进展期HCC肝移植患者的预后均不理想。

第二节　肝移植病例选择的标准

20世纪90年代初，马扎费罗等提出的米兰标准得到推广和应用，使肝癌肝移植患者术后5年生存率提高到了60%～80%，与其他终末期肝病接近。该标准主要依据肝移植前影像诊断所提示的肿瘤大小和数目。这是目前实际应用中最常用的选择标准。目前，米兰标准作为肝癌肝移植的标准，在全世界范围得到公认。也有学者认为米兰标准过于严格，提倡扩大米兰标准，其中最为常用的是UCSF标准。据国内复旦大学报道，肝癌肝移植1、2、3年的总体生存率及无瘤生存率：米兰标准（93例）：86%、77%、77%及91%、86%、86%；加利福尼亚标准（131例）：90%、83%、83%及92%、89%、89%。卡喀尔（Khakhar）等通过对72例肝癌肝移植患者回顾性研究结果显示，符合米兰标准的肝癌患者肝移植生存率明显高于超过米兰标准的肝移植患者的生存率，甚至与无肝癌患者肝移植的生存率相当。因此他们认为，适应证选择要结合肿瘤的大小及生物学行为，肝癌肝移植应谨慎考虑扩大标准。

马扎费罗的报道发表后不久，徐加强报告了1986年1月—1998年12月期间，他在澳大利亚国家肝移植中心（ANLTU）肝移植的经验。他们将移植肝的标本制成5mm的组织切片，按肝癌的病理诊断标准进行检查。按是否符合米兰标准将肝癌肝移植的病例分成两组，对生存期的情况加以分析。在总数480例次的肝移植中，有441例作了病理检查。其中发现28例肝癌，肝移植肝癌的发生率是6.3%。而乙型肝炎和丙型肝炎是肝癌常见的基础病，发生率分别为39.3%（11例）和35.72%（10例）。28例为中等分化肿瘤，1例为低分化肿瘤。其中有6例是偶然发现的肝癌。根据国际抗癌联盟的肿瘤分类和TNM分期标准，在28例检出的肝癌病例中，11例为Ⅰ期（T_1），12例为Ⅱ期（T_2），4例为Ⅲ期（T_3），1例为Ⅳa期（$T_{4a}N_0M_0$）。

在本项研究期间，平均随访至22.5个月（0.5～96个月）时仍有23例病例存活。而死亡的5例的死因：1例真菌（曲霉菌病）感染；1例移植肝丙型肝炎复发；2例肝移植期间大出血；1例转移性肝癌复发。丙型肝炎复发和霉菌性败血症病例分别死于肝移植后的2个月和4个月。转移性肝癌病例死于肝移植后的18个月。这是该组研究中唯一的肿瘤复发病例。该病例为一62岁男性，患有血色素沉着症。肝功能分级为Child-Pugh B级。死后移植肝的病理检查发现：有一中度分化，直径11.5cm的肝癌，伴有大血管侵犯。因此，被诊断为病理Ⅲ期（$T_{3a}N_0M_0$）。

将这28例伴有肝硬化肝癌的肝移植总体生存率和同时期402例因其他良性病做肝移植的病例做比较。其中1年和3年生存率：肝癌组分别是87%和76%；良性病组分别是77%和73%。

两组之间的统计学分析无显著性差异。对肝移植后肝癌（28 例中除去 6 例偶发性肝癌），按米兰选择标准进行分析发现：符合该标准的 15 例（1 组），其生存率明显高于不符合标准的 7 例。

下面是肝癌肝移植的各家标准：

意大利米兰标准：单个肿瘤直径≤5cm 或肿瘤个数≤3 个，且最大直径≤3cm，没有大血管侵犯、淋巴结转移和肝外转移。

美国匹兹堡标准：大血管侵犯、淋巴结受累、远处转移三者之一为肝移植禁忌证，肿瘤的大小、个数及分布不作为排除标准。

UCSF 标准：单个肿瘤直径≤6.5cm，或多发肿瘤数目≤3 个且每个肿瘤直径均≤4.5cm、所有肿瘤直径总和≤8cm。

中国杭州标准：①无大血管侵袭；②肿瘤累计直径≤8cm 或肿瘤累计直径＞8cm，术中甲胎蛋白≤400ng/mL，且组织学分化为高 / 中分化。

中国上海复旦大学标准：单个肿瘤直径≤9cm 或多发肿瘤数目≤3 个，且每个肿瘤直径均≤5cm，所有肿瘤直径总和≤9cm，无大血管浸润、淋巴结转移及肝外转移。

日本北海道大学标准：①没有远处转移及淋巴结转移；②影像学检查无大血管侵犯；③血液及骨髓液 AFP-mRNA 阴性；④对于肿瘤的大小及数目没有限制。

日本东京医科大学标准：肿瘤最多为 5 个病灶且最大直径小于 5cm（5-5 原则）。

韩国汉城医科大学标准：PET 阳性的肝细胞癌患者应慎重选择肝移植。

加拿大埃德蒙顿的肿瘤容积标准：肿瘤在肝内总体容积应小于 60cm³。

美国匹兹堡移植中心标准：等位基因缺失率低于 27% 的肝癌，移植术后复发率低。

德国美因斯移植中心标准：观察移植术前 TACE 的治疗反应性，无进展病例作为适应证。

第三节 肝癌患者肝移植术前行 TACE 治疗的效果

由于肝癌患者接受肝移植术后肿瘤的复发率较高，严重影响患者术后的长期存活。肝癌患者在移植前行肝动脉介入栓塞化疗（TACE）可以诱导肿瘤坏死，防止肿瘤的进展超过米兰标准而使患者失去肝移植的机会，是肝癌患者接受肝移植前使用最广泛的方法之一，尤其是患者预期等待供肝的时间达 6 个月以上时。

随着供肝的日益短缺，患者等待肝移植的时间逐渐延长，常常由于肿瘤的发展导致患者超出了接受移植的选择标准而放弃移植，甚至在等待供肝的过程中死亡。通常在肝移植前通过 TACE、射频消融或酒精注射等措施来减缓肿瘤的发展，其作用在于诱导肿瘤坏死，从而在短期内防止肿瘤扩散，以使患者顺利过渡到肝移植。

有研究认为，移植前 TACE 治疗并不影响患者术后的总生存率及无瘤生存率。但也有研究发现：术前 TACE 治疗效果较好的患者，术后 1 年和 2 年生存率明显高于 TACE 治疗效果较差或无反应的患者。术前 TACE 或影像学检查未发现病灶而术后病理学检查发现病灶的患者，其生存率相对较低，且术后易复发或转移。TACE 治疗后未发生进展的患者移植后 2 年肿瘤复发率仅为 6.25%。肝移植前经 TACE 治疗后肿瘤仍继续进展的患者，其术后远期肿瘤复发率高达 36.84%。

Yao 等的研究提出，肝移植获得成功的肝癌患者，其肿瘤的大小或数目并没有上限，若患者肿瘤直径较大或数目较多，但 TACE 治疗效果良好，均可成为潜在的肝移植受者。患者是否符合米兰标准有时并不影响患者术后肿瘤的复发率，这可能与肿瘤的生物学行为有关。

关于 TACE 的方法，认识各有不同，有研究认为选择性 TACE 可避免对整个肝脏造成严重的损害，但有研究认为非选择性 TACE 可使碘油到达任何可能的早期未被发现的肝癌结节，从而治疗局部的早期肿瘤结节。另有研究发现，术前发现的肿瘤结节坏死率达 73.77%，而术前未发现的肿瘤结节坏死率只有 9.09%（1/11），这可能与未发现的肿瘤结节较小且缺乏动脉血管过度形成或另有新生肿瘤卫星灶有关。

TACE 是一种安全的治疗措施，它在血管过度增生的病变中表现出较强的抗肿瘤作用，而对于血液供应较差的肿瘤结节的抗肿瘤效果较差。因此，多数专家认为，TACE 联合射频治疗可提高肝脏肿瘤的坏死率、降低肿瘤卫星病灶的发生，是一个理想的治疗方式。

第四节　肝移植的术后处理

有许多研究证实，肝移植治疗肝恶性肿瘤的疗效不差于或等同于肝切除术，尤其对伴有肝硬化的患者，肝移植的疗效甚至可能优于肝切除术。因为，全肝移植提供了彻底清除肝内病变的可能。而肝脏规则或不规则的切除由于受到肝储备能力的限制，往往难以保证足够干净的切缘，更何况相当一部分肝癌患者，可能同时有多个癌结节或卫星结节，切除时难以避免遗漏的可能。而且，只有肝移植才能彻底消除原有的肝脏病变如肝硬化、原发性硬化性胆管炎等，并进而防止在原有的肝脏病变基础上产生新的肿瘤病灶，同时，全肝移植还可以降低因肝硬化并发症所致的术后死亡率。

肝癌肝移植术后最棘手的问题是肿瘤复发。无论长期，还是短期使用免疫抑制剂，它对肿瘤生长的确切作用目前仍不清楚。但是，一般认为免疫抑制剂可能对肿瘤的生长有利。有报告显示：肝癌肝移植病例长期使用类固醇激素与停止激素 6 个月的病例相比较，肿瘤复发的危险性增加了 4 倍。大多数肿瘤复发发生于肝移植术后第一年。多数肝癌病例都伴有病毒感染。对肝移植术长期疗效的评价，必须考虑病毒感染复发的因素。与其他肝脏肿瘤的手术治疗一样，肝癌患者肝移植后应在适当时机安排化疗。关于新辅助化疗（术前和术中）或术后系统性辅助化疗或者两者都采用的早期治疗结果令人满意，但是由于 20 世纪 90 年代中期供肝的等待时间延长，所以缺乏对照研究，使得结果的可信度有所打折。但另外的研究报告表明采用辅助化疗和碘油栓塞结合肝移植治疗 HCC 可以提高患者存活率。

不幸的是，目前可用的细胞毒类化疗药对晚期 HCC 效果甚微。法国报道新辅助放射治疗优于肝移植。许多局部治疗技术已用于 HCC 患者。这些技术包括碘油或化疗药物栓塞、无水乙醇注射、冷冻治疗和射频消融等。因为没有前瞻性对照随机试验，所以目前不能确定哪一种技术优于另外一种，而且，也不能确定这些技术是否可以提高肝癌患者的整体存活率。总体情况是，在移植后的前 2 年，肿瘤复发率很高，通常为 60%～70%。最先复发的部位通常是移植肝，其次是肺和骨。最近的研究表明应用索拉非尼对部分术后肝癌复发患者有效。

在以往，肝移植后乙型肝炎病毒复发曾是非常严重的问题。由于缺乏预防乙型肝炎病毒的有效药物，肝移植后乙型肝炎病毒的复发率相当高，因此植入的肝脏很快失活。Chung 等人报道乙型肝炎复发患者的 5 年生存率仅为 18%。最近，单独或联合应用乙型肝炎免疫球蛋白和拉米夫定、恩替卡韦或阿德福韦，可以有效地预防乙型肝炎病毒复发所致的移植肝失活。对于移植性发生的肝癌，抗病毒药物也能有效地预防乙型肝炎病毒复发，其 5 年生存率仍可达 72%。由于免疫球蛋白的半衰期在不同个体之间存在明显的差异，为了最大限度地减少乙型肝炎的复发，有人主张血清中保持一定的乙型肝炎病毒抗体（anti-HBs）滴度：术后 7 天内滴度应大于 500IU/L，8～90 天应大于 250IU/L，以后保持在 100IU/L 以上。术前 E 抗原（HBeAg）阳性或 HBV-DNA 阳性的患者，对乙型肝炎病毒抗体的清除率较快。为了保持上述滴度，其所需的免疫球蛋白的剂量比术前 HBeAg 阴性或 HBV-DNA 阴性的患者要大。

伴有丙型肝炎和不伴有丙型肝炎的肝移植，其前5年疗效相差无几。但是，丙型肝炎病例同样增加了植入肝失活和加重肝硬化的危险，也同样增加了伴有丙型肝炎的肝癌、恶性肿瘤和病毒复发的危险性。如果肝移植后出现病毒复发，尤其是丙型肝炎病毒，一定要密切注意可能会出现移植肝新发肿瘤（de novo HCC）。在治疗上，口服利巴韦林（ribavirin）800～1200mg/d可以降低丙型肝炎所引起的转氨酶升高，但并不能清除丙型肝炎病毒。虽然有报道干扰素对治疗丙型肝炎复发有一定的作用，但也有人认为干扰素对治疗丙型肝炎复发效果不佳，且有可能增加排异反应的发生。近年来，丙型肝炎抗病毒药物研发取得突破，口服小分子病毒药物（direct-acting antiviral agents，DAAs）如索非布韦（sofosbuvir）、达拉他韦（daclatasvir）等，完全可以抑制移植术后丙肝病毒的复制，进而预防丙型肝炎病毒的复发。

第五节　肝移植展望

关于肝移植治疗肝癌的作用，学界长期存在争议。因适应证选择不合适，早期肝移植后的肿瘤复发率高，这影响了移植效果。但是，后期的报道却显示：肝移植可以成为合理选择适应证的最有效治疗方法。理由如下：①部分肝切除存在切除率有限、肿瘤复发率高和围术期死亡率难以控制的缺点；②全肝切除提供了更多治愈肿瘤的机会，并同时去除病肝基础；③目前，现代医学科学技术的不断完善提高肝移植后的总体生存率。当然，肝移植是一种费用昂贵的治疗方法，而且，供体器官资源有限，供肝严重短缺，可能带来许多等待肝移植病例的死亡。这些不足限制了肝移植成为治疗肝癌的首选方法。因此，肝移植仅在那些伴有严重肝硬化而不能做肝切除的病例中作为首选的方法。

由此可见，肝切除目前仍是治疗肝癌的主流方法。但是，伴有严重肝硬化或肝功能极差的病例是非常不适合做肝切除的。无论是基于切除后可能带来肝功能不全等严重并发症，还是因为术后原发病复发或肿瘤复发严重影响长期生存，对这部分病例来说，肝移植是其治愈肝癌的唯一选择。

采用超声检查和甲胎球蛋白检测，可以对肝癌高危人群（常见于东方国家）和等待肝移植的病例（常见于西方国家）进行肝癌的初步筛选。通过这种筛选方法可以发现小肝癌和代偿期的肝脏基础病。新的医学科学进步及手术技术的提高将改善肝切除和肝移植的长期疗效。

以肿瘤大小和数量作为肝癌肝移植病例的选择标准，仅是一种相对的参考标准。实际上，肝移植指征最好包括肿瘤细胞的生物学特征。例如，肿瘤的组织分化，有无包膜或小血管侵犯。然而，什么是肝癌肝移植病例的最佳选择标准，仍需要进一步的研究。

用肝移植治疗肝癌通常需要考虑一些现实问题。比如，患者需要长期等待移植供体，但此时肝癌却可能已经增大并发生进展，所以等待肝脏供体期间不能中断非手术性局部姑息治疗，例如，高温姑息治疗、经皮无水酒精治疗或经动脉进行栓塞的治疗等，除疗效有待进一步确定之外，也需要密切关注等待肝移植患者的肝储备功能变化，以防患者未等到供体就发生肝功能衰竭而死亡。

另外一种值得采用的方法是活体供肝肝移植。这种方法可以避免等待供肝期间的肿瘤进展或供肝不匹配的问题。很明显，提供供肝的家属有原发疾病或捐肝者存在手术死亡的风险，是影响活体肝移植手术实施的主要因素。但是，如果尸体供肝很紧缺，无法解决长期等待问题时，应该考虑这种方法。需要注意的是应该认真判断供体围手术期的风险，并真正获得活体捐肝者的同意。

基于选择性肝癌肝移植的长期生存率与无肿瘤的肝移植基本相似，因此，移植后肿瘤复发率相对较低，也基本无须术后联合化疗等治疗。即使联合化疗，也不会降低患者的生存率，相反，对于较大的肝癌来说，肝移植后虽有一些长期存活的实例，但是大多数病例仍会死于肿瘤复发。

虽然前期研究提示，肝移植结合化疗可能对这些病例有益，但是，这种治疗的效果仍不十分清楚，还需要大量的前瞻性研究证实。

至于手术前化疗、TACE 等的效果，尚需进一步的随机对照研究，国内外报告尚无一致的意见。此外，术中切除病肝后用化疗药物冲洗腹腔及创面，术后尽量减少免疫抑制剂剂量等措施在提高肝癌肝移植的效果方面亦可能有一定作用，但尚待进一步研究。总之，不断探索一些围术期防治肝癌复发的措施，有可能进一步提高肝癌肝移植的疗效，同时应进一步进行国内多中心的联合研究，明确提出适用于我国肝癌肝移植的手术适应证及禁忌证。

（刘振文　齐瑞兆）

参 考 文 献

［1］PISANI P, PARKIN D M, BRAY F, et al. Estimation of the worldwide mortality from 50 cancers in 1990［J］. Int J Cancer, 1999, 83: 18-29.

［2］AMERICAN JOINT COMMITTEE ON CANCER. AJCC cancer staging［M］. 5th ed. New York: Spinger, 2002: 131-138.

［3］杨秉辉. 第四届全国肝癌学术会议概况及关于肝癌诊断标准及分期问题讨论［J］. 中华普通外科杂志, 2000, 15：238-239.

［4］KULIK L, HEIMBACH J K, ZAIEM F, et al. Therapies for patients with hepatocellular carcinoma awaiting for liver transplantation: a systematic review and meta-analysis［J］. Hepatology, 2018, 67 (1): 381-400.

［5］刘立国，吴健雄. 乙肝病毒因素对肝癌肝切除及肝移植术后复发的影响［J］. 中华肝胆外科杂志, 2012, 18（5）：398-400.

［6］叶启发，胡前超，钟自彪，等. 289 例中国公民逝世后器官捐献肝移植的临床疗效［J］. 中华消化外科杂志, 2016, 15（5）：461-465.

［7］SUH K S, HONG S K, Lee K W, et al. Pure laparoscopic living donor hepatectomy: focus on 55 donors undergoing right hepatectomy［J］. Am J Transplant, 2018, 18: 434-442.

［8］严律南，李波，卢实春，等. 原位肝移植术中体外静脉转流时机的改进［J］. 外科理论与实验, 2002, 7：1220-1224.

［9］严律南. 肝硬化门脉高压症的肝脏移植经验［J］. 中国普外基础与临床杂志, 2001, 8：263-265.

［10］LO C M, NGAN H, TSO W K, et al. Randomized controlled trial of transarterial lipiodol chemoembolization for unresectable hepatocellular carcinoma［J］. Hepatology, 2002, 35: 1164-1171.

［11］KHAKHAR A, SOLANO ESTELL D. Survival after liver transplantation for hepatocellular carcinoma［J］. Transplant Proc, 2003, 35: 2438-2441.

［12］VITALE A, BROLESE A, ZANUS G.et al. Multimodaj therapy before liver transplantation for hepatocellular carcinoma［J］. Hepatol Res, 2005, 3l: 112-115.

［13］MILLONIG G, GRAZIADEI I W. FREUND M C, et al.Response to preoperative chemoembolization correlates with outcome after liver transplantation in patients with hepatocellular carcinoma［J］. Liver Transpl, 2007, 13 (2): 272-279.

［14］史瑞，张雅敏，许洋，等. 直接肝移植与挽救性肝移植治疗原发性肝癌疗效分析［J］. 中华肝胆外科杂志, 2017, 23（2）：87-89.

［15］中国医师协会器官移植医师分会，中华医学会器官移植学分会. 中国肝癌肝移植临床实践指南（2018版）［J］. 中华普通外科杂志, 2019, 34（2）：190-192.

［16］田大治. 再次肝移植专家共识分享及经验［J］. 实用器官移植电子杂志, 2019, 7（2）：121.

［17］中华医学会器官移植学分会. 器官移植病理学临床技术操作规范（2019版）——肝移植［J］. 器官移植,

2019, 10（3）: 267-277.

［18］王征，周俭. 中国肝癌肝移植现状及展望［J］. 实用器官移植电子杂志，2019，7（1）: 1-3.

［19］李新宇，黄磊，朱继业，等. 肝移植术后生存 10 年及以上患者远期并发症随访分析［J］. 中华全科医师杂志，2019，18（4）: 347-351.

［20］沈中阳，谷川，郑虹，等. 临床肝脏移植 20 年回顾［J］. 中华危重病急救医学，2019，31（3）: 269-280.

［21］MEIRELLES JÚNIOR R F, SALVALAGGIO P, REZENDE M B, et al. Liver transplantation: history, outcomes and perspectives［J］.Einstein (Sao Paulo) . 2015, 13 (1): 149-152.

［22］NG K K, LO C M. Liver transplantation in Asia: past, present and future［J］. Ann Acad Med Singapore, 2009, 38 (4): 322.

［23］TU Z, XIANG P, XU X, et al. DCD liver transplant infection: experience from a single centre in China［J］. Int J Clin Pract, 2016, 70 (185): 3-10.

［24］TROTTER J F. Liver transplantation around the world［J］. Curr Opin Organ Transplant, 2017, 22 (2): 123-127.

［25］BODZIN A S, BAKER T B. Liver Transplantation today: where we are now and where we are going［J］. Liver Transpl. 2018 Oct;24 (10): 1470-1475.

［26］LEE S G. Twenty-year survival post-liver transplant: challenges and lessons［J］. Hepatol Int. 2015, 9 (3): 342-345.

［27］YANG L S, SHAN L L, SAXENA A, et al. Liver transplantation: a systematic review of long-term quality of life［J］. Liver Int, 2014, 34 (9): 1298.

［28］KOCHHAR G, PARUNGAO J M, HANOUNEH I A, et al. Biliary complications following liver transplantation［J］. World J Gastroenterol, 2013, 19 (19): 2841.

［29］HOU X, SUI W, CHE W, et al. Current status and recent advances in liver transplant using organs donated after cardiac death［J］. Exp Clin Transplant, 2015, 13 (1): 6-18.

［30］KUMARI R, SAHU M K, TRIPATHY, A. Hepatocellular carcinoma treatment: hurdles, advances and prospects［J］. Hepat Oncol, 2018, 5 (2): 2.

第二十五章
肝癌合并门静脉高压症的外科治疗

原发性肝癌 80% 以上是在各种病毒性肝炎、肝硬化基础上发生的，而肝硬化常合并门静脉高压症，即脾脏肿大，脾功能亢进（白细胞、血小板减少），食管胃底静脉曲张及破裂出血等。随着病情的发展，肝癌可通过多种机制加剧门静脉高压症的发生、发展，严重者引起上消化道出血甚至死亡，而门静脉高压症又严重影响肝癌的进一步治疗。因此，肝癌合并门静脉高压症的治疗要统筹兼顾，但是在临床上患者往往肝脏代偿功能较差，在处理肝癌的同时处理门静脉高压症引起的脾大、脾功能亢进、食管胃底静脉曲张及破裂出血，常常创伤大、风险高、预后差。

现就门静脉高压症发生和发展机制、临床表现、诊治方法、预后以及肝癌合并门静脉高压症时的处理原则等方面作一简要介绍。

第一节 门静脉高压症的诊断和治疗

门静脉高压症是一组由门静脉系统血流动力学异常和压力持久增高而引起的综合征。绝大多数患者由肝硬化引起，少数患者继发于门静脉主干或肝静脉回流受阻以及一些原因不明的因素，当门静脉血液不能顺利通过肝脏经过下腔静脉回流心脏时，就会引起门静脉的压力增高，出现一系列相关的临床表现，如脾大、脾功能亢进、食管胃底静脉曲张甚至破裂出血、肝性脑病、腹水等。

门静脉高压症不是单一脏器的一个独立的疾病，而是涉及多器官、系统的一组临床综合征，机制复杂，病因和整个疾病的发展、演变过程还不完全清楚，治疗方法多种多样，其疗效及预后影响因素较多，需要根据患者的病情选择适当的个体化治疗方案，以提高疗效，减少并发症，改善患者生活质量。

一、门静脉系统的解剖和病理生理

（一）门静脉系统的解剖

门静脉主干主要由肠系膜上静脉和脾静脉在胰头后方汇合而成，门静脉接受了来自胃、肠、脾、胰血液的回流。正常成人门静脉主干长 7～8cm，内径 1.0～1.4cm，在门静脉高压、门静脉血液回流受阻时，门静脉内径可扩张，但在合并门静脉血栓形成后，门静脉内径可缩窄变细，甚至形成门静脉海绵样变。门静脉主干大部分在肝十二指肠韧带近肝门处肝外分成左、右支，部分在近肝门肝实质或在肝实质内形成左、右分支：一般左支细长，分出 1～5 支，分别供应至左尾状叶及肝左内叶支、左外叶；右支多粗短，可进一步分出 1～3 支，供应右尾状叶及右前、右后支

（图 3-25-1）。

正常门静脉压力 1.3～2.4kPa（13～24cmH$_2$O），平均 1.8kPa（18cmH$_2$O），一般当压力超过 2.5kPa（25cmH$_2$O）时则称为门静脉高压症。门静脉血液回流阻力很低，为肝动脉血流阻力的 1/100～1/40。门静脉血流速度为 20cm/s，仅为一般动脉血流速度的 1/10。门静脉压力为肝动脉压力的 1/10～1/8。门静脉和肝动脉压力经过肝小叶内肝窦和利用肝小叶间汇管区的动静脉交通支后得到平衡，肝窦的正常压力仅为 0.3～0.5kPa（3～5cmH$_2$O），低于门静脉压力，高于下腔静脉压力，因此，门静脉血才可经过肝窦、肝小叶中央静脉、肝静脉，回流入下腔静脉。门静脉系统阻力低、流量大、压力低、流速慢，有其重要的生理意义，可保证从胃肠道吸收含有营养物质也含有毒素的血液顺利回流入肝，并在肝内进行充分的物质交换、代谢和解毒。

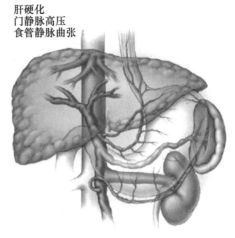

肝硬化
门静脉高压
食管静脉曲张

图 3-25-1　门静脉高压的解剖示意图

在肝硬化门静脉血液回流阻力增加时，门静脉血液回流变缓、流量受限、压力升高，且肝硬化时往往形成肝内动静脉短路开放，压力较高的肝动脉血直接汇入压力较低的门静脉，可使门静脉压力进一步增高。门静脉高压症时，门静脉压力可升高至 3～5kPa（30～50cmH$_2$O），进而引起食管胃底静脉曲张及破裂出血；也可通过门体交通支引起门静脉系统血液绕过肝脏直接分流到体循环，诱发肝性脑病。

正常人全肝血流量每分钟约为 1500mL，其中门静脉血占 60%～80%，平均 75%，门静脉血流量每分钟约为 1100mL；肝动脉血占全肝血流量的 20%～40%，平均 25%，肝动脉血流量每分钟约为 350mL。由于动脉的压力大，含氧量高，因此即使动脉血流量低于静脉血流量，门静脉和肝动脉对肝脏的供氧量仍基本相等，约各占 50%。正常脾静脉血约占门静脉血流量的 20%，门静脉高压症患者脾脏瘀血肿大，脾静脉血流量可占门静脉血流总量的 60% 以上，由于存在广泛的门 - 体侧支循环，门静脉的入肝血流量并不一定增加，有时反而可能减少，此时肝动脉入肝血流会出现代偿性增加，但常不足以补偿门静脉血流的减少，其结果是总的入肝血流量减少。极少数非常严重肝硬化患者，门静脉血流可能完全不进入肝脏，而出现经侧支分流入体循环，同时肝动脉流入肝脏的部分血液也可经门静脉逆流，使得门静脉反而成为流出道。

肝硬化门静脉高压症时，门静脉入肝前、入肝后在解剖和病理生理方面有很多区别。

门静脉在入肝前，由腹腔内脏器毛细血管网逐级回流，最后经肠系膜上、肠系膜下、胃左、胃右、胃网膜左、胃网膜右、胃后、胃短、胆囊静脉、附脐静脉、脾静脉等汇合成，而膈肌、前腹壁、后腹壁、侧腹壁、盆底血液则回流入体循环。在腹腔内脏器胃、肠、脾、胰等与膈肌、腹壁、盆壁相联系固定之处，必然存在门体循环系统静脉交通支，正常时这些交通支不开放、部分开放或交替开放，在门静脉高压症时，这些交通支大量开放并形成新的交通支，包括食管胃底、脐周、直肠下、腹膜后、肝裸区等部位，也可能还有脐旁静脉、直肠上静脉、腹膜后雷立斯（Retzius）静脉丛、胃肠道异位曲张静脉等。

门静脉入肝后，逐级分支为小叶下静脉、汇管区小叶间静脉，进一步分支直至肝窦。肝窦血液经小叶中央静脉逐级回流入肝静脉、下腔静脉直至心脏。正常情况下，有极少数门静脉小分支与肝小叶中央静脉相交通，但基本上无血液流通，而在肝硬化时，这些交通支则可能大量开放，并有新的交通支形成。另外，正常时，肝动脉逐级分支进入肝窦与门静脉血液汇合后，肝动脉和门静脉血流到肝窦后压力得到平衡。肝动脉在汇合前，虽也有细小的分支与门静脉分支相通，但

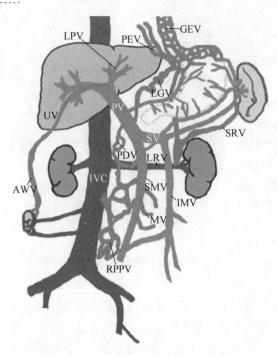

图 3-25-2　门静脉高压侧支循环示意图

注：LPV：left portal vein 门静脉左支；LGV：left gastric vein 胃左静脉；PV：portal vein 门静脉；AWV：abdominal wall vein 腹壁静脉；UV：umbilical vein 脐静脉；SV：splenic vein 脾静脉；GEV：gastric esophagus vein 胃底食管静脉；PDV：pancreatico duodenal vein 胰十二指肠静脉；PEV：paraesophageal vein 食管旁静脉；IMV：inferior mesenteric vein 肠系膜下静脉；SMV：superior mesenteric vein 肠系膜上静脉；IVC：inferior vena cava 下腔静脉；SRV：splenorenal shuntvein 脾肾分流；LRV：left renal vein 左肾静脉；MV：mesenteric vein 肠系膜静脉；RPPV：retroperitoneal paravertebral vein 腹膜后椎旁静脉

正常时不开放，而门静脉高压症时，这些交通支却会大量开放，并形成新的交通支，这些交通支形成异常的或称为病理性门体侧支循环，包括：①门静脉 - 肝静脉分流；②肝动脉 - 门静脉分流；③肝动脉 - 肝静脉分流。

（二）门静脉系统病理生理的特点

1）门静脉入肝前后两端均为毛细血管网：一端为腹腔内脏器毛细血管网，一端为肝内血窦。正常门静脉压力低，回流阻力小，流速慢，流量大。门静脉的回流血量受门静脉阻力影响较大。

2）门静脉系统无静脉瓣膜：由于门静脉没有瓣膜，在门静脉高压时就可能出现自发性门体分流甚至门静脉血液倒流。

3）门体静脉之间有广泛的交通支：在任何回流入门静脉系统的腹腔内脏器与回流到体循环系统的膈肌、盆腹壁及后腹膜相联系固定之处，均可出现广泛的门体循环交通支，临床常见的门体交通支主要有以下五处（图 3-25-2）：

（1）食管胃底下段：门静脉系胃冠状静脉、胃短静脉与腔静脉系食管旁静脉、奇静脉吻合，回流入上腔静脉。门静脉高压症时可能引起食管胃底静脉曲张甚至破裂出血。

（2）直肠下段和肛管：门静脉系直肠上静脉与腔静脉系直肠下静脉、肛管静脉吻合，回流入下腔静脉。门静脉高压症时此处的静脉扩张使得形成痔的机会增加。

（3）前腹壁：门静脉系脐静脉与腔静脉系腹壁上、下深静脉吻合，分别回流入上、下腔静脉。门静脉高压症时，脐周浅静脉扩张屈曲似"海蛇头"状，有时可触及震颤和听到静脉杂音，称之为克 - 鲍氏综合征（Cruveilhier-Baumgarten syndrome）。

（4）腹膜后：肝脏裸区、胰腺、十二指肠、升结肠、降结肠、门静脉系肠系膜上、下静脉的小属支与腹后壁的上、下腔静脉系的下位肋间后静脉、膈下静脉、腰静脉、肾静脉、精索内静脉的小属支吻合，称雷济厄斯氏（Retzius）静脉丛。门静脉高压症时可形成广泛的腹膜后交通支，甚至形成胃肾分流、脾肾分流、胃肠道其他部位的异位静脉曲张，有时也会引起血管破裂出血。

（5）脊柱静脉丛：肠系膜上、下静脉和脾静脉的小属支，与注入上、下腔静脉系的肋间后静脉、椎静脉、腰静脉相吻合。这些交通支在肠系膜静脉形成血栓后有利于肠道血液回流。

4）门静脉系统与腔静脉系统存在压力差：正常门静脉压力为 1.3～2.4kPa（13～24cmH$_2$O）之间，平均 1.8kPa（18cmH$_2$O）；正常情况下腔静脉压力 0.5～0.8kPa（5～8cmH$_2$O）之间，二者之间压力差达 0.8～1.1kPa（8～11cmH$_2$O），门静脉高压压力差可增大至 2.6～4.2kPa（26～42cmH$_2$O）之间。门 - 体静脉之间压力差的变化可导致门 - 体静脉之间容易形成的交通支曲张，甚至进展至静脉曲张及破裂出血。

5）门静脉系统血液含有丰富的营养物质，且门静脉系统回流属支存在功能分区，即脾胃区及肠区：脾胃区收集脾脏、食管下段、胃中上 2/3 区域血流回流，为门静脉"内脏小循环系"，也称左区；肠区收集下段胃、十二指肠、小肠、结肠血液回流，为门静脉"内脏大循环系"，也称右区。脾胃区静脉压力高于肠区，且引起出血的交通支主要在脾胃区，而肠道吸收来的养料和毒素主要在肠区，这是选择性分流脾胃区血流的理论基础。

因此，在门静脉高压症时，门静脉血回流入肝脏受阻，部分门静脉血液绕过肝脏，经侧支血管直接回流入体循环系统，会造成几个方面的不良后果：①门静脉向肝供血减少，肝脏功能受损；②富含毒素的门静脉血液不经肝脏解毒，直接入体循环，诱发肝性脑病；③门体交通支形成，特别是食管胃底形成静脉曲张甚至破裂出血，引起呕血、黑便，甚至危及生命；④脾脏淤血肿大，脾脏功能亢进，外周血白细胞、血小板显著减少。

二、门静脉高压症的病因、分类和发病机制

（一）病因和分类

任何引起腹腔内脏器血液经门静脉—肝窦—肝静脉—下腔静脉汇入心脏通路，产生回流受阻或血流量异常增加的因素，均可成为门静脉高压症发生的病因。在我国，门静脉高压症患者中 90% 以上由肝脏疾病引起，其中肝硬化最为常见。一般根据引起门静脉高压症的病因和病变部位，将门静脉高压症分为四大类：

1）肝前型　主要包括肿瘤、炎症、淋巴结肿大等引起的门静脉纤维化、门静脉血栓形成或闭塞等，在小儿，肝前型主要为先天性畸形，如门静脉主干闭锁、狭窄或海绵样变性等。此型发病率在门静脉高压症中不足 5%。这类患者肝脏功能受损较轻，但门静脉压力增高引起的脾大、脾功能亢进显著，脾脏切除治疗效果较好。

2）肝内型　肝内型在我国最常见，约占 95% 以上。肝内型门静脉高压症根据肝内门静脉血流受阻的部位又可分为窦前、窦性、窦后三种（图 3-25-3）。

（1）窦前性主要包括血吸虫性肝硬化及原发性胆汁性肝硬化引起的门静脉高压症。血吸虫性肝硬化时，虫卵引起汇管区门静脉小分支栓塞、内膜炎及周围纤维化，门静脉回流受阻，门静脉压力增高，表现为脾大、脾亢等，肝脏功能受损较轻，手术治疗效果好；原发性胆汁性肝硬化为

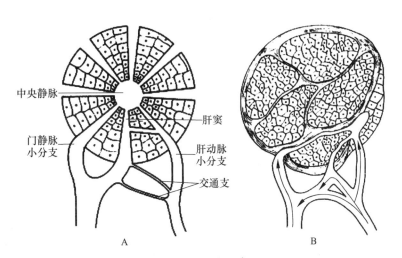

图 3-25-3　肝窦示意图
A. 肝窦示意图；B. 小叶示意图；C. 不同部位血栓示意图

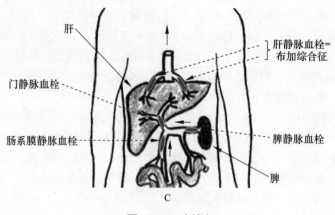

图 3-25-3 （续）

自身免疫性肝内小胆管病变，胆管长期梗阻，胆汁淤积，可引起汇管区门静脉受压，晚期其病理改变与窦性和窦后相似。

（2）窦性在我国主要包括各种病毒性肝炎、酒精性肝炎等所致的肝硬化引起的门静脉高压症，肝脏形态结构破坏严重，肝小叶内纤维组织增生，肝细胞结节状再生，肝窦变窄或闭塞，汇管区动静脉交通支开放，肝血液及淋巴回流受阻，压力增高，肝脏功能多受损，手术治疗效果往往与肝功能代偿能力相关，肝功能不全者必要时可行肝脏移植术根治。

（3）窦后性主要是指肝小静脉闭塞症等引起的门静脉高压症，常无特效治疗方法，当肝脏功能严重受损、肝脏功能失代偿时，可考虑肝脏移植术根治。

3）肝后型　主要是因为肝静脉流出道发生梗阻性病变或回流障碍，可分为两大类：① Budd-Chiari 综合征：包括各种原因所致的肝静脉或肝静脉开口以上的下腔静脉梗阻性病变，保守治疗效果差，介入或手术治疗效果好；②心脏原因所致肝静脉血液回流障碍：如缩窄性心包炎、心功能衰竭等，保肝治疗无效。

4）特发型　临床上有些门静脉高压症患者，既无肝病基础，又无肝外门静脉梗阻，而患者有脾大、食管胃底静脉曲张等表现，人们把这一类找不到具体原因的门静脉高压症称为特发性门静脉高压症，如脾脏异常增生或内脏动静脉瘘等引起门静脉系统血流量异常增高所导致门静脉压力升高。

实际上，即使在正常的肝脏，入肝血流的控制机制也不十分清楚，在肝硬化时，随着病情的发展，肝内血管床受累的范围和程度都会不同程度加重，因此，多种病理改变可在同一患者中同时存在，也可在不同患者中表现程度不同，所以，以上门静脉高压症的分类不是截然分开、互不相干的。

（二）发病机制

门静脉系统解剖复杂，其血流受很多因素影响，但总体来讲，门静脉系统的血流动力学仍然遵守流体动力学的基本规律。

根据欧姆（Ohm）定律，$P=Q \times R$，门静脉压力（P）与门静脉血流量（Q）和门静脉阻力（R）成正比，由于门静脉压力受下腔静脉压力（P_0）影响较大，故 $P=Q \times R + P_0$，$R=\dfrac{8\eta l}{\pi r^4}$，$r$ 为门静脉半径（图 3-25-4）。

由此看出，任何引起门静脉系统血流阻力增加或血流量增加的因素，均可引起门静脉压力增高，特别值得一提的是，门静脉系统血管管径的微小变化，即可引起门静脉系统阻力的显著变化，进而引起门静脉血流量和门静脉压力的显著变化（图 3-25-4），这就是门静脉高压形成的两个基本理论：

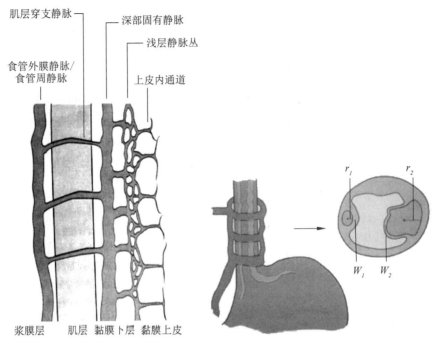

图 3-25-4　食管下段静脉曲张示意图

1. 后向血流机制（backward theory）

门静脉系统血流阻力增加导致门静脉系统压力增高。门静脉血流阻力增高可发生于肝前、肝内及肝后门静脉系统阻塞。

这些病因产生的共同的病理改变是，门静脉血液回流通路机械性受阻，直接导致门静脉压力增高，继而引起一系列相关临床表现。门静脉回流受阻是门静脉高压发生的主要原因，但临床上可见到门静脉系统无明显梗阻，如存在动静脉瘘的患者，却发生门静脉高压症；而门静脉系统有明确梗阻，如结扎动物门静脉，却可能不发生门静脉高压症；还可能见到肝脏没有广泛纤维化及形成硬化结节，却也存在门静脉高压，说明门静脉高压症的发生原因不仅仅是门静脉回流受阻单一因素造成的。

2. 前向血流机制（forward theory）

内脏高动力循环引起门静脉血流量增加也会导致门静脉系统压力增高。

内脏血流包括门静脉属支与肝动脉支血流。正常情况下，内脏血流与肝血流相近，在门静脉高压症时，内脏血流等于肝脏血流与侧支循环血流之和，因此，门静脉血流量增加，不等于入肝血流量增加，在门静脉高压症门静脉系统血流增加的同时，往往会使侧支循环增加，入肝血流反而可能减少，引起肝脏功能受损及门体交通支形成及扩张，同时门静脉的压力也不因侧支循环的形成而降低。比如，缩窄大鼠门静脉，使得侧支循环广泛形成，分流了几乎全部的门静脉血流，但门静脉压力仍然维持在较高水平，其压力的持久升高不能全部用门静脉阻力的增高解释，实际维持其压力增高的主要因素还有门静脉系统的血流量增加，也就是内脏高动力循环。

内脏高动力循环的发生机制主要是，肝硬化门静脉高压症时，内脏器官广泛的血管床扩张、动静脉短路形成及开放、内脏器官毛细血管改建及新生、血管平滑肌对缩血管物质的反应性降低、血管平滑肌对舒血管物质的反应性增加、内源性舒血管物质增加、内源性缩血管物质减少等。在门静脉高压症时，参与血管舒张的血管活性物质有 NO、PGI_2、CO、VIP、P 物质、TNF-α、IL-6 等，这些物质增加的机制还没有完全搞清，但与肝硬化时肝脏功能受损释放或不能灭活某些细胞因子、内毒素、激素等有关。内脏器官广泛血管床扩张，有效循环血量下降，代偿性引起循环血量增加，门静脉系统血流量增加，门静脉压力增高，内脏器官血管床改变及高动力循环同样是肝肾综合征、肝肺综合征、肝性脑病、腹水感染发生的基础。

目前认为，这两种机制在门静脉高压症的发生过程中同时存在。门静脉阻力增加引起门静脉回流受阻的后向性机制是门静脉压力增高的始动因素，内脏及全身高动力循环的前向性机制是维持门静脉持续高压状态的主要因素，伯努瓦（Benoit）通过门静脉高压的输血模型预测，在门静脉高压形成过程中，前向性机制（内脏血流增加）占40%，后向性机制（门静脉阻力增加）的作用占60%。

三、门静脉高压症临床表现

门静脉高压症多见于成年男子，发展缓慢，在我国，90%以上门静脉高压症患者的病因为肝硬化，主要为肝炎后肝硬化，20世纪90年代以来血吸虫性肝硬化已极为少见，而非肝硬化的门静脉高压症越来越多。各种原因所致的肝硬化均可引起门静脉高压症，病因不同，病理改变有所不同，临床表现多种多样，可归纳为以下四个方面的症状和体征：

（一）肝脏功能受损

表现为面色晦暗、乏力、食欲减退、蜘蛛痣、肝掌、睾丸萎缩、男性乳房发育、皮肤巩膜黄染、转氨酶升高、低蛋白血症、凝血功能下降、鼻出血、牙龈出血、皮肤黏膜瘀点和瘀斑、组织水肿、腹水等。部分患者肋下可触及坚硬而表面不平整的肝脏边缘。酒精性肝硬化和肝炎肝硬化引起的肝脏功能受损较重，血吸虫性肝硬化引起的肝脏功能受损较轻（彩图3-25-5）。消化道出血后可引起或加剧腹水的形成，有些"顽固性腹水"甚难消退。

（二）门静脉压力增高

所有门静脉高压症患者均有不同程度脾脏肿大、脾脏功能亢进，引起外周血红细胞、白细胞和血小板减少，有时可引起红细胞减少，表现为贫血，严重者可伴有门体静脉交通支形成腹壁静脉曲张，甚至破裂出血而引起呕血、黑便、腹壁静脉曲张等（彩图3-25-6）。约25%的患者在第一次大出血时即因失血性休克或肝脏功能衰竭而死亡；部分患者出血虽可停止，但常常在短期内复发出血；在第一次出血后1～2年内，约半数患者可再次大出血，伴随肝脏功能恶化，死亡率大大增加。

（三）肝炎肝硬化基础上肝脏再生结节癌变

肝炎肝硬化基础上发生的门静脉高压症患者，尤其是大结节性肝硬化患者，肝癌的发生率较高，早期往往不伴有症状，但因为有基础肝病，常给治疗带来较大困难，预后较差（图3-25-7）。

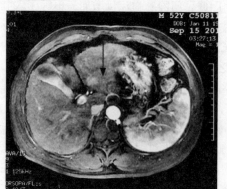

（四）肝外表现

肝性脑病、肝肾综合征、肝肺综合征、免疫力低下继发性腹水感染等。

四、门静脉高压症的实验室检查

1. 外周血象及骨髓象

肝硬化患者常常伴有不同程度的血液学指标变化，早期外周血象及骨髓象正常或接近正常。随肝脏功能

图3-25-7　黑色箭头所指为肝硬化结节癌变

受损及脾脏淤血肿大，外周三系均减少，尤以白细胞和血小板减少为明显，外周血白细胞可低于 2000 个 /mm³（2×10^9/L），血小板可低于 50000 个 /mm³（50×10^9/L）；骨髓象一般呈造血增生活跃状态，酒精中毒或乙型肝炎病毒偶可引起骨髓抑制。

2. 肝脏功能

①谷丙转氨酶（ALT）及谷草转氨酶（AST）：反映肝脏实质细胞的损伤，尤其升高至正常的 3 倍以上，即提示有肝实质细胞的变性坏死，高至正常值 5 倍者为明显升高。常见于慢性活动性肝炎及酒精性肝炎等，它不反映肝脏的储备功能。②胆红素（BIL）：反映肝脏的排泄功能，肝脏对血清胆红素的代谢有很大的储备功能，正常肝脏能处理高出生理状况下 20 倍胆红素的能力，如果血清胆红素升高达正常值 3 倍以上，即提示肝脏功能严重受损，手术的风险及死亡率大大增加。③胆碱酯酶（CHE）及胆固醇：反映肝脏的储备功能主要由肝脏合成，其检查结果低于正常值，往往反映肝脏合成功能严重受损，提示肝脏代偿功能不良，对手术的耐受性差，预后不良；胆碱酯酶半衰期 10 天，能较敏感地反映肝脏合成功能。④血糖（GLU）：血糖水平也在一定程度上反映肝脏功能，肝脏功能受损时，糖耐量降低，血糖会反应性升高。⑤血清白蛋白（ALB）：反映肝脏的合成及储备功能，低蛋白血症提示长期慢性肝病、肝脏储备功能差，预后不良，但其半衰期长达 20 天，不能及时反映肝脏的合成功能；前白蛋白半衰期 1.9 天，能较为敏感地反映肝脏的合成功能。在肝病自然病程中，血清白蛋白低于 35g/L 者提示预后不良。⑥谷氨酰转肽酶（γ-GT）及碱性磷酸酶（ALP）：反映肝脏代谢功能，轻度升高不具有特异性，如显著升高则提示肝内胆汁淤积、肝外胆管梗阻或肝癌可能，慢性胆汁淤积性肝硬化预后不良。γ-GT 在慢性肝病中较 AST、ALT、ALP 敏感，升高时提示病变仍在活动状态。

3. 肾脏功能

严重肝病可引起功能性肾功能损害。定期检查血清尿素氮、肌酐，维持电解质、酸碱平衡，可有效防止并发症发生。

4. 凝血功能

凝血酶原时间是反映近期肝脏合成及储备功能较为敏感的指标，如超过正常 4～6s，提示肝脏功能损害明显，预后不良。

5. 电解质

肝硬化患者常见的电解质紊乱包括低钠血症、低钾血症及代谢性碱中毒等。

6. AFP

反映肝病患者肝细胞再生的情况，包括慢性活动性肝病肝细胞再生或肝硬化基础上新生肝癌细胞。

7. 免疫指标

肝炎肝硬化后肝脏免疫指标各有不同，多数表现为低下，且伴随肝功能变化而变化；如自身抗体：抗核抗体（ANA）、抗平滑肌抗体（ASM）、抗线粒体抗体（AMA）、抗肝肾微粒体抗体（LKM-1、2型）等，也可作为肝硬化病因的鉴别诊断指标。

8. 血糖

肝硬化患者常合并肝源性糖尿病，血糖、尿糖高，糖耐量降低，因此需要定期检查及合理控制血糖。

9. 病原学检查

肝炎病原学检查，不仅有助于病因诊断，还可判断肝炎病毒是否处于病毒复制期，判断肝硬化门静脉高压进展程度结合肝脏功能检验指标，可决定是否需要抗病毒治疗。抗病毒治疗对稳定病情、延缓病变进一步发展及防止癌变有重要意义。

10. 腹水化验

有腹水者尽可能行腹腔穿刺检查，既有利于鉴别诊断判断病情，又有利于早诊早治，避免进一步腹腔感染。肝硬化腹水感染腹膜刺激及发热症状不够典型，需要引起重视。

五、门静脉高压症的辅助检查

（一）B超、多普勒（Doppler）超声及内镜超声

1. B超

B超可观察肝脏的形态、大小、肝实质有无硬化结节甚至癌变等；判断腹水量的多少；测定门静脉及属支门静脉有无狭窄、增宽、血栓、海绵样变、受压等。正常门静脉主干内径一般为0.6~1.0cm，最大可达1.5cm。门静脉高压症时，门静脉主干内径常大于1.3cm，当门静脉主干内径≥1.5cm时，可作为门静脉高压症诊断的有力依据；超声还可预测患者病情进展程度或术后病人进行随访监测，当门静脉直径<1.5cm时，出血率仅22%；当门静脉直径≥1.8cm时，出血率可高达53%。超声检查方法无创，简单易行，价格低廉，可重复进行。

2. 多普勒超声

多普勒是指应用超声测定门静脉血流方向、血流速度、血流量的一种检查手段。通过对肝静脉及下腔静脉的观察，部分患者可初步诊断或排除布加（Budd-Chiari）综合征等；正常门静脉血流速度为20cm/s，血流量为1100mL/min；晚期肝硬化门静脉向肝血流量可减少，甚至门静脉血液可倒流。

3. 内镜超声（endoscopic ultrasonography，EUS）

在门静脉高压症的常规诊治中并无必要，但对食管静脉曲张、门静脉高压性胃病的筛查、确诊及治疗效果的随访和及时发现食管胃壁肿瘤，都有重要意义。

（二）CT/MRI

CT或MRI增强扫描是很重要的检查手段，可显示肝脏形态、大小、有无合并肿瘤，估算肝脏体积。显示肝硬化时肝叶比例，肝裂是否增宽，肝脏是否萎缩变小，表面结节状表现。可测量脾大小（正常人脾脏长12cm，一般长不超过15cm，在CT层面上不超过5个肋单元，宽7cm，厚3~4cm，脾厚不超过4cm）；可测量腹水量多少；另外，螺旋CT门静脉系统血管三维成像（CT-AP）或MR三维成像门静脉造影（MR-PV），也可清晰显示门静脉有无血栓、门静脉系统血管及侧支循环曲张情况，如食管胃底曲张静脉、脾肾分流、胃肾分流、腹膜后侧支、附脐静脉开放、异位曲张静脉等，为预测出血的风险和监测手术后效果、曲张静脉复发情况等提供参考依据（图3-25-8）。

胃底静脉曲张的表现为：胃底有串珠样充盈造影剂，严重者有似分叶状软组织影，但其形态多变，胃壁可有穿支（图3-25-9）。

（三）门静脉造影

门静脉造影分两类：

1. 直接门静脉造影

该方法将造影剂直接穿刺注入门静脉或其分支内，使其显影，如经皮肝穿刺门静脉造影、经脾穿刺门静脉造影、经颈静脉肝内门静脉穿刺造影、术中门静脉造影等，这类造影难度大，风险大，创伤大，有出血风险，已较少用。

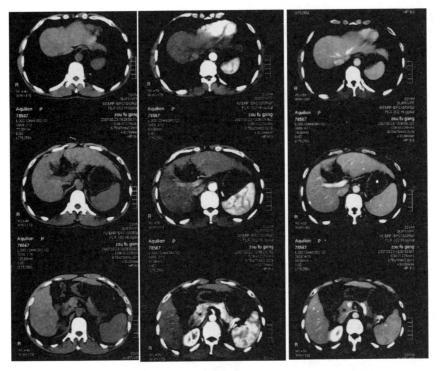

图 3-25-8 门静脉高压 CT 增强扫描

2. 间接门静脉造影

该方法将造影剂通过介入导管注入腹腔动脉、肠系膜上动脉或脾动脉，经过血液循环使门静脉显影，又称动脉性门静脉造影，难度可控，风险小，不涉及穿刺创伤但因费用及显影有效率等问题，也已少用，目前基本被多普勒超声等无创检查手段代替。特殊情况下需鉴别肝静脉及下腔静脉血管性疾病，或需要同时行门静脉插管溶栓，或行 TIPS 定位门脉时也有必要采用。

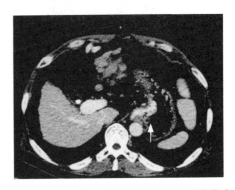

图 3-25-9 CT 检查白箭头提示胃底静脉曲张

（四）门静脉压力测定

门静脉压力（portal venous pressure，PVP）的测定对研究揭示门静脉高压症（portal hypertension, PHT）发病机制及病理生理有重要价值，门静脉压力测定是研究 PHT 的直接手段，它有助于揭示 PHT 的发病机制，进行疾病的早期诊断和病情判断，探讨其并发症出血的风险，还对判断药物疗效、手术方式的选择以及疾病预后的预测有指导意义。

目前可经皮穿刺、经脐静脉插管肝门静脉测压，但风险大，一般无此必要；经内镜食管曲张静脉压力测定适应证窄，且不准确。由于门静脉压力受腹压及中心静脉压力影响较大，故通过测量门静脉压力与肝静脉压力差来表示梯度较合理。根据多年研究，现常常以肝静脉楔入压与下腔静脉压力差（hepatic venous pressure gradient，HVPG）来作为测量并诊断门静脉高压的金标准，因为肝静脉楔压可近似代表门静脉压，且肝静脉楔压与肝静脉自由压可以通过穿刺颈静脉后楔入位置或控制球囊很容易测得，与直接穿刺门静脉相比，其风险小，成功率高（图 3-25-10）。正常人此压力在

5～10mmHg 左右。一般认为 HVPG＞10mmHg 才诊断临床门静脉高压，HVPG＞12mmHg 可能出现食管胃底静脉曲张和腹水，压力更高则可能会发生曲张静脉破裂出血等并发症。

根据 2015 年最新版 Baveno Ⅵ指南，HVPG 已经作为门静脉高压诊断、治疗以及预后判定国际公认的金标准。

然而即使在国外，对其是否存在普遍适用性，也仍存在争议，加上其有创性及费用比较高，仍然存在推广困难；目前随着影像学三维技术的不断进步，通过大量研究，基于 CT、超声甚至 MRI 影像数据分析及流体力学计算，无创模拟出门静脉压力或 HVPG 的探索正在开展中，有望成为将来诊断、治疗及预后判断的方向。

（五）钡餐

钡餐检查可显示食管胃壁光滑程度。正常食管钡餐检查，其管径一般自上而下略见增宽，其行径为自然弯曲，管腔边缘光滑，管壁柔软。食管前壁可见 3 个压迹：①主动脉压迹，约相当于胸 4 至胸 5 水平一半月形弧形压迹。②左主支气管压迹，一般在其前方可看到含气透光的斜位支气管影。③左心房压迹，位于食管中、下段。

气钡双重对比表现为：食管充气扩张，黏膜面均匀涂钡，显示连续的内腔壁线，黏膜皱襞平而偶见细微的横行皱襞（图 3-25-11）。

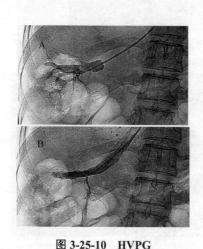

图 3-25-10　HVPG
A. 球囊阻断后测楔压；B. 球囊放松后测自由压

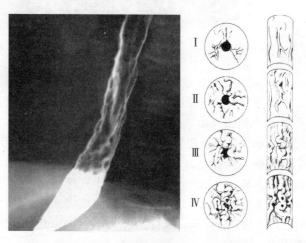

图 3-25-11　食管钡餐及静脉曲张示意图

食管胃底钡餐检查结果，按照静脉曲张的范围分为轻、中、重三度。

（1）轻度：曲张静脉局限于食管下段，表现为黏膜皱襞增宽，迂曲，边缘不平整。

（2）中度：静脉曲张范围超过下段，累及中段。静脉增粗，迂曲，凸向管腔，正常平行的黏膜皱襞消失，代之以纵行粗大的结节柱条状进一步表现为串珠或蚯蚓状充盈缺损，食管边缘凹凸不平。

（3）重度：静脉曲张扩张到中、上段，甚至食管全长。严重的曲张静脉占据食管壁，并使肌层压迫而退变，食管明显扩张，腔内见形态不一的圆形、环状或条状充盈缺损，缺损相互衔接如虫蚀样影像。

（六）内镜

内镜是诊断食管胃底静脉曲张最准确有效的检查方法，尤其对出血原因的鉴别诊断、预测出血风险、评估治疗后再出血几率，都有很大帮助。食管下端及贲门胃底静脉曲张很少是独立的一支，通常3~4支同时存在。90%以上的食管静脉曲张发生在食管胃交接处，随着门静脉压力的发展，静脉曲张可逐渐向食管上部延伸发展，直径逐渐增粗，曲张静脉表面可充盈鼓起，静脉表面可呈蓝色、红色、糜烂甚至破裂出血。曲张静脉壁上附着的血块或白色纤维素栓子往往是出血停止后不久的标志。

一般临床上根据食管胃底静脉曲张的范围、形态及血管内径等，将食管胃底静脉曲张的程度分为三度：

轻度：曲张静脉局限于贲门周围及食管下段，呈蛇行扩张，直径<3mm。

中度：曲张静脉范围达到食管中段，呈扭曲的结节状隆起，直径3~6mm。

重度：曲张静脉范围延伸至食管上段，呈明显的结节状隆起以至阻塞部分食管腔，直径>6mm。（彩图3-25-12）

食管静脉曲张直径粗，范围广，管壁薄，伴有糜烂和红色征者，出血的风险增加。

内镜下多数胃静脉曲张往往伴有食管静脉曲张，少数不伴有食管静脉曲张者称孤立性胃静脉曲张。

（七）肝穿刺活检

肝活检是确诊肝硬化的金标准，尤其对明确肝硬化的病因、肝硬化的组织学分型、炎症分级、纤维化分期有帮助，另外还可鉴别肝脏结节性病变的性质，从而判断疾病的严重程度，有利于确定下一步治疗方案。

六、门静脉高压症的诊断和鉴别诊断

根据肝炎或血吸虫病史，结合脾大、脾脏功能亢进、呕血、黑便、腹水、肝掌、蜘蛛痣、腹壁静脉曲张、黄疸、肝脏功能异常等症状和体征，不难诊断门静脉高压症，但没有明确肝病史的患者首次发生消化道大出血，需与以下常见引起上消化道出血的疾病鉴别。

（一）胃、十二指肠溃疡出血

溃疡出血占所有上消化道出血的40%~50%，其中3/4由十二指肠溃疡引起。溃疡基底部慢性炎症、纤维组织增生形成疤痕，小静脉闭塞，小动脉不易闭塞，且疤痕组织缺乏收缩性，往往易混淆出血原因，有时出血速度快，量多，不易自止，三腔管压迫常无效，需要内镜尽快确诊，一般通过止血药物或内镜治疗止血，必要时需要介入栓塞或手术干预。

（二）应激性溃疡或急性糜烂性胃炎

应激性溃疡的病因和发病机制未完全阐明，往往有一定诱因，可能与某些药物、严重感染、创伤、烧伤、休克等有关。在应激状态下，胃黏膜血管可痉挛收缩，血流减少，黏膜下动静脉短路开放，黏膜缺血、缺氧加重，黏膜上皮受损，容易发生糜烂、出血。也需要胃镜检查可确诊，一般经抑酸保守治疗可止血，严重者可出现广泛渗血，预后不良。

（三）胃癌

胃癌出血与溃疡出血有相似之处，胃癌患者可有上腹部不适、反酸、嗳气等非特异性消化不良症状。中晚期可出现乏力、消瘦、呕血、黑便、腹痛，甚至腹水等表现，有时可摸到腹部肿块、左锁骨上或左腋下淋巴结肿大。仍然需要胃镜确诊。

（四）胆道出血

胆道出血引发上消化道出血，往往为反流所致，一般出血量小，可能与肝脏内局限性感染、肝癌、肝血管瘤、肝外伤、胆管癌等有关。胆道出血常伴有不同程度的上腹部疼痛及黄疸等，与门静脉高压症引起的上消化道出血鉴别仍需胃镜，必要时需行胆管逆行乳头造影。

（五）食管贲门黏膜撕裂综合征

一般少见，多由腹内压力或胃内压骤然升高所致，如妊娠呕吐、内镜检查等引起的剧烈呕吐等，是食管下端和贲门连接处的黏膜纵行裂伤，可并发上消化道出血，一般出血量少，呕吐缓解可自止。

七、门静脉高压症的治疗

一般认为，失代偿期肝硬化患者中大约有60%会发生静脉曲张，代偿期肝硬化患者中只有30%发生静脉曲张。伴有静脉曲张者30%～50%会发生消化道出血，但经胃镜、钡餐、CT或MRI检查显示有重度静脉曲张者，每年平均会有20%～30%会发生出血的风险，尤其HVPG＞15mmHg，曲张静脉直径在5mm以上，并伴有红色征者，出血的风险更大。肝硬化门静脉高压症患者首次出血的死亡率可达30%～50%，一旦出血，5天内早期再出血的概率达40%，半年内出血的概率达50%，一年内出血的概率可能达75%，2年内出血的概率几乎达到100%。而且，每次出血都会不同程度地加重肝脏功能的损害，甚至出现肝脏功能衰竭，使患者因为上消化道出血休克而过早影响其寿命。

因此，对门静脉高压症患者的主要治疗目的是减少并发症，最主要是预防和控制食管胃底曲张静脉破裂出血。

防治肝硬化门静脉高压症引起消化道出血的措施主要有药物、内镜、三腔管、介入经颈静脉肝内门体分流术（transjugular intraheptic portosystemic Stent Shunt，TIPSS）、常规断流分流术及肝脏移植等六项措施（Blumgart L. H.，2002），临床上根据病情单独或联合应用这些措施，力争提高消化道出血的救治疗效、减少并发症发生并提高患者生活质量。

（一）药物

根据血流动力学规律，门静脉系统血管管径的微小变化，即可引起门静脉系统阻力的显著变化，进而引起门静脉血流量和门静脉压力的显著变化。通过药物治疗使内脏血管收缩，降低门静脉血流量，或使肝内血管舒张，降低门静脉血液回流阻力，均可以使门静脉压力下降。

1. 曲张静脉破裂出血的预防用药：心得安及硝酸酯类药物

（1）盐酸普萘洛尔（心得安）为非选择性β-受体阻滞剂，通过阻滞β-肾上腺素受体使心率减慢，心搏出量减少，内脏血供减少；还可使内脏血管反射性收缩，从而降低门静脉压力。动物实验提示，心得安不能预防食管静脉曲张的形成，也不能防止静脉曲张的进一步发展。但在临床上，心得安对具有高危出血风险的未出血静脉曲张患者似有预防首次出血的疗效，对出血停止后再出血的预防有肯定的疗效，是目前预防再出血的首选药物。应用心得安需要达到降低基础心率的25%或心率低于55次/分的目标。一旦用药，需长期服药，停药后仍有再出血的危险。另外如哮喘或胰岛素依赖型糖尿病患者需谨慎考虑用药。因此，β-受体阻滞剂的应用由医生指导或密切监测，以避免出现副作用及不良反应。

（2）硝酸酯类药物 单硝酸异山梨醇酯（ISMN）可引起部分内脏血管收缩，降低门静脉血流量，并降低门静脉压力；持续低剂量还会降低肝静脉压力梯度而不减少肝内血流量，使门静脉血管阻力降低。这类药物的缺点是其扩张血管效应不仅作用于肝脏循环而且影响体循环，可能会引起血压下降，并激活内源性血管活性系统，导致水、钠潴留。硝酸酯类药物一般不单独用于未出血患者的预防用药，与非选择性 β- 受体阻滞剂合用降低门脉压力的作用优于单独使用，并能减少不良反应，可作为预防首次出血及再出血的措施。

β- 受体阻滞剂心得安与扩血管药物单硝酸异山梨酯联合应用可预防首次静脉曲张破裂出血。前者可引起内脏血管收缩，使回心血量减少，心率减慢；后者是一种静脉扩张剂，降低门 - 体交通支阻力，从而降低门静脉的压力。二者在降低门静脉压力方面有协同作用。

2. 曲张静脉破裂出血的治疗用药

垂体后叶素或特利加压素、生长抑素及类似物。

（1）垂体后叶素或特立加压素：半衰期短，可引起内脏血管强烈收缩、门静脉回流量减少、压力降低。将垂体后叶素（vasopressin, VP）近年已较少应用，因其可引起高血压、心动过缓及冠状动脉和肝动脉收缩等副作用，还可诱发肝昏迷。适当加用硝酸甘油可减少垂体后叶素对心血管系统的副作用，特利加压素半衰期长，可持久降低门静脉压力，不良反应少，疗效优于垂体加压素。近年较常规应用于治疗门静脉高压上消化道出血，其除了降低门静脉压力外，还可有效治疗腹水，且对肾功能有保护作用。

（2）生长抑素及类似物　生长抑素有选择性减少内脏血流量的作用，可减少门静脉及食管胃底曲张静脉血流量减少，对心搏量及血压无明显影响。生长抑素十四肽衍生物，如施他宁（stilamin），半衰期短，必须持续给药，一般首次剂量静脉推注后需持续静脉滴注连续 3～6 天。生长抑素类八肽衍生物，如奥曲肽善宁（octreotide, sandostatin），半衰期略长，同样首次静脉推注后需维持给药，出血停止后 3～6 天逐渐减量及停用。

其他止血药物在出血后恢复有效循环抗休克的同时可积极应用。在病情允许的条件下，尽快完成内镜检查诊治，不但能明确出血的原因和部位，同时还可对出血的部位采取有效措施直接止血。

（二）内镜

内镜检查是目前诊断食管胃底静脉曲张的金标准。对于首次胃镜未发现静脉曲张的肝硬化患者，多数指南建议每 2～3 年进行一次胃镜检查，对有轻度静脉曲张的患者，则周期相应缩短至 1～2 年。内镜下防治静脉曲张及破裂出血有两种方法：硬化剂注射（endoscopic variceal sclerotherapy, EVS）和曲张静脉套扎术（endoscopic variceal ligation, EVL）。

1. 硬化剂注射

硬化剂注射即在内镜直视条件下将硬化剂穿刺注入曲张静脉内或曲张静脉旁，使曲张静脉发生栓塞而止血（图 3-25-13），该方法对于控制急性出血及预防再出血的有效率可达 85% 以上。在门静脉高压症引起急性上消化道出血的患者中，急诊内镜下硬化剂治疗即刻止血率可达 96%，但 6 周内再出血率 15%，死亡率 11%，死亡原因主要是肝功能衰竭。硬化剂治疗的严重并发症包括胸骨后疼痛、食管溃疡、狭窄和穿孔。目前很多指南建议非急诊条件下曲张静脉套扎治疗优于硬化剂治疗。硬化剂治疗一般每个部位注射 1～2mL，总量 20～30mL，一般人需要多次重复注射，每次治疗间隔 3～7 天。常用硬化剂有：5% 乙醇胺油酸盐、0.15%～1.15% 十四烃基硫酸钠（STD）、2.15%～5% 鱼肝油酸钠等。

2. 内镜食管曲张静脉套扎术

在内镜下采用套扎器使橡皮圈扎在食管的静脉上，使结扎处曲张静脉闭塞、脱落（图 3-25-14）。控制及预防再出血的有效率可达 80%～90%。内镜套扎比硬化治疗更加有效、安全（Villanueva C.

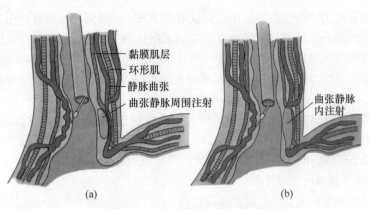

图 3-25-13　食管曲张静脉硬化剂注射治疗

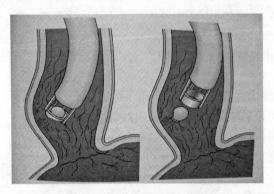

图 3-25-14　内镜下曲张静脉套扎

2008）。细菌感染和肝脏功能差是曲张静脉套扎术后早期出血独立的危险因素，一旦怀疑或有感染的依据，特别是严重肝脏功能受损（Child C）的患者，应当密切监测有关感染的症状体征及应用抗生素（Yang M. T. 2007）。

内镜止血的疗效优于药物治疗，但仍有部分患者不适合内镜治疗（约占出血患者的 1/3），还有部分患者经过内镜治疗出血得到控制后短期内还反复出血（约占治疗患者的 1/2），这部分患者需放弃内镜治疗，而需要改用其他治疗控制出血或预防再出血的发生。

内镜适合于中重度静脉曲张、凝血功能较好的患者初次出血的预防、发生消化道出血时即时止血及保守治疗或手术治疗出血停止后再出血的防治。内镜即刻止血及预防再出血的疗效与医疗条件和操作者技术有很大关系。药物及内镜治疗失败者，需紧急三腔管压迫、TIPSS 或急症手术止血，否则死亡率超过 60%。即使内镜治疗成功，仍有相当一部分患者需要 TIPSS、常规手术甚至肝脏移植作为后续治疗，以巩固及维持其远期疗效。

目前在我国，内镜随访及治疗门静脉高压症引起的消化道出血并不普及，仅限于大中城市一些医疗技术及设备较好的单位，且内镜治疗后再出血率高，往往需要长期反复治疗，费用亦较高。尤其在偏远地区，发生再出血后没有条件及时再次胃镜止血，也没有条件及时进行手术治疗，死亡率高。对这类患者，最好采取择期手术治疗，必要时三腔管压迫后及时转院至邻近有条件行手术治疗的医院进行治疗。

（三）三腔管（Sengstaken-Blakemore）

三腔二囊管可直接压迫食管下段胃底曲张静脉破裂出血的部位（图 3-25-15），即刻止血率可达 85% 以上，但拔管后短期再出血率高达 21%～46%，且有发生消化道黏膜坏死或溃疡、吸入性肺炎、窒息等并发症可能。在胃管内注入凝血酶、8% 加去甲肾上腺素冰盐水或云南白药等，可起到辅助止血的作用。应用三腔二囊管仅可起到暂时止血的目的，主要是为下一步治疗赢得时间、创造条件。在病情危重、药物治疗效果欠佳、无条件进行内镜以及介入、手术等急症处理条件下，三腔二囊管压迫是有可能在等待手术或转运患者的过程中挽救患者生命的唯一有效措施。简单地说，三腔管仅仅能起到一个其他止血措施失败和患者需要进一步处理的临时性桥梁作用（Pinto-Marques P. 2006）。三腔管的放置、监测及拔出等均需要有经验的医师施行，最大限度地减少应用三腔管可能出现的严重并发症。目前经过改进已有四腔两囊管（Minnesota 管）（Blumgart L. H. 2002），其中一腔位于食管囊上方，可由此吸出食管囊上方的内容物，减少发生误吸的可能。

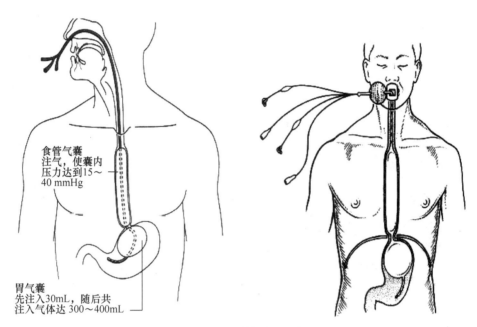

食管气囊
注气，使囊内
压力达到15～
40 mmHg

胃气囊
先注入30mL，随后共
注入气体达 300～400mL

图 3-25-15　三腔管置入压迫止血

（四）介入治疗

肝硬化门静脉高压症的介入治疗主要包括 TIPSS、PSE 及 PTE。

1. 经颈静脉肝内门 - 体静脉分流术（transjugular intrahepatic portosystemic stent shunt，TIPSS）

经颈静脉插管将血管支架放置于肝实质内肝静脉与门静脉之间，在肝内门 - 体静脉之间造成直径约 1cm 的开放通道，使部分门静脉血不经过肝实质而直接回流入肝静脉，并可显著降低门静脉压力。TIPSS 的优点是对肝脏功能要求低、创伤小、防治出血可靠，手术成功率及即刻止血率可达 95% 以上，其再出血率低于 20%（Colombato L. 2007），亦不影响今后可能施行的肝脏移植手术。TIPSS 止血的疗效优于药物和内镜，但费用高。TIPSS 不用于消化道出血的一线防治，而用于一线治疗措施失败后再出血及二级预防。具体来说，主要用于肝脏功能差不能耐受常规手术、消化道出血后经保守治疗（药物、三腔管、内镜）效果不理想且又不具备肝脏移植条件的患者，使患者在等待移植前或常规手术前不因出血而死亡。TIPSS 对肝静脉压力梯度＞20mmHg 的患者比常规保守治疗更加有效（图 3-25-16）。TIPSS 对顽固性腹水和肝肾综合征也有效，但由于门体分流性脑病等并发

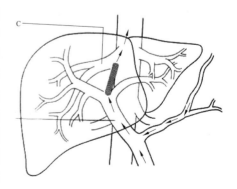

图 3-25-16　TIPSS 治疗示意图

症，一般不作为首选治疗措施。TIPSS 的主要并发症是分流道狭窄、堵塞及术后肝性脑病。目前在我国，能开展 TIPSS 手术的单位要严格掌握适应证，而没有条件开展 TIPSS 手术的局部地区或医疗单位要创造条件开展此项手术，以挽救部分"最"适合于 TIPSS 救治的消化道出血患者的生命，即非手术治疗失败又不适合常规手术治疗的患者在肝脏功能衰竭死亡前不因消化道再出血死亡；患者在等待肝脏移植前不因消化道出血而死亡。

2. 经股动脉穿刺分次行部分性脾动脉栓塞（partial splenic embolization，PSE）与经皮经肝胃食管静脉曲张栓塞（percutaneous transhepatic embolization of gastroesophageal varices，PTE）

PSE 和 PTE 单独或联合应用（简称介入断流术），类似于常规脾切除加断流术，也可在很大程度上减少门静脉血流、降低门静脉的压力。TIPSS 和 PET 同时进行则相当于分流加断流联合手术。门静脉高压症的介入治疗适应证宽，即时止血效果好，痛苦小，恢复快，缺点是肝内门 - 体分流通道过大或不畅，肝外门 - 体静脉交通支阻断不彻底，有再出血的可能。

尽管药物、内镜、三腔管压迫及 TIPSS 在门静脉高压症引起的急性上消化道大出血的急诊止血及抢救中有确切的疗效，但到目前为止，手术仍然是治疗门静脉高压症引起上消化道大出血应用最广泛、止血最可靠、疗效最持久的方法。

（五）外科手术

肝炎肝硬化的两大病理改变是肝脏功能衰竭和门静脉高压症，同时也是引起晚期肝硬化患者死亡的两大原因（齐瑞兆，2008）。前者最根本的治疗手段是肝脏移植，后者主要的治疗目的是降低上消化道再出血等并发症的发生率。在肝硬化门静脉高压症中，60% 的出血发生于失代偿期，30% 发生于代偿期。肝脏功能损害的程度、曲张静脉的直径及有无红色征是首次曲张静脉破裂出血的高危因素（Blumgart L. H. 2002）。

目前普遍认为：①对肝脏功能较好、食管胃底中重度曲张伴红色征等具有高度出血倾向的患者宜采取预防性手术治疗，预防手术带来的风险远比自发出血的风险小得多，止血更持久、更可靠，一旦发生消化道出血，再出血的机会大大增加；②对于高黄疸、大量腹水、凝血机制差的消化道出血患者，急症手术死亡率高达 60%～70%，尽可能采取非手术疗法止血及保肝治疗，肝脏功能恢复后再考虑手术治疗；③对于没有明显黄疸、腹水、凝血机制较好的消化道出血患者，经过短期的止血、保肝治疗后，积极争取时间采取手术治疗（李文淑，2005）；④门静脉高压症引起的上消化道出血病例中，有 10%～20% 患者的药物、急诊内镜及三腔管治疗效果欠佳，根据患者肝脏功能情况酌情采取介入、急症手术甚至肝脏移植治疗（冷希圣，2008；Sharma A. 2007）。

门静脉高压症常规手术分为分流、断流及联合手术三大类。

1. 门体分流术

是将门静脉主干或主要分支血管和下腔静脉主干或主要分支血管端侧、侧侧或人造血管架桥吻合，使部分门静脉系统血液不经过肝脏直接回流入体循环，直接降低门静脉入肝血流量及压力。分流术是预防门静脉高压症患者再出血的最有效方法。但是，将含有促进肝细胞生长的激素、营养物质和经肠道吸收来的含有毒素的门静脉血液直接转流入体循环，以及减少向肝血流，可导致门体分流术后脑病，加重肝功能损害。

门静脉虽有众多回流属支，根据对门静脉系统解剖、病理生理功能的认识，大体上可把这些属支分为脾胃区和肠区，两者之间有明确的分界线，这就是门静脉系统血流功能性分区的解剖学基础。在这个基础上，自然也把分流手术分为两类：选择性分流术及非选择性分流术。

1）非选择性分流术：指将门静脉血全部或部分通过门腔静脉吻合分流到腔静脉，直接降低门静脉主干的压力，从而降低食管胃底曲张静脉的压力，避免或减少消化道出血的可能。这类术

式包括门 - 腔静脉分流（portacaval shunt，PCS）、肠腔分流（mesocaval shunt，MCS）、脾腔分流（splenocaval shunt，SCS）、脾肾分流（splenorenal shunt）及经颈静脉肝内门 - 体静脉分流术。

（1）全门体分流术　如门腔静脉分流术降低门静脉压力的作用非常明显，即时止血效果显著，术后复发出血率低，但术后经门静脉入肝血流大幅减少，导致肝性脑病发生率明显增加，目前应用较少（图 3-25-17）。

（2）部分门体分流术　如小口径肠腔分流、脾腔分流、脾肾分流术及限制性门体分流术突出的优点是分流部分门静脉系统血流而较少引起肝昏迷，且能减少脾脏切除术后门静脉血栓形成，是我国目前一些医院推荐应用并行之有效的术式（图 3-25-18）。

2）选择性门体分流术　指选择性地分流食管下端和胃底的静脉，即脾胃区静脉血流，而不影响肠区静脉血流，在降低食管胃底曲张静脉压力的同时保持门静脉主干和肠系膜静脉的压力，保持门静脉的向肝血流。这类术式包括远端脾肾静脉分流术（distal splenorenal shunt，DSRS，又称 Warren 术）、冠腔分流术及远端脾腔静脉分流术。

（1）远端脾肾静脉分流术　选择性地分流了食管下端和胃底曲张静脉的血流，而保持了门静脉向肝血流灌注，但操作复杂，不切除脾脏，久而久之失去其选择性降压的作用。

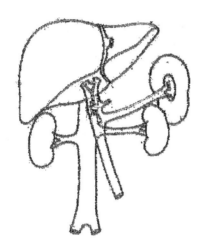

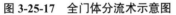

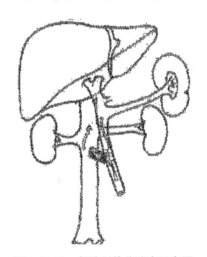

图 3-25-17　全门体分流术示意图　　　图 3-25-18　部分门体分流术示意图

（2）冠腔静脉分流术　因冠状静脉较薄，变异较多，手术成功率低，难以在临床上广泛开展。

（3）近端脾腔静脉分流术　对脾静脉和食管胃底静脉的分流减压效果优于 DSRS，而且克服了 DSRS 吻合口栓塞和术后早期再出血率较高的缺点，疗效较好，但不能提高患者的生活质量和远期生存率，临床应用较少。

分流手术的关键是吻合口既要通畅又不能过大，吻合口直径为 8～12mm 为佳，并保持吻合口不扭曲，无张力。分流术后再出血一个很重要的原因就是吻合口扭曲或形成血栓，分流术后肝昏迷的原因主要是吻合口过大或肝脏功能较差（图 3-25-19）。

国外有人对 1409 例各种分流手术患者（包括全门体分离、远端脾肾分流、TIPSS）和内镜治疗组（包括硬化剂注射和套扎）患者做了对比分析，认为分流组患者再出血率低，但要以

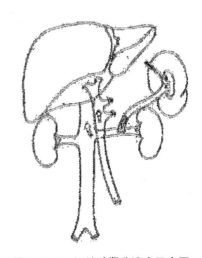

图 3-25-19　远端脾肾分流术示意图

肝性脑病和肝脏功能损害为代价，其在存活方面并没有优势（Khan S. 2006）。

2. 断流术

断流术是通过手术的方法阻断高压的门静脉系统血流与奇静脉、半奇静脉系统之间的交通支来达到止血的目的。断流术的适应证比较广泛，只要肝脏功能代偿良好，能耐受手术的病例，均可行断流术。即使门静脉海绵样变或门静脉系统血栓形成者，也可行断流术，肠道血流可通过后腹膜及椎管内静脉等侧支循环回流。

1964年，哈萨布（Hassab）提出贲门周围血管离断术（pericardial devascularization，又称哈萨布术）。20世纪70年代，我国裘法祖教授对哈萨布术作了进一步的实践和改进。哈萨布术包括切除脾脏，彻底结扎、切断胃近端1/3以上的贲门周围6cm内的所有血管。裘法祖教授特别强调剥除食管下端6~8cm范围周围血管，并提出高位食管支的概念，尤其要求离断高位食管支，是我国目前治疗门静脉高压症应用最广、疗效最好的术式（黄筵庭，2002）（图3-25-20）。断流术对肝脏血流灌注无重大影响，术后肝功能恶化和肝性脑病发生率低，但断流术后仍然高压的门静脉系统势必向低压部形成新的侧支，从而使断流术后再出血的发生率高，同时，断流术后可引起脾静脉盲端形成血栓，并向门静脉及肠系膜上静脉蔓延，引起不良后果，因此，断流术及有关围手术期处理还需进一步完善。别平（2006）、李志伟（2008）等在脾切除断流术时同时分离结扎脾静脉和肠系膜上静脉汇合处脾静脉开口，消除与门静脉主干直接相通的脾静脉盲端，初步显示能减少术后门静脉主干血栓的形成；还有人报道应用前列地尔、低分子右旋糖酐、阿司匹林等有助于预防断流术后门静脉系统血栓形成。我们的体会是，术中操作仔细，减轻组织损伤，严密止血，术中、术后不用任何止血药物，并早期静脉滴注低分子右旋糖酐、口服阿司匹林等，有利于减少或减轻术后门静脉系统血栓形成。个别情况下术后血小板上升过高，有时可高达800×10^9/L以上，必要时可临时静脉滴注化疗药物杀伤血小板，防治术后短期门静脉系统血栓形成，避免给今后的治疗带来不便。

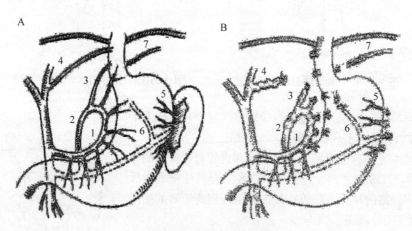

图 3-25-20　断流术示意图
A. 断流前；B. 断流后

其他如冠状静脉结扎术、经胸食管曲张静脉缝扎术及经腹胃底浆肌层环切血管缝扎术等，主要用于早期急症手术及基层医院，术后再出血率高，现已少用；以后日本学者杉浦（Sugiura）提出经胸结扎食管周围静脉、横断食管再吻合、脾切除术及幽门成型术等更加彻底的断流术，但操作复杂、创伤大、术后并发症严重，欧美及我国应用较少。

近年，随着腹腔镜技术的发展，手助腹腔镜及全腹腔镜脾切除合并贲门周围血管离断术得到了大力发展，该类手术具有微创、恢复快等优势，但需要特殊设备及娴熟的腹腔镜技术，目前已逐步转变为常规手术。部分单位还开展了机器人下脾切除术的探索，其切口对比见图3-25-21。

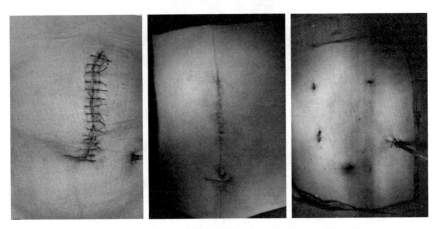

图3-25-21　开腹、手助腹腔镜、全腹腔镜切口对比示意图

断流的关键是要彻底、规范，主要包括冠状静脉胃支、食管支、高位食管支和胃后、左膈下血管（图3-25-22）。术后再出血一个很重要的原因就是断流不彻底，断流术后很少发生肝昏迷。防治断流术后门静脉系统血栓形成是关系到断流术后并发症及远期疗效的一个非常重要的问题。

3. 断流和分流联合手术

分流术和断流术各有优缺点，因此，有人采用断流加远端脾肾分流等联合术式，似可在一定程度上既保证门静脉血向肝灌注，又有利于预防脾、门静脉血栓形成，有一定的优点（张珂，2005）。但联合术式扩大了手术范围，增加了手术创伤，且对肝脏功能的要求较高，远期效果也不理想，现在还没有一种手术可以解决门静脉高压症所有的问题。在我国，肝硬化门静脉高压症病例数多，消化道出血的患者肝脏功能代偿较好，部分患者因出血造成短时间肝脏功能失代偿，经过支持、保肝治疗后肝脏功能可得到明显改善，这些患者出血后经过常规手术治疗，出血大多可以停止并能维持相当长时期，经过几十年的探索和临床实践，我国应用最

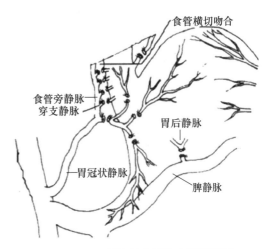

图3-25-22　断流侧支循环血管示意图

广、疗效最确切的术式主要是脾切除贲门周围血管离断术及脾切除联合近端脾肾静脉分流术（吴志勇，2006）。西方国家应用较普遍的手术为远端脾肾静脉分流术，日本主要采用断流术。

手术治疗门静脉高压症引起消化道出血的远期疗效，与手术者操作技术、手术方式、围手术期管理及患者肝脏代偿功能有关。

4. 肝脏移植

任何分流、断流及联合手术均不能从根本上改善及逆转肝脏原发疾病造成的肝脏功能损害，只有肝脏移植才是治疗终末期肝病最彻底、最有效的方法（图3-25-23）。

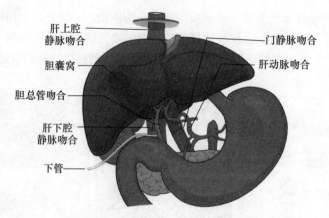

肝上腔
静脉吻合

胆囊窝

胆总管吻合

肝下腔
静脉吻合

下管

门静脉吻合

肝动脉吻合

图 3-25-23　肝脏移植示意图

各种原因所致晚期肝硬化门静脉高压症患者行肝脏移植的手术适应证是：上消化道大出血或反复出血伴肝功能失代偿者；反复发生的自发性脑病者；顽固性大量腹水内科治疗不能控制者（冷希圣，2004）。另外，晚期肝硬化合并小肝癌也是肝脏移植较好的适应证。

目前普遍的看法是各种晚期肝病、肝脏功能失代偿的患者估计仅有半年至一年的生存期，且处于"住院依赖期"，在进入"监护病房依赖期"前准备肝脏移植为宜（梁扩寰，1999）。

目前由于我国供体缺乏、卫生经济条件受限，常规手术在相当长时期仍将是我国门静脉高压症的主要治疗手段。肝脏移植，尤其是亲体肝脏移植，存在一系列伦理、风险、疗效及经济等问题，需要严格掌握适应证，谨慎行事。

八、门静脉高压症治疗原则、各种治疗手段评介及治疗方案选择

门静脉高压症引起上消化道出血的治疗原则是预防和控制食管胃底静脉曲张破裂引起的上消化道大出血，包括三个方面内容：①对具有高危出血倾向的患者采取措施预防出血；②对出血的患者及时有效止血；③对出血停止后的患者采取措施预防再出血的发生（Habib A. 2007）。

瓦吉斯（Varghese）对 95 例出血、110 例未出血且未经内镜或药物治疗的肝硬化门静脉高压症患者进行多变量回归分析，发现静脉曲张的程度、樱桃红征及胃底静脉曲张是出血的高危因素（Varghese J. 2008）。急性出血、MELD 评分≥18、需要 24h 内输注 4 个单位红细胞及内镜下有活动出血是患者 6 周内死亡的高危因素。MELD 评分≥18 也是判断患者 5 天之内再出血的较为可靠的预测指标（Bambha K. 2008）。近几年尤其强调感染也是导致消化道出血或再出血的因素，肝功能差（Child-Pugh C）、辅助通气、三腔管应用是引起感染的独立的高危因素，早期预防性使用抗生素可降低获得性感染、消化道再出血、死亡的风险（Vitális Z. 2006；Pohl J. 2004）。

药物、三腔管及内镜急症止血的效果良好，均可达到 70%～80% 以上，但疗效并不持久、可靠，短期再出血率高达 30% 以上，可在出血的间歇期加强支持、保肝治疗，提高手术的耐受性，争取手术治疗；如果肝脏功能代偿良好，手术治疗的效果要好于保守治疗，手术即刻止血的效果接近 100%，远期再出血率 10% 左右；如果肝脏功能失代偿，其最根本的治疗方法只有肝脏移植；保守治疗效果差，不能耐受常规手术，又无机会行肝脏移植，介入治疗是即刻止血、短期维持患者生命的可靠办法。

国内外大量的临床资料表明，防治门静脉高压症食管胃底静脉曲张导致的上消化道出血的措施中，其即刻止血及防止复发出血的效果按以下顺序逐步提高：

（一）药物＜三腔管＜内镜硬化＜套扎＜TIPSS＜常规手术＜肝脏移植

根据门静脉高压症食管胃底静脉曲张及破裂出血的治疗原则和目前有关防治措施的效果，结合国际（David C. 1999）、国内临床资料，目前我国食管胃底静脉曲张及破裂出血的诊治程序可概括如下（图 3-25-24）：

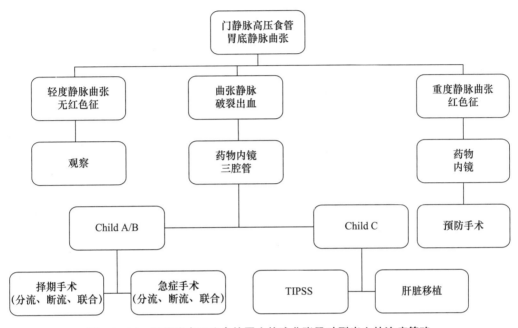

图 3-25-24　门静脉高压症食管胃底静脉曲张及破裂出血的治疗策略

也就是说，经过药物、内镜、三腔管等保守治疗处理，出血停止的患者，如果肝脏功能代偿良好，Child A 或 B 级患者，择期酌情行分流、断流或联合手术；如果肝脏功能代偿不良，Child C 级患者，则行 TIPSS 手术，避免短期内因出血而死亡，有条件者或创造条件等待肝脏移植手术。

经过保守治疗，出血仍未停止，如果肝脏功能代偿良好，Child A 或 B 级患者，酌情行急症手术；如果肝脏功能代偿不良，Child C 级患者，则行 TIPSS 手术，避免短期内因出血而死亡，有条件者可行急症肝脏移植手术。

实际在临床工作中，所有治疗门静脉高压症的三种保守治疗措施和三种手术治疗措施是根据病情相辅相成、互相支撑的。

国外文献报道内镜和药物联合应用治疗肝硬化门静脉高压症引起食管胃底静脉曲张破裂再出血的疗效比单用任何一种措施的效果好（Gonzalez R. 2008），例如 β 受体阻滞剂、单硝酸异山梨醇及内镜下套扎联合应用是预防消化道再出血的有效措施，而在药物和内镜治疗后仍然出血的患者，选择 TIPSS 或常规分流手术，必要时行肝脏移植术（Berzigotti A. 2008；Prelipcean C.C.，2007）。

国内脾切除贲门周围血管离断术是近几年治疗门静脉高压症引起上消化道出血的主要术式，可能与国内大部分医院不具备内镜密切随访、硬化剂注射或套扎条件及广大偏远地区患者发生出血后不能得到及时诊治等情况有关。国内对中重度静脉曲张、内镜下红色征阳性，近期有高危出血倾向的患者主张行预防性断流术；对已经发生出血的患者，主张积极创造条件争取行以断流为主的手术治疗；对肝脏功能失代偿者争取机会行肝脏移植治疗。

国内这种门静脉高压症引起上消化道出血的治疗模式，在其他发展中国家也大体如此。如印度，择期手术死亡率3.7%，急症手术死亡率61%，引起死亡的高危因素是肝功能差（Child-Pugh score≥10）、术前输血20个单位以上及肾衰。建议在发展中国家治疗门静脉高压症引起的上消化道出血措施和技术不完善的情况下推荐使用开腹手术（Goyal N.，2007）。

（二）脾切除在门静脉高压症手术治疗中的作用

门静脉高压症脾脏是一个"病理性"肿大并伴有不同程度脾脏功能亢进，白细胞、血小板显著降低。脾切除后，外周血白细胞、血红蛋白及血小板计数全部恢复正常，术后短期内肝功能有所波动，一周后大多恢复正常，无严重感染等发生（Tomikawa M.，2002）。国外同组病例，脾切除与硬化剂注射一年后行对比研究，发现前者肝硬化变小的程度较后者轻，而随访期间的生存率没有差别，国内未见这方面的报道。门静脉系统充血、脾组织增生及纤维化引起脾血流量增加及脾大，反过来脾大又参与门脉高压患者门静脉系统的主动充血过程（Bolognesi M.，2002）。国外有人（Ferreira F. G.，2007）对28例血吸虫性肝硬化引起的门静脉高压症患者行脾切除食管贲门周围血管离断术后检测免疫功能，术前IgG升高，CD4/CD8、IgM、IgA、C3、C4正常；术后2周、4周、3月、6月，T细胞、B细胞、CD4、CD8增加，CD4/CD8正常，IgM、IgA、IgG、C4增加，但与术前比较没有统计学差异，总的结果提示脾切除术后T细胞、B细胞、CD4、CD8亚群增加，而免疫球蛋白水平没有受损。孙勇伟（2000）、王洪波（2005）等研究发现，肝硬化门静脉高压行脾切除后不影响体液及细胞免疫功能，瘀血肿大的脾脏对细胞及体液免疫功能有抑制作用，脾切除后获得改善。抗肝癌免疫主要是细胞免疫，不切除脾脏导致的长期脾功能亢进实际是削弱了重要的细胞免疫而保留了脾脏次要的Tuftsin因子等体液免疫，得不偿失。中山医科大学对120例门静脉高压病理脾切除患者进行长期随访，患者受损的肝功能得以改善，无明显的严重感染发生，亦未见有继发性肝癌发生，建议门静脉高压症巨脾应当切除，而不要盲目保留（汪谦，2000）。

（三）门静脉高压症治疗的误区和前景

门静脉高压症的治疗上存在许多误区，归纳起来主要包括三个方面：①治疗过度，轻、中度静脉曲张无近期出血倾向的患者过早进行内科或外科干预；②治疗过晚，对高危出血及出血停止后的患者未进行有计划的随访及辅助治疗，导致曲张静脉首次破裂出血及再出血率高；③治疗不系统，食管胃底静脉曲张及破裂出血需要内科、介入科及外科等多学科相互协作、相互补充、综合治疗。

国外一组急性静脉曲张破裂出血治疗的多中心前瞻性研究结果（Sorbi D.，2003）：96位医生或医疗中心725例出血患者，酒精肝56.7%，丙型肝炎30.3%，乙型肝炎10%；经内镜套扎40.8%，硬化剂注射36.3%，硬化加套扎联合6.2%，奥曲肽52.6%，三腔管5.5%，TIPSS 6.6%，肝脏移植1.1%，分流术0.7%，栓塞治疗0.1%；再出血率12.6%；近期死亡率12.9%。从中可以看出，国外出血患者的原发疾病与我国不同；止血以长期药物和反复内镜治疗为主；保守治疗无效时，行TIPSS治疗；肝脏功能失代偿时行肝脏移植；很少行常规手术治疗。另外，国外患者能做到早诊早治、定期复查、因病而治。

国内还没有一个自成体系的消化道出血治疗中心，基本上是内科外科分治，不相往来。我国中小城市，甚至大城市的大部分医院只能做到内镜下诊断而不能治疗，或治疗不熟练，疗效差，保守治疗需反复进行且费用高，由于医疗条件或经济等原因患者也没有机会进行长期随访，跟踪治疗。其结果是，没有出血不就诊，一旦出血又没有条件保守治疗，加上手术治疗的可靠性和持久性，大部分患者选择了常规手术治疗。如国内一组（Xu X.B., 2005）具有代表性的门静脉高压症治疗病例如下：10 年行 508 例门静脉高压症手术，其中脾切断流术 256 例，门体分流 167 例，选择性分流 62 例，分流加断流联合手术 11 例，肝脏移植 9 例，联合肝癌切除 3 例，未提内镜及药物治疗情况。另一组（张绍哲，2006）报道 7 年收治 74 例消化道出血患者，均行硝酸甘油加垂体后叶素治疗，未提内镜及手术治疗情况。这是我国在门静脉高压症治疗方面和国外的差别和差距所在。

因此，提高我国门静脉高压症的治疗效果应当从以下三个方面考虑：①原发疾病的防治可减少各种类型肝硬化的发生，如病毒性肝炎的预防、抗病毒、抗纤维化、保肝等治疗。②建立健全消化道出血诊治中心，普及和探索多学科联合的保守治疗程序和措施，有效防治门静脉高压症静脉曲张的形成、加重、首次出血及再出血发生。③完善门静脉高压症的手术方式，尽可能操作仔细，止血可靠，疗效持久，不良反应小。最终根据不同病情选择适合于每个患者不同疾病发展阶段具体的个体化最佳治疗方案。

总之，门静脉高压症不是一个单一的疾病，而是由门静脉系统血流动力学异常及压力增高引起的一组临床综合征，病因不同，病情复杂，治疗方法多种多样，需要多学科相互协作，制定个体化的综合治疗方案，以提高及巩固其远期疗效，并最大限度减少相关并发症的发生，延长生存期，提高患者的生活质量。

第二节　肝癌合并肝硬化门静脉高压症的外科治疗

一、肝癌的治疗原则

在原发性肝癌的各种治疗方法中，手术切除是国内外公认的治疗效果最好、存活时间最长的治疗手段，对无法手术切除的病例可以退而求其次，考虑选择其他辅助治疗措施，例如，采取癌肿局部射频消融、介入放射、冷冻、微波、氩氦刀、CIK、注射酒精、免疫、基因治疗、内放疗、外放疗、全身化疗、导向化疗、经化疗泵化疗、中医中药或其他保守治疗措施，这些措施在肝癌的治疗中起到一定辅助治疗作用。目前公认肝癌的治疗原则即是以手术切除为主、辅以其他治疗措施的综合、立体治疗。通俗地讲，肝癌的治疗最好首选手术切除，而且要尽快、尽早决策，以免错过手术时机，后悔莫及。

二、肝癌治疗的手术方式

肝癌手术种类繁多，包括小肝癌切除、大肝癌切除、介入治疗缩小后再切除、肝癌复发后再切除、转移性肝癌的切除等。根据肿瘤大小、部位、病理类型、全身及肝功能等不同情况，具体的手术方式多样，可分为左外叶切除、左半肝切除、右半肝切除、右三叶切除、肝段切除、局部切除、部分切除、楔形切除、肿瘤剔除术等。门静脉高压症诊治应该因地制宜，因材施教，因人而异，根据患者的实际病情，选择最佳的手术方式。

三、肝癌合并门静脉高压症的特殊性

我国约有 80% 的原发性肝癌患者伴有不同程度的肝硬化，25%～28% 肝癌患者最终发展为门脉高压合并食管胃底静脉曲张破裂出血以及脾大伴脾功能亢进。食管静脉曲张破裂出血的危险随时威胁着肝癌患者的生命，其潜在的危险不容忽视；同时，脾功能亢进所致的白细胞降低又阻碍

了肝癌患者的术后序贯综合治疗，从而削弱了患者的整体治疗效果。因此，对于肝癌合并门静脉高压症的患者如何统筹兼顾，使静脉曲张、脾大和脾功能亢进、肝癌本身三者兼而治之是关系到患者预后的重要问题。

四、如何有效治疗肝癌合并门静脉高压症

经过长期临床实践，我们认为在治疗肝癌合并门静脉高压症时，应重点抓好以下三个关键问题：

（1）术前准确评估肝功能是判断患者能否耐受手术以及选择何种术式的一把标尺：①肝癌合并轻、中度肝硬化及门静脉高压症患者，肝功能处于代偿期且病情较稳定者，应尽可能选择手术治疗。手术不仅能最大限度地去除病灶，并经门静脉或肝动脉很方便地放置永久性化疗泵，达到肝脏区域灌注化疗的目的，而且术中可以一并治疗门脉高压症引起的食管胃底静脉曲张破裂出血以及脾大、脾功能亢进。②肝癌合并重度肝硬化、门静脉高压症患者，肝脏功能已失代偿，如出现黄疸、腹水、低蛋白血症等，则手术耐受性降低，风险较大，可结合患者全身情况及有无其他合并症等选择主要矛盾为治疗目标，施行诸如射频消融治疗联合曲张静脉套扎或硬化、射频治疗联合脾切除断流、肝切除联合曲张静脉硬化等治疗措施。

（2）肝癌与门静脉高压症的手术治疗要统筹兼顾，必要时可以同时治疗。

在肝癌治疗方面应仔细区分三种情况：①对于病灶能够手术切除，患者能够耐受手术的情况，一次性切除肝癌联合断流或分流手术治疗门静脉高压症是可能的。②对于病灶无法切除，患者手术耐受性差的情况，采用射频、无水酒精注射、粒子内放射等微创手段治疗肝癌，并酌情行脾动脉结扎、冠状静脉结扎、曲张静脉套扎或硬化等手段治疗门静脉高压症也是合理的。③对于术前不能发现的微小肝癌病灶，可经术中B超及时发现并行术后介入序贯治疗，同时治疗门静脉高压症，也是符合综合治疗指征的。

在联合门脉高压症治疗方面，需要仔细区分两种情况：①对食管胃底静脉重度曲张且有消化道出血史者或内镜下樱红色征（＋＋）以上即将出血的患者，尽可能在手术切除肝癌的同时行脾切除术及断流或分流术，可以减少上消化道出血的机会，消除脾功能亢进，使白细胞及血小板计数恢复到正常或接近正常，可为术后化疗创造有利条件；②对食管胃底静脉曲张相对较轻者，酌情行脾动脉结扎、冠状静脉结扎，一定程度上可缓解脾功能亢进及减少术后曲张静脉破裂出血机会，有利于延长患者生存期，提高生活质量。总之，肝癌合并门静脉高压的联合治疗，要基于肝脏功能的综合评估，这也是对外科医生如何把握手术指征的综合考验。

（3）围术期的合理处置可为手术保驾护航。有效的保肝、对症及支持治疗是促进肝癌合并门脉高压症患者术后恢复的重要措施，也是肝病中心的优势和特色。通过有效的重症监护，持续低流量吸氧，适量补充新鲜冰冻血浆、凝血酶原复合物、抗酸剂，持续低流量吸氧，纠正低白蛋白血症，纠正贫血，术后早期给予肠内营养，有针对性使用保肝、降酶、退黄、抗菌药物，口服乳果糖缓泻通便等措施，可相对顺利地保证患者顺利康复出院。

五、肝移植是治疗肝癌合并晚期肝硬化的"杀手锏"

随着肝移植的迅速发展，小肝癌合并严重肝硬化被认为是肝移植较为理想的适应证；单发直径小于5cm肿瘤、多发（不超过3个）直径最大不超过3cm肿瘤是进展期肝癌肝移植适应证（米兰标准）；晚期肝癌是肝移植的绝对禁忌证。肝移植可同时去除癌肿及病肝，配合预防性化疗及抗病毒治疗等措施，国内外均取得了较好疗效，但由于肝移植费用昂贵，有伦理风险，因此有能力及有条件做肝移植的病例毕竟是少数，目前及今后相当长时期内，包含外科手术在内的治疗手段仍然是治疗肝癌合并门静脉高压症最普遍、最有效的手段。对于失去手术机会的患者，我们应积极创造条件，争取早

日开展肝移植术，为这部分患者拓宽治疗手段及途径。

（李志伟　齐瑞兆　刘　佳）

参 考 文 献

[1] ALATSAKIS M, BALLAS K D, PAVLIDI T, et al. Early propranolol administration does not prevent development of esophageal varices in cirrhotic rats [J]. Eur Surg Res, 2009, 42 (1): 11-16.

[2] BAMBHA K, KIM W R, PEDERSEN R, et al. Predictors of early re-bleeding and mortality after acute variceal haemorrhage in patients with cirrhosis [J]. Gut, 2008, 57 (6): 814-820.

[3] BERZIGOTTI A, GARCÍA-PAGÁN J C. Prevention of recurrent variceal bleeding [J]. Dig Liver Dis, 2008, 40 (5): 337-42.

[4] BLUMGART L H, FONG Y. Surgery of the Liver and Biliary Tract [M]. 北京：人民卫生出版社，2002：1895-1886.

[5] BLUMGART L H, FONG Y. Surgery of the Liver and Biliary Tract [M]. 北京：人民卫生出版社，2002：1888-1889.

[6] BLUMGART L H, FONG Y. Surgery of the Liver and Biliary Tract [M]. 北京：人民卫生出版社，2002：1867 1868.

[7] BOLOGNESI M, MERKEL C, SACERDOTI D, et al. Role of spleen enlargement in cirrhosis with portal hypertension [J]. Dig Liver Dis, 2002, 34 (2): 144-150.

[8] COLOMBATO L. The role of transjugular intrahepatic portosystemic shunt (TIPS) in the management of portal hypertension [J]. J Clin Gastroenterol, 2007, 41 (Suppl 3): 344-351.

[9] DAVID C. SABISTON Jr. Textbook of Surgery [M]. 15 版. 北京：科学出版社，1999：1088-1103.

[10] FERGUSON J W, HAYES P C. Transjugular intrahepatic portosystemic shunt in the prevention of rebleeding in esophageal varices [J]. Eur J Gastroenterol Hepatol, 2006, 18 (11): 1167-1171.

[11] FERREIRA F G, FORTE W C, ASSEF J C. Effect of esophagogastric devascularization with splenectomy on schistossomal portal hypertension patients' immunity [J]. Arq Gastroenterol, 2007, 44 (1): 44-48.

[12] GONZALEZ R, ZAMORA J, GOMEZ-CAMARERO J. Meta-analysis: combination endoscopic and drug therapy to prevent variceal rebleeding in cirrhosis [J]. ACP J Club. 2008, 149 (5): 10.

[13] GOYAL N, SINGHAL D, GUPTA S, et al. Transabdominal gastroesophageal devascularization without transection for bleeding varices: results and indicators of prognosis [J]. J Gastroenterol Hepatol, 2007, 22 (1): 47-50.

[14] HABIB A, SANYAL A J. Acute variceal hemorrhage [J]. Gastrointest Endosc Clin N Am, 2007, 17 (2): 223-252.

[15] KHAN S, TUDUR SMITH C, WILLIAMSON P, et al. Portosystemic shunts versus endoscopic therapy for variceal rebleeding in patients with cirrhosis [J]. Cochrane Database Syst Rev, 2006 (4): 553.

[16] PINTO-MARQUES P, ROMÃOZINHO J M, FERREIRA M, et al. Esophageal perforation-associated risk with balloon tamponade after endoscopic therapy. myth or reality? [J]. Hepatogastroenterology, 2006, 53 (70): 536-539.

[17] POHL J, POLLMANN K, SAUER P, et al. Antibiotic prophylaxis after variceal hemorrhage reduces incidence of early rebleeding [J]. Hepatogastroenterology, 2004, 51 (56): 541-546.

[18] PRELIPCEAN C C, SPOREA I, MIHAI C, et al. Variceal upper digestive bleeding-an ever new complication in liver cirrhosis [J]. Rev Med Chir Soc Med Nat Iasi, 2007, 111 (1): 19-26.

[19] SHARMA A, VIJAYARAGHAVAN P, LAL R, et al. Salvage surgery in variceal bleeding due to portal

hypertension［J］. Indian J Gastroenterol, 2007, 26 (1): 14-17.

［20］SORBI D, GOSTOUT C J, PEURA D, et al. An assessment of the management of acute bleeding varices: a multicenter prospective member-based study［J］. Am J Gastroenterol, 2003, 98 (11): 2424-2434.

［21］SZCZEPANIK A B, MISIAK A, MEISSNER A J. Emergency sclerotherapy in esophageal varices bleeding: prospective study in unselected patients with portal hypertension［J］. Pol Merkur Lekarski, 2007, 22 (131): 354-356.

［22］TOMIKAWA M, HASHIZUME M, AKAHOSHI T, et al. Effects of splenectomy on liver volume and prognosis of cirrhosis in patients with esophageal varices［J］. J Gastroenterol Hepatol, 2002, 17 (1): 77-80.

［23］VARGHESE J, CHERIAN J V, SOLOMON R, et al. Predictors of variceal bleed among patients with liver cirrhosis in the era of sclerotherapy［J］. Singapore Med J, 2008, 49 (3): 239-242.

［24］VILLANUEVA C, BALANZÓ J. Variceal bleeding: pharmacological treatment and prophylactic strategies［J］. Drugs, 2008, 68 (16): 2303-2324.

［25］VILLANUEVA C, COLOMO A, ARACIL C, et al. Current endoscopic therapy of variceal bleeding［J］. Best Pract Res Clin Gastroenterol, 2008, 22 (2): 261-278.

［26］VITÁLIS Z, PAPP M, TORNAI I, et al. Prevention and treatment of esophageal variceal bleeding［J］. Orv Hetil, 2006, 147 (51): 2455-2463.

［27］XU X B, CAI J X, LENG X S, et al. Clinical analysis of surgical treatment of portal hypertension［J］. World J Gastroenterol, 2005, 11 (29): 4552-4559.

［28］YAMAMOTO J, NAGAI M, SMITH B. Hand-assisted laparoscopic splenectomy and devascularization of the upper stomach in the management of gastric varices［J］. World J Surg, 2006, 30 (8): 1520-1525.

［29］YANG M T, CHEN H S, LEE H C, et al. Risk factors and survival of early bleeding after esophageal variceal ligation［J］. Hepatogastroenterology, 2007, 54 (78): 1705-1709.

［30］别平，蔡景修，张莹，等. 肝移植时代常规手术治疗门静脉高压症作用的探讨［J］. 消化外科，2006，5（3）：168-170.

［31］黄莛庭. 门静脉高压症外科学［M］. 北京：人民卫生出版社，2002：429.

［32］冷希圣. 门静脉高压症［M］. 北京：人民卫生出版社，2008：160-174.

［33］冷希圣. 重视门静脉高压症外科治疗的选择［J］. 临床外科杂志，2004（7）：389-390.

［34］李文淑，潘登，李志伟，等. 肝硬化门静高压症急症与择期手术治疗的病理比较及门脉高压症机制的探讨［J］. 解放军医学杂志，2005，30（4）：347-349.

［35］李志伟，孙文兵，张效东，等. 肝癌合并中重度门脉高压症88例外科治疗体会［J］. 临床外科杂志，2003，11（6）：431-432.

［36］李志伟，王洪波，王永刚，等. 脾切除贲门周围血管离断术治疗470例门静脉高压症疗效分析［J］. 传染病信息，2008，21（6）：350-352，358.

［37］梁扩寰，李绍白. 门静脉高压症［M］. 北京：人民军医出版社，1999：399.

［38］齐瑞兆，李志伟，刘振文，等. 应用MELD评分系统对187例肝硬化死亡患者的分析［J］. 实用医学杂志，2008，24（11）：1923-1925.

［39］任辉，李志伟，肖朝辉，等. 门静脉高压症断流术后上消化道再出血诊治体会［J］. 中国普外基础与临床杂志，2008，15（6）：448-449.

［40］孙勇伟，吴志勇，陈治平，等. 肝硬化门静脉高压脾切除后免疫功能状况［J］. 中华肝胆外科杂志，2000，6（5）：344-345.

［41］汪谦，彭慧，黄洁夫. 门静脉高压病理脾切除疗效分析与远期随访［J］. 中华肝胆外科，2000，6（5）：341-343.

［42］王洪波，周宁新，李志伟，等. 肝硬化门静脉高压脾切除术后免疫功能的改变及其与脾组织免疫细胞的关系［J］. 消化外科，2005，3（4）：286-290.

［43］王洪波，周宁新，李志伟，等. 门静脉高压症患者巨脾组织 CD 细胞的变化［J］. 中国医师杂志，2005，7（12），1633-1634.

［44］吴志勇，罗蒙. 重视门静脉高压症术式的选择［J］. 消化外科，2006（3）：156-158.

［45］张珂，纪旭，王洪波，等. 贲门周围血管离断术联合分流术治疗食管 - 胃底曲张静脉破裂出血［J］. 实用医学杂志，2005，21（4）：370-372.

［46］张珂，纪旭，王洪波，等. 射频热毁损联合贲门周围血管离断术治疗小肝癌合并门静脉高压症的近期疗效观察［J］. 实用医学杂志，2005，21（6）：562-563.

［47］张绍哲，王鑫. 硝酸甘油与垂体后叶素联合治疗门静脉高压食管胃底静脉曲张破裂出血临床观察［J］. 中国误诊学杂志，2006，6（7）：1285-1286.

［48］XIAOLONG QI, ZHIWEI LI, FANGYU ZHOU, et al. Virtual portal vein pressure from anatomic CT angiography results from the prospective multicenter VIRGIN (virtual portal vein pressure against invasive evaluation) study［J］. Hepatology, 2013, 58 (4): 986.

［49］QI X, ZHOU F, LV H, et al. Novel noninvasive measurement of hepatic venous pressure gradient and portal pressure from anatomic CT angiography［J］. J Hepatol, 2013, 58 (Suppl): 99-100.

［50］XIAOLONG QI, ZHIWEI LI, JIALE HUANG, et al. Virtual portal pressure gradient from anatomic CT angiography［J］. Gut, 2015, 64 (6): 1004-1005.

［51］郑磊，罗蒙. 肝硬化门静脉高压症的基础研究进展［J］. 肝胆胰外科杂志，2019，31（4）：254-257.

［52］佘倩，陈明锴. 门静脉高压无创性诊断研究进展［J］. 中华消化内镜杂志，2019，36（5）：370-373.

［53］党晓卫，张中杰，李路豪. 门静脉高压症性脾功能亢进的处理方式选择［J］. 中华肝脏外科手术学电子杂志，2019，8（3）：276-278.

［54］王宇，王民，欧晓娟，等. 少见、罕见疾病所致门静脉高压症的诊断与治疗［J］. 临床肝胆病杂志，2019，35（1）：29-32.

［55］齐瑞兆，赵新，李志伟. 门静脉高压症外科治疗技术进展［J］. 中华肝脏病杂志，2018，26（4）：259-261.

［56］何伟，李斌奎，元云飞. 肝细胞癌合并门静脉高压症治疗的争议［J］. 中华肝脏外科手术学电子杂志，2019，8（2）：87-90.

［57］戴朝六，徐锋，金添强. 重视门静脉高压症脾切除断流术后门静脉系统血栓的诊治［J］. 中华普通外科学文献（电子版），2019，13（3）：169-174.

［58］中国门静脉高压诊断与监测研究组（CHESS），中华医学会消化病学分会微创介入协作组，中华医学会外科学分会脾脏及门静脉高压学组，等. 中国肝静脉压力梯度临床应用专家共识（2018 版）［J］. 中华消化外科杂志，2018，17（11）：1059-1070.

［59］中华外科学分会门静脉高压症学组. 肝硬化门静脉高压症食管胃底静脉曲张破裂出血的诊治共识（2015 版）［J］. 中华普通外科杂志，2016，31（2）：167-170.

［60］齐瑞兆，史宪杰，李志伟. 门静脉高压症上消化道出血不同指南诊治共识外科部分的比较分析［J］. 临床外科杂志，2019，27（1）：62-66.

［61］中华医学会放射学分会介入学组. 经颈静脉肝内门体分流术专家共识［J］. 中华放射学杂志，2017，51（5）：324-333.

［62］杨连粤. 重视我国门静脉高压症外科治疗的问题［J］. 中华消化外科杂志，2018，17（10）：971-975.

［63］中华医学会肝病学分会，中华医学会消化病学分会，中华医学会内镜学分会. 肝硬化门静脉高压食管胃静脉曲张出血的防治指南［J］. 中国肝脏病杂志（电子版），2016，8（1）：1-18.

［64］单志东，牟一平，杨瑾. 门静脉高压症的腔镜外科治疗［J］. 肝胆外科杂志，2017，25（5）：396-397.

［65］齐瑞兆，赵新，王胜智. 1118 例开腹脾切除断流术治疗门静脉高压症术后并发症及生存分析［J］. 中华外科杂志，2018，56（6）：436-441.

［66］LAHAT E, LIM C, BHANGUI P. et al. Transjugular intrahepatic portosystemic shunt as a bridge to non-hepatic surgery in cirrhotic patients with severe portal hypertension: a systematic review [J]. HPB. 2018, 20 (2): 101-109.

[67] ZHAN X L, JI Y, WANG Y D. Laparoscopic splenectomy for hypersplenism secondary to liver cirrhosis and portal hypertension [J]. World J Gastroenterol, 2014, 20 (19): 5794-5800.

[68] BAI D S, QIAN J J, CHEN P, et al. Laparoscopic azygoportal disconnection with and without splenectomy for portal hypertension [J]. Int J Surg. 2016, 34: 116-121.

[69] CAI Y, LIU Z, LIU X. Laparoscopic versus open splenectomy for portal hypertension: a systematic review of comparative studies [J]. Surg Innov, 2014, 21 (4): 442-447.

[70] LIN J, LIU Q, LIANG Z, et al. Laparoscopic selective esophagogastric devascularization and splenectomy for patients with cirrhotic portal hypertension [J]. Wideochir Inne Tech Maloinwazyjne, 2019, 14 (2): 187-194.

第二十六章

肝癌肝外科的麻醉

第一节　肝癌肝切除术的麻醉

随着诊断技术、外科手术、麻醉管理和围手术期的治疗等方面的发展，肝癌切除手术越来越多，越来越复杂，而且预后也越来越好，肝切除技术已成为肝脏良、恶性疾病的一项常规治疗方法。由于肝脏结构特点，肝切除手术患者的最大风险就是发生大出血。另外，麻醉药物大多数要经过肝脏转化和降解，并且麻醉药还会影响肝脏血流量，所以由麻醉药的直接毒性作用和减少肝脏氧供引起的肝功能障碍是肝切除术麻醉管理必须考虑的主要因素。

一、术前评估

详细、全面地了解病史，除了常规查体，还要做心电图、血常规、肝肾功能、电解质、凝血功能等检查，对于老年患者，还要了解心脏和呼吸功能，做超声心动、肺功能和血气分析检查。全面评估肝脏功能状态和患者的手术风险。术前还要了解腹部 CT 与超声检查结果，以明确肿瘤的部位、大小以及与大血管的关系，预计肝脏切除的可能性、手术时间长短以及术中出血的多少，以此决定麻醉中有创监测的程度。需要注意的是，在切除巨大肿瘤，特别是位于右叶或者肿瘤侵入下腔静脉、门静脉或门腔交接处的手术，术中和术后可能会出现许多并发症。对于肝功能损害的患者，术前评估肝功能非常重要，ASA 病情评估用于慢性肝脏疾病患者的评估并不理想。Child-Pugh 肝功能分级（表 3-26-1）评分系统较适用于肝脏疾病患者手术风险的评估。随着Child-Pugh 分值增加，手术麻醉的风险加大，术后发并症和死亡率增加，这种评分系统与肝硬化门静脉分流手术以及肝硬化患者接受其他手术的术后死亡率相关性良好。现在还有一些新的更有说服力的指标，吲哚氰绿（ICG）排泄试验、影像学肝功能分析、剩余肝功能能量代谢测定、网状内皮系统功能测定、色素排泄试验、肝实质切除率等，这些分级对评估患者术后的转归有一定的意义。

表 3-26-1　Child-Pugh 评分系统

危险因素	1 分	2 分	3 分
脑病	无脑病	Ⅰ、Ⅱ级脑病	Ⅲ、Ⅳ级脑病
腹水	无腹水	轻度腹水	中、重度腹水
血清总胆红素 /（mmol/L）	<34	34～51	>51
血清白蛋白浓度 /（g/L）	>35	28～35	<28
凝血酶原时间延长 /s	<4	4～6	>6

注：Child-Pugh 分级，A 级 5～6 分，B 级 7～9分，C 级 10～15 分。

二、麻醉对肝脏功能的影响

（一）麻醉对肝血流的影响

肝脏的血液供应非常丰富，是唯一由门静脉和肝动脉双重血液供应的器官。正常人心排血量的25%进入肝脏，其中70%~80%来自门静脉，20%~30%来自肝动脉，而供应肝脏的氧含量则相反，肝动脉供给肝脏所需氧量的60%~80%。肝动脉通过其自身内在的机制调节肝动脉血流量以代偿门静脉血流的变化，这种肝动脉血流的自动调节作用受神经、肌肉、代谢等及门静脉血流量及其化学成分变化的影响。肝静脉血流直接影响心脏的血液回流量，是决定心排血量的主要因素之一，而肝静脉血流几乎不受代谢因素及其本身血管平滑肌作用的影响，所以决定肝血流的最根本因素就是α-受体介导的交感神经功能。除了肝脏本身疾病和麻醉药物对肝脏血流影响外，麻醉过程中交感神经活性的增加、缺氧和二氧化碳蓄积是要重点考虑的。凡是增加交感神经活动的因素，使内脏血管收缩，血管阻力增加，均可使肝血流量降低。而麻醉过深、循环过度抑制、出血、休克，使全身动脉血压下降，均可使肝脏灌注压降低，肝血流量下降。当收缩压不低于10.17kPa时，肝血流量可维持不变，低于此水平，则自动调节功能消失，肝血流量随之下降。当缺氧和二氧化碳蓄积时，二氧化碳对肝脏血管床直接作用，使其扩张，增加肝血流，但二氧化碳蓄积可兴奋交感神经中枢，使内脏血管阻力增加，减少肝血流量。椎管内麻醉时，内脏血管阻力不变，其对肝血流量的影响，主要随全身血压的下降而降低。麻醉药的直接毒性作用可使肝脏氧供减少，可引起肝功能障碍，但对肝功能正常者的影响并不大。术前肝损害程度和手术是影响术后肝功能的主要因素，麻醉的影响相对轻微。

（二）麻醉药对肝脏的影响

很多麻醉药物都要经过肝脏转化和降解，几乎所有的麻醉药都对肝脏产生一定的影响，只是影响的程度不等。吸入麻醉药进入人体内后大部分以原形由肺排出，仅小部分在肝脏代谢。氧化亚氮毒性极低，当氧供在20%以上时，肝功能及肝组织检查未发现任何变化。氟烷使肝动脉收缩，阻力增加，血流减慢。甲氧氟烷较氟烷的影响为大，肝功能不全患者最好不用这种吸入麻醉药。安氟醚和异氟醚所致肝损害的发生率分别为1.2×10^{-6}和3.2×10^{-6}。一项有关七氟醚、异氟醚和地氟醚肝毒性的研究结果显示，三种药肝毒性强度排序为七氟醚＞异氟醚＞地氟醚。地氟醚对肝细胞以及动物和人的肝功能均无明显影响，是一种安全的吸入麻醉剂，特别适用于肝功能损伤患者和肝移植手术麻醉。肝功能不全时，由于有功能的肝细胞数量减少，对药物的代谢能力降低，有研究表明下列药物的半衰期延长：氟烷、芬太尼、氯胺酮、利多卡因、潘库溴铵和心得安。芬太尼静脉复合麻醉对肝损伤患者的肝功能无明显影响。瑞芬太尼主要经血液和组织中非特异性脂酶水解，不受持续输注的影响。即使严重肝硬化患者，其药代动力学与健康人无差异。肝功能中度损伤的患者，阿芬太尼的消除时间延长。异丙酚因其结构上的特殊性，具有较强免受抗氧化作用，能有效消除氧自由基，保护肝细胞免受氧化应激损伤。阿曲库铵与顺式阿曲库铵不经过肝脏代谢，可安全使用。

三、麻醉管理

（一）麻醉选择

麻醉选择要根据手术切除肝的部位、患者的全身情况以及肝功能的状况等做全面考虑。如没有凝血功能障碍，硬膜外复合浅全身麻醉较佳。因硬膜外联合全身麻醉可阻断大部分来自相应手术部位至中枢神经系统的冲动，抑制机体相应的应激反应，使血流动力学平稳，保证肝脏的灌注。麻醉药物的选择要考虑麻醉药与肝脏的相互作用，尽可能选用肝毒性较低、作用时间短、苏醒快的麻醉药物，瑞芬太尼与异丙酚均为短效静脉麻醉药，药效动力学模式互为补充（镇静、镇痛），是静脉麻醉最有前景的组合药。另外，由于分布体积和神经肌肉受体增加，肝功能损伤患者对非去极化肌松剂有抵抗效应，使诱导时的用量加大，起效时间延长，但清除时间也是延长的，所以维持量仍然要小。

（二）术中监测

除了进行常规监测以外，有创监测动脉压和中心静脉压监测也是非常重要的。动脉置管不仅可连续监测动脉压，还方便动脉血气、血糖和电解质检查。通过中心静脉置管可快速给药补液。漂浮导管监测可以指导液体治疗和血管活性药物使用，对于心脏功能储备降低的患者，术中经食管超声可以精确地评估左室前负荷、室壁张力和功能。

（三）术中麻醉处理

肝切除手术中的出血是麻醉管理关注的重点，首先要开放足够的静脉通道以备出血多时的快速输液和输血。另外，还可采取一些措施来减少术中出血量。

（1）急性等容性血液稀释（acute normovolemic hemodilution，ANH），对于身体一般情况较好、无心肺疾病、血红蛋白 > 110g/L（或红细胞比容 H_{ct} > 0.33）的患者，估计手术出血量大的手术，在麻醉诱导后进行。采血量（mL）=EBV×（H_o-H_f）/H_{av}（注：H_{av}=（H_o-H_f）/2，EBV 为全身血容量，H_o 为稀释前 H_{ct}，H_f 为稀释后 H_{ct}），同时输入等量的胶体液或 3 倍的晶体液进行补充。血液稀释一方面储存部分患者自体血，另一方面还可减少术中红细胞的丢失。自体血于肿瘤切除后回输，或手术中失血量大时及时回输。

（2）控制性低中心静脉压（0≤CVP≤5cmH₂O），减少肝切除的出血量及异体输血。其机制可能是中心静脉压下降后，下腔静脉压随之下降，肝内静脉血流量和压力下降。根据泊肃叶层流定律，肝叶切除时肝脏静脉血管损伤引起的出血量与血管壁的压力差和血管半径的 4 次方成正比（$Q=\Delta Pr^4$），因此降低患者中心静脉压力，能明显降低患者术中出血量。单纯采用控制性降压而不限制液体入量，只能降低血管壁压差（ΔP），相反在保持 CVP 正常时血管半径加大，起不到减少出血量的作用。但应注意的是，肝静脉进入下腔静脉处撕裂易出现空气栓塞，在采取低中心静脉压后更易发生。

（3）肝门阻断，或全肝血管阻断（肝门＋肝上和肝下的下腔静脉阻断）。不仅减少肝脏血流，还有利于手术操作。每次肝门阻断时间不要超过 15 分钟，每次间隔 5 分钟，这种间歇阻断较持续阻断对肝脏损伤小。反复多次肝门阻断可导致 pH 降低，因此要监测动脉血气。全肝血管阻断使心排量降低 30%～60%，因此在阻断全肝血管前应适当扩容，增加心脏的前负荷，还可应用去甲肾上腺素维持平均动脉压在 50～75mmHg。目前认为，全肝血管阻断与门脉阻断造成的失血量相似，因此没有必要阻断全肝血管，只有肿瘤与肝脏静脉关系密切或预期出血多的情况下才采用。

（四）肝脏保护

有研究表明肝脏缺血预处理可以改善肝切除术中血液循环稳定性，减少术中血管活性药物的用量，但其在临床上的应用价值还需进一步研究。近年来发现吸入性麻醉药对肝脏缺血再灌注损伤具有保护作用，体现在使用吸入性麻醉药麻醉后，肝细胞酶指标明显下降，肝组织病理学损害明显减轻。胞质内游离 Ca^{2+} 超载在肝缺血再灌注损伤中起重要作用，地氟醚预处理能够促进再灌注期 ATP 的形成，Ca^{2+} ATP 酶活性恢复，有利于减轻再灌注早期细胞内 Ca^{2+} 超载。异氟醚等吸入麻醉药（非预处理方式）可干预肝脏热休克蛋白 HSP70 及 HO21 的表达，明显减轻肝细胞损伤，保护肝细胞的能量平衡。

（五）经腹腔镜肝切除术（laparoscopic hepatectomy，LH）的麻醉

LH 可以避免大的腹部切口和术后疼痛，但是由于肝脏的解剖及生理特点，腹腔镜肝切除的难度较大，人工气腹的时间增加。麻醉的关键是减少术中气腹对血流动力学和呼吸的影响，因大量 CO_2 经腹膜吸收，加之腹内压增加，膈肌上抬，气道压增加，肺容量减少，导致肺通气 / 血流比例失调，患者可出现高碳酸血症及酸中毒。使用深度肌松、尽量降低气腹压力，减少气腹对循环和呼吸的影响。通过监测呼气末二氧化碳，调整潮气量和呼吸频率，避免二氧化碳蓄积。由于受腹腔镜条件限制，术中有可能出现短时间大出血的情况，麻醉医师应注意观察出血情况，及时补血、补液，尽可能维持患者的有效循环血容量，为手术的进行创造条件。当出血量超过 2000mL 时应定为术中转开腹的临界指标。当肝脏创面出血时，血管暴露，腹腔内气体或外科用氩气刀止血时，可能会发生气体进入血管，产生气栓。当患者血压突然下降，呼末二氧化碳降低，警惕气栓发生。发生气体栓塞时，应立即停止手术操作、解除人工气腹、左侧头低位、吸入纯氧，血流动力学不稳定时，加用血管活性药，同时进行血气分析，纠正酸碱平衡。大量气体短时间内进入血管，可导致心跳骤停，应按照心肺复苏流程处理。

第二节　肝移植手术麻醉

肝移植是肝癌有效的治疗手段之一，而绝大多数肝癌患者合并有病毒性肝炎、肝硬化病变，具有终末期肝病的病理、生理特点，加之肝移植手术时间长、创伤大，导致围术期出现剧烈的病理生理变化，严重时危及生命，影响肝移植手术的成败和术后恢复，因此要充分了解肝移植围术期的变化规律，制定出合理的肝移植围术期管理方案，保证患者手术安全。

一、围术期病理生理变化

（一）体循环变化

大多数终末期肝病（end-stage liver disease，ESLD）患者术前血流动力学变化特点是高动力循环，心排血量（CO）增加，外周血管阻力（SVR）降低。由于肝功能减退，一些舒张血管的介质，如一氧化氮（NO）、肿瘤坏死因子 -α（TNF-α），不能有效地被清除，导致外周血管扩张，SVR 下降。尽管存在高动力循环状态，但由于外周血管舒张，血管床扩大，血浆白蛋白降低及液体向第三间隙转移，患者的有效循环血量减少。无肝前期，由于患者的凝血功能减退，切除病肝时也会导致血液大量丢失，进一步减少有效循环血量。无肝期 10min 内及新肝期开放 5～10min 内循环变化最显著。在无肝期，阻断门静脉和肝上、下腔静脉后，回心血量可减少 50%～60%，心排血量也降低 50% 左右，动脉压、中心静脉压、肺楔压降低，心率增加。在新肝期，随着移植肝循环的开放，有 8%～30% 患者发生"再灌注综合征"，表现为开放后一过性低血压、心动过缓、心律失常，严重者发生心室纤颤和循环衰竭，同时伴有心排血量降低、肺动脉压（PAP）和中心静脉压（CVP）显著上升，提示开放后心功能处于明显抑制状态。发生再灌注综合征的原因可能与下列因素有关：①大量冷的、酸性的含高钾的肝脏保护液进入右心，导致心脏抑制；②肝脏释放的血管活性物质（NO、TNF-α）及缺血再灌注产生的氧自由基舒张外周血管，导致低血压；③在无肝期，胃肠道及下肢代谢产生的大量酸性物质随腔静脉和门静脉开放进入循环，导致外周血管扩张及心肌抑制；④其他因

素，如低钙、空气栓塞等。

（二）肺循环变化

由于晚期肝病全身炎性反应以及低蛋白血症，常常产生大量腹水、胸水和肺间质内的液体潴留，肺血管过度充盈造成对小气道压迫而导致肺脏通气／血流比例失调，造成低氧血症、二氧化碳升高、肺泡 - 动脉氧分压差增大。有 1%～2% 的肝硬化患者可发生肺动脉高压。在新肝开放时，由于回心血量的增加，会使肺动脉压进一步升高，严重时可导致右心衰竭。肝肺综合征也是终末期肝病患者常见的肺部并发症，与肺动脉高压相反，其肺血管扩张，循环阻力降低，表现为门静脉高压、肺血管扩张以及低氧血症。同时血液快速经过肺循环而未经过充分氧合进入左心，产生右向左的分流，也增加体循环气栓的风险。

（三）肾功能变化

终末期肝病患者常存在不同程度的肾功能障碍，常表现为：①肾前性肾功能不全，其原因为肝硬化门静脉高压患者本身就存在有效循环血量不足，加上大量腹水时应用利尿剂，使肾脏灌注减少，这种肾功能不全可通过补充血容量得到纠正。②肝肾综合征（hepatorenal syndrome，HRS），是指在肝病基础上出现的功能性的肾衰竭。其病理生理特点是肾脏并没有器质上的损伤，而是由于全身血管舒张而使肾皮质血管强烈收缩，导致肾小球滤过率降低，临床上出现少尿和钠潴留。其与肾前性肾功能不全的区别在于对扩容治疗无反应。在无肝期，对肾脏的打击最大，采用经典非转流手术方式的患者，由于门静脉及下腔静脉完全阻断，使得肾静脉的回流完全受阻，随着时间延续，肾静脉端的静水压力不断增加，而回心血量下降又会导致血压下降，因此肾脏的灌注压力（平均动脉压－肾静脉端静水压）严重降低，导致肾脏灌注减少，无肝期几乎无尿产生。

（四）血液系统和凝血功能变化

大多数肝病患者术前均存在不同程度的贫血、血小板减少和凝血功能障碍。其原因是肝硬化门静脉高压常导致食管胃底静脉曲张，上消化道出血，脾功能亢进，血小板破坏增加，骨髓抑制，营养不良，使患者的血色素降低、血小板数量减少，加上肝功能障碍，使Ⅰ、Ⅱ、Ⅴ、Ⅶ、Ⅸ、Ⅹ、Ⅺ、Ⅻ、ⅩⅢ凝血因子及血浆纤溶酶原激活物抑制剂的合成减少，纤溶酶原激活物清除下降，导致凝血功能降低，纤溶活性增强。肝移植手术还会进一步降低凝血功能，在无肝前期，切除病肝时的失血，液体输入导致的血液稀释等；在无肝期，没有凝血因子合成，钙离子不断降低，患者体温下降，进一步损害凝血功能。在新肝早期，新肝内源性肝素产生，凝血因子和血小板集聚于移植肝，导致凝血因子减少、纤溶酶活性增高和纤溶亢进，同时新肝功能尚未恢复，仍会出现严重的凝血功能紊乱。

（五）中枢神经系统变化

最常见为肝性脑病（hepatic encephalopathy，HE），其发生原因尚不完全清楚，可能与终末期肝病患者不能清除体内的毒性物质、脑代谢障碍、血氨增高、神经递质浓度改变，如 γ- 羟基丁酸浓度升高有关，同时消化道出血、感染、蛋白摄入增加、低钾等均可诱发肝性脑病。患者表现为精神异常，严重时可发展为昏迷。

二、术前评估和准备

大多数准备行肝移植手术的患者均存在不同程度的多脏器功能障碍，手术创伤会进一步加重这些脏器损伤，因此术前必须了解是否存在上述病理生理改变并正确评估患者各脏器功能状况，预测手术过程带来的影响并制定相应对策，保证手术安全。

（一）心血管系统

随着肝移植手术技术的提高，老年患者接受肝移植手术的数量在不断增加，因此要重视是否存在心血管并发症。通过术前病史、查体及心电图、超声心动图等检查，了解患者是否存在高血压、冠心病及心律失常等心血管疾病。肝硬化患者同时伴有冠心病不多见，但接受肝移植手术患者的年龄在逐渐增长，使得围术期缺血性心脏病的评估变得越来越重要。酒精性肝硬化、肝豆状核变性（hepatolenticular degeneration，HLD 或 Wilson 病）及心脏含铁血红素沉着病患者必须排除有无心肌病。严重的肝硬化患者，其外周血管阻力降低，心排血量增加，高动力循环使心脏负荷过重，可能造成心脏收缩功能损伤。这类患者心功能的测定是在体循环阻力低的情况下进行的，其结果可能被误认为是正常的，事实上，当左心室射血分数（EF）<60% 时就可能存在心功能不全了，术中剧烈的血流动力学变化，会显著增加手术的风险。

（二）呼吸系统

接受肝移植的患者术前必须常规行动脉血气、胸部 X 线及肺功能检查，并严格禁止吸烟，对有呼吸道感染的患者要及时予以控制。X 线检查发现有肺动脉段突出，肺门血管扩大或心电图显示右室高电压，应怀疑存在肺动脉高压。对这类患者，术前最好应行右心导管检查，测定肺动脉压。如果达到以下标准就可以诊断肺动脉高压：①平均肺动脉压超过 25mmHg，②肺血管阻力（PVR）大于 120dyn·s·cm^{-5}，③门静脉高压时，肺毛细血管楔压（PCWP）超过 15mmHg。对伴有原发性肺动脉高压患者行肝移植手术的风险极高，手术死亡率高。对伴有肺动脉高压的患者，术前、术中均可使用血管扩张药，如前列腺素 E_1（PGE_1），剂量为 0.02～0.2μg/（kg·min），控制肺动脉压力，并维持正常体循环血压，这样可减少再灌注时肺动脉压力的进一步升高，降低右心衰竭的风险。前列腺素 I_2（PGI_2）作用于腺苷环化酶偶联的前列腺素受体，对降低肺血管阻力非常有效，初始剂量 0.5～2.0ng/（kg·min），随着耐药性产生，可逐渐增加剂量。

对术前有大量腹水和胸水导致限制性通气障碍的患者，可适量放出胸水、腹水，以减轻呼吸困难症状。动脉血气检查是必要的，肝肺综合征首先出现低氧血症，在吸入空气时 PaO_2 <70mmHg 或肺泡动脉氧分压差（$P_AO_2 - PaO_2$）>20mmHg，患者从仰卧位到直立位时会出现血氧饱和度的下降，那么通常可诊断为肝肺综合征。当吸氧浓度 100%，氧分压达不到 200mmHg 时，说明患者存在严重的肺内分流，为手术禁忌证。

（三）肾功能

肝移植的患者术前可能存在不同程度的肾功能障碍或肝肾综合征。肝肾综合征的表现为少尿、尿钠降低、严重的钠潴留和血清肌酐水平升高等。由于术中血流动力学参数剧烈波动，无肝期肾脏灌注减少及术后免疫抑制剂的使用，均会对肾功能产生损伤，可导致术后急性肾功能衰竭（acute renal failure，ARF）。术前轻度肾功能不全对肝移植手术风险影响不大，对术前有尿毒症症状、电解质紊乱、酸中度及容量负荷过重的患者，可给予透析治疗，作为临时性的肾功能支持。

（四）血液系统

肝移植的患者常表现为血色素低、血小板减少及凝血功能障碍，因此要充分了解患者的凝血功能状态，术前适当补充一定数量的血液制品、维生素 K 等，改善凝血功能，减少术中出血，并准备一定数量的红细胞、新鲜冰冻血浆、血小板等血液制品，保证术中使用。

（五）中枢神经系统

对有肝性脑病的患者，应尽量避免消化道出血、使用大剂量的利尿剂、感染、增加蛋白摄入和加重肝脏损伤等诱发和加重肝性脑病的因素，并限制蛋白质摄入量，可应用支链氨基酸和乳果糖，降低肠道内的 pH，将氨转变成不吸收的铵并改变肠道菌落。

（六）肝脏的药物代谢

肝脏是大多数外源性化学物质主要的代谢器官，细胞色素 P-450（CYP）酶系统在药物代谢中起非常重要的作用。影响药物在肝内代谢的主要因素有肝血流、肝固有清除率和蛋白结合程度。摄取率（extraction ratio，ER）是肝脏摄取清除药物有效的一个指标，ER＝药物肝固有清除率 /肝血流量。肝脏高效摄取钙通道阻滞剂、β 受体拮抗剂、阿片类镇痛药等，摄取率低的化合物有华法林、阿司匹林、酒精及抗惊厥药等。肝脏固有清除率或蛋白结合程度的改变可影响摄取率低（即容量依赖型排除）的药物排泄，肝脏血流的变化对其影响不大。相反，肝血流量改变仅影响肝固有摄取率高（即流量依赖型排除）的药物排泄，蛋白结合率和药物代谢酶的改变不对其产生影响。对肝硬化患者，肝脏血液灌注、CVP、血浆蛋白的减少及术中温度的变化会对常用的麻醉药物的药代动力学和药效动力学（pharmacokinetics and pharmacodynamics，PK/PD）产生影响。一些研究显示吗啡、丙泊酚和舒芬太尼存在一定程度的肝外代谢，因此，其代谢受肝功能的影响小。由于肝硬化患者的胆碱酯酶降低，使琥珀胆碱的作用延长，潘库溴铵的血浆分布容积增加，使其血浆浓度降低，药物的清除率也相应降低，维库溴铵依赖肝脏清除，因此，肝脏患者的清除半衰期增加，阿曲库铵和苯磺顺阿曲库铵的代谢不受肝功能影响。

终末期肝脏疾病使肝脏的血流发生改变，肝脏对某些药物的生物转化能力下降、低蛋白血症、分布容积的变化等，导致麻醉药物的 PK/PD 发生改变，但以此来指导术中用药有一定困难，因为手术操作过程对此影响非常大，包括术中大失血、低体温、无肝期，特别是新肝植入后，纵向的 PK/PD 会发生改变，要具体问题具体分析，个性化处理。

三、麻醉及术中管理

（一）麻醉方法

使用口径较大的静脉套管针在外周建立通畅的静脉输液通路，常规无创监测（ECG、SPO$_2$、BIS 麻醉深度等），局部麻醉下桡动脉穿刺置管监测动脉压。麻醉诱导常用的药物有咪达唑仑、丙泊酚或依托咪酯、阿片类镇痛药和短效或中效神经肌肉阻滞剂，非去极化肌松剂罗库溴铵的起效时间短，可用于麻醉诱导。麻醉维持常用的吸入性麻醉药有异氟烷或七氟烷，也可持续静脉输注丙泊酚，镇痛药芬太尼、瑞芬太尼、舒芬太尼均可使用，非去极化肌松剂也可放心使用，如有肌松监测仪。则可通过肌松恢复情况判断移植肝的功能状况。吸入氧化亚氮可导致肠道积气扩张，应避免使用。由于患者外周血管阻力低并且容量相对不足，麻醉诱导时可出现明显血压降低，可使用小剂量的血管收缩药（如脱氧肾上腺素）。麻醉诱导后进行锁骨下静脉或颈内静脉穿刺，放置双腔或三腔中心静脉导管，用于术中快速补液和血管活性药的泵入。

（二）监测

颈内静脉放置漂浮导管（SWAN-GANZ 导管），监测中心静脉压、肺动脉压、外周血管阻力、心排血量、混合静脉血氧饱和度、心室舒张末期容量等，及时了解术中血流动力学变化，对液体的管理和血管活性药的应用是非常有帮助的。要详细记录手术中三个阶段的液体输入种类、用量及尿量，定期监测血常规、肝功能、肾功能、凝血功能、血糖及动脉血气，了解血色素、血小板、白蛋白、尿素氮、肌酐、pH、钾、钠、钙离子、二氧化碳分压及乳酸的变化，按需要补充适量的血制品、碳酸氢钠、氯化钙、胰岛素等，及时调整酸碱平衡和电解质，保证机体各器官氧供氧耗平衡。术中可用血栓弹力图仪（TEG），对凝血和纤溶全过程及血小板功能进行全面连续监测，对诊断凝血异常原因、指导成分输血非常有意义（彩图3-26-1）。凝血反应时间（R）反映凝血因子的储备。若R值延长，提示凝血因子缺乏或受抗凝剂影响，可输入新鲜冰冻血浆；血液凝固时间（K）为凝血开始至TEG描记图振幅达20mm所需要的时间；凝固角（α）是指血凝块形成点到曲线最大弧度作水平线的夹角，与K值共同反映凝血速率，若K值延长、α角缩小，提示纤维蛋白原功能降低；最大振幅（MA）：血凝块的强度，反映血小板的数量和功能（彩图3-26-2）；LY30：MA确定后30分钟内血块消融的比例，反映纤维蛋白溶解状态（彩图3-26-3）。术中患者体温可通过漂浮导管或在鼻咽腔放置温度探头进行监测。尿量的监测非常重要，它是机体容量是否充足、微循环是否理想的客观指标，使用精密尿袋分别记录患者三期手术尿量。近年来，经食道超声心动图（TEE）已经成为复杂手术麻醉监测手段之一，美国95%的肝脏移植中心均已在肝移植术中开展TEE监测。在肝移植手术中，无肝期和新肝开放时，血流动力学剧烈波动，通过TEE实时监测射血分数、心室舒张末容量、舒张功能，评价前负荷、后负荷和心功能，指导液体管理，并及时发现和治疗术中可能出现的心肌缺血、心肌梗死、心力衰竭、肺栓塞等并发症，稳定血流动力学。

（三）术中管理

如前所述，肝移植手术分为三个阶段：无肝前期（Ⅰ期）、无肝期（Ⅱ期）和再灌注期（新肝期，Ⅲ期）。Ⅰ期主要任务是游离肝周围的血管解剖结构和分离出胆总管。在分离肝脏、膈肌和后腹膜区的粘连时，由于搬动肝脏，会引起静脉回流障碍而产生低血压，同时开腹后放腹水过快也可以产生低血压。因此，这个阶段充分补液非常重要，常用5%的白蛋白溶液：一方面可提高体内蛋白水平，另一方面可提高胶体渗透压，减少组织水肿和渗出。肝移植受体通常为终末期肝病患者，存在严重的凝血功能障碍，且很多病人接受过肝脏手术，腹腔脏器粘连严重，分离病肝还会有一定量的出血，因此要根据化验监测结果补充红细胞、新鲜冰冻血浆、凝血酶原复合物、纤维蛋白原，必要时输注血小板，纠正贫血，改善凝血功能。当出现少尿或无尿，并对输液无反应时，应尽早给予强效髓袢利尿剂，这样对无肝期相对缺血的肾脏也有一定的保护作用。

无肝期采用经典非转流手术方式时，完全阻断肝上下腔静脉和肝下下腔静脉、门静脉，回心血量骤减，会出现严重的低血压，心率增快。在进入无肝期之前，应加快输液速度，适当增加容量负荷，但不能完全依靠增加容量维持正常血压，因为再灌注期下腔静脉开放后，回心血量明显增加，过多的液体输注会造成心肺液体超负荷，加重肺动脉高压。可加用血管收缩药去甲肾上腺素0.01～0.1μg/（kg·min）维持血压正常。选择背驮式肝移植，部分阻断下腔静脉可以减少血流动力学的波动，对肾功能的保护有益。

在无肝期还要注意低钙血症和酸中毒，要经常进行动脉血气和电解质监测，及时给予碳酸氢钠和氯化钙，尤其在肝脏血流恢复前一定将其纠正到正常范围。

在无肝期，由肝脏合成的凝血因子和白蛋白来源小时，应检测血生化和凝血功能指标，根据结果及时补充白蛋白、凝血因子、新鲜冰冻血浆、凝血配原复合物、纤维蛋白原等。此外，应使用氨甲环酸纺织纤溶亢进，调节患者的凝血功能。

再灌注期最危险的时候是移植肝脏血流恢复时，特别是门静脉开放时，常常出现血压下降、心率减慢、心律失常甚至心跳骤停。再灌注期即刻发生的这种剧烈的生理学变化被称作再灌注综合征，其原因可能与移植肝脏保护液中含有高浓度的钾、代谢性酸中毒、低体温、低钙、来自肠道的内源性心血管活性肽及回心血量的急剧增加等因素的单独作用或者联合作用有关。这个时期麻醉管理的主要任务是预防和减少再灌注综合征，维持和恢复循环稳定。其主要措施包括在肝脏血流恢复前，根据动脉血气结果补充碳酸氢钠和氯化钙，纠正酸中毒、高血钾和低钙血症，采用加温毯、加温床垫和输液加温仪及腹腔内用温水冲洗等措施，防止患者体温下降，在移植肝血流再通时可使用去甲肾上腺素、脱氧肾上腺素、肾上腺素、阿托品等药物进行干预。

进入新肝期后要密切关注肾脏功能的恢复，采用经典非转流手术方式，在非转流方式的无肝期肾脏灌注减少，几乎没有尿产生。进入新肝期，随着肾脏灌注的增加、肝动脉的吻合和新肝功能的恢复，尿量会逐渐增加。

（四）需要注意的几个问题

1. 围肝移植期肾脏功能的保护

由于终末期肝病导致的肾功能障碍，加之手术应激、术中血流动力学的剧烈波动及术后免疫抑制剂的应用，会进一步损伤肾脏功能，发生移植后急性肾功能衰竭，影响移植患者的预后。在肝移植手术中，要针对可能损伤肾脏的环节采取一定措施，保护肾脏功能。首先，在无肝前期，应积极纠正凝血功能障碍，减少肝脏分离期过多出血量。有研究表明肝移植后的急性肾功能衰竭与手术中输血量有密切关系。其次，纠正低白蛋白血症、低血容量等情况，防止容量补充不当引起血流动力学状态恶化，全身动脉血压下降而导致肾脏灌注压力下降。在新肝期，血压正常对保证肾脏灌注非常重要，如果患者血压偏低，在排除机体容量不足的情况下，可应用去甲肾上腺素 $0.01\sim0.1\mu g/(kg\cdot min)$、多巴胺 $1\sim5\mu g/(kg\cdot min)$、前列腺素 E_1（PGE_1 $0.2\sim0.8\mu g/(kg\cdot min)$），提高血压，并使用呋塞米（速尿）增加尿量。现有研究证实肝移植术中应用乌司他丁对缺血再灌注肾损伤有一定保护作用，能减少重型肝炎患者肝移植相关急性肾功能衰竭的发生。对术前就存在肾功能不全的患者，如果无手术禁忌症，尽可能采用背驮式肝移植（piggy back liver transplantation）。这种手术方式，无肝期只需要部分阻断或无需阻断下腔静脉，使血流动力学保持稳定，保证肾脏灌注，减少再灌注综合征的发生。目前，背驮式肝移植越来越受到重视。

2. 肝移植术后脱髓鞘疾病

脱髓鞘疾病是一组发生在脑和脊髓，以髓鞘破坏或脱髓鞘病变为主要特征的疾病。肝移植后脱髓鞘疾病的发生、发展是个非常复杂的过程，有多种因素参与，其确切发病机制至今未明。肝移植术后较常见的脱髓鞘疾病的病因可能与渗透压的变化、营养障碍及术后免疫抑制剂的使用有关。终末期肝功能衰竭常并发肾功能损害，患者抗利尿激素水平和交感神经系统活性增高，肾小球滤过率和前列腺素水平下降，加之长期服用排钠利尿剂，很多肝移植患者都存在慢性、顽固性低钠血症或血钠偏低。由于手术应激、术中大量失血、静脉持续补液，尤其是血浆、人血白蛋白和红细胞的输入，使肝移植患者的血钠极易在短期内升高，引起离子诱导的渗透性内皮损伤，并释放大量髓鞘毒性物质，从而发生脱髓鞘。而由于肝移植患者常存在低胆固醇血症和肝功能衰竭，导致大脑星形胶质细胞代谢损害，引起血脑屏障功能异常和应对渗透压变化能力下降，脑桥处构成髓鞘的少突神经胶质细胞对渗透压的快速增高极度敏感，共同促使肝移植患者对脱髓鞘具有易感性。脱髓鞘疾病的表现常发生在术后一周左右，患者表现为吞咽困难、流涎、语言障碍、侧向凝视、四肢肌张力增高、四肢肌力减退、腱反射消失等。因此，对于术中低血钠的患者，不需要给予高渗钠溶液积极纠正，以防发生术后脱髓鞘。

3. 去甲肾上腺素在肝移植手术中的作用

肝硬化患者术前及移植术中血流动力学变化的原因，与各种诱因导致的阻力血管和容量血管的阻力低下即血管的过度扩张有关。这种血流动力学特点与败血症性休克有部分相似之处，国际上多家机构针对这种特点，推荐的血管活性药物使用指南中，就有增加血管阻力的去甲肾上腺素。另外有作者研究了去甲肾上腺素对肝肾综合征的作用，发现12例肝肾综合征患者使用去甲肾上腺素［0.5～3mg/h，平均0.2μg/（kg·min）］＋白蛋白＋呋塞米（速尿）治疗，7天后发现有10例（83%）肾功能显著改善，这一结果与传统认为的去甲肾上腺素可引起肾动脉强烈收缩的概念有冲突。希内斯（Gines）认为，去甲肾上腺素只有在直接注入肾动脉或使用引起动脉高血压的剂量时，才会引起肾血管收缩。健康犬静脉使用与临床剂量相近的去甲肾上腺素［0.2～0.4μg/（kg·min）］，表现为肾血管扩张作用，而非收缩作用。

4. 温度保护

在肝移植手术中，手术切口大、大量液体的输入、无肝期肝脏产热缺乏、冰冷的供肝置入腹腔等因素会导致患者体温丢失。低体温可引起心率失常、心肌缺血、凝血功能紊乱、酸碱失衡、肾功能受损等不良反应。再灌注期，在肝脏血流恢复时，供肝内大量冰冷的保护液进入体循环，会使患者血温骤降，易导致再灌注期心律失常及心搏骤停。因此，维持正常体温对于患者围手术期安全具有重要意义。可以通过使用输液加温仪、加温床垫和温毯等措施维持患者体温，加速康复外科理念建议术中维持患者中心体温＞36℃，建议开放前调控患者体温＞36.5℃。除上述保温措施外，可采用温水冲洗腹腔，防止患者体温骤降。采用正常体温机械灌流的方法保存供肝，不仅可以减少移植肝损伤，而且可以避免再灌注期患者体温的剧烈波动。

（徐　晨　吕云飞）

参 考 文 献

［1］PUGH R N, MURRAY LYON I M, DAWSON J L, et al. Transection of the oesophagus for bleeding oesophageal varices［J］. British Journal of Surgery, 1973, 60 (8): : 646-649.

［2］陈家华，倪碧侠，吴明泽，等. 门脉断流手术对肝功能的影响［J］. 临床麻醉学杂志，1995，11（1）：13-15.

［3］陈建华，刘敬臣. 瑞芬太尼的临床应用研究进展［J］. 广西医学，2005，27（5）：708-710.

［4］TSUCHIYA M, ASADA A, KASAHARA E, et al. Antioxidant protection of propofol and its recycling in erythrocyte membranes［J］. American Journal of Respiratory and Critical Care Medicine, 2002, 165 (1): 54-60.

［5］冯春生，赵恒兰，王凡，等. 异丙酚与安氟醚或七氟醚静吸复合麻醉对肝功能的影响［J］. 吉林大学学报，2002，28（4）：408-410.

［6］BELGHITI J, HIRAMATSU K, BENOIST S, et al. Seven hundred forty-seven hepatectomies in the 1990s: an update to evaluate the actual risk of liver resection［J］. Journal of the American College of Surgeons, 2000, 191 (1): 38-46.

［7］LENTSCHENER C, OZIER Y. Anaesthesia for elective liver resection: some points should be revisited［J］. European Journal of Anaesthesiology, 2002, 19: (11): 780-788.

［8］杨金凤，高星杨，董长生，等. 低中心静脉压麻醉并急性高容血液稀释序贯用于肝叶切除围术期血液保护［J］. 中国现代医学杂志，2008，18（5）：518-527.

［9］KATO R, FOX P. Myocardial protection by anesthetic agents against ischemia-reperfusion injury: an update for anesthesiologists［J］Canadian Journal of Anaesthesia, 2020, 49 (8): 777-791.

［10］MERTENS M J, OLOFSEN E, ENGBERS F H, et al. Propofol reduces perioperative remifentanil requirements in a synergistic manner: response surface modeling of perioperative remifentanil-propofol interactions［J］.

Anesthesiology, 2003, 99 (2): 347-359.

［11］刘洪珍，周桥灵，王小虎，等. 低中心静脉压在肝叶切除术中的应用［J］. 中华肝胆外科杂志，2005，11（7）：461-463.

［12］RAMSAY M A, SIMPSON B R, NGUYEN A T, et al. Severe pulmonary hypertension in liver transplant candidates［J］. Liver Transplantation and Surgery, 1997, 3 (5): 494-500.

［13］黄永侨，华福洲，邬林泉，等. 加速康复外科理念下不同镇痛方式对肝切除术后早期康复的影响［J］. 临床麻醉学杂志，2017，33（2）：140-143.

［14］MORTIER E, ONGENAE M, J POELAERT J, et al. Rapidly progressive pulmonary artery hypertension and end--stage liver disease［J］. Acta a Anaesthesiologica Scandinavica, 1996, 40 (1): 126-129.

［15］SCOTT V, DE WOLF A, Y KANG Y, et al. Reversibility of pulmonary hypertension after liver transplantation: a case report［J］. Transplantation Proceedings, 1993, 25 (2): 1789-1790.

［16］DE WOLF A M, GASIOR T, KANG Y. Pulmonary hypertension in a patient undergoing liver transplantation［J］. Transplantation Proceedings, 1991, 23 (3): 2000-2001.

［17］俞军，梁廷波，郑树森. 肝移植后脑桥中央髓鞘溶解症的病因与诊治进展［J］. 中华医学杂志，2004，84 (12): 1052-1054.

［18］KOO M, SABATE A, RAMOS E, et al. Factors related to renal dysfunction after liver transplantation in patients with normal preoperative function［J］. Revista Eespanola De Anestesiologia Reanimacion , 2006, 53 (9): 538-544.

［19］WEI Y, ZHANG L, LIN H, et al. Factors related to post-liver transplantation acute renal failure［J］. Transplantation Proceedings, 2006, 38 (9): 2982-2984.

［20］李晓芸，关健强，沈宁，等. 术中应用乌司他丁对重型肝炎患者肝移植后急性肾功能衰竭的影响［J］. 中华医学杂志，2010，90（5）：315-318.

［21］CHEN C C, LIU Z M, WANG H H, et al. Effects of ulinastafin on renal ischemia-reperfusion injury in rats［J］. Acta Pharmacol Sinica, 2004, 25 (10): 1334-1340.

［22］龙云，王浩，陈朴，等. 不同剂量七氟醚吸入麻醉用于肝移植患者的临床评价［J］. 临床和实验医学杂志，2016，15（8）：818-821.

［23］陈立建，毛煜，赵仙雅，等. 多模式保温对精准肝切除术中低体温发生的影响［J］. 中华麻醉学杂志，2016，36（6）：705-707.

［24］冯龙，冯泽国，蔡守旺，等. 控制性低中心静脉压技术在精准肝切除术中的应用［J］. 军医进修学院学报，2012，33（5）：482-484.

［25］赵洪伟，王寅雪，张霄蓓，等. 控制性低中心静脉压联合肝血流阻断在肝癌切除术中的应用［J］. 中国肿瘤临床，2015，42（24）：1174-1177.

［26］中国医师协会器官移植分会移植免疫学组，中华医学会外科学分会手术学组，广东省医师协会器官移植医师分会. 加速康复外科优化重型肝炎肝移植围手术期管理临床实践的专家共识［J］. 临床肝胆病杂志，2017，33（9）：1646-1654.

［27］DALAL A. Anesthesia for liver transplantation［J］. Transplantation Reviews, 2016, 30 (1): 51-60.

［28］LIU L L, NIEMANN C U. Intraoperative management of liver transplant patients［J］. Transplantation Reviews, 2011, 25 (3): 124-129.

［29］SCHUMANN R, MANDELL M S, MERCALDO N, et al. Anesthesia for liver transplantation in United States academic centers: intraoperative practice［J］. Journal of Anesthesia, 2013, 25 (7): 542-550.

［30］LEVITSKY J, O'LEARY J G, ASRANI S, et al. Protecting the kidney in liver transplant recipients: practice-based recommendations from the American Society of Transplantation Liver and Intestine Community of Practice［J］. American Journal of Transplantation, 2016, 16: 2532-2544.

［31］SCHUMANN R, MANDELL M S, MERCALDO N, et al. Anesthesia for liver transplantation in United States academic centers: intraoperative practice［J］. Journal of Clinical Anesthesia, 2013, 25: 542-550

第二十七章
肝癌的复发转移与治疗

原发性肝癌（primary liver cancer）包括两种类型的癌，即起源于肝实质细胞（hepatocyte）的肝细胞癌（hepatocellular carcinoma）和起源于肝内胆管内皮细胞的胆管细胞癌（cholangiocarcinoma）。肝细胞癌（hepatocellular carcinoma，HCC）是世界上最常见的恶性肿瘤之一。据报道（1977 年）全世界大约有一百万新病例。只有外科切除术（surgical resection）有可能治愈肝细胞癌，而其他治疗方法，如放射治疗（radiotherapy）、化学治疗（chemotherapy）或生物免疫治疗（bioimmunotherapy）等只对少许患者有效。必须清楚的是大多数患者从放射治疗、化学治疗、生物免疫治疗中仅得到很少效果或根本无效。

肝细胞癌是人类致死的常见恶性肿瘤之一，死亡指数（mortality index）为 0.94。一般情况下，肝细胞癌大多数发生在 30～50 岁。肝细胞癌的高发区（high incidence region）位于非洲的撒哈拉地区、中国的东南沿海、亚洲东南部，即中国台湾地区、香港特别行政区、新加坡、马来西亚、印度尼西亚、泰国、菲律宾和日本等。肝细胞癌发病率较低的地区为北欧、北美、澳洲和英国。美国肝细胞癌的发病率为 2.8/100000。中等发病区如南欧意大利、希腊、西班牙和东欧南部。移民流行病学指明，美国黑人发病率明显低于非洲黑人，中国血统人群发病率在全球各地均较高。

我国肝细胞癌的平均发病率为 23.7/100000。根据 1992 年统计数据，其死亡率在一些城市为 19.65/100000，在一些农村为 22.65/100000。据 2019 年 1 月《中华肿瘤杂志》报道：2015 年中国肝癌发病数 37 万，发病率为 26.92/10 万；死亡数 32.6 万，死亡率 23.72/10 万），居第二位，仅次于肺癌。显然发病率上升，死亡率未降。肝癌起病隐匿，发展快，预后极差，其致死率大于 95%，成为我国较为重大的健康问题之一。据最近统计，肝细胞癌已是城市人口恶性肿瘤死亡的第二位，在农村为第一位。在中国台湾省是恶性肿瘤死亡的第一位，在中国香港特别行政区为第二位。

第一节　原发性肝癌复发与转移的病理基础

一、原发性肝癌的大体形态

原发性肝癌是一种恶性程度较高，且发病率及死亡率同样较高的顽症。肝癌结节外观多数呈球状，边界不甚规则，肿瘤周围可出现"卫星结节"。肝脏周边部靠近包膜的癌结节一般凸出表面但无中心凹陷。癌结节切面多呈灰白色，部分可因脂肪变性或坏死而呈黄色，亦可因含较多胆汁而显绿色，或因出血而呈红褐色。出血坏死多见于大结节的中央部。癌结节质地与组织学类型有关，实体型癌切面呈均质、光滑且柔软；樑状型癌切面则干燥呈颗粒状；胆管细胞癌因富含胶原纤维质地致密。肝癌体积明显增大，重量可达 2000～3000g，不伴肝硬化的巨块型肝癌体积更大，重量可达 7000g 以上。多数肝癌伴大结节性或混合性肝硬化，部分门静脉、肝静脉腔内可见癌栓形成。

1901 年伊格尔（Eggel）提出的肝癌的病理分类，如巨块型、结节型和弥漫型，至今仍在应用。

（1）巨块型：癌组织呈大块状，可以是单发性，也可以由许多密集的小结节融合而成。一般以肝右叶多见，约占 73%，类似膨胀性生长，周围可有假包膜形成，合并肝硬化较轻，手术切除率较高，预后也较好。但有学者报道伴有"卫星结节"的巨块型肝癌预后差。

（2）结节型：肝癌由许多大小不等的结节组成，也可由数个结节融合成大结节，常伴有明显肝硬化，手术切除率低，预后较差。

（3）弥漫型：最少见，主要由许多癌结节弥散分布于全肝，伴肝硬化，预后极差。这一传统分型已沿用至今，主要适用于已有临床表现的肝脏较大和较晚期肝癌。

肉眼观察原发性肝癌有上述不同类型，对其发生方式有不同解释。有的学者认为肝癌的发生是多中心的，即癌肿是同时或相继地自不同的中心生出；也有人认为癌肿的发生是单中心的，即癌肿初起时仅有一个中心，而肝内的其他结节均为扩散转移的结果。就临床的观点看来，不论肝癌是以何种方式发生，显然结节型及弥散型的肝癌更为严重，因为这种肝癌的恶性程度很高，且病变已经累及肝脏的两叶，故预后最差。

日本奥国邦雄（1984）提出将肝癌分为：

（1）膨胀型：癌肿边界清晰并有包膜形成，有单结节或多结节，常伴有肝硬化。

（2）浸润型：癌肿边界不清，多数不伴肝硬化。

（3）混合型：在膨胀型癌灶外伴有浸润型肝癌存在，同样分为单结节型和多结节型。

（4）弥漫型：肝脏弥散性的小结节癌灶，结节直径多在 1cm 以下，分布于整个肝脏。

（5）特殊型：如带蒂外生型、肝内门静脉癌栓而无实质癌块等。不同地区肝癌的病理表现不同，如日本以膨胀型为多，北美以浸润型为多，南非的肝癌常不伴有肝硬化。

我国目前应用的肝癌大体分类标准：全国肝癌病理协作组在伊格尔分类基础上又提出以下分型：

（1）弥漫型：癌结节小，呈弥散性分布。此型易与肝硬化混淆。

（2）块状型：癌肿直径>5cm，其中>10cm 者为巨块型，可再分为 3 个亚型：①单块型：单个癌块，边界较清楚或不规则，常有包膜。②融合型：相邻癌肿融合成块，周围肝组织中有散在分布的卫星癌结节。③多块型：由多个单块或融合块癌肿形成。

（3）结节型：癌结节直径>5cm，可再分为 3 个亚型：①单结节型：单个癌结节，边界清楚有包膜，周边常见小的卫星结节。②融合结节型：边界不规则，周围散在卫星结节。③多结节型：分散于肝脏各处，边界清楚或不规则。

（4）小癌型：单个癌结节直径≤3cm，或相邻两个癌结节直径之和≤3cm，边界清楚，常有明显包膜。

二、组织学分型

根据肝癌的组织学来源，将其分为 3 型：

（1）肝细胞癌：最多见，多数伴有肝硬化。一般相信是由实质细胞产生，占肝癌病例之 90%～95%（我国占 91.5%），主要见于男性。癌细胞呈多角形，核大而且核仁明显，胞质呈颗粒状，为嗜酸性，排列成索状或巢状，尤以后者为多见，有时在分化较好的癌细胞中可见到胆汁小滴。癌巢间有丰富的血窦，癌细胞有向血窦内生长的趋势。肝细胞癌分为索状 / 樑状型、索状腺样型、实体型和硬化型四种类型。同一病例中有时可见结节性增生、腺瘤和肝癌等不同病变同时存在，且常伴有肝硬化。

（2）胆管细胞癌：女性多见，约占女性肝癌的 30.8%。根据其来源，可分为两种：一种来自小胆管，癌细胞较小，胞质较清晰，形成大小不一的腺腔，间质多而血窦少，这一类在临床相对多见；另一种来自大胆管上皮，癌细胞较大，常为柱状，往往形成较大的腺腔，这一类较少见。胆管细胞癌不分泌胆汁而是分泌黏液。根据形态不同，胆管细胞癌一般分为管状腺癌、鳞腺癌、乳头状腺癌三种亚型。与肝细胞癌相比，胆管细胞癌往往无肝病背景，极少伴有肝硬化，癌块质硬而无包膜，结缔组织较多，以淋巴管转移为主，临床表现为早期出现黄疸、发热，门脉高压症状少见，仅约 20% 患者 AFP 轻度增高。

（3）混合型：较少见，其特点是部分组织形态似肝癌细胞，部分似胆管癌细胞，两种细胞成分有的彼此分隔，有的混杂，界限不清。混合型肝癌可分为分离型、过渡型、混杂型三种亚型。

三、肝癌的超微结构

肝癌细胞超微结构特点有：①细胞大，形态不规则。血管壁有基底膜，Disse 间隙充以胶质纤维，血窦内皮细胞可能缺如，癌细胞直接与血液接触。毛细胆管少，结构不清，管侧细胞间隙不规则增宽，相对的细胞膜有大小不一的微绒毛。上述增宽的间隙可与 Disse 间隙或血窦相连。②细胞器数量和类型与肝癌分化有关，高分化的癌细胞保留线粒体，有较多扩张的粗面内质网，核糖体较多，有时光面内质网呈螺纹状，称"指印"或"髓鞘"。分化低的癌细胞细胞器减少，线粒体大而异形，稀少，有时有包涵体，整个细胞显得单调。③细胞核大，不规则，可内陷，黏膜粗糙，核周间隙扩张，甚至形成囊泡。核仁多、大且不规则。

相对特征的亚微变化：①假包涵体；胞核不规则内陷，形成囊袋或分叶状，其中包含细胞器的胞质；②髓样小体：由次级溶酶体中残留的线粒体或内质网形成的同心圆结构。

此外，在肝癌细胞中还能发现一些特殊物质：①糖原颗粒；②脂滴；③ AFP 在粗面内质网集中处；④ HBsAg 位于光面内质网，HBcAg 位于细胞核，HCV 样颗粒位于核内。

纤维板层型肝癌（fibrolamellar carcinoma of liver）是肝细胞癌的特殊组织学亚型，其诊断标准是：①肝细胞质中充满嗜酸颗粒；②在癌细胞巢间有大量平行排列的板层状纤维基质。病理学及分子生物学研究提示肝癌的多中心发生的可能性。肝细胞癌不典型增生（hyperplasia）可能为肝癌前期病变，在致癌物作用下有转化为癌的可能性。日本江口（Eguchi）认为腺瘤样增生中至少三分之一有癌变之可能。我国小肝癌或亚临床肝癌即使伴有肝硬化，单中心发生者也并不少见。我国肝癌患者合并肝硬化的高达 84.6%。大结节性肝硬化合并率（73.3%）高于小结节性肝硬化（34.1%）。肝细胞癌发生的准确机制至今未明。肝癌的化学病因和慢性乙型肝炎病毒感染的联合致癌作用是清楚的。病毒基因可插入宿主的基因组并随机定位在宿主肝细胞染色体上。整合病毒 DNA 常常重排，整合位点并非总是靠近原癌基因。有 15%～25% 的 HBV 相关肝细胞癌未发现病毒基因整合，故整合并非癌变所必需，没有病毒 DNA 整合亦可以发生肝癌。

肝细胞癌的自然病程及其发展过程：肝细胞癌和其他实体瘤相仿，有一个相对长的自然病程，至少两年以上。在肝细胞癌症状出现前二年可见到 AFP 上升。通常肝癌在第一次 HBV 感染后十年发生，实际上可能更长，母婴传播的 HBV 携带者在青壮年发病便可以说明其漫长的过程。我国亚临床肝癌中 63% 有肝炎史，肝炎史的中位期为十年。亚临床肝癌诊断成立前有一个较长时期的 AFP 低、中度升高，大约十个月，这为早期诊断肝癌提供了可能性。高危人群的健康普查，AFP 检测和 B 超检查是发现小肝癌和亚临床肝癌的重要方法。

四、原发性肝癌的生物学特性

原发性肝癌的发生、发展是多因素、多阶段形成的。癌基因和抗癌基因、肿瘤生长因子与肿瘤抑制生长因子、癌细胞的逆转、抑制肿瘤转移、肿瘤血管形成的抑制等新理论、新概念的发展为进一步阐明肝癌生物学特性做出了新的努力。肝癌中 DNA 的分析反映其生物学特性，为评价肿瘤的恶性程度、判断预后提供有价值的参考。研究证明小肝癌中 66.7% 为二倍体，而大肝癌 92.3% 为异倍体。吴孟超等认为 3cm 是肝癌出现明显生物学特性改变的界限，并发现异倍体肝癌的肺转移率高于二倍体肝癌。肿瘤分子生物学技术的发展，从分子水平进一步说明了 HBV 与原发性肝癌的关系。（Lutwiek）等（1978）在肝癌患者癌细胞 DNA 中发现 HBV 病毒的碱基序列。（Chakraborty）等（1980）以分子杂交方法在体外培养的人肝癌 PLC/PRF/5 细胞中证明了 HBV 病毒整合在肝细胞的 DNA 中。原发性肝癌组织中 HBV DNA 的检出率可达 45%～90%。在 HBsAg 阳性或阴性的肝癌组织中均可发现 HBV DNA 的整合，能使细胞出现缺失、插入、突变和易位等变化。HBV DNA 在原发性肝癌发生过程中可能起启动和／或促进作用。

肝细胞癌的发生与癌基因及相关基因的异常表达相关。关于癌基因过度表达与肝细胞癌发生的确切机制至今未明。由于癌变过程中往往几种基因同时表达，因此人们都强调肝细胞癌的发生可能是多种基因协同作用的结果。各种因素综合作用最终导致细胞增殖失控而形成肝癌。肝癌的发生和某些癌基因活化及抑癌基因（P53 等）失活有关。

张宁等（1999）应用免疫组化技术研究了 48 例手术切除肝癌及癌旁组织中肿瘤相关基因的表达。结果为 P16、P53、P21/WAF1 蛋白在肿瘤组织中阳性表达率分别为 39.6%、56.2%、43.7%，与癌旁组织中的表达有显著性差异（$p<0.05$），瘤体直径大于 5cm、包膜不完整的肿瘤、生存期小于 2 年和伴有瘤栓的肿瘤组中，P16、P53、P21 与癌旁组织的表达有显著性差异（$p<0.05$）；在生存期大于 2 年和复发时间大于 6 个月的病例中，肿瘤组织表达 P16 蛋白明显高于生存期小于 2 年和复发时间小于 6 个月的病例（$p<0.05$）。在伴有瘤栓和浸润生长的肿瘤组织中，P53 蛋白表达与不伴有瘤栓和膨胀生长的表达有显著性差异；P21 在低分化和早期复发的肿瘤组织中表达显著高于高分化和复发时间较晚的肿瘤组织（$p<0.05$）。本组实验指明：P53 基因突变与肝癌的分期、门静脉癌栓形成、肿瘤的侵袭性有关，见于肝癌晚期。P21 与肝癌的分化和预后有关；P16 与肝癌的复发和预后有关。P16、P53、P21 可以作为肝癌分化、侵袭、转移和预后预测的标志。

肝细胞癌的相关基因近年来研究亦十分活跃。MAGE-1 基因最初于 1991 年在恶性黑色素瘤抗原肽疫苗中发现，是一类肿瘤相关抗原基因，现已知 MAGE 家族已有 10 余个基因成员。赵海涛等（2000）研究了 MAGE-1 基因在肝细胞癌中的表达，并研究了 MAGE-1 与临床相关指标及与肿瘤复发和转移之间的相关性。31 例肝细胞癌患者肝癌组织中 MAGE-1 基因表达的阳性率为 64.5%（20/31），明显高于癌旁组织的 3.2%（1/31）。部分标本 PCR 产物电泳结果表明，阳性标本显示阳性 400～500bp 片段。测序结果与 Genbank 检索的 MAGE-1 基因外显子序列一致。MAGE-1 基因的表达与患者血清 AFP、AFU 水平、HBsAg、AFP mRNA 阳性与否及患者肿瘤 TNM 分期、肿瘤包膜完整、转移、复发、预后等均无关（$p>0.05$）。

MAGE-1 基因在肝细胞癌患者癌组织中的表达率为 60%～80%，提示以 MAGE-1 基因编码抗原作为 HCC 免疫治疗的攻击靶点可覆盖多数病例，有待进一步研究。

日本神户大学藤原浩伊藤（Hiroshi Itoh）等（1997）共同研究纤溶酶原激活系统在肝细胞癌的表达并探讨其与肝癌侵袭之间的关系。对 19 例肝细胞癌患者的 19 块癌和 14 块非癌组织应用免疫组织化学和酶联免疫（ELISA）方法检测其四种主要成分（uPA、uPAR、PAI-1和PAI-2）在19例肝细胞癌的癌和非癌组织中的表达。结果提示uPA、uPAR和PAI-1在肝细胞癌呈高表达并与其侵袭有关，但PAI-2则有所不同，其可能为纤溶酶原激活的真正抑制剂，其在癌组织中的低表达可能与uPA、uPAR和PAI-1的高表达及肝癌侵袭有某种因果关系。总之，uPA、uPAR和PAI-1在肝细胞癌组织中呈高表达并有助于癌的侵袭。PAI-2在癌组织中的低表达（相对缺乏）可能为肝细胞癌易于侵袭的因素之一。

肝癌细胞的生物学特性概括如下：

（1）癌细胞在细胞增殖和细胞分化两个生物学过程之间的调节控制上发生异常，使癌细胞不断生长、分裂而不发生功能分化。

（2）癌细胞有变异性，包括核型、生长速率、分化程度、营养需求和浸润转移方面的变异。癌细胞的变异性构成了癌细胞的异质性，其根源是癌细胞遗传的不稳定性。

肝癌转移起源于癌细胞遗传特性的改变。由于肝癌细胞遗传性的改变，使细胞与细胞、细胞与细胞外基质（ECM）间失去黏附；使细胞的运动与增殖能力增强；使肝癌细胞能分泌降解ECM的酶，从而得以穿过基底膜和ECM，进入血管；进入血管后又能抵御T淋巴细胞等的攻击，到达靶器官；然后在靶器官的血管壁附着；再降解ECM，穿出血管，在靶器官增殖，并分泌血管生长因子，使肿瘤血管生成，形成转移灶。

五、原发性肝癌的转移方式和特点

肝细胞癌常通过血道转移，其次为淋巴道，亦有直接蔓延、浸润和种植者。

肝癌在生长的各期和各阶段均可侵犯门静脉和肝静脉。形成门静脉癌栓，从而造成肝内转移和播散；门静脉癌栓的形成和肝癌术后复发、转移有密切关系。累及肝静脉后即可进入体循环，转移至全身各部，少数病例肝静脉内癌栓可延伸至下腔静脉，造成布-加综合征，甚至可进入右心房和右心室，从而引起肺栓塞，导致猝死。

淋巴道转移比较常见，肝门、肝周、胰腺周围以及腹膜后淋巴结常被累及，主动脉旁及锁骨上淋巴结转移亦可见。左锁骨上淋巴结转移偶见为肝细胞癌的首发症状。国际抗癌联盟（UICC）1987年关于原发性肝癌的TNM分期中将肝门局部以外的腹腔淋巴结转移视为远处转移，即M1。胆管细胞癌常以淋巴道转移居多。

肝癌可直接向邻近器官组织蔓延，甚至穿透胃壁、横膈导致胸腔积血。

肝外转移以肺部最常见，占中、晚期肝癌的40%～50%。其次为骨、肾上腺（尤其是右侧肾上腺）、横膈、腹膜、胃、肾、脑以及纵隔。

六、肝癌的复发来源

肝癌的复发多发生在术后1～2年，肝癌术后1年复发率为20%～64%，3年复发率为57%～81%，小肝癌的术后复发率为43.5%。也有学者报道术后超过10年出现复发的病例，肝癌的复发来源途径较多，用HBV-DNA和p53基因型分析表明，肝内复发既有单中心发生，也有多中心发生。术后早期复发大部分为单中心起源，是由于术后癌细胞残留所致，肝细胞癌极容易侵犯门静脉系统形成门静脉癌栓，手术操作也可造成栓子脱落而种植于肝脏的其他部位。因此，肝细胞癌切除术后，余肝内仍可能有微小癌灶，造成早期复发，肝癌复发的来源主要有：

（1）术前癌细胞经门静脉系统播散，已形成微小癌栓而术中未能发现，门静脉癌栓是肝癌肝内播散的重要原因。

（2）首次手术时肿瘤切除不彻底，术后残留的癌肿继续生长，此类复发灶常在肝切缘附近，且术后短期复发。

（3）术中操作不当致癌细胞沿门静脉播散或癌细胞脱落种植。

（4）多中心发生的原发癌。

（5）新生肿瘤。某些患者术后 10 余年出现复发，这多为某些致癌机制产生的新的肿瘤。

七、有关肝癌复发与转移的研究

肝癌复发转移是一个十分复杂的问题，因此实验研究更为困难。可以通过建立高转移动物模型和细胞株进行实验研究，如建立裸鼠人肝癌转移模型，建立人肝癌高转移潜能细胞株等。

（1）侵袭性相关基因研究：转移是一个多步骤的过程，包括肿瘤细胞与宿主细胞（尤其是侵袭性相关基因）、细胞外基质、黏附与脱黏附等。不少癌基因、生长因子和其他因子与肝癌细胞侵袭性呈正相关：如 p16（cDKN2）突变、p53、p21、h-ras、c-erbB-2、mdm2、tGFα、eGER、血管内皮细胞生长因子（VEGF）等抑制转移基因 nm23-H1 基因和 kai-1 基因对抑制肝内转移有一定作用。E- 钙黏着蛋白与肝癌侵袭转移呈负相关，而 vEGF 及其受体（kDR）mRNA 在侵袭生长和伴有癌栓肿瘤组织中表达显著高于非浸润肿瘤。

（2）细胞外基质：癌细胞要完成转移，要经过多个关口，首先要失去黏附才能侵袭邻近组织，然后要通过细胞外基质，进入血流后又要能耐受机体免疫细胞的杀伤才能达靶器官。基质金属蛋白酶由于可降解细胞外基质蛋白而与侵袭性密切相关。纤维连接蛋白受体（整合素 α5 与 β1）、纤维连接蛋白及其片段 mAD2（恶性病变相关 DNA 连接蛋白 2）的研究，提示整合素 α5β1 和纤维连接蛋白与肝癌分化有关，并影响肝癌的侵袭性与转移。细胞间黏附分子 1（iCAM-1）是免疫球蛋白家族的单链跨膜球蛋白，iCAM-1 与肝癌侵袭转移呈正相关。iCAM-1 的含量在肝癌组织中明显高于癌旁组织及正常肝组织。

第二节　肝癌复发的诊断

肝癌术后定期、长期随访对肝癌复发的早期发现十分重要，由于肝癌复发率高达 40%～60%，术后 2 年内是复发的高峰期，因此在术后 2 年内每隔 2～3 个月，以后每隔 3～6 个月左右复查一次，随访 5 年或 5 年以上，对早期发现肝癌复发很有帮助。

一、对肝癌复发高危人群的预测

通过检测血清中的标记物和切除标本可以预测哪些患者易于出现复发转移：与肝癌复发有关或有帮助的预测复发指标有：切除标本中瘤结节压力高者易播散，新生血管形成多的肝癌术后易复发，瘤内微血管密度（MVD）高者易复发。对于切除标本中的肿瘤细胞，可以通过分子生物学检验预测，肝癌组织中转化生长因子 β1（TGFβ1）和转化生长因子 β2（TGFβ2）的表达与肝癌复发呈正相关。检测肝癌细胞的端粒酶活性对预测肿瘤复发也有意义，术后早期复发的 HCC 患者的相对端粒酶活性明显高于没有早期肝内复发的病例。增殖细胞核抗原（PCNA）结合组织学分级可作为判断 HCC 恶性程度和预测小肝癌术后复发的指标，但以上这些指标并非肝癌特异，而且检测费用昂贵，不易推广应用。肿瘤存在 p53 基因突变的肝癌易复发，其复发后的生存期明显比没有 p53 基因突变者短。另外，有学者报道雄激素和 / 或雌激素受体阳性者肝内复发率高。与肿瘤血管相关的指标：血管内皮细胞生长因子（VEGF）、血小板源内皮细胞生长因子（PD-ECGF）浓度升高，提示肿瘤血管多，CD44 表达者提示侵犯血管，均容易复发。

二、人甲胎蛋白

当发生原发性肝癌及生殖腺肿瘤时，出生后逐渐封闭的 AFP 基因又被激活，从而表达 AFP mRNA 和 AFP。在各种检查中，以 AFP 阳性率最高，可达 60%～70%，是肝癌早期诊断的主要检测方法。由于肝癌还有 30%～40% 表现为 AFP 阴性，因此对于 AFP 阴性的肝癌患者，其他实验室检查方法仍有一定的应用价值。术前 AFP 阳性，术后 AFP 转阴，而复查时若 AFP 再度升高，提示复发。但有 20% 左右的患者首次手术与复发时 AFP 不相符，即有些患者首次手术时 AFP 阳性而复发时阴性，有些患者首次手术时 AFP 阴性而复发时阳性。这种情况可能与下列原因有关：①同一肿瘤不同部位合成 AFP 的能力有差异，手术切除后残余肿瘤与原发肿瘤性质不同；②肿瘤在生长中性质可以改变，如变成分化程度接近正常肝细胞和分化程度极低者，这两种情况一般都检测不出 AFP；③复发肿瘤与原发肿瘤源于不同的克隆，外周血 AFP mRNA 表达与 AFP 有一致性，检测外周血 AFP mRNA 有助于诊断的确立。AFP mRNA 有助于检出循环中的肝癌细胞，刘宇慧、周柔丽（1997）报道用 nested RT-PCR 法检测肝癌患者外周血癌细胞。这一方法可从 2mL 人外周静脉血中检测到 10 个左右肝癌细胞表达的人甲胎蛋白 mRNA，具有特异性强、灵敏度高的特点。原第二军医大学东方肝胆外科医院刘扬等（1999）于术后 24h、48h 及 1 周对肝癌患者周围静脉中的 AFP mRNA 进行检测并随访 1～2 年，其结果显示，术前及术后 1 周内血液 AFP mRNA 持续阳性的 12 例肝癌患者中，术后 1 年内出现复发或转移性癌灶 6 例，术后 2 年内复发或转移 9 例；而随访的血液 AFP mRNA 阴性的肝癌患者 19 例中仅有 5 例在术后 1 年内复发，在 2 年内复发 8 例；无肝外远处器官转移（1 年时二者差异无显著意义，$p > 0.05$；2 年时二者差异有显著意义，$p < 0.05$）。说明术后血液 AFP mRNA 持续阳性的肝癌患者更容易复发或产生远处转移。血液中 AFP mRNA 有望成为判断肝癌复发或预测肝癌远处器官转移的客观性指标之一。王少斌、芮静安（2000）报道原发性肝癌患者 45 例，AFP mRNA 阳性率 76%（34/45）。17 例继发性肝癌患者，原发癌来自结肠癌 7 例、直肠癌 5 例、胆囊癌 2 例、小肠平滑肌肉瘤 2 例、乳腺癌 1 例，AFP mRNA 阳性率 65%（11/17）。原发性肝癌患者 AFP mRNA 在 AFP 大于 20μg/L 组 90%（26/29）为阳性；有肝外转移组 94%（16/17）为阳性。TNM 分期 Ⅳ 期组 88%（23/26）阳性；未发现肝外转移组 64%（18/28）阳性；TNM 分期 Ⅱ 期组 46%（6/13）为阳性（$p < 0.05～0.01$）。继发性肝癌患者 AFP mRNA 阳性率在肝外肿瘤存在组 90%（9/10），比肝外无肿瘤组（原发肿瘤已切除）28.6%（2/7）高（$p = 0.036$）。结果提示：检测肝癌患者外周血有核细胞表达的 AFP mRNA 比血清 AFP 更敏感，有望作为肝癌的诊断、肿瘤分期和有无肝外转移及预后的指标。

三、其他肿瘤标志物

（1）血清中可溶性白细胞介素 - Ⅱ受体（soluble interleukin-2 receptor，sIL-2R）据报道是一个比 AFP 更敏感的肝癌标记物。在慢性乙型肝炎或丙型肝炎病毒感染的肝癌高危人群中筛查发现，99% 的肝癌患者 IL-2R 水平升高，而仅有 80% 的肝癌患者 AFP 升高，肝癌术后所有患者的 sIL-2R 水平恢复正常，而仍有 18% 的患者的 AFP 轻微升高．术后复发者的 sIL-2R 水平全部升高，而 AFP 水平升高者只有 62.5%。

（2）血栓调节蛋白（thrombomodulin，ELISA 法）与门脉癌栓形成和肝内播散呈负相关，细胞间黏附分子（ICAM-1）、纤溶酶原激活物的抑制剂（PAI-1）和血管内皮生长因子（VEGF）水平与肝癌侵袭转移呈正相关。[4]

（3）尿中转化生长因子 -1（TGF1）升高者预后差，转移和复发的可能性高。

（4）谷丙转氨酶（ALT）：术后 ALT 升高易复发。有日本研究者用肝炎活动度指标（HAI）对肝炎评分，将肝炎活动度分为轻度（0～5分）、中度（6～9分）和重度（≥10分），研究发现中度肝炎患者术后 2 年内肝内复发转移的危险性最高，尤以超过 2 个病灶和门静脉受累者为甚。

（5）各种血清酶，如 GGT（γ- 谷氨酰转肽酶）及其同工酶、ALD-A（醛缩酶同工酶 A）、AFU（岩藻糖苷酶）、AAT（α1 抗胰蛋白酶）、ALP-1（碱性磷酸酶同工酶 I）、5′-NPD-V（5′ 核苷磷酸二酯酶同工酶）、异常凝血酶原、铁蛋白与酸性铁蛋白等。

四、复发转移的影像学检查

对肝癌术后复发的复查，除了检测肝癌的标记物，还应进行临床体检、肝功能检查、B 超及胸片检查等，有怀疑者进一步做彩色多普勒、CT、MRI、肝动脉造影及碘油肝动脉造影等。有助于发现肝内早期复发病灶的影像检查，如超声检查（US）、CT、MRI 和 PET（positron emission tomography）即正电子发射计算机断层显像，对早期发现肝癌的复发转移同样有重要的意义。影像检查必须回答三个问题：①病变是否存在；②病变的特征；③恶性病变能否切除。FDG PET 除用于肝脏占位病变良恶性鉴别以及肝转移瘤的诊断外，近年来主要用于肝癌动脉栓塞或化学栓塞治疗的评价。根据 FDG 摄取量，将肿瘤灶葡萄糖代谢分为三型：代谢水平高于正常肝组织；代谢水平等同正常肝组织；代谢水平低于正常肝组织。有效治疗可以明显抑制肿瘤代谢，继而使肿瘤缩小；PET 显像的高度灵敏性可为寻找更有效的治疗方案提供监测手段。北京大学第八临床医学院肝脏外科、邮电总医院肝癌研究所对 31 例原发性肝癌患者分别进行了 B 超、CT、肝动脉造影及碘油 CT 检查，共检出 2 厘米以下病灶 47 个，其中病灶直径＞1cm～≤2cm 31 个；病灶直径 0.5cm～≤1cm 11 个；病灶≤0.5cm 5 个。最小病灶为 0.3cm（表 3-27-1）。

表 3-27-1　各种影像学检查对小肝癌诊断阳性率的比较

肿瘤大小和数量	＞1cm～≤2cm 31 个	0.5cm～≤1cm 11 个	≤0.5cm 5 个
B 超	典型表现 11 个，可疑 16 个，阳性率 57.45%	典型表现 1 个，可疑 3 个，阳性率 36.36%	阳性率 57.45%
CT 平扫	典型表现 13 个，可疑 18 个，阳性率 65.96%	典型表现 2 个，可疑 4 个，阳性率 54.55%	可疑 1 个，阳性率 20%
CT 增强	典型表现 15 个，可疑 21 个，阳性率 76.60%	典型表现 3 个，可疑 4 个，阳性率 63.64%	可疑 3 个，阳性率 60%
肝动脉造影	典型表现 25 个，可疑 16 个，阳性率 93.55%	典型表现 5 个，可疑 4 个，阳性率 81.82%	典型表现 1 个，可疑 3 个，阳性率 80%
碘油 CT	典型表现 30 个，阳性率 96.78%	典型表现 11 个，阳性率 100%	典型表现 5 个，阳性率 100%

注：碘油 CT 阳性，是在肝动脉造影后经肝固有动脉注入超液化碘油 5～10mL，2 周后 CT 平扫，肝脏病灶显示高密度碘油聚集。

复发的小肝癌，即直径＜2cm 者，常用的影像学诊断手段，如 B 超、CT、肝动脉造影等，常常造成漏诊。碘油 CT 阳性即在肝动脉造影后，经肝固有动脉注入超液化碘油或碘油与 E-ADM 和 MMC 的乳化剂 5～10mL，2 周后进行 CT 平扫。碘油 CT 对小肝癌的检出率可达≥95%，且发现了其他影像检查不能发现的微小癌灶，其直径仅为≤0.5cm。对肝内复发转移的小癌、大肝癌的小卫星癌灶或多中心复发的小癌，其敏感性和检出率较高，总之可更早、更准确地确诊肝内小癌灶。国内各地大型医院均具备 CT 机和血管造影设备（DSA），将肝动脉造影和 CT 检查结合起来可明显提高对肝癌复发转移的诊断水平。只有正确的诊断，才有正确的治疗。上述诊断上的进展可相应提高肝癌复发转移的疗效。

肝动脉造影对肝癌的诊断准确率亦高达 90% 以上。这是由于肝癌组织大部分为肝动脉供血，而且肝癌组织内无库普弗细胞，经肝动脉注入的碘化油可长时间聚集在癌组织内而不被清除。因此肝动脉造影不仅具有诊断意义，而且可起到供瘤血管栓塞的治疗作用（图 3-27-1）。

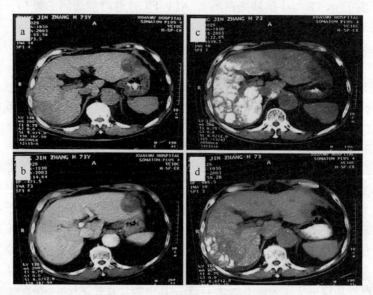

图 3-27-1 肝动脉造影对肝癌诊断的示例

患者，男，73 岁，丙型肝炎病史 20 余年，上腹不适伴乏力 1 月，体检发现肝多发占位病变：①普通 CT；②增强 CT；③肝动脉超选择性注入碘油后 CT（angiographically assisted CT, delayed iodine image）术中见患者肝硬化，左、右肝均有癌灶，如碘油造影所见，手术切除左肝结节，右肝结节及其卫星灶注射无水酒精 30mL；④术后 2 周复查 CT 所见

五、腹腔镜和肝穿刺

由于甲胎蛋白等肿瘤标志物和影像检查的广泛应用、深部肿瘤及小肝癌不易窥见等原因，腹腔镜作为肝癌的诊断工具已很少应用。只有对甲胎蛋白阴性的肝占位病变，其他手段不能明确诊断、其部位又在可窥见范围内者，腹腔镜仍为一种可供选用的诊断手段。肝穿刺因有导致癌节结破裂出血和针道种植的危险，尤其对位于肝脏表面的肿瘤，不可作为一种常规使用。

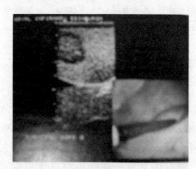

图 3-27-2 超声及腹腔镜对小肝癌的检查

近年来，随着内镜超声技术的出现，可以结合腹腔镜和超声技术，发现更小的位于肝脏深部的微小病灶。图示为腹腔镜结合内镜超声技术，发现了肝内的微小病灶（图 3-27-2）。

半个多世纪以来，肝癌和肝癌复发的诊断经历了"死后诊断""临床诊断"和"亚临床期诊断"三个阶段。基础和临床工作者应该特别重视肝癌复发的亚临床期发现和确诊。在当前肝癌患者的预后还没有根本改变的情况下，早期发现肝癌的复发转移是二级预防至关重要的问题。肝癌切除后 5 年的复发率为 61.5%，小肝癌（≤5cm）为 43.5%，术前甲胎蛋白阳性，肝癌切除术后降至正常病例（故均属于根治性切除较为可靠），5 年复发率为 54.1%。有研究比较术后 5 年内复发与未复发组临床资料表明：①普查时诊断发现肝癌；②γ-谷氨酰转肽酶（γ-GPT）值较低；③TNM 分期早期；④瘤体≤5cm；⑤门静脉无癌栓；⑥术后辅以免疫治疗等 6 项指标是复发率低的主要因素（$P<0.05\sim P<0.01$），与其他 12 项指标（年龄、性别、术前 AFP 值、HBsAg、肝炎史、肿瘤位肝左或右叶、肝叶或局部切除、肿瘤分化、肿瘤数目、肿瘤包膜、有无肝硬化、术后全身化疗）比较，二组无显著性差异（均 $P>0.05$）。亚临床复发的发现途径与亚临床肝癌早期发现基本相似，术后定时、长期随访极为重要。术后 2 年是复发的高峰期，在此时期每隔 2 到 3 月，以后每隔 6 月左右复查一次。复查包括临床体检、甲胎蛋白、B 超及肺部 X 线等。有疑问者进一步做 CT、MRI、肝血管造影或 CT 合并肝血管造影（CTA）。

第三节 复发性肝癌治疗

复发性肝癌治疗原则与原发性肝癌治疗原则大致相同，再手术是首选方法。

再手术指征：①复发癌数目一般不超过 3 个，通常系亚临床发现，无局部或远处转移。②孤立性肺转移癌。③其他孤立性可切除转移灶。④全身情况和肝功能可耐受再手术。由于腹腔粘连、术后肝门解剖不清等因素，再手术难度一般比首次手术高。再手术时应特别谨慎、仔细，以免损伤周围脏器。对不能切除复发癌，或首次已做广泛切除，余肝小且合并肝硬化，再次肝切除可能导致肝功能失代偿者可选用液氮冷冻治疗、肝动脉结扎和（或）插管、瘤内注无水酒精、微波热凝固化、放射介入和生物治疗等。

国内外其他作者的报道亦证实了再手术的优越性。吴孟超教授强调，凡复发性肝癌有条件者应积极提倡再手术切除。162 例中有 126 例为肝复发癌切除组（陈汉 1999 报道），术后 1、3、5、10 年生存率分别为 99.2%、71.3%、46.6% 和 19.1%；二次肝切除术后 1、3、5 年生存率分别为 83.5%、38.2% 和 19.6%；三次肝切除术后 1、3、5 年生存率分别为 94.7%、44.9% 和 25.0%，中位生存期 3 年 9 个月，平均生存期 4 年 6 个月，术后存活时间最长 1 例已 17 年 9 个月。肝外转移切除组 30 例，转移灶包括有腹腔、肺、胸壁、肋骨、腹壁、脑、肾门和圆韧带等处。首次肝切除术 1、3、5 年生存率分别为 89.7%、61.0% 和 32.6%；二次肝外转移灶切除术后 1、3、5 年生存率分别为 75.4%、29.0% 和 15.6%，中位生存期为 3 年 9 个月，平均生存期为 4 年 5 个月，存活时间最长的 1 例为 14 年 2 个月。本组以腹腔转移切除者最多，而肺转移灶切除后疗效最好。同时有肝内复发癌和肝外转移灶切除组共 6 例，存活 3 例，分别为术后存活 1 年 10 个月、3 年 9 个月和 9 年 9 个月，另 3 例相继于术后 3 年 11 个月、5 年 8 个月和 6 年 11 个月死亡。陈汉教授指出：手术切除同时预防性应用全植入式药物输注装置，结合肿瘤浸润淋巴细胞回输和个体化治疗可降低复发率，是一项有临床应用前景的治疗措施。

周信达（1996）报道肝癌复发再切除 147 例，术后 5 年生存率为 34.5%，并强调术后亚临床和转移再手术对进一步提高疗效的重要性。

涂小煌（1998）对原发性肝癌根治性切除术后肝动脉灌注化疗和门静脉灌注化疗的疗效进行评价，并探讨了原发性肝癌根治性切除术后复发及转移的预防途径。原发性肝癌 75 例，其中 42 例行根治性切除及术后选择性肝动脉插管化疗，33 例行根治性切除及术后门静脉灌注化疗。每隔 1~3 个月重复，定期复查。结果切除术后肝动脉灌注化疗组术后复发率（21.43%）低于门静脉灌注化疗组（36.36%）；肝动脉灌注化疗组生存时间（11.4 个月）明显较门静脉灌注化疗组（7.6 个月）长，而门静脉灌注化疗组的转移率（9.09%）明显低于肝动脉灌注化疗（32.14%）组。本研究提示肝癌根治性切除术后行肝动脉灌注化疗较门静脉灌注化疗疗效好，而原发性肝癌切除术后同时行肝动脉、门静脉灌注化疗对术后预防肿瘤复发与转移可能更为理想。

肝癌术后复发，若再手术开腹不能切除时，术中无水酒精注射和深度冷冻治疗不失为治疗的良策。对直径 3cm 以下的病灶有时亦可起到根治效果。邮电总医院肝癌研究所对不能切除的肝癌行深度冷冻治疗 96 例，3 年生存率达 40%。

对不能切除的复发肝癌亦可采用非手术局部治疗，如经皮无水酒精注射（PEI），可遵循"四个三"的原则，即肿瘤直径 3cm 以下，少于 3 个结节，每次注射 3mL，3 天注射 1 次。微波固化、射频治疗、无水酒精注射和深度冷冻治疗的基本原则是物理或化学因子所造成的坏死区应将肿瘤病灶包含在内，否则残癌将再次引起复发和转移。手术、物理、化学和生物治疗等综合治疗的"多模式"、"序贯性"或"系列疗法"的合理应用，其疗效显著优于单一治疗。但是，综合疗法并不是多种疗法的简单相加，而应在肿瘤治疗的正确原则下进行，即应具有肿瘤观念。如各种治疗不当叠加，则可出现适得其反的结果。关键是首次治疗方案的决策。上海东方肝胆医院近年来对 109 例复发性肝癌采用经皮无水酒精注射治疗，术后 5 年生存率达 19.0%；此法对不能切除的复发肝癌是值得提倡的。

近年来，国内外有很多单位采用动脉导管化疗栓塞（transcatheter arterial chemoembolization，TACE）预防肝癌的复发。术前通过动脉导管栓塞和化疗对预防肝癌根治性切除术后复发的作用一直存在争论，沈柏用等分析了法国巴黎第七大学附属 Beaujon 医院 258 例肝癌根治性切除后影响复发的因素，术前做一次肝动脉化疗栓塞，尽管复发，其 3 年生存率仍达到 63%，而术前未做动脉导管化疗栓塞者，复发后其 3 年生存率为 40%，两者有显著性差异。但目前仍然缺少前瞻性随机分组的临床资料。一般认为，对可切除的肝癌术前多不主张应用；但对不能切除肝癌，则肝动脉化疗栓塞是使肿瘤缩小的有效方法。术前肝动脉化疗栓塞仅适用于下列情况：①肝癌可切除，但肝功能代偿不好，在改善肝功能的同时，采用动脉导管栓塞化疗治疗，以阻抑肿瘤生长，为手术创造条件和时机；②病灶大，无瘤区实质太小，手术切除有失代偿的危险，可先行动脉导管栓塞化疗；③病灶位于肝门部或大血管旁，为改善局部解剖条件，可先行动脉导管栓塞化疗，为二期切除创造条件。

术中采取一些必要的措施对预防复发和转移有积极的意义。肝癌根治性切除标准目前尚不统一。欧美学者多数认为肉眼所见肿瘤完全切除即为根治，而有些亚洲学者则认为肝切缘应距肿瘤 1~2cm 才属根治。一般认为，术前甲胎蛋白阳性肝癌，术后转阴是判断根治切除与否的可靠指标。术后甲胎蛋白未能降至正常值提示手术切除为姑息性治疗。对肝癌伴有门静脉癌栓者，术中切除肝癌并去除癌栓一般认为不能算根治性切除，特别是门静脉主干或左、右分支有癌栓者，肉眼所见癌栓虽已去除，亦难以保证无微小癌栓残瘤。手术肝切缘距肿瘤边缘要有 1~2cm 的"安全边界"，并采取预防医源性播散的措施。除掌握肿瘤外科一般原则外（如少挤压肿瘤以减少癌细胞经血循播散），术中 B 超检测可明显减少残留癌，减少术后复发。先冷冻后切除或先微波热凝固化再切除，有助于减少术中播散和杀灭切缘残癌，从而降低术后复发率。也有肿瘤切除后术中置肝动脉插管备术后预防性区域化疗、肝动脉化疗栓塞和生物治疗，但术后肝动脉化疗栓塞对预防肝癌复发的作用目前亦存在争论。国内多数学者认为术后肝动脉化疗栓塞对预防复发有用。一组研究结果表明小肝癌切除术后预防性动脉化疗栓塞可以减少复发转移的机会，提高 5 年生存率。预防性肝动脉化疗栓塞组的 1、3、5 年生存率分别为 100%、94.12%、82.35%，而非肝动脉化疗栓塞组的 1、3、5 年生存率为 94.45%、72.7%、40.91%，两组累计生存率比较有显著性差异。娜卡斯玛（Nakashima）等报道将肝癌术后患者随机分为 2 组：肝动脉化疗栓塞组 26 例，用顺铂、5-FU、阿霉素及丝裂霉素联合化疗；对照组 48 例。结果肝动脉化疗栓塞组 1、2、3 年累计生存率分别为 90.3%、71.3%、71.3%，而对照组 1、2、3 年累计生存率分别为 67.2%、41.7%、32.0%（$p<0.05$）。肝动脉化疗栓塞组 1、2、3 年无瘤生存率分别为 62.9%、50.3%、26.8%，而对照组分

别为38.6%、21.7%、12.1%（*p*<0.01）。显示术后肝动脉化疗栓塞可以减少复发及延长生存时间。优尼（Ueno）等认为术后预防性肝动脉化疗栓塞（2～3个疗程），用顺铂80mg＋丝裂霉素10mg，间隔期1个月，对提高无癌生存率有明显作用。但是，Lai等的随机分组试验结果却显示，术后应用静脉注射表阿霉素合并肝动脉内化疗碘油栓塞，与对照组相比，复发率为77%对47%，3年生存率为18%对48%，不仅预后更差，且肝外复发也多。由于严格的前瞻性临床随机分组试验仍不多见，故对术后肝动脉化疗栓塞的疗效评价尚无最后定论。

三氧化二砷选择性诱导人肝癌细胞凋亡及相关基因的实验研究，为临床上使用该药治疗复发肝癌提供了实验依据，但尚有待临床进一步验证。

特异性转录调控序列用于肝癌靶向基因治疗已取得一定效果，但白蛋白、甲胎蛋白转录调控序列在具体应用中仍存在一些问题，主要是正常肝细胞可表达白蛋白，并不是所有的肝癌细胞均表达AFP，表达AFP的细胞并不都是恶性细胞。这些问题限制了转录调控序列在体内基因治疗中的具体应用。另外，目前还缺乏对肝癌细胞有特异性高亲和力的载体。

以适当的载体将基因转入体细胞，补充缺失的基因，或使细胞获得新的功能，从而达到治疗目的，即基因治疗。随着人类基因组计划的完成、疾病易感基因的揭示、疾病发病分子机制的深入阐明，基因治疗在肝癌治疗学中将占有越来越重要的地位。21世纪的肿瘤预防和治疗将如张友会教授所预见的那样：“基因治疗不是治标而是治本”。

进一步研究肝癌切除术后转移和复发的机制，对预防和治疗将起到指导作用。正如吴孟超教授所指出的，识别肝癌的特异性抗原和基因以及其发挥功能的信号机制等，从中获得特异性干预肿瘤形成和生长的手段，这可能是预防和治疗的新途径。

（李　铎　芮静安）

参 考 文 献

［1］黄帆，耿小平，刘付宝，等. 肝癌术后复发高危患者行TACE的意义［J］. 中华普通外科杂志，2010，25（6）：490.

［2］李勇，黄建文，陆骊工，等. 肝动脉化疗栓塞联合索拉非尼治疗中晚期肝细胞癌的临床分析［J］. 中华外科杂志，2010，90（31）：2187.

［3］娄明武，王徽，高天俊，等. 巴曲酶灌注联合肝动脉化疗栓塞治疗原发性肝癌的临床初步研究［J］. 中华肿瘤杂志，2010，32（5）：373.

［4］韩凯，王少斌，芮静安，等. 门静脉插管灌注治疗门静脉癌栓——附64例报告［J］. 现代外科，1999，5（2）：13-14.

［5］刘彬彬，叶胜龙，贺平，等. MAGE-1基因在肝细胞肝癌中的表达［J］. 中华肝脏病杂志，1999，7（2）：91.

［6］汤钊猷. 肝细胞癌复发转移的研究［C］//汤钊猷. 第四届全国肝癌学术会议论文汇编. 北京：［出版者不详］，1999：102.

［7］汤钊猷. 现代肿瘤学［M］. 上海：上海医科大学出版社，1993：553-585.

［8］汤钊猷，杨秉辉. 新编常见恶性肿瘤诊治规范：原发性肝癌分册［M］. 北京：北京医科大学中国协和医科大学联合出版社，1999.

［9］刘宇慧，周柔丽，芮静安. 用Nested RT-PCR法检测肝癌患者外周血癌细胞［J］. 北京医科大学学报，1997，28：270-272.

［10］刘扬，张柏和，钱光相. 肝癌细胞血行播散与术后复发和转移的关系［J］. 中华普通外科杂志，1999，14（3）：171-172.

［11］王少斌，芮静安，周柔丽. 检测肝癌患者外周血癌细胞表达 AFP mRNA 的临床意义［J］. 中华普通外科杂志，2000，15：49-51.

［12］吴孟超. 肝癌外科治疗的现状及展望［C］. 2000 全国肿瘤学术大会（北京）教育集. 北京：出版者不详，2000：11-16.

［13］芮静安，渠洁岩，宿曜，等. 常温下一次性肝门阻断法行肝癌半肝切除术：附 20 例报告［J］. 中华肿瘤杂志，1987，9：221-223.

［14］韩凯，陈曙光，张宁. B 超、CT、肝动脉造影及碘油 CT 在小肝癌诊断阳性率的比较［J］. 邮电医学，2000，10（3）：59-60.

［15］芮静安. 大肝癌的手术治疗是对肝外科医师的挑战［C］//［编著者不详］. 中华医学会第十次全国病毒性肝炎及肝病学术会议论文汇编. 西安：［出版者不详］，2000：96-97.

［16］陈汉，吴孟超，尉公田，等. 162 例原发性肝癌术后复发再切除的体会［J］. 中国现代普通外科进展，1999，2（1）：40-43.

［17］周信达，汤钊猷，余业勤，等. 肝癌多模式治疗的远期疗效［J］. 中华外科杂志，1996，34（9）：518-521.

［18］涂小煌，陆志范，吕立志，等. 原发性肝癌肝切除术后肝动脉与门静脉灌注化疗的比较［J］. 中国癌症杂志，1998，8（2）：102-104.

［19］林芷英，任正刚，夏景林，等. 原发性肝癌根治术后复发防治的前瞻性研究［J］. 中华医学杂志，2000，22：315-317.

［20］刘琳，秦叔逵，陈惠英，等. 三氧化二砷选择性诱导人肝癌细胞凋亡及相关基因的实验研究［J］. 中华肝脏病杂志，2000，8（6）：367-369.

［21］崔俊，杨冬华. 转录调控序列与肝癌靶向基因治疗的研究进展［J］. 中华肝脏病杂志，2000，8（6）：380-381.

［22］张友会. 恶性肿瘤基因治疗研究的现状与展望［C］//［编著者不详］. 2000 全国肿瘤学术大会教育集. 北京：［出版者不详］，2000：24-26.

［23］沈柏用，邓侠兴，郑民华，等. 肝细胞癌切除后复发（欧洲经验）［J］. 中国实用外科杂志，1999，19（5）：299.

［24］CARR B I, FLICKINGER J C, LOTZE M T. Hepatobiliary cancers. [M]//DEVITA V T, HELLMAN S, ROSENBERG S A. Cancer: principles and practice of oncology. 5 th ed. Philadelphia: Lippincott-Raven, 1997: 1087-1114.

［25］RUSTGI V. Epidemiology of hepatocellular cancer［J］. Ann Intern Med, 1988, 108: 390.

［26］ZUCKERMAN A. Prevention of primary liver cancer by immunization［J］. Cancer Detect Prev, 1989, 14 (2): 309-315.

［27］BEASLEY P R, HWANG L Y. Epidemiology of hepatocellular carcinoma［M］//VYAS G N, DIENSTAG J L, Hoofnagle J H. Viral hepatitis and liver disease. Orlando: Grune & Stratton, 1984: 209.

［28］FALK H Liver. In: Schottenfeld D, Fraumeni J. Cancer epidemiology and prevention［M］. Philadelphia: Saunders, 1982: 668.

［29］CONG W M, WU M C. Small hepatocellular carcinoma-DNA content and biological characteristics［J］. Chin Med J, 1989, 102 (10): 783-785.

［30］VANDER BRUGGEN P, TRAVERSARI C, CHOMEZ P, et al. A gene encoding an antigen recognized by cytolytic lymphocytes on a human melanoma［J］. Science, 1991, 254: 1643.

［31］DE PLAEN E, ARDEN K, TRAVERSARI C, et al. Structure, chromosomal localization and expression of 12 genes of the MAGE family［J］. Immunogenetics, 1994, 40: 360.

［32］MATSUMURA M, NIWA Y, HIKIBA Y, et al. Sensitive assay for detection of hepatocellular carcinoma associated gene transcription (alpha-fetoprotein mRNA) in blood［J］. Biochem Biophy Res, 1995, 207: 813-818.

[33] DIBISCEGLIE A M, DUSHEIKO G M, PATERSON A C, et al. Detection of alpha-fetoprotein messenger RNA in human hepatocellular carcinoma and hepatoblastoma tissue[J]. Br J Cancer, 1986, 54: 779-785.

[34] PENG S Y, LAI P L, CHU J S, et al. Expression and hypomethylation of α-fetoprotein gene in unicentric and multicentric human hepatocellular carcinoma[J]. Hepatology, 1993, 17: 35-41.

[35] KOMEDA T, FUKUDA Y, SANDO T, et al. Sensitive detection of circulating hepatocellular carcinoma cells in peripheral venous blood[J]. Cancer, 1995, 75: 2214-2219.

[36] revathy iyer, CHUSILP CHARNSANGAVEJ. Imaging studies for hepatobiliary tumors [M].//STEVEN A CURLEY. Liver cancer. New York: Springer, 1998: 1-27.

[37] IZZO F, CREMONA F, RUFFOLO F, et al. Outcome of 67 hepatocellular cancer patients detected during screening of 1125 chronic hepatitis patients[J]. Ann Surg, 1998，227: 5.

[38] UNOURA M, KANEKO S, MATSUSHITA E, et al. High-risk groups and screening strategies for early detection of hepatocellular carcinoma in patients with chronic liver disease[J]. Hepatogastro enterology, 1993, 40: 305.

[39] BARON R L. Detection of liver neoplasms: techniques and outcomes[J]. Abdom Imaging, 1994, 19: 320.

[40] STONE H H, LONG W D, SMITH R B, et al. Physiologic considerations in major hepatic resection [J]. Am J Surg, 1969, 117: 78.

[41] CHLEBOWSKI R T, TONG M, WEISSMAN J, et al. Hepatocellular carcinoma: diagnostic and prognostic features in North American Patients[J]. Cancer, 1984, 53: 2701.

[42] LIM R C JR, BONGARD F S. Hepatocellular carcinoma: changing concepts in diagnosis and management[J]. Arch Surg, 1984, 119: 637.

[43] LUNG G, FLORENCE L, HOHGNASEN K. Hepatocellular carcinoma: a 5-year institutional experience [J]. Am J Surg, 1985, 149: 591.

[44] OTTOW R T, AUGUST D A, SUGARBAKER P H. Surgical therapy of liver cancel [M]. //BOTTINO J C, OPFELL R W, MUGGIA F M. Liver cancer. Boston: Martinus Nijhoff, 1985: 99.

[45] LEE C S, CHI-CHING C, LIN T Y. Partial hepatectomy on cirrhotic liver with a right lateral tumor [J]. Surgery, 1985, 98: 942.

[46] NOGUCHI T, IMAI T, MIZUMOTO R. Preoperative estimation of surgical risk of hepatectomy in cirrhotic patients[J]. Hepatogastroenterology, 1990, 37: 165.

[47] GHOLSON C F, PROVENZA J M, BACON B R. Hepatologic considerations in patients with parenchymal liver disease undergoing surgery[J]. Am J Gastroenterol, 1990, 85: 487.

[48] PAUMGARTNER G, PROBST P, KRAINES R, et al. Kinetics of indocyanine green removal from the blood[J]. Ann NY Acad Sci, 1970, 170: 134.

[49] MOODY F G, RIKKERS L F, ALDRETE J S. Estimation of the functional reserve of human liver[J]. Ann Surg, 1974, 180: 592.

[50] BARBARA J C, POUPON R E, JAILLON R, et al. Intrinsic hepatic clearance and Child-Turcotte classification for assessment of liver function in cirrhosis[J]. J Hepatol, 1985, 1: 253.

[51] MATSUMATA T, KANEMATSU T, YOSHIDA Y, et al. The indocyanine green test enables prediction of postoperative complications after hepatic resection[J]. World J Surg, 1987, 11: 678.

[52] KANEMATSU T, TAKENAKA K, MATSUMATA T, et al. Limited hepatic resection effective for selected cirrhotic patients with primary liver cancer[J]. Ann Surg, 1984, 199: 51.

[53] YAMANAKA N, OKAMOTO E, TOYOSAKA A, et al. Prognostic factors after hepatectomy for hepatocellular carcinoma: a univariate and multivariate analysis[J]. Cancer, 1990, 65: 1104.

[54] TSUZUKI T, SUGIOKA A, UEDA M. Hepatic resection for hepatocellular carcinoma[J]. Surgery, 1990, 107: 511.

[55] MIZUMOTO R, KAWARADA Y, NOGUCHI T. Preoperative estimation of operative risk in liver surgery, with

special reference to functional reserve of the remnant liver following major hepatic resection [J]. Jpn J Surg, 1979, 9: 343.

[56] OKAMOTO E, KYO A, YAMANAKA N, et al. Prediction of the safe limits of hepatectomy by combined volumetric and functional measurements in patients with impaired hepatic function [J]. Surgery, 1984, 95: 586.

[57] REICHEN J, ARTS B, SCHAFROTH U, et al. Aminopyine N-demethylation by rats with liver cirrhosis; evidence for the intact cell hypothesis: a morphometric-functional study [J]. Gastroenterology, 1987, 93: 719.

[58] REICHEN J, EGGER B, OHARA N, et al. Determinants of hepatic function in liver cirrhosis in the rat: multivariate analysis [J]. J Clin Invest, 1988, 82: 2069.

[59] HENRY D A, KITCHINGMAN G, LANGMAN M J. ^{14}C-aminopyine breath analysis and conventional biochemical tests as predictors of survival in cirrhosis [J]. Dig Dis Sci, 1985, 30: 813.

[60] LASHNER B A, JONAS R B, TANG H S, et al. Chronic hepatitis: disease factors at diagnosis predictive of mortality [J]. Am J Med, 1988, 85: 609.

[61] GILL R A, GOODMAN M W, GOLFUS G R, et al. Aminopyine breath test predicts surgical risk for patients with liver disease [J]. Ann Surg, 1983, 198: 701.

[62] SCUDAMORE C H, HEMMING A, CHOW Y. Resection of hepatocellular carcinoma in the cirrhotic patient [M].//TABOR E, DI BISCEGLIE A M, PURCELL R H. Etiology, pathology and treatment of hapatocellular carcinoma in North America. The Woodlands: Portfolio Publishing, 1991: 293.

[63] OELLERICH M, BURDELSKI M, LAUTZ H U, et al. Lidocaine metabolite formation as a measure of liver function in patients with cirrhosis [J]. Ther Drug Monit, 1990, 12: 219.

[64] MIYOSHI S, MINAMI Y, KAWATA S, et al. Changes in hepatic functional reserve after transcatheter emolization of hepatocellular carcinoma [J]. J Hepatol, 1988, 6: 332.

[65] FUJIO N, SAIKI K, KINOSHITA H, et al. Results of treatment with hepatocellular carcinoma with severe cirrhosis of the liver [J]. World J Surg, 1989, 13: 211.

[66] YAMANAKA N, OKAMOTO E, KUWATA K, et al. A multiple regression equation for prediction of posthepatectomy liver failure [J]. Ann Surg, 1984, 200: 658.

[67] Liver Cancer Study Group of Japan. Primary liver cancer in Japan: clinicopathologic features and results of surgical treatment [J]. Ann Surg, 1990, 211: 277.

[68] CHOI T K, LAI E C S, FAN S T, et al. Results of surgical resection for hepatocellular carcinoma [J]. Hepatogastroenterology, 1990, 37: 172.

[69] NAGORNEY D M, VAN HEERDEN J A, HSTRUP D M, et al. Primary hepatic malignancy: surgical management and determinants of survival [J]. Surgery, 1989, 106: 740.

[70] PAQUET K J, KOUSSOURIS P, MERCADO M A, et al. Limited hepatic resection for selected cirrhotic patients with hepatocellular and cholangiocellular carcinoma: a prospective study [J]. Br J Surg, 1991, 78: 459.

[71] FRANCE D, CAPUSSOTTI L, SMADJA C, et al. Resection for hepatocellular carcinoma: results in 72 European patients with cirrhosis [J]. Gastroenterology, 1990, 98: 733.

[72] COTTONE M, VIRDONE R, FUSCO G, et al. Asymptomatic hepatocellular carcinoma in Child's A cirrhosis: a comparison of natural history and surgical treatment [J]. Gastroenterology, 1989, 96: 1566.

[73] RINGE B, PICHLMAYR R, WITTEKIND C, et al. Surgical treatment of HCC: experience with liver resection and transplantation in 198 patients [J]. World J Surg, 1991, 15: 270.

[74] TSUZUKI T, OGATA Y, IIDA S, et al. Hepatic resection in 125 patients [J]. Arch Surg, 1984, 119: 1025.

[75] NSGAO A, INOUE U, GOTO S, et al. Hepatic resection for hepatocellular carcinoma: clinical features and long-term prognosis [J]. Ann Surg, 1987, 205: 33.

[76] KIM S T, KIM K P. Hepatic resection for primary liver cancer [J]. Cancer Chemother Pharmacol, 1994, 33: 18.

[77] KOSUGE T, MAKUUCHI M, TAKAYAMA T, et al. Long-term results after resection of hepatocellular

carcinoma: experience of 480 cases [J]. Hepatogastroenterology, 1993, 40: 328.

[78] NAGASUE N, KOHNO H, CHANG Y C, et al. Liver resection for hepatocellular carcinoma: results of 229 consecutive patients during 11 years [J]. Ann Surg, 1993, 217: 375.

[79] OZAWA K, TAKAYASU T, KUMADA K, et al. Experience with 225 hepatic resections for hepatocellular carcinoma over a 4 year period [J]. Am J Surg, 1991, 161: 677.

[80] LAIE C S, YOU K T, NGI O L, et al. The pathological basis of resection margin for hepatocellular carcinoma [J]. World J Surg, 1993, 17: 786.

[81] SUGIOKA A, TSUZUKI T, KANAI T. Postresection prognosis of patients with hepatocellular carcinoma [J]. Surgery, 1993, 113: 612.

[82] PARKER G A, LAWRENCE W Jr, HORSLEY S III, et al. Intraoperative ultrasound of the liver affects operative decision making [J]. Ann Surg, 1989, 209: 569.

[83] MAKUUCHI M, HASEGAWA H, KAMAZAKI S, et al. The use of operative ultrasound as an aid to liver resection in patients with hepatocellular carcinoma [J]. World J Surg, 1987, 11: 615.

[84] CLARKE M P, KANE R A, STEELE G, et al. Prospective comparison of preoperative imaging and intraoperative ultrasonography in the detection of liver tumors [J]. Br J Surg, 1989, 76: 1323.

[85] SHEU J C, LEE C S, SUNG I L, et al. Intraoperative hepatic ultrasonography-an indispensable procedure in resection of small hepatocellular carcinomas [J]. Surgery, 1985, 97: 97.

[86] BOZZETTI F, GENNARI L, REGALIA E, et al. Morbidity and mortality after surgical resection of liver tumors: analysis of 229 cases [J]. Hepatogastroenterology, 1992, 39: 237.

[87] NAKASHIMA K, KITANO S, KIM Y I, et al. Postoperative adjuvent infusion chemotherapy for patients with hepatocellular carcinoma [J]. Hepatogastroenterology, 1996, 43 (12): 1410.

[88] WU J, DU J, LIU L, et al. Elevated pretherapy serum IL17 in primary hepatocellular carcinoma patients correlate to increased risk of early recurrence after curative hepatectomy [J]. PLoS One, 2012, 7 (12): e50035.

[89] 王乙珏，周杰. 肝移植术后肝癌复发与乙肝复发相互关系的研究进展 [J]. 中华肝胆外科杂志，2014，20（11）：827-830.

[90] 许明妍，宋术鹏，兰英华，等. 核苷（酸）类似物抗病毒治疗对乙型肝炎病毒相关性肝癌病理分化及预后的影响 [J]. 中华传染病杂志，2016，34（12）：723-726.

[91] 安松林，荣维淇，王黎明，等. 甲胎蛋白阴性和甲胎蛋白阳性肝细胞癌临床病理特征及 R0 切除后生存分析 [J]. 中华肿瘤杂志，2015（4）：308-311.

[92] 王黎明，吴凡，吴健雄，等. 控制手术相关危险因素后肝癌术后复发危险因素分析 [J]. 中华肿瘤杂志，2014，36（8）：629-634.

[93] 郑荣寿，孙可欣，张思维，等. 2015 年中国恶性肿瘤流行情况分析. 中华肿瘤杂志，2019，41（1）：19-28.

Chapter

28

第二十八章

肝癌规范化治疗的进一步研讨

2013 年初，《2012 年中国肿瘤登记年报》对外发布：全国每 6 分钟就有一人被确诊为癌症，每天有 8550 人成为癌症患者，每七到八人中就有一人死于癌症，全国每年新发癌症病例约 350 万，因癌症死亡约 250 万人（钱炜. 癌情汹涌《中国新闻周刊》2013 年第 12 期）

原发性肝癌是临床最常见的恶性肿瘤之一，其中 90% 为肝细胞癌（hepatocellular carcinoma，HCC），其他病理类型有胆管细胞癌（intrahepatic cholangiocarcinoma，ICC）和混合型肝癌等。通常所谓的原发性肝癌主要是指 HCC。HCC 的发病率在全球范围内均呈上升趋势，不仅表现在发展中国家，也表现在发达国家。全世界每年发病超过 74.8 万人，居恶性肿瘤发病率的第 5 位，患者中位年龄为 50～60 岁，男女比例为 4∶1。HCC 已成为人类癌症致死的主要原因之一，占恶性肿瘤死亡率的第三位，每年有高达 69.6 万人死于肝癌，死亡 / 发病人数比例接近 0.9。在全球新发病例和死亡病例方面，发展中国家分别占 83.7% 和 83.4%。在过去的 30 年间，美国 HCC 的发病率也增长了 3 倍，比如在 2002—2006 年，美国 HCC 发病率以每年 5.4% 的速度增长；而在加拿大，1976—1980 年男性发病率为 5.4 例 /10 万人，到 2006—2010 年，其男性发病率已达到 15.4 例 /10 万人，可见增长之迅速。当前，全球 HCC 的主要高发区为中国、东南亚、非洲东南部和地中海沿岸。2008 年我国 HCC 发病率为 25.7 例 /10 万人，死亡率为 23.7 例 /10 万人，远远高于欧美国家，因此，肝癌防治形势十分严峻，不容乐观。为此，国家卫生健康委员会专门成立了肝癌专家组，制定诊断治疗规范，并将组织全国性肝癌病例登记，调整战略决策。

进入 21 世纪，每一年国家卫生健康委员会统计的数字显示，在城市居民死亡原因中，肿瘤总是占据榜首或第二位。早期筛查、早期诊断、医生的规范化治疗等相结合，癌症的治疗前景并不悲观。美国每年癌症发病率逆减 1%，每年癌症死亡率降低 1.6%，美国临床肿瘤学会预测，2025 年，美国癌症的发病率会下降 25%，死亡率下降 50%。

规范化诊疗是解决肿瘤无效治疗和过度治疗的根本措施。我们在肿瘤治疗中有中国特色的辅助用药，因中成药的大量运用而导致过度治疗，2000 年前，中成药是无须经过三期临床试验的，导致很多未经过严格临床试验的中成药被批准用于癌症治疗。

一、肝癌监控新概念

通过 B 超监控危险人群、早期诊断可显著改善患者的预后。美国、欧洲、亚太地区三大肝病学会 [分别为美国肝脏疾病研究会（American Association for the Study of Liver Diseases，AASLD）、欧洲肝脏研究会（European Association for the Study of the Liver）和亚洲太平洋肝脏研究会（Asian Pacific Association for the Study of the Liver）] 均提出对肝癌早期监控的推荐意见，但

这些意见之间略有差异。

（一）监控对象

APASL 只推荐对慢性肝病中发生肝癌风险更高的肝炎、肝硬化患者进行筛查，而另两个学会则将活动性慢性乙型肝炎及有肝细胞肝癌家族史的 HBV 携带者也纳入监控范围。AASLD 还推荐对非酒精性脂肪性肝病患者进行筛查，EASL 则对重度肝纤维化丙型肝炎患者进行筛查。

（二）监控策略

三大学会均推荐每半年进行 1 次超声筛查，APASL 推荐联合血清 AFP 及其他血清学标志物，如异常凝血酶原（DCP）进行筛查。AASLD 和 EASL 则不建议 AFP 筛查，认为其准确性低，且对那些 AFP 阳性、超声结果阴性的患者缺乏标准的随访处理措施；也不建议采用 DCP，因其对肿瘤的预测能力依赖于肿瘤大小，与该标志物用于发现小肝癌的能力相矛盾。三大学会均认为 6 个月是理想的筛查间隔时间段，间隔缩短不会受益更大，且有可能出现假阳性并导致增强影像学技术的过度应用。HCC 高危人群，包括亚洲>40 岁男性、>50 岁女性、非洲>20 岁、HCV 肝硬化患者，AASLD 推荐监视间隔为 6 个月。韩国肝癌研究会、日本卫生、劳工和福利部、日本肝脏病学会、亚洲肿瘤学最高级会议指南推荐监视间隔应缩短，如 JHCC 指南和 JSH 指南推荐 3～4 个月（B 型和 C 型肝炎肝硬化）。B 超广泛应用，CT、MRI 准确性高于 B 超，dynamic CT、dynamic MRI 和 contrast-enhanced ultrasound（CEUS）被推荐应用于 1～2cm 和>2cm 结节的诊断。

（三）监控手段

关于定期复查过程中发现肝脏结节后如何进一步检查以确诊或排除 HCC，三大学会所采取的策略不相同。首先，三大学会一致推荐增强 CT 或 MRI 检查；AASLD 和 EASL 不推荐超声造影（CEUS）用于 HCC 诊断，因肝内胆管细胞癌（ICC）的肝硬化患者可能出现假阳性，但 APASL 认为，采用实质增强剂（如 levovist 或 sonazoid）进行超声造影，在鉴别低回声 HCC 结节方面准确性高，故保留推荐。而 AASLD 和 EASL 均推荐 CT 和 MRI 用于直径大于 1cm 结节的诊断，但 EASL 仅其推荐肝硬化患者使用。直径小于 1cm 的结节很难经增强影像学检查发现和确诊，三大学会均认为超声引导下肝组织活检具有重要的诊断价值。

二、我国肝癌的特点

全球超过 75% 的 HCC 发生在亚太地区，与世界其他地区的患者相比，亚太地区患者预后更差，生存期短，其主要原因是东西方的 HCC 存在高度异质性。两者在病因学、分期、恶性生物学行为（临床表现）以及诊治策略等方面，都存在有显著的差异，故有多位学者认为应将其看成"两种疾病"。例如，乙型肝炎病毒感染是亚太地区 HCC 的主要危险因素，而在欧美、亚洲的日本和印度尼西亚，75% 的 HCC 是由丙型肝炎病毒感染所致。在亚太地区，特别是中国南方地区，还存在饮水污染（蓝绿藻类毒素）、长期酗酒和食物污染（黄曲霉毒素）等危险因素；而在欧美和日本，HCC 常与肝脏代谢疾病（非酒精性脂肪性肝炎）、自身免疫性疾病、隐源性肝病或隐源性肝硬化有关，并且越来越明显。可见，欧美与亚太地区的 HCC 的确存在着显著的不同，非常有必要针对亚洲人群，特别是中国患者群体专门设计大规模的临床研究，探索适合的诊疗方案和指南。

HCC 是一种具有中国特色的肿瘤。所谓"中国特色的肿瘤"，即在中国人群中，该种恶性肿瘤的发生率、严重性以及死亡率显著高于欧美国家或者其他人种；或者在该肿瘤的病因学、病理生理学、生物学（如基因组学和生物靶点）、临床表现及治疗策略等方面，我国与欧美国家有显著不同，明显影响患者的诊疗方案和预后。HCC 具有显著的中国特色，包括在全球每年新发的 HCC 中，中国占 55%；而在全球因 HCC 而死亡的患者中，也有 45%～50% 发生在中国，肝癌高居我国肿瘤死因的第二位。在我国，大多数（85%）HCC 患者在确诊时，已经达到巴塞罗那肝癌临床分期（BCLC 分期）的中、晚期，且 78% 的患者伴有肝脏疾病（以乙型病毒性肝炎和肝硬化为主）。与大多数肿瘤一样，治疗 HCC，提倡多学科协作，用多种方法治疗。在根治性治疗方面，首选外科手术，包括肝切除手术和肝移植。

三、我国肝脏外科发展简史

半个多世纪以来，肝癌的治疗，尤其是外科治疗从无到有，从失败到成功，经历艰辛的道路。我国肝癌的诊断治疗经历了四个时期：20 世纪 50 年代，开展肝脏解剖研究和术后代谢规律的研究；60—70 年代，AFP 检测和超声诊断在临床广泛应用大大提高了肝癌的早期诊断水平；80 年代，新的影像学技术的应用和多种新的治疗模式的发展进一步提高了肝癌的诊治水平，新治疗模式包括巨大肝癌的降期切除、复发肝癌的再手术切除、肝癌的根治性局部切除、小肝癌的早期切除以及综合治疗等；20 世纪 90 年代—21 世纪 10 年代，随着肝癌综合治疗、微创外科（包括机器人微创外科）以及肝移植等技术方法的成熟和发展，肝癌治疗技术和手段日臻成熟，肝癌规范化治疗已初步形成。

过去 20 余年，随着对肝段解剖理解的加深和手术技巧（包括无血切肝技术）及围手术期处理水平的提高，肝切除的术后死亡率大大降低。文献报道肝硬化患者行肝细胞癌切除术后的 5 年生存率可以达到 30%～60%，而手术死亡率低于 3%（Lau W Y，2000，2002；Lai E. C. 2005）。肿瘤范围、患者整体情况、肝功能为肝切除手术效果的重要影响因素。而良好的治疗效果在一定程度上归功于对患者的最佳手术选择。

四、21 世纪肝脏外科发展要点在于提高无瘤生存率

21 世纪如何进一步提高肝癌患者的无瘤生存率？除进一步发挥早期诊断和技术改进的成果外，正如 Tsao 等（2000）所指出的："新世纪将以准则化的治疗方案（formulating therapies）尽可能改进肝脏恶性肿瘤患者的无瘤生存。"本章将探讨 HCC 诊断标准和指导治疗的决策模式，尽管清楚论述这方面的问题相当困难。

过去 10 多年，世界范围许多研究者评估 HCC 的处理，随着一个处理模式、准则之出现能够帮助实践者和患者，并获得益处。2001—2011 年许多 HCC 准则在世界发表，有 17 个之多，其中包括美国的 5 个准则，亚洲的 7 个，欧洲的 5 个。我国于 2007 年 11 月 10 日、2008 年 4 月 5 日和 8 月 30 日，先后在上海召开了三次专家共识研讨会商讨原发性肝癌规范化诊治。这是中国抗癌协会肝癌专业委员会（CSLC）、临床肿瘤学协作专业委员会（CSCO）和中华医学会肝病学分会肝癌学组共同发起的。并于 2009 年联合发表了中国肝癌准则。随着肝癌治疗手段越来越多，诊疗意见不统一的问题越来越凸显，学术争议依然存在。

五、2001—2018 年世界各国 HCC 处理指南（表 3-28-1、表 3-28-2）

HCC 治疗方式的选择依赖于疾病的程度（Wong R，2011），17 个 HCC 准则的治疗计数法比较评估治疗方法的现代路线强调治疗标准和治疗的新进展。一般情况下，肝切除应是无肝硬化、病变局限患者之首选。非代偿肝硬化（Child-Pugh C）患者应首选肝移植。非外科侵入性治疗（nonsurgical invasive therapies）的进展，例如，PEI、RFA 和 TACE 合并治疗 HCC（Rahbari N.，

表 3-28-1 世界 HCC 处理指南一览表及部分指南对肝细胞癌系统治疗用药的推荐意见

发表年份	起草单位	简称
2001	European Association for the Study of the Liver 欧洲肝脏研究会	EASL Guideline
2003	British Society of Gastroenterology 英国胃肠病学协会	BSG Guideline
	Korean Liver Cancer Study Group and National Cancer Center 韩国肝癌研究会和韩国国立癌症中心	Korean Guideline
2004	Belgian Association for the Study of the Liver 比利时肝脏研究会	BASL Guideline
2005	National Comprehensive Cancer Network 美国国家综合癌症网	NCCN Guideline
	American Association for the Study of Liver Disease 美国肝脏疾病研究会	AASLD Guideline
	Japanese Ministry of Health Labor and Welfare 日本卫生、劳工和福利部	J-HCC Guideline
2006	Saudi Gastroenterology Association 沙特胃肠病学学会	SGA Guideline
2007	American College of Surgeons 美国外科医师学院	ACS Guideline
	Japan Society of Hepatology 日本肝脏病学会	JSH Guideline
2008	European Society for Medical Oncology 欧洲内科肿瘤学会	ESMO Guideline
	Italian Southern Oncological Group 意大利南方肿瘤学会	GOLM Guideline
	Asian Pacific Association for the Study of the Liver 亚洲太平洋肝脏研究会	APASL Guideline
2009	Chinese Society of Liver Cancer Chinese Society of Clinical Oncology Chinese Society of Hepatology liver Cancer Study Group 中国抗癌协会肝癌专业委员会、临床肿瘤学协作专业委员会和中华医学会肝病学分会肝癌学组共同发起	Chinese Guideline
	Asian Oncology Summit 2009 organized by Elsevier under the auspices of the Lancet Oncology and Singapore Society Oncology 亚洲肿瘤学最高级会议 2009	AOS Guideline
	World Gastroenterology Organisation 世界胃肠病学团体	WGO Guideline

续表

发表年份	起草单位	简称
2010	United States National Cancer Institute 美国国立癌症研究所	NCI（USA） Guildeline
2018	American Association for the study of liver Diseases 美国肝病研究学会 European Association for the study of the liver 欧洲肝病学会	AASLD Guideline EASL Guideline

各版指南对肝细胞癌系统治疗的推荐意见

		AASLD 指南	EASL 指南	我国 CSCO 指南
一线药物	索拉非尼	推荐	推荐	推荐
	乐伐替尼	暂未推荐 预期的一线	推荐	推荐
二线药物	瑞戈非尼	推荐	推荐	推荐
	卡博替尼	暂未推荐 预期的二线	暂未推荐 预期的二线	推荐
	纳武单抗（Nivolumab）	推荐	暂未推荐	推荐
	雷莫芦单抗	未见推荐	未见推荐	推荐限用于甲胎蛋白

表 3-28-2　各国 HCC 指南采纳途径

发布地	指南名称	采纳途径	发布地	指南名称	采纳途径
美国	NCCN Guideline	专家组	亚洲	APASL Guideline	专家组
	AASLD Guideline	文献分析		Chinese Guideline	专家组
	ACS Guideline	专家组		AOS Guideline	专家组
	WGO Guideline	专家组	欧洲	EASL Guideline	专家组
	NCI（USA）Guideline	专家组		BSG Guideline	文献分析
亚洲	Korean Guideline	文献分析		BASL Guideline	专家组
	J-HCC Guideline	文献分析		ESMO Guideline	专家组
	SGA Guideline	文献分析		GOIM Guideline	专家组
	JSH Guideline	专家组			

et al，2011，Gish R. G. 2010，Schwarts M. et al，2007）。这方面共同为 17 个准则所引用和同意近来的研究。但是，17 个准则关于正确选择外科候选者的表述很不相同。例如，EASL、NCCN、WGO 准则，肝切除术正确的候选者是，患者有 <5cm 单个肿瘤和最多三个肿瘤，每个 <3cm，并有好的肝功能储备（Bruix J. et al，2000，Benson A. B. 3rd，et al，2009，Ferenci P.，et al，2010）。具有明显差别的是 J-HCC、JSH 准则所推荐的肝切除术患者应具有 Child-Pugh A/B 和 3 个肿瘤或很少顾及肿瘤的大小（Makuuchi M. et al，2010，Izumi N.，2010）。肝切除以单发肿瘤、无肝硬化的患者获益最大，切除后具有 41%～74% 的 5 年生存率（Ariis，et al，2000；Nathan H.，et al，2009；Poon R. T. et al，2000）。

　　肝硬化患者，具有局部病变和好的肝功能（Child-Pugh A），选择切除还是移植无定论，欧洲的准则，如 EASL 准则（Bruix J，2000）推荐肝移植为首选，因为切除后复发再切除比移植发生率高，50% 病例切除后 3 年内再切除，70% 病例切除后 5 年内再切除。（Llovet et al，2004；Schwartz，et al，2002）。根据米兰标准（单发肿瘤 <5cm 或 3 个肿瘤，每个 <3cm）患者移植后再手术大约是 10%，5 年生存率为 70%～80%（Llovet J. M.，et al，1999；Bismuth H.，et al，

1999）。而 J-HCC、JSH 准则推荐肝切除为肝癌患者的首选，患者具有单个肿瘤或三个肿瘤，每个＜3cm，肝功能好（Child-Pugh A/B）。另外的选择有局部消融治疗（local ablation therapy）。对于患者年龄 65 岁以下，Child-Pugh C，或单个肿瘤＜5cm，或最多三个肿瘤，每个＜3cm，推荐做肝移植。（Mukuuch M. et al，2009；Izumi N et al，2010）。除此之外，AOS 准则推荐用核苷或核苷类似物为乙肝病毒携带者进行抗病毒治疗。猪干扰素 -2α 加三氮唑核苷酸联合治疗 HCV 患者可能延缓肝硬化的发展和降低 HCC 的发生（Poon D.，et al，2009）。

近年来，生物治疗和分子靶向治疗受到很大关注，（Giglia et al，2010；Kudo M.，2010；Hoshida Y.，2010）。European Medicines Evaluation Agency，美国的 FDA（2007）和中国的 SFDA（2008）（Digestive Disease and Endoscopy，2009；3：40-51）均赞同索拉非尼作为不能切除 HCC 患者的治疗药物。索拉非尼可降低总死亡率的 31%，其中位生存期为 10.7 个月，安慰剂组的中位生存期为 7.9 个月。（Lloxet J. M.，et al，2008；Cheng A. L.，et al，2009）。索拉非尼被 11 个准则推荐治疗进展 HCC 患者，但是，WGO 准则（Ferenci P，et al，2010）认为索拉非尼不应该用于贫穷地区，因为对于这类地区人群来说，索拉非尼太昂贵。

美国、日本和韩国准则提出，应用 dynamic CT、dynamic MRI 和 contrast-enhanced ultrasound（CEUA）（Makuuchi M.，et al，2010；Izumi N.，2010；Bruix J.，et al，2011；Korean J. Hepatol，2009，15：391-423）AASLD 准则（2010）推荐 dynamic CT 和 dynamic MRI 用于结节直径 1～2cm 和＞2cm HCC 的诊断。NCCN、AASLD、JSH、ESMO 推荐分子靶向治疗。每月平均花费 6000 美元（Cabrera R，et al，2010）。

根据准则方案的目标，准则的完全贯彻有利于临床医师、患者和专家。

六、关键需建立本国完善的肝癌指南

在过去 10 年中，许多国家都建立并发表了 HCC 的指南。17 个指南有相同和不同之处，在病因因素、高危患者、原发疾病、医学技术、治疗选择和经济水平方面，不同国家均有差异。为了医务工作者、专家、患者，国家应建立本国的 HCC 指南。

为了规范我国原发性肝癌临床诊疗行为，我国卫生部于 2011 年发布了《原发性肝癌诊疗规范（2011 年版）》。2017 年，国家卫生和计划生育委员会发布了《原发性肝癌诊疗规范（2017年版）》。2019 年，国家卫生健康委员会发布了《原发性肝癌诊疗规范（2019 年版）》。

本章重点讨论肝癌外科治疗规范问题，HCC 的肝切除术是目前肝癌治疗的根治性手段和首选方法。对于可一期切除的肝癌应行根治性切除术。肝癌患者多伴有肝硬化或慢性肝炎，不规则性局部根治性切除肝癌可最大限度保留肝组织，降低手术死亡率，其远期疗效与规则性切除不相上下。外科手术的指征不断扩大，本组对可切除的大肝癌和巨大肝癌行左右三区肝切除术（切除全肝的 75%），对肝癌伴门静脉癌栓或胆管内癌栓患者，只要肿瘤可能切除，宜积极手术治疗。合并严重门静脉高压症在肝癌切除的同时可行脾脏切除术和断流术。不能切除的肝癌，经冷冻、射频、微波等局部治疗和肝动脉化疗栓塞术治疗，待肿瘤体积明显缩小后再行二期切除，使一部分肝癌由不可治转变为部分可治，其远期疗效优于一期姑息性切除。肝癌患者术后应予以综合治疗，预防肝癌的复发。为减少切除术后复发，术中必须重视无瘤原则，手术操作应仔细，避免局部过度挤压，减少医源性扩散，尽力保证足够切缘，由于肝癌周边肝组织多存在微小病灶及门静脉癌栓，故局部切缘应距瘤体 1.5cm 以上。对于切除术后复发的肝癌，凡有条件者应积极争取再手术切除。联合肝脏离断和门静脉结扎的二步肝切除术（associating liver partition with portal vein ligation for staged hepatectomy，ALPPS）引起众多医师关注。ALPPS 能快速诱导非肝癌肝组织的增生，提高手术切除率，但围手术期死亡率和并发症发生率仍然较高，一定程度上限制了其广泛应用。

七、目前国际上可借鉴的肝癌指南

目前国际上已有可供借鉴参考的肝癌治疗指南，主要包括：①美国国家综合癌症网（NCCN）的肝癌临床实践指南；②美国肝病研究协会（AASLD）HCC临床治疗指南；③英国胃肠病学会（BSG）治疗指南；④美国外科学院（ACS）制定的共识：内容涉及肝癌分期、监测、筛查、诊断及治疗。AASLD采用的是巴塞罗那肝癌中心（BCLC）分期与治疗策略，比较全面地考虑了肿瘤、肝功能和全身情况，并且具有循证医学高级别证据的支持，目前在全球范围受到公认并被广泛采用。

提高患者生存率的唯一方法就是在尚可进行有效治疗的肝癌早期发现肿瘤。早期检查计划应建立在每6个月进行一次肝脏超声检查的基础上。

肝癌的有效治疗方法包括：外科手术切除、肝移植及经皮肿瘤消融术。这些方法的完全应答率较高，据估计可使肝癌患者的5年生存率达50%以上（Bruix J.，2006）。

总之，过去20年HCC的诊断及治疗已经发生了显著变化。超声波的应用使得早期检测HCC成为可能，动态影像学技术如计算机断层扫描（CT）或磁共振成像（MRI）可以准确评价肿瘤负荷（Lencioni，2005）。肿瘤分期和对肝硬化肝脏储备功能的正确评价，使我们能够判断患者是否能从现阶段可行的有效治疗方法（外科手术切除、肝移植、经皮消融术、经肝动脉化疗栓塞）中获益（Bruix，Sherman，2005）。

2012年7月6—8日，第三届亚太地区原发性肝癌专家会议（the 3rd Asia-Pacific primary liver cancer meeting，APPLE）在上海召开。西班牙巴塞罗那大学巴塞罗那临床肝癌中心（BCLC）主任，国际著名肝癌专家、第二届世界肝癌协会（ILCA）年会主席乔迪·布鲁思（Jordi Bruix）教授在会上作题为"重点在于，什么值得去做"的报告：

（1）关于欧美指南的经验：国际肝癌协会汇集了不同领域、不同地域和不同文化的专家，大家聚在一起，从而可以增加共识。晚期肝癌的处理大多相同，而每个阶段因病因而异。不过，我们需要把东方和西方放在一起，这在ILCA中有所体现。我们有来自不同国家和各洲的讲者，这是有好处的。在某种程度上，相互间可以更好地理解。每个国家的指南会根据当地的具体情况稍有不同：有些是基于证据以及可靠的试验数据，有些指南则更多的是关于可能会有什么研究、有什么建议从而让他们乐意去做研究。这些是可以接受的，但当你细读这些指南时，你需要知道哪些是有证据的，而哪些不是。这是东方和西方指南间的主要区别。布鲁思教授曾参与AASLD指南的编写，并且阅读了最新的EASL指南。他认为AASLD和EASL指南的一个主要特点是拥有可靠的循证医学证据。布鲁思教授指出："重点在于什么值得做，而不是展示可能会做些什么。"目前，两部指南中有关肝癌治疗的建议包括切除术、消融术、移植、溶栓和索拉非尼，这些治疗方案都具有抗肿瘤作用。他期望这次APPLE会议能够继续拓宽达成的共识，将更多的专家纳入国际社会。布鲁思教授这样谈道，"在东方，人们会不太愿意面向外界或很难接受不同的观点。我是西班牙人，年轻时候的我也是这样，总是认为不会被国际接纳。然而，国际化的研究就是未来的走向。"

（2）晚期肝癌患者治疗上的差异："每位患者都可选择手术，但是都可能会出现并发症，医生必须预测其术后的生存率。已进展为晚期肝癌的患者如果手术，可能导致更早死亡；而如果他们是手术最佳候选人，那么其5年总体生存率可超过70%，所以必须区分最佳候选人。对于手术非最佳的候选患者，其他费用更低并且创伤更小的治疗方案也可能会获得与之相同甚至更好的疗效，例如，消融或肝动脉栓塞化疗，晚期患者也可以应用索拉非尼治疗获得疗效。""目前，我们在如何处理肝癌患者上存在差异。与欧洲相比，美国倾向于对晚期患者进行手术治疗，但其预后不一样。不同国家其结果也会有所不同。关键是如何对患者进行分类，然后再决定方案。"布鲁思教授强调："指南为临床医生推荐处理框架，我们可以根据个人临床经验进行细化，这就是具有地方特色的个体化治疗。我们永远不能仅依靠指南做决定。"

（3）索拉非尼与其他治疗方案的联合治疗："目前，可以明确的是索拉非尼单药治疗患者的预后要优于未进行任何治疗的患者，并且索拉非尼治疗方案适用于任一阶段的患者。最近，关于索拉非尼联合治疗的研究很吸引人，但是还没有循证医学证据显示该联合治疗确实提高了疗效。一项关于索拉非尼结合栓塞化疗的临床研究结果显示，尽管该联合治疗方案是安全的，但并未提高疗效。"在晚期肝癌患者中，关于索拉非尼结合放疗或其他药物治疗的试验设计目前尚未开展，但是这些类似的研究都是有必要的，这些药物可能是放疗药物，或是靶向治疗药物。同时，对于索拉非尼化疗失败或不能耐受索拉非尼的患者，我们也需要二线治疗药物。此外，目前我们尚不能预测索拉非尼的疗效，未来我们需要明确治疗失败的指标，希望不久的将来我们可以借助更多手段来指导实践。"

（4）分子标志物的临床应用："关于生物学标志物，现在人们有很多美好的想法，而且我们对所获得的研究结果可能有所夸大，这听上去虽然很吸引人，但目前还没有将分子标志物用于准确评价疗效，也没有可用于反映肿瘤状况的外周血中的分子标志物。虽然目前在基因检测方面我们累积了不少有用的信息用于对患者的评估，但是这些成果目前只能用于研究方面，还不能用于患者治疗的决策上。这些研究当然是有价值的，因为我们掌握得越多，了解得越多，抗肿瘤的发展前景就会更好。但是，我们需要将这些信息转化到临床决策的制订上来，这个过程需要大量的研究、大量的验证和随机试验。因此，目前不论患者的这些检测结果如何，其治疗手段都很类似。"（摘自 APPLE，布鲁思教授专访，《国际肝病》2012，66 期）

八、我国原发性肝癌外科治疗方法的选择

汤钊猷院士（2012）指出：所谓中国特色，我以为主要是两点：一是结合国情能"多快好省"地治好患者，这就要有原创的理论和技术，需要辨证思维，包括中西医结合；二是有崇高的医学人员形象，这需要有魅力、亲和力，为世界患者所向往。又说，"我搞外科，总容易看到外科的优点多，看到缺点少；搞放化疗的，也容易看到各自领域的疗效，虽然也注意其不良反应，但很少注意还有'反作用'。只有一分为二地看问题，我们才能找到其不足，设法去补台，疗效才可能进一步提高。小肝癌手术切除的 5 年生存率在过去 40 年间没有看到进一步提高，始终徘徊在 57% 左右，瓶颈在于术后的肿瘤转移复发。"

20 世纪初，中华外科学会肝脏外科学组经专家讨论后通过下述意见：

（一）原发性肝癌肝切除的手术适应证

患者一般情况

（1）患者一般情况较好，无明显心、肺、肾等重要脏器器质性病变。

（2）肝功能正常，或仅有轻度损害，按肝功能分级属Ⅰ级；或肝功能分级属Ⅱ级，经短期护肝治疗后有明显改善，肝功能恢复到Ⅰ级（为便于应用，本人建议采用 Child-Pugh Scorig System 见表 3-28-3，一般肝切除术前患者应是 Class A 或 Class B，8 分以下，供参考）。

（3）肝储备功能（如 ICG R15 吲哚氰绿试验）正常范围。

（4）无广泛肝外转移性肿瘤。

表 3-28-3　Child-Pugh 评分系统

项目	评分		
	1分	2分	3分
肝性脑病／级	无	Ⅰ～Ⅱ级	Ⅲ～Ⅳ级
腹水	无	轻度	中等量

续表

项目	评分		
	1分	2分	3分
总胆红素 /（mg/dl）	<2	2~3	>3
白蛋白 /（g/L）	>35	28~35	<28
凝血时间延长 /s	<4	4~6	>6

注：按积分法，5~6分为A级，7~9分B级，10~15分C级。

局部病变情况：

下述病例可做根治性肝切除：

（1）单发的微小肝癌（直径<2cm）；

（2）单发小肝癌（直径>2cm，<5cm）；

（3）单发的向肝外生长的大肝癌（直径>5cm，<10cm）或巨大肝癌（直径>10cm），表面较光滑，周围界限较清楚，受肿瘤破坏的肝组织少于30%；

（4）多发性肿瘤，肿瘤结节少于3个，且局限于肝脏的一段或一叶内。

下述病例仅可做姑息性肝切除：

（1）3~5个多发性肿瘤，超越半肝范围者，作多处局限性切除；或肿瘤局限于相邻2~3个肝段或半肝内，影像学显示，无瘤肝脏组织明显代偿性增大，达全肝的50%以上；

（2）左半肝或右半肝的大肝癌（直径>5cm，<10cm）或巨大肝癌（直径>10cm），边界较清楚，第一、二肝门未受侵犯；影像学显示，无瘤侧肝脏明显代偿性增大，达全肝组织的50%以上；

（3）位于肝中央区（肝中叶，或Ⅳ、Ⅴ、Ⅷ段）的大肝癌，无瘤肝脏组织明显代偿性增大，达全肝的50%以上；

（4）Ⅰ或Ⅷ段的大肝癌或巨大肝癌；

（5）肝门部有淋巴结转移者，如原发肝脏肿瘤可切除，应做肿瘤切除，同时进行肝门部淋巴结清扫；淋巴结难以清扫者，术后可进行放射治疗；

（6）周围脏器（结肠、胃、膈肌或右肾上腺等）受侵犯，如原发肝脏肿瘤可切除，肿瘤和受侵犯脏器应一并切除。远处脏器单发转移性肿瘤（如单发肺转移），可同时做原发肝癌切除和转移瘤切除术。

（二）原发性肝癌合并门静脉癌栓和 / 或腔静脉癌栓的手术指征

患者一般情况：要求与肝切除术相同。

局部情况：

（1）按原发性肝癌肝切除手术适应证的标准判断，肿瘤是可切除的；

（2）癌栓充满门静脉主支或 / 和主干，进一步发展，很快将危及患者生命；

（3）估计癌栓形成的时间较短，尚未发生机化。

上述病例适合做门静脉主干切开取癌栓术，同时做姑息性肝切除。

如癌栓位于肝段级以上小的门静脉分支内，在切除肝肿瘤的同时，一并切除该段门静脉分支，如做半肝切除，可开放门静脉残端取癌栓，不必经切开门静脉主干取栓。

如术中发现肿瘤不可切除，可在门静脉主干切开取癌栓术后，术中做选择性肝动脉插管栓塞化疗或门静脉插管化疗、冷冻治疗或射频消融治疗等。

合并腔静脉癌栓时，可在全肝血流阻断下，切开腔静脉取癌栓，并切除肝肿瘤。

（三）原发性肝癌合并胆管癌栓的手术指征

患者一般情况：基本要求与肝切除术相同。应注意的是，这种患者有阻塞性黄疸，故不能完全按表 3-28-3 判断肝功能分级，应强调患者全身情况、A/G 比值和凝血酶原时间等。

局部情况：

（1）按原发性肝癌肝切除手术适应证的标准判断，肿瘤是可切除的；

（2）癌栓位于左肝管或右肝管、肝总管、胆总管；

（3）估计癌栓形成的时间较短，尚未发生机化；

（4）癌栓未侵及健侧 2 级以上胆管分支。

上述病例适合做胆总管切开取癌栓术，同时做姑息性肝切除。

如癌栓位于肝段级以上小的肝管分支内，在切除肝肿瘤的同时，一并切除该段肝管分支，不必切开胆总管取癌栓。

如术中发现肿瘤不可切除，可在切开胆总管取癌栓术后、术中做选择性肝动脉插管栓塞化疗、冷冻治疗或射频消融治疗等。

中华外科学会肝脏外科学组郑重指出：目前存在适应证选择不恰当的现象，使一些病例错过了合理手术治疗甚至治愈的机会，对有些患者造成了不可挽回的后果。

九、肝癌治疗几个问题的探索

（一）确定剩余肝脏容积十分重要

大型肝切除术（major hepatectomy）应符合这样的条件：患者具有正常肝脏，术后未来剩余肝脏（future liver remnant，FLR）应具有 20% 的容积；患者若做过化疗，则导致肝脏损伤，FLR 大约须 30%；患者有肝硬化，剩余的肝脏容积至少需要 40%（Reid B. Adams，2013）。

（二）政府参与是实现肝癌治疗规范化的最重要的方面

2012 年 11 月，在中美癌症研究及全球合作方向高峰论坛会（北京），卫生部长陈竺院士做了题为"中国癌症研究现状与未来研究发展方向"的报告。他指出：在我国，癌症预防战略计划从 6 个方面定义了政府责任：①明确政府职责；②优先预防控制慢性非感染性疾病（NCD）；③发展以社区为基础的防控策略；④关注农村及贫困地区人群；⑤鼓励全社会共同参与；⑥建立肿瘤患者个体技能与能力的培养体系。并指出：2011 年公布的数据显示，癌症是中国人口最主要的死因，且发病率呈上升趋势；患者 5 年生存率具有很大城乡差异，一些癌症发病具有很强的地区分布性。

据全国肿瘤登记中心发布的中国首份肿瘤发病情况登记年报。该年报显示，中国每年肿瘤新发病例为 312 万，死亡病例为 270 万左右。由于肿瘤患者趋向年轻化、白领化，患者对生命的诉求显著高于老人、农村人口等，这将导致大量患者倾向于积极医治，进而花费掉长期积累的家庭储蓄，并将加重各地医保体系的支付性贫困压力；同时也会导致其他居民增加预防性和筛查性医疗服务支出。这势必会压低中国经济潜在增长率。患者的年轻化和高学历化等也将导致数千万原来可创造财富的劳动力，因患病而提前进入被动消费期，影响即期和远期劳动力市场的有效供给，抬高劳动力价格，导致经济即期和跨期的财富折损。归根到底，癌症是民生的重大问题。只有国家关注，并制定相关政策和策略，癌症生存率才有可能获得改善。

回顾过去，1971 年 12 月，时任美国总统尼克松签署了"国家癌症法案"，被认为是人类对癌症的正式宣战。1985 年，我在中国医学科学院肿瘤医院工作时，接待美国里根总统的乳腺癌顾问，她预言中国乳腺癌的发病率将上升，建议我们开展早期诊断和乳腺癌保乳手术。可见美国攻克癌症是国家行动。统计学数据显示，美国癌症发病率自1996年开始明显下降；而癌症患者的5年生存率自1971年以来增加了18%，死亡率自1990年以来下降了17%。今天，70%的患者在诊断癌症后至少可以存活5年。仅在美国境内就有近1200万名癌症治愈者。

（三）肝癌规范化治疗需要各科室团结协作，需要医生提高自我修养

自古以来，医学都被称为仁术。现代临床医学之父威廉·奥斯勒认为："行医是一种艺术而非交易，是一种使命而非行业"。医学的本质是人学。

医生学点哲学很有必要，因为哲学是有关人生观的学问，也是使人心灵完美的学问。行医需要有约束力和自律，医生要主动提高自我修养。为肿瘤患者提供正确合理治疗方案是医生的天职。肿瘤是一种全身性疾病，要以人为本，科学抗癌，关爱生命。倡导各医院打破科室分割局面，提倡对肿瘤患者实行多科室医生会诊，实行以手术为主的综合治疗。进一步规范肝癌的治疗，为患者确定最佳首选方案和综合治疗方案。

（四）肝癌治疗的未来趋势

乔迪·布鲁思（Jordi Bruix）教授说："目前很多精力都放在研发与索拉非尼药理作用相类似的药物上，这意义不大。我们需要改变观念，去寻找更好的能替代索拉非尼治疗的药物，这就需要我们研发出一种与索拉非尼等抑制剂的作用途径完全不同的药物。免疫治疗是另一个可供选择的方向。免疫治疗在理论上是成立的，却很难被证实有效。我们应该转换研究对象，因为对晚期肿瘤患者进行研究，其研究结果令人沮丧并且获益较少，如果我们把工作放在预防肿瘤的发生以及早期肿瘤患者的研究上会更好。这些患者处于疾病的初始阶段，我们可以研究影响肿瘤进展的因素，在肿瘤的早期阶段进行有效干预。在肿瘤发展到临床阶段之前进行早期诊断和有效干预才能使患者真正获益。"

（芮静安）

参 考 文 献

[1] 秦叔达. 肝细胞癌治疗新策略：系统化疗的进步 [J]. 临床肿瘤学论坛，2012，12：9-16.

[2] 芮静安. 现代肝癌诊断治疗学 [M]. 北京：清华大学出版社，2004：262-265.

[3] 汤钊猷. 给年轻肿瘤医生的几点建议 [J]. 临床肿瘤论坛，2012，12：4-8.

[4] 吴孟超，沈锋，吴东. 21世纪肝脏外科展望 [M]. // 芮静安. 现代肝脏外科. 北京：清华大学出版社，2008：191-208.

[5] 中华外科学会肝脏外科学组. 原发性肝癌外科治疗方法的选择 [J]. 中国实用外科杂志，2001，21（10）：1.

[6] REID B, ADAMS, THOMAS A, AIOIA, EVELYNE LOYER, et al. Selection for hepatic resection of colorectal liver metastasis: expert consensus statement [J]. HPB, 2013, 15 (2): 91-103.

[7] 中华人民共和国国家卫生和计划生育委员会. 原发性肝癌诊疗规范（2017年版）[J]. 临床肝胆病杂志，2017，33（8）：114-126.

[8] 刘允怡，赖俊雄，刘晓欣. 从ALPPS术式演变看肝癌外科治疗理念变迁 [J]. 中国实用外科杂志，2016，36（6）：593-595.

[9] 李晓鹤，魏来. 国内外肝细胞癌诊疗指南的比较. 中华肝脏病杂志 [J]，2019，27（3）：236-240.

第四篇　肝癌多学科治疗理论和实践

29 Chapter

第二十九章
肝病患者的营养支持

　　肝脏是人体最大的实质性器官和腺体，是营养代谢的中枢，执行着复杂的生理功能。肝炎病毒、酒精、药物、化学物质以及遗传代谢等诸多因素对肝脏的长期作用皆可引起慢性肝脏损伤，最终发展为肝硬化、肝功能衰竭，严重危害人体健康。发生肝硬化以后，肝脏结构出现异常，功能发生改变，引起与之相关的代谢途径障碍，几乎所有患者均伴有不同程度的营养不良。

　　长期以来，营养被认为是影响慢性肝病治疗决策和预后的主要因素。尽管目前存在诸多有关代谢、临床应用营养和介入干预等不同领域的研究信息，但对肝硬化患者的营养不良的诊断、分类以及营养干预尚缺乏专业共识。2019年欧洲肠内肠外营养学会召集肝病专家和营养学家更新了《慢性肝病及肝移植营养指南》。

　　目前对于慢性肝病的治疗缺乏十分有效的药物，营养支持是公认的治疗慢性肝病的重要手段。慢性肝病所导致的肝损害的病情进展呈长期、慢性的过程，营养不良多呈阶段性变化，对于患者营养状态的评估，各指标均有一定的局限性，可同时用不同方面的多种反映营养状况的指标进行综合评估。在进行营养支持时，应结合肝病的具体情况及患者的耐受能力，选择合适的营养物质与营养途径，以达到最佳治疗效果。

　　在外科围手术期治疗中，由于肝病患者多伴有不同程度的肝功能不全和营养不良，且肝脏手术多创伤较大，对机体的代谢和内环境影响较为严重，加之手术所导致的应激反应使机体处于高分解代谢状态，导致患者术后出现营养不良、恢复延迟、免疫系统功能抑制，导致肝病患者术后并发症和死亡率升高。因此肝病患者围手术期合理的补液及营养支持治疗成为相当复杂的难题。

一、慢性肝病患者营养不良的原因、治疗现状及评价方式

（一）慢性肝病患者的代谢与营养状况

　　营养不良在慢性肝病患者中很常见，一般表现为混合型的蛋白质 - 能量营养不良（protein-energy malnutrition，PEM）。以人体测量方法进行评价，PEM发生率约占代偿良好的肝硬化患者的20%，占严重肝硬化失代偿患者的60%。蛋白质 - 能量营养不良的严重程度与慢性肝病的肝功能状况密切相关，同时影响着患者（包括生存期及并发症等在内）的预后。

　　慢性肝病患者主要表现为以蛋白质和能量缺乏为主的营养不良，其原因可能有：①食物摄入减少，营养物质丢失过多，包括因腹水、消化道出血、感染等原因导致的大量蛋白质丢失；②肝脏合成蛋白质能力下降，血清白蛋白水平降低，影响正常血浆胶体渗透压及某些激素的生成、微量元素的利用等，从而影响机体的营养状态；③生长激素（growth hormone，GH）/ 胰岛素样生

长因子 -1（insulin-like growth factor-1，IGF-1）轴的变化，人体内存在着 GH/IGF-1 轴，而肝细胞是 GH 的主要靶器官。在肝硬化进程中，血中 GH 水平升高，IGF-1 降低，IGF-1 对 GH 反应下降，这些变化可被归纳为获得性 GH 抵抗；④营养物质代谢异常：糖原的储存和氧化降低、脂肪酸和酮体的生成和利用产生障碍、蛋白质分解代谢及氮消耗量增加。

从现有的研究成果看，营养支持对于慢性肝病患者的长期治疗与恢复非常必要，不仅能满足能量的需求，改善患者的营养状态，增强机体的免疫功能，而且可以改善肝脏的代谢功能，促进受损肝细胞的修复和再生，有助于慢性肝病状态的改善。目前许多临床医师对患者的营养状况往往是模糊地描述为良好、中等或差。临床上实施的营养支持多不完全合理，对于患者的能量需求未进行认真的考虑，使输入的氨基酸等氮源物质作为能量消耗掉，从而不能真正发挥组织修复和改善病情的作用。因此，临床医师对慢性肝病患者的营养评估和营养支持应有进一步认识，并给予更多重视。

（二）营养状况评价

营养状况评价的完成包括必需的能量平衡、人体组成及脏器功能。

能量平衡的研究显示，能量摄入量少的患者预后差。应用间接能量测定仪可测定不同代谢状况下的能量消耗；如无法进行间接能量测定，可采用哈里斯（Harris）和奔纳迪克（Benedict）公式进行计算，但约有 11% 左右的误差。

人体组成可通过间接技术进行测定，如人体测量法、尿肌酐清除率或生物电阻抗法，但后者会因机体细胞减少或细胞外液潴留、腹水等原因而影响其准确性。床旁人体测量法是测定肝硬化患者蛋白质消耗和脂肪储备最好的间接测定方法。尿肌酐清除率反映肝脏合成肌酐的情况，更反映肾脏功能情况。总之，将人体测量法与尿肌酐清除率或生物电阻抗法的测定相结合能够能更客观反映患者的真实营养状态。

脏器功能：循环血浆蛋白浓度（白蛋白、前白蛋白、视黄醇结合蛋白）能够高度反映患者肝病状态及炎症情况。免疫状况：受脾功能亢进、异常免疫反应及酗酒影响，常被认为是一种营养不良的功能性试验。淋巴细胞总数、CD8 阳性淋巴细胞可作为酒精性肝硬化患者的预后指标；手握力可监测肌肉功能，间接反映慢性肝病患者营养状况和预后。

临床上有多种慢性肝病患者营养不良状态的评价方式，包括：

1. 直接人体测量法

包括体重指数、三头肌皮褶厚度（triceps skinfold，TSF）、上臂肌围（arm muscle circumference，AMC）、上臂围等的测量，方法简便、经济，主要用于测定肌肉组织群以及脂肪储存情况，正常值范围因性别、年龄、人种而异，实测数据与正常参考值的比例可用于判断有无营养不良及其程度，也可用作评价患者营养状况好转或恶化的指标。然而，肝硬化患者即使存在肌肉和脂肪消耗但由于水钠潴留和腹水等原因，其体重也往往偏高。同样，AMC、上臂围、TSF 的测量虽不受腹水和下肢水肿的影响，适用于所有肝病患者，但其多在营养不良发生数月后才出现变化，故敏感性较低。

2. 生化指标检测

血清白蛋白、前白蛋白以及转铁蛋白是肝脏合成的主要蛋白质，能够反映机体蛋白质代谢水平。其中白蛋白水平反映肝硬化患者肝脏储备功能，是 Child-Pugh 评分系统的五大组成之一。前白蛋白变化较白蛋白更为敏感，30% 肝硬化患者血清白蛋白正常而前白蛋白降低。然而肝硬化患者往往存在蛋白丢失，因而需要额外补充人血白蛋白，但白蛋白对营养状态的评价不如转铁蛋白敏感准确。血液和尿液肌酐含量能够反映机体氮平衡状况和肌肉组织含量，24 h 尿肌酐与身高之比（肌酐身高指数）可反映蛋白质的摄入量能否满足机体的需要以及体内蛋白合成和分解代谢状态。肌酐身高指数不受钠水潴留的影响，若肾功能正常且无特殊感染等合并症，则其可作为准确评价肝硬化患者营养状态的灵敏指标。此外，血清肌酐水平与肝硬化、肝癌以及肝移植术后患者的预后关系密切，现已作为终末期肝病模型评分的重要参数之一。临床研究表明，用肌酐身高指数及转铁蛋白评估肝硬化患者的营养状况较白蛋白、TSF、AMC 及体重指数更灵敏、准确，而由于 TSF、AMC 简便易测且不受水钠潴留的影响，亦可反映机体的脂肪储备与肌肉状态。

3. 免疫学指标的检测

外周血淋巴细胞计数是反映机体免疫功能的简易指标，营养不良患者外周血淋巴细胞计数通常下降，但其特异性差且不能判断患者的预后。肝硬化患者在出现脾大、脾功能亢进时，此指标常会受到影响。迟发性皮肤超敏反应能够反映机体细胞免疫功能状态，本指标阴性的肝硬化患者通常存在中度以上的蛋白质营养不良。

4. 人体组成测定

在营养不良、疾病、创伤应激以及康复期间，人体代谢可能发生各种变化，人体组成也发生相应变化。因此，检测人体组成变化可了解疾病、创伤、营养不良对人体的影响以及评估营养支持的疗效。同样，该方法可灵敏反映肝硬化患者营养状态变化，且不受水肿、腹水、肝功能的影响，能较准确地判断患者的营养代谢状态，但其推广存在一定困难。

5. 营养评定工具

采用单一指标评定住院患者营养状况局限性多，误差较大。目前，多数学者主张采用复合型营养评定工具，以提高营养评定的灵敏性和特异性。目前营养状况的评定工具很多，如预后营养指数、营养风险指数、主观综合性营养评估、营养不良通用筛查工具、营养风险筛查（NRS 2002）等，但迄今尚无公认的营养评定金标准，不同方法得出的结果差别较大。主观综合性营养评估虽然对中度以上蛋白质 - 能量营养不良检出率较高，但是灵敏性较差，提供的信息不完全，同时易受主观因素影响，评估时尚需参考其他营养指标。各营养指标在评估肝硬化时均有其局限性，故需同时采用多种反映营养状况的不同方面的指标进行综合评估。

二、慢性肝病营养底物代谢

通过对肝硬化患者营养底物吸收代谢的观察，发现葡萄糖氧化下降、脂肪氧化增加，并且这种营养底物利用的改变并不依赖于患者的营养状况。

葡萄糖：多数肝硬化患者的糖耐量受损，存在高胰岛素血症和胰岛素抵抗；15%～37% 的患者有合并糖尿病或可能患糖尿病的长期风险。尽管肝硬化患者糖异生增加，但由于肝糖原储备下降、葡萄糖氧化减少，导致肝脏葡萄糖产生减少。葡萄糖高胰岛素钳夹试验发现：葡萄糖氧化正常，而未被氧化的葡萄糖是由于进入肌肉减少或肌肉摄取减少所致。

脂肪：禁食情况下，血浆脂肪酸、甘油及酮体水平增高；活动可增加脂肪氧化、储备脂肪分解，并且不受胰岛素抑制。肝硬化患者外源性脂肪的储存、廓清以及氧化的能力并未受损。但肝硬化患者的必需脂肪酸和多不饱和脂肪酸水平下降，与肝病程度相关。

蛋白质：胰岛素抵抗患者的蛋白质和氨基酸代谢似乎未受胰岛素影响。有研究发现，肝硬化患者的蛋白质转换正常或增加；也有研究发现肝硬化患者的蛋白质分解增加、合成减少。蛋白质分解影响氨基酸平衡，间接导致高氮负荷的高氨基酸血症。白蛋白合成功能与肝硬化程度相关。

总之，慢性肝病的营养底物代谢是以胰岛素抵抗为特征，影响肌肉对葡萄糖转运和非氧化葡萄糖的处理，但不影响氨基酸的处理；某些患者在蛋白质分解增加的同时，蛋白质转化正常或增加；同时肝硬化患者的脂肪代谢廓清和氧化尚处正常状态。

三、肝脏疾病围术后营养物质代谢的变化

（一）术后蛋白质代谢的变化

在术后肝功能恢复前，最重要的蛋白质代谢改变是白蛋白合成的减少、氨基酸的代谢异常和尿素合成的变化。一般表现为：白蛋白在术后第 1 天开始下降，第 5 天降到最低水平。由于有效肝细胞总数的减少、失血、肝细胞再生障碍等因素，肝脏白蛋白合成量可减少达一半以上，加上大量的肌蛋白分解供能，机体丢失大量的氮，造成体内各脏器的蛋白质含量锐减，导致负氮平衡，血浆蛋白质特别是白蛋白合成减少，导致低蛋白血症，可能是诱发多器官功能障碍的原因之一。同时，机体对支链氨基酸（branched chain amino acid，BCAA）消耗增加及对芳香族氨基酸（aromatic-amino acid，AAA）代谢障碍是肝功能不全患者的蛋白代谢特征，其结果是血浆 BCAA 水平下降和 AAA 水平升高，过多的 AAA 穿过血脑屏障，则可导致肝性脑病的发生。

（二）术后糖代谢的变化

肝脏术后线粒体氧化磷酸化能力下降，能量储备降低，能量基质利用出现障碍，对葡萄糖的代谢速率降低，加之手术所致的创伤、应激和原有的肝功能不全，致使机体术后糖异生增加，糖耐量下降及胰岛素抵抗（insulin resistance，IR）的发生。这种现象在大手术后或伴有出血、感染时尤为明显。IR 的出现，使外源性胰岛素的生物效能大大降低，只能发挥部分作用，从而使肝脏摄取和处理葡萄糖的能力降低。此时给予过量的葡萄糖，不但达不到营养支持作用，反而会导致严重的高糖血症、二氧化碳产生增加及肝脏脂肪变性等并发症的发生。而胰岛素不仅能够促进葡萄糖的氧化供能，同时也是一种亲肝因子，有利于患者肝功能改善。所以，肝脏术后在控制葡萄糖摄入量的同时，补充足量的外源性胰岛素很有必要。

（三）术后脂肪代谢的变化

肝脏术后脂肪代谢的改变为肝脏脂肪含量增加，这与手术应激、体内脂肪动员、脂肪分解有关；另外肝脏合成的三酰甘油增加，而脂蛋白合成障碍，导致脂肪转运出肝脏受阻，使其在肝脏中堆积。患者出现消化不良、食欲减退、腹泻等消化道症状，严重者甚至出现黄疸和肝功能衰竭。严重肝功能障碍患者的预后往往取决于肝细胞的再生能力，细胞再生需要能量，肝脏获取 ATP 的最基本途径就是脂肪酸氧化途径。

（四）术后微量元素和维生素代谢的变化

有肝硬化基础的患者术后多存在微量元素和维生素的缺乏，如钙、镁、锌、维生素 K 等，因而在行营养支持时需注意对微量元素以及水溶性和脂溶性维生素进行补充。肝脏术后常常发生低磷血症，可能与患者术前肝硬化营养不良有关。另外肝脏再生、肝细胞有丝分裂增加需要消耗大量的 ATP，也是导致低磷血症发生的原因。而低磷血症可能进一步加速肝功能衰竭的发展和肝再生障碍，因此早期补充磷酸盐对平衡胃肠外营养、预防低磷血症非常必要。

四、慢性肝病的营养支持

研究表明，蛋白质 - 能量营养不良的肝硬化患者术后并发症发生率和死亡率均较高。合理的营养支持可改善肝硬化患者的营养不良状态，加速肝细胞的修复和再生，预防肝性脑病的发生，进而提高生活质量。营养不良的发生率、严重程度与肝病病因无关，但与肝病程度呈正相关。蛋白质营

养不良的发生率在 Child-Pugh A 级患者中约占 20%，而 C 级患者中则超过 60%。经口摄入量少是肝脏术后死亡率升高的预测因素之一（多项研究表明，自主进食量少的肝硬化患者死亡率最高）。

在营养供给的方式上，有肠内营养（enteral nutrition，EN）和肠外营养（parenteral nutrition，PN）两种途径。肠内营养符合人体正常生理特点，患者易于接受，合理的肠内营养支持有助于维持肠黏膜细胞结构与功能的完整性，保护肠黏膜屏障，减少肠道细菌易位及肠源性感染的发生，是主要的且较为理想的营养支持途径。故胃肠道无明显功能障碍，患者能口服或耐受时，均应鼓励患者以口服途径获得营养支持，建议口服蛋白质 60~70g/d 或蛋白质 1.0g/（kg·d）。

肝硬化患者常因厌食，口服饮食无法满足机体营养需求。根据患者肝功能不全程度、腹水量等，选择不同的肠内营养制剂。无肝性脑病表现时，选择一般的要素膳或非要素膳。如肝硬化无法耐受蛋白质 1.0g/（kg·d），可减量至蛋白质 0.5g/（kg·d），给予支链氨基酸与蔬菜或膳食纤维，有助于预防肝性脑病的发生。若患者有肝性脑病时，最好应用含支链氨基酸较高的肝功能衰竭专用膳。对于腹水患者、利尿剂耐药者，应限制钠盐摄入量；宜选用低钠、热量密度高的 EN 制剂。对胰腺外分泌功能不足或肠道胆汁缺乏者，可选用预先消化处理的短肽类制剂。如晚期肝病或肝性昏迷患者，可给予鼻饲。如果患者不能耐受鼻饲，再考虑应用肠外营养。

肠外营养可以提供宝贵的能量，在改善营养状态及维持生命方面发挥重大作用。但肠外营养对肝脏蛋白合成缺乏刺激作用，即使采用了所谓"合理"的肠外营养配方，由于持续输入高能量、体内细菌感染等，仍有加重肝损害的可能。能量需求的测定有助于保证适宜的能量摄入，防止营养支持过度或不足。热卡测量仪可精确地测定能量消耗，但难以广泛应用。因此可以应用公式计算，如 Harris Benedict（HB）公式，可预测基础能量消耗（basal energy expenditure，BEE）。

男性：BEE＝66.5+（13.8×体重）+（5.0×身高）-（6.8×年龄）

女性：BEE＝65.1+（9.56×体重）+（1.85×身高）-（4.68×年龄）

为测定总的能量消耗，可以基础能量消耗乘以创伤及活动因素进行校正。最简单的计算能量需求的方法是乘以千克体重，但不包括体脂异常状况。按照无应激的休息状态，男性的基础能量消耗值为 1kcal/（kg·h）[4.18kJ/（kg·h）]，根据性别（女性酌减 5%~10%）、活动水平、应激程度、体重有异常等情况应作适当调整。危重患者急性应激期营养热量目标 20~25kcal/（kg·d），应激与代谢状态稳定时，能量适当增加至 25~30kcal/（kg·d）。体脂异常状况下应作调整：肥胖患者应降低千克体重热卡，严重营养不良患者应增加热卡。

BMI<18.5　低体重，或存在营养不良风险；

BMI 18.5~23.9，理想体重；

BMI 24~27.9，超重；

BMI≥28，肥胖。

临床实践中，可以安全地认为肝硬化患者的能量需求是基础代谢率的 1.3 倍。一般情况下，静息能量消耗测量值和公式预测值（Harris-Benedict，Schofield 等）基本一致，但是肝硬化患者的测量值有 30%~35% 高于预测值（即代谢亢进），有 18% 低于预测值。如果可能，应采用间接测热法测量静息能量消耗值。有研究提示，肝硬化患者代谢亢进与肝移植后不良结局和生存率降低有关，并随着机体代谢情况改善而回归正常。诊断代谢亢进需要间接测热法，但绝大多数临床医师尚无法常规开展这种检测方法。

肝硬化患者对碳水化合物的利用能力有限，仅为正常人的 35%。患者出现胰岛素水平增高、胰岛素受体数量减少，表现为糖耐量异常及高胰岛素血症，15%~30% 的患者可发生肝源性糖尿病。因此，碳水化合物供给不宜过量，一般每日 150~250g，以复合糖类为主。在静脉营养时，葡萄糖的输注速度不宜超过 3~3.5mg/（kg·min），葡萄糖日供给量宜小于 150~180g/d，其余由脂肪乳剂供给，以免过多葡萄糖转化为脂肪沉积于肝脏。即使是 Child A 级的肝硬化患者，其氧化燃料的利用特点也表现为禁食状态下脂质氧化速率增加并经常发生胰岛素抵抗。无论何种病因，保持正常的血糖水平均有助于提高重症患者的存活率，但同时应避免低血糖发生。肝硬化患者经过一夜禁食，糖原储备即耗尽，代谢状态类似健康人群的持续饥饿状态。有研究表明肝硬化患者深夜进食少量碳水化合物有助于改善蛋白质代谢，因此推荐夜间给予此类禁食患者静脉输注葡萄糖。

肝硬化时，能量代谢的改变主要表现为以葡萄糖为主要能源转变为以脂肪作为主要能源。由于脂肪代谢严重紊乱，正常三酰甘油合成和分泌的平衡被破坏，血浆游离脂肪酸及三酰甘油增高，过多的三酰甘油在肝细胞内以脂肪小滴的形式储存导致脂肪肝的发生。为了防止肝脏脂肪浸润，脂肪的补充剂量应在 1g/（kg·d）左右，并且要求均匀输入。静脉营养时，脂肪乳剂应提供 40%～50% 的热量，以减少因摄入大量葡萄糖导致的不良代谢反应。肝硬化患者对长链脂肪酸的代谢清除率下降，而中链脂肪酸在体内代谢迅速，因此选用中长链脂肪乳混合制剂对肝硬化患者更为理想。新型脂肪乳由于加入了橄榄油和／或鱼油，有着较低的 ω-6 不饱和脂肪酸含量，减少了对免疫功能的抑制，也降低了炎性反应。

肝功能发生障碍时，患者的食欲减退，导致蛋白质摄取和合成不足，尤其在血浆白蛋白过低、身体水肿、腹水时，更需供给高蛋白饮食。欧洲肠内肠外营养学会 2009 年版《肝病肠外营养指南》推荐：氨基酸供应量对于无营养不良的代偿性肝硬化患者应为每日 1.2g/kg，对伴有严重营养不良的失代偿性肝硬化患者则为每日 1.5g/kg；轻度肝性脑病患者（Ⅰ、Ⅱ度）可以直接使用标准氨基酸制剂，重度肝性脑病患者（Ⅲ、Ⅳ度）应使用含较多支链氨基酸和较低芳香族氨基酸、甲硫氨酸、色氨酸的制剂。

由于肝硬化患者肝脏对氨基酸的代谢能力降低，血液氨基酸谱发生变化，表现为支链氨基酸与芳香氨基酸比值降低，肝性脑病的发生则与此相关。支链氨基酸可抑制大脑中的假性神经递质形成，改善肝性脑病症状。另外，支链氨基酸主要在肌组织中代谢，适当予以补充可减少肌蛋白和肝脏等内脏蛋白的分解，促进蛋白质合成，纠正负氮平衡。肝硬化患者长期进食富含支链氨基酸的食物比进食普通食物更能提高血清白蛋白水平，减少并发症发生，提高营养状态。国外有学者研究发现，对 50 例慢性乙型病毒性肝炎和肝硬化患者采用口服给药，每次口服支链氨基酸 5g，每日 3 次，服用 4 周后患者乏力、胃纳差、下肢水肿等症状开始好转，生活质量改善，血清白蛋白和总蛋白水平明显提高，效果优于复方氨基酸。

但肝性脑病患者长期口服支链氨基酸的作用目前尚无定论。有 7 个不同性质的临床试验对支链氨基酸治疗肝性脑病的作用进行了研究，结论相互矛盾。对这些研究进行荟萃分析发现，支链氨基酸制剂有助于改善意识状态，但未能明确提高生存率。由于肝硬化患者更致命的严重并发症如感染、出血等可导致肝性脑病的发生及加重，故基于支链氨基酸的营养支持不能改善患者短期生存率并不奇怪。另外一份综合了 7 个随机对照试验（397 个急性肝性脑病患者）的系统分析表明，静脉给予支链氨基酸能够明显减缓脑病进程，但不能降低死亡率。另有研究显示，由于血红蛋白中缺乏异亮氨酸，上消化道出血后肠道对血红蛋白的吸收可导致高血氨的发生；单独给予异亮氨酸，即可纠正这种高血氨状态。但是，支链氨基酸只含有 3 种必需氨基酸，仅可用于临时药物性纠正氨基酸失衡，不能作为肠外营养的氮质来源，长期营养支持仍需补充复方氨基酸。

许多维生素直接参与肝脏的代谢，维生素和微量元素的代谢异常，会造成机体能量代谢途径中关键酶的数量及活性下降，既影响肝脏的生理功能，又进一步加重了营养不良。脂溶性维生素的缺乏在肝硬化患者中很常见，有研究表明，血清维生素 A 的水平与血清白蛋白和肝功能评分有直接关系，因此有人提出检测血清维生素 A 的浓度可能是评价肝硬化治疗的一个指标。凝血因子Ⅱ、Ⅶ、Ⅸ、Ⅹ都是维生素 K 依赖型的凝血因子，维生素 K 缺乏可导致凝血功能异常。另外，维生素

B族在肝脏形成多种辅酶，参与各种物质代谢，缺乏会引起韦尼克（Wernicke）脑病和科尔萨科夫（Korsakov）综合征；维生素C可保护肝细胞，促进肝细胞再生；锌和镁的缺乏，可影响患者伤口愈合，降低细胞免疫功能。维生素D和钙缺乏可使晚期肝病患者骨质疏松的患病率明显增加。

总之，肝硬化患者需要额外补充维生素A、D、E、K、B、C，并增加锌、镁、硒、钙等的供给，其他如酯类、生长激素、胰岛素样生长因子、相关电解质等的补充，均有助于维持肝功能并且促进肝脏损伤的修复，进而纠正营养不良状态。

五、肝脏患者围术期补液及营养支持

目前，围术期营养支持的目的不仅限于试图维持手术患者的氮平衡，保持患者的肌肉组织，更要侧重于使细胞获得所需的营养底物以维护细胞代谢，改善与修复组织、器官的结构，调整生理功能，促进患者的康复。

对于长期营养不良的肝病患者，术前及时的营养支持治疗能够降低肝脏外科术后并发症的发生率和死亡率，通过术前正确估算液体丢失量及种类，并给予合理补液，不仅能纠正潜在的血容量不足，保证充足的组织灌注量，使术中血压平稳，维持机体内环境稳定，给手术的成功奠定良好的基础。还可增加术后尿量，有利于残余药物的排泄，加快术后患者神志恢复，并能使胃肠道功能快速恢复，早期进食使营养均衡，有利于伤口愈合，减少感染等并发症的发生。肝脏术后营养支持既具有一定的普遍性又有其特殊性，所谓普遍性就是遵循营养支持的常规原则，所谓特殊性就是按照肝切除术后物质代谢的特点给予营养支持。如何合理有效地实施肝脏术后的补液及营养支持、有效保护肝脏功能是肝脏外科医师面临的一个重要问题。

根据肝脏围手术期的血流动力学特点及营养物质代谢的变化，我们在实施营养支持及补液时要注意以下一些原则：

（一）营养支持时间

术后第1～3天，机体处于应激状态，营养物质处于分解代谢状态，机体处于负氮平衡状态。此阶段注意维护重要脏器功能，营养支持应充分考虑患者处在应激高峰期，应避免高热量的摄入。

（二）营养途径

如条件许可，肝脏术后患者优先考虑肠内营养，肝部分切除术后消化道功能的完整性未遭破坏，具有术后肠内营养支持的临床条件。研究表明，肝脏手术后患者合理的肠内营养支持能够保护肠道功能，减少肠源性菌群紊乱的发生，并有助于胃肠功能恢复，加速门静脉系统的血液循环、减轻肠道水肿，促进胃肠道激素的分泌，可显著减少患者术后并发症的发生。肠内营养的另一显著优势，是对免疫功能的维护。结直肠黏膜的营养30%来自血液供应，70%来自肠腔内营养物质。长期肠外营养会使肠道黏膜处于失用状态而萎缩，肠黏膜屏障受损，导致肠道细菌移位，增加肠源性感染的机会。肠内营养越早，炎症反应及应激反应就越轻。每天肠内营养达到全部需求量的10%～25%，即可维持肠黏膜的完整性和改善肠黏膜屏障功能。术后肠内营养支持对降低感染并发症的另一机制，可能是通过增加肠道血流，进而增加肝内血流，保护了肝的网状内皮系统，维护了肝脏抗病原体的能力，同时使营养物质中的营养因子直接进入肝，加速门静脉系统的血液循环，使肝细胞有机会获得更充分的营养物质，为肝细胞的修复和肝脏再生提供良好的环境，同时在分子水平上影响细胞对激素的反应。

根据病情需要选择合适的肠内营养制剂，并应逐日增加营养液的浓度（从12%增加到24%）和输注速度（从50mL/h增加到100mL/h），输入总量一般不超过2000mL/d。目前多数专家认为对于那些有营养支持适应证，而经由肠内途径无法满足能量需要的患者（<60%的能量需要），应该考虑联合应用肠外营养。作者认为，在条件合适的情况下，应该鼓励患者经口进食，无论是从肠黏膜屏障或免疫营养角度考虑，日常饮食都是最合适的肠内营养。

（三）摄入热量

肝脏疾病患者术后往往难以耐受过量的营养支持，应提倡"低热量供给"，以往的术后高热量补给［30kcal/（kg·d）］方法已经被废弃。但外科术后患者的肠外营养供热标准目前在不同的专业书及教科书中不一致，一般为25～30kcal/（kg·d）。哈佛大学的BID医疗中心在危重或术后患者中，应用的标准为21～23kcal/（kg·d）。国内也有将供热量主动下调的趋势，但尚无大、中手术应用的广泛共识。国内外的研究均提示外科术后患者过高的热量摄入非但达不到营养支持的目的，反而加重了患者的代谢负担，引起高血糖、肝功能损害等代谢紊乱和并发症，术后短期内允许性低热量补给其实并未影响营养状态，同时在创伤应激及激素拮抗明显的阶段，避免了过多的外源性热量补给所造成的代谢负担和血糖调节失控，降低了相关并发症的发生率。北京协和医院在国内较早探讨了允许性摄入不足的应用情况，并证实术后短期（3～4d内）允许性低热量补给［18kcal/（kg·d）］并未改变患者的各项血生化指标及营养状态，但避免了血糖调节的失控，为患者的顺利康复带来了好处。

随着术后创伤的恢复，若患者尚不能进食或仍处于过渡的肠内营养阶段，应适当将热量补充调整至正常［25kcal/（kg·d）］，以提供充足的能量，促进患者康复。

1. 全肠外营养支持的补液量

对于那些需要全肠外营养的患者，成人基本需要量约每日50mL/kg。对于70kg体重的成人，全肠外营养补液量一般不要超过3000mL。呕吐、腹泻、引流液过多等特殊情况可适当增加液体量。对于伴有慢性肾功能不全或心力衰竭的患者，要根据情况限制液体摄入量。

2. 营养配比

所有术后患者的液体补充原则包括三大要素，分别为糖类、脂肪和氨基酸（蛋白质）。氨基酸的补充不能计算为补充的热量，患者从肠外营养所获得的能量主要是从补充的葡萄糖和脂肪乳中获取。一般情况下，西方国家的惯例是葡萄糖补充的能量占全部能量的70%，脂肪乳提供的能量占30%左右，但是目前国内的使用标准有所不同。在国内，外科界普遍认同的是葡萄糖供热占60%，脂肪乳供热占40%左右。在一些特殊情况下，脂肪乳供热的比例在国人中可提高至50%。北京协和医院蒋朱明教授曾于20世纪90年代后期同美国哈佛大学学者开展合作研究，结果表明在国内人群中糖和脂肪分别提供能量的50%对患者并不存在害处，在同时使用生长激素的情况下还能避免血糖的异常升高。日本学者曾经用临床研究证实，术后数天内用脂肪乳提供全部热量，结果表明并没有给患者的康复带来任何损害，国内也曾有学者进行了类似的研究，但这种术后供热方式并没有被业界广泛认同和接受。

肝脏术后患者其实更适合于提供容易降解的葡萄糖，但同时也遇到术后葡萄糖耐量下降的矛盾，所以在补充葡萄糖时应该酌情调整其用量。一般情况下，如果患者有糖尿病或者严重糖耐量下降，术后血糖难以控制者，术后第一天的葡萄糖供应量不超过150g，其后每天葡萄糖增加量不超过50g，并最好用胰岛素泵入的方式来严格控制术后血糖水平。葡萄糖和中长链脂肪乳同用的双能源肠外营养支持易于被全身大多数组织摄取和氧化，不会在血液和肝内蓄积，对肝切除后肝脏再生有促进作用，并能改善肝脏能量代谢，减轻肝脏脂肪变性。

3. 脂肪乳的选择

目前，临床上常用的脂肪乳剂普遍以长链三酰甘油（long chain triglyceride，LCT）和中链三酰甘油（medium chain triglyceride，MCT）为主。LCT 能提供约 60% 的必需脂肪酸，其热量高，可作为脂溶性维生素的溶剂和载体，但其氧化代谢速度慢，影响机体的有效代谢。MCT 与 LCT 相比，其分子质量小，代谢过程不依赖肉毒碱，氧化快而彻底，较少影响脂蛋白代谢和网状内皮系统功能，特别适用于危重症和肝功能不良的病人，用于新生儿的治疗也较安全。但 MCT 不能提供必需脂肪酸，大量输注会引起代谢性酸中毒和神经系统不良反应。

肝硬化等肝功能不全患者常伴有代谢障碍，同时合并低蛋白血症及营养不良。如输入大量的外源性 LCT，其代谢产物需由较多的白蛋白转运才能在体内氧化代谢，进而影响胆红素的代谢，因此肝功能不全患者脂肪的补充就受到了限制。肝脏恶性肿瘤患者同时多合并病毒性肝炎，在肝炎病毒和恶性肿瘤的双重作用下，免疫功能有不同程度的下降，加之肝切除患者术后因单核 - 巨噬细胞系统功能的大量丧失，免疫功能进一步降低，术后感染的风险大大增加。而输注大剂量的 LCT 将进一步导致单核 – 巨噬细胞系统功能障碍，增加感染的风险。

MCT 因其代谢迅速，并较少依赖白蛋白，因此其对胆红素的代谢并无明显影响。MCT 具有水解氧化快而彻底，较少沉积在肝脏和脂肪组织中，进入线粒体不依赖肉毒碱转运，易被上皮细胞结合的脂蛋白酶与肝内肝酶水解，以及对免疫系统影响小等优点，故被认为是较理想的能源物质。但由于 MCT 不含必需脂肪酸，故目前临床应用中，常与 LCT 按相同重量比（1∶1）混合使用，以满足机体对必需脂肪酸的需要，也有利于肝功能改善和肝细胞再生。

近年来，结构脂肪乳以其热能释放稳定和高安全性等优点得到广泛应用。结构脂肪乳剂（structoglyceride，STG）是继 MCT/LCT 物理混合后以化学混合为特点的新制剂，即在 1 个甘油分子的 3 个碳链上结合不同链长的脂肪酸，较纯 MCT 或 MCT/LCT 物理混合的脂肪乳剂耐受性好、氧化更快且不易发生酮症和高脂血症，能更明显地增强氮潴留效果。与传统的脂肪乳相比，STG 脂肪乳更有利于改善氮平衡，易于被清除，同时不改变单核 - 巨噬系统的功能，但对人中性粒细胞迁移有抑制作用。

ω-3 脂肪酸应用于危重患者已引起人们极大的关注。临床实践证明，ω-3 脂肪酸和其他免疫营养素（如谷氨酰胺、精氨酸、核苷和核苷酸、膳食纤维等）的应用可以减少感染性并发症的发生、促进伤口的愈合。肝切除术后患者转氨酶升高，可能与机械创伤、肝细胞破坏及炎性介质释放、肝脏超微结构受损伤有关。有研究者发现，ω-3 脂肪酸可明显改善肝脏手术后患者肝功能指标，认为这与患者外周血 IL-6 下降、HLA-DR 抑制的减轻相关。另有研究提示，ω-3 脂肪酸可增加肝血流灌注，为肝细胞提供更多的氧分、营养物质和代谢底物。

最新的含鱼油的脂肪乳 SMOF，由添加维生素 E 的大豆长链脂肪酸、中链脂肪酸、橄榄油、鱼油及维生素 E 物理混合配制而成，这种新开发的脂肪乳依照美国国立卫生研究院（National Institute of Health，NIH）在 1999 年推荐的比例配制，减少了 ω-6 脂肪酸的含量，增加了 ω-3 脂肪酸的含量，并提供大量的单不饱和脂肪酸（monounsaturated fatty acids，MUFA）。目前认为，这样的配制可以最佳方式调节机体的免疫功能。多项研究显示，SMOF 脂肪乳在患者中耐受良好，能够降低胆红素水平及氧化应激反应，同时由于其具备抗炎作用，有助于免疫调节，可明显缩短患者住院时间。

4. 氨基酸的选择

氨基酸是构成蛋白质的基本单元，也是合成机体内抗体、激素、酶类和其他组织的原料，在人体内有特殊的生理功能，是维持生命的基本物质。但是临床医生必须注意，只有在能量补充充足后才考虑给予氨基酸制品，氨基酸提供的热量不应计算在总热量中。一般成年人每天基本需氮量 0.15g/（kg·d），在手术创伤、感染等应激状态时，其需要量可适当增加，中等及以上应激为 0.2～0.25g/（kg·d）。氨基酸的浓度对脂肪乳稳定性有影响；因氨基酸渗透压高，可造成外周静脉炎，肠外营养混合液中氨基酸的最终浓度推荐为 2.3%～3.5%。

目前，临床使用最多的是平衡型氨基酸制剂和专科用氨基酸制剂。前者由多种氨基酸（包括必需氨基酸、半必需氨基酸和非必需氨基酸）按适当配比组成，目前应用最多。而专科用氨基酸制剂主要包括肝病用氨基酸溶液、肾病用氨基酸、创伤用氨基酸和小儿氨基酸制剂等。在肝病用氨基酸溶液中，支链氨基酸（branched chain amino acid，BCAA）的含量比较高，BCAA 能够纠正机体内 BCAA 的比例失调，减少芳香族氨基酸进入血 - 脑屏障，从而减少肝性脑病的发生。单纯 BCAA 并不能增加肝切除患者白蛋白合成和改善其生存率。因此，术后若仅选择富含 BCAA 的氨基酸溶液，因其只含有 BCAA 或成分不全的氨基酸溶液，蛋白质合成就可能发生障碍或只依赖这种不足的比例进行。此外，由于肝功能减退会导致来自必需氨基酸的非必需氨基酸合成障碍，因此围术期氨基酸的补充还应富含多种氨基酸，仅给予 BCAA 高但氨基酸谱不全的氨基酸溶液是不合理的。对于肝性脑病患者，应限制氨基酸的剂量，并给予特殊氨基酸溶液。

对于危重症患者，氨基酸除能够供给营养维护细胞代谢，还能够改善患者的免疫功能、有助于促进患者康复。在原有标准营养配方的基础上，一些增加某些氨基酸类营养物质的新型氨基酸也逐渐问世，可改善机体的免疫功能。现已有不同免疫营养配方用于临床，主要有添加了谷氨酰胺（glutamin，Gln）、精氨酸、牛磺酸等的氨基酸制剂。同时，二肽氨基酸制剂的诞生为临床肠外营养制剂提供了均衡的氨基酸氮源。近年研究发现精氨酸可能通过一氧化氮对多种生理过程起重要的调控作用，包括调节血管的张力、小肠运动和胰腺分泌，参与调节肝脏蛋白质和尿素代谢等。这里尤其要提的是 Gln，作为体内含量最丰富的氨基酸，具有多种生理功能，包括参与体内氮的转运，合成精氨酸，调节酸碱平衡，作为嘌呤、嘧啶、核苷酸、氨基糖和谷胱甘肽的合成前体，为某些重要器官（如胃肠道）和免疫细胞提供能量和细胞合成的原料，发挥抗氧化作用等。但在感染、应激等病理状态下，Gln 储备耗竭，其上述功能受到影响。此时，补充 Gln 能为免疫细胞提供能量物质和增殖原料，改善机体免疫功能；Gln 对肠黏膜上皮细胞的滋养作用有助于保护肠黏膜屏障，减少细菌移位、全身感染和炎症反应的发生，保护器官功能，并有助于维持内稳态。因此，给危重症患者补充 Gln，已成为临床常规治疗措施。

5. 维生素与微量元素等营养物质的补充

在补充葡萄糖、脂肪乳及氨基酸的同时，要注意微量元素等其他营养物质的补充，以促进营养物质转换吸收。微量元素是某些酶、维生素和激素的活性因子，主要参与氧的储存和电子传递以及自由基的调节。目前临床上有商品化的剂型：水溶性维生素、脂溶性维生素、复方磷制剂、微量元素、门冬氨酸钾镁注射液、丙氨酰谷氨酰胺注射液。每日 1 支可满足一般患者的基本需求。无论是脂溶性维生素还是水溶性维生素，都不可直接静脉推注。但作为补充肠外营养维生素的水溶性维生素和脂溶性维生素制剂可满足除维生素 K 以外的各种维生素需要，故每周要适当补充维生素 K。

对于肝性脑病患者，由于排泄铜（copper）和锰（manganese）受限，因而最好只给予基础量的锌（zinc）和硒（selenium），而不给予微量元素的复合制剂。

6. 全合一系统

全合一（The All in One，AIO，3 in 1）系统指的是将所有肠外营养素混合在一个容器中，这样可使全天需要的营养、水、电解质、微量元素及维生素用一个袋子进行输注。该系统是 1972 年索拉赛尔（Solassol）和乔优斯（Joyeux）提出的，其目的是为使肠外营养更方便，使者用一个硅胶袋和一条输液管即可输注全部所需营养素。

全合一的优点在于：

（1）节约时间：节约准备、换药、注药的操作时间；

（2）利用率更好：营养物质相互间协同利用；

（3）降低费用：节省静脉管道、注射器、连接器的用量；

（4）方便输注；

（5）减少代谢性并发症发生率，如高血糖、电解质紊乱等，进而降低监测费用；

（6）脂肪替代部分葡萄糖，降低葡萄糖摄入量过多导致的风险；

（7）添加脂肪乳剂降低营养制剂渗透压，从而减少静脉刺激；

（8）因减少了连接，减少了换瓶及其他操作，降低了感染率。

随着全合一系统的推广，外周肠外营养技术在各个医院应用变得更容易、更普及、更实用。对于不能进行全合一配液的医院，短期肠外营养支持选用即用型双腔袋或三腔袋也很容易，特别是专门为外周肠外营养设计的制剂。对严重应激患者，营养制剂的组成中需要进一步添加特殊营养基质（如谷氨酰胺，ω-3 脂肪酸），但并不建议在标准肠外营养混合制剂中添加。当需要在肠外营养系统中添加特殊营养基质时，必须要减少某些营养素，以便维持蛋白质、碳水化合物及脂肪热卡的适量平衡，避免 PN 过量导致的进一步肝功能损害。

7. 保肝治疗

保肝药物是指对肝细胞损伤具有一定保护作用的药物。引起肝细胞损伤的病因有很多，如肝炎、梗阻性黄疸等。在保肝治疗中，首先要注意去除病因，针对性地进行抗病毒、手术治疗或用介入手段解除梗阻等，然后再进行保肝药物治疗。保肝药物种类繁多，作用各异。了解常用保肝药物的功效、特点以及应用过程中的一些注意事项，有助于肝胆外科医生合理应用保肝药物。临床应用保肝药物应遵循简单、安全、有效、经济的原则。各种药物进入人体后，均由肝脏代谢和解毒，过多服用药物：一是增加肝脏负担；二是有些药物具有肝毒性，会损伤肝细胞。因此，应慎重选择药物，一定要选择毒副作用很小的保肝药物。

总之，对于肝病患者，首先应进行营养筛查和评估；对不同肝病时期的患者，应根据患者机体需求和疾病代谢特点、肝脏功能及胃肠耐受性，个体化制定营养监测和支持治疗方案，首选肠内营养；对于围术期不同阶段，建议应用肠外肠内营养序贯治疗，以最大限度满足患者的营养代谢和治疗需求。

（毛一雷　于健春　孙永亮）

参 考 文 献

［1］PLAUTH M, BERNAL W, DASARATHY S, et al. ESPEN guideline on clinical nutrition in liver disease［J］. Clin Nutr. 2019, 38 (2): 485-521.

［2］CAPOCACCIA L, COLTORTI M, MERLI M, et al. Nutritional-status in cirrhosis［J］. Journal of Hepatology, 1994, 21 (3): 317-325.

［3］KOLLER M, SCHUTZ T, VALENTINI L, et al. Outcome models in clinical studies: implications for designing and evaluating trials in clinical nutrition［J］. Clin Nutr, 2013, 32 (4): 650-657.

［4］MILLER M J, LAUTZ H U, PLOGMANN B, et al. Energy expenditure and substrate oxidation in patients with cirrhosis: the impact of cause, clinical staging and nutritional state［J］. Hepatology, 1992, 15: 782-794.

［5］PENG S, PLANK L D, MCCALL J L, et al. Body composition, muscle function, and energy expenditure in patients with liver cirrhosis: a comprehensive study［J］. Am J Clin Nutr, 2007, 85 (5): 1257-1266.

［6］TANDON P, RAMAN M, MOURTZAKIS M, et al. A practical approach to nutritional screening and assessment in cirrhosis［J］. Hepatology, 2017, 65 (3): 1044-1057.

［7］BIANCHI G, MARCHESINI G, ZOLI M, et al, Prognostic significance of diabetes in patients with cirrhosis［J］.

Hepatology, 1994, 20: 119-125.

[8] KORETZ R L, AVENELL A, LIPMAN T O. Nutritional support for liver disease [J]. Cochrane Database Syst Rev 2012 (5): 8344.

[9] MITCHELL M C, FRIEDMAN L S, MCCLAIN C J. Medical management of severe alcoholic hepatitis: expert review from the clinical practice updates committee of the AGA institute [J]. Clin Gastroenterol Hepatol, 2017, 15 (1): 12.

[10] MFILLER M J, PIRLICH M, BALKS H J, et al. Glucose intolerance in liver cirrhosis: role of hepatic and non-hepatic influences [J]. Eur J Clin Chem Clin Biochem, 1994, 32: 749-758.

[11] BALLMER P E, WALSHE D, MCNURLAN M A, et al. Albumin synthesis rates in cirrhosis: correlation with Child-Turcotte Classification [J]. Hepatology, 1993, 18: 292-297.

[12] BALLMER P E, REICHEN J, MCNURLAN M A, et al. Albumin but not fibrinogen synthesis correlates with galactose elimination capacity in patients with liver cirrhosis [J]. Hepatology, 1996, 24: 53-59.

[13] 李宁，于健春. 肠外营养与置管途径选择 [M]. 北京：人民军医出版社，2011.

[14] MARY MARIAN, MARY K RUSSELL, SCOTT A SHIKORA. Clinical nutrition for surgical patients [M]. New York: Jones and Bartlett Publishers Inc, 2008.

[15] FARTOUX L, POUJOL-ROBERT A. Insulin resistance is a cause of steatosis and fibrosis progression in chronic hepatitis C [J]. Gut, 2005, 54 (7): 1003-1008.

[16] 于健春. "序贯疗法" 优化手术后早期肠内营养 [J]. 中华临床营养杂志，2011，19（3）：140-143.

[17] FIGUEIREDO F A, DE MELLO PEREZ R, KONDO M. Effect of liver cirrhosis on body composition: evidence of significant depletion even in mild disease [J]. J Gastroenterol Hepatol, 2005, 20 (2): 209-216.

[18] TODOROVA N Z, TROIC T. Effect of surgical trauma on patient nutritional status [J]. Med Arh, 2003, 57: 29-31.

[19] LIANG X K, JIANG Z M, NOLAN M T, et al. Comparative survey on nutritional risk and nutritional support between Bering and Baltimore Teaching Hospitals [J]. Nutrition, 2008, 24 (10): 969-976.

[20] 蒋朱明. 有营养风险患者首选肠内营养支持 [J]. 中华临床营养杂志，2009，17（2）：65-66.

[21] MORGAN M Y, MADDEN A M, SOULSBY C T, et al. Derivation and validation of a new global method for assessing nutritional status in patients with cirrhosis [J]. Hepatology, 2006, 44 (4): 823-835.

[22] KONDRUP J, ALLISON S P. ESPEN guidelines for nutrition screening 2002 [J]. Clin Nutr, 2003, 22 (4): 415-421.

[23] PLAUTH M, CABRE E, CAMPILLO B, et al. ESPEN guidelines on parentera1 nutrition: hepatology [J]. Clin Nutr, 2009, 28 (4): 436-444.

[24] WEI-MING KANG, JIE-SHI ZHANG, MIN-SHAN Wang, et al. Prevalence of metabolic syndrome and its associations with other metabolic disorders and cardiovascular changes in health examination population in Beijing [J]. Chinese Medical Sciences Journal, 2009, 24 (4) : 227-230.

[25] PLAUTHA M, CABRE' E, RIGGIOC O, et al. ESPEN guidelines on enteral nutrition: liver disease [J]. Clin Nutr, 2006, 25 (2): 285-294.

[26] MADDEN A M, MORGAN M Y. Resting energy expenditure should be measured in patients with cirrhosis, not predicted [J]. Hepatology, 1999, 30 (3): 655-664.

[27] 宋京海，朱明炜，韦军民，等. 优化营养支持手段与单纯肠外营养对老年肝癌切除患者术后临床结局的影响 [J]. 中华临床营养杂志，2010，18（3）：158-161.

[28] KELLY D A. Preventing parenteral nutrition liver disease [J]. Early Hum Dev, 2010, 86 (11): 683-687.

[29] LLOYD D A, GABE S M. Managing liver dysfunction in parenteral nutrition [J]. Proc Nutr Soc, 2007, 66 (4): 530-538.

[30] NAKAYA Y, OKITA K, SUZUKI K, et a1. BCAA-enriched snack improves nutritional state of cirrhosis [J].

Nutrition, 2007, 23 (2): 113-120.

［31］CHARLTON M. Branched-chain amino acid enriched supplements as therapy for liver disease［J］. Nutrition, 2006, 136 (1 Suppl): 295-298.

［32］O'BRIEN A, WILLIAMS R. Nutrition in end-stage liver disease: principles and practice［J］. Gastroenterology, 2008, 134 (6): 1729-1740.

［33］MAYER K, SEEGER W. Fish oil in critical illness［J］. Curr Opin Clin Nutr Metab Care, 2008, 11 (2): 121-127.

［34］毛一雷, BISTRIAN B R. 当前外科患者营养支持中的几个观点［J］. 中国实用外科杂志, 2000, 20（4）: 250-252.

［35］PSCHEIDL E, SCHYWALSKY M, TSCHAIKOWSKY K, et al. Fish oil-supplemented parenteral diets normalize splanchnic blood flow and improve killing of translocated bacteria in a low dose endotoxin rat model ［J］. Crit Care Med, 2000, 28 (5): 1489-1496.

［36］VAN DEN BERGHE G, WOUTERS P, WEEKERS F, et al. Intensive insulin therapy in the critically ill patients ［J］. N Engl J Med, 2001, 345 (19): 1359-1367.

［37］KITCHEN P, FORBES A. Intravenous nutrition in critical illness［J］. Current Opin in Gastroenterol, 2001, 17: 150-153.

［38］POON R T, FAN S T, LO C M, et al. Improving perioperative outcome expands the role of hepatectomy in management of benign and malignant hepatobiliary diseases: analysis of 1222 consecutive patients from a prospective database ［J］. Ann Surg, 2004, 240 (4): 698-708.

［39］毛一雷, 卢欣, 桑新亭, 等. 外科术后患者允许性摄入不足的前瞻、随机、对照临床研究［J］. 中华普通外科杂志, 2005, 20（10）: 612-615.

［40］KORETZ R L, AVENELL A, LIPMAN T O, et al. Does enteral nutrition affect clinical outcome? a systematic review of the randomized trials ［J］. Am J Gastroenterol, 2007, 102 (2): 412-429.

［41］LIANG X, JIANG Z M, NOLAN M T, et al. Comparative survey on nutritional risk and nutritional support between Beijing and Baltimore teaching hospitals ［J］. Nutrition, 2008, 24 (10): 969-976.

［42］SHUAI S, HAO C, YUE C, et al. Formulation, stability and degradation kinetics of intravenous cinnarizine lipid emulsion ［J］. International Journal of Pharmaceutics, 2009, 373 (122): 147-155.

［43］GOULET O, ANTEBI H, WOLF C, et al. A new intravenous fat emulsion containing soybean oil, medium-chain triglycerides, olive oil, and fish oil: a single-center, double-blind randomized study on efficacy and safety in pediatric patients receiving home parenteral nutrition［J］. J Parenter Enteral Nutr, 2010, 34 (5): 485-495.

［44］RAYYAN M, DEVLIEFER H, JOCHUM F, et al. Short-term use of parenteral nutrition with a lipid emulsion containing a mixture of soybean oil, olive oil, medium-chain triglycerides, and fish oil: a randomized double-blind study in preterm infants［J］. J Parenter Enteral Nutr, 2012, 36 (1 Suppl): 81-94.

［45］HALLAS P. Glucose control in critically ill patients［J］. N Engl J Med, 2009, 361 (1): 91.

［46］GUGLIELMI F W, REGANO N, MAZZUOLI S, et al. Cholestasis induced by total parenteral nutrition［J］. Clin Liver Dis, 2008, 12: 97-110.

［47］KUM A R, ASHARMA P, SARIN S K. Hepatic venous pressure gradient measurement: time to learn［J］. JGastroenterol, 2008, 27 (2): 74-80.

［48］吴健雄, 王黎明, 荣维淇, 等. 肝癌合并肝硬化患者术后不同剂型肠内营养的临床效果［J］. 中华临床营养杂志, 2013, 21（6）: 345-350.

［49］LEE Y H, KIM S U, SONG K, et al. Sarcopenia is associated with significant liver fibrosis independently of obesity and insulin resistance in nonalcoholic fatty liver disease: nationwide surveys (KNHANES 2008-2011) ［J］. Hepatology, 2016, 63 (3): 776.

［50］于健春. 控制血糖水平对外科危重患者预后的影响［J］. 中国普外基础与临床杂志, 2009, 6（12）:

956-957.

［51］易佳盛，张吉翔，王静，等. 肝癌患者营养不良的原因及其营养治疗［J］. 肿瘤代谢与营养电子杂志，2015（3）：73-76.

［52］徐威，毛一雷. 肝切除术围手术期管理［J］. 临床外科杂志，2017，25（3）：172-176.

［53］陈伟，于健春，李子建，等. 基于循证指南的肠外肠内营养学临床实践进展［J］. 中华外科杂志，2017，55（1）：32-36.

［54］陈莲珍，王雨潇，杨谨成，等. 我国2006—2015年肠外营养处方中维生素使用的文献分析［J］. 中国药房，2017，28（17）：2326-2330.

第三十章
原发性肝癌肝动脉化疗栓塞

第一节 概 述

原发性肝癌起病隐匿，是我国常见恶性肿瘤之一。死亡率在消化系统恶性肿瘤中列第 3 位，我国每年死于肝癌约 11 万人。门诊患者手术切除率不到 20%，肝癌术后 5 年复发率：大肝癌 70%，小肝癌 35% 左右。有大量不能手术切除患者等待非手术综合治疗，肝动脉化疗栓塞术已成为原发性肝癌主要治疗方法。肝癌介入治疗方法还有射频治疗、无水乙醇注射、埋置化疗药盒、冷冻治疗、电化学治疗等，这些方法各有特点，不一一介绍，其中肝动脉化疗栓塞占介入治疗患者总数的 80%～90%。

一、肝动脉化疗栓塞原理

介入放射学（interventional radiology）是近几十年发展起来的一门融医学影像学和临床治疗学于一体的新兴边缘学科。"Interventional Radiology" 一词于 1967 由美国放射学家马格利斯（Margalis）提出。介入放射学是在医学影像学方法引导下，采取经皮穿刺插管，对患者进行血管造影，通过病理学、生理学、细胞学及生化学等检查，采用药物灌注、血管栓塞、扩张成形及体腔引流等方法诊断和治疗疾病。介入放射学最大的特点是简便安全、有效且并发症少。正常肝脏的血供 75% 来自于门静脉，25% 来自肝动脉，而肝癌的血供 90%～99% 由肝动脉供血，栓塞肝动脉后正常肝脏血供只会减少 35%～40%，而肝癌组织因缺血坏死，从而达到治疗目的。

二、肝癌的血管造影表现

（一）肝血管造影解剖基础

在解剖上，肝由两叶组成，每叶又分数个肝段。肝总动脉发自腹腔动脉干，为供应肝的主要动脉。在发出胃十二指肠动脉之后，肝动脉分为左右两支，供应左右肝叶，这两支肝动脉继续分支，右支分成四个段支，左右分成两个段支。只有 50%～60% 的人有如此典型的类型。其余的人肝动脉有不同的起源。最常见的有：右肝动脉发自肠系膜上动脉占 14%，副右肝动脉发自肠系膜上动脉占 6%，左肝动脉由胃左动脉发出占 10%，副左肝动脉由胃左动脉发出占 8%，其余 3% 肝总动脉由肠系膜上动脉发出。熟悉这些动脉变异对肝动脉化疗栓塞十分重要。

（二）肿瘤血管及肿瘤染色

典型肝癌血管造影显示异常的、粗细不均的、排列无序的肿瘤血管。肿瘤染色是指停留在肿瘤内的不规则造影剂湖，常常显示出肿瘤轮廓。

（三）动静脉瘘

约 70% 病例伴有门静脉和肝静脉受侵，选择肝动脉造影时，造影剂通过异常通道将门静脉或肝静脉显影，显示出门静脉或肝静脉的形态。

（四）门静脉瘤栓

腹腔动脉或肠系膜上动脉造影静脉期，回流的造影剂进入门静脉时显示门脉内充盈缺损。如果肿瘤栓子完全阻塞门静脉，门静脉不能显示，其表现是门静脉不显影而没有充盈缺损的征象。

三、常用化疗药物

动脉灌注化疗具有高浓度、大剂量、一次性给药的特点，不良反应小，1～2 个月治疗一次，三次为一疗程。介入治疗化疗药物选择原则：①细胞周期非特异性杀伤药，对细胞各个分裂周期都有效；②对特定肿瘤敏感的药物；③联合用药方案，联合应用细胞周期非特异性杀伤药与对特定肿瘤敏感的药物。

以蒽环类糖苷抗生素——阿霉素为首选药物，它能嵌入 DNA 的双螺旋结构内，起阻断 RNA 聚合酶的作用，抑制 RNA 的合成，对分裂各期细胞均有杀伤作用，它是动脉灌注化疗的广谱代表性药物。表阿霉素（EPI）总用量不超过 $1000mg/m^2$，超过此剂量心脏将出现不可逆性心力衰竭。

顺铂（PDD）是中心以二价铂同 2 个氯原子和 2 个氨分子结合的重金属复合物。通过与 DNA 双螺旋结构上的碱基形成交叉连接，而影响 DNA 的模板功能，抑制 DNA 和 RNA 的合成，为细胞周期非特异性药物，对细胞分裂各期均有作用。临床应用效果较好，但是由于其恶心、呕吐的不良反应太强烈，患者常常无法忍受而放弃使用。最近有了可以替代顺铂的药物——奈达铂，化学名称为顺式乙醇酸二氨合铂。本品进入细胞后，甘醇酸脂配基上的醇性氧与铂之间的键断裂，水与铂结合，导致离子型物质（活性物质或水合物）的形成，断裂的甘醇酸脂配基变得不稳定并被释放，产生多种离子型物质并与 DNA 结合。本品以顺铂相同的方式与 DNA 结合，并抑制 DNA 和 RNA 复制，从而产生抗肿瘤活性。临床初步应用发现其不良反应明显较顺铂减轻，已经克服了原来的过重的不良反应。

常用药物及用量如表 4-30-1 所示。

表 4-30-1　常见化疗药物及用量

药物名称	用量	药物名称	用量
EPI	100mg/ 次	CF	100mg/ 次
THP	50～60mg/ 次	PDD	100～150mg/ 次
HCPT	20～30mg/ 次	MMC	20mg/ 次
5-FU	1000mg/ 次	奈达铂	100～120mg/ 次

常用方案：

（1）EPI 80～100mg，拓喜 30mg；

（2）THP 60mg，拓喜 30mg；

（3）CDDP 150mg，5FU 1000mg，CF100mg；

（4）EPI 80～100mg，CDDP 120mg；

（5）EPI 80～100mg，MMC 20mg，5-FU1000mg；

（6）THP 60mg，奈达铂 120mg。

四、常用栓塞剂

（一）碘化油

对肝癌组织有特殊的导向作用，可选择性地滞留于肿瘤组织中，并能栓塞肿瘤组织的末梢血管。肝肿瘤血管对其有虹吸作用。肿瘤血管通透性增高，碘化油漏出血管而存积到肿瘤组织内，而肿瘤组织缺乏网状内皮细胞和淋巴细胞，碘化油不易被分解吸收，可较长时间滞留在肿瘤组织内。碘化油积聚的多少与肿瘤血管的丰富程度成正比，肿瘤血管越丰富，碘化油积聚越多，肿瘤血管越少，碘化油积聚越少。所以，乏血供者碘化油起的作用有限，疗效不佳。

（二）明胶海绵

原理：术者用剪刀手工加工明胶海绵块，使之成颗粒，因为大小不均，形状不规则，颗粒粗糙，摩擦系数大，栓塞剂注入肝动脉时常常不能将血管完全填充，影响栓塞效果。现在已有100～700μm 不同大小明胶颗粒成品，可根据需要选用。

（三）海藻酸钠微球（KMG 微球）

它以海藻为原料制成各种直径的颗粒，以 100～700μm 最为常用，显微镜下观察为椭圆形，边缘光滑，大小均匀，栓塞后血流阻断彻底。另外一个特点是 2～3 个月后海藻酸钠微球可以完全分解，通过尿液排出体外。对人体没有任何不良反应，对血管内膜没有任何刺激，动脉可以反复栓塞而不出现明胶海绵栓塞后动脉闭塞现象。

（四）PVA 微球

由美国公司生产，使用时间较短，没有太多的使用经验。

（五）栓塞剂的进展

超液化碘油或国产 40% 碘化油是最常用的栓塞剂，使用时间也最长，以超液化碘油最佳，它除了具有栓塞剂的功能外，还具有较强的止痛作用，止痛作用来自其成分中的罂粟籽油。低血供病灶因缺乏肿瘤血管，碘化油存积太少，疗效不佳。近几年栓塞剂得到了发展，例如海藻酸钠微球，颗粒均匀，栓塞后血流阻断彻底。在临床工作中，部分碘化油栓塞患者虽然治疗取得了较好疗效，但是，一边治疗一边肿瘤又有生长，很难彻底阻止肿瘤瘤体生长。作者认为碘化油由于液态的原因不能完全阻断血流，因为血流不断冲刷使原已在肿瘤内的碘化油减少，所以用碘化油栓塞时，其疗效很大程度上受肿瘤血管类型与结构的影响，肿瘤血管丰富的病灶疗效好，肿瘤血管稀少的病灶疗效差。而海藻酸钠微球完全克服了碘化油的缺点，它的栓塞时间持续 2～3 个月，在此期间肿瘤完全缺血，不受血流冲刷的影响，因此可使肿瘤组织完全呈低密度坏死状态，在 CT 增强扫描上显示均匀密度减低区，增强扫描时，病灶无增强，边缘清晰，瘤体不断吸收缩小。

五、肝动脉化疗栓塞方法

（一）适应证

原发性肝癌的介入治疗适应证：既可作为不能手术切除的肝癌姑息治疗方法，亦可作为肝癌综合治疗的重要方法。随着经验的积累和技术的成熟，肝癌的介入治疗适应证范围还会进一步的扩大。

（1）由于各种原因导致不能手术切除者或不愿意接受手术切除者。

（2）肝癌手术切除前，肝动脉化疗栓塞可使肿瘤缩小、血供减少，为手术创造条件。

（3）肿瘤切除不彻底或手术后复发者。

（4）原发性肝癌引起的破裂出血、疼痛、动静脉瘘。

（5）肝脏肿瘤体积小于肝脏的 70%，门静脉主干未完全阻塞者。

（6）对原发性肝癌伴有较重肝硬化者或高龄患者、身体条件较差者，肝动脉栓塞治疗可作为姑息治疗方法。

（二）禁忌证

（1）重度黄疸，大量腹水。

（2）严重的肝肾功能不全。Child 分级 C 级者。

（3）患者全身情况差，精神萎靡或恶病质。

（4）肿瘤巨大超过肝脏体积 70% 伴严重肝功能不良。

（5）门静脉瘤栓完全阻塞伴门静脉高压。

（三）穿刺插管方法

采用塞尔丁格（Seldinger）穿刺插管技术，常规经右侧股动脉穿刺插管，常规行腹腔动脉造影，将导管选择性地插入肝固有动脉或肝左动脉、肝右动脉内注射药物，再注入栓塞剂。如果发现肿瘤血管肿瘤染色不完整，要继续找变异的供血动脉。如肝癌伴有肝动脉 - 门静脉瘘时，可行常规化疗栓塞处理。如肝癌伴有肝动脉 - 肝静脉瘘的患者，要根据具体情况采取相应处理措施，瘘口不大可以用固体栓塞剂栓塞，如果瘘口较大，要考虑栓塞剂经瘘口随血液到达肝外产生并发症的可能性。

（四）栓塞术后反应

栓塞术后综合征：肝癌肝动脉化疗栓塞后出现的化疗反应及由于肿瘤缺血坏死出现的一系列临床表现，如恶心、呕吐、发热、腹痛、腹胀、全身不适等症状。症状轻重程度与肿块大小，患者体质优劣有关。一般持续 3～5 天，经保肝、消炎、止吐、止痛、退热等对症处理后逐步好转。

（五）并发症

消化道出血、肝破裂、肝昏迷、腹水、黄疸、穿刺局部血肿等较少出现，出现概率与病期早晚有关。掌握好适应证对减少并发症有帮助。

第二节　肝动脉化疗栓塞相关问题探讨

一、肝动脉解剖变异

肝动脉分支正常类型者只占 50%～60%，肝动脉的变异相当常见。在变异的类型中，右肝动脉发自肠系膜上动脉这个类型最为常见，左肝动脉发自胃左动脉次之，膈动脉也经常参与肿瘤供血。侧支血管参予的多少与肿瘤的大小有关，肿瘤巨大，需要的血液多时，经常有多支动脉同时参与供血。

二、患者的选择

目前选择介入治疗的大多数患者为中晚期及因各种原因不能手术切除患者。因此，对于残存肝脏的功能估计十分重要，对能耐受治疗中副反应，机体恢复较快，在大剂量化疗药灌注及栓塞治疗后，肝、肾功能和白细胞较快恢复，肝脏代偿功能及潜在功能较好者疗效较好。病灶大、肝硬化严重、肝功能差或肝功能失代偿者预后极差。

三、栓塞剂选择的重要性

肝动脉灌注化疗加栓塞治疗的疗效明显优于单纯肝动脉灌注化疗，越来越多的医师认识到栓塞治疗的重要性。对栓塞剂的种类及品种进行更多的研究，以取得更好的治疗效果。虽然碘化油使用方便，安全性好，被大多数介入医生喜爱，为肝癌的栓塞治疗做出了很大贡献，取得了很好的成绩，但是，数十年的经验表明它也有明显的不足之处，很多介入医师看到了碘化油的缺点，它在治疗肿瘤血管不够丰富的病灶、原发性肝癌中的低血供病灶、大多数的肝转移瘤时，疗效不佳。其原因是碘化油不能有效进入病灶内部，不能有效阻断肿瘤供血。而固体栓塞剂的应用克服了碘化油的缺点，特别是加工精细的微球，例如海藻酸钠栓塞能够彻底阻断肿瘤血管，可有效地阻止肿瘤的生长，弥补了碘化油的不足，如果碘化油和海藻酸钠微球联合应用，效果更佳。

在治疗过程中，要及时发现和处理侧支循坏及肝动脉变异。插管有困难时，用微导管能提高效率。

四、个性化方案

患者的性别、年龄、体质各异，其他器官的慢性病情况也不同等，致使不同的患者患同样的疾病对治疗的承受能力差异悬殊，所以采取因人而异的治疗方案非常必要，药物的剂量、栓塞材料、栓塞程度要根据患者的多方面实际情况来制定。在临床工作中观察到一种现象，患者接受了一个阶段的治疗后，没有按照计划回来继续治疗，其原因是患者对治疗的反应恐惧而放弃了治疗，结果可想而知。如果在此时改变一下方案，调整一下剂量，使其能够继续接受治疗，其疗效当然会提高，最后给患者带来好处，延长了患者的生命。

五、治疗效果

关于肝癌的栓塞疗效，各家报道不一。从近期文献看，生存率较前有所提高，解放军总医院总结 1987 年 1 月至 1996 年治疗两次以上 312 例原发性肝癌资料，1、2、3、5、7、8 年生存率分别为 64.6%、46.8%、36.1%、25.3%、19.2%、14%。疗效随着技术及药物的发展而不断提高。

第三节　病　例　介　绍

一、病例 1

病例 1 图 1 见图 4-30-1。王某某，男，62 岁，原发性肝癌。CT 显示右肝巨块性肝癌，肿块占居整个肝脏，直径 15cm，左肝也有多个小结节。

病例 1 图 2 见图 4-30-2。数字减影血管造影显示：以右肝动脉供血为主的多血供肿瘤，左肝亦见零星小结节，血供丰富，肿瘤染色浓。

病例 1 图 3 见图 4-30-3。KMG 微球栓塞后 40 天，CT 扫描显示病灶全部坏死，呈低密度区，

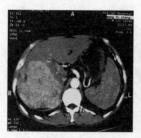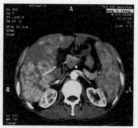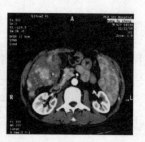

图 4-30-1　病例 1 图 1

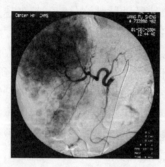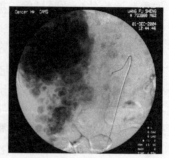

图 4-30-2　病例 1 图 2

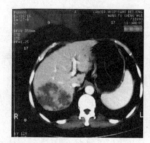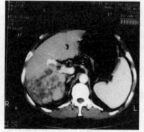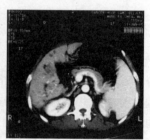

图 4-30-3　病例 1 图 3

病灶体积缩小，病灶直径缩小 50%。

二、病例 2

病例 2 图 1 见图 4-30-4。苑某某，男，68 岁，原发性肝癌。CT 扫描显示肝右叶直径 5cm 肿块，类圆形，动脉期病灶明显增强，静脉期呈低密度区，边界清晰。

病例 2 图 2 见图 4-30-5。数字减影血管造影显示：右肝动脉供血的多血供肿瘤，血供丰富。

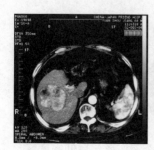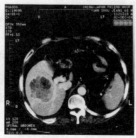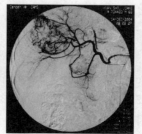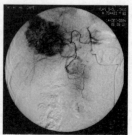

图 4-30-4　病例 2 图 1　　　　　　**图 4-30-5　病例 2 图 2**

病例2图3见图4-30-6。灌注化疗及KMG微球栓塞后1个月，病灶内开始出现坏死，呈不规则低密度区。

病例2图4见图4-30-7。灌注化疗及KMG微球栓塞后2个月，病灶坏死区呈均匀一致的低密度区，病灶开始缩小。

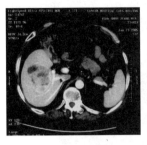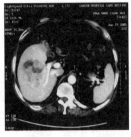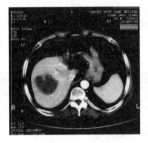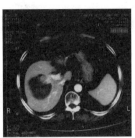

图4-30-6　病例2图3　　　　　　　图4-30-7　病例2图4

三、病例3

病例3图1见图4-30-8。唐某某，男，54岁，原发性肝癌。右肝巨大低密度肿块，约10cm×16cm，有不同程度的坏死，边界较清晰。

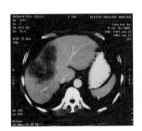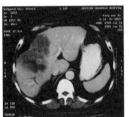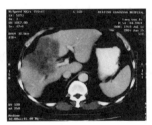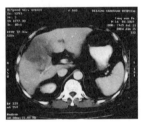

图4-30-8　病例3图1

病例3图2见图4-30-9。血管造影动脉期显示有肝动脉供血的巨大肿瘤，肿瘤血管较丰富，为中等供血肿瘤。

病例3图3见图4-30-10。2次肝动脉化疗海藻酸钠微球栓塞治疗后，增强CT显示病灶缩小6.5cm×8cm，出现坏死，边界较治疗前清楚。肿瘤近膈面呈V形萎缩。

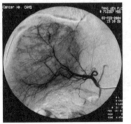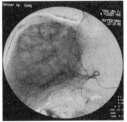

图4-30-9　病例3图2

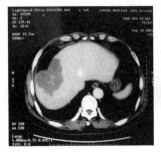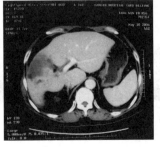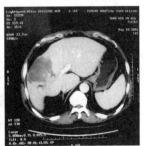

图4-30-10　病例3图3

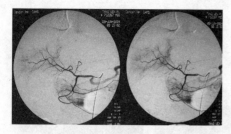

图 4-30-11　病例 3 图 4

病例 3 图 4 见图 4-30-11。第 3 次肝动脉造影显示肝动脉变细，血供明显减少，肿瘤血管减少，肿瘤染色变浅。

病例 3 图 5 见图 4-30-12。4 次肝动脉化疗栓塞后，增强 CT 显示病灶 6cm×6.5cm，病灶进一步缩小，密度变得均匀一致，与正常肝脏边界更清晰，有少许扩张胆管阴影。距离第 1 次治疗 5 个月，病情基本稳定。

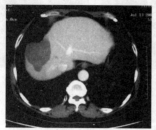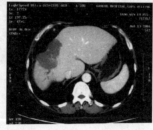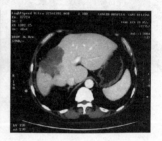

图 4-30-12　病例 3 图 5

四、病例 4

病例 4 图 1～图 2 见图 4-30-13、图 4-30-14。薛某某，男，47 岁。原发性肝癌。CT 显示右肝 4.5cm×7.4cm 不规则低密度区，动脉期有不均匀强化，门静脉前支受侵。

病例 4 图 3～图 4 见图 4-30-15、图 4-30-16。肝动脉化疗及碘化油＋KMG 微球栓塞 3 次后，腹部 CT 显示病灶内有部分碘化油存积，肿瘤坏死，测量病灶 3.6cm×4.2cm，较前缩小。距离第 1 次治疗 4 月余，病情稳定。

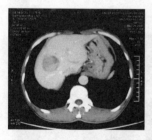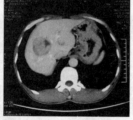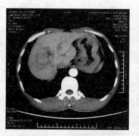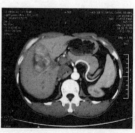

图 4-30-13　病例 4 图 1　　　　　　　　　图 4-30-14　病例 4 图 2

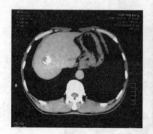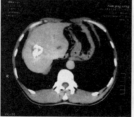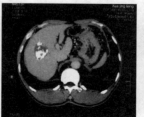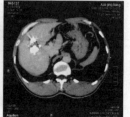

图 4-30-15　病例 4 图 3　　　　　　　　　图 4-30-16　病例 4 图 4

（史仲华）

参 考 文 献

[1] FALKSON C, MACHITYPE J M, MOERTEL C G, et al. Primary liver cancer: an eastern cooperative oncology group trial[J]. Cancer, 1984, 54: 970-977.

[2] CHAMASNGAVEJ C, CHUANG V P, NAKAKUMA K, et al. Studies on the anticancer treatment with only anticancer drug injected into the ligated hepatic artery for liver cancer[J]. Nichidoku Lho, 1979, 24 (4): 675-682.

[3] STUART K, STOKES K, JENKINS R, et al. Treatment hepatocellullar carcinoma using doxorubicin/ethio oil/gelatin powder chemoembolization[J]. Cancer, 1993, 72 (11): 3202-3209.

[4] UCHIDA H, OHISHI H, MATSUO N et al. Transcatheter hepatic segmental embolization using lipiodol mixed with anticancer drug and gelfoam particles for hepatocellular carcinoma[J]. Cardiovasc Intervent Radiology, 1987, 162: 849-852.

[5] MILLER D L, LEARY T J, GIRTON M. Distribution of iodized oil within the liver after hepatic arterial injection[J]. Radiology, 1987, 162: 849-852.

[6] MATSUI M, KADOYA M, YOSHIKAWA J, et al. Small hepatocellular carcinoma: treatment with subsegmental transcatherter arterial embolization[J]. Radiology, 1993, 188: 79-83.

[7] OKAZAKI M, YAMASAKI S, ONO H. Chemoembolotherapy for recurrent hepatocellular carcinoma in the residual liver after hepatectomy[J]. Hepato-Gastroenterology, 1993, 40: 3206.

[8] 李连递, 鲁凤珠, 张思维, 等. 中国恶性肿瘤死亡率20年变化趋势和近期预测分析[J]. 中华肿瘤杂志, 1997, 19（1）: 3-9.

[9] 陈星荣, 林贵, 夏宝枢, 等. 介入放射学[M]. 上海: 上海医科大学出版社, 1989.

[10] 李麟荪. 临床介入放射学[M]. 南京: 江苏科学技术出版社, 1990.

[11] 张金山. 现代腹部介入放射学[M]. 北京: 科学出版社, 2000: 5.

[12] 徐蓉, 郭俊渊, 王承缘, 等. 肝癌碘油栓塞后的碘油沉积与肿瘤坏死[J]. 中华放射学杂志, 1992, 26（5）: 302-305.

[13] 吴恩惠, 刘玉清, 贺新树. 介入性治疗学[M]. 北京: 人民卫生出版社, 1994.

[14] 林贵, 王建华, 顾正明, 等. 肝动脉化疗栓塞治疗中晚期肝癌的疗效和影响因素[J]. 中华放射学杂志, 1992, 26（5）: 311-315.

[15] 王茂强, 张金山, 崔志鹏, 等. 原发性肝癌850例肝动脉栓塞化疗后疗效分析[J]. 中国医学影像技术, 1996, 12（1）: 23-25.

[16] 罗凌飞, 范占明, 霍建伟, 等. 数字化影像在血管造影和介入放射中的应用[J]. 临床放射学杂志, 1996, 15（4）: 242-245.

[17] 王建华, 王小林, 颜志平. 腹部介入放射学[M]. 上海: 上海医科大学出版社, 1998.

[18] 史仲华. 海藻酸钠微球栓塞肝脏肿瘤的临床应用[J]. 中国肿瘤临床, 2007, 34（1）: 38-40.

[19] 史仲华, 郭彦君, 刘德忠, 等. 132例原发性肝癌灌注化疗及栓塞治疗疗效观察[J]. 中华肿瘤杂志, 1999, 21（3）: 211-213.

[20] 李忱瑞, 李文波, 李清华, 等. 原发性肝癌术前动脉化疗栓塞的疗效评价[J]. 癌症进展, 2006, 4（2）: 167-171.

[21] 佟小强, 邹英华, 李槐, 等. 吡柔比星及拓僖联合应用化疗栓塞原发性肝癌[J]. 中国肿瘤临床, 2004, 31（24）: 1404-1406.

[22] 刘琦. 肝癌介入治疗的发展及其启示[J]. 医学与哲学, 1997, 5: 241.

[23] 陆云飞, 林进令, 周先明. 肝动脉变异及其在肝癌介入治疗中的意义[J]. 广西医学, 1997, 19（2）:

155-157.

[24] 李忱瑞，郭彦君，田光辉，等. 肝癌的肝外动脉供血及其治疗 [J]. 中华肿瘤杂志，2002，24（2）：163-165.

[25] 陈永德. 动脉灌注化疗并栓塞治疗肝癌的若干问题 [J]. 介入放射杂志，1999，8（4）：187-188.

[26] 田建明，贾雨辰，章韵. 肝动脉闭塞后肝癌的侧支循环通路分析 [J]. 中华放射学杂志，1992，26（5）：344-346.

[27] 陈红岩. 肝动脉插管治疗中复杂血管的分类和处理 [J]. 介入放射学杂志，2009，18（9）：717-720.

[28] JIANG J, HU H, LIU R, et al. Nomogram for individualized prediction of recurrence after postoperative adjuvant TACE for hepatitis B virus-related hepatocellular carcinoma [J]. Medicine, 2017, 96 (32): 7390.

[29] TSURUSAKI M, MURAKAMI T. Surgical and locoregional therapy of HCC: TACE [J]. Liver Cancer, 2015, 4 (3): 165-175.

[30] 曹耿飞，纪卫政，顾俊鹏，等. 贝伐单抗联合 TACE 治疗 TACE-抵抗性肝癌 13 例疗效观察 [J]. 介入放射学杂志，2015，24（1）：69-73.

[31] 张丽书，张柏秋，郑昌盛. 急诊行肝动脉栓塞抢救性治疗肝癌破裂出血的疗效 [J]. 中国老年学杂志，2015（15）：4355-4356.

[32] 刘凌晓，王建华，王小林，等. 经皮热消融同步肝动脉化疗栓塞（TACE）治疗肝癌的临床价值 [J]. 复旦学报（医学版），2015，42（1）：1-6.

第三十一章

肝癌的射频消融治疗

第一节 总 论

一、肝癌射频消融的历史

（一）肝癌的射频消融治疗

　　肝癌是人类最常见的恶性肿瘤之一。目前肝切除术仍是治疗肝癌首选和最有效的方法，但因肝癌早期症状不典型，一般发现或诊断时即为中晚期，所以手术切除率仅为 20%～30%，这严重影响了肝癌患者的生存率。对不能手术切除的肝癌，则多采用以局部治疗为主的综合治疗（吴孟超等，2001）。自 1983 年日本学者杉浦（Sugiura）首创经皮无水酒精注射（percutaneous alcohol injection，PEI）方法，并以此治疗小肝癌（直径≤3cm），开启了肝肿瘤的局部消融（local ablation）治疗时代。此后相继出现了射频消融（radiofrequency ablation，RFA）、微波固化（microwave coagulation therapy，MCT）、激光治疗（laser thermal ablation，LTA）、冷冻治疗（cryosurgery therapy，CST）、高能聚集超声（HIFU）等各种局部消融治疗方法及其组合。其中射频消融治疗逐步发展成为肝癌局部治疗中较为成熟、疗效较好的治疗方法（Rossi S. S. et al，1996；Chen M. H. et al，2004）。射频消融的特点为：一是直接作用于肿瘤，具有高效快速的优势；二是治疗范围局限于肿瘤及其周围组织，对机体影响小，可以反复应用。局部消融治疗在过去的 30 年发展迅猛，已经成为继手术切除、介入治疗后的第三大肝癌治疗手段，而且由于其疗效确切，特别是在小肝癌的治疗方面，射频消融疗效与手术切除相近，因此被认为是小肝癌的根治性治疗手段之一。

（二）肝癌射频消融的发展过程

　　1990 年，罗西（Rossi）等首先将 RFA 用于肝脏局部热毁损的动物实验研究，并大胆预测对于直径<2cm 且无法手术切除的小肝癌，可以施行 RFA 治疗（Rossi S.，et al，1990）。1992 年，麦加恩（McGahan）等以单极射频针在 B 超引导下经皮穿刺猪肝脏进行试验。5 周后，B 超及剖腹检查结果均发现，单次 RFA 所致肝组织完全坏死范围为 1～2cm，且未发现任何并发症，从而为 RFA 的临床应用提供了可靠的依据（McGahan J. P.，et al，1992）。罗西等首先报道将 RFA 成功用于临床肝癌的治疗。此后，RFA 逐渐成为肝癌常用的局部治疗手段之一（Rossi S.，et al，1995）。

　　国内应用 RFA 治疗肝癌始于 20 世纪 90 年代末，发展历程大致可分为 3 个阶段。

第 1 阶段为 1999—2003 年。工作开展之初，医师对这一技术的安全性和疗效缺乏充分的了解，通常选择晚期、失去手术机会的肝癌患者。

第 2 阶段为 2003—2007 年。随着开展这项技术的单位逐渐增多，经验不断积累，RFA 的安全性和疗效进一步提高，即使对一些既往认为不适宜施行经皮 RFA 的肝癌病例，如膈顶部肝癌，通过单肺通气的办法，也能够安全有效地施行经皮 RFA（孙文兵等，2007）。本阶段标志性的变化表现在两方面：① RFA 在肝癌综合治疗中的地位明显提升，其作为主流性治疗方法的潜质得到了一定程度的发挥；② RFA 在局部治疗家族中的地位明显提升。国外多个临床随机试验结果均证实，综合考虑安全性、有效性等方面因素，RFA 优于微波消融、亚氦冷冻消融、无水酒精注射等方法，是首选的肝癌局部治疗手段（Shiina S., et al, 2007）。这在美国国立综合癌症网络（NCCN）肝癌临床实践指南 V.1.2004 版至 V.1.2006 版相关章节的变化中也有充分的体现。V.1.2004 版及 V.1.2005 版中各局部消融手段的排序为无水酒精注射、冷冻疗法和 RFA；而 V.1.2006 版中各消融术的排序已变为 RFA、无水酒精注射和冷冻疗法。

第 3 阶段为 2007 年至今。本阶段的特征为 RFA 作为治愈性措施的潜质日益凸显。对于可切除性肝癌，RFA 与手术治疗已呈现并驾齐驱之势（Cho Y. K., et al, 2001）。对于不可切除性肝癌，尤其是肿瘤位于肝脏外周区域的肝癌，医师更加注重采用个体化的 RFA 治疗方案（Hirooka M. et al, 2009; Luciana kikuchi, et al, 2014）。对于复发性肝癌，RFA 亦有用武之地，可取得不错的疗效。此外，一些既往被认为是 RFA 禁忌证的大肝癌，通过 RFA 亦获得了满意的远期治疗效果（孙文兵等，2009）。美国 NCCN 肝癌临床实践指南 V.1.2010 版显示，对于有可能切除的肿瘤，既可以选择手术切除，也可以选择消融治疗。

（三）肝癌射频消融设备和技术改进

RFA 的设备包括射频发生器、治疗电极针和负电极板。射频发生器按照产生的交流电形式，分为持续和脉冲 2 种形式，功率在数十瓦到数百瓦之间。

随着临床实践中对射频电极要求的不断提高，电极针不断改进，其发展经历了以下三代：

第一代电极：组织消融范围 1cm 左右，为实心金属针状电极。

第二代电极：组织消融范围 3～5cm（图 4-31-1）。

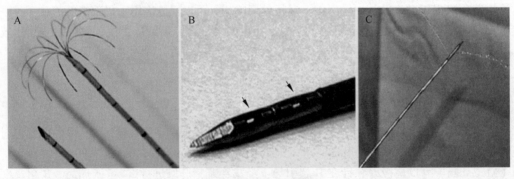

图 4-31-1　第二代电极

A. 伞状电极；B、C. 盐水增强电极

（1）中空冷却电极：由内、外套针组成，冷却水经套针在电极内循环降低电极末端及电极 - 组织界面温度，延缓组织气化、脱水和碳化，增强射频电流和热能传导，从而增大组织消融范围。利夫拉吉（Livraghi）等人治疗了 1 组瘤体平均直径 5.4cm 的 HCC 患者，瘤体直径≤4.0cm 者使用单极自冷却电极针，直径>4.0cm者使用集束电极针。肿瘤完全坏死率47.6%，接近完全坏死率（瘤体坏死90%~99%）达31.7%，部分坏死率（瘤体坏死50%~89%）达20.6%（Livraghi et al，2000）。

（2）双极电极：为两枚并行的电极针，工作时射频电流即在两枚电极之间产生，无需使用皮肤电极板，相当于两枚单电极针同时进行治疗，但有关双电极针的试验研究和临床应用报道不多。

（3）伞状电极：由套针和位于其内的4~10个可伸缩的子电极组成，套针进入肿瘤后，推动手柄推杆可使子电极呈伞状张开，以扩大电极表面积，降低电流密度，延缓组织碳化、脱水及电阻升高，延长治疗时间，增大组织消融范围（图4-30-1 A）。诺（Lo）等人用伞状电极针治疗的一组瘤体直径2.0~7.0cm的HCC患者，肿瘤完全坏死率达到80%（Lo et al，2003）。

（4）盐水增强电极（图4-31-1 B、C）：为中空电极，可通过电极向靶组织输注盐水，导电的电解质溶液在金属电极周围的组织形成"液体电极"，扩大了表面积，大大降低了电流密度；另外，盐水本身的冷却作用降低了局部温度，延缓了组织过高热，降低了电阻，并且液体的盐水作为热传导介质有利于热在组织中扩散。有学者（Kettenbach J. et al，2003；Giorgio A. et al，2003）已将该电极用于临床，证实其能够降低组织炭化，提高消融的范围，有效地治疗不能切除的肝癌。佩雷拉（Pereira）等人比较该电极和伞状电极、集束冷却电极的组织消融效果，前者的组织消融范围大于后两者（Pereira et al，2004）。

第三代电极：复合电极，组织消融范围7~10cm。

（1）集束中空冷却电极（图4-31-2 A）：由3根中空冷却电极呈等边排列组成，每根电极相距5mm。由于电极表面积增大了3倍以及电相干作用使消融范围有了较明显的增加。德贝尔（de Baere）等人分别用3枚间隔0.5cm的自冷却电极针组成的集束电极针和伞形电极针在正常猪肝脏进行试验，集束电极针的凝固性坏死区域平均3.7cm，明显大于伞形电极针的3.0cm（Baere et al，2001）。海默里奇（Haemmerich）等人将三个集束冷却电极排列成边长为4cm的等边三角形（图4-31-2 B），以此在体外对猪肝进行实验，其最大组织消融体积为137.5±22.2cm³（Haemmerich et al，2005）。

（2）盐水增强-中空冷却复合电极（图4-31-2 C）：单根电极，具有输注盐水和中空冷却循环双重功能，集合了两者的优点，因此组织消融范围显著扩大。Miao等人在射频功率50W和90W的条件下使用该电极对离体牛肝进行消融的范围分别达4.90±0.6cm、6.6±0.99cm，治疗过程中电极尖端温度小于40℃，阻抗低于50Ω，从而可以在较长时间内以较高的射频功率治疗，而延长的治疗时间更利于热传导，扩大组织的消融范围（Miao et al，2000）。

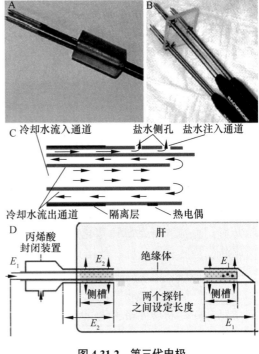

图4-31-2　第三代电极

A. 集束中空冷却电极；

B. 三个集束冷却电极按等边三角形进行组合；C. 盐水增强-中空冷却复合电极；D. 双极盐水增强电极

（3）盐水增强-伞状复合电极：单根伞状电极具有经子电极输注盐水的功能，既增大了金属电极的表面积，又具有盐水增强作用，因此组织消融范围显著扩大。Miao等人用该电极进行体外牛肝试验，在射频功率50W和90W的条件下，对离体牛肝的消融范围分别达（5.3±0.4）cm³、（6.0±1.0）cm³，明显大于单根伞状电极（Miao, et al, 2001）。

（4）双极盐水增强电极（图4-31-2 D）：在双极电极的基础上，通过输注盐水，增加组织的导电性，扩大组织的消融范围。布尔迪奥（Burdío）等人用该电极对猪进行腹腔镜下射频消融治疗，两电极间的距离是4cm，阻断肝门后，最大组织消融体积为（149.50±34.26）cm³（Burdío et al, 2003）。

根据治疗电极针的形状，其可分为单电极、多电极、伞状电极、双极电极、冷循环电极、集束电极、线形射频电极（Lim H. K., et al, 2000）、新型双极电极（Eisele R. M., et al, 2008）等。目前使用较多的治疗电极针有2种，分别为RITA和RT公司生产的伞状电极（Leeveen电极）（图4-31-3）和Radionics公司生产的冷循环电极（cool-tip）（图4-31-4、图4-31-5）。

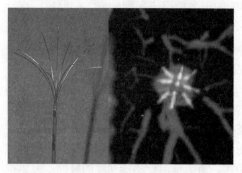

图4-31-3　伞状电极

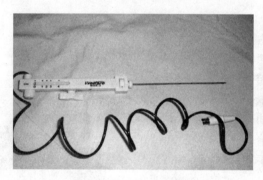

图4-31-4　未打开针头

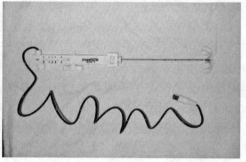

图4-31-5　伞状针头全部打开

此外，人们在临床工作中发现，RFA组织消融体积还受其他因素影响。组织血流是一个重要因素，活体组织因为有血流灌注，将带走一部分热，称为"热丢失"，因此有血流灌注的组织RFA消融的体积较同等条件下无血流灌注的组织小。进行RFA时应阻断血流，如用普里格林法阻断肝门血流；肝动脉栓塞化疗（transcatheter arterial chemoembolization，TACE），用气囊临时阻断门静脉和肝静脉；使用减少肝脏血流量的药物，如氟烷、加压素、肾上腺素等；甚至全身麻醉下常规降压。以上方法均不同程度增大了组织消融体积，提高治疗效果。使用较低的起始功率和缓慢的步升速度，有利于针周热量的弥散，避免局部积聚，从而使较大范围的组织共同受热凝固。高德博格（Goldberg）等人最先改进射频工作方式，使用脉冲式射频工作方式可明显提高消融疗效。他们用自冷却电极针做试验，脉冲RFA在人体肝脏的凝固性坏死范围可达到3.7cm，明显高于普通RFA的2.4cm（Goldberg, et al, 1999）。三维立体适形技术是在CT扫描的基础上，利用数字重建方式将平面图像构建成立体图像，显示其位置及毗邻关系。将三维立体适形技术用于原发性肝癌的定位，可以很好地显示肝癌病灶在肝脏内的位置、形状及毗邻关系，可以指导射频消融进针部位、角度、深度，观察电极展开的面积是否和病灶一致，并及时调整进针的方向及深度，以毁灭肿瘤病灶，最大限度地保护邻近正常肝组织（Chen M. H., et al, 2004）。

二、肝癌射频消融的现状

肝癌射频消融历经 20 多年的发展，目前凭借其独特的优势在临床上得到了广泛的应用。其优点如下：①消融产生的坏死组织区域较大。②坏死区域为类圆形，残留肿瘤细胞机会较小。③仪器设备改进快，由单级向双极、多级迅速发展。目前已成为国内外应用最为广泛的消融方法。

尽管手术切除是小肝癌根治性治疗的"金标准"，是小肝癌的首选治疗手段（Cha C., et al, 2004；汤钊猷，等，2005；Bruix J., et al, 2005）。但是，近年来以射频消融为代表的局部治疗发展迅猛，治疗小肝癌疗效不断提高，疗效已接近手术切除。射频消融是一种安全、可靠的局部肝癌治疗方法，对直径≤ 3.0cm 肝癌的疗效已得到充分肯定（Tateishi R. et al, 2005）。立石爱（Tateishi）等报道的一组病例中，共有 1000 个病灶的 664 例肝细胞肝癌患者 RFA 术后 5 年存活率达到 54.3%，对病灶直径≤2cm 的患者，其术后长期存活率更是得到了有效的提高（Tateishi et al, 2005）；韩国学者也报道了相似的临床疗效（Dongil C. et al, 2007）。王林等对射频消融与手术治疗小肝癌的疗效进行了比较，研究对象为 60 例原发性小肝癌患者，将其分为两组：A 组采用射频消融治疗；B 组采用手术切除。每组 30 例。结果：A 组患者 5 年肝癌复发率为 13.3%、5 年生存率为 93.3%；B 组患者 5 年肝癌复发率为 16.7%、5 年生存率为 90.0%。两组比较，差异均无统计学意义（*P*>0105）。由此得出结论：对早期诊断的原发性小肝癌，局部射频消融治疗与手术切除治疗效果相当；但局部射频消融治疗创伤小，是治疗早期原发性小肝癌的有效方法（王林，等，2010）。李晓勇等研究了 115 名原发性肝癌患者行射频消融的疗效，结果：并发症发生率为 11.3%，1 年生存率为 78.2%，2 年生存率为 56.5%，>3 年生存率为 36.5%。由此得出结论：采用不同路径、多点穿刺行 RFA 治疗无手术切除指征的肝癌、术后复发及转移性肝癌等临床治疗较困难的病例，疗效明显，并发症发生率低（李晓勇，等，2006）。立石爱等报道 RFA 治疗早期肝癌，5 年生存率达 40%（Tatcishi R., et al, 2009）。

随着射频设备及治疗技术的进步，包括采用注射盐水、多支射频针和以数学球体覆盖公式设计治疗方案等，有效热凝治疗范围能扩大至 7.0cm 左右，因此在临床上已将 RFA 应用于大肝癌治疗，并已有疗效良好的报道（Livraghi T., et al, 2000）。陈敏华教授根据病灶的大小及形状合理设计布针方案，以减少射频治疗的并发症，明显提高了疗效并减少了复发（陈敏华，等，2004）。我们对大的肝癌采取一次定位多点穿刺并结合肝动脉栓塞及门静脉栓塞的方法，也明显提高了大肝癌的疗效（马宽生，等，2003）。但文献报道单纯 RFA 治疗大肝癌存在易残留和复发率较高等问题，对>5cm 肝癌肿瘤，完全坏死率为 24%～41%，肿瘤局部复发率达 36.6%～47.8%，说明单纯 RFA 治疗大肝癌疗效仍欠佳；但应用综合治疗方法，可以进一步提高 RFA 治疗大肝癌的疗效。

三、射频消融存在的问题和改进方法

（一）存在的问题

在我国，对 RFA 的研究才刚刚起步，许多方面还有待于进一步的完善和提高：①治疗不彻底，局部复发率高。目前 RFA 对直径≤3.0cm 肿瘤的治疗效果已经获得了一致的认同，但是对于直径>3.0cm 的肝癌，RFA 还存在消融不完全、术后局部复发、难以保证足够的"安全边界"等问题；而且 RFA 治疗小肝癌术后的总体复发率比手术切除高。②RFA 术后的疗效评价。目前多通过 RFA 术后一月行肝脏双期增强 CT 或 MRI 来评价疗效，但是这些影像学的检查均存在假阳性和假阴性的问题，而且这些结论并未获得病理学研究的证实。同时近年来肝脏超声造影发展迅猛，但其是否能够替代 CT、MRI 等检查，还有待证实。

（二）提高射频消融疗效的方法与途径

肝癌病灶小于5cm时，现有多电极针能够覆盖，且消融治疗时间短，患者易于接受；但大于5cm以上的病灶，要想获得最大的效果，仍需要另辟途径。

1. 调整射频机的输出功率

射频消融治疗机为微电脑设备，其治疗程序为预先设置，但在治疗过程中，输出功率是可以变动的，在插入射频消融针，展开最小电极时，如果选择输出功率为100～150kW，将造成电极接触组织迅速碳化，局部电阻增大，消融毁损不全，进一步展开电极困难，影响射频消融疗效。为避免上述情况的发生，首选输出功率为85～90kW，在展开最后一级电极时选择100～150kW的输出功率，这样既可以缩短射频消融的治疗时间，又可以提高射频消融的疗效。

2. 数字重建技术的应用

射频消融的毁损状况是以电极端为中心的球状形态，但大于5cm的肝癌多呈不规则型，要使毁损病灶最大化，可应用CT扫描图像的三维重建技术。首先是将全肝区进行薄层（3～5mm）CT扫描，把影像中的肿瘤轮廓勾画下来，再进行数字重建。立体的展现肿瘤病灶的位置、体积及与体表的关系。预先设置插值电极的数目、电极间距、毁损球状体积、大小及叠加距离，在超声下按计划进行多根电极的射频消融，从而提高射频消融的疗效。

3. 静脉复合麻醉的应用

射频消融治疗过程中产生的高热易引起患者大量出汗，造成脱水，进而使患者有效循环血容量出现波动，表现为血压不稳定，更有甚者可能出现心律失常；射频消融治疗结束，退出电极时烧灼针道可产生剧烈疼痛，常常导致患者产生对治疗的恐惧和对治疗方法的不认同。超声科室或CT室不具备相关监测和应急救护设施，应改为在监测和应急救护设施完备的手术室内进行，在静脉复合麻醉（异丙酚、芬太尼）下实施，既可以克服高温烧灼引起的剧烈疼痛，又可在密切监控下采取非常措施，防止发生医疗意外。

四、射频消融的未来发展

我们认为RFA治疗肝癌的进一步研究方向主要有：①如何提高RFA的消融范围，争取一次性彻底毁损肿瘤并保证足够的安全边界，减少局部复发率；②RFA与其他方法的联合应用，如RFA与TAE、生物治疗等其他治疗方式的联合应用及改善其联合方式，选择更为有效的联合治疗和序贯治疗模式；③RFA治疗仪器和技术的进一步改进和完善，特别是电极针的改进、精确导向定位和适形消融等技术；④RFA操作规范的制定和疗效评价标准的统一；⑤更多的前瞻性随机对照研究等。总之，RFA治疗肝癌还是一种比较新的手段，虽然其有一定的治疗效果，但是其长期疗效还需要更长时间的随访和观察，与手术切除等传统治疗方法的比较，还需要更多的前瞻性随机对照研究。

第二节　肝癌射频消融技术介绍和临床应用

一、肝癌射频消融的原理

（一）基本原理

射频消融属于局部消融治疗。按原理不同，局部消融治疗可分为化学消融治疗和物理消融治疗。化学消融是指用化学的方法（即往病灶内注入化学物质，如无水酒精、乙酸等）使局部组织细胞脱水、坏死、崩解，从而达到灭活肿瘤病灶的目的，目前应用于肝癌治疗的主要有瘤内无水酒精注射（percutaneous ethanol injection，PEI）、瘤内无水乙酸注射（percutaneous acetic acid injection，PSAI）等。物理消融则是通过加热或冷冻局部组织灭活肿瘤病灶的治疗方法，主要有射频消融术、微波固化术（microwave coagulation therapy，MCT）、冷冻治疗（cryoablation）、聚焦超声消融（high intensive focused ultrasound，HIFU）、激光消融治疗等。

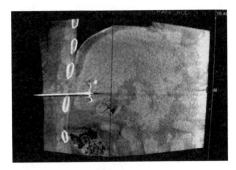

图 4-31-6　射频消融治疗肝癌

　　RFA 治疗肝癌的原理是射频发生器产生 400～460kHz 的高频电波，使其周围带电粒子高速振荡产热，最高温度可达 90～110℃，致周围组织局部形成热损伤、凝固性坏死，最终形成直径 3.5～5cm 的球形坏死灶（Rossi S.，et al，1998）（图 4-31-6）。当温度不能达到时，还可以使细胞通过凋亡的形式坏死而达到治疗目的。高温所致肿瘤细胞损伤的机制为温度损伤肿瘤细胞生物膜的生物特性及功能，增加肿瘤细胞内溶酶体的活性，破坏多种细胞器（郑科，等，2006）。在杀死局部肿瘤细胞的同时，可使肿瘤周围的血管组织凝固，有利于切断癌细胞的血供，防止肿瘤转移。射频的热效应可增强机体的免疫力，同时坏死物质的吸收作为内源性致热物，可激发机体的抗肿瘤免疫功能，进而提高机体的免疫能力。

（二）射频消融的机制（倪雪君等，2008）

　　1. RFA 与肿瘤的凝固性坏死

　　RFA 属于热疗的一种，高温的细胞毒作用主要是破坏细胞的膜结构和细胞骨架，使细胞膜的流动性和通透性增加，导致细胞内环境发生变化，影响经膜转运蛋白和细胞表面受体的功能，并破坏细胞形态、有丝分裂器、细胞核及其核仁等，细胞器功能也受到损伤，影响细胞的代谢，促进细胞的死亡；其次是高温作用于蛋白质和 DNA，影响其合成及修复功能。由于肿瘤细胞的细胞膜胆固醇含量较正常细胞低，膜流动性较强，对高热引起的低 pH 值敏感性高，故对热的耐受能力比正常细胞差（Wachsberger P. R.，et al，2003），局部加温至 39～40℃可致癌细胞停止分裂，达 41～42℃即可杀死癌细胞或引起 DNA 损伤。射频范围的交变电流经过电极引起治疗区域肿瘤组织的离子振荡和摩擦，局部自身产生热能，温度可达到 70～90℃，并传至外周组织，引起肿瘤组织中的蛋白质变性，脂质双分子层溶解，肿瘤细胞不可逆转性坏死，并使周围血管凝固，使之无法继续向肿瘤组织供血。许多实验表明：射频治疗中心区 50℃以上高温即可直接引起肿瘤细胞发生凝固性坏死，因此高温引起肿瘤细胞的凝固性坏死是 RFA 治疗肿瘤的根本机制。

　　2. RFA 与肿瘤的血管生成

　　肿瘤血管形成是肿瘤发生、生长、浸润和转移的重要条件。分为血管前期和血管期。前期生长缓慢，随着体积增大，后期若无血管形成支架，肿瘤无法进一步生长，而步入凋亡阶段。这过程受多方面因素影响，是血管新生刺激因素和抑制因素失衡的结果。目前已经发现 30 多种血管生长因子，其中最具特异性的是血管内皮生长因子（vascular endothelial growth factor，VEGF），在许多肿瘤的发生、发展中起重要作用（Ferrara N. et al，2003）。VEGF 分子质量 34～45kD，序列高度保守，作用于两种酪氨酸激酶受体 VEGFR1 和 VEGFR2，后者是其促进血管生成和增强通透性的主要调节因子，如果缺乏它，胎小鼠不能发育形成血管岛及构建血管通道，从而胎死宫内（Shalaby F.，et al，2005）。VEGF 与肿瘤的微血管密度（microvessel density，MVD）增加相关。MVD 是通过应用一些特异抗体（如 CD31、CD34）单抗标记肿瘤组织血管内皮细胞，计数肿瘤组织单位面积内的微血管数目，目前许多实验表明 CD105 标志 MVD 更具敏感特异性（Ho J. W., et al，2005）。MVD 不仅与肿瘤细胞的营养供给有关，而且能表示其侵袭和转移活动能力，与肿瘤的分期亦密切相关（Sun B., et al，2006）。郭晓华发现在兔肝内移植肿瘤中，VEGF 及 CD34 均高表达，MVD 明显高于瘤旁组织；而 RFA 后，除消融中央区局部肿瘤的凝固性坏死外，残存肿瘤组织内 MVD 和 VEGF 的表达也较术前明显降低（分别为 22.69±4.33 vs. 43.19±7.72，32.50±3.70 vs. 55.28±5.95）。另外，转化性生长因子 β（transforming growth factor β，TGF-β）主要通过诱导 VEGF 表达，与其他血管生成因子协同作用，也有利于肿瘤血管的产生，正常肝细胞不表达 TGF-β，仅由肝巨噬细胞及星状细胞等合成（郭晓华，等，2004）。赵齐羽发现正常人外周血 TGF-β₁ 水平为 23.71±26.65mg/L，肝癌患者的 TGF-β₁ 明显增高，为 108.58±43.26mg/L，在 RFA 后 2 周明显降低，为 49.51±33.90mg/L，4 周后仍然保持较低水平（22.91±21.30mg/L）。说明 RFA 可以抑制肿瘤的血管生成，减少肿瘤的血液供应，限制肿瘤的生长。因此从肿瘤的血管生成阶段来阻断肿瘤的进展过程是 RFA 治疗肝癌的机制之一（赵齐羽等，2007）。

3. RFA 与肿瘤细胞的凋亡

细胞凋亡是体内外某种因素触发细胞内预存的死亡程序而导致细胞主动死亡的过程。多种信号可诱导不同类型细胞凋亡而呈现一致的特征性形态和生化改变，其典型表现是凋亡小体和 DNA 片段的形成。这些改变由半胱氨酸蛋白酶家族（Caspase）蛋白降解造成。Caspase 家族在细胞凋亡的启动及发展中起重要作用。根据启动 Caspase 酶和信号转导基质的不同，凋亡的发生可分为两种途径（Pietenpol J. A., et al，2002）：一条为外源性途径，即死亡受体介导途径；另一条为内源性途径，也称为线粒体介导途径。在外源性途径中，死亡因子有 TNF-α、Fas、CD40 等，与死亡配体（TNF、FasL、TRALL 等）结合后激活 Caspase-8，启动 Caspase 家族酶的级联反应，通过效应 Caspase 诱发细胞凋亡（Wajant H., et al，2002）。细胞凋亡发生迅速，其过程时长 12～24h，形态改变出现在最后 2～3h，其中 DNA 降解为 180～200bp 片段及寡核苷酸小体也是较晚时才发生（Rich T., et al，2000）。国外有许多报道认为 RFA 在射频治疗中心区引起癌组织的凝固性坏死，而旁中心区的温度虽然低于中心区，但可以引起坏死周围组织（包括消融不全的残癌组织）的大量凋亡（Rai R., et al，2005；Netto G. J., et al，2006）。王笛乐在实验中亦发现类似结果，并证明凝固性坏死周围的残癌组织的凋亡呈现时间相关性，其凋亡指数在 RFA 术前为 0.145±0.033，术后 0h 即升高至 0.336±0.038，术后 12h 均值达高峰 0.732±0.040，后逐渐下降，但术后 168h 仍高于术前组，凋亡指数为 0.352±0.031。亦有其他研究发现射频所致凋亡的高峰在射频后 24h（王笛乐等，2004）。因此，RFA 通过诱导高温凝固性坏死区周边细胞凋亡，进一步扩大了 RFA 的治疗范围。诱导细胞凋亡是射频治疗恶性肿瘤的一个重要机制。

4. RFA 与机体肿瘤免疫

（1）RFA 与机体免疫监视功能：肿瘤发生是免疫监视功能丧失的结果，免疫监视机制在肿瘤发生、发展中的作用的最有力证据是：在免疫缺陷病患者和接受免疫抑制治疗的患者中，恶性肿瘤发病率明显增加。但是大多数恶性肿瘤发生于免疫机能正常的人群，说明肿瘤能逃脱免疫系统的监视并破坏机体的免疫系统，可能有以下原因：①肿瘤细胞的免疫原性弱及抗原调变：肿瘤生长过程中，具有较强抗原性的亚克隆被免疫系统消灭，而无抗原性或抗原性弱的则生长成为肿瘤。热休克蛋白 70（HSP70）是多肽结合蛋白，能与细胞内抗原肽结合，参与内源性抗原的加工和递呈，进而加强 T 细胞介导的肿瘤免疫；另外作为分子伴侣，其与多种因突变等原因产生的肿瘤抗原肽结合后含有多个 T 细胞表位，可以激活多个 cTL 克隆，因此免疫原性强于单一的蛋白抗原。国内外研究发现，对荷瘤动物行 RFA 治疗，治疗中央区发生凝固性坏死，其周围非致死性损伤中，HSP70 表达明显增加（Rai R., et al，2005；Schueller G., et al，2004；杜铭祥，等，2003）。舒勒（Schueller）等人在临床实验中，通过对 RFA 前后 HCC 患者行细针活检发现，HSP70 表达较术前升高 8 倍（Schueller, et al, 2004），王艳滨证实了上述结果：RFA 治疗后，坏死边缘 HSP70 表达增强并伴有 CD8$^+$T 淋巴细胞增高（王艳滨等，2006）。这些结果意味着经过 RFA 治疗后，残存肿瘤组织内的 HSP70 增多，可以增强肿瘤细胞的免疫原性，递呈肿瘤抗原，从而诱发机体的抗肿瘤免疫功能。因此通过 HSP70 调节肿瘤抗原免疫原性，递呈肿瘤抗原，从而激活机体免疫系统可能是 RFA 治疗的机制之一。②肿瘤细胞诱导免疫细胞凋亡或者抑制其分化功能，如肝癌合成分泌的转化生长因子 β（TGF-β）可诱导 APC 的凋亡，抑制细胞毒性 T 细胞（CTL）、自然杀伤细胞（NK）等免疫效应细胞的活化，还可以诱导产生 VEGF，能抑制 CD34 前体细胞向树突状细胞分化；某些黑色素瘤和肝细胞癌表达 Fas 配体，可以与表达 Fas 的 T 细胞结合而使 CTL 凋亡。而 RFA 引起肿瘤的坏死，消除了这些促凋亡因子、抑制分化因素的来源，或者下调其表达，如射频治疗肝癌后引起 VEGF 表达降低（郭晓华等，2004），外周血中 TGF 的下降（赵齐羽等，2007），解除了 CD34 前体细胞向树突状细胞分化的抑制作用，从而解除或减轻了宿主的免疫抑制，因此，RFA 减少免疫细胞凋亡或者间接促进其分化的功能也是其治疗肿瘤的机制之一。③肿瘤细胞表面"抗原覆盖"或被封闭也可使肿瘤逃脱免疫系统的监视并破坏机体的免疫系统。射频治疗后，肿瘤受热变性坏死，其分解产物被机体吸收，本身即可作为一种抗原，刺激机体的免疫系统产生抗肿瘤免疫；射频亦可能使肿瘤细胞表面抗原决定簇暴露或肿瘤抗原改变，而增强肿瘤的抗原性。威斯尼奥夫斯基（Wissniowski）发现，VX2 荷瘤兔对肿瘤溶菌产物没有反应，射频治疗 2 周后，外周血 T 淋巴细胞对肿瘤溶菌产物反应明显增强，并伴局部 T 淋巴细胞浸润明显增加（Wissniowski T. T., et al, 2003）。泽比尼（Zerbini）在临床研究中同样发现 RFA 治疗后，患者外周血中肿瘤特异性 T 细胞增加，局部浸润增多，对肿瘤抗原反应增强（Zerbini A., et al, 2006），RFA 提供了机体免疫系统能认识的肿瘤抗原，这也可能是其治疗肿瘤的机制之一。

（2）RFA 与机体细胞免疫：肿瘤免疫反应以细胞免疫为主，参与其中的主要有 T 淋巴细胞、自然杀伤细胞（NK）和巨噬细胞。根据细胞表面表达的 CD 分子不同，T 细胞可分为不同的亚群。CD3 为 T 细胞早期分化抗原，是所有 T 细胞活化所必须的，同时使 T 细胞具有杀伤多种靶细胞的作用。CD4 为辅助性 T 细胞表面分化抗原，CD4$^+$T 细胞可以合成并释放 IL-2，还能促进 NK 细胞、巨噬细胞等的抗肿瘤作用。CD8 为抑制性 T 细胞和细胞毒性 T 细胞（TCL）的表面分化抗原。其中 CD8$^+$CD28$^+$ 淋巴细胞大部为激活的 TCL；而 CD8$^+$CD28$^-$ 淋巴细胞中大部分为抑制性淋巴细胞。NK 细胞由 IL-2 激活后，可以溶解多种人体肿瘤细胞，是抗肿瘤免疫第一线力量；在抗肿瘤反应中，巨噬细胞与 T 细胞协同作用。IL-2 由活化的 T 细胞产生后，反过来又活化 T 细胞及巨噬细胞，刺激 NK 细胞增殖，诱导 TCL 和 LAK 细胞的产生，并增强其杀伤活性。IL-2R 分布于 T 细胞、B 细胞、NK 细胞、巨噬细胞表面，受到慢性刺激后脱落形成可溶性 IL-2R，与游离 IL-2 相结合，从而干扰其与靶细胞的相互作用。国内外研究表明，肝癌患者细胞免疫力明显下降，表现为肿瘤组织内外的 NK 细胞、T 细胞及巨噬细胞浸润较正常肝组织降低，外周血中 T 淋巴细胞亚群明显异常（Attallah A. M., et al, 2003）：CD3$^+$、CD4$^+$ 降低，CD8$^+$ 增高，其中 CD8$^+$CD28$^+$ 下降，CD8$^+$CD28$^-$ 增高（孔丽，等，2005），CD4$^+$/CD8 比例降低；血清 S IL-2R 水平明显升高（鲍恩武，等，2003）。但在 RFA 治疗后 1 周，NK 细胞、T 细胞及巨噬细胞浸润开始升高，2 周后达高峰；2 周后开始，患者外周血中 CD3$^+$、CD4$^+$ 明显上升，CD8$^+$ 下降，CD4$^+$/CD8 比例升高，2 月达到高峰（许若才，等，2004）；2 周后开始，血清 S IL-2R 水平明显降低（鲍恩武，等，2003）。说明肝癌患者肿瘤免疫功能在 RFA 治疗后得到提高。提高机体免疫力，改善机体的细胞免疫功能，增强抗肿瘤免疫能力，这可能也是 RFA 治疗肿瘤的机制之一。

二、肝癌射频消融的临床应用指征

依据肝癌射频消融治疗规范的专家共识，肝癌射频消融的适应证如下：

（1）单发肿瘤，最大直径≤5cm；或者肿瘤数目≤3个，最大直径≤3cm；

（2）没有脉管癌栓、邻近器官侵犯；

（3）肝功能分级 Child-Pugh A 或 B，或经内科治疗达到该标准；

（4）不能手术切除的直径＞5cm 的单发肿瘤或最大直径＞3cm 的多发肿瘤，射频消融可作为姑息性治疗或联合治疗的一部分。

依据肝癌射频消融治疗规范的专家共识，肝癌射频消融的禁忌证如下：

（1）肿瘤巨大，或者弥漫型肝癌；

（2）伴有脉管癌栓或者邻近器官侵犯；

（3）肝功能 Child-Pugh C，经护肝治疗无法改善者；

（4）治疗前1月内有食管（胃底）静脉曲张破裂出血；

（5）不可纠正的凝血功能障碍及严重血象异常，有严重出血倾向者；

（6）顽固性大量腹水，恶病质；

（7）活动性感染，尤其是胆道系统炎症等；

（8）严重的肝、肾、心、肺、脑等主要脏器功能衰竭；

（9）意识障碍或不能配合治疗的患者。

第一肝门区肿瘤为相对禁忌证；肿瘤紧贴胆囊、胃肠、膈肌或突出于肝包膜为经皮穿刺路径的相对禁忌证；伴有肝外转移的病灶不应视为禁忌，仍然可以采用射频消融治疗控制肝内病灶情况。

三、肝癌射频消融的过程

（一）治疗原则

（1）射频治疗前须充分评估患者病情及肿瘤生物学行为（预测可行性及效果，确定治疗及联合治疗措施、步骤）；

（2）治疗前充分进行影像学评估，根据肿瘤浸润范围、位置等制定治疗方案、策略，保证足够的安全范围，尽可能获得一次性、适形的完全消融治疗；

（3）选择适合的影像引导路径，并监控治疗过程；

（4）适宜的综合治疗方案及科学合理的随访计划。

（二）术前准备

（1）治疗前完善检查：血常规、生化常规、凝血功能、肿瘤标志物、心电图、胸片、超声检查，必要时进行心、肺功能检查；

（2）用超声（有条件者尽量选择超声造影检查）、CT、MRI 等评价肿瘤情况，选择合理的引导方式和消融治疗仪器；

（3）明确诊断，必要时行穿刺活检（诊断标准参照中国抗癌协会肝癌专业委员会2001年制定的诊断标准）；

（4）手术区和穿刺部位备皮；

（5）射频消融仪器的准备：治疗前先检查射频消融治疗仪器是否处于工作状态、能否正常工作、电极或线路是否准备好等；

（6）签署手术知情同意书：手术治疗前与每位患者签署知情同意书，告知手术过程、风险及预后可能。

（三）治疗方式

肝癌射频消融治疗可以经皮、经腹腔镜或开腹术中进行。

1. 经皮射频消融术治疗肝癌（超声或 CT 引导）

（1）术前禁食 8h，做详细超声检查（或阅读 CT 片），明确肝脏病灶情况，制定合理的进针路径和布针方案。

（2）麻醉方案应视情况选择穿刺点局部麻醉、静脉镇痛、静脉麻醉、硬膜外麻醉和气管麻醉等镇痛麻醉方式。

（3）手术区域常规消毒、铺巾。

（4）再次全面超声或 CT 扫描，确定进针点、进针角度和布针方案。

（5）尽量选择肋间进针，在超声或 CT 引导下，尽量选择先经过部分正常肝脏，再进入肿瘤。穿刺应准确定位，避免反复多次穿刺，导致肿瘤种植、损伤邻近组织或肿瘤破裂出血等；如果进针过深，不应直接将电极针退回，而是应该在原位消融后，再退针重新定位，避免肿瘤种植；一般情况下，应先消融较深部位肿瘤，再消融较浅部位肿瘤。

（6）参照各消融治疗仪的说明，进行消融治疗，逐点进行。为确保消融治疗的效果，消融范围应该力求达到 0.5cm 的安全边界，一针多点的重叠消融方式可以保证消融范围，减少漏空的发生；消融完成后，争取在拔针时进行针道消融，防止术后出血和肿瘤沿针道种植。

（7）治疗结束前，再次用超声或 CT 全面扫描肝脏，确定消融范围已经完全覆盖肿瘤，力求有 0.5~1.0cm 的安全消融边界，排除肿瘤破裂、出血、气胸等并发症可能。

2. 经腹腔镜射频消融治疗肝癌

经腹腔镜射频消融治疗（适用于肿瘤位于肝包膜下，或者邻近胆囊、胃肠等，或者超声、CT 显示不清或难于经皮穿刺者）：常规腹腔镜操作，必要时游离肝周韧带及组织，暴露肝脏及肿瘤；必要时，应用腹腔镜超声扫描确定肿瘤数目及部位；分离并隔离保护周围正常组织器官；将射频针经皮穿刺入腹，并在腹腔镜直视下或者腹腔镜超声引导下将电极针插入肿瘤内，按预定方案布针，消融治疗；消融过程中可用止血钳等器械间断、多次阻断入肝脏血流，以提高消融效率，增加消融范围；消融完成后仔细检查，确定无活动性出血及邻近器官损伤。

3. 开腹射频消融治疗肝癌

开腹射频消融治疗（适用于上述 2 种方法难于实行，或者手术探查发现肿瘤无法切除者）：常规开腹；游离肝周韧带，暴露肿瘤；保护周围正常组织器官；术中超声引导下将电极针插入肿瘤内，按预定方案布针，消融治疗；消融过程中可间断、多次阻断入肝脏血流，以提高消融效率，增加消融范围；消融完成后仔细检查，确定无活动性出血及邻近器官损伤；关腹。

4. 高风险部位肿瘤的射频消融

肿瘤邻近胆囊、胃肠、胆管、膈肌等或位于第一肝门区、肝包膜下等部位，均为危险部位。对这些部位的肿瘤进行射频消融治疗，存在热损伤邻近脏器或脉管、肿瘤破裂、出血等风险，因此要特别小心。对于高风险部位的肿瘤，应该尽可能在腹腔镜下或者开腹手术直视下进行消融治疗，以便对邻近的脏器进行隔离保护。也有报道在人工胸水、人工腹水，或者特殊的手法（如提拉法）下行射频消融治疗的报道。尽管如此，文献报道危险部位的肿瘤射频消融治疗的疗效与其他部位的肿瘤治疗效果没有明显的差异。

（四）不同影像引导设备

1. B超

B超简便、无创、费用低，是最常用的影像技术，可以精确地引导电极插入肿瘤内。特别是表面有超声反射涂层的电极，更容易定位。治疗时通常可以看到围绕电极的强回声区，这种回声改变为组织加热形成的小气泡所致，并不代表实际消融范围，因此治疗过程中超声图像并不能作为监控的依据。治疗以后立即使用微球超声造影剂，通过间接观察血供判断残存肝癌组织和无血运的消融坏死组织。

原发性肝癌射频消融灶的超声声像图特征：根据术前、术后瘤体回声及其大小的变化、其瘤内及周边血流的改变，如血流信号的有无、多少等，作为超声评价射频消融治疗肝癌的量化指标（崔伟珍，等，2005）。RFA治疗肝癌病灶前的超声图像如图4-31-7中A所示，图4-31-7中B为RFA治疗中的超声声像图特征，图4-31-7中C为RFA术后超声造影。其各阶段的超声声像图特征表现归纳如下（史秋生，等，2007；卓德斌，等，2005；李活霞，等，2001；李艳宁，等，2008；NUMATA K. et al,2001；刘健，等，2009）；治疗时：超声显示病变部位随着能量逐渐提高，内部回声逐渐增强，最后将病灶"淹没"，变成强回声，同时可听见来自体内"扑扑"的气体爆裂样声。部分患者体内可见"微小气泡"样强回声沿肝内的管道结构或针道缓慢移动。肿块内部回声变得更加杂乱无章，回声较前增强，边界模糊不清，代之以不规则弥漫增强。此时因受治疗电极的影响，彩色多普勒血流及能量图均不能显示肿瘤内血流信息。治疗后：因病灶组织发生凝固性坏死及周边组织充血、炎性改变等病理改变而出现相应的超声声像图改变。病灶显示为不均匀的回声增强，边界模糊，高回声团周边出现1～5mm晕环、内部伞状或车轮状强回声带，与射频电极针的空间布针形状一致，浅部肝组织出现强回声针道。数月后，整个病灶变成高回声，不会增大，并且逐渐减小甚至消失。术后双重供血明显减少，血流分布点减少，长血管变成点状血管或消失。

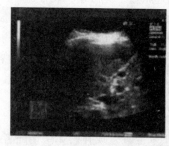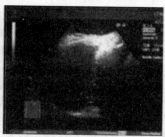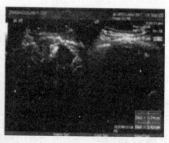

图4-31-7　超声引导下射频消融治疗

A. RFA治疗前肝S4段原发性肝癌；为低回声结节；B. RFA治疗中肝S4段结节因高温气化似"云雾状"；C. RFA术后超声造影，病灶无强化

值得注意的是，当射频消融灶周边晕环宽超过5mm以上或周边出现小低回声结节，或彩色多普勒血流显像显示异常血流信号；或者数月后病灶又有所增大，提示灭活不完全或残留组织复发。超声造影（contrast-enhanced ultrasonography，CEUS）技术进一步提高了肝脏肿瘤内细微血流信号的显示，对超声诊断准确性的提高起到了革命性作用，故治疗前后最好能行超声造影检查。治疗前，典型的肝细胞肝癌表现为"快进快出"，动脉期快速增强，门脉期迅速减低，形成"充盈缺损"；小肝癌及高分化肝癌（不典型HCC）表现为"快进慢出"。RFA治疗后，病灶的灭活情况为：完全无活性者，CEUS显示为病灶完全无增强，常规彩色多普勒显示病灶无

彩色血流信号；部分活性者，CEUS 显示为病灶区较治疗前增强范围减小，但是仍然有部分增强，常规彩色多普勒显示病灶内局部显示少量短线状彩色血流，提示肿瘤残留；治疗无效者，CEUS 显示为病灶均匀或不均匀增强，与治疗前无明显变化，常规彩色多普勒显示病灶内条状或多条短线状彩色血流。

2. CT

CT 可较精确地引导穿刺。增强扫描对评估消融范围很有价值。由于坏死组织没有血液供应，不能被血液中的造影剂增强，表现为无增强的低密度区，而残存的肝癌则有强化（图4-31-8）。

3. MRI

热消融组织近边缘部分常可以看到低密度条带，影像 - 病理学研究证实该条带与镜下消融病灶病理区 - 凝固性坏死区对应，由于该区出血明

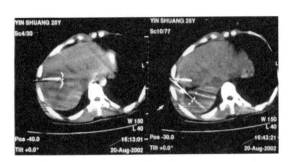

图 4-31-8　CT 引导下的射频治疗

显，因此在 T1 加权像和 T2 加权像上均表现为低密度区。由于该区域为坏死病灶的最外缘，因此代表了消融组织的实际边界（Vivarelli M., et al, 2004）。

4. 正电子发射计算机断层显像（PET）

PET 可用于观察瘤体的代谢情况，可以有效地区分坏死和残余瘤体组织。在治疗后早期，瘤体多不缩小，而且治疗后 2 周内，病灶皆表现为增大，由于 PET 显像主要依据肿瘤组织对 ^{18}F-FDC 的摄取情况，所以 PET 明显优于前几种检查，但设备昂贵，只能在少数医院进行。

（五）术后

常规禁食，监测生命体征 4h，卧床 6h 以上，注意监测血常规和肝功能、肾功能等。并给予护肝、预防感染、镇痛、止血等治疗，预防并发症的发生；发生并发症应积极处理。

四、肝癌射频消融的临床评价及随访

（一）治疗后一月复查肝三期 CT、MRI，或者超声造影，以评价消融疗效

（1）完全消融（complete response，CR）：肝脏三期 CT/MR 或者超声造影随访，肿瘤所在区域为低密度（超声表现为高回声），动脉期未见强化；

（2）不完全消融（incomplete response，ICR）：肝脏三期 CT、MR 或者超声造影随访，肿瘤病灶内局部动脉期有强化，提示有肿瘤残留；对治疗后有肿瘤残留者，可以进行再次消融治疗，若两次消融后仍有肿瘤残留，则确定为消融治疗失败，应该选用其他治疗手段。

（二）随访

术后前 2 个月每月复查肝三期 CT、MRI，或者超声造影，以及肝功能、肿瘤标记物等，观察病灶坏死情况和肿瘤标志物的变化。之后每 2～3 个月复查肿瘤标志物，超声造影，或者肝三期 CT/MRI（超声造影和 CT/MRI 相间隔）。两年后每 3～6 个月复查肿瘤标志物，彩超造影，或者肝三期 CT/MRI（超声造影和 CT/MRI 相间隔）。根据随访结果判断肿瘤复发和进展情况：

（1）局部肿瘤进展（local tumor progression）：肿瘤完全消融后，在消融灶的边缘出现新的病灶，新病灶与消融灶相连；

（2）新病灶（new lesion）：肝内其他部位新发生的病灶；

（3）远处转移（distant recurrence）：出现肝外的转移灶。

第三节　RFA 对不同直径肝癌的疗效

一、RFA 对小肝癌的疗效

（一）RFA 治疗小肝癌的疗效

小肝癌指孤立的直径小于 3cm 的癌结节或相邻两个癌结节直径之和小于 3cm 的肝癌。小肝癌多属于早期肝癌，一直是肝癌临床研究的热点。小肝癌的治疗特别强调"根治性"。手术切除是小肝癌根治性治疗的"金标准"，是小肝癌的首选治疗手段（Cha C., et al，2004，汤钊猷，等，2005，Bruix J., et al，2005）。但是，近年以射频消融为代表的局部治疗发展迅猛，治疗小肝癌疗效不断提高，效果接近手术切除。RFA 已经成为继手术切除和肝移植术之后小肝癌的第三种根治性治疗手段，手术切除的首选地位受到了挑战（Cha C., et al，2004；汤钊猷，等，2005；Bruix J.，et al，2005）。

梁惠宏等对 183 名行 RFA 治疗后的原发性肝癌患者进行研究，发现 RFA 治疗肝癌的疗效与肿瘤大小密切相关，肿瘤直径越小，疗效越佳，肿瘤直径≤3cm 时，疗效最理想，其效果远远优于大肝癌，可能是由于射频消融术治疗直径较大的肿瘤时消融范围未完全包围目标肿瘤所致（梁惠宏，等，2004）。利夫拉吉（Livraghi）等指出随着目标肿瘤直径的增大，完全消融坏死率急速下降。根据平面几何原理，n 点射频消融后最大平面直径 $A=D\times\left[2/\left(1-\cos360°/n\right)\right]^{1/2}$（$A$：$n$ 点射频消融后能取得的最大消融圆球直径；n：射频消融点数，$n\geqslant3$）。假设目标肿瘤呈圆球状，直径≤3cm，而单点消融直径为 3cm 时，在准确进针的前提下，理论上只需要一点消融便可以达到完全消融而取得根治的目的；但当目标肿瘤直径分别为 4cm 和 6cm 时，根据上述方程式，理论上分别需要 4 点和 6 点消融才可能完全覆盖目标肿瘤。肿瘤直径越大，所需要的消融点数越多，对三维进针准确性方面的要求就越高，取得完全消融的可能性就越小（Livraghi, et al，1999）。因而射频治疗小肝癌的疗效远比大肝癌要好，特别对于直径≤3cm 的肿瘤疗效最理想，而在治疗直径较大的肿瘤时，有必要结合其他治疗方法，以提高射频消融疗效。图 4-31-9 为射频消融治疗小肝癌的典型病例。

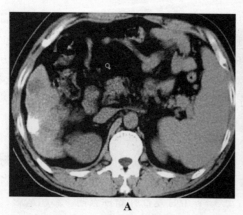
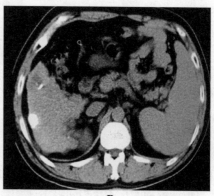

图 4-31-9　CT 下肝肿瘤，肝脏右叶低密度区为肿瘤病灶（箭头所示左为图 A，右为图 B）

目前国内外多个中心都报道了肝癌 RFA 治疗的长期疗效。立石爱等报道的一组病例中，共有 1000 个病灶的 664 例肝细胞肝癌患者 RFA 术后 5 年存活率达到 54.3%，而对于病灶直径≤2cm 的患者，其术后长期存活率更是取得了很好的效果（Tateishi，et al，2005）；韩国学者也报道了相似的临床疗效（Dongil Choi, et al，2007）。（Hyunchul Rhim）等报道 1999 年 4 月至 2007 年 10 月期间对 2066 例不能手术切除的肝癌患者进行了 3000 次射频消融术，其中包含 1804 例原发性肝癌患者、262 例转移性肝癌患者，肝癌直径≤3cm 的有 1577 人，结果死亡率仅为 0.15%，小肝癌患者的 1、3、5 年的生存率分别为 83%，97%，58%（Hyunchul Rhim, et al，2008）。王林等对射频消融与手术治疗小肝癌的疗效进行比较，研究对象为 60 例原发性小肝癌患者，将其分为两组，每组30 例。A 组采用射频消融治疗；B 组采用手术切除。结果：A 组患者 5 年肝癌复发率为 13.3%、5年生存率为 93.3%；B 组患者 5 年肝癌复发率为 16.7%、5 年生存率为 90.0%。两组比较，差异均无统计学意义（$p > 0.105$）（王林，等，2010）。由此得出结论：早期诊断的原发性小肝癌，局部射频消融治疗与手术切除治疗效果相当；但局部射频消融治疗创伤小，是治疗早期原发性小肝癌的有效方法。罗西（Rossi）等 1996 年报道了 RFA 治疗小肝癌的长期生存结果：39 例肿瘤直径≤3.0cm 的小肝癌 RFA 术后 1、3、5 年生存率分别为 97%、68%、40%（Rossi, et al，1996）。随后的报道逐渐增多，RFA 治疗 303 例肿瘤直径≤5.0cm 的小肝癌术后 1、3、5 年生存率分别为93.0%、74.3%、45.2%（Tateishi R. et al，2005），较前有较明显的提高，并与手术切除的疗效相近。我国由于 20 世纪 90 年代末才开始应用 RFA 治疗肝癌，还没有长期疗效的报道，在主要采用 RFA治疗 181 例小肝癌中，肿瘤直径≤3.0cm 的 1、2、3 年生存率可达 94.63%、83.69%、70.47%（陈敏山，等，2005）（图 4-31-10）。

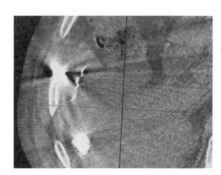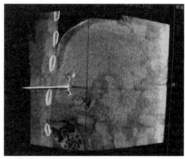

图 4-31-10 DynaCT 下射频消融肝肿瘤

RFA 作为一种局部消融治疗手段，具有很高的安全性。利夫拉吉等总结了 2320 例患者 3554个病灶 RFA 治疗后的并发症发生情况：死亡率为 0.3%，严重并发症发生率为 2.2%，主要有腹腔内出血、肿瘤种植、肝脓肿、肠穿孔等，轻微并发症发生率为 4.7%，主要有发热、疼痛、皮肤烧伤、胸腔积液等（Livraghi T., et al，2001）。分析显示治疗次数是影响并发症发生率的主要因素，因此严守操作规范，准确定位，减少消融次数，是减少并发症发生率的重要保证。

（二）RFA 与手术治疗小肝癌的疗效比较

小肝癌的手术治疗已经有几十年历史，技术成熟，但小肝癌切除术后复发率仍然较高，5 年复发率亦达 43.5%，生存率多年没有突破，而手术切除对合并肝硬化的患者是一个致命的创伤。而经皮 RFA 微创高效，但应用于小肝癌的治疗历史不长，且多作为不能或不宜手术切除小肝癌的治疗选择，文献报道多为回顾性的研究，因此尚缺乏 RFA 与手术切除治疗小肝癌的大宗的前瞻随机对照研究。尽管存在病例选择的偏倚，众多的非随机对照研究仍然表明 RFA 治疗小肝癌的疗效和手术治疗相当：其治疗后 3、5 年生存率为 50%～80%、40%～60%，5 年复发率一般为 40%～50%。我们报道了一项前瞻性临床随机对照研究结果，手术切除和 RFA 治疗肿瘤直径≤5.0cm 小肝癌两组间生存率没有显著性差异，但是病例数不多，随访时间尚短（Chen M. S., et al，2006）。因此 RFA 能否替代手术切除治疗小肝癌，目前仍然有很大的争议，尚需大宗的、多中心的、前瞻性的临床随机对照研究来证实。但是根据目前的研究结果，我们认为 RFA 可以部分代替手术切除，尤其是对于中央型的小肝癌、术后复发的小肝癌，可以首选 RFA 治疗。

周铁等比较了 <5cm 肝癌射频治疗与手术切除结果，死亡率、无瘤生存率及 1、2、3 年累计生存率无明显差异（周铁等，2007）。利夫拉吉等的一项多中心前瞻性研究证实，射频治疗直径 ≤2cm 的可切除小肝癌，5 年存活率达到 68.5%，术后并发症发生率只有 1.8%，与手术切除相比，RFA 并发症发生率低，创伤小，住院花费少，而生存率相似，故认为射频治疗可替代手术切除治疗直径 ≤2cm 的小肝癌（Livraghi T., et al，2008）。（Guglielmi）等回顾性分析、比较了 RFA 与手术切除治疗直径 6cm 以下肝癌的疗效，结果在直径 ≤3cm 组中，RFA 术后 5 年存活率与手术切除术后 5 年存活率之间没有明显差异（Guglielmi A. et al，2008）；韩国学者也报道了相似的临床疗效（Choi D. et al，2007）。王振等对符合纳入标准的 12 个研究共 1639 例小肝癌患者行射频消融术与手术切除术的疗效进行了 Meta 分析，结果发现 RFA 与手术切除治疗小肝癌后 1、3 年总生存率相似（$p>0.05$）；但手术切除在提高术后 1、3 年无瘤生存率方面优于 RFA（$p<0.05$）；RFA 术后并发症发生率明显低于手术治疗（$p<0.05$）（王振，等，2011）。由此得出结论：虽然 RFA 治疗小肝癌无瘤生存率低于手术切除术，但其远期总体生存率与手术切除治疗相近，且并发症发生率低，可作为小肝癌的首选治疗方法。综上所述，影响 RFA 治疗小肝癌疗效的因素主要有肿瘤大小、部位、分期、肝功能情况等，其中病灶大小是最主要的因素。

相对于开腹手术切除，经皮 RFA 具有很多的优势：

（1）疗效好、创伤少。对于肿瘤直径 ≤3.0cm 的肿瘤，约 10min 即可将肿瘤完全消融杀灭，不用开腹，避免了巨大的手术创伤，同时也避免了切除过程中挤压和触摸肿瘤引起的医源性转移；

（2）作为局部微创治疗，对周围肝组织无明显影响，肝功能损失小，术后恢复快，住院时间短，对患者生活质量影响小；

（3）安全性高，治疗风险低，综合文献报道，其术后死亡率为 0~1%，术后并发症发生率低且轻微；

（4）RFA 治疗小肝癌的适应证远较手术切除宽广，适合于各种单发或多发的小肝癌，即使是在肝功能欠佳或其他器官功能不全的情况下，RFA 也能安全有效地杀灭整个肿瘤；

（5）易重复进行，特别是复发病灶，原先的治疗对再次治疗基本上不会增加治疗的难度；

（6）技术上简便易行，可以在门诊进行，费用相对比较低廉，治疗所需设备简单易得；

（7）消融坏死的肿瘤组织还可以作为一种自体瘤苗，刺激机体的免疫反应，增强机体对肿瘤的免疫应答等。

二、RFA 对大肝癌的疗效及联合治疗

射频消融是一种安全可靠的局部肝癌治疗方法，对直径 <3.0cm 肝癌的疗效已得到充分肯定（张智坚，等，2002；范林军，等，2002；Livraghi T., et al，1999）。随着射频设备及治疗技术的进步，如采用注射盐水、多支射频针和以数学球体覆盖公式设计治疗方案等，有效热凝治疗范围能扩大至 7.0cm 左右，因此在临床上 RFA 已开始应用于大肝癌治疗，并已有疗效良好的报道（Livraghi T., et al，2000）。但文献报道单纯 RFA 治疗大肝癌存在易残留和复发率较高等问题，对 >5cm 肝癌肿瘤，完全坏死率在 24%~41%，肿瘤局部复发率达 36.6%~47.8%，说明单纯 RFA 治疗大肝癌疗效仍欠佳；故应用综合治疗方法，进一步提高 RFA 治疗大肝癌疗效是重要的临床研究课题。常用的联合方式有联合肝动脉或门静脉化疗、联合无水乙醇注射、联合静脉全身化疗、联合局部药物化疗等。

（一）射频消融联合肝动脉栓塞化疗

肝动脉栓塞化疗（transarterial chemoembolization，TACE）是晚期原发性肝癌常用的非手术治疗方法，但组织学发现仅有 20%～50% 的病例在 TACE 术后肿瘤呈完全坏死，绝大部分患者肿瘤周边、肿瘤包膜下及包膜内显微镜下可见存活的肝癌细胞。而且 TACE 对大部分门静脉癌栓治疗无效。绝大多数中、晚期肝癌均会破坏肝动脉，侵犯门静脉，形成肝动脉 - 门静脉吻合支，从而增加门静脉对肿瘤的供血。单纯的肝动脉化疗栓塞术虽然可以闭塞癌灶的动脉血供，但是不能有效杀伤门静脉供血的癌组织或癌细胞。另外，肝癌复发常伴随肝外动脉供血（寄生供血），特别是肝动脉栓塞后，右膈下动脉是最常见的肝外供血动脉，这会妨碍进一步治疗。国内外报道介入栓塞联合射频治疗优于单一的治疗方法，TACE 与 RFA 联合治疗 HCC 可以显著提高疗效（高恒军，等，2008；Liao G. S., et al, 2008）。有学者报道，RFA 联合 TACE 对控制大肝癌和卫星灶及门静脉癌栓有良好效果，并能为肝癌二期切除或肝移植起衔接搭桥作用（Lu D. S., et al, 2005）。图 4-31-11 为大肝癌 TACE 联合 RFA 治疗的典型病例。

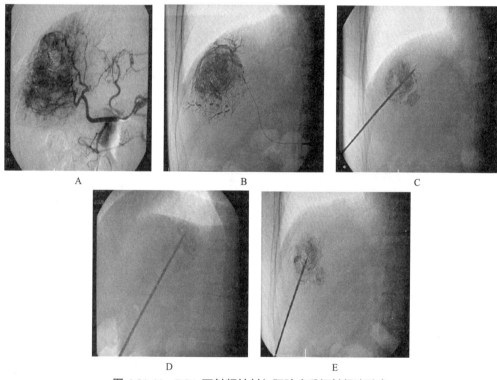

图 4-31-11　DSA 下射频针刺入肝肿瘤后行射频消融术

A. 肝肿瘤 DSA 下表现；B. 肝肿瘤 TACE 后图像

张智坚等认为 TACE 联合 RFA 序贯治疗可以提高两种方法的互补性，避免二者间拮抗和不良反应的累加（张智坚，等，2002）。大部分学者都赞成 RFA 术前先行 TACE，倘若先行 RFA 治疗可造成肿瘤主要营养血管闭塞，不利于栓塞剂和化疗药物经肿瘤血管进入肿瘤区域而影响 TACE 治疗效果，故一般主张先行 TACE 再行 RFA 治疗（Nakai M., et al, 2005；姬统理，等，2004；史秋生，等，2003）。

对于血运较好的肝癌来说，TACE 本身就是个较好的治疗方法，术后再通过 RFA 补充治疗，两者互为补充，而且 TACE 能阻断肿瘤供血血流，可以减少射频时被血流带走的能量丢失，提高消融疗效（Buscarint L., et al, 1999）。而对于那些部位比较特殊，比如贴近第二肝门或者胆囊的肿瘤，射频针进针困难，我们主张结合 PEI（陈敏山等，2001）治疗，术中先予 PEI，再进行 RFA。这样的话，PEI 能使一些微小血管闭塞，减少射频时热量丢失而提高 RFA 疗效，而且射频消融时产生的热量可以使乙醇弥散能力增大，从而提高 RFA 疗效。胡元清研究了射频消融（RFA）联合肝动脉介入栓塞化疗（TACE）治疗原发性肝癌的临床价值，研究对象为 106 例原发性肝癌患者，32 例行 RFA 联合 TACE 治疗的联合组，与 38 例单纯 TACE 治疗组及 36 例单行 RFA 治疗组进行对照研究。3 组病例的平均年龄、病灶大小以及肝功能分级差异无显著性意义。结果联合组的肿瘤坏死率达 93.7%，明显高于单纯 TACE 组及单纯 RFA 组（分别为 60.0%、43.8%，$p<0.05$）。三组局部复发率分别为 25.0%、31.5% 和 30.5%，差异无显著性意义（$p>0.05$）。联合组的平均生存期为 30 月，高于 TACE 组（26.8 月）与单纯 RFA 组（17.6 月），但差异无显著性意义（$p>0.05$）。由此可得出结论：利用射频消融联合肝动脉化疗栓塞，可大大提高肿瘤组织坏死率，延长生存期（胡元清，等，2011）。还有学者研究报道，RFA 联合经导管肝动脉栓塞化疗对控制大肝癌和卫星灶及门静脉癌栓有良好效果，并能为肝癌二期切除或肝移植起衔接搭桥作用（Lu D. S., et al, 2005）。目前 RFA 联合肝动脉栓塞化疗也常用于不能手术切除的原发性肝癌并取得了较好的疗效。

总的看来，TACE、RFA 均有各自不同程度的局限性，因此有必要将二者联合，以相互弥补不足，提高疗效。把 TACE 与 RFA 联合起来治疗肝癌，可发挥二者的优势并有协同放大作用。TACE 栓塞肝动脉后，减少了肝肿瘤的血供，同时沉着于肝肿瘤局部的碘化油含有重离子碘，当遇到高强度射频波时，在其界面形成反射，导致高温效应，碘界面附近形成的高温扩大了 RFA 的毁损范围；另外由于高热能增强化疗药物对肿瘤的杀伤毒性，因此 TACE 和 RFA 联合大幅提高了毁损肿瘤组织的作用。TACE 和 RFA 联合应用理论上有可能发生各自的并发症，由于治疗途径和原理不同，实际上并发症的发生并不是 1+1=2，而是 1+1<2。TACE 治疗后 RFA 治疗的时间明显缩短，RFA 治疗后 TACE 化疗药物和栓塞剂用量有所减少，可减少并发症的发生。

（二）RFA 联合 PEI

PEI 须多次重复注射，由于酒精在瘤内分布不均，对较大的肿瘤难以达到彻底消融的效果，有些患者感觉治疗部位剧烈疼痛难以忍受而影响治疗。此外尚可能致患者的免疫功能下降和加重肝功能损坏。患者如合并肝硬化，注射治疗量的酒精可能诱发消化系出血、肝功能衰竭等严重并发症。高德博格的动物实验发现 RFA 联合 99% 酒精注射能够增加肿瘤的消融范围（Goldberg et al, 2000）。有学者将 133 例肝癌患者随机分为 PEI 联合 RFA 治疗组和单纯 RFA 治疗组，结果提示联合治疗组 5 年生存率（49.3%）明显好于单纯射频消融组（35.9%）（Zhang Y. J. et al, 2007）。射频消融前瘤内注射 99% 酒精能够减少肿瘤局部血供，因而加热时肿瘤升温较好，局部温度的有效升高可使肿瘤坏死更加彻底。注入肿瘤内的酒精还可能弥散至射频不能有效治疗的部位，例如大血管边、胆囊旁等，从而增强治疗效果。

（三）RFA 联合化疗

采取 RFA 前局部注射化疗药物的作用：一方面可以利用注射入肝癌组织内的液体作为递质，将热量向远处传递以扩大治疗范围，这与文献报道的利用生理盐水作为导热递质避免组织碳化扩大治疗范围的原理是一致的；另一方面，可能由于高温状态下，癌细胞膜流动性增高，肿瘤血管通透性增高，化疗药物进入并蓄积于癌细胞内的量增多，延长药物在肿瘤组织内滞留时间，增强了化疗药物的抗癌作用；再者，局部给药能降低抗癌药物的不良反应，因为局部输注抗癌药物较外周静脉给药能提高治疗脏器的药物浓度，减少非治疗脏器的药物浓度，这样对正常肝组织的损坏就较小。化疗前的射频消融可以减轻肿瘤负荷，化疗后一些对药物不敏感的残留癌细胞可通过 RFA 来杀灭。单纯的 RFA 对数目较多或病灶较大的转移灶的治疗效果不佳（Ruers T., et al, 2002）。高德博格等报道相对于单独射频治疗，射频消融联合静脉内给予阿霉素能够增大肿瘤的坏死范围（Goldberg S. N., et al, 2002）。

（四）RFA 后切除

颇立克（Pawlik）对 172 位患者 737 个病灶先行 RFA 治疗，再行手术切除，可以提高他们的生存期。RFA 为不能切除的患者提供了再次切除的机会，同时可以减少术中出血（Pawlik, et al, 2003）。

第四节　射频消融对难治性肿瘤的治疗

一、射频消融对高风险部位肿瘤的治疗

肿瘤邻近胆囊、胃肠、胆管、膈肌等或位于第一肝门区、肝包膜下等部位，均为危险部位肿瘤。这些部位的肿瘤进行射频消融治疗存在热损伤邻近脏器或脉管、肿瘤破裂、出血等风险，因此要特别小心。对于高风险部位的肿瘤，应该尽可能采用腹腔镜下或者开腹手术直视下消融治疗，以便对邻近的脏器进行隔离保护。也有报道在人工胸水、人工腹水或者特殊的手法（如提拉法）下行射频消融治疗的报道。尽管如此，文献报道危险部位的肿瘤射频消融治疗的疗效与其他部位的肿瘤治疗效果没有明显的差异。

（一）肝被膜下肿瘤

位于肝被膜下肿瘤射频消融治疗后容易发生出血、针道种植和局部复发等并发症，使射频操作受到限制。对于近腹壁的肿瘤，通过调整进针的位置和角度，尽可能使射频针穿过一段正常肝组织后再穿入肿瘤以使射频针在肝内有一较长的长度（图 4-31-12）。

有学者提出对肝被膜下肿瘤，电极针可从肿瘤周围正常肝组织进针，并且治疗后对针道要充分热凝固（Poon R. T., et al, 2004）。此类肿瘤我们认为腹腔镜或开腹 RFA 治疗效果可能会好。

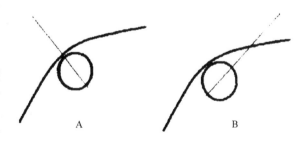

图 4-31-12　近腹壁肝包膜下肿瘤射频消融示意图

A. 射频针穿过肝包膜后直接穿入肿瘤，针在肝内段长度较短；B. 通过调整进针点及进针角度，射频针穿过肝包膜后通过一段正常肝组织后再穿入肿瘤，针在肝内段长度较长（注：细直线表示射频针，粗线圆圈表示肿瘤）

（二）胆囊旁、大血管旁的肿瘤

胆管系统是与肝动、静脉伴行的，所不同的是胆液的流动很慢，在治疗的并发症中，胆道系统损伤占相当一部分且逐渐引起重视。穆里埃等提出治疗时胆管灌注冷盐水或内置支架，也许可以减小胆道损伤（Mulier S., et al, 2002）。对邻近胆囊的肿瘤，RFA 的可行性和安全性一直是临床工作中有待讨论的问题，有学者认为肿瘤距离胆囊 1cm 内应属于禁忌（Livraghi T. et al, 2003）。但也有报道认为，对胆囊旁的肝肿瘤只要重视操作技巧及应用附加方法，RFA 治疗仍是安全的

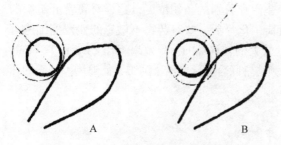

图 4-31-13 胆囊旁肿瘤射频消融示意图

A. 射频针垂直胆囊壁进针，进针深度受限，近胆囊壁处消融范围不够；B. 射频针平行胆囊壁进针，确保足够的进针深度和消融范围（注：细直线表示射频针，细线圆圈表示消融范围，粗线表示肿瘤）

（霍苦，等，2005）。

对胆囊旁、大血管旁的肿瘤，尽可能平行于胆囊壁或血管壁进针，并且在消融范围允许的情况下，针在肿瘤中的位置稍靠向胆囊壁及血管壁一侧，以确保足够的进针深度和消融范围（图 4-31-13）。

对于靠近大血管的肿瘤，通过阻断血流的方法，缩短治疗时间，扩大消融体积。帕特森（Patterson E. J.）等研究认为坏死灶大小与血流关系很大，阻断血流可以明显提高坏死灶大小，对血管内皮无损伤（Patterson E. J., et al，1998）。同时有的学者提出肝硬化患者治疗时不宜阻断血流（Livraghi T., et al，2003）。钦恩（Chinns B）等以猪做动物实验，分别比较了阻断门静脉、肝动脉，两者联合及无阻断的效果。结果显示阻断效果优于不阻断，阻断消融灶的平均体积以联合阻断最大，阻断肝动脉最小。他们认为阻断血流可以增加消融体积，缩短消融时间，并能提高球形灶的形成比例（Chinns B. et al，2003）。

有人认为对距离门静脉主干 1cm 的肿瘤进行射频治疗时应该特别慎重，治疗时阻断肝蒂会使发生门静脉血栓的可能性增加，而门静脉主干血栓可能危及生命（Ng K. K., Lan C. M., et al，2003）。很多文献都报道主张对靠近大血管或肝门部的肿瘤慎用射频治疗。马宽生观察 12 例射频治疗位于大血管旁的肝癌患者，所有患者均平稳安全完成治疗，普通并发症和一般 RFA 治疗相似，没有出现严重的并发症，由于大血管内的血流量大，当周围组织行 RFA 治疗时，血流能够迅速带走热量，从而避免管壁结构受损（马宽生，等，2005）。他们分析一般成年人的血容量大，人体有自我调节的功能，局部温度的升高并不会带动全身温度的明显升高。术后彩超及 CT 复查均未发现临近血管有明显损伤，增强 CT 复查一次，RFA 后肿瘤的完全坏死率为 91.7%，AFP 术后全部降低，初步显示 RFA 治疗位于肝内大血管旁这一特殊部位的肿瘤有着较好的安全性和可靠性，但其长期疗效有待进一步随访。

（三）膈顶部肿瘤

膈顶部肝癌由于穿刺难度大，且容易出现血气胸甚至支气管胆道漏等严重并发症（薛川许，等，2005），部分学者把膈顶部肝癌列为射频消融的禁忌证（吕明德，等，2000）。

对于紧贴膈肌或腹腔脏器的肿瘤，进针角度选择时尽量使针穿过肿瘤后其前方有一段正常肝组织（图 4-31-14）。

吴宁旋等在 CT 引导下运用倾斜穿刺技术穿刺 19 例肝癌患者 21 个膈顶部病灶，并进行冷循环 RFA 术，术后复查增强 CT 或 MR，观察病灶坏死情况。结果 19 个病灶完全坏死，2 个病灶大部分坏死，病灶完全坏死率 90.5%，无严重并发症（吴宁旋，等，2011）。应用 CT 引导下倾斜穿刺技术 RFA 治疗膈顶部肝癌效果满意，值得进一步的研究和总结。具体操作方法如下：

先根据术前 CT 片预选病灶中心所在层面（层面 1）和穿刺层面（层面 2），层面 2 一般在层面 1 足侧 3～6cm。患者仰卧位，根据术前 CT 片，在穿刺点体表大致位置贴上由 5F 导管做成的定位栅条，然后从膈顶开始扫描，直到出现合适的穿刺层面，确定层面 1 和层面 2，选定并标志 B 点，测量 ∠AOD、∠OBE 和 OB 长度（图 4-31-15）。常规消毒铺巾，局麻后用 22G 细针试穿 O 点：细针垂直插入皮肤后针尾向右侧倾斜，至与垂直线的角度等于 ∠AOD，然后针尾向

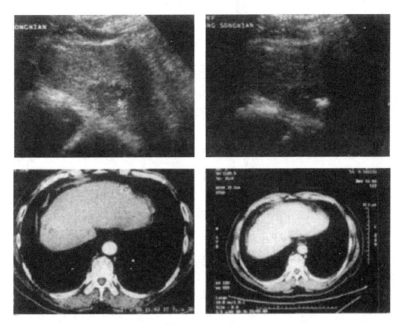

图 4-31-14 膈顶部肝包膜下肿瘤射频消融

A. 膈顶部原发性肝癌,3.1cm×3.0cm 大小,治疗前规划进针路线,尽量使针穿出肿块处为肝组织进针;B. 射频消融开始,针尖处首先出现强回声;C. 治疗前 CT 显示肿瘤位于膈顶,动脉期强化;D. 射频治疗后 3 个月,CT 显示肿瘤完全被消融,动脉期无增强

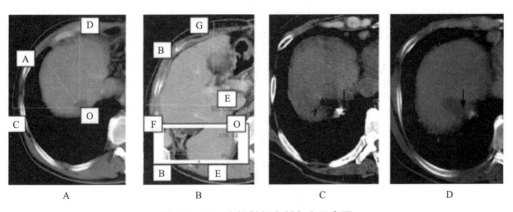

图 4-31-15 病灶射频穿刺角度示意图

A. 层面 1,病灶中心为 O;B. 层面 2 在层面 1 足侧 4cm,B 为穿刺进针点,BO 为穿刺路径,OE 为层面 1 和层面 2 之间的距离,AO 为 BE 在层面 1 的投影,OC、EF 为水平线、OD、EG 为垂直线,∠OBE 为穿刺针向头侧倾斜的角度,∠AOD 为穿刺针向外侧倾斜的角度;C. 示射频电极到达病灶,箭头所指高密度影为射频电极;D. 复查增强 CT 可见病灶完全坏死。

足侧倾斜至其延长线与 BE 的角度等于∠OBE。嘱患者平静吸气末闭气后,细针插入 BO 长度的80%～90%。然后进行扫描,确认穿刺角度正确,则持射频电极使用并列法进行穿刺。再次 CT 扫描,确认射频电极位置准确后,先开启冷循环泵,然后选择阻抗模式进行消融治疗,每个位点治疗时间设为 12～20min。治疗过程中,电极温度控制在 16～20℃之间,然后根据病灶情况必要时调整电极位置进行多次穿刺叠加治疗,病灶最大直径<2.0cm 者可用单电极治疗,病灶最大直径≥2.0cm 者尽量选择集束电极进行治疗,拔针时行针道消融。

(四)邻近胃肠道的肿瘤

邻近胃肠道的肝肿瘤,RFA 容易造成胃肠道穿孔,对此类肿瘤射频治疗应慎重。雅马卡多

（Yamakado）等通过向肿瘤和胃肠道间置入球囊，将两者隔开再行 RFA，避免胃肠道穿孔的发生（Yamakado et al，2003）。总之，射频消融有损伤周围器官的可能，但也可通过一定方法避免。

二、射频消融对复发、转移性肝癌的治疗

（一）RFA 治疗转移性肝癌

结直肠癌肝转移（colorectal liver metastases，CRLM）是最常见的转移性肝癌。约有 25% 的结直肠癌患者在初诊时即发现有肝转移，在全部结直肠癌的自然病程中发生肝转移者高达 50%，以往 CRLM 的远期愈后较差，未经治疗患者 5 年生存率接近 0。虽然对于可切除病灶，根治性手术切除仍是治疗的金标准，但由于 CRLM 常伴有肝外转移灶、肝脏储备功能差及其他严重内科疾病，仅有 8%～27% 的患者可耐受手术治疗，其中 75% 术后可出现复发（Biasco G., et al，2006；McKay A., et al，2006）。过去十几年，全身化疗的反应率及总体生存率已显著提高。20 世纪 90 年代后，以伊立替康（folfiri）及奥沙利铂（folfox）为基础的化疗方案的出现，进一步将化疗反应率从 33% 提高至 50%。尽管化疗在不断进步，CRLM 患者的预后仍不理想，经过多种方式的治疗，乐观地估计其中位生存期仅为 21 个月。射频消融的出现及其不断改进为此类患者提供了一种新的治疗手段。肝癌具有高复发倾向，患者长期生存率的提高很大程度上取决于复发癌灶的再治疗。由于大多数患者能定期复查，复发癌检出时癌结节直径大多数在 3.0cm 以内，这恰好是 RFA 的最佳适应证。图 4-31-16、图 4-31-17、图 4-31-18 是一名结肠癌肝转移患者行 RFA 的影像图。

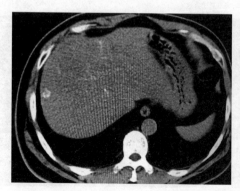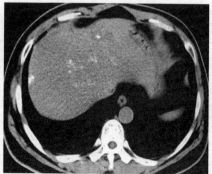

图 4-31-16　CT 下肝转移癌 TACE 后图像

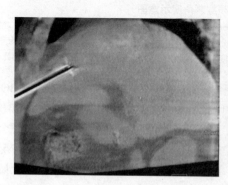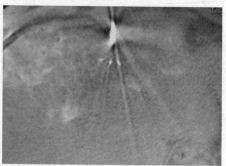

图 4-31-17　DynaCT 下射频消融治疗肝转移癌

张宪生等对 29 例结直肠癌肝转移的患者进行 B 超引导下多电极射频治疗，并在治疗前后用 B 超和 CT 检测并比较各肿瘤直径大小、血供与坏死情况。结果发现 29 例结直肠癌肝转移患者射

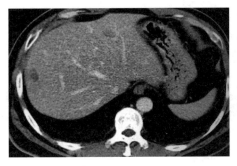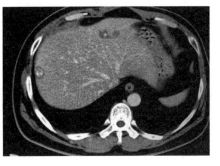

图 4-31-18　射频治疗后可见病灶周边环状低密度影

频治疗前 CT 检测转移瘤直径为 7.5±3.1cm；治疗后为 4.5±1.3cm（$p<0.001$）。转移瘤结节坏死在 60% 以上者 20 例（69.0%），其中完全坏死 18 例（62.1%），临床症状和肝功能均改善（张宪生，等，2001）。由此可见 B 超引导下多电极射频治疗结直肠癌肝转移是一种安全有效的治疗方法。申权等报道 RFA 与手术再切除治疗复发性肝癌的长期生存率相当，且具有微创、经济、重复性好的优势，适合于复发癌患者的治疗。转移性肝癌的治疗目前首推手术切除，但受到病灶位置、大小、数目及肝功能等因素的影响，切除率仅为 20%～30%，RFA 为这些患者提供了另一种治疗性选择（申权，等，2008）。卡萨里尔（Casaril）等报道，RFA 治疗结直肠癌肝转移的总体年生存率已提高到 50% 以上（Casaril et al，2008）。国外阿比特拜（Abitabile）等发现对于直径<3cm 的结肠癌肝转移瘤，RFA 后的局部复发率只有 1.6%，如果以最新的设备治疗，则局部复发率为 0（Abitabile et al，2007）。

研究表明，影响 RFA 术后远期疗效的因素包括局部复发、肝内转移、肝外转移等。局部复发是 RFA 治疗 CRLM 失败的重要因素。文献报道其复发率为 18%～39.0%，多数文献认为肿瘤的大小、位置及射频电极针布针是否合理是影响复发率的重要因素（Curley S. A., et al，1999；Guilliams A. R., et al，2000；Guilliams A. R., et al，2005；Pawlik T. M. et al，2003；Elias D, et al，2005）。目前文献认为肿瘤<2.5～3.0cm 者常能获得较好的 RFA 效果，其局部复发率较低。由于大血管内较快的血流能带走部分热量，常使得此处的肿瘤不能获得充分的消融，不合理布针同样可以导致肿瘤的残留，导致局部复发率的增加（Nicholl M. B., et al，2008）。另外，肿瘤密度、RFA 的方式和 RFA 前后是否应用化疗等全身治疗亦被认为与局部复发有关。肝内或肝外转移亦是影响 RFA 术后长期疗效的重要因素，文献报道其发生率为 12.5%～58.0%（（Curley S. A., et al，1999；Guilliams A. R., et al，2000；Guilliams A. R., et al，2005）。斯伯斯坦恩（Siperstein）等的研究认为肝内转移多发生于术后 9 个月左右，而肝外转移多较其晚 1 个月发生，并认为术前存在肝外转移病灶并不影响 RFA 术后患者的生存时间（Siperstein A. E., et al，2007）。超声造影、PET、PET/CT 等高端影像学技术在临床应用日渐广泛，以期发现更早期以及隐匿转移的病灶，进一步减少术后肝内或肝外转移的发生。

临床上，RFA 治疗 CRLM 日渐广泛。其主要的应用方式包括以下 3 种情况：①单用 RFA 治疗；② RFA 联合手术治疗；③ RFA 联合化疗。现分述如下：

1. 单用 RFA 治疗

1999 年，客尔利（Curley）等首先报道了一组 RFA 治疗不可切除的原发和转移性肝癌病例的治疗结果。全组 123 例患者 61 例源于 CRLM。作者采用经皮或开腹手术行 RFA，结果显示本组患者手术死亡率及并发症发生率分别为 0 及 2.4%（Curley，et al，1999）。15 个月的随访期内，局部复发率为 1.8%，27.6% 的患者肝内出现新的转移病灶。虽然缺乏长期的随访资料，但本研究显示 RFA 具有较高的安全性，为其在临床的进一步应用提供了基础。随着 RFA 在临床应用时间的延长，逐渐有了 RFA 治疗 CRLM 长期生存率的报道。2001—2005 年，古里安（Guilliams）等报道 CRLM 行 RFA 治疗后的 1 年生存率和 3 年生存率分别为 85%～90% 和 34%～58%，5 年生存率约为 25%，并指出影响患者愈后的因素包括转移灶数目、瘤体直径、瘤体密度及位置等（Guilliams A. R., et al, 2000；Guilliams A. R., et al, 2005；Kuehl H., et al, 2008），与国内作者的报道相似（崔严，等，2006）。近年来，文献报道的 RFA 治疗 CRLM 的总体 5 年生存率已提高至 50% 以上（Abitabile P., et al, 2007；Casaril A., et al, 2008；Gillams A. R., et al, 2008）。

2. RFA 联合手术

鉴于外科手术在 CRLM 治疗中的重要地位，RFA 联合手术开展较晚，其主要方式为手术切除主要转移灶，RFA 治疗残余病灶或切除困难者。2003 年，帕夫利克（Pawlik）等报告了一组前瞻性研究结果，124 例 CRLM 患者行 RFA 联合手术治疗，并发症发生率为 19.8%，死亡率 2.3%，平均随访时间为 21 个月，其中位生存期为 45.5 月，局部复发率为 8.2%，且认为局部复发率与转移灶的数目有关，而与患者年龄、病灶部位及大小无关（Siperstein A. E. et al, 2007）。2004 年，阿布杜拉（Abdulla）等报告 428 例 CRLM 的治疗结果，其中 29% 行 RFA 联合手术治疗，平均随访 21 个月，其局部复发率为 5%，较单用 RFA 治疗为低（8%），3 年生存率及 4 年生存率分别为 43% 及 36%，高于单用 RFA 组，这从另一个侧面说明了手术在 CRLM 治疗中的根治性作用。多因素分析表明，转移灶的数目与患者愈后显著相关，单发病灶者生存期明显长于病灶数>3 处者（Abdulla E. K., et al, 2004）。2005 年，伊莱亚斯（Elias）等报告 63 例开腹 RFA 加手术患者的治疗结果，其中位生存期为 36 个月，3 年生存率为 47%，局部复发率为 7.1%，切缘阳性是局部复发的主要原因，肿瘤直径>3cm、转移灶邻近大血管者局部复发率明显升高（Elias D., et al, 2005），与科恩普拉特（Kornprat）等研究结果相似（Kornprat P., et al, 2007）。

3. RFA 联合化疗

CRLM 的化疗方式包括肝动脉灌注化疗及全身化疗。2003 年，程（Cheng）等对 10 例不可切除的 CRLM 患者行腹腔镜下 RFA 加肝动脉灌注化疗，平均随访 11.5 个月，其生存率为 67%，估计中位生存时间为 15.2 个月，高于单用化疗患者（Cheng J., et al, 2003）。虽然 CRLM 的化疗结果仍不让人满意，但最近 20 年，以奥沙利铂为代表的第 3 代铂类及以伊立替康为代表的拓扑异构酶抑制剂的出现，已将 CRLM 的化疗反应率提高至一个较高的水平（约 50%）。对于无法手术切除且化疗失败者，2007 年斯珀斯坦恩（Siperstein）等报道了令人鼓舞的治疗结果，234 例患者行 RFA 治疗后其 3 年生存率及 5 年生存率分别为 20.2% 及 18.4%（Siperstein A. E., et al, 2007），而以往的文献认为此类患者的 5 年生存率接近 0，且认为 RFA 术后不同化疗方案对患者的生存无影响。RFA 联合化疗有两种方式：RFA 后化疗或化疗后 RFA。周京旭等采用非随机对照研究的方法，将 51 位符合入选标准的患者按治疗意愿分为对照组（单纯化疗）32 例和试验组（射频联合化疗）19 例；对照组采用奥沙利铂或伊立替康方案，试验组采用化疗 - 射频消融 - 化疗的夹心疗法，化疗方案同对照组。研究终点包括客观有效率、疾病控制率和中位肿瘤进展时间（mTTP）、中位生存期（MST）和临床受益反应。结果试验组和对照组的客观有效率分别为 36.8%（7/19）和 25.0%（8/32）（$p > 0.05$）；疾病控制率分别为 94.7%（18/19）和 68.8%（22/32）（$p < 0.05$）；mTTP 分别为 285 天和 191 天（$p < 0.01$），MST 分别为 693 天和 387 天（$p < 0.01$）；临床受益反应分别为 89.5%（17/19）和 65.6%（21/32）（$p > 0.05$）。由此可得出结论：射频消融结合化疗治疗结直肠癌肝转移可明显提高结直肠癌肝转移患者的生存期，是一种有临床应用前景的姑息性治疗方法（周京旭，等，2008）。2006 年，Machi 等报道了 100 例 RLM 的治疗结果，其中 55 例先行 RFA 治疗后予全身化疗，另 45 例给予全身化疗后行 RFA，随访 24.5 个月，局部复发率为 6.7%，中位生存期为 28 个月，总体 5 年生存率为

30.5%，并且认为先行 RFA 优于先行化疗，其中位生存期明显延长（Nicholl M. B., et al，2008）。

（二）RFA 治疗复发性肝癌

肝癌是一种具有高复发倾向的恶性肿瘤，迄今为止还未有一种有效手段能够遏止其治疗后的复发，其长期生存率的提高很大程度上是得益于复发癌灶获得再治疗机会的增加。手术再切除仍然是目前复发性肝癌的首选治疗手段，再切除术后 1、3、5 年的生存率为 63.3%～95.0%、23.3%～55.9%、13.3%～46.0%（罗祥基，等，2005；武金才，等，2004；周信达，等，2006；罗建强，等，2000）。PRFA 是近年来发展迅速的一种热消融手段，它借助热效应使癌灶发生凝固性坏死以达到清除肿瘤的目的，随着设备、技术的不断完善和经验积累，其治疗肝癌的有效性已被广泛接受。PRFA 消融的对象主要是直径≤5.0cm 的癌结节，尤其是对直径≤3.0cm 的癌结节，其疗效可以与手术切除相媲美（陈敏山，等，2005；吕明德，等，2006）。文献报道复发性肝癌 PRFA 后 1、2、3 年的生存率分别为 71.2%～93.9%、42.0%～83.7%、24.9%～65.7%（严昆，等，2005；Choi D, et al，2007）。

申权等分析比较了 76 例原发性肝癌手术切除后复发癌患者射频消融（$n=45$）和手术再切除（$n=31$）的临床疗效，结果发现消融组与再手术组肿瘤完全清除率分别为 88.9% 和 100%（$p=0.147$），其 1、2、3、5 年复发率分别为 45.2%、71.6%、80.1%、86.7% 和 39.6%、60.9%、77.6%、83.2%（$p=0.711$），1、2、3、5 年复发后生存率分别为 81.8%、60.1%、40.3%、24.2% 和 82.9%、64.7%、46.4%、34.8%（$p=0.599$）。由此得出结论：对原发性肝癌切除术后复发患者，射频消融术亦可以获得与手术再切除相当的长期生存率，而且具有微创、经济、重复性好的优势，适合于复发患者的治疗。复发间期（复发距初次手术切除的时间）及复发癌结节个数是影响再手术切除和消融治疗后再复发的危险因素（$p=0.035$，$p=0.005$），复发结节个数及再复发时间是影响复发后患者生存期的危险因素（$p=0.006$，$p=0.000$）（申权，等，2008）。

对于进展期肝癌，肝移植治疗术后复发率较高，是威胁患者远期生存及生活质量的主要因素。因此，肝癌复发是目前肝癌肝移植急需解决的主要问题（Fuster J., et al，2005；Gores G. J., et al，2003）。肝移植术后肝癌肝内复发主要机制是术后门静脉系统内微循环转移灶或癌栓、肿瘤细胞脱落后经门静脉系统血行性播散。同时，肝移植术后应用免疫抑制剂对机体的免疫功能有下调作用，进一步加剧了肿瘤的生长和播散。肝癌肝移植术后的肿瘤复发病灶往往呈现散在、大小不一、进展极为迅速等特点（Roayaie S., et al，2002；Esnaola N. F., et al，2002）。因此，肝移植术后肝癌复发一直被视为难治性肿瘤之一，几乎所有的传统化学治疗或放射治疗均无明显的疗效。陈颖华等对 33 例肝癌肝移植术后肿瘤肝内复发患者进行研究，其中 26 例采用 RFA 治疗者为 RFA 组，7 例采用手术切除治疗者为手术组，结果发现 RFA 组 26 例中死亡 7 例，手术组 7 例中 5 例死亡。RFA 组和手术组的中位生存时间分别为 13 个月、10 个月，两组的中位生存时间比较差异有统计学意义。由此得出结论：RFA 治疗肝移植术后肝癌肝内复发疗效较好，而且并发症少，患者耐受良好（陈颖华等，2010）。

三、RFA 治疗肝癌破裂出血

肝癌破裂出血是患者主要死亡原因之一，占肝癌死因的 10% 左右，发病突然，急剧，且常伴休克。手术止血困难，往往使外科医师非常棘手。RFA 通过热效应使出血点附近的肿瘤组织凝固，使出血的血管闭塞而达到止血的效果，在难治性肝癌破裂出血的治疗中有独特的优势，成为有效的抢救措施，但远期效果不理想。射频消融已经广泛应用于肝癌的治疗，并取得了比较好的效果，已有学者将肝癌破裂出血列为了肝癌射频消融的适应证，但这方面病例的报道尚较少。国外有学者认为射频消融对肝癌破裂出血的治疗是有效的（杜毅，等，2003）。国内学者柯山等成功采用反复射频消融治疗巨大中肝癌自发破裂1例（柯山，等，2010）。刘孟刚等报道采用射频消融的方法对2例难治性肝癌破裂出血患者进行止血治疗，其中1例患者肿瘤表面有3处破裂出血点，缝扎、压迫止血效果不佳，采用射频消融仪对肿瘤出血部位及肿瘤边缘进行射频消融，止血效果满意。另1例出血部位较多（大于5处），肿瘤无法切除，缝扎、压迫止血无效，经射频消融治疗后大部分出血部位得到控制，为巩固止血效果，进一步对肝动脉进行了结扎，在肝脏表面填塞纱布压迫后出血停止。住院期间，2例患者术后均未再发生腹腔内出血，1例病情好转后出院，术后2个月因肝癌再次破裂出血死亡；另外1例术后出现难治性腹水，术后3个月死于肝功能衰竭（刘孟刚，等，2010）。吴亚夫等采用射频消融对4例肝癌破裂出血患者成功进行治疗（吴亚夫，等，2004）。

当然，对于大部分肝癌破裂出血，RFA不应作为首选，毕竟根治性的切除才是治疗肝癌最有效的方法；但对于巨大肝癌发生的难治性破裂出血，可以采用该方法止血，这样可以避免患者短时间内死亡，近期可取得较好的治疗效果。

四、射频消融是等待肝移植前的桥梁

合并严重肝硬化的早期肝癌，肝移植是其首选的治疗方法，RFA可以作为一种"桥梁治疗"（bridge therapy），杀灭肿瘤，可以让更多的患者获得更长的等待时间，最终获得治愈的机会。有报道指出，移植前RFA可以使76%的患者肿瘤病灶完全坏死，RFA联合TACE可达到86%；11.9个月后，只有24%的患者由于肿瘤进展被排除在移植之外；而不作任何处理的患者，12个月后被排除在移植标准之外的达到57%。因此目前估计等待供肝的时间超过6个月时，建议先行RFA以控制肿瘤进展。

第五节　肝癌射频消融的并发症及其防治

一、肝癌射频消融的常见并发症及其防治

应用RFA治疗肿瘤可以追溯到20世纪初期，1909年，珀兹（Pozzi）首次应用高频电极治疗皮肤癌患者。1990年初开始有学者采用这一技术治疗肝脏恶性肿瘤，随着射频技术的发展，现在开发的新型电极针可以从尖端释放出多钩突样电极插入肿瘤中，即多扩展型电极，可形成2.0～7.0cm组织毁损区。

在我国，80%～90%的PHC发生在肝硬化基础上。肝硬化导致患者肝脏储备功能降低，对手术耐受力下降，RFA具有简单、微创和可反复治疗等优点，尤其是对不能手术或TACE风险较大者，具有重要意义。尽管RFA是微创治疗，但随着治疗病例增加，并发症的报道也增多（夏景林，等，2005）。穆勒等总结了3670例RFA治疗病例，总死亡率0.5%，并发症率为8.9%，常见的并发症有腹腔出血（1.6%）、腹腔感染（1.1%）、胆道损伤（1.0%）、肝功能衰竭（0.8%）、肺部并发症（0.8%）等。经皮穿刺、经腹腔镜、开腹或联合开腹途径的并发症发生率分别为7.2%、9.5%、9.2%，死亡率分别为0.5%、0、4.5%（Mulier et al，2002）。（de Baere）等人5年中对312例患者行350次治疗，37例（10.6%）有并发症发生，其中5例（1.4%）死亡；无胆道并发症发生。为了减少可能出现的并发症，必须根据病灶大小和部位，选择恰当的治疗途径和方案。术中将病灶与正常组织用盐水或纱布隔开，密切观察消融的边界，防止对邻近组织的损伤。电极退出时将烧灼针道，防止出血和针道种植。注意尿量和尿的性状，并应密切观察腹部指征。与邻近大血管的肝癌不同，由于没有血流的自身冷却作用，邻近肝门的肝癌消融时损伤大胆管或胆囊风险

较高，有人用冰生理盐水胆道内灌注冷却，预防其热损伤。邻近膈肌的病变采用腹腔或胸腔内注射生理盐水形成人工腹水和胸水，可减少热消融对膈肌和肺的损伤（de Baere, et al, 2003）。（Lan）等通过对 1997 年—2008 年所有记录有 5 年存活率并且搜集的患者数超过 50 例的资料进行综合分析，得出 5 年存活率为 33%～58%，对不适合肝切除和肝移植的小肝癌患者，RFA 的疗效令人满意（Lau W. Y., et al, 2009）。已有报道的并发症包括术后肝功能衰竭、肝脓肿、胸腔积液，皮肤烧伤、低氧血症、气胸、包膜下血肿、出血、针道种植、右臂疼痛、胆管损伤、心脏停搏、胃溃疡、水肿性胰腺炎、顽固性腹水、高胆固醇血症、大量胸水等，罕见并发症有因脓肿形成导致的肝心瘘、支气管瘘、胆管十二指肠瘘、结肠穿孔、肝胃瘘等，其中肝功能衰竭为最严重的并发症。Mulier 等统计了 2001 年 9 月 31 日前的 82 篇文献 3670 例肝癌患者 RFA 的并发症：总死亡率为 0.5%，总并发症发生率为 8.9%，其中腹腔出血 1.6%，腹腔感染 1.1%，胆管损伤 1%，肝功能衰竭 0.8%，肺部并发症 0.8%，皮肤灼伤 0.6%，肝血管损伤 0.6%，内脏损伤 0.5%，心脏并发症 0.4%，肌红蛋白尿 0.2%，肾衰竭 0.1%，肿瘤种植 0.2%，凝血症 0.2%，激素并发症 0.1%。经皮、经腹腔镜、简单开腹及联合开腹的并发症发生率分别是 7.2%、9.5%、9.9% 和 31.8%，各自的死亡率为 0.5%、0、0 和 4.5%。其中很多并发症是可以预防和避免的（Muller S., et al, 2002）。（Kong）等通过 255 个患者分析 RFA 术后并发症认为，RFA 是肝脏肿瘤治疗相对安全的操作，术中仔细操作、严格选择患者和手术方式将进一步减少 RFA 术后并发症。其中肝功能衰竭与 Child-Pugh 分级和手术方式的选择有关，而与患者年龄、肿瘤大小和数量无关（Kong W. T., et al, 2009）。由于 B 超在肝膈肌部的局限性，可通过人造胸水（Koda M., et al, 2004）和人造腹水（Rhim H., et al, 2008）治疗膈肌部肿瘤。经皮穿刺 RFA 过程中，尤其是 B 超或 CT 定位时，呼吸引起肝脏运动，影响显像，拜楼（Biro）等通过全身麻醉下高频喷射通气减小肝脏活动，很好地解决了这一难题（Biro P., et al, 2009）。欧尼西（Ohnishi）等行经鼻胆管内冷盐水灌注能够很好地防治胆管的损伤，且有利于肝功能的恢复。RFA 术前准备充分，术后并发症少见，对于肝脓肿及其引发的其他的瘘道需行引流术和抗生素治疗。严格的无菌操作、准确穿刺、仔细的术后观察和及时地对因处理是非常必要的（Ohnishi T., et al, 2008）。

（一）并发症的分级（中国抗癌协会肝癌专业委员会 2011）

一般分为轻度并发症和重度并发症。

（1）轻度并发症（minor complication）：A 级：无需治疗，无不良后果；B 级：需少许治疗，无不良后果，包括仅需 12h 的医学观察。

（2）重度并发症（major complication）：C 级：需要治疗，住院时间延长<48h；D 级：需要大量治疗，增加医护级别，住院时间延长>48h；E 级：导致较长时间的后遗症；F 级：死亡。

（二）常见并发症及其防治（中国抗癌协会肝癌专业委员会 2011）

（1）消融后综合征：主要表现为发热、疼痛等，少见的有血尿、寒战等，具体原因不明。处理措施主要是术后加强监护、输液、止痛、对症处理，定期检测肝、肾功能。

（2）感染：主要有肝脓肿、穿刺点感染等。预防措施是严格无菌操作和术后应用抗生素预防感染。

（3）消化道出血：主要原因为食管下段静脉曲张出血或者应激性溃疡出血。预防和治疗措施：伴有严重门脉高压的患者，术前先行处理门脉高压；术后常规使用制酸剂，预防应激性溃疡出血。出血后治疗措施：检测生命体征，禁食，积极扩容、输液、止血、输血、制酸及升压等，必要时内镜下止血。

（4）腹腔内出血：临床表现取决于出血量，少量出血无明显症状，出血量大时常有腹胀、腹痛，严重时有冷汗、血压下降及休克症状。主要原因是肿瘤较为表浅，穿刺后肿瘤破裂；或者患者凝血功能差，肝脏穿刺点出血。预防措施：严格掌握适应证，对于肝硬化凝血功能差的患者，纠正后再治疗；对于表浅病灶，最好在腹腔镜下或者开腹直视下进行。经皮射频治疗时，尽量减少穿刺次数，针道消融，消融结束后应再次行超声或者 CT 扫描，排除无肿瘤破裂、出血等表现。治疗措施：检测生命体征，积极扩容、输液、止血、输血及升压等，必要时手术探查止血。

（5）肿瘤种植：主要为反复多次穿刺造成。预防措施：穿刺应准确定位，避免反复多次穿刺；如果进针过深，不应直接将电极针退回，而是应该在原位消融后再退针，重新定位。值得注意的是 RFA 治疗可引起针道种植，发生率多在 0.5%~2.8% 之间（Park I. J., et al, 2008；Chen M. H., et al, 2005）。我们在临床实践中亦有类似病例，在消融结束后碳化针道可以基本避免此并发症的发生，再次进行手术切除是治疗针道种植的可行方法（Noda T., et al, 2007）。

（6）肝功能衰竭：主要原因是治疗前肝硬化程度重，肝功能差；或者发生严重并发症，如感染、出血等。预防和治疗措施：严格掌握适应证，肝功能 Child-Pugh C 级、大量腹水、严重黄疸等均为禁忌证；术后注意预防其他并发症的发生，预防感染，积极护肝治疗。

（7）邻近脏器损伤：肿瘤邻近胆囊、胃肠、胆管和膈肌等，或位于第一肝门区、肝包膜下等部位时，进行经皮穿刺路径下消融治疗容易热损伤邻近脏器或脉管。对于这些部位的肿瘤，应该尽可能采用腹腔镜下或者开腹手术直视下射频消融治疗，对邻近的脏器进行无瘤技术隔离保护。

二、肝癌射频消融严重或少见并发症及其防治

除上述常见并发症外，肝癌射频消融术后还会出现一些少见或严重并发症。夏景林等回顾分析 2002 年 1 月—2004 年 12 月 272 例肝癌 RFA 治疗的严重或少见的并发症资料。结果 272 例肝癌行 RFA 301 次，严重或少见并发症 10 例，发生率为 3.32%（10/301），其中 2 例导致死亡，死亡率为 0.66%（2/301）。10 例并发症包括：腹腔出血 1 例，感染 2 例（腹膜炎合并败血症 1 例，胆汁瘤继发肝脓肿 1 例），上消化道出血 3 例（其中 1 例为胆道出血），肝动静脉瘘 1 例，血气胸 1 例，食管胸膜瘘 1 例，肿瘤针道播散 1 例（夏景林，等，2005）。在该研究中，RFA 严重并发症依次为上消化道出血、感染、腹腔出血等。其中 301 次 RFA 治疗发生腹腔出血 1 例，该例发生于术后 1 周，已出院，发生出血的主要原因可能有：①患者凝血功能不佳；②肿瘤表浅、邻近肝包膜，射频消融后肝组织坏死创面浅，受呼吸运动或咳嗽等因素刺激而发生出血。此例因肝功能衰竭于术后 16 天死亡。RFA 治疗后腹腔出血引起死亡的文献也有报道（Livraghi T et al, 2003）。对于腹腔出血的治疗，如患者全身情况允许，应积极行介入止血或外科手术治疗。发生腹腔感染合并败血症 1 例，该例肿瘤位于肝右前叶，远离胆囊。虽无明确空腔脏器损伤的依据（急诊 B 超检查胆囊壁光滑，腹部平片膈下未见明显的游离气体），但结合病史：射频术后第 2 天突发右上腹痛向全腹弥漫，体检有明显的腹膜刺激征，仍不能排除空腔脏器损伤。该例术后第 5 天死于感染性休克。治疗上，如患者无手术禁忌证，对疑似空腔脏器损伤的患者应及早行剖腹探查。胆汁瘤继发肝脓疡 1 例，主要与胆管损伤有关，因为肿瘤邻近扩张的肝内胆管，射频造成胆管损伤形成胆汁瘤，继发感染所致。肝动静脉瘘 1 例，主要与血管损伤有关，无症状和体征，在术后第 7 个月的肝动脉造影时发现。上消化道出血 3 例，其中 1 例为胆管出血，发生的原因可能与胆管损伤有关。另 1 例出血量不大，未做胃镜检查，可能的原因为肝硬化胃黏膜病变，也可能和应激性溃疡有关。此 2 例经保守治疗出血停止。发生休克的 1 例出血量大且速度快，出血原因可能为食管胃底曲张静脉破裂，但因一般情况差，自动出院。对于上消化道出血的防治，治疗前应尽可能明确食管胃底静脉曲张情况；治疗后常规使用制酸剂；出血发生后尽可能行胃镜检查，明确出血部位

和原因，采取食管曲张静脉套扎等积极措施。血气胸和食管胸膜瘘各1例，此2例的发生均和肿瘤的特殊位置有关。发生右侧血气胸的患者肿瘤位于肝右叶膈顶，穿刺时由于肺部气体阻碍了超声视野，损伤了膈肌和肺组织，经2次胸穿治愈。发生食管胸膜瘘的患者肿瘤位于肝左内叶，离食管约2cm。术后并未禁食，术后第3天出现症状，推测可能穿刺并未直接伤及食管，食管胸膜瘘的发生可能和热损伤有关。肿瘤播散1例，该例肿瘤位置表浅。文献报道肝活检后肿瘤沿针道播散，发生率为3.4%～5.1%（Kim S. H., et al, 2000；Takamori R., et al, 2000）。射频针的大小与肝活检针相仿，但由于射频的热凝固作用，估计射频治疗引起的肿瘤播散要少于肝活检。

文献报道RFA少见的并发症还有电极板引起的局部皮肤烧伤（McGahan J. P., et al, 2001）、结肠损伤（Meloni M. F., et al, 2002）、血红蛋白尿（Tsui S. L., et al, 2003）。国内马庆久等报道563例肝癌行1510例次射频治疗，发生严重并发症4例，结肠穿孔、十二指肠穿孔、腹腔内出血及心血管意外各1例，死亡3例。其他的并发症有肝脓肿、肾周脓肿、肝包膜下血肿、背部皮肤电极板烫伤、胸腔积液、气胸、皮下穿刺针道癌肿转移、呕吐窒息、术中心率锐减（马庆久，等，2003）。

第六节　局部消融方法的比较

一、射频消融

RFA治疗肝癌的原理是射频发生器产生400～460kHz的高频电波使其周围带电粒子高速振荡产热，最高温度可达90～110℃，致周围组织局部形成热损伤、凝固性坏死，最终形成直径3.5～5cm的球形坏死灶（Rossi S., et al, 1998）。当温度不能达到时，还可以使细胞通过凋亡的形式坏死而达到治疗目的。高温所致肿瘤细胞损伤的机制为温度损伤肿瘤细胞生物膜的生物特性及功能，增加肿瘤细胞内溶酶体的活性，破坏多种细胞器（郑科，等，2006）。在杀死局部肿瘤细胞的同时，可使肿瘤周围的血管组织凝固，有利于切断癌细胞的血供，防止肿瘤转移。射频的热效应可增强机体的免疫力，同时坏死物质的吸收作为内源性致热物，可激发机体的抗肿瘤免疫功能，进而提高机体的免疫能力。

（1）优点：①射频消融产生的坏死组织区域较大；②坏死区域为类圆形，残留肿瘤细胞机会较小；③仪器设备改进快，由单级向双极、多级迅速发展。目前是国内外应用最为广泛的消融方法。陈敏华教授根据病灶的大小及形状合理设计布针方案以减少射频治疗的并发症，明显提高疗效并减少复发（陈敏华，等，2004）。马宽生对于大的肝癌行一次定位多点穿刺并结合肝动脉栓塞及门静脉栓塞的方法也明显提高了大肝癌的疗效（马宽生，等，2003）。

（2）缺点：RFA治疗较大肿瘤及不规则肿瘤可能会产生残留病灶。

最新的系统评价结果显示，与酒精消融比较，RFA在改善小肝癌3年总体生存率方面具有显著优势（ChoY K., et al, 2009）。另一篇Meta分析也表明RFA在生存获益和疾病控制方面都较酒精消融更优越（Bou ZaC, et al, 2009）。还有一项系统评价认为RFA较其他的消融手段更加有效，应该作为无法行外科切除及肝移植的小肝癌的一线治疗手段，也是治疗复发及无法切除肝癌的安全有效措施（Lau W. Y., Lai E. C., et al, 2009）。卢冠铭等对合并肝硬化的小肝癌患者行RFA与PEI的疗效进行比较，进行Meta分析，共纳入5项RCT，包括754例合并肝硬化的SHCC（其中RFA组354例，PEI组400例）。Meta分析结果显示，RFA较PEI能提高对单个肿瘤直径≤5cm或肿瘤数目1～3个且直径<3cm的合并肝硬化的SHCC坏死率（$p<0.001$），降低死亡风险（$p=0.001$），并减少1年（$p=0.004$）和3年局部复发率（$p=0.001$）。由此得出结论：RFA治疗

单个肿瘤直径≤5cm或肿瘤数目1～3个且直径<3cm的合并肝硬化的SHCC总体疗效优于PEI（卢冠铭等，2010）。

二、经皮无水酒精注射

（一）PEI原理

通过无水高浓度乙醇使肿瘤细胞及其血管内皮细胞脱水、坏死和血小板聚集而产生蛋白质变性等作用，使肿瘤发生凝固性坏死。

（1）优点：已发展多年，其疗效肯定，方法简便，价格低廉。

（2）缺点：疗程较长，需反复多次治疗，复发率较高，肿瘤间的纤维间隔可能会影响无水乙醇的弥散，从而影响疗效。

PEI主要适用于肿瘤≤3cm，癌结节小于3个，尤其对于肝包膜下或靠近胆囊、肝门的较小肿瘤能耐受此治疗的患者，可优先选用PEI。

（二）与RFA比较

云枯丘（Yun Ku Cho）等对RFA和PEI治疗小肝癌的疗效进行了综合分析，4个随机对照试验中652例小肝癌患者行RAF和PEI后，RFA的1、2、3年生存率显著优于PEI。其中RFA和PEI的1年生存率比波动分别为90%～97%和81%～91%，2年生存率比波动分别为81%～91%和62%～91%，3年生存率比波动分别为63%～74%和48%～67%（Yun Ku Cho，et al，2009）。申刚等通过动物实验比较了RFA与PEI的疗效和选择禁忌证，他们选择30只雌性新西兰大白兔（体重2.5～3.0kg）为动物模型，用VX2/J瘤细胞株感染动物，检测术前、术后肝、肾功能指标。2周后取出肿瘤，比较坏死率。结果RFA组坏死率最大，达98.43±2.76%（申刚，等，2009）。

三、微波固化

在B超引导下，将穿刺针经皮插入PHC组织内，将微波电极通过穿刺针植入癌灶，在一定的外加磁场作用下，微波能转变成热能。因为肿瘤内部及周边血流较丰富，容易引起明显的"热沉降效应"，将热量带走而不产生损伤，因此疗效较为理想。PMCT具有热效率高、凝固坏死面积稳定、疗效好等特点。Dong等在超声引导下对216例直径≤5.0cm肝癌共275个肿瘤灶行PMCT，95.64%的肿瘤完全灭活，患者如1～5年累计生存率分别为94.87%、88.81%、80.44%、74.97%和68.63%，1～5年累计复发率分别为20.01%、32.04%、39.57%、44.97%和52.90%。PMCT并发症主要有剧痛、皮肤灼伤、包膜少量出血等。对直径>5cm的PHC，治疗后存活的癌细胞可能出现耐热，受刺激后处于增生活跃状态，易导致肿瘤的复发与转移（Dong B. W., et al，2006）。

（一）MCT原理

微波通过偶极子和离子加热2种机制使组织在电磁场作用下主动产热，使肿瘤组织凝固坏死（梁萍，等，2008）。

（1）优点：①治疗时间短；②治疗费用低。

（2）缺点：单次消融的有效体积和消融范围的可控性不如射频消融。

MCT理想的病灶直径应小于5cm，最好疗效应小于3cm，虽较大的肿瘤也可多次治疗，但是操作难度较大，疗效不肯定，所以不建议。

（二）与 RFA 的比较

在肝癌热消融中，射频消融是比较早的治疗肝癌的方法，主要在西方国家流行，微波固化出现较晚，主要在日本和中国应用较多，有关两者的比较文献报道较少。

但在文献报道中由于研究的偏差、患者对不同治疗方法的选择、不同的随访时间以及对不同型号仪器设备的选用，RFA 与 MWA 的比较得出了不同的结论（Ohmoto K., et al, 2009）。2002 年斯巴达（Shibata）等通过对 72 例患者 94 个癌结节行 RFA 治疗，36 例患者 48 个癌结节行 MWA 治疗，RFA 和 MWA 两组治疗时间为 1.1vs.2.4（$p<0.001$），完全消融率为 96.0%vs.89%（$p=0.26$），主要并发症为 1vs4（$p=0.36$），局部复发为 4vs8（$p=0.20$），作者认为，FRA 和 MWA 在治疗效果上无显著性差异，但是 FRA 治疗肿瘤的时间更少（Shibata T., et al, 2002）。同样，Lu 等通过对 53 例患者 72 个癌结节行 REA 治疗，49 例患者 98 个癌结节行 MWA 治疗，结果 RFA 和 MWA 两组完全消融率为 93.1% vs 94.9%（$p=0.75$），术后并发症为 5.7% vs 5.2%（$p=0.71$），MWA 组 1、2、3、4 年无瘤生存率为 45.9%、26.9%、26.9%、13.3%，RFA 组 1、2、3 年无瘤生存率为 37.2%、20.7%、15.5%，两组 1、2、3、4 年总生存率为 71.7%、47.2%、37.6%、24.2%vs.1.6%、61.2%、50.5%、36.8%（$p=0.12$），结论为经皮 RFA 和 MWA 在肿瘤治疗上都是非常有效的，在局部肿瘤控制、相关并发症和长期生存率方面无统计学差异（Lu M. D., et al, 2005）。然而奥马托（Ohmoto）等 2006 年通过对 58 例患者行 RFA 治疗，79 例患者行经皮微波消融（pereutaneous microwavecoagulationtherapy，PMCT）治疗，所有的病例都在增强 CT 的监测下达到完全消融，对两组结果进行比较认为，RFA 对小肝癌的治疗更优越，因为 RFA 比 PMCT 侵袭性小、复发率低、生存率高并且花费少的治疗时间（Ohmoto K., et al, 2006）。2007 年奥马托等再次对直径≤2cm 的肿瘤进行 RFA 和 PMCT 的比较，都在增强 CT 的监测下达到完全消融，发现 RFA 组用了更少的治疗时间达到比 PMCT 组大的消融范围，差别有统计学意义（$p<0.001$），局部复发率较低，但差别无统计学意义，RFA 组总体生存率高（$p=0.028$），PMCT 组术后并发症更高，因此在治疗小 HCC（≤2cm）上，RFA 更有优势（Ohmoto K., et al, 2007）。由此看来 RFA 在治疗上比 MWA 更好，但在肝癌治疗后组织学层面上却有不同的看法，（Bhardwaj）等通过对 21 只小白鼠分别进行 MWA、RFA 及冷冻消融后，取标本切片，行 HE 染色（未行免疫细胞学检测），检测细胞活性，发现 MWA 消融区域无活细胞，所有血管和胆管都凝固坏死，RFA 组则显示存在活细胞，并且在血管周围存在明显的肝细胞活性，从一个侧面反映了 RFA 治疗后存在有高肿瘤复发率的隐患（Bhardwaj N., et al, 2009）。布雷斯（Brace）认为 RFA 和 MWA 比较的最大区别是 MWA 的热产生发生在微波天线周围的固定区域，不受周围电阻的影响，而 RFA 的热产生受周围高电流密度的影响（Brace C. L., et al, 2009）。随着 MWA 技术在临床上的应用，凸显出各种问题，如微波天线烧伤皮肤、消融时间长、消融体积少等问题（Ohmoto K., et al, 2009；Shibata T., et al, 2002；Ohmoto et al, 2006；Ohmoto K. et al, 2007），人们通过改进技术，如水冷式微波消融（Zhang X., et al, 2008）减少了微波天线烧伤皮肤的发生，改进微波生成器、改变微波天线的结构如三轴微波天线（Brace C. L., et al, 2005；Brace C. L., et al, 2007），甚至增加微波天线数量（Yu N. C., et al, 2006；Brace C. L., et al, 2007），克服消融时间长、消融体积少等问题。余（Yu）等通过体外对 40 只猪肝行 RFA，20 只猪肝行 MWA；体内试验分别 30 个行 RFA 和 MWA（Yu J., et al, 2010），都消融 10min，记录每个消融体积长轴、短轴及其比值，同时记录距离针 5mm 的温度和达到 54℃ 的时间。得出 915MHz 的 MWA 的消融体积长轴和短轴比 T30（3cm 的裸露电极针）和 T40（4cm 的裸露电极针）型号的 RFA 大（$p<0.05$），2450MHz 的 M 场人的消融

体积短轴比 T30 型 RFA 的大（$p<0.05$），2450MHz 的 MWA 和 T30 型 RFA 的消融体积呈椭圆形，MW 人在记录距离针 5mm 的温度比 RFA 高，同时达到 54℃的时间比 RFA 快。在体内的研究中，消融 10min 后，2450MHz 的 MWA、915MHz 的 MWA 和双极 RFA 的短轴和长轴分别为 2.35 ± 0.75、2.95 ± 0.32、1.61 ± 0.33 和 3.86 ± 0.81、5.79 ± 1.03、3.21 ± 0.51，距离针 5mm 的最高温度分别是 80.07 ± 12.82℃、89.07 ± 3.52℃和 65.56 ± 15.31℃，达到 54℃的时间则分别是 37.50 ± 7.62s、24.50 ± 4.09s 和 57.29 ± 23.24s。因此在肝脏肿瘤的完全损毁方面，MWA 比 RFA 有更高的潜力。

总之，在肝脏肿瘤治疗中，MWA 比 RFA 有如下优势：① MWA 是主动性消融而 RFA 为被动性消融。RFA 受组织加热后电阻和传导性的影响和制约，MWA 的传导不依赖组织的导电性，不受组织炭化及干燥的影响，因而 MWA 的消融范围更大，并且瘤内可达到足够高的温度，通过热传导可以保证消融范围更大，肿瘤灭活更安全。② RFA 组织加热区域局限于电极周围几毫米，剩余的消融范围要依赖热传导，血管的热吸收效应会降低射频治疗效果，而 MWA 产生的电磁波能量密度范围可达电极周围 2cm，由于加热温度更高、速度更快，血管的热吸收效应相对降低，因此对靠近血管的靶目标区进行 MWA 可均匀灭活肿瘤。③多个微波能量源同时应用不会出现 RFA 中的相互干扰现象，并且 RFA 系统需要负电极板构成回路，容易造成电极板处皮肤烧伤。

对于影响射频和微波热消融复发率的相关性分析，Mulie 等综合 1990 年 1 月 1 日到 2004 年 1 月 1 日的 95 篇文献（随访时间最少 6 个月或平均随访时间 12 个月），对 5224 个肿瘤行 RFA 后的局部复发率进行 Meta 分析，单因素分析显示与局部复发率低的相关因素是：小体积肿瘤，神经内分泌转移瘤，位置远离大血管或不在包膜下的肿瘤（Mulier S., et al, 2005）。跟临床相关的有利因素是：治疗途径（开腹或腹腔镜下治疗方式），肝门区血管阻断、全身麻醉、消融范围超过肿瘤 1cm 和医生的临床经验。多因素分析显示与低复发率有关的显著因素是：小体积肿瘤和治疗途径（开腹或腹腔镜下的治疗方式）。本文研究显示术后复发与治疗方法、年龄、性别、AFP 水平、肝功能水平、是否合并肝硬化、肿瘤大小、肿瘤个数无相关性。

四、激光治疗（laser therma lablation, LTA）

（一）LTA 原理

光导纤维持续释放的激光被组织吸收转换成热能，使组织温度升高而杀灭肿瘤。

（1）优点：安全，简便，能完全损毁肿瘤，可重复治疗。

（2）缺点：①一次毁损体积较小；②肿瘤中心有炭化可能；③设备昂贵，费用较高。

LTA 适用于不能手术的较小的肝癌，对直径小于 2cm 的肿瘤疗效较为肯定。

（二）与 RFA 比较

法拉利（Ferrari）等的 RCT 结果显示 LA 与 RFA 相比，在小肝癌治疗的 1、3、5 年生存率方面无显著差异，但 RFA 对 CTP 分级 A 级治疗的生存率显著高于 LA。LA 通常在超声引导下进行，超声引导的优点是快速，便捷，操作简便，缺点是无法实时探测瘤体温度的变化和消融区域的改变。随着未来技术的发展和成熟，有望成为治疗 PHC 更为重要的手段（Ferrari F. S., et al, 2007）。

五、冷冻治疗（cryosurgery therapy, CST）

（一）CST 原理

利用液氮、氩气等的低温效应，导致组织细胞坏死，而肿瘤细胞比正常组织对冷冻更为敏感。冷冻治疗主要有接触冷冻及插入冷冻两种形式。

（1）优点：组织破坏均一是冷冻疗法的一大特点，且一次毁损的体积较大。

（2）缺点：①并发症较高，出血、胆瘘、冷休克及肝、肾功能衰竭等。②冷冻治疗多在术中进行治疗，微创意义相对较小。

CST适应证：①手术切除后切缘有残留和有残余肿瘤；②不能耐受手术患者；③对可手术切除的较大肝癌患者，先行冷冻治疗可能会降低复发率，但有待进一步研究证明。

（二）与 RFA 比较

冷冻治疗报道较少，目前还无法证明冷冻治疗较 RFA 等热消融差，只有大样本、多中心的 RCT 才能决定冷冻治疗的地位（Ishide T., et al，2002）。

六、高能聚集超声（HIFU）

它是20世纪90年代研制成功的一种新型局部无创的治疗手段。它没有放疗对肝组织的损伤，其治疗肿瘤的依据主要是利用超声波具有的组织穿透性和可聚焦性等物理性能，将体外低能量的超声波聚焦在体内肿瘤病灶处，通过焦点区的超声波产生的热效应致靶区内组织 0.5～1.05 内聚升为 70～100℃高温，从而使肿瘤凝固性坏死。此外，焦点区高能超声波产生瞬间空化效应，使靶区内细胞的膜性结构产生瞬态压缩和膨胀，直至崩溃，细胞的膜性结构失去连续性，导致细胞器破裂等不可逆损伤，从而达到治疗肿瘤的目的。目前国内学者普遍认为 HIFU 能够在一定程度上改善患者的生存质量，并延长了其生存时间（张卫星，等，2007；危安，等，2007）。但是，HIFU 也有它的不足之处：一次不能彻底消灭肿瘤，需反复多次治疗，容易损伤周围组织，容易复发等；此外，由于肋骨的遮挡，限制了其在某些部位的使用。

（一）HIFU 原理

利用超声的可视性、组织穿透性和聚焦性等，将高能超声波聚焦于机体深部靶组织，在极短时间内使靶区温度骤升至 80～120℃，直接杀死靶区肿瘤。超声波的空化效应是 HIFU 破坏肿瘤细胞的主要机制。

（1）优点：微创、安全。

（2）缺点：①肝脏受呼吸运动的影响，使之具有一定的难度；对多数右肝肿瘤需要开骨窗，损伤大，从而使微创意义减低；②聚焦区域太小，需反复多次治疗；③对边缘不规则的肿瘤疗效较差；④可能导致皮肤烧伤；⑤设备较贵，费用较高。

（二）与 RFA 比较

目前，HIFU 治疗肝癌的临床确切疗效有待较大组病例的随机对照研究进行比较。

七、RFA 联合 PEI 治疗肝癌

RFA 联合 PEI 比单独 RFA 治疗大于 3cm 的病灶坏死更彻底，能够减少局部肿瘤复发率。射频消融及微波治疗小肝癌的 3 年疗效已经达到了手术切除的水平（Livraghi T., et al，2008；Lv M. D., et al，2006）。谢汉彬对 69 名原发性肝癌行 TACE 患者进行临床研究，其中 38 例行单纯 RFA 治疗,31 例行 RFA 联合 PEI 治疗，结果（对照组）的完全坏死率、复发率分别为 73.68%（28/38）、47.37%（18/38），B 组（联合组）为 87.09%（27/31）、16.13%（5/31），两组间完全坏死率与复发率比较差异均有统计学意义（$p<0.05$）。作者认为 TACE 重点解决肝癌的富血供、多发、多中心

病变，RFA与PEI是局部的强化治疗，两者有机结合，进一步提高肝癌的疗效，减少肝功能损害，使肝癌的治疗提高到一个新的水平（谢汉彬，等，2010）。对于TACE后与缺乏血供的肝癌，用RFA序贯PEI，只要留针时间大于30min，遵循无水乙醇注入肿瘤的原则：①多点注射；②注入的速度要慢，防止药物流入血管、胆道或流出针道进入腹膜腔；③在观察有针道返流时，应更改针尖注射位点或停止注入无水乙醇；④为防止严重并发症发生，每个进针点注入无水乙醇一般不要超过2～8mL（吴沛宏，等，2005）。PEI补充治疗可增强RFA疗效，减少RFA并发症与操作危险性。两者序贯联合，其疗效进一步加强。消融后无水酒精在病灶内弥散的机制尚不清楚，可能与肿瘤结构破坏、炭化甚至气化后，组织间隙增大有利于无水酒精浸润渗透有关，其详细机制有待进一步探讨。

　　长期以来，手术切除和肝移植被认为是根治肝癌的最为有效的方法，但手术切除5年复发率高达85%～95%，而肝移植有限的肝源和昂贵的费用使得其并不能满足所有患者的需求。因此，局部消融方法治疗早期肝癌是大势所趋，而采用何种方法治疗早期肝癌，应根据肿瘤的位置、大小、形态、个数、操作者对消融技术的熟练程度、并发症发生的机率等情况决定，而且我们不能固守某一种消融方式来治疗肝癌，应多样化、立体化地治疗肝癌（王瑜等，2011）

（赵孟菲　刘福全）

参 考 文 献

［1］陈敏华，杨薇，严昆，等. 肝癌射频治疗计算方案的制定及应用研究［J］. 中华医学杂志，2004，84（3）：203-208.

［2］李晓勇，刘新江，周百中，等. 射频消融治疗肝癌115例报告［J］. 实用肝脏病杂志，2006，9（5）：276-278.

［3］马宽生，陈敏，黄小兰，等. 一次定位多点穿刺法在射频消融治疗大肝癌中的应用［J］. 中华肝胆外科杂志，2003，9（4）：199-201.

［4］孙文兵，王振元，张延峰，等. 单肺通气条件下经皮经肝射频消融治疗肝顶部肝癌［J］. 中华外科杂志，2007，45（17）：1179-1180.

［5］孙文兵，丁雪梅，张延峰. 大肝癌综合治疗中选择性应用射频消融的合理性［J］. 中国医刊，2009，44（12）：2-4.

［6］汤钊猷. 21世纪初肝脏外科展望［J］. 中华肝胆外科杂志，2005，11（2）：73-74.

［7］王林，李明朗，徐建. 射频消融与手术治疗小肝癌的疗效比较［J］. 江苏医药，2010，36（5）：526-527.

［8］吴孟超，陈汉，沈锋. 原发性肝癌的外科治疗：附5524例报告［J］. 中华外科杂志，2001，39（1）：25-28.

［9］熊奎，况建荣，李超，等. 三维适形技术在射频消融治疗原发性肝癌中的应用［J］. 肿瘤防治研究杂志，2005，32（8）：513-514.

［10］BRUIX J, SHERMAN M. Management of hepatocellular carcinoma［J］. Hepatology, 2005, 42 (5): 1208-1236.

［11］BURDÍO F, GÜEMES A, BURDÍO J M, et al. Bipolar saline-enhanced electrode for radiofrequency ablation: results of experimental study of in vivo porcine liver［J］. Radiology, 2003, 229: 447-456.

［12］CHA C, DEMATTEO R P, BLUMGART L H. Surgical therapy for hepatocellular carcinoma［J］. Adv Surg, 2004, 38 (1): 363-376.

［13］CHEN M H, YANG W, YAN K, et al. Large liver tumors: protocol for radiofrequency ablation and its clinical application in 110 patients-mathematic model, overlapping mode, and electrode placement process［J］. Radiology, 2004, 232 (1): 260-271.

[14] CHO Y K, KIM J K, KIM W T, et al. Hepatic resection versus radiofrequency ablation for very early stage hepatocellular carcinoma: Markov model analysis[J]. Hepatology, 2010, 51 (4): 1284-1290.

[15] DE BAERE T, DENYS A, WOOD B J, et al. Radiofrequency liver ablation: experimental comparative study of water-cooled versus expandable systems[J]. Am J Roentgenol, 2001, 176 (1): 187-192.

[16] DONGIL CHOI, HYO K LIM, HYUNCHUL RHIM, et al. Percutaneous radiofrequency ablation for early 2 stage hepatocellular carcinoma as a firstline treatment: long 2 term results and prognostic factors in a large single 2 institution series[J]. Euro Radiol, 2007, 17 (3): 684-691.

[17] EISELE R M, NEUHAUSP, SEHUMAEHER G. Radiofrequency ablation of liver tumors using a novel bipolar device[J]. Journal of Laparoendoscopic &Advanced Surgical Techniques, 2008, 18 (6): 857-863.

[18] GIORGIO A, TARANTINO L, DE STEFANO G, et al. Percutaneous sonographically guided saline enhanced radiofrequency ablation of hepatocellular carcinoma[J]. Am J Roentgenol, 2003, 181 (2): 479-484.

[19] GOLDBERG S N, STEIN M C, GAZELLE G S, et al. Percutaneous radiofrequency tissue ablation: optimization of pulsed-radiofrequency technique to increase coagulation necrosis[J]. J Vasc Interv Radiol, 1999, 10 (7): 907-916.

[20] HAEMMERICH D, LEE F T JR, SCHUTT D J, et al. Large-volume radiofrequency ablation of ex vivo bovine liver with multiple cooled cluster electrodes[J]. Radiology, 2005, 234 (2): 563-568.

[21] H IROOKA M, KISAKA Y, UEHARA T, et al. Efficacy of laparoscopic radiofrequency ablation for hepatocellular carcinoma compared to percutaneous radiofrequency ablation with artificial ascites[J]. Dig Endosc, 2009, 21 (2): 82-86.

[22] KETTENBACH J, KÖSTLER W, RÜCKLINGER E, et al. Percutaneous saline enhanced radiofrequency ablation of unresectable hepatic tumors: initial experience in 26 patients[J]. Am J Roentgenol, 2003, 180 (6): 1537-1545.

[23] LIM H K. Radiofrequency thermal ablation of hepatocellular carcinomas[J]. Korean J Radiol, 2000, 1 (4): 175-184.

[24] LIVRAGHI T, GOLDBERG S N, LAZZARONI S, et al. Hepatocellular carcinoma: radiofrequency ablation of medium and large lesions[J]. Radiology, 2000, 214 (3): 761-768.

[25] LO H W, TSAI Y J, CHEN P H, et al. Radiofrequency ablation for treatment of hepatocellular carcinoma with cirrhosis[J]. Hepatogastroenterology, 2003, 50 (51): 645-650.

[26] MCGAHAN J P, BROCK J M, TESLUK H, et al. Hepatic ablation with use of radiofrequency electrocautery in the animal model[J]. J Vasc Interv Radio, 1992, 3 (2): 291-297.

[27] MIAO Y. Experiment research on radiofrequency tissue ablation as an alternative in cancer therapy[M]. Leuven: Leuven University Press, 2000: 82-83.

[28] MIAO Y, NI Y, YU J, et al. An ex vivo study on radiofrequency tissue ablation: increased lesion size by using an "expandable-wet" electrode[J]. Eur Radiol, 2001, 11 (9): 1841-1847.

[29] PEREIRA P L, TRÜBENBACH J, SCHENK M, et al. Radiofrequency ablation: in vivo comparison of four commercially available devices in pig livers[J]. Radiology, 2004, 232 (2): 482-490.

[30] ROSSI S, DI STASI M, BUSCARINI E, et al. Percutaneous RF in terstitial thermal ablation in the treatment of hepatic cancer[J]. AJR, 1996, 167 (3): 759-768.

[31] ROSSI S, FORNARI F, PATHIES C, et al. Thermal lesions induced by 480kHz localized current field inguinea big and big liver[J]. Tumor, 1990, 76 (1): 54-57.

[32] ROSSI S, DISTASI M, BUSCARIN I E, et al. Percutaneous radiofrequency in terstitial thermal ablation in the treatment of small hepatocellular carcinoma[J]. Cancer J Sci Am, 1995, 1 (1): 73-81.

[33] SHIINA S, TATEISHI R, YOSHIDA H, et al. Local ablation therapy for hepatocellular carcinoma. from ethanol injection to radiofrequency ablation[J]. Saudi Med J, 2007, 28 (6): 831-837.

［34］TATEISHI R, SHIINA S, TERATANI L, et al. Percutaneous radiofrequency ablation for hepatocellular carcinoma: an analysis of 1000 cases［J］. Cancer, 2005, 103 (6): 1201.

［35］TATCISHI R, SHINA S, OHKI T, et al. Treatment strategy for hepatocellular carcinom a: expanding the indications for radiofrequency ablation［J］. J Gastroenterol, 2009, 44: 142-146.

［36］鲍恩武，马庆久，赖大年，等. 射频治疗原发性肝癌前后可溶性白细胞介素2受体和肿瘤坏死因子的变化［J］. 肝胆外科杂志，2003，11（4）：278-279，299.

［37］崔伟珍，甄作均，陈焕伟，等. 超声检查技术对于射频消融治疗肝癌的疗效评价［J］. 中国微创外科杂志，2005，5（2）：102-104.

［38］杜铭祥，程庆书，王云杰，等. 兔肺VX2肿瘤经皮射频消融术前后HSP70表达的改变［J］. 实用癌症杂志，2003，18（6）：577-579.

［39］郭晓华，沈世强. 射频消融对兔肝癌肿瘤微血管密度及血管内皮细胞生长因子的影响［J］. 腹部外科，2004，17（6）：365-367.

［40］孔丽，姚树坤，刘金星，等. 原发性肝癌患者细胞免疫功能变化及其与转归的关系［J］. 中华肝脏病杂志，2005，13（3）：193-197.

［41］倪雪君，周国雄，成建萍. 射频消融治疗肝癌机制的研究进展［J］. 世界华人消化杂志，2008，16（30）：3416-3420.

［42］李活霞，丁永坚，陈茹，等. 超声引导射频治疗肝癌研究［J］. 中国肿瘤临床与康复，2001，8（6）：41-42.

［43］李艳宁，李智贤，杨红，等. 原发性肝癌射频消融灶的超声声像特征研究［J］. 中国超声医学杂志，2008，24（7）：630-632.

［44］刘健，李敬东，赵兴友，等. 超声造影在肝癌介入治疗前后的应用价值［J］. 西部医学，2009，21（6）：1001-1003.

［45］史秋生，孙聚葆. 超声导向多电极射频消融治疗肝癌的临床应用［J］. 中原医刊，2007，34（4）：3-5.

［46］王艳滨，陈敏华，严昆，等. 原发性肝癌射频治疗后局部免疫功能的变化及其临床意义［J］. 中国微创外科杂志，2006，6（10）：803-806.

［47］许若才，余智渊，李建良，等. 多弹头射频治疗肝脏恶性肿瘤对机体T淋巴细胞亚群的影响［J］. 中国肿瘤临床与康复，2004，11（2）：115-116.

［48］郑科，王洪林. 肝癌的射频消融联合治疗研究进展［J］. 重庆医学，2006，35（20）：1911-1913.

［49］赵齐羽，蒋天安，敖建阳. 超声引导射频消融对肝癌患者免疫功能影响的初步研究［J］. 实用肿瘤杂志，2007，22（4）：356-359.

［50］卓德斌，陈萍，张智坚，等. 肝癌射频治疗后超声多普勒技术对肝脏及肝瘤内血流动力学变化的评价［J］. 中国微创外科杂志，2005，5（4）：271-272.

［51］ATTALLAH A M, TABLL A A, EL-SADANY M, et al. Dysregulation of blood lymphocyte subsets and natural killer cells in schistosomal liver cirrhosis and hepatocellular carcinoma［J］. Clin Exp Med, 2003, 3 (3): 181-185.

［52］FERRARA N, GERBER H P, LECOUTER J. The biology of VEGF and its receptors［J］. Nat Med, 2003, 9 (6): 669-676.

［53］HO J W, POON R T, SUN C K, et al. Clinicopathological and prognostic implications of endoglin (CD105) expression in hepatocellular carcinoma and its adjacent non-tumorous liver［J］. World J Gastroenterol, 2005, 11 (2): 176-181.

［54］NETTO G J, ALTRABULSI B, KATABI N, et al. Radiofrequency ablation of hepatocellular carcinoma before liver transplantation: a histologic and 'TUNEL' study［J］. Liver Int, 2006, 26 (6): 746-751.

［55］NUMATA K, TANAKA K, KIBA T, et al.Contrast enhanced wide-band harmonic gray scale imaging or hepatocellular carcinoma: correlation with helical computed tomographic findings［J］. Ultrasound Med, 2001,

20 (2): 89-98.

[56] PIETENPOL J A, STEWART Z A. Cell cycle checkpoint signaling: cell cycle arrest versus apoptosis [J]. Toxicology, 2002, 181: 475-481

[57] RAI R, RICHARDSON C, FLECKNELL P, et al. Study of apoptosis and heat shock protein (HSP) expression in hepatocytes following radiofrequency ablation (RFA) [J]. J Surg Res, 2005, 129 (1): 147-151.

[58] RICH T, ALLEN R L, WYLLIE A H. Defying death after DNA damage [J]. Nature, 2000, 407 (6805): 777-783.

[59] ROSSI S, BUSCARINI E, GARBAGNATI F, et al. Percutaneous treatment of small hepatic tumors by an expandable RF needle electrode [J]. AJR, 1998, 170 (4): 1015-1022.

[60] SHALABY F, ROSSANT J, YAMAGUCHI T P, et al. Failure of blood-island formation and vasculogenesis in Flk-1-deficient mice [J]. Nature, 1995, 376 (6535): 62-66.

[61] SCHUELLER G, KETTENBACH J, SEDIVY R, et al. Expression of heat shock proteins in human hepatocellular carcinoma after radiofrequency ablation in an animal model [J]. Oncol Rep, 2004, 12 (3): 495-499.

[62] SCHUELLER G, KETTENBACH J, SEDIVY R, et al. Heat shock protein expression induced by percutaneous radiofrequency ablation of hepatocellular carcinoma in vivo [J]. Int J Oncol, 2004, 24 (3): 609-613.

[63] SUN B, ZHANG S, ZHANG D, et al. Vasculogenic mimicry is associated with high tumor grade, invasion and metastasis, and short survival in patients with hepatocellular carcinoma. [J]. Oncol Rep, 2006, 16 (4): 693-698.

[64] VIVARELLI M, GUGLIELMI A, RUZZENENTE A, et al. Surgical resection versus percutaneous radiofrequency ablation in the treatment of hepatocellular carcinoma on cirrhotic liver [J]. Ann Surg, 2004, 240: 102-107.

[65] WAJANT H. The Fas signaling pathway: more than a paradigm [J]. Science, 2002, 296 (5573): 1635-1636.

[66] WACHSBERGER P R, BURD R, BHALA A, et al. Quercetin sensitizes cells in a tumour-like low pH environment to hyperthermia [J]. Int J Hyperthermia, 2003, 19: 507-519.

[67] WISSNIOWSKI T T, HÄNSLER J, NEUREITER D, et al. Activation of tumor-specific lymphocytes by radiofrequency ablation of the VX2 hepatoma in rabbits [J]. Cancer Res, 2003, 63 (19): 6496-6500.

[68] ZERBINI A, PILLI M, PENNA A, et al. Radiofrequency thermal ablation of hepatocellular carcinoma liver nodules can activate and enhance tumor-specific T-cell responses [J]. Cancer Res, 2006, 66 (2): 1139-1146.

[69] 陈敏山, 张耀军, 李锦清, 等. 射频消融或联合经皮瘤内无水酒精注射治疗小肝癌181例疗效分析 [J]. 中国微创外科杂志, 2005, 5 (2): 105-107.

[70] 陈敏山, 郑云, 张亚奇, 等. 经皮射频联合瘤内无水酒精注射治疗肝癌 [J]. 癌症, 2001, 20 (7): 759-761.

[71] 范林军, 马宽生, 何振平, 等. 射频消融治疗大肝癌的安全性和近期疗效 [J]. 中国普外基础与临床杂志, 2002, 9 (4): 265-268.

[72] 高恒军, 梁惠宏, 陈敏山, 等. 射频消融联合经导管肝动脉栓塞化疗治疗肝癌疗效分析 [J]. 中华医学杂志, 2008, 88 (36): 2529-2532.

[73] 胡元清. 射频消融联合肝动脉化疗栓塞治疗原发性肝癌的临床探讨 [J]. 当代医学, 2011, 17 (5): 39-40.

[74] 姬统理, 杜锡林, 李刚, 等. 肝动脉化疗栓塞术加经皮肝穿刺射频消融术治疗原发性肝癌56例 [J]. 现代肿瘤医学, 2004, 12 (6): 540.

[75] 梁惠宏, 陈敏山. 经皮射频消融治疗不同类型肝癌的疗效分析 [J]. 中华肝脏病杂志, 2004, 12 (12): 756-757.

[76] 史秋生, 李云东, 申楠. 多电极射频联合肝动脉栓塞化疗治疗肝癌的应用研究 [J]. 中国超声医学杂志, 2003, 19 (1): 46.

［77］汤钊猷. 21世纪初肝脏外科展望［J］. 中华肝胆外科杂志，2005，11（2）：73-74.

［78］王林，李明朗，徐建. 射频消融与手术治疗小肝癌的疗效比较［J］. 江苏医药，2010，36（5）：526-527.

［79］王振，钱叶本，小肝癌射频消融术与手术切除术疗效的Meta分析［J］. 肝胆外科杂志，2011，19（1）：23-27.

［80］张智坚，吴孟超，陈汉，等. 经皮肝穿刺射频热凝与肝动脉化疗栓塞联合治疗肝细胞癌［J］. 中华外科杂志，2002，40（11）：826-829.

［81］周铁，仇毓东，孔文韬，等. 小肝癌射频消融与手术切除的疗效分析［J］. 肝胆外科杂志，2007，15（6）：424-427.

［82］BRUIX J, SHERMAN M. Management of hepatocellular carcinoma［J］. Hepatology, 2005, 42 (5): 1208-1236.

［83］BUSCARINT L, BUSCARINT E, DI STASI M, et al. Percutaneous radiofrequency thermal ablation combined with transcatheter arterial embolization in the treatment of large hepatocellular carcinoma［J］. Ultraschall Med, 1999, 20 (2): 47-53.

［84］CHA C, DEMATTEO R P, BLUMGART L H. Surgical therapy for hepatocellular carcinoma［J］. Adv Surg, 2004, 38 (1): 363-376.

［85］CHEN M S, LI J Q, ZHENG Y, et al. A prospective randomized trial comparing percutaneous local ablative therapy and partial hepatectomy for small hepatocellular carcinoma［J］. Ann Surg, 2006, 243 (3): 321-328.

［86］CHO I D, LIM H K, RHIM H, et al. Percutaneous radiofrequency ablation for early stage hepatocellular carcinoma as a first line treatment: long term results and prognostic factors in a large single institution series［J］. Eur Radio, 2007, 17 (3): 684-692.

［87］LUCIANA KIKUCHI, MARCOS MENEZES, ALINE CHAGAS, et al. Percutaneous radiofrequenly ablation for early hepato cellular carcinoma: risk factors for survival［J］. World J Gastroenterol, 2014, 20 (6): 1585-1593.

［88］GOLDBERG S N, KAMEL I R, KRUSKAL J B, et al. Radiofrequency ablation of hepatic tumors: increased tumor destruction with adjuvant liposomal doxorubicin therapy［J］. Am J Roent, 2002, 179 (1): 93.

［89］GOLDBERG S N, KRUSKAL J B, OLIVER B S, et al. Percutaneous tumor ablation: increased coagulation by combining radiofrequency ablation and ethanol instillation in a rat breast tumor model［J］. Radiology, 2000, 217 (3): 827-831.

［90］GUGLIELMI A, RUZZENENTE A, VALDEGAMBERI A, et al. Radiofrequency ablation versus surgical resection for the treatment of hepatocellular carcinom a in cirrhosis［J］. J Gastrointest Surg, 2008, 12 (1): 192-198.

［91］HYUNCHUL RHIM, HYO K LIM, YOUNG-SUM KIM, et al. Radiofrequency ablation of hepatic tumors: lessins learned from 3000 procedures［J］. J Gastroenterol Hepatol, 2008, 23 (10): 1492-1500.

［92］LIVRAGHI T, LAZZARONI S, MELONI F. Radiofrequency ablation of hepatocellular carcinoma［J］. Eur J Ultrasound, 2001, 13 (2): 159-166.

［93］LIVRAGHI T, MELONI F, DISTASI M, et al. Sustained complete response and complications rates after radiofrequency ablation of very early hepatocellular carcinoma in cirrhosis: is resection still the treatment of choice?［J］. Hepatology, 2008, 47 (1): 82-89.

［94］LIVRAGHI T, GOLDBERG S N, LAZZARONI S, et al. Small hepatocellular carcinoma: treatment with radiofrequency ablation versus ethanol injection［J］. Radiology, 1999, 210 (3): 655-661.

［95］LIVRAGHI T, GOLDBERG S N, LAZZARONI S, et al. Hepatocellular carcinoma: radiofrequency ablation of medium and large lesions［J］. Radiology, 2000, 214 (3): 761-768.

［96］LIAO G S, YU C Y, SHIH M L, et al. Radiofrequency ablation after transarterial embolization as therapy for patients with unresectable hepatocellular carcinoma［J］. Eur J Surg Oncol, 2008, 34: 61-66.

［97］LU D S, YU N C, RAMAN S S, et al. Percutaneous radiofrequency ablation of hepatocellular carcinoma as a bridge to liver transplantation［J］. Hepatology, 2005, 41 (9): 1130-1137.

［98］NAKAI M, SHIRAKI T, HIGASHI K, et al. Low 2 output radiofrequency ablation combined with transcatheter arterialoily chemoembolization for hepatocellular carcinoma［J］. Nippon Igaku Hoshasen Gakkai Zasshi, 2005, 65 (2): 124.

［99］PAWLIK T M, IZZO F, COHEN D S, et al. Combined resection and radiofrequency ablation for advanced hepatic malignancies: results in 172 patients［J］. Ann Surg Oncol, 2003, 10 (9): 1059-1069.

［100］ROSSI S, DI STASI M, BUSCARINI E. Percutaneous RF interstitial thermal ablation in the treatment of hepatic cancer［J］. AJR, 1996, 167 (3): 759-768.

［101］RUERS T, BLEICHRODT R P. Treatment of liver metastases, an update on the possibilities and results［J］. Eur J Canc, 2002, 38 (7): 1023.

［102］TATEISHI, SHIINA, TERATANI, et al. Percutaneous radiofrequency ablation for hepatocellular carcinoma: an analysis of 1000 cases［J］. Cancer, 2005, 103 (6): 1201-1209.

［103］ZHANG Z, WU M, CHEN H, et al. Percutaneous radiofrequency ablation combined with transcatheter arterial chemoembolization for hepatocellular carcinoma［J］. Zhonghua Wai Ke Za Zhi, 2002, 40 (11): 826.

［104］ZHANG Y J, LIANG H H, CHEN M S, et al. Hepatocellular carcinoma treated with radiofrequency ablation with or without ethanol injection: a prospective randomized trial［J］. Radiology, 2007, 244 (2): 599-607.

［105］陈敏山, 李锦清, 梁惠宏, 等. 经皮射频消融与手术切除治疗小肝癌的疗效比较［J］. 中华医学杂志, 2005, 85（2）: 80-83.

［106］崔严, 王平, 董满库, 等. 经皮射频治疗结直肠癌肝转移 31 例［J］. 中华普通外科杂志, 2006, 21（1）: 67-68.

［107］陈颖华, 陆敏强, 张彤, 等. 射频消融治疗肝癌肝移植术后肿瘤肝内复发的临床分析［J］. 器官移植, 2010（2）: 84-87.

［108］杜毅, 高薇, 董馨. 超声引导经皮射频消融治疗肝癌的体会［J］. 局解手术学杂志, 2003, 12（4）: 303-304.

［109］霍菩, 陈敏华, 严昆, 等. 胆囊旁肝肿瘤射频消融治疗附加方法及疗效［J］. 中华超声影像学杂志, 2005, 14（6）: 437-440.

［110］柯山, 丁雪梅, 高君, 等. 以射频消融为主要手段救治巨大肝癌自发性破裂出血［J］. 中华外科杂志, 2010, 48（5）: 26.

［111］刘孟刚, 刘宏鸣. 射频消融在肝癌破裂出血治疗中的应用［J］. 局解手术学杂志, 2010, 19（6）: 552.

［112］罗祥基, 陈汉, 吴孟超, 等. 原发性肝癌术后肝内复发与肝外转移再手术切除疗效分析［J］. 中国肿瘤, 2005, 14（3）: 158-160.

［113］罗建强, 黄栋, 赫军. 复发性肝癌再切除的探讨［J］. 中国肿瘤临床, 2000, 27（6）: 436-438.

［114］吕明德. 肝癌的介入性超声治疗［J］. 中国实用外科杂志, 2000, 20（12）: 754-756.

［115］吕明德, 匡铭, 梁力建, 等. 手术切除和经皮热消融治疗早期肝癌的随机对照临床研究［J］. 中华医学杂志, 2006, 86（12）: 801-805.

［116］马宽生, 黄建生, 丁钧等. 12 例肝内邻近大血管肿瘤的射频消融治疗报道［J］. 重庆医学, 2005, 34（11）: 1681-1684.

［117］申权, 薛焕洲, 姜青锋, 等. 射频消融与手术再切除治疗复发性肝癌的比较［J］. 中国肿瘤临床, 2008, 35（19）: 1088-1092.

［118］吴宇旋, 张彦舫. 倾斜穿刺技术在射频消融治疗膈顶肝癌的应用［J］. 中国实用医药, 2011, 6（12）: 19-21.

［119］吴亚夫, 仇毓东, 周建新, 等. 腹腔镜下冷循环射频消融治疗肝癌［J］. 中国微创外科杂志, 2004,

4（5）：398-399.

［120］武金才，陆才德，彭淑牖，等. 再切除在肝癌复发治疗中的作用和地位［J］. 中华肝胆外科杂志，2004，10（1）：14-16.

［121］薛川许，柳德灵，郑溢声. 射频热凝治疗致肝膈肌支气管气管瘘1例［J］. 中国误诊学杂志，2005，5（1）：191.

［122］严昆，王艳滨，陈敏华，等. 172例肝癌射频消融治疗预后因素分析［J］. 中华医学杂志，2005，85（33）：2322-2326.

［123］张宪生，许圣献，单礼成，结直肠癌肝转移的射频治疗［J］. 中华胃肠外科杂志，2001，4（4）：215-217.

［124］周京旭，林丽珠，张欣恩. 射频消融联合化疗治疗结直肠癌肝转移的非随机对照研究［J］. 现代消化及介入诊疗，2008，13（3）：179-183.

［125］周信达. 肝癌复发转移外科治疗的有关问题［J］. 临床外科杂志，2006，14（1）：1-2.

［126］ABITABILE P, HART L U, LANGE J, et al. Radiofrequency ablation permits an effective treatment for colorectal liver metastasis［J］. Eur J Surg Oncol, 2007, 33 (1): 67-71.

［127］ABDALLA E K, VAUTHEY J N, ELLIS L M, et al. Recurrence and outcomes following hepatic resection, radiofrequency ablation, and combined resection/ablation for colorectal liver metastases［J］. Ann Surg, 2004, 239 (6): 818-825.

［128］BIASCO G, DERENZINI E, GRAZI G, et al. Treatment of hepatic metastases from colorectal cancer: many doubts, some certain ties［J］. Cancer Treat Rev, 2006, 32 (3): 214-228.

［129］CASARIL A, ABU HILAL M, HARB A, et al. The safety of radiofrequency thermal ablation in the treatment of liver malignancies［J］. Eur J Surg Oncol, 2008, 34 (6): 668-672.

［130］CHENG J, GLASGOW E, O ROURKE, et al. Laparoscopic radiofrequency ablation and hepatic artery infusion pump placement in the evolving treatment of colorectal hepatic metastases［J］. Surg Endosc, 2003, 17 (1): 61-67.

［131］CHINN S B, LEEF T JR, KENNEDY G D, et al. Effect of vascular occlusion on radiofrequency ablation of the liver: results in a porcine model［J］. Am J Roentgenol, 2001, 176 (3): 789-795.

［132］CHOI D, LIM H K, RHIM H, et al. Percutaneous radiofrequency ablation for recurrent hepatocellular carcinoma after hepatectomy: long-term results and prognostic factors［J］. Ann Surg Oncol, 2007, 14 (8): 2319-2329.

［133］CURLEY S A, IZZO F, DELRIO P, et al. Radiofrequency ablation of unresectable primary and metastatic hepatic malignancies: results in 123 patients［J］. Ann Surg, 1999, 230 (1): 1-8.

［134］DAVID S K, LU NAM C YU, STEVEN S RAMAN, et al. Percutaneous radiofrequency ablation of hepatocellular carcinoma as a bridge to liver transplantation［J］. Hepatology, 2005, 41 (5): 10.

［135］ELIAS D, BATON O, SIDERIS L, et al. Hepatectomy plusintraoperative radiofrequency ablation and chemotherapy to treat technically unresectable multiple colorectal liver metastases［J］. J Surg Onco, 2005, 90 (1): 36-42.

［136］ESNAOLA N F, LAUWERS G Y, MIRZA N Q, et al. Predictors of microvascular invasion in patients with hepatocellular carcinoma who are candidates for orthotopic liver transplantation［J］. J Gastro intest Surg, 2002, 6 (2): 224-232

［137］FUSTER J, CHARCO R, LLOVET J M, et al. Liver transplantation in hepatocellular carcinoma［J］. Transpl Int, 2005, 18 (3): 278-282.

［138］GILLAMS A R, LEES W R. Five year survival following radiofrequency ablation of small solitary, hepatic colorectalm etastases［J］. J Vasc Interv Radiol, 2008, 19 (5): 712-717.

［139］GORES G J. Hepatocellular carcinoma: gardening strategies and bridges to transplantation［J］. Liver Transpl,

2003, 9 (2): 199-200.

[140] GUILLIAMS A R, LEES W R. Survival after percutaneous, image guided, thermal ablation of hepatic metastases from colorectal cancer[J]. Dis Colon Rectum, 2000, 43 (5): 656-666.

[141] GUILLIAMS A R, LEES W R. Radiofrequency of colorectal liver metastasis [J]. Abdom Imaging, 2005, 30 (4): 419-426.

[142] HOWARD J H, TZENG C W, SMITH J K, et al. Radiofrequency ablation for unresectable tumors of the liver [J]. Am Surg, 2008, 74 (7): 594-600.

[143] KORNPRAT P, JARNAGIN W R, DEMATTEO R P, et al. Role of intraoperative thermolablation combined with resection in the treatment of hepatic metastasis from colorectal cancer[J]. Arch Surg, 2007, 142 (11): 1087-1092.

[144] KUEH L H, STATTAUS J, HERTEL S, et al. Mid term outcome of positron emission tomography/computed tomography assisted radiofrequency ablation in primary and secondary liver tumours: a single centre experience[J]. Clin Oncol, 2008, 20 (3): 234-240.

[145] LIVRAGHI T, SOLBIATI L, MELONI M F, et al. Treatment of focal liver tumors with percutaneous radiofrequency ablation: complications encountered in a multicenter study [J]. Radiology, 2003, 226 (2): 441-451.

[146] LIVRAGHI T, SOLBIATI L, MELONI FETAL. Pereutaneous radiofrequency ablation of liver metastases in potential candidates for resection: the "test-of-time approach"[J]. Cancer, 2003, 97 (12). 3027-3035.

[147] MCKAY A, DIXON E, TAYLOR M. Current role of radiofrequency ablation for the treatment of colorectal liver metastases[J]. Br J Surg, 2006, 93 (10): 1192-1201.

[148] NICHOLL M B, BILCH IK A J. Thermal ablation of hepatic malignancy: useful but still not optimal [J]. Eur J Surg Oncol, 2008, 34 (3): 318-323.

[149] MULLER S, MULLER P, N I Y, et al. Complications of radiofrequency coagulation of liver tumours [J]. Br J Surg, 2002, 89 (10): 1206-1222.

[150] NGKKLAN C M, POON R T, et al. Portal vein thrombosis after radiofrequency ablation for recurrent hepatocellular carcinoma[J]. Asian J Surg, 2003, 26 (1): 50-55.

[151] PATTERSON E J, SEUDAMORE C H, OWEN D A, et al. Radiofrequency ablation of poreine liver vivo: effect of blood flow and treatment time on leison size[J]. Ann Surg, 1998, 227 (4): 559-565.

[152] PAWLIK T M, IZZO F, COHEN D S, et al. Combined resection and radiofrequency ablation for advanced hepatic malignancies: results in 172 patients[J]. Ann Surg Oncol, 2003, 10 (9): 1059-1069.

[153] PARK I J, KIM H C, YU C S, et al. Radiofrequency ablation for metachronous liver metastasis from colorectal cancer after curative surgery[J]. Ann Surg Oncol, 2008, 15 (1): 227-232.

[154] POON R T, NG K K, LAM C M, et al. Radiofrequency ablation for subcapsular hepatocellular carcinoma[J]. Ann Surgoneol, 2004, 11 (3): 281-289.

[155] ROAYAIE S, FRISCHER J S, EMRE S H, et al. Long term results with multimodal adjuvant therapy and liver transplantation for the treatment of hepatocellular carcinom as larger than 5 centimeters [J]. Ann Surg, 2002, 235 (4): 533-539.

[156] ROBERT J FONTUNU, HULIMI HUMIDULLUH, HUNH NHIEM, et al. Percutaneous radiofrequency thermal ablation of hepatocellular carcinoma: a safe and effective bridge to liver transplantation [J]. Liver Transplantation, 2002, 8 (12): 1165-1174.

[157] SIPERSTEIN A E, BERBER E, BALLEM N, et al. Survival after radiofrequency ablation of colorectal liver metastases: 10 year experience[J]. Ann Surg, 2007, 246 (4): 559-565.

[158] YAMAKADO K, NAKATSUKA A, AKEBOSHI M, et al. Percutaneous radiofrequency ablation of liver neoplasms adjacent to the gastrointestinal tract after balloon catheter interposition[J]. J Vase Intery Radiol,

2003, 14 (9): 1183-1186.

［159］马庆久，王青，鲁建国，等. 经皮肝穿刺集束电极射频消融治疗肝肿瘤并发症的原因分析及其防治［J］. 肝胆外科杂志，2003，11（4）：250-252.

［160］夏景林，任正刚，叶胜龙. 肝癌射频消融治疗严重或少见并发症分析［J］. 中国微创外科杂志，2005，5（4）：268-270.

［161］中国抗癌协会肝癌专业委员会，中国抗癌协会临床肿瘤学协作专业委员会，中华医学会肝病学分会肝癌学组. 原发性肝癌局部消融治疗的专家共识［J］. 临床肿瘤学杂志，2011，16（1）：70-73.

［162］BIRO P, SPAHN D R, PFAMMATTER T. High-frequency jet ventilation for minimizing breathing-related liver motion during percutaneous radiofrequency ablation of multiple hepatic tumours［J］. Br J Anaesth, 2009, 102 (5): 650-653.

［163］CHEN M H, YAN K, YANG W, et al. Long term (5 years) outcome of radiofrequency ablation for hepatocellular carcinoma in 256 cases［J］. Beijing Daxue Xuebao, 2005, 37 (6): 671-672.

［164］DE BAÈRE T, RISSE O, KUOCH V, et al. Adverse events during radiofrequency treatment of 582 hepatic tumors［J］. Am J Roentgenol, 2003, 181 (3): 695-700.

［165］KIM S H, LIM H K, LEEW J, et al. Needle-tractim plantation in hepatocellular carcinom a: frequency and CT findings after biopsy with a 19. 5-gauge automated biopsygun［J］. Abdom Imaging, 2000, 25 (3): 246-250.

［166］KONG W T, ZHANGW W, QIU YD, et al. Major complications after radiofrequency ablation for liver tumors: analysis of 255 patients［J］. World J Gastroenterol, 2009, 15 (21): 2651-2656.

［167］KODA M, UEKI M, MAEDA Y, et al. Percutaneous sonographically guided radiofrequency ablation with artificial pleural effusion for hepatocellular carcinoma located under the diaphragm［J］. Am J Roentgenol, 2004, 183 (3): 583-588.

［168］LAU W Y, LAI EC. The current role of radiofrequency ablation in the management of hepatocellular carcinoma: a systematic review［J］. Arm Surg, 2009, 249 (1): 20-25.

［169］LIVRAGHI T, SOLBIATI L, MELONI M F, et al. Treatment of focal liver tumors with percutaneous radiofrequency ablation: complications encountered in a multicenter study［J］. Radiology, 2003, 226 (2): 441-451.

［170］MCGAHAN J P, DODD G D III. Radiofrequency ablation of liver［J］. Am J Roentgeno, 2001, 176: 3-16.

［171］MELONI M F, GOLDBERG S N, MOSER V, et al. Colonic perforation and abscess following radiofrequency ablation treatment of hepatoma［J］. Eur J Ultrasound, 2002, 15 (1-2): 73-76.

［172］MULLER S, MULLER P, NI Y, et al. Complications of radiofrequency coagulation of liver tumours［J］. Br J Surg, 2002, 89 (10): 1206-1222.

［173］NODA T, NAGANO H, MURAKAMI M, et al. Surgical treatment for peritoneal seeding and needle-tract implantation of hepatocellular carcinoma after ultrasound-guided percutaneous puncture［J］. Gan To Kagaku Ryoho, 2007, 34 (12): 2080-2083.

［174］OHNISHIT, YASUDAL, NISHIGAKI Y, et al. Intraductal chilled saline perfusion to prevent bile duct injury during percutancous radiofrequency ablation for hepatocellular carcinoma［J］. J Gastroenterol Hepatol, 2008, 23 (8): 410-415.

［175］PARK I J, KIM H C, YU C S, et al. Radiofrequency ablation for metachronous liver metastasis from colorectal cancer after curative surgery［J］. Ann Surg Oncol, 2008, 15 (1): 227-232.

［176］RHIM H, LIM H K, KIM Y S, et al. Percutaneous radiofrequency ablation with artificial aseites for hepatocellular carcinoma in the hepatic dome: initial experience［J］. Am J Roentgenol, 2008, 190 (1): 91-98.

［177］TAKAMORI R, WONG L L, DANG C, et al. Needle-tract implantation from hepatocellular cancer: is needle biopsy of the liver always necessary?［J］. Liver Transpl, 2000, 6 (1): 67-72.

［178］TSUI S L, LEE A K, LUI S K, et al. Acute intraoperative hemolysis and hemoglobinuria during radiofrequency ablation of hepatocellular carcinoma［J］. Hepatogastroenterology, 2003, 50 (50): 526-529.

［179］郑科，王洪林. 肝癌的射频消融联合治疗研究进展［J］. 重庆医学，2006，35（20）：1911-1913.

［180］陈敏华，杨薇，严昆，等. 肝癌射频治疗计算方案的制定及应用研究［J］. 中华医学杂志，2004，84（3）：203-208.

［181］梁萍，高永艳. 微创时代肝癌的微波消融治疗［J］. 中华消化外科杂志，2009，8（1）：7-9.

［182］卢冠铭，龚艺贞，黎乐群. 经皮射频消融与无水乙醇注射治疗合并肝硬化的小肝癌疗效比较的 Meta 分析［J］. 重庆医学，2010，39（14）：1805-1810.

［183］马宽生，陈敏，黄小兰，等. 一次定位多点穿刺法在射频消融治疗大肝癌中的应用［J］. 中华肝胆外科杂志，2003，9（4）：199-201.

［184］申刚，马潞远，陈德基，等. 肝癌射频消融与无水酒精消融的实验研究［J］. 当代医学，2009，3（2）：225-227.

［185］危安，刘冀宁，吴金术，等. 超声评价高强度聚焦超声治疗肝癌疗效的应用价值［J］. 临床超声医学杂志，2007，9（5）：282-284.

［186］吴沛宏，黄金华，罗鹏飞，等. 肿瘤介入诊疗学［M］. 北京：北京科学技术出版社，2005：655.

［187］王瑜，马宽生. 肝癌局部消融方法选择［J］. 肝胆外科杂志，2011，19（1）：4-6.

［188］谢汉彬，樊华. 肝动脉化疗栓塞后射频联合酒精消融对原发性肝癌的疗效评价［J］. 海南医学，2010，21（8）：86-88.

［189］张卫星，邓卫萍，黄耀. 高强度聚焦超声治疗中晚期肝癌［J］. 中国临床医学，2007，14（4）：491-492.

［190］BHARDWAJ N, STRIEKLAND A D, AHMAD F, et al. A comparative histological evaluation of the ablations produced by microwave, cryotherapy and radiofrequency in the liver［J］. Pathology 2009, 41 (2): 168-172.

［191］BOUZA C, LEPEZ-CUADRADO T, ALEAZAR R, et al. Meta-analysis of percutancous radiofrequency ablation versus ethanol injection in hepatocellular carcinoma［J］. BMC Gastroenterol, 2009, 11 (9): 31.

［192］BRACE C L. Radiofrequency and microwave ablation of the live, lung, kidney, and bone: what are the differences?［J］. Currprobl Diagn Radiol, 2009, 38 (3): 135-143.

［193］BRACE C L, LAESEKE P F, VANDER D W, et al. Microwave ablation with a triaxial antenna: results in ex vivo bovine liver［J］. IEEE Transmicrow Theory Tech, 2005, 53 (1): 215-220.

［194］BRAEE C L, LAESEKE P F, SAMPSON L A, et al. Microwave ablation with a single small-gauge triaxial antenna: in vivo porcine liver model［J］. Radiology, 2007, 242 (2): 435-440.

［195］BRACE C L, LAESEKE P F, SAMPSON L A, et al. Microwave ablation with multiple simultaneously powered small gauge triaxial antennas: results from an in vivo swine liver model［J］. Radiology, 2007, 244 (1): 151-156.

［196］CHO Y K, KIM J K, KIM M Y, et al. Systematic review of randomized trials for hepatocellular carcinoma treated with percutaneous ablation therapies［J］. Hepatology, 2009, 49 (2): 453-459.

［197］DONG B W, LIANG P, YU X L, et al. Long-term results of percutaneous sonographically-guided microwave ablation therapy of early-stage hepatocellular carcinoma［J］. ZhongHua YiXue ZaZhi, 2006, 86 (12): 797-800.

［198］FERRARI F S, MEGLIOLA A, SEORZELLI A, et al. Treatment of small HCC through radiofrequency ablation and laser ablation. comparison of techniques and long-term results［J］. Radiol Med, 2007, 112 (3): 377-393.

［199］ISHIDE T, MUTAKAMI T, SHIBATA T, et al. Percutaneous microware tumor coagulation for hepatocellular carcinoma as with interruption of segmental hepatic blood flow［J］. J Vase Interv Radio, 2002, 13 (2): 185-191.

［200］LAU W Y, LAI E C. The current role of radiofrequency ablation in the management of hepatocellular carcinoma: a systematic review［J］. Ann Surg, 2009, 249 (1): 20-25.

［201］LIVRAGHI T, MELONI F, DISTASI M, et al. Sustained complete response and complications rates after radiofrequeny ablation of very early hepatocellular carcinoma in cirrhosis: is resection still the treatment of choice?［J］. Hepatology, 2008, 47 (1): 82-89.

［202］ LU M D, XU H X, XIE X Y, et al. Percutaneous microwave and radiofrequency ablation for hepatocellular carcinoma: a retrospective comparative study［J］. J Gastroenterol, 2005, 40 (11): 1054-1060.

［203］ LV M D, KUANG M, LIANG L J, et al. Surgical resection versus percutaneous thermal ablation for early stage hepatocellular carcinoma: a randomized clinical trial［J］. Zhonghua yixue za zhi, 2006, 86 (12): 801-805.

［204］ MULLER S, NI Y, JAMART, et al. Local recurrence after hepatic radiofrequency coagulation: multivariate meta-nalysis and review of contributing factors［J］. Ann Surg, 2005, 242 (2): 158-171.

［205］ OHMOTO K, YOSHIOKA N, TOMIYAMA Y, et al. Thermal ablation therapy for hepatocellular carcinoma: comparison between radiofrequency ablation and percutaneous microwave coagulation therapy［J］. Hepatogastroenterology, 2006, 53 (71): 651-654.

［206］ OHMOTO K, YOSHIOKA N, TOMIYAMA Y, et al. Radiofrequency ablation versus percutaneous microwave coagulation therapy for small hepatocellular carcinomas: a retrospcetive comparative study［J］. Hepatogastroenterology, 2007, 54 (76): 985-989.

［207］ OHMOTO K, YOSHIOKA N, TOMIYAMA Y, et al. Comparison of therapeutic effects between radiofrequency ablation and percutaneous microwave coagulation therapy for small hepatocellular carcinomas ［J］. J Gastroenterol Hepatol, 2009, 24 (2): 223-227.

［208］ ROSSI S, BUSCARINI E, GARB AGNATI F, et al. Percutaneous treatment of small hepatic tumors by an expandable RF needle electrode［J］. Am J Roentgenol, 1998, 170 (4): 1015-1022.

［209］ SHIBATA T, IIMURO Y, YAMAMOTO Y, et al. Small hepatocellular carcinoma: comparison of radiofrequency ablation and percutaneous microwave coagulation therapy［J］. Radiology, 2002, 223 (2): 331-337.

［210］ YU N C, LU D S, RAMAN S S, et al. Hepatocellular carcinoma: microwave ablation with multiple straight and loop antenna clusters-pilot comparison with pathologic findings［J］. Radiology, 2006, 239 (1): 269-275.

［211］ YU J, LIANG P, YU X, et al. A comparison of microwave ablation and bipolar radiofrequency ablation both with an internally cooled probe: results in ex vivo and in vivo porcine livers［J］. Eur J Radiol, 2011, 79 (1): 124-130.

［212］ YUN KU CHO, JAE KYUN KIM, MI YOUNG KIM, et al. Systematic review of randomized trials for hepatocellular carcinoma treated with percutaneous ablation therapies［J］. Hepatology, 2009, 49 (2): 453-459.

［213］ ZHANG X, CHEN B, HU S, et al. Microwave ablation with cooled tip electrode for liver cancer: an analysis of 160 cases［J］. Hepatogastroenterology, 2008, 55 (88): 2184-2187.

第三十二章
氩氦刀冷冻消融治疗肝脏肿瘤的研究进展

我国 70% 以上的原发性肝癌（HepatoCellular Carcinoma，HCC）患者确诊时，因肿瘤负荷较大、远处转移、肝硬化程度重等原因，不是所有的患者都适合创伤性较大的开腹根治性手术治疗。随着现代影像技术、计算机技术和现代物理学技术向医学领域的延伸和应用，微创介入治疗逐渐成为肝脏肿瘤局部治疗的重要手段。目前临床上常用的非血管性微创介入治疗包括经皮化学消融和经皮物理消融，前者常用的有经皮无水乙醇注射（percutaneous cthanol injection，PEI）、经皮穿刺乙酸注射；后者包括氩氦刀冷冻消融（endocare cryocare system，ECS；argon-helium cryosurgery system，AHCS；argon-helium cryoablization system，AHCS；cryocare surgical system，CSS；argon-super cryosurgery system，ASCS）、射频消融（radiofrequency ablation，RFA）、微波凝固（microwave coagulation therapy，MCT）、激光间质热疗及高强聚焦超声（high intensity focused ultrasound，HIFU）等。在一项应用氩氦冷冻消融、射频消融、微波凝固不同方法治疗兔 VX2 肝癌的研究中，氩氦冷冻消融在减少肿瘤残留、转移、增强机体免疫力和延长实验兔生存期方面，均优于 RFA 和 MCT，凸显了冷冻消融在治疗不能手术切除肝癌方面的优势。

一、冷冻医学的发展

冷冻治疗是一种十分古老的治疗方法。早在公元前 3500 年，古埃及就已记载用冷冻控制炎症、创伤和减轻疼痛，但是真正将冷冻治疗应用于临床是 1851 年，英国医生阿洛特（Arnott）应用冰冻盐溶液（温度 −18～−24℃）作为冷媒局部治疗进展期乳腺癌、宫颈癌，观察到肿瘤体积减小、排液减少、疼痛减轻、患者生命延长，开创了冷冻治疗肿瘤的先河。现代冷冻治疗始于 20 世纪四五十年代，1948 年哈斯（Hass）和泰勒（Taylor）发现，以压缩的二氧化碳（CO_2）作为冷媒对脑、心肌、肝脏和肾脏组织冷冻，能产生 2～3cm 的边界清楚、均一的凝固性坏死区域，却没有发生化脓性炎症。后经库珀（Cooper）、李（Lee）、贡德尔（Gonder）、弗洛克斯（Flocks）和翁尼克（Onik）等的不断努力，以液氮作为冷媒，进行前列腺癌冷冻消融治疗，取得了重要进展。1970 年德国斯图埃克（Stueke）和赫尔特（Hirte）首先介绍冷冻治疗肝恶性肿瘤，1976 年池田（Ikeda）在实验研究中发现冷冻肝脏肿瘤后出现对远处病变的免疫反应，掀开了肿瘤冷冻治疗的新篇章。

冷冻治疗曾被选用的冷媒有液氮、液体 CO_2、N_2O、高压氧等，既往较为常用的为液氮及液态 CO_2；冷冻治疗仪器较为常见的有倾倒式、喷射式、注入式、循环式液氮冷冻机以及自吸式液体 CO_2 冷冻机等。20 世纪 90 年代中后期，鲍斯特（Baust）等研制成功第一代直径更小、以液氮作为冷媒，以真空绝热刀杆为探针并可经皮穿刺的冷冻设备，进一步提高了冷冻治疗的精度，减少了冷冻治疗的并发症，使冷冻治疗得到了广泛应用。不久后，以焦耳 - 汤姆逊效应为基础，以高压氩气为冷媒的第二代冷冻设备研制成功，解决了之前因无法快速停止冷冻过程而造成周围组织冻伤的问题。1998 年 10 月，美国 Endocare 公司基于氩气的焦耳 - 汤姆孙效应和氦气的逆焦耳 - 汤姆孙效应，研制成功集航天、生物传感、电子计算机、适型监控和靶向治疗于一体的美国氩氦刀（Endocare Cryocare™ Surgical System），较第一代以液氮为冷媒的冷冻设备，具有更多的优点：如①制冷温度与液氮相当；②冷冻过程可以即时开关，可控性好，可即刻停止冷冻并快速复温；③刀杆保持常温，从而避免正常组织受损；④冷冻快速，冷冻温度低，并可快速加热，可使肿瘤细胞彻底坏死，克服了冷冻速度慢易使癌细胞在冷冻初期脱水而减少杀伤、冷冻初期刀头结冰阻碍了冷冻效果向深层癌细胞组织扩散等缺点；⑤氩气不蒸发、易储存，可即时使用；⑥冷冻监控设备和输氩气管较第一代设备更小，易搬运。除了兼容第二代优点外，它能通过氦气对探头加热，快速完成冷冻与解冻的转换，增加对冰球形成的控制，减少手术时间。该设备另配有 1.7mm、2mm、2.4mm、3mm、5mm、8mm 中空管状冷冻刀，多刀的使用增加了对不同形状、不同部位、不同体积肿瘤适形的冰球控制，使得在各种成像技术的引导下，冷冻治疗取得了令人鼓舞的生物治疗效果。

氩氦刀 1998 年 5 月获得美国 FDA 批准和欧盟 CE 认证，并进入欧美医疗市场。1999 年 7 月 1 日列入美国全民医保报销项目。至今美国有数百家医院拥有氩氦刀治疗仪，仅纽约就有数十台。1999 年广州珠江医院引进亚洲第一台氩氦刀，目前我国有百余台，已治疗患者上万例次，例数已超过美国，在操作技术水平方面也已可和美国相媲美。2002 年解放军第 302 医院引进该系统，至今已安全完成肝癌治疗数千例，位列世界冷冻消融治疗肝癌之首。

（一）氩氦冷冻消融治疗肿瘤的特点

与其他治疗方法及传统的冷冻疗法相比，氩氦冷冻消融治疗肿瘤有着鲜明的特点：

（1）彻底冷冻：可借氩气在 10 秒钟使冷冻病变组织温度降至 $-140℃$，形成冰球。

（2）快速复温：可借氦气迅速将冰球解冻及急速升温，快速热疗。

（3）电脑控制：降温和升温的速度、时间、摧毁区域的范围均由计算机控制。

（4）不损伤非病变组织：只在刀尖冷冻或加热，刀杆保持常温，不对穿刺路径的组织产生损伤。

（5）增强免疫：利用冷热效应调变肿瘤抗原，增强人体免疫功能。

（二）氩氦冷冻治疗的优点

（1）治疗效果确切可靠：氩氦冷冻治疗靶区内肿瘤细胞 100% 被彻底灭活，其治疗过程由各种成像技术实时监测，有极佳的可视性，可清晰比较并评价术中和术后的治疗效果；冷刀内置的测温电偶和独立测温探针可实时监测刀尖和靶区的温度，确保达到治疗目的；良好的术中影像和温度监测可保证肿瘤消融区的精确控制，提高成功率，减少并发症的同时，又避免损伤病灶周围正常的组织。

（2）治疗时间短，损伤小：氩氦刀治疗出血少，并发症发生率低，手术成功率高达 98% 以上，患者痛苦小，术后恢复快。这些优点对肝癌患者较为重要，尤其对于伴有肝硬化、肝储备功能受损。老年、身体虚弱、不愿外科手术的患者获益更多。

（3）可明显提高患者免疫力：氩氦冷冻治疗有增强机体抗肿瘤的免疫作用，主要通过肿瘤细胞破裂、细胞坏死释放肿瘤抗原，使肿瘤细胞分泌的免疫抑制因子减少或停止，使机体的免疫抑制状态解除等实现。

（4）氩氦冷冻可以反复治疗：氩氦刀消融范围可控，对于复发及多器官转移者多次治疗尤为适合，HCC 常发生在肝硬化基础上，由于肝硬化累及全肝，因此癌肿常为多发性，因此多次冷冻治疗比多次手术切除更令患者接受。

（5）氩氦刀可减少肿瘤扩散的机会：氩氦刀使肿瘤血管栓塞，阻止肿瘤细胞通过血液循环转移来减少扩散机会，有病理研究证实，氩氦消融治疗后冰晶及微血栓在微血管内的形成，可造成小血管冷凝栓塞，引起周边残存的肿瘤细胞死亡，减少靶区边缘的再生和复发。

（6）可迅速除痛和止痛：氩氦冷冻消融在冷冻毁损的同时还有很好的止痛效果，因此冷冻止痛也是美国食品药品监督管理局（FDA）批准氩氦冷冻治疗的最新适应证，其有效率为 91.3%，可显著提高患者的生活质量。

（7）适应性广，增加了主要血管旁肿瘤的治疗机会：由于流动血流的温热效应，如下腔静脉、门静脉等大血管能耐受冷冻，因此，邻近这些血管的肿瘤可安全接受冷冻治疗，氩氦冷冻消融还可用于因血管原因其他疗法无法治疗或治疗失败的晚期病例。

（8）操作容易，费用相对低廉。

二、氩氦冷冻消融治疗肿瘤的主要机制

冷冻治疗主要是利用冷冻的破坏作用以及肿瘤组织对低温的敏感性进行治疗，其破坏机制包括以下四个方面效应：

（1）物理效应：冷冻造成组织细胞内冰晶形成，导致细胞脱水和皱缩；

（2）化学效应：冷冻使细胞内 pH 改变，影响细胞内蛋白质及酶系统的功能，从而破坏细胞代谢，引起细胞死亡；

（3）血管效应：由于细小血管内形成冰晶，造成血管阻塞、管壁破坏，肿瘤组织缺乏血供，引起组织坏死；

（4）免疫效应：冷冻引起细胞崩解，肿瘤蛋白质释放，可促进细胞因子和抗体的分泌，逆转肿瘤耐药及免疫逃避。

另外，研究还发现冷冻能增加肿瘤组织对放化疗的敏感性，这对于进一步控制肿瘤的生长、延长患者生存期具有十分积极的作用。

（一）氩氦冷冻消融肿瘤的作用机制

1. 冷冻对组织细胞的直接破坏作用

在成像技术的精确定位下，氩氦冷冻治疗在速冻期内能使靶区肿瘤细胞脱水和结晶，细胞形状改变，细胞内液增加，细胞膜蛋白变性，细胞内分子产生化学性损伤；解冻期内胞膜的破裂及再水化作用将导致细胞死亡；冷冻后引发的细胞变化导致肿瘤细胞形态消失、细胞坏死。墨祖尔（Mazur）等提出的两因素假说认为：快速降温会导致大量细胞内冰晶形成，造成细胞损伤，从根本上破坏了细胞潜在的增殖能力；过慢冷却也会使细胞在高浓度的溶液中暴露的时间过长而遭受损伤，这种损伤在细胞复苏后可不直接体现为细胞裂解和死亡，却给细胞增殖能力造成致命伤。一些细胞存在冷冻保存的最佳冷却速率，证明了这一假说的合理性。盖吉（Gage）指出：当温度下降至冰点以下时，首先会出现细胞间液结冰，此时细胞内液尚未冻结，细胞间液结冰可引起细胞内外电解质及渗透压的改变，进而导致细胞脱水、细胞膜皱缩；此时，电解质浓度的增高可以损伤细胞，但这种损伤并不一定是致命的，而当温度继续降低到 −40℃时，冰晶开始在细胞内形成，冰晶形成是冷冻损毁细胞的关键，细胞内冰晶破坏细胞膜及细胞器，从而导致细胞死亡。光镜下可见冰晶造成的空白区位于肿瘤细胞内外，出现核固缩；电镜下可见胞膜破裂，有的胞膜消

失，各种细胞器变形和崩解，线粒体肿胀，细胞质空化；核膜断裂或消失，核固缩，核内出现空化。另外，一旦细胞内冰晶形成，会通过细胞之间的连接延伸到所有的组织细胞，进而破坏更多的细胞。帕普肯（Popken）认为：在复温阶段，当温度达到 -40℃以上时，细胞及亚细胞结构会膨胀，损伤细胞膜，随着冰晶溶化，细胞间液内流，会出现细胞破裂死亡；动物试验证明：瘤组织比正常组织更易受冷冻破坏，细胞成分少、间质多的组织对冷冻耐受性较高，血运丰富的肿瘤对冷冻耐受性较强，故阻断供瘤区血供可以提高冷冻破坏肿瘤的能力。宋华志等用透射电镜对经氩氦冷冻消融 5～10min 后的一系列时间点的兔肝组织进行动态观察：从 12h 到 8 天，局部肝细胞中线粒体首先发生肿胀变性、膜破裂及线粒体嵴消失，线粒体内物质包括含染色质物质表现为聚集成团块并向周边聚集等病理变化；这是氩氦冷冻与复温所致细胞内线粒体的物理反应。两次的冷冻与复温，可使线粒体外膜结构松散，甚至局部破坏缺损，外膜损伤可使水进入并导致线粒体肿胀，使线粒体嵴消失，线粒体嵴溶解物、基质及含染色质物质相混合在一起可形成致密均质团块物，这些是氩氦冷冻治疗后线粒体产生的超微病理变化。从第 1 天到第 8 天，线粒体的外膜破裂表现为逐渐加重，最终外膜溶解消失，含染色质的团块会逐渐散在于细胞残体中并随时间延长，逐渐溶解而消失。第 16 天时，冷冻区内肝坏死组织区域较前大为缩小，并被增生的结缔组织分隔包围，死亡区中肝细胞仅剩杂乱的残体，残体内线粒体消失，这说明：经 5～15min 冷冻与热融后，线粒体首先产生的一些应激效应的物质团块，并没有立即死亡，肿胀破裂后形成的线粒体物质团块群，是在后续持续的缺血、缺氧的周围环境中逐渐死亡并消失的。氩氦冷冻治疗 5～15min 后细胞及细胞中线粒体的死亡是一个渐进的并且是不可逆的过程，这也说明：氩氦冷冻治疗可完全破坏细胞代谢系统的结构基础，终止细胞的分解及合成代谢，终止能量代谢，使细胞死亡并溶解消失，同时也摧毁了细胞遗传增殖的结构基础，使冷冻区内的组织完全失去生存的条件。

2. 冷冻导致局部循环淤滞

冷冻组织的循环血量降低引起缺氧，是冷冻损伤的另一主要机制。冷冻首先可引起小血管（直径＜4mm）收缩、血流量下降，最终血流停滞，同时还可造成血管内皮细胞损伤。冷冻复温时，血管代偿性舒展，血流恢复，损伤内皮细胞的血管通透性增高，可引起组织水肿、血小板聚集和微血栓形成，组织因缺血、缺氧而坏死，再灌注损伤是冷冻致组织损伤的重要机制。

冷冻治疗后的血管栓塞效应，可阻断亚临床肿瘤病灶的生长：速冻导致微静脉及微动脉内形成冰晶，并在解冻期造成血管的破裂，血管破裂后，局部血供消失可导致局部缺氧，然后进一步引起残存肿瘤细胞及周围亚临床期的肿瘤细胞死亡。从 20 世纪 70 年代开始，通过光镜、电镜研究发现，组织冷冻后，局部血管首先收缩管壁，导致血流减少；随着冷冻加深，微循环内血液凝结，血流停滞。当复温至 0℃以上时，循环得以恢复，同时伴随血管扩张和血管通透性增大，局部出现水肿。在复温后 30～45min，渗出，水肿进一步加重，同时由于冷冻破坏了血管内皮细胞及细胞间的连接，导致微循环血栓形成，血流停滞，但冷冻一般不会损伤大血管。克里斯托夫（Christopher）等在猪肾冷冻实验中发现：冷冻对于直径大于 350μm 血管的损伤很少发生，局部血流瘀滞所引起的代谢性改变将加重组织坏死，在微循环血栓尚未形成时，猪肾冷冻中心区已有组织坏死。柯尔马（Kollmar）等的实验结果表明：冷冻中心坏死区会在冷冻后 90min 内持续扩大，并且阻断血供后再冷冻，可以扩大坏死区，其原因就在于损伤了冷冻周边的血管，导致血供降低。霍夫曼（Hoffmann）等在动物实验中证实：血管介导的组织损伤在冷冻坏死区的边缘起主要作用。

3. 冷冻消融诱导细胞凋亡

亚致死性温度诱导冷冻消融边缘组织细胞凋亡，增加了边缘的组织损伤，对减少残留肿瘤复发具有重要意义。在冷冻区的边缘，其组织温度并不足以形成细胞内冰晶，但这些细胞会在冷冻手术后几天内死亡。近年的研究发现，这种细胞死亡是冷冻导致的细胞凋亡现象。秦军等对皮下接种的小鼠 G422 胶质瘤细胞进行冷冻后发现：冷冻中心区以片状坏死为主，周边区出现典型的凋亡细胞；哈耐（Hanai）等利用人结肠癌细胞进行体外实验时还发现：细胞凋亡发生在冻融结束后 8h，细胞凋亡的发生与线粒体内细胞色素 C 的释放有关；格林（Green）等研究发现，半胱氨酸天冬氨酸蛋白酶（Caspase）是细胞调控途径的核心部分，Caspase 蛋白酶解级联反应控制着调控的发生与发展，由于冷冻激活了部分细胞的核酸内切酶，使得酶诱导基因过度表达而引发细胞凋亡；克拉克（Clarke）等观察了冷冻联合细胞毒药物对肿瘤的杀伤作用，结果发现：冷冻联合 5- 氟尿嘧啶对杀伤肿瘤细胞有协同作用，可增加前列腺癌细胞及肾肿瘤细胞的死亡率，他认为这种协同效应与增强 5- 氟尿嘧啶的致细胞凋亡作用有关，在前列腺癌的动物实验中，有人发现在冷冻手术后联合原位置入 5- 氟尿嘧啶质粒的方法，可以更好地抑制肿瘤生长；鲍斯特等综合了相关实验结果后指出，冷冻治疗后序贯给予小剂量化疗，可以增加冷冻周边区细胞的坏死，在冷冻手术后，立刻给予适当化疗可能会取得更好的疗效。

4. 逆转肿瘤耐药及免疫逃避

肿瘤细胞的坏死，可使肿瘤正常分泌的抗原停止分泌，肿瘤免疫抑制状态解除，减少由此产生的肿瘤耐药及免疫逃避，从而使机体的肿瘤免疫效应显著提高，这对其他亚临床病灶有明显的治疗作用，表现为肿瘤冷冻治疗后远处转移明显减少。

5. 调控细胞因子和抗体的分泌，刺激机体产生特异性和非特异性的细胞免疫

氩氦冷冻消融肿瘤时，肿瘤组织细胞反复冻融，细胞破裂，细胞膜融解，促使细胞内处于遮蔽状态的抗原释放，因此发挥抗原的瘤苗作用，刺激机体产生相应的抗肿瘤抗原，增强机体抗肿瘤免疫力。氩氦冷冻治疗肿瘤后，患者白介素 -2（IL-2）、白介素 -6（IL-6）、肿瘤坏死因子（TNF）和特异性抗体的分泌水平均增加，且分泌水平与冷冻靶区大小和冷冻时间有关。

氩氦冷冻消融，不但可产生以巨噬细胞和自然杀伤细胞（NK 细胞）为主的非特异性细胞免疫，也可使冷冻局部出现淋巴细胞趋向聚集、浸润，同时增强免疫球蛋白抗体表达。细胞冻融后的产物，被抗原递呈能力最强的树突状细胞（DC 细胞）识别、加工后递呈给 T 淋巴细胞，T 淋巴细胞激活而发挥细胞毒 T 细胞（CTL）效应并诱导凋亡。这种凋亡效应可通过血液循环而到达全身，从而产生全身性的特异性细胞免疫。虽然冷冻术后可产生非特异性和特异性细胞免疫，但是抗肿瘤免疫主要仍以特异性 T 细胞免疫为主。氩氦冷冻治疗还可促进 T 淋巴细胞增殖，提高 T 淋巴细胞和 NK 细胞表达水平。

（二）氩氦冷冻治疗肿瘤的免疫调节作用

1. 氩氦治疗肿瘤的正向免疫调节作用

1967 年扬托尔诺（Yantorno）和 1965 年舒尔曼（Shulman）首先证实了冷冻免疫反应的存在，为冷冻免疫学奠定了基础。扬托尔诺等证明：冷冻能引导机体产生抗肿瘤抗体并具有组织或器官特异性和种属特异性。随后索恩斯（Soanes）等对此展开后续研究，他们在 3 个接受冷冻手术治疗的前列腺癌患者身上，发现其肺部转移瘤在前列腺冷冻手术后缩小，他们还发现兔的前列腺经多次冷冻后，在其血中可发现针对前列腺的特异性抗体；据此他们推测：在冷冻治疗后，由于机体清除被摧毁的肿瘤组织，吞噬细胞递呈抗原可产生针对残余肿瘤的抗体，包括产生针对肿瘤特异性膜表面蛋白的抗体，这些抗体结合到其他活的肿瘤细胞的膜表面蛋白上，会引发补体固定和巨噬细胞及中性粒细胞的趋化作用，导致宿主的免疫系统被激活，使得剩余的肿瘤组织及远处转移瘤变小，这种反应被称为冷冻免疫学效应（cryo-immunological response）。山下翔央

（Yamashita）等研究发现：冷冻治疗肿瘤后，细胞毒性抗体明显增加，但这些针对肿瘤的特异性抗体并不能阻止肿瘤的远处转移。罗文德拉纳（Ravindranath）等最近的临床研究表明：结直肠癌转移的继发性肝癌经氩氦冷冻治疗后，抗肿瘤相关性神经节苷酯抗体明显增加，而在手术治疗组及射频消融组中，未见到这种抗肿瘤抗体的增加；他们认为，冷冻治疗类似于自体抗原接种，因为经冷冻后释放了大量肿瘤抗原，而射频消融由于高温导致细胞膜融解和蛋白变性，并没有肿瘤抗原释放到血液循环，无法刺激免疫增强反应。吴维光等发现：人肝癌细胞经低温冷冻后，可增强肿瘤细胞表面人类白细胞抗原和分子的表达，推测其可能的机制是，冷冻作为一种外界诱导因素，引起肿瘤细胞人类白细胞抗原（HLA）和B7分子基因表达增强，从而使细胞膜表面HLA和B7分子表达增强。冷冻引起肿瘤细胞膜表面分子结构的改变，逆转了结构变化的或肿瘤细胞表面共刺激分子表达的增强，可打破肿瘤细胞与淋巴细胞间的免疫耐受，刺激机体的抗肿瘤免疫，增加细胞对肿瘤细胞的识别和杀伤。冷冻治疗肿瘤后正向免疫调节作用的另外一种可能机制是，T细胞介导的肿瘤细胞杀伤作用。伊斯坎达里（Eskandari）等假设：冷冻治疗原发肿瘤，会导致原位肿瘤细胞摧毁而增强抗原递呈作用，并释放刺激T细胞的细胞因子；他们检测了哥本哈根大鼠（Copenhagen rat）同基因R3327肿瘤冷冻治疗后的T细胞活性，结果表明冷冻治疗肿瘤（实验组）后2周，T细胞活性较术前升高，而肿瘤附近肌肉接受冷冻治疗后的动物（假手术组），其T细胞活性在术后2周并没有提高，T细胞活性与肿瘤生长速度成反比，不过由于假手术组的T细胞活性表现尚不能确定T细胞活性升高是否与冷冻治疗有关。萨贝尔（Sabel）等冷冻治疗荷载MT-901肿瘤的BALB/c小鼠，然后在不同时间点收集肿瘤引流的淋巴结（tumor-draining lymph node，TDLN）细胞和脾细胞，激活后再检测特异性抗肿瘤反应，结果表明：冷冻组较外科切除组有更好的抗MT-901肿瘤再负荷作用，其Th1型细胞因子（γ干扰素（IFN-γ）、白介素12（IL-12））浓度较外科切除组明显增高，而Th2型细胞因子（白介素4（IL-4）、白介素10（IL-10））浓度无显著差异，NK细胞毒性较外科切除组增加，TDLN细胞（局部抗肿瘤活性）的抗肿瘤特异性反应增强，而脾细胞（全身抗肿瘤活性）抗肿瘤活性无明显变化。长田（Osada）等对13例无法手术切除的肝癌患者进行冷冻治疗，并检测其手术前后的细胞因子水平，结果表明：免疫应答组的IL-10水平降低，肿瘤坏死因子α（TNF-α）水平及Th1/Th2比值增高，除了冷冻治疗的局部肿瘤坏死外，还发现远处的肿瘤坏死及缩小，称之为异位抑瘤作用。在我们自己的研究中，冷冻消融治疗进展期HCC患者中，有13.2%的患者出现异位抑瘤作用（图4-32-1）。段蕴铀等对肺癌细胞进行冻融后，发现经冷冻处理的肿瘤细胞，是经肿瘤抗原致敏的树突状细胞通过细胞毒淋巴细胞来有效激发产生特异性抗肿瘤免疫作用。彭秋平、王志明等利用氩氦刀冷冻治疗动物肿瘤试验结果也表明：氩氦刀具有减少肿瘤转移，提高NK细胞水平、CD4/CD8比值、脾细胞增殖指数的作用。总之，肿瘤冷冻治疗形成较强的局部免疫活性环境，包括体液和细胞免疫，进一步使机体抗肿瘤免疫系统被激活以后，免疫原性较弱的肿瘤就可能被机体免疫系统所识别，从而诱导产生抗肿瘤特异性的免疫排斥反应可抑制肿瘤生长或进一步消除肿瘤。

2. 氩氦治疗肿瘤的负向免疫调节作用

从20世纪70年代后期，日本学者开始观察到冷冻外科治疗具有负向免疫调节作用，从而促进肿瘤生长。小林（Kobayashi）等用高带免疫耐受（high-zone tolerance）来解释这种现象，他认为：如果冷冻治疗后释放的肿瘤抗原超过了宿主清除坏死组织的能力，产生过多的抗原抗体复合物会引起免疫抑制，同时导致抑制性T淋巴细胞被激活。罗伊（Roy）等也发现：大量注射冷冻坏死的肿瘤抗原，能够缩短动物的存活时间。霍夫曼等利用冷冻治疗负载AT-1前列腺癌的哥本哈根大鼠，比较了术前、术后细胞毒性抗体和细胞毒性T淋巴细胞的活性，结果表明：抗AT-1肿瘤抗体及T细胞数量并没有增加。他认为这种结果可能与AT-1肿瘤是同基因产生的，而哥本哈

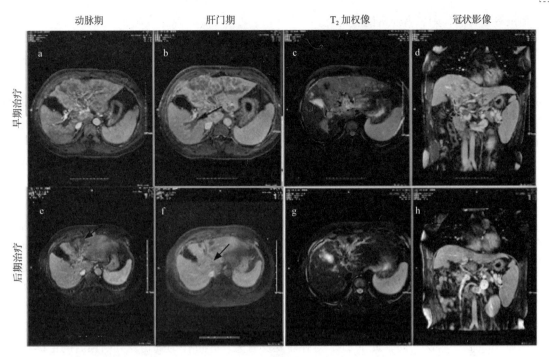

图 4-32-1　肝细胞癌患者氩氦刀治疗后未干预肿瘤发生萎缩：源于异位肿瘤的抑制。55 岁男性患者完全应答超过 24 个月是过度应答。核磁共振显示肝左叶（上部）有一个巨大肿块。黑色箭头（b）显示门静脉栓塞，组织病理诊断是肝细胞肝癌，病理分级（Edmondson 分级）为中分化。在连续索拉非尼（Sorafenib）治疗同时接受两次经皮冷冻消融后，10 个月零 2 周后原来肿瘤缩小超过 60%，不但治疗后肿瘤缩小而且未治疗部分（下部）也缩小。黑色箭头（e）指示治疗后肿瘤坏死。黑色箭头（f）提示门静脉栓塞几乎消失

根大鼠对其有吸收，所以即使在有足够免疫刺激的情况下，仍很难产生足够的免疫反应；其次，AT-1 肿瘤是高度未分化的肿瘤，生长迅速，这种快速生长限制了冷冻免疫学效应的效果。1981 年，相川（Misao）等研究表明：在大鼠皮下接种乳腺癌肿瘤细胞，7 天后肿瘤被切除或者被冷冻摧毁，然后在不同时间点再次接种肿瘤细胞后，冷冻治疗组后 6 周的肿瘤活性保持低下，而在手术切除后 10 周肿瘤活性明显增高，另外对比淋巴结转移率及肺转移率，冷冻组也较之手术切除组明显减少；因此他认为：最初的免疫抑制可能与冷冻治疗对免疫系统的直接破坏作用有关，而随后的免疫增强可能与冷冻治疗后坏死肿瘤抗原的逐渐释放有关，类似于"自身疫苗接种"。米亚（Miya）等也获得了类似的结果，他用乳腺癌细胞接种大鼠，研究冷冻手术的免疫效应，用植物血凝素刺激外周血中的淋巴细胞，结果表明：在手术后第 3 周，辅助性 T 细胞活性可降至最低，而第 6 周后其活性开始升高，对于再次接种肿瘤的抑制，也在第 3 周时处于低谷，而在第 10 周时达到高峰；他推测，在冷冻手术后早期，由于肿瘤抗原的吸收导致了抑制性 T 淋巴细胞活性的增强，可产生免疫抑制，而后由于辅助性 T 细胞活性的增强，抗肿瘤免疫亦随之增强。

优纳诺（Urano）等继续对冷冻治疗肿瘤产生的高带免疫耐受进行研究。他在 BALB/c 小鼠脾内接种 colon26 肿瘤细胞，造成肝脏转移瘤，结果提示：冷冻摧毁的肿瘤大小分别为 30mg（实验组）和 100mg（对照组），表明冷冻治疗后实验组的原发肿瘤及转移瘤的大小及数量均明显减少，而脾细胞产生的 TNF-α、IFN-γ、IL-4、IL-10 均明显增高，NK 细胞及 CTL 细胞活性明显增强，结果表明：合适的冷冻治疗面积对术后抗肿瘤免疫反应有重要的影响。柯卡（Kerka）等对冷冻治疗肝癌患者的长期随访研究表明：冷冻摧毁的肿瘤面积小于 30cm^2 的患者预后相对较好。布莱克威尔（Blackwell）等研究表明：冷冻摧毁的肝脏面积超过总面积的 35% 会导致严重的并发症，而

小范围冷冻肿瘤，则患者通常能够耐受。

3. 氩氦冷冻消融治疗对细胞免疫功能的影响

（1）冷冻消融治疗对调节性T细胞（Treg）的影响：肿瘤细胞可通过多种方式逃逸免疫攻击，其中一种可能的方式就是激活机体免疫系统中的一些抑制机制，如活化调节性T细胞，抑制抗肿瘤免疫应答。在胃癌、肺癌、胰腺癌和乳腺癌等患者的外周血、肿瘤浸润淋巴结及引流淋巴结中均可检测到$CD4^+CD25^+FoxP3^+Treg$明显升高，去除这类Treg或抑制其功能，可增强机体的抗肿瘤作用。

Treg细胞为$CD4^+CD25^+T$细胞，是近年发现的一种具有免疫细胞抑制作用的T细胞，越来越多的研究证实，Treg细胞在生理和病理状态下均有免疫抑制作用。肿瘤患者的Treg细胞水平增高，在抑制抗肿瘤免疫反应、促进肿瘤发展和转移上均起重要作用。在肿瘤微环境中，Treg细胞可能通过细胞接触的方式抑制$CD4^+T$淋巴细胞的增殖来抑制肿瘤的局部免疫，使得肿瘤细胞逃脱免疫监视。有文献报道，卵巢癌、肺癌、乳腺癌、结肠癌等恶性肿瘤患者外周血和肿瘤局部Treg细胞比率增高，且数量与肿瘤进展程度呈正相关，与预后呈负相关。动物实验模型提示：用疫苗消除Treg细胞，可建立长期性保护性免疫。冷冻消融治疗后，Treg细胞比率下降，从而提高了机体抗肿瘤免疫反应。

已有研究表明，肿瘤细胞的存在可诱导Treg增生。柯诺（Kono）等研究发现，胃癌患者在接受根治性切除术后2个月，其外周血Treg频率较术前明显下降，术后6个月，部分复发患者外周血Treg频率再次升高，提示Treg与肿瘤复发有关，并可作为随访及判断预后的指标。我们研究发现：随着HCC的进展，外周血Treg频率可逐渐增高，进一步分析发现Treg的频率与肿瘤直径、有无血管侵犯、甲胎球蛋白（AFP）水平及肝脏功能状态相关。氩氦冷冻治疗后，HCC患者Treg细胞的动态变化具有明显的规律性：术后1周Treg细胞频率增高，可能与冷冻消融治疗引起的机体应激和组织坏死有关，表现为术后发热及肝功能损害；术后4周Treg频率降低，可能与机体应激状态恢复有关，尤其是肿瘤细胞大量坏死，一方面诱导Treg增生的作用消失，另一方面冷冻消融治疗只是使肿瘤细胞裂解失去生物活性，并没有破坏肿瘤抗原的分子结构，导致大量被封存的肿瘤抗原释放出来，引起免疫应答，打破免疫耐受，造成Treg频率明显降低，同时肿瘤负荷的减少也是导致Treg频率降低的重要因素；术后12~24周病情稳定的患者Treg频率较术前降低，而肿瘤进展的患者Treg频率较术前明显升高。结合柯诺（Kon）等的研究结果，我们推断Treg的变化与肝癌的复发和转移有密切关系。另外，将Treg频率与AFP水平进行比较分析发现，两者的变化有较好的一致性：对于术前AFP阳性的患者，随肿瘤的缓解或进展，AFP水平下降或升高，可同时观察到Treg频率呈现下降或者升高的规律性变化；对于术前AFP阴性的患者，术后AFP水平不会有大的变化，但Treg频率会随着肿瘤进展而增高，随肿瘤缓解而下降。这一规律性的动态变化提示：对于氩氦冷冻消融治疗肝癌术前AFP阴性的HCC患者，Treg频率增高可以作为肿瘤进展的标志。总之，氩氦冷冻治疗除了对HCC有直接消融作用外，可能尚具有一定的主动免疫治疗作用，表现为术后患者外周血Treg细胞频率降低。Treg细胞频率变化可预测HCC患者（尤其是术前AFP阴性患者）的肿瘤进展。

（2）冷冻消融治疗可增加$CD4^+T$淋巴细胞：$CD4^+T$细胞为辅助亚群，通过抗原识别、活化、增殖合成IL-2、IFN、TNF-α等细胞因子，产生细胞免疫效应。$CD4^+T$细胞在协同杀伤肿瘤细胞中起重要作用，恶性肿瘤患者外周血$CD4^+T$细胞明显下降。$CD4^+T$细胞数减少可使肿瘤细胞发生免疫逃逸。文献报道反复冷冻消融可以使肿瘤抗原持续缓慢释放入血，可以有效诱发肿瘤特异性免疫反应，以增加$CD4^+T$细胞。冷冻消融术可以降低Treg细胞对$CD4^+T$细胞的抑制，从而增加$CD4^+T$细胞的数量及其功效。有研究报道氩氦刀冷冻消融术后患者的$CD4^+T$细胞明显增加，从而提高了机体抗肿瘤的细胞免疫。

（3）冷冻消融治疗可提高 $CD4^+/CD8^+T$ 细胞的比例：氩氦冷冻消融术对 $CD8^+T$ 淋巴细胞也有相应的影响，在正常情况下，$CD4^+T/CD8^+T$ 的比例相对恒定，以维持机体内环境的平衡。恶性肿瘤患者的肿瘤细胞可以分泌一些体液或可溶性细胞因子，这些因子诱导 $CD4^+$ 和 $CD8^+T$ 细胞发生变异，可导致 $CD4^+/CD8^+T$ 细胞比例下降，导致免疫功能紊乱，而免疫状态在一定程度上可预示肿瘤的发展和预后。有临床研究证实，氩氦冷冻消融治疗后 $CD4^+/CD8^+$ 比例趋于正常，有利于机体的抗肿瘤免疫。氩氦刀冷冻消融术后肿瘤细胞破裂释放抗原，抗肿瘤免疫得到增强。

冷冻消融术后 Treg 细胞的比率降低、$CD4^+T$ 淋巴细胞增加、$CD4^+/CD8^+$ 比例的提高，与以下机制有关：①冷冻消融术后肿瘤细胞被灭活，使肿瘤细胞负荷减轻，肿瘤细胞产生的细胞免疫抑制因子明显减少，解除了患者的细胞免疫抑制；②冷冻消融治疗创伤小，术后全身应激反应轻，免疫功能恢复快；③冷冻消融术后坏死的肿瘤组织留在体内，可改变肿瘤抗原的不显著性或释放可溶性肿瘤抗原，通过肿瘤坏死组织的吸收，刺激机体产生特异的冷免疫抗体。杨宝亮等报道，通过 105 例恶性肿瘤患者氩氦治疗前后 T 细胞亚群变化的对比，结果显示：不论有无肿瘤负荷，治疗后 $CD4^+$、$CD4^+/CD8^+$ 均明显升高，且差异有统计学意义。

综上所述，冷冻消融产生局部及全身的抗肿瘤免疫，主要通过两种方式：一方面，冷冻作用于癌细胞本身，通过快速冷冻及快速复温使癌细胞膜破裂，癌细胞裂解死亡，并且使 Treg 细胞数量明显减少；另一方面，伴随着细胞冻融发生，使 T 淋巴细胞趋向聚集于冷冻部位，从而产生局部细胞免疫效应，细胞冻融后的产物，被树突状细胞识别、加工及提呈给 T 细胞，并激活 T 细胞发挥 $CD4^+$、$CD8^+$ 细胞特异性细胞免疫效应。这种免疫效应可通过血液循环到达全身，从而作为消灭机体残余病灶的重要手段。冷冻消融术所诱导的特异性免疫，不同于对机体免疫功能造成较大影响的全身放、化疗，是在保留机体自身免疫功能的前提下进一步激活免疫系统而发挥作用的。

（4）氩氦冷冻消融联合免疫治疗肝癌的发展趋势：氩氦冷冻治疗肿瘤的免疫增强效应在许多动物实验及临床研究中得到证实。为了增强这种抗肿瘤效应，人们开始探讨氩氦刀联合免疫治疗肿瘤。哈纳瓦（Hanawa）等研究大鼠肝癌冷冻手术结合 OK432 预处理的联合治疗，结果发现：冷冻后的抗肿瘤免疫效应以细胞免疫为主，术前给予非特异性的免疫佐剂 OK432，可以延长大部分实验动物的生存期。国内张叔人等也观察了冷冻联合免疫疗法治疗小鼠 B16 黑色素瘤的效果，结果提示：联合治疗组接种小鼠的生存时间及肿瘤体积均较单独治疗组有明显改善。优纳诺（Urano）等在 BALB/c 小鼠脾内接种 colon26 肿瘤细胞，造成肝脏转移，除了对肿瘤行冷冻消融治疗外，还在腹腔内注射蛋白结合多糖——云芝多糖（krestin），发现联合注射治疗组与单纯冷冻治疗组相比，其原发肿瘤及转移瘤的大小及数量均明显减少，脾细胞产生的 $TNF-\alpha$、$IFN-\gamma$ 增加，而 IL-4、IL-10 减少，NK 细胞及 CTL 细胞活性明显增强，结果表明：氩氦联合 Krestin 治疗比单纯冷冻治疗的抗肿瘤免疫作用更强；登·布诺克（Den Brok）等比较了射频消融和冷冻消融两种方法治疗肿瘤后肿瘤引流淋巴结中 DC 细胞的数量和功能，结果表明：射频消融后引流淋巴结中负载肿瘤抗原的 DC 细胞数量占全体 DC 细胞数量的 7%，而冷冻消融后负载肿瘤抗原的 DC 细胞数量占 13%。而优德伽瓦（Udagawa）等提出一种更有效的免疫治疗方法，他在建立了 BALB/c 小鼠肿瘤模型后，先用卡介苗细胞壁骨架（Bacillus Calmette-Guérin cell wall skeleton，BCG-CWS）刺激培养小鼠的 DC 细胞，然后冷冻消融肿瘤，随即在冷冻消融的肿瘤原位注射培养的 DC 细胞，以达到冷冻消融及免疫治疗的双重作用，结果表明对冷冻消融的肿瘤和远处肿瘤均有明显治疗作用。进一步分析表明：冷冻治疗能够增强 DC 细胞的抗原递呈作用，从而使肿瘤特异性 $CD8^+T$ 淋巴细胞的抗肿瘤能力增强，而在剔除了 $CD4^+CD25^+FoxP3^+$ 调节性 T 细胞（Treg）后，其抗肿瘤特性进一步加强。

氩氦冷冻消融治疗具有减轻肿瘤负荷，减少肿瘤产生免疫抑制因子、术后应激反应轻，机体免疫抑制小，坏死的原位肿瘤抗原释放后能够刺激机体免疫功能等其他外科手术及热消融治疗所不具备的优点，在合理选择肿瘤消融面积、精确定位等条件下，如果和细胞因子诱导的杀伤细胞（CIK）过继免疫治疗、DC 疫苗等免疫治疗方法联合应用，将会在中晚期肿瘤的临床治疗方面开辟新的道路（图 4-32-2）。

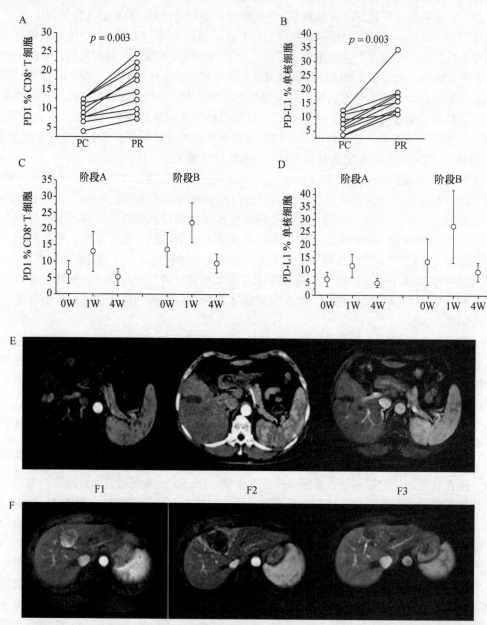

图 4-32-2　肝细胞肝癌患者冷冻消融治疗后动态循环 PD-1/PD-L1 的变化。（A、B）肝细胞肝癌患者手术后肿瘤复发，循环 PD-1/PD-L1 表达与冷冻消融 4 周后相比增高（PR＝术后肿瘤复发，PC＝冷冻消融后）。（C、D）109 例肝细胞肝癌患者冷冻消融 1 周后循环 PD-1/PD-L1 与治疗前相比表达明显增加，4 周后下降。（E）1 例肝细胞肝癌患者（TNM I 期，E1），接受冷冻消融 1 周后肿瘤完全坏死（E2），坏死肿瘤组织 33 个月未复发（E3）。（F）1 例肝细胞肝癌患者（TNM II 期，F1）接受冷冻消融 1 周后肿瘤完全坏死（F2），坏死肿瘤边缘 18 个月后未复发（F3）。

（三）氩氦冷冻消融与射频消融治疗肝癌的比较

两种治疗方式的比较见表 4-32-1。

表 4-32-1　氩氦冷冻与射频消融治疗机制不同

ECS	RFA
冷消融	热消融
细胞脱水和皱缩	肿瘤组织瘀血、缺氧
细胞电解质毒性浓缩和 pH 改变	肿瘤组织内 pH 降低，酸性增多，溶酶体增多，溶酶体酶性化
细胞脂蛋白成分变性	瘤细胞 DNA、RNA 及蛋白质合成受到抑制
细胞内冰晶形成和冰晶的机械性损伤	—
血流淤滞和微血栓形成	—
免疫增强效应	机体免疫反应增强

（1）氩氦冷冻消融与射频消融治疗效果不同：射频消融治疗、超声聚焦刀治疗最大的局限性是可能出现治疗区残留，肿瘤坏死不完全，易导致肿块周边复发，因此主要适用于 3cm 以下的肿瘤治疗。氩氦超冷刀杀灭癌细胞相对更加彻底、有效、减少残留。同时氩氦超冷刀冷冻可以栓塞肿瘤小血管，断绝肿瘤生存所需营养的供应，并阻止癌细胞通过血液转移扩散。氩氦刀更适用于 3cm 以上肿瘤治疗。

（2）治疗过程痛苦程度不同：射频消融、超声聚焦刀等是通过高热原理杀灭癌细胞，治疗过程疼痛反应明显，条件受到限制，而氩氦超冷刀冷冻治疗有止血、止痛的作用，治疗过程痛苦较轻。

（3）氩氦刀温度监测更精确：冷刀内置的测温电偶和独立测温探针可实时监测刀尖和靶区温度。

（4）氩氦冷冻消融术中监测有效消融范围更准确：氩氦超冷刀靶区成像边界即治疗边界，不会产生伪影，可完全达到"所见即所得"的最佳效果（what you see is what you get）。国外研究证明：利用热效应的射频消融、微波、超声聚集等局部治疗方法会发生组织汽化，气泡会从治疗区域向组织、结构稀疏处渗透，形成"伪边界"，它是造成热消融定位和治疗不全的重要原因。

（5）氩氦冷冻消融与射频消融的安全性不同：由于血液流动产生的热效应，使得氩氦刀治疗靠近大血管肿瘤更为安全。

（6）氩氦冷冻消融与射频消融的临床疗效比较：多数学者认为冷冻与射频消融两者均是安全的、易为患者耐受的治疗手段。局部肿瘤清除的有效性取决于许多因素，包括肿瘤大小、数目、部位和类型，到底选择哪一种治疗方式往往取决于使用者的经验和习惯。事实上，两者各有优缺点，射频消融治疗肝癌有肯定效果，也较安全，但往往限于治疗小肿瘤（<3cm）效果更好，而冷冻则可用于治疗较大的不能切除性肝癌。比列希克（Bilehik）通过 308 例不能手术切除的肝肿瘤中比较两种治疗手段，对大于 3cm 的肿瘤，中位消融时间如用射频为 60min，用冷冻则为 15min，显示冷冻治疗更节约时间，另外局部复发率也以射频治疗的病例为多（38% vs 17%）。有报道显示，射频消融与手术切除或冷冻治疗联合应用，与单用射频治疗相比，可减少出血和血小板减少等并发症发生，缩短住院时间。动物实验表明，使用氩氦刀冷冻、RFA、MCT 治疗兔 VX2 肝癌，氩氦刀冷冻在减少肿瘤残留和转移、增强机体免疫力和延长实验兔生存期方面，均优于 RFA 和 MCT。

（四）影响氩氦冷冻消融治疗效果的主要因素

1. 冷冻温度

1964年库珀（Cooper）提出组织温度低于 -20℃并保持 1min，就可以造成组织坏死。库伦斯捷亚纳（Kuylenstierna）等报道及动物实验证实 -40～-50℃为组织致死温度。虽然在不同动物或不同组织的实验中，造成组织坏死的实验温度并不完全相同，但综合这些结果，绝大多数组织在 -40℃死亡，氩氦刀冷冻消融治疗局部温度在 -40～-140℃之间，能够造成靶区组织彻底坏死。

2. 降温速度

雷特尔特（Rerte）等研究表明：如果温度下降速度缓慢，会先在组织细胞间质中形成冰晶，这些冰晶可以从细胞内吸收水分，细胞内失水会妨碍细胞内冰晶的形成，从而对细胞的低温损伤起到相对保护作用。只有当温度骤降时，细胞内外同时冻结，形成冰晶，细胞内冰晶形成所造成的细胞损伤才会最大，因此快速降温是确保冷冻治疗效果的重要因素。杨（Yang）等利用离体细胞观察不同冷冻速度后冷冻边缘与细胞坏死边缘的距离发现：降温速度越快，冷冻边缘与细胞坏死边缘越接近。由于冷冻致细胞损伤的关键在于细胞内冰晶的形成，当组织温度低于 -50℃时，几乎所有组织内液体将全部结冰。

3. 冷冻时间

涂汉军等研究发现：在冷冻过程中，各种液体所形成的冰球，无论横径和重量都随时间的延长而增加，7min内增长速度最快，7～13min 上升缓慢，13min 时达峰值并稳定不变，提示在冷冻过程中，无限延长冷冻时间是无效的。赵永星等研究认为：在功率为 100% 的情况下，使用一把直径 2mm、一把 3mm、两把直径 3mm，以及三把直径 3mm 的氩氦刀冷冻时，最大冰球体积可达71mm×50mm×50mm、75mm×56mm×56mm、90mm×80mm×56mm、105mm×100mm×80mm大小。随着冷冻时间的增加，冰球体积也逐渐增大，当冷热交换达到动态平衡时，冰球就不会再增大。在冷冻 15～30min 时，冰球的体积增加明显，而当时间超过 30min 以后，冰球仍有增大，但增幅已很微弱。因此，冷冻时间设定为 20～30min 较为适宜，继续增加冷冻时间，不论对治疗效果及临床实际操作都无太大意义。

4. 复温速度

索尔特（Salt）等认为复温过程会使残余细胞再受破坏，早期小冰晶重结晶产生的剪切作用及融化时细胞处于低渗透环境，均可导致细胞膨胀破裂；与降温的情况相反，缓慢融化的破坏力更大，可造成组织微血管栓塞，进一步加重组织缺氧致细胞死亡，因此缓慢升温可以达到更好的治疗效果，但近年来的动物实验并未能证实这一理论。翁西（Wooncy）等利用狗的肾脏观察不同复温过程的差别，结果表明，自然复温与快速复温对组织损伤并无明显差异。菲内利（Finelli）等也指出，并无确凿证据证实不同复温过程对组织坏死产生影响，但快速复温可以缩短手术时间，具有一定的优势。

5. 冻融循环次数

实验证明，重复冷冻可使温度下降速率增大。为了确保冷冻手术的疗效，多次冻融循环的治疗方法已被广泛采用。一般认为二次循环冷冻在确保组织坏死的同时能扩大坏死范围，特别是在冷冻区的周边部分。在第一次冷冻循环结束后，肿瘤细胞遭受严重损伤，抗损伤能力下降。在第二个冷冻循环过程中，肿瘤细胞再次经受物理化学变化过程，细胞内形成的冰晶更大，将引起程度和范围更大的组织坏死。随着循环的进行，组织冷冻速率越来越快，冷冻组织范围越来越大。近年的实验研究也证实了此种效应的存在。塞弗尔特（Seifert）等对猪肝脏冷冻实验发现，单次冻融循环造成的组织坏死区直径为 37mm，而相同条件下二次循环的坏死区直径扩大为 46mm。

马拉特（Malat）利用磁共振测量肝转移癌冷冻手术中不同冻融循环的冰球体积时发现，第二次冷冻结束后的冰球体积平均比第一次大 42%。

三、氩氦冷冻消融治疗肝癌

（一）治疗简介

1. 氩氦冷冻消融疗法的临床应用

目前氩氦冷冻疗法在多种实体肿瘤治疗中均取得了满意的临床疗效，广泛应用于原发性肺癌、原发性肝癌、转移性肝癌、胰腺癌、直肠癌、咽喉部肿瘤、肾癌、前列腺癌、皮肤癌、黑色素瘤、骨肉瘤、子宫癌、卵巢癌、神经纤维瘤、脂肪肉瘤及多种浅表肿瘤的治疗，并在前列腺增生、子宫肌瘤、血管瘤等良性肿瘤治疗中取得可喜进展。

大多数肝癌患者确诊时，已不能手术切除。对于不能切除的肝癌，无论是原发性亦或是转移性肝癌，微创消融治疗已成为替代手术的重要选择。同酒精注射、射频消融和冷冻消融一样，氩氦冷冻消融疗法也受到了很多关注，它不仅能治疗小肝癌，而且在大肝癌和邻近大血管的肝癌治疗方面也优于热消融及化学消融疗法。冷冻疗法可在手术中应用，也可经腹腔镜或经皮穿刺完成。在超声或计算机断层扫描（CT）的引导下，经皮氩氦刀冷冻消融治疗小肝癌的效果可与外科手术媲美；治疗不能切除的肝癌，可获得类似于手术中冷冻消融所取得的存活率。

临床常用的肝脏肿瘤局部冷冻方法：①手术中冷冻。对肿瘤先冷冻，再切除，或仅冷冻而不予切除。②经皮冷冻。在超声、CT 或核磁共振（MRI）引导下，经皮穿刺插入冷冻探针，将肝内肿瘤消融；对于位于肝顶部，邻近下腔静脉、肝静脉和膈肌的肝癌，经腹途径常不易显露病变组织，可取经胸途径。③腹腔镜下肝肿瘤冷冻治疗：在腹腔镜直视下将肝内肿瘤部分或全部予以冷冻等。

2. 氩氦冷冻消融联合手术切除治疗肿瘤

2000 年，广州珠江医院率先建立了氩氦刀联合等体积切除治疗脑肿瘤和肝癌技术、手术切除联合氩氦刀冷冻消融治疗肺癌技术。这项技术的建立为中晚期肿瘤患者的手术切除提供了新手段，降低了手术难度及并发症，减少了手术中癌细胞的脱落、种植和转移，扩大了常规手术的适应证范围，提高了外科手术治疗肿瘤的临床治愈率。外科术中引导定位氩氦冷冻消融治疗，虽然比经皮治疗要可视化强，但费用高，损伤较大，患者恢复慢。手术的应用取决于肝癌的部位和大小、患者的肝功能和全身状态，以及术者的技术和设备条件。具体治疗方案包括：术中对肿瘤先冷冻后切除、术中冷冻肿瘤组织不予切除，如肿瘤冷冻不完全，又不能切除，可联合其他治疗如无水酒精注射、碘125（^{125}I）粒子植入等。

（二）氩氦冷冻消融治疗引导方式

经皮氩氦冷冻消融治疗肿瘤能快速、准确、彻底地灭活肿瘤细胞，消除肿瘤负荷，创伤小、手术成功率高，是一项精确的物理消融治疗，是目前最为常用的肿瘤消融治疗方法。该方法要求操作医师具有良好的解剖学基础，能清晰解读 B 超、CT、MR 等影像检查设备所形成的图像。手术前应根据上述图像认真分析肿瘤的大小、形状以及肿瘤与周围组织器官的关系，测量氩氦刀进入的角度、方向、深度及层面，设计氩氦的路径及用刀数量和分布位置，模拟氩氦在体内形成冰球的靶区范围及其与周围解剖结构的关系，力争做到适形治疗。

1. 超声引导

超声定位和监测操作简单，可动态观察整个冷冻治疗过程，在有经验的 B 超医师引导下，术中可从不同方向探测冰球形成的过程，评估消融靶区的范围。在冷冻治疗开始后，超声上出现以探针为中心的向外逐渐扩大的强回光团；随着冰球快速的增大，出现一结石样强回声半月形光环，其后有大片的无回声区声影，组织学显示，上缘强回声半月形光环为靶组织完全结冰，发生冷冻坏死。停止冷冻自然复温或氦气复温时，随着整个冰球全部溶解，结石样回声由内向外逐渐消失，形成一个低密度的回声区，其周围与正常组织之间有明显的暗环，经过 2 个轮回冷冻 - 复温治疗后，肿瘤区外围与正常组织交界处的暗环更为明显。

彩色多普勒血流显像（CDFI）可实时监视肝肿瘤局部血流的变化，能更加准确地监测和判断局部肿瘤冷冻消融的效果。原发或转移性肝癌的血供 90%～95% 来自肝动脉，CDFI 特点是：彩色血流可呈提篮状包绕癌瘤，伸向瘤内或呈散状彩点分布，动脉和门静脉血流速度加快。CDFI 不仅可以观察正常肝脏血管的走向、分布，而且可以检测出异常的血管，特别是肿瘤血管，对肝脏肿瘤血管的诊断可与腹部增强 CT 媲美，且可以实施动态监测和精确定位；冷冻治疗时随着冰球扩展到整个肿瘤，可见瘤体外围的彩色血流逐渐减慢以至全部消失，治疗后局部 CDFI 显示血流消失也是肿瘤灭活的重要指标之一。

超声弹性成像作为一种对组织力学特性实施成像的技术，理论上可用于任何可用超声监测的、可接受静态或动态压力的组织系统，前景比较广阔。目前，这种方法主要用于乳腺癌、前列腺癌的检测，心肌功能的评价，肾脏、前列腺、肝硬化等具有弹性模量差异的正常解剖结构的成像，射频消融检测、强度聚焦超声检测的研究以及化学消融范围监测等。清华大学刘静等实验首次表明，将超声弹性成像用于冷冻手术中的冻结范围检测时，具有明显的可行性。相对于其他方法，超声弹性成像监测的是弹性模量信息，应用于冷冻手术监测时，可得到相对较高的图像对比度。当然，将该方法发展为成熟的临床监测方法尚需做更多的研究。虽然目前研究尚处于初级阶段，但是可以确信，超声弹性成像在冷冻手术监测中有很好的应用前景，将有助于推动低温外科医学向精准化方面前进。

2. CT 引导

CT 引导局部肿瘤消融治疗技术成熟，定位精确度较高，对于 B 超不易监测的部位、不规则肿瘤，特别是大肿瘤的治疗需同时使用多把氩氦刀时，优势更为明显，但术中对不同 CT 层面靶区的解读、对消融靶区适时监测、对冰球之间的融合层面的解读，不如超声使用方便。CT 的三维成像技术在术前还能可通过计算机成像形成肿瘤、供血血管及其周围组织器官的三维立体图形，有助于手术过程中，设计立体的穿刺点和进行多刀组合，使冰球形成的范围完全覆盖肿瘤，并尽量减少对正常组织器官的损伤，特别要避免损伤肠管、膀胱、输尿管等重要空腔脏器的损伤。

3. MRI 引导

由影像技术引导的经皮氩氦冷冻消融治疗肿瘤，其目标是在用最少的穿刺次数、对正常组织最小损伤的情况下，获取对病变组织最大的、最完全的冷冻消融效果。MRI 具有良好的组织解剖结构分辨能力与快速成像技术，能对手术过程与疗效进行全程实时监控；MRI 具有血管流空效应，不需造影剂便可很好显示大血管的结构，容易确定穿刺路径，能避免医源性损伤血管导致的大出血；通过 MRI 多参数成像，可了解组织的特性，分辨出 CT 导引时无法精确确定的等密度病灶；MRI 引导可以选择任何导向平面，产生沿着探针行进路线的图像，探针可以随意倾斜定位，较容易了解各探针间的位置关系；MRI 无电离辐射，使得术者及患者均无须顾虑射线的伤害；MRI 具有温度敏感性成像功能，能鉴别冷冻损伤和坏死组织，清晰显示冰球的形态和范围，能够很好地显示消融毁损区与正常组织的分界；因此 MRI 的成像方式非常适合于氩氦刀冷冻消融肿瘤的引导和监测。

近年来，由 MRI 成像方式引导和监控的微创性介入技术，已经由设想变为现实并向多方面发展。1986 年穆勒（Müller）等首先实现了 MRI 导向肝脓肿抽吸活检。2005 年林征宇等在介入性 MRI 引导下，成功对骨骼肌肉系统病变患者进行经皮活检。2006 年丁锋等应用开放式 MRI、ipath 200 示踪系统进行颅脑穿刺，开创了 MRI 引导穿刺诊断的先河。治疗方面，普尔斯（Puls）等对肝转移癌患者行 MRI 介导下经皮激光治疗，徐旭军等在开放式 MRI 引导和监测下对 64 例肝脏恶性肿瘤患者进行冷冻消融治疗，均 1 次或稍加调整后穿刺到位，穿刺成功率 100%，无血管或周围脏器误伤，无胆瘘、肝破裂出血等严重并发症发生，证实在氩氦刀冷冻治疗肝脏恶性肿瘤时，MRI 引导和监控是一项方便、有效、能够精确定位、有效监控、降低并发症的新技术。随着这项技术的广泛应用，MRI 引导与监控的微创治疗技术将会进入一个崭新的时代，但由于费用昂贵，且操作较复杂，大范围的推广应用仍需进一步探索。

4. 腔镜引导氩氦冷冻消融治疗肿瘤

北大医院首先开展了胸腔镜引导氩氦刀靶向消融治疗中晚期肺癌；广州珠江医院、广州中医院等在国内较早将氩氦冷冻消融和腹腔镜相结合，创立了腹腔镜引导氩氦冷冻消融治疗腹腔和盆腔肿瘤的手术方式。氩氦冷冻消融治疗技术在中国临床应用引起了国际同行的关注。腹腔镜治疗肝脏肿瘤，一般在全身麻醉情况下，常规插入腹腔镜，观察腹腔和肝脏表面肿瘤的状态，重点观察肿瘤位置、大小与邻近器官、血管的关系，再在腹腔镜监视下，将冷冻探针插入肝实质和肿瘤内，然后进行两个循环的冷冻 - 复温治疗。在冷冻过程中同时应用腹腔镜超声或腹部超声动态监测冷冻的全过程。

（三）氩氦冷冻消融治疗肝癌的病例选择

超过 70% 的原发性肝癌患者不能接受手术切除，有以下几种原因：①肿瘤小，但生长在肝门处或左右叶已存在多个病灶；②单个肿瘤小于 10.0cm 且侵犯肝门部大血管；③肿瘤小于 10.0cm，但肝功能 Child-Pugh B 级以上；④肿瘤大于 10.0cm 且侵犯肝门部大血管；⑤ HCC 切除后出现复发或肝内转移灶；⑥肝癌同时伴门静脉癌栓、肺转移、肝脏转移瘤等。而其中绝大部分都可通过联合氩氦刀冷冻消融治疗，可延长患者生存期，改善患者生活质量。

选择冷冻消融治疗病例时，应考虑以下几点：①肝内肿瘤因为瘤块过大，邻近大血管、胆管或重要脏器，或呈多发性分布难以手术切除者和由于肝储备功能不良难以耐受手术者，可考虑手术中或经皮冷冻治疗；②与手术切除联合应用，以求完全清除癌组织；③肝内肿瘤十分邻近肝内胆管汇合部患者，不适合冷冻治疗，但对邻近大血管（如肝动脉和门静脉）的肿瘤，由于血液的温热作用，冷冻一般不会伤及血管壁，因此可谨慎地进行冷冻治疗；④肝内肿瘤范围超过全肝50% 者，不适宜做冷冻治疗；⑤有腹水存在者，应先消除腹水，再考虑冷冻治疗；对肝储备功能较差者，应主要考虑经皮或经腹腔镜冷冻，而不宜剖腹冷冻；⑥有肝外转移的患者一般不宜做冷冻治疗；但如转移灶数目不多或仅于一处（如肺），可同时做转移灶冷冻治疗。

1. 氩氦冷冻消融治疗肝癌的适应证：

（1）巨块型肝癌占肝体积 50% 以下者；

（2）原发性肝癌癌灶在 3 个以下者，转移性肝癌癌灶在 4 个以下者；

（3）肝功能评价为 Child A 级或 B 级；

（4）合并肝外局限性转移灶可以同时冷冻消融者；

（5）巨大肝癌压迫胆管或静脉造成梗阻者，可以行姑息性冷冻消融治疗。

2. 氩氦冷冻治疗肝癌的禁忌证：

（1）肝内外广泛转移者或弥漫性肝癌；

（2）大量腹水，严重黄疸，肝功能评价为 Child C 级者；

（3）肿瘤占肝体积 50% 以上者；

（4）肝门区的肿瘤，与血管胆管接触过于紧密的肿瘤；

（5）凝血功能异常者以及心、肺、肾等器官功能不全者。

（四）经皮氩氦冷冻消融治疗具体步骤

1. 术前准备

（1）常规检查血、尿、粪常规，凝血酶原时间，血型，肝、肾功能，AFP，腹部 B 超、CT、MRI，胸片，心电图；

（2）术前禁食 12h；

（3）腹胀明显者术前一天应用消胀药或清洁灌肠；

（4）签署氩氦刀手术知情同意文书。

2. 手术程序

（1）明确诊断，制订综合治疗计划；

（2）熟悉局部解剖；

（3）根据 CT、B 超、X 线、MR 等影像学表现制订手术计划；

（4）靶向定位引导；

（5）冷冻 15～20min、升温 5min，循环 2 次；

（6）术后观察和处理。

3. 具体手术步骤

（1）患者体位可根据病灶所在部位，选择仰卧位或左侧卧位，术前适当给予止痛、镇静药，预防性应用抗生素。

（2）选择最短穿刺途径，确定穿刺方向和深度；应使穿刺经过一段正常组织，尽量避免穿过横膈、大血管、胆囊胆管和消化道。

（3）根据肝癌大小，选择不同直径的冷冻探针，确定多探针联合应用的方案。一般 2、3、5、8mm 直径探头分别可形成约 3、5、8、10cm 直径的冰球。

（4）常规消毒，铺巾，进针点 1% 利多卡因逐层浸润麻醉，皮肤小切口，在 B 超引导下，用带导丝的穿刺针穿刺至肿瘤中央，退出穿刺针，扩张管扩张后插入非金属鞘管，在影像仪器引导下将冷冻探针插至肿瘤对侧边缘处。开启氩气（冷媒），冷冻 15～20min，冷冻中央最低温度可达 −140℃；自然缓慢解冻至 0℃，予氦气（热媒）快速升温至 40～50℃，然后重复冻融 1 个周期。肿瘤较大时，采用多探头同时重叠冷冻。经鞘管填塞止血胶以堵塞针道，预防出血。

4. 术中监测

（1）生命体征监测：术中持续进行心电监护，注意体温变化。必要时留置导尿，观察尿量、颜色。

（2）冷冻范围监测：在超声监测下，冰球为低回声区，伴高回声边缘，完全融化后，冷冻区与周围相比较呈低回声。B 超、CT 动态监测冷冻范围，可实时了解冰球与周边重要脏器毗邻情况。根治性冷冻时，需要完全包裹肿瘤，并尽量超过肿瘤边缘 1cm。

5. 术后处理

患者卧床休息 6～8h。观察生命体征、尿量、腹部体征、穿刺局部渗出情况，适量应用广谱抗生素，疼痛明显时对症止痛处理。注意术后复查血常规、肝功能、肾功能和凝血功能等。

（五）氩氦刀术后并发症的预防和处理

（1）大血管损伤：大血管损伤是经皮介入治疗最严重的并发症。在理论上，冷冻时，由于冰冻区血流缓慢，引发血栓形成、或引起血液冻结、或冷冻探针直接损伤，均可引起大血管损伤。但如能应用影像仪器密切监测冰球形成过程和范围，一般不会发生此种并发症。而且由于血流的"热池"效应，冷冻一般不会累及大血管，这是冷冻优于其他间质介入治疗（如射频、微波）之处。因此虽然文献中有报告发生此种并发症，但发生率很低。

（2）探针拔除后出血：冷冻过程中，由于靶组织内血液被冰冻，一般不显示出血，待复温、探针拔出后，可从针道内出血，这是最常发生的不良反应。为预防此种出血，拔针后，应立即向针道内灌入生物胶（止血凌），并持续压迫局部，多能使出血停止。

（3）肝实质破裂：如果肿瘤临近肝表面，冷冻范围较大，或使用多根探针，在复温后，可发生肝实质破裂而引起大出血，这是肝脏肿瘤冷冻治疗期间最致命的并发症。某些肿瘤呈外生性生长，即从肝表面向腹腔内生长，此种肿瘤冷冻治疗后易并发肝破裂。一旦发生此种并发症，可先采用内科保守治疗，如输血、输新鲜血浆、扩容、止血等；如无效，应行急诊肝动脉栓塞止血或在腹腔镜下止血、剖腹探查止血等。

（4）胸腔渗液：主要发生于肝顶部肿瘤冷冻治疗后，为冷冻引起的胸膜炎症反应，多数无症状，可自发性消失，个别需要穿刺引流来缓解。有时肿瘤可破入胸腔，引起血胸，应注意鉴别。

（5）胆漏：由于胆管、胆囊没有"热池"效应，以致冷冻过程中易被冻伤。对邻近胆管、胆囊的肿瘤进行冷冻治疗，尤其是合并远端胆管梗阻者，要特别注意预防胆管、胆囊损伤。文献报道，冷冻治疗后胆漏发生率为5%～10%，治疗时应将外接温差电偶插入冰球及胆道之间进行监测，以保护肝门区，可减少此种并发症发生。为预防此种并发症，有人建议采取下列措施：①预先插管至胆总管及肝内左、右肝管，持续灌注温生理盐水，类似前列腺冷冻时灌注温盐水预防尿道损伤的做法；②预先向大胆管内放置金属支架，可在冷冻前2天将支架放入右或左肝管内，此时需避免用塑料支架，因冷冻可能导致塑料支架裂开。一旦发生胆漏，应给予经皮胆管引流，或放置胆管支架，通过引流管向胆管内灌注温生理盐水有治疗作用。如同时损伤胆管和小血管，或可发生动脉-胆管漏，这种并发症表现为大量血性胆汁，可能威胁生命，常需紧急手术治疗。

（6）感染：术后发生感染并发症，主要包括肝脓肿、腹腔内脓肿、上行性胆管炎等。肝脓肿相对较多见，可或早或迟地发生于冷冻引起的肝坏死区，其发生率有资料报道为0.6%，治疗方法包括应用抗生素和穿刺脓肿引流。

（7）生化异常：几乎所有接受肝冷冻治疗的患者均有不同程度的生化异常，包括血清转氨酶、碱性磷酸酶升高，轻度的高胆红素血症等。转氨酶升高是正常反应，是肝细胞冷冻坏死后释放细胞内酶所致，但胆红素重度升高常为肝衰竭的表现，应引起重视。

（8）血小板减少：肝冷冻治疗后常出现血小板降低，一般在术后即开始下降，2天后降至术前一半水平，第5天后逐渐上升，第10天恢复正常。血小板减少可导致血液凝固异常、出血等并发症，需密切观察，对症治疗，必要时需输注血小板。

（9）急性肾衰竭：其原因是肌红蛋白尿引发急性肾小管坏死，适当应用利尿剂、输注甘露醇和碱性液体，有助于预防此种并发症的发生。

（10）急性呼吸窘迫综合征（ARDS）：肝冷冻治疗后可发生此种并发症。鼠实验显示：肝切除35%和肝冷冻35%引起的肺损伤发生率有明显差异，ARDS主要发生于冷冻后而非切除后。推测冷冻组织能释放前炎症因子（NF-Kappa-B dependent cytokines），导致肺上皮损伤而引发ARDS。

（11）冷休克（cryoshock）：较为罕见（<1%），但后果严重，一旦发生，18.2%～29%的病

例会死亡。主要表现为多脏器衰竭（ARDS、肝衰竭、肾衰竭、休克），严重血液凝固异常，弥漫性血管内凝血（DIC）。其发生与肿瘤溶解有关。主要见于大范围冷冻的病例。重在预防，治疗以保守综合治疗为主。

具体数据可参考表 4-32-2、表 4-32-3。

表 4-32-2　经皮氩氦冷冻治疗原发性肝癌 640 例不良反应分析

不良反应	例数	比例 /%	转归
寒战发热	367	57.3	对症处理后改善
肝区疼痛	48	7.50	对症处理后消失
血清酶升高	611	95.47	2～3 周后降低
腹腔出血	21	3.28	经保守治疗停止
肝破裂	6	0.94	经急诊栓塞治疗恢复
肝衰竭	6	0.94	1 例死亡
胸腔渗液	30	4.69	经利尿、穿刺等处理后，全部吸收
血小板减少	142	22.19	5 例输血小板，其余对症处理，均恢复
冷休克	4	0.62	经抗休克、升温治疗恢复
肠梗阻	6	0.93	常规处理后恢复
心律失常	34	5.3	对症处理后消失
胆漏	0	0	—
肝脓肿	0	0	—

表 4-32-3　国内外多家医院报道 33 例氩氦冷冻治疗原发性肝癌后死亡原因

死亡原因	例数	比例 /%	死亡原因	例数	比例 /%
冷休克	6	18	急性心肌梗死	7	21
肝衰竭	4	12	门脉血栓形成	1	3
肝肾综合征	1	3	肠梗阻	1	3
肝衰竭 / 肺炎	1	3	小肠梗塞	1	3
肺炎 / 败血症	2	6	腹膜结核	1	3
出血	4	12	急性胰腺炎	1	3
出血素质	1	3	胸穿刺并发症	1	3

（六）氩氦治疗后临床疗效观察

氩氦冷冻治疗后疗效观察包括：观察患者的一般情况、器官功能、并发症的恢复状况及其有无肿瘤复发，定期检查肿瘤标志物（如 AFP、癌胚抗原（CEA），定期做超声、CT 检查。必须指出的是，肝癌冷冻后的 CT 表现类似于肝脓肿或梗死，需仔细鉴别，以避免将治疗后将正常的表现误认为是并发症。在平扫 CT 或 MRI 上，冷冻区显示出较原肿瘤区稍大（覆盖肿瘤区）的低密度或低信号区域，增强扫描后局部无强化，提示肿瘤坏死。按库西克（Kuszyk）等统计，经冷冻治疗的病变，CT 上主要表现为低密度，54% 呈楔形，29% 呈圆形，21% 呈泪滴形，36% 含有气体，93% 内有出血，静脉造影后 54% 的病灶显示外周性增强影。冷冻后可出现 CT 影像改变，AFP、CEA 下降，治疗后一过性肝功能损害（一到两周后多自动恢复），生活质量改善等多方面变化，

其中影像学尤其是 CT、MRI 等的改变比较明确且有可比性：

（1）手术一周后，冷冻区组织在非增强的 CT 成像中将表现为高度液化区，而在对比增强的 CT 成像中则表现为无血管区。

（2）在术后一周至三个月内，冷冻组织周围将被一个高密度的加强边缘围住。

（3）几个月内，坏死的组织将被再吸收，冷冻区最终将变成一个被正常肝脏组织包围的瘢痕。

（4）较小血管通常会再接通，并跨过冷冻区。

（5）在冷冻区周围发现有异常组织生长的现象，则应考虑复发或病灶没有被彻底治疗。

（七）肝脏肿瘤冷冻消融与肿瘤播散

曾有人顾虑肝癌冷冻治疗可能会促进癌细胞播散，但进一步的研究证明这种顾虑是不必要的。因为冷冻速度极快，可迅速将癌细胞固定，并使附近微血管内血液冻凝，从而阻止癌细胞脱落和扩散，这被称为冷固定（cryosolidification）。埃尔 - 沙赫什（El-Shakhs）做了以下实验：将鼠结肠癌细胞直接注入鼠肝内，制造出实验性肝癌，对照鼠在 4～6 周后被处死，治疗组在诱发肿瘤后 2 周接受冷冻治疗，2～4 周后被处死。对照组中 75%（9/12）发生肺转移，而治疗组中仅 38%（6/16）发生肺转移；两组腹腔种植发生率分别为 42% 和 50%。这一结果说明肝冷冻不会促进癌细胞转移。阿伦（Allen）的实验也显示冷冻不会促进肝内残余肿瘤生长，给鼠左肝植入肿瘤，14 天后给予肝切除或冷冻处理，然后从门静脉注入肿瘤细胞，观察肿瘤在肝内种植情况，结果显示：冷冻组肝内肿瘤结节（115±38）明显少于切除组（278±74，$p=0.04$）。有人对肝癌治疗采用手术切除或冷冻消融治疗孰优孰劣提出质疑，雅各布（Jacob）报告实质性肝肿瘤鼠在接受冷冻治疗后，存活率高于肝切除鼠；还有人认为肝切除可能损害库普弗（Kupffer）细胞功能，抑制全身免疫，而冷冻治疗后留在原位的瘤组织坏死后，释放抗原可能激发机体抗肿瘤免疫；另外，部分肝切除后术肝脏产生生长因子，血中纤维生长因子（FGF）水平会升高，而冷冻后无此现象。由此设想，在肝癌的治疗上冷冻治疗某种程度上比手术切除更适合。

（1）国外报道：夏伐尔（Shafir）于 1996 年报告 39 例肝癌接受冷冻治疗，其中结直肠癌肝转移 25 例，HCC 4 例，在平均 14 个月随访期内，所有接受完全性冷冻治疗的病例均生存，其中 51% 的病例为无病生存。克鲁斯（Crews）报告 40 例肝恶性肿瘤经开放性冷冻治疗后，存活 18 月的 HCC 患者占 60%，结直肠癌肝转移患者占 30%。亚当（Adam）评价了 34 例不能切除 HCC 和结直肠肝转移患者冷冻治疗的结果，未发生术中死亡，在平均 16 个月随访期内，HCC 局部复发率为 0%，结直肠肝转移局部复发率为 44%，2 年累积生存率分别为 63% 和 52%，分别有 67% 和 20% 的病例无肿瘤复发。拉姆（Lam）等应用冷冻疗法治疗肝切除后复发的 HCC 患者 4 例，在 12～23 月的随访期内均生存。席恩（Sheen）报告 57 例恶性肝肿瘤患者接受冷冻治疗，其中一组 41 例为结直肠癌肝转移，另一组 16 例为非结直肠癌转移性肝肿瘤，两组治疗后中位存活期分别为 22 个月和 37 个月。乌任（Wren）认为冷冻疗法主要作为肝癌的姑息治疗手段，但在选择性病例中可达到治愈目的，12 例伴肝硬化的 HCC 患者（Ⅱ期 2 例，Ⅲ期 1 例，Ⅳ-A 期 7 例，Ⅳ-B 期 2 例）接受冷冻治疗，冷冻治疗后平均存活期为 19 个月，在做出诊断后为 29 个月；2 例 Ⅱ期患者分别在冷冻治疗后 10 个月和 32 个月仍无复发。冉里格（Rehrig）报告 24 例 HCC 接受冷冻治疗，其中 6 例为原发性，18 例为继发性，中位随访期为 33.7±6.8 个月，总存活率为 46%。比尔契克（Bilchik）报告 40 例肝恶性肿瘤患者接受手术中冷冻治疗，其中结直肠肝转移 27 例，HCC 8 例，这些患者接受冷冻治疗的原因是肿瘤位于两叶或中心区，肝功能储备差，有其他疾病或肝锲形切除后切缘有癌肿残余，HCC 患者术后 18 个月存活率为 60%，结直肠肝转移为 30%；9

例在平均 17.7 个月的随访期内处于无瘤状态。科索夫斯基（Kosowski）对 8 例 HCC 和 25 例转移性肝癌做冷冻治疗（13 例肿瘤为单发，其余为多发性），术后冷冻相关性并发症不超过 9%，总死亡率 3%。君格雷斯迈尔（Jungraithmayr）对 19 例不能手术切除的肝癌患者进行冷冻治疗和冷冻联合手术切除治疗，术后 1 年内 27.3% 的患者为无复发生存，中位生存期为 21 个月，1 和 3 年生存率分别为 62.5% 和 0.8%。克尔卡尔（Kerkar）回顾性分析 98 例肝癌（其中包括 HCC 14 例）接受冷冻治疗的转归，1、2、3、5 年总生存率分别为 81%、62%、48% 和 28%，中位生存期为 33 个月，无瘤复发生存率分别为 76%、42%、24% 和 16%，中位无瘤复发生存期为 20 个月；冷冻病变的复发率为 5%。

（2）国内报道：周（Zhou）1998 年报道，接受手术中冷冻治疗的 235 例 HCC 患者，1、3、5 年生存率分别为 78.4%、54.1% 和 39.8%，其中 5 年生存率与一般报道的肝切除后 5 年生存率（41.3%）几乎无差别。2005 年周信达等报道 84 例接受冷冻切除的肝癌患者随访结果，无手术死亡和严重并发症发生，1、3 和 5 年生存率分别为 98.7%、83.9% 和 64.0%，复发率分别为 15.1%、30.1% 和 39.0%。查（Cha）发现单纯冷冻和冷冻加手术切除的效果无差异，他们在 38 例不能切除的肝癌患者中比较了两种治疗方式，结果显示：1、2、4 年总生存率分别为 82%、65% 和 54%，4 年生存率在单纯冷冻组 64%，冷冻加切除组为 42%。无瘤生存率分别为 25% 和 36%，局部复发率分别为 12% 和 11%，两组均无明显差异。中崎（Nakazaki）报告 10 例 HCC 和 5 例结直肠癌肝转移患者接受经皮冷冻治疗，所有病例的肿瘤均小于 3cm，结果显示病变呈完全反应者（CR）6 例，部份反应者（PR）5 例，无变化者（Ne）2 例，进展者（PD）2 例。2001 年 3 月至 2005 年 3 月，徐克成等对 550 例 HCC 做了经皮冷冻治疗。经临床评价，这些病例的肿瘤均为不可手术切除性，其中 152 例单独接受冷冻治疗，并随访 4 年，1、2、3、4 年生存率分别为 86.4%、72.9%、51.6% 和 45.4%，肿瘤小于 5cm 的患者存活率高于肿瘤大于 5cm 的患者，这一结果与周（Zhou）报告的开放性冷冻治疗的结果相似。

我中心氩氦冷冻消融治疗早期 HCC 患者的总生存期为 37.8±13.8 个月，中期 HCC 生存期为 24.5±9.7 个月，进展期 HCC 生存期为 16.9±8.4 个月，终末期 HCC 1 年生存率为 15.6%（较国内外报告 10% 有所提高）；AFP 阳性肝癌患者治疗后，有 28.1% 的患者 AFP 转为阴性；55.6% 的患者术后 4 周 AFP 明显降低。我中心还对 156 例乙型肝炎相关性早期 HCC 氩氦冷冻治疗进行随访研究发现，1、2、3 年的生存率分别为 92%、82% 和 64%；无瘤生存率分别为 72%、56% 和 43%，多因素分析发现瘤内血管内皮因子高表达和乙肝病毒核心基因启动子（BCP）变异是小于 5cm 肝癌患者冷冻治疗后复发转移的重要独立危险因素。

上述结果证明，局部冷冻消融治疗早、中期肝癌患者的预期效果，与外科根治性手术切除相当，对无法行外科手术治疗的患者，能明显延长患者的生存期，延缓肿瘤进展。

（八）影响肝癌患者氩氦冷冻消融治疗预后的因素

大多数学者认为临界组织损伤温度应为 −40℃，并且尽可能快速降温。但现有文献报道，致死性细胞内冰晶形成的降温速率从肝组织 22℃/min 到前列腺癌 50℃/min，在实际冷冻手术中，只有冷刀附近才可能达到，距刀头 1cm 处降温速率仅有 10℃/min。一些学者还发现，组织的物性参数（如血液灌注率、代谢率等）不同，形成的冰球的尺寸也不同。组织血液灌注率、代谢率越高，相同条件下形成的冰球尺寸越小，有效杀伤半径越小；刀头直径不同，形成的有效杀灭半径不同，3mm、5mm、8mm 冷刀产生的瞬态有效杀灭（−40℃）半径分别为 12mm、16mm、20mm；有效消融靶区最大长径范围分别为 5～6cm、7～8cm、9～10cm。

阐明影响氩氦冷冻治疗预后的因素，有助于更好地选择或规划患者的辅助治疗。经多因素分析，我们研究发现肝癌冷冻术后预后取决于多种因素：

（1）肿瘤位置、大小和数目：大小在 3cm 以上、多个肿瘤者，冷冻后复发率较高。邻近大血管的肿瘤，由于血液温热效应，冷冻难以彻底，复发率也较高。有人报道邻近腔静脉的肿瘤冷冻治疗后可有 58.3% 复发。

（2）冷冻边缘区是否有癌细胞残存也严重影响预后：靶组织损伤与温度和冷冻速率、复温速率、重复冻融次数、组织的物性参数、冷刀的半径等密切相关，与手术切除一样，在实施氩氦刀冷冻治疗时，应充分考虑不同组织间冷冻及复温特性的差别、肿瘤的大小和位置，拟订不同的治疗方案，单刀或多刀联合，以确保彻底杀灭肿瘤细胞。对于病变＞3cm 的肝脏肿瘤，常需多刀联合用，确保靶区所有组织温度＜-40℃，最好包括肿块周围 1cm 正常肝组织，术中应用实时超声和温差电偶联合监测，有助于准确判断冷冻范围。

（3）冷冻 - 复温循环次数：现有研究表明：在第一次冻融循环结束后，肿瘤细胞遭受严重损伤，抗损伤能力严重下降，在第二个冻融循环过程中，肿瘤细胞又经历一次有害的物理化学变化，细胞内形成的冰晶更大，将引起程度和范围更大的组织坏死。随着循环的进行，组织冷冻速率越来越快，冷冻组织范围越来越大，确定的坏死区域越靠近冷冻组织边缘，坏死可达到靶冷冻组织体积的 80%，肝转移癌两次冻融比一次冻融冰球体积增加可达 42%。有报告 2 个循环的冷冻后肿瘤复发率低于 1 个循环后的肿瘤复发率。

冷冻治疗中，以下一系列因素预示患者预后可能良好：

（1）肿瘤标志物术前处于低水平（HCC 时，AFP＜400ng/mL）；

（2）肿瘤大小≤ 3cm；

（3）缺乏肝外转移证据；

（4）剖腹探查时未见淋巴结受累；

（5）癌细胞分化良好或呈中分化；

（6）术中未接受输血。

四、氩氦冷冻与其他方法联合治疗肝癌

冷冻消融治疗已是治疗恶性肿瘤的有效手段。动物实验和临床研究证实，氩氦冷冻消融治疗不但能直接杀死肿瘤细胞，还可以产生抗肿瘤细胞免疫。虽然冷冻消融治疗有明确的疗效，但是还要注意一些问题，如冷冻时要考虑冷冻的范围，优乐诺（Urano）等的动物实验结果发现，大体积的冷冻会导致免疫抑制。随着科学技术的发展，冷冻消融术联合肝动脉化疗栓塞术的双介入，以及冷冻消融术联合免疫抑制剂、免疫调节剂、放疗、化疗等综合治疗方法逐渐完善，疗效更好。最近的研究还发现，联合应用局部免疫抑制剂清除 Treg 细胞，可增强冷冻消融治疗的抗肿瘤细胞免疫效果，或者联合使用 IL-2 等免疫调节剂，更好地发挥冷冻免疫效应，使冷冻治疗由单纯的局部治疗上升为全身治疗，从而为肿瘤治疗提供了一条更为安全、有效、微创的新途径。

（一）氩氦冷冻治疗与栓塞化疗的结合

（1）栓塞可以阻断肿瘤的血供，使肿瘤缩小局限，有利于氩氦冷冻消融。

（2）冷冻后大块的病变组织已经坏死，有利于化疗栓塞和其他治疗对周围亚临床病灶的清除。

（3）氩氦刀联合经导管动脉化疗栓塞术（transarterial chemoembolization，TACE）治疗肝癌可弥补单纯氩氦刀和单纯 TACE 治疗的缺点，不但灭活癌细胞更完全彻底，而且可以弥补 TACE 治疗所带来的免疫功能下降的缺点，使机体抗肿瘤免疫功能增强。

单纯 TACE 治疗，病灶完全坏死率较低，需要多次治疗，它与肝脏肿瘤侧支循环建立、病灶由多支动脉供血、病灶周边部分血供来自门静脉及栓塞不完全等因素有关。此外，部分肝癌动脉血供不丰富或由于供血动脉呈丛状分布，而难以选择性栓塞，致使病灶内碘油与化疗药物的混合乳化物沉积不理想，影响肿瘤的完全坏死，且反复多次的 TACE 治疗，可加重对患者的肝功能损害，直接影响患者的生存率。单纯氩氦刀冷冻治疗受病灶大小、形态及部位的影响，易导致冷冻范围不足，病灶边缘残留，甚至出现大出血、肠坏死等较为严重的不良反应。此外，肿瘤周围或周围组织血供较丰富，冷冻能量可被血液带走，冰球实际直径小于体外所测数值，尤其是肿瘤边缘的冷冻效果常达不到临床要求；对于较大且血供较丰富的肿瘤只能起到减轻肿瘤负荷的效果，直接影响治疗效果及患者的生存率。氩氦刀冷冻治疗及 TACE 在肝癌的治疗上各有优缺点，且优势互补，这为两者的联合使用创造了契机。

有研究表明，区域化疗使肿瘤局部具有高浓度的化疗药物，而冷冻可使癌细胞通透性增加，这就使药物更易进入癌细胞内部，因此氩氦刀与 TACE 联合治疗肝癌，可以明显提高单纯 TACE 破坏肿瘤的效果；在氩氦刀治疗后再行介入治疗，使肿瘤细胞膜通透性增加，药物更易于进入细胞内，而且化疗药物从肿瘤周围进入中心，与冷冻治疗由内向外消灭肿瘤在理论上具有协同作用；氩氦刀治疗后肿瘤大部分坏死，瘤负荷减轻，也可以减少化疗药物用药剂量，减少介入治疗的不良反应，提高疗效。

临床应用中，先行肝动脉化学栓塞（TACE）治疗，待肿瘤缩小后，再予冷冻，可扩大冷冻的有效范围，提高冷冻效率，减少复发。克莱恩（Clavien）报道 15 例不能切除的肝癌患者接受 TACE 和冷冻联合治疗，所有病例均伴有肝硬化，除 1 例外，全部病例在冷冻治疗前均接受一次或几次 TACE，未做 TACE 的 1 例患者在冷冻治疗后出血，被迫再次接受手术；在平均 2.5 年随访期内，3 例出现肝癌复发，13 例均生存，最长者已生存 5 年，实际 5 年存活率为 79%。钱（Qian）等报道，34 例原发性和转移性肝癌患者接受 TACE- 经皮冷冻治疗后，在 3～15 月随访期内，41.1% 的患者获得临床治愈，肿瘤标志物降至正常，CT 扫描显示肿瘤完全坏死。徐克成等对 360 例 HCC 患者做 TACE- 冷冻序贯治疗，肝内肿瘤均大于 5cm，220 例肿瘤为单发，其余为多发，但数目不超过 5 个，所有病例经过详细评估，被认为是不可切除的，TACE 后 2 周检查CT，观察有无肿瘤缩小，如无缩小，再做 1～2 次 TACE，冷冻治疗是在超声或 CT 引导下经皮完成，随访期为 6～36（中位 21）个月；超声和 / 或 CT 显示肿瘤 CR 者 30 例（8.3%），PR 者 228例（63.3%），SD 者 66 例（18.3%），PD 者 36 例（10.0%）；治疗前 AFP 升高者 229 例，治疗后86.9% 的病例 AFP 明显降低或降至正常范围；在取得 CR 和 PR 的病例中，26.7% 有肝内复发，但仅 15.9% 复发出现在冷冻部位。曹建民等报道，单纯 TACE 组肿瘤完全坏死率为 29%，联合组为88.04%；单纯 TACE 组肿瘤复发率为 42%（42/100），联合组肿瘤复发率为 12%（11/92）；单纯TACE 组血清 AFP 下降的程度明显低于联合组；通过 30 个月的随访，也可见到各个时期的联合组生存率都要高于单纯 TACE 组。

（二）冷冻与酒精注射联合治疗

经皮酒精注射是治疗小肝癌的方法之一。冷冻治疗肝癌的主要问题是冷冻区周边部也可能存在难以彻底消融的区域，在冷冻区边缘注射酒精，可弥补此缺陷。Wong 对 12 例肝癌患者先作超声引导下冷冻治疗，术后检查如有肿瘤复发或残存肿瘤，则给予酒精注射，全组病例 1 年存活率为 50%，2 年存活 30%，有 1 例患者治疗前肝癌大小达 8cm，治疗后无瘤生存已 3 年，另一例治疗前肿瘤大小 13cm，治疗后无瘤生存已 2.5 年。该 2 例肝癌均处于Ⅳ -A 期（按 TNM 分期系统）。徐克成等对 65 例肝癌作了经皮冷冻治疗，其中 36 例肿瘤大小超过 6cm 的患者，在给予经皮冷冻治疗后 1～2 周，于肿瘤边缘部注射无水酒精，在 5～21（平均 14）个月的随访期内，33 例无瘤生存，22 例生存，但出现复发，其中 2 例发生骨转移，3 例肺转移，余 17 例肝内复发，但仅 3 例复发发生于原冷冻部位。这种原位较低的复发率显然与酒精注射联合治疗有关。

（三）冷冻联合 ^{125}I 粒子植入治疗

碘粒子放射短程射线，可较持久照射局部瘤组织。在冷冻区边缘和因特殊解剖位置无法有效冷冻的部位，植入 ^{125}I 粒子，可弥补冷冻的不足，提高疗效。徐克成对 61 例肝癌患者（男 46 例，女 15 例，年龄 28～78 岁，原发性肝癌 43 例，转移性肝癌 18 例），在冷冻的同时或稍后于冷冻区周边部埋置 ^{125}I 粒子，平均每例植入粒子 29 粒；41 例接受随访 18～42 月，1、2、3 年存活率分别为 78%、65% 和 54%。

（四）冷冻联合分子靶向药物治疗

我中心将索拉非尼与氩氦冷冻消融治疗相结合，应用于治疗进展期 HCC，首先在最大程度上对肝脏原发肿瘤进行局部消融，在此基础上加用索拉非尼，从全身水平控制残余肝内病灶及门脉癌栓、肝外病灶等的发展，形成局部与全身治疗相结合的方案。联合治疗 102 例进展期 HCC 患者的结果显示：联合治疗组的中位生存期（OS）为 11.0 个月，明显长于仅接受单纯冷冻消融治疗患者的中位生存期（7.5 个月），联合治疗组患者 1 年以上的生存率达到 45%；而且，联合治疗组的中位肿瘤进展时间（TTP）可达 6.0 个月，也明显好于单纯冷冻治疗组（3.5 个月）。该结果提示，局部消融可最大限度地减少肿瘤负荷，给予索拉非尼足够长的治疗时间，能够抑制肿瘤增生，延缓疾病进展，有效延长进展期 HCC 患者的生存期，使患者在口服索拉非尼的治疗中得到最大获益。

在疗效方面，国内外关于索拉非尼单药治疗使患者达到 CR 和 PR 状态的较为少见，目前索拉非尼主要用于控制肿瘤进展，而不是传统意义上的"杀死"肿瘤细胞。本研究在对局部病灶进行最大程度消融治疗的基础上加用索拉非尼，联合组 2 例获得 CR，9 例 PR，临床有效率（CR＋PR）达 22%，显示出局部消融联合索拉非尼治疗的优越性。治疗后 4～6 周，对本研究的两组患者进行疗效评价时，获得 PR 和 SD 的患者例数相近，提示患者的近期疗效与局部冷冻消融治疗相关。加用索拉非尼治疗能使患者获得较好的疾病控制率及较长的中位 TTP 和 OS，其机制与索拉非尼靶向作用于 RAF 激酶阻断肿瘤细胞增殖，以及其作用于血管内皮生长因子受体 -2（VEGFR-2）、VEGFR-3 和血小板衍生生长因子受体 β 酪氨酸激酶，发挥抗血管生成效应有关，从而延缓肿瘤进展，使患者获益。联合治疗组 2 例 CR 的患者中有 1 例伴门脉癌栓，另 1 例伴肺部转移，经局部冷冻消融治疗后，肝脏肿瘤完全失去活性，患者坚持服用索拉非尼 8～12 周后，门脉癌栓及肺转移病灶消失，从而达到完全缓解，至随访结束时，其生存时间均已超过 12 个月，而且未见复发病灶。

对不良反应的观察结果与许多临床研究相近，两组患者冷冻消融治疗术后，出现共同的不良反应，主要为：术后发热、乏力、肝功能损伤、血压增高、反应性胸水等，多为轻度、一过性反应，3～7 天基本恢复正常。皮疹、手足综合征、腹泻、上消化道出血、高血压、白细胞减少、肝功能损伤等不良反应发生的比例与国内外报道的基本类似。从本研究结果可见，索拉非尼联合局部冷冻消融治疗进展期 HCC 安全、有效，能显著延长进展期 HCC 患者的生存期及肿瘤进展时间。

五、结论

在前列腺癌、肺癌、肝癌、肾癌等实体瘤治疗领域，氩氦冷冻治疗法取得了重大进展。对于无法手术切除的晚期肿瘤，它是一种重要的替代手段。随着冷冻治疗设备及影像学定位方法的进步，在很多时候可以获得传统外科手术治疗等同的效果。

对于不能切除的肝癌，无论是原发性或继发性肝癌，局部冷冻消融治疗是一种非常重要的选择，冷冻治疗不仅可治愈小肝癌，对大肝癌和邻近大血管的肝癌也是合适的适应证。冷冻疗法可在开腹手术中应用，也可经腹腔镜或经皮穿刺完成治疗过程，在超声或 CT、MRI 等引导下，经皮冷冻消融同样可获得手术中冷冻消融治疗的疗效。冷冻与其他方法如 TACE、无水酒精注射、^{125}I 粒子植入及分子靶向药物等联合应用，可进一步提高整体疗效，有效延长患者生存期。冷冻治疗的不良反应主要有：出血和肝破裂，但如能合理掌握适应证，在超声或 CT 监视下精细操作，一般可避免严重并发症发生。

冷冻疗法在肝癌治疗中的应用条件：①小于 5cm，尤其小于 3cm 的肝癌，数目不超过 3 个，可以手术中冷冻或经皮冷冻；②大于 5cm 的肝癌可先行 TACE1～2 次，再给予经皮冷冻，或先行冷冻消融减少瘤体负荷后联合 TACE 治疗；③大于 5cm，边缘不完整，预计冷冻不完全的肝癌，可予手术中冷冻，肿瘤可切除也可不行切除，或给予经皮冷冻，同时在冷冻区周边注射酒精或植入 ^{125}I 粒子；④伴门静脉癌栓的肝癌，可经皮冷冻消融肿瘤，同时门静脉内植入 ^{125}I 粒子或联合分子靶向药物综合治疗。

（陆荫英　杨永平）

参 考 文 献

［1］HINSHAW J L, LEE F T. Cryoablation for liver cancer［J］. Tech Vasc Interv Radiol, 2007, 10 (1): 47-57.

［2］张敏娜，陆荫英，王新真，等. 氩氦冷冻消融治疗原发性肝癌临床研究［J］. 中国肿瘤，2009, 18（4）：329-331.

［3］中国抗癌协会肝癌专业委员会，中国抗癌协会临床肿瘤学协会，中华医学会肝病学分会肝癌学组. 原发性肝癌规范化诊治专家共识［J］. 临床肿瘤学杂志，2009, 14（3）：259-269.

［4］LOVET J M, BRU C, BRUIX J. Prognosis of hepatocellular carcinoma: the BCLC staging classification［J］. Semin Liver Dis, 1999, 19 (3): 329-338.

［5］OSADA S, IMAI H, TOMITA H, et al. Serum cytokine levels in response to hepatic cryoablation［J］. J Surg Oncol, 2007, 95 (6): 491-498.

［6］LIN ZHOU, JUNLIANG FU, YINYING LU, et al. Regulatory T cell are associated with post-cryoablation prognosis in patients with hepatitis B-related hepatocellular carcinoma［J］. J Gastroenterol, 2010, 45: 968-978.

［7］CHUNPING WANG, YINYING LU, YAN CHEN, et al. Prognostic factors and recurrence of hepatitis B-related hepatocellular carcinoma after argon-helium cryoablation: a prospective study［J］.Clin Exp metastasis, 2009, 26: 839-848.

［8］ZHEN ZENG, FENG SHI, LIN ZHOU, et al. Upregulation of circulating PD-1/PD-L1 is associated with poor post-cryoablation prognosis in patients with HBV-related hepatocellular carcinoma［J］. PLoS ONE, 2011, 6 (9): 1-5.

［9］周霖，福军亮，陆荫英，等. 氩氦刀冷冻消融治疗乙型肝炎相关性 HCC 前后调节性 T 细胞的变化及其与患者预后的相关性［J］. 解放军医学杂志，2010, 35（4）：367-371.

［10］王春平，陆荫英，王新真，等. 经皮氩氦刀冷冻消融治疗原发性肝癌的疗效观察（附300例报告）［J］. 解放军医学杂志，2008, 33（12）：1413-1417.

［11］常秀娟，陆荫英，白文林，等. 氩氦冷冻消融治疗乙肝相关性进展期 HCC 临床疗效及影响生存期因素的研究［J］. 肝脏，2010, 15（1）：11-16.

［12］周霖，杨永平，冯永毅，等. 氩氦刀冷冻治疗原发性肝癌的初步临床研究［J］. 癌症，2009，28（1）：58-62.

［13］HAKIMÉ A, HINES-PERALTA A, PEDDI H, et al. Combination of radiofrequency ablation with antiangiogenic therapy for tumor ablation efficacy: study in mice［J］. Radiology, 2007, 244 (2): 464-470.

［14］KANE R C, FARRELL A T, MADABUSHI R, et al. Sorafenib for the treatment of unresectable hepatocellular carcinoma［J］. Oncologist, 2009, 14 (1): 95-100.

［15］GAGE A A. History of cryosurgery［J］. Seminar Surg Oncol, 1998, 14 (2): 99-109.

［16］CURIEL T J, COUKOS G, ZOU L, et al. Specific recruitment of regulatory T cells in ovarian carcinoma fosters immune privilege and predicts reduced survival［J］. Nat Med, 2004, 10 (9): 942-949.

［17］KONO K, KAWAIDA H, TAKAHASHI A, et al. CD4+ CD25 high regulatory T cells increase with tumor stage in patients with gastric and esophageal cancers［J］. Cancer Immunol Immunother, 2006, 55 (9): 1064-1071.

［18］ORMANDY L A, HILLEMANN T, WEDEMEYER H, et al. Increased populations of regulatory T cells in peripheral blood of patients with hepatocellular carcinoma［J］. Cancer Res, 2005, 65 (6): 2457-2464.

［19］STOOP J N, VAN DER MOLEN R G, BAAN C C, et al. Regulatory T cells contribute to the impaired immune response in patients with chronic hepatitis B virus infection［J］. Hepatology, 2005, 41 (4): 771-778.

［20］陈艳，王春平，陆荫英，等. 小肝癌氩氦刀治疗后复发因素预计分析［J］. 解放军医学杂志，2010，35（1）：137-143.

［21］BAECHER-ALLAN C, ANDERSON D E. Regulatory cells and human cancer［J］. Semin Cancer Biol, 2006, 16 (2): 98-105.

［22］YAMAGUCHI T, SAKAGUCHI S. Regulatory T cells in immune surveillance and treatment of cancer［J］. Semin Cancer Biol, 2006, 16 (2): 115-123.

［23］KHAZAIE K, VON BOEHMER H. The impact of CD4+CD25+ Treg on tumor specific CD8+ T cell cytoxicity and cancer［J］. Semin Cancer Biol, 2006, 16 (2): 124-136.

［24］FU J L, XU D P, LIU Z W, et al. Increased regulatory T cells correlate with CD8+ T cell impairment and poor survival in hepatocellular carcinoma patients［J］. Gastroenterology, 2007, 132 (7): 2328-2339.

［25］VALZASINA B, PICONESE S, GUIDUCCI, et al. Tumor-induced expansion of regulatory T cells by conversion of CD4+ CD25-lymphocytes is thymus and proliferation independent［J］. Cancer Res, 2006, 66 (8): 4488-4495.

［26］YAMAZAKI S, IYODA T, TARBELL K, et al. Direct expansion of functional CD4+ CD25+ regulatory T cells by antigen-prosenting dendritic cells［J］. J Exp Med, 2003, 198 (2): 225-247.

［27］陆荫英，常秀娟，周霖等. 索拉非尼联合冷冻消融治疗乙型肝炎相关性 HCC 的研究［J］. 解放军医学杂志，2010，35（11）：1321-1325.

［28］陆荫英，王春平，曲建慧等. 肝脏微血管密度在索拉非尼联合冷冻消融治疗进展期肝癌疗效评价中的意义［J］. 第二军医大学学报，2010，31（11），1174-1178.

［29］陆荫英，常秀娟，王春平. 索拉非尼联合冷冻消融治疗进展期肝癌患者的疗效预测分析［J］. 中国癌症杂志，2010，20（10），568-573.

［30］PULS R, STROSZCZYNSKI C, ROSENBERG C, et al. Three-dimensional gradient-echo imaging for percutaneous MR-guided laser therapy of liver metastasis［J］. J Magn Reson Imaging, 2007, 25 (6): 1174-1178.

［31］李成利，武乐斌，王涛，等. MR 实时导引下监测冷冻消融治疗肝肿瘤16例［J］. 中华放射学杂志，2007，41（7）：750-752.

［32］KERKAR S, CARLIN A M, SOHN R L, et al. Long-term follow up and prognostic factors for cryotherapy of malignant liver tumors［J］. Surgery, 2004, 136 (4): 770-779.

［33］MALA T. Cryoablation of liver tumors-a review of mechanisms, techniques and clinical outcome.［J］

Minimally Invasive Therapy, 2006, 15 (1): 9-17.

[34] MALA T, FRICH L, AURDAL L, et al. Hepatic vascular inflow occlusion enhances tissue destruction during cryoablation of por-cine liver [J]. J Surg Res, 2003, 115 (2): 265-271.

[35] MALA T, EDWIN B, TILLUNG T, et al. Percutaneous cryoablation of colorectal liver metastases: potentiated by two consecutivefreeze-thaw cycles [J]. Cryobiology, 2003, 46 (1): 99-102.

[36] 周忆婷，曹建民，许健，等. 氩氦刀联合栓塞化疗治疗中晚期肝癌的临床研究 [J]. 肿瘤介入，2009（18），10；733-736.

[37] 史东宏. 肝脏肿瘤冷冻消融治疗的进展 [J]. 中国介入影像与治疗，2007，1：321-324.

[38] CHARLES C. Rationale for the combination of cryoablation with surgical resection of hepatic tumors [J]. Journal of Gastrointestinal Surgery, 2001, 5 (2): 206-213.

[39] MALA T. Cryoablation of liver tumors-a review of mechanisms, techniques and clinical outcome [J]. Minimally Invasive Therapy, 2006, 15 (1): 9-17.

[40] YANG Y. Cryotherapy is associated with improved clinical outcomes of sorafenib therapy for advanced hepatocellular carcinoma [J]. Cell Biochem Biophys, 2012, 63 (2): 159-169.

[41] WANG C. Prognostic factors and recurrence of hepatitis B-related hepatocellular carcinoma after argon helium cryoablation: a prospective study [J]. Clin Exp Metastasis, 2009, 26 (7): 839-848.

第三十三章

原发性肝癌微波消融治疗

第一节 历史背景

高温治疗肿瘤的历史可以追溯到公元前 5 世纪的古希腊名医希波克拉底（Hippocrates），他曾用温热疗法治疗过肿瘤。在文献记载的资料中，1866 年德国医生普旭（Busch）首先报道一例小儿面部肉瘤患者，因感染丹毒高烧后肿瘤消失。1884 年布伦斯（Bruns）报告 例晚期黑色素瘤患者，感染丹毒高烧达 40℃以上，持续数日后肿瘤完全消失并存活达 8 年之久（以上两例均有组织病理诊断）。最著名的当推柯利（Coley）（1893），他反复接种链球菌、丹毒等混合细菌毒素，诱发患者高热（38～42℃），38 例晚期癌症患者中有 12 例完全治愈，疗效惊人。1898 年韦斯特马克（Westcrmack）报道用热水灌注局部治疗晚期宫颈癌获得了一定的姑息疗效。

虽然高温治疗肿瘤的历史悠久，并且显示出很好的苗头，但是在当时历史条件下，科学技术不发达，加温、测温方法原始，设备简陋，使高温治疗技术受到限制，未能在临床实际推广应用。当人类进入 20 世纪，随着物理学、生物学迅速发展，高温治疗再度兴起。20 世纪 60 年代以来，在基础和临床开展了深入研究，高温与化疗或高温与放疗相结合治疗肿瘤取得了重大进展，在临床上得到相当广泛的应用并且取得良好的疗效。高温治疗的原理是利用癌细胞与正常细胞在生理、病理上的差异，在极限温度（45℃）内造成癌细胞死亡，而正常细胞得以存活。然而，高温治疗每次需时较长（几十分钟或几小时），并需多个疗程是其不足之处。20 世纪 70 年代，由于各种影像技术的发展，特别是现代超声显像技术的迅速发展，在超声引导下的各种针对肿块的局部热消融治疗方法突飞猛进，蓬勃发展。其中较突出的是超声引导下经皮穿刺的微波和射频热消融治疗，在肝癌等等实性肿瘤治疗中已显示出十分突出的疗效，因而引起了临床广泛重视，并开始推广应用。热疗的核心是针对肿瘤病灶区的适形灭活，依靠高温凝固蛋白质直接造成肿瘤坏死，故称之为热消融治疗，以区别于历史上的温热疗法。

微波消融是指使用特定设备通过发射频率大于等于 900kHz 的电磁波引起肿瘤组织的破坏。该技术首先于 20 世纪 70 年代开始应用于肝脏外科手术中，最初目的是使用微波辐射形成的高温帮助术中断面止血和划定手术边界，然而，微波凝固组织表面出血的速度要比电凝设备慢并且还导致了深部组织的坏死，这一发现促进了自 20 世纪 90 年代开始的应用微波消融治疗肝脏恶性肿瘤的深入研究。近年来，随着仪器和设备的不断发展，微波消融技术由于其良好的疗效，已经在东亚和部分西方原发性肝癌高发国家的医疗机构广泛应用，发挥越来越重要的作用。

第二节　高温治癌的生物学基础

一、温热疗法（41～45℃）

按加热治疗部位分，温热疗法主要有全身、肢体、区域及腔内温热疗法等。设法将该治疗温度保持一定时间（40min以上或数小时），才能杀死肿瘤细胞而又能保存正常细胞。只有加温至41℃以上时，才可能出现癌细胞被杀死的效应，而超过45℃时，则可能造成正常细胞的不可逆损伤。温热疗法能选择性破坏肿瘤细胞的主要机制是：

（1）肿瘤体积增大，微血管发育不健全，升温后由于肿瘤内血流不畅，散热困难，致肿瘤温度可高于正常组织3～7℃，这种温差可使肿瘤细胞处于杀伤温度而正常组织不受损伤。

（2）肿瘤细胞的无节制快速增殖，造成了肿瘤处于营养不良、低氧和低pH的外环境中，由于肿瘤细胞的热敏性明显高于正常细胞，在加温治疗中，大部分实体肿瘤细胞会遭到破坏死亡。其机制是：①蛋白质的变性凝固；②酶的异常及失活；③细胞器的破坏；④细胞中遗传因子受到损害，如DNA和RNA的合成受到抑制。

二、热消融治疗（54～60℃）

热消融治疗的加温方法是直接将电极插入肿瘤内或将高能量聚焦于肿瘤区，使该局部温度迅速升高达到有效治疗温度如54℃（3min）或60℃（即刻），并且要求该有效温度场能覆盖整个肿瘤区，事实上在临床要大于肿瘤外缘0.5～1.0cm，并力求一次凝固杀灭整个肿瘤。以往大量的研究及我们的实验均证明54℃持续3min或60℃即刻可造成肝组织凝固，发生不可逆坏死，而肿瘤细胞的耐热性更差，我们的研究表明肝癌细胞在50℃时即可发生不可逆凝固性坏死。人肝癌组织微波热凝固后的病理变化包括：光镜观察到凝固区内癌细胞结构及胞质结构消失，少数细胞的细胞核结构消失，胞质模糊不清；坏死区周围部分细胞核固缩变性，胞质结构模糊。电镜观察到癌细胞所有的膜性结构消失、胞质内细胞器破坏、胞质内能见到深染的凝集块、核固缩等。总之，热凝固直接造成了癌细胞的细胞膜、胞质、细胞器以及细胞核的完全毁坏。传统温热疗法与热凝固治疗比较见表4-33-1。

表4-33-1　癌症热疗比较

项目	传统温热疗法	介入热疗方法
开始的时代	18世纪中	20世纪末
方法	温热疗法	热凝固法
加热范围	全身，局部	癌灶局部
温度范围	41～45℃	54～60℃
时间、疗程	几十分钟、几小时，多次	3min，即刻，1次
临床应用	难控制，效果差	控制准确，疗效好

第三节　生物体微波致热机制

在电子学理论中，电流流过导体，导体周围会形成磁场；交变电流通过导体，导体周围会形成交变的电磁场，称为电磁波。微波是一种具有极高频率（300MHz～300GHz）、波长很短

（通常为1mm～1m）的电磁波。按其波长可分为3个波段：分米波、厘米波、毫米波。微波消融术指的是利用频率大于等于900MHz的设备用电磁方法引起肿瘤组织的破坏。目前常用的是915MHz与2450MHz微波，其波长属于分米波波段。生物体组织的细胞内外液中含有大量诸如钾、钠、氯离子等带电粒子，它们在外电场作用下会受力而产生位移，在微波交变电场作用下产生振动，与周围其他离子或分子碰撞而产生热，称为生物体的离子加热。同时，生物组织含有大量水分子和蛋白质分子，这类极性分子在外加恒定电场中，受到力矩作用而呈有序排列，在微波交变电场中，这类极性分子就随外加电场的频率而转动，与其相邻分子摩擦产生热，这称为偶极子加热。生物组织的微波加热，是离子加热与偶极子加热的综合效应，但以偶极子加热为主。水分子是偶极分子并且有不平衡的电荷分布，氢原子携带正电荷，氧原子携带负电荷。在微波振荡电场中，水分子以相同的频率不断翻转以适应电场的变化，这种有规律的周期性转动，受到邻近分子间的干扰和阻碍，产生了类似摩擦的效应，而使物质温度升高。例如，采用的微波频率为2450MHz，就会出现每秒24亿5千万次交变，分子间就会产生激烈的摩擦，在这一微观过程中，微波能量转化为介质中的热量，使介质温度呈现为宏观上的升高，从而导致细胞凝固坏死，这种热量生成是均匀一致的而且随微波辐射开始即刻形成，一直持续至微波辐射停止。微波对生物组织加热既与微波本身物理特性相关，又与被加热的生物组织的成分、结构及血流状态等多种因素相关。当组织受热达到50～55℃，持续4～6min，即可形成不可逆转的细胞毁损，当温度达到60℃到100℃时，组织可以即刻发生凝固，同时细胞内线粒体及胞液酶形成不可逆转的毁损，当温度超过100～110℃时，组织即发生汽化和碳化改变。微波辐射形成的高温可以在消融针周边形成球形或椭球形的消融坏死区，消融区具体形状因使用设备类型和辐射功率不同而异。

同为热消融技术，虽然微波消融与射频消融具有某些共同的优势，如良好的耐受性，可预测消融范围大小，且重复性好。射频是使用高频交变电流引起组织中离子震动，从而形成摩擦生热导致周边组织受热坏死。射频电极的能量传输主要通过电导，而不是电容耦合。在射频热场中，热量与电极距离的四次方成反比，衰减非常快，距离电极越近，温度越高，距离电极稍远些，其温度差别就很大。

与射频被动性加热不同，微波消融技术是主动性加热，它具有很多理论上的优势：

（1）因为活体内微波的传导不依赖组织的导电性，不受组织炭化及干燥的影响，因而微波消融技术可达到更大的消融范围，并且瘤内温度可达到足够高的温度，这可保证足够大的消融范围、更少的消融时间、更强的凝血管能力及更完全的肿瘤灭活。

（2）射频热传导过程效率低下，不仅会导致热量随与热源距离呈指数衰减，而且容易受局部血流的冷却影响，从而限制有效加热区的热传导。但微波能量穿透能力更强，并不主要依赖热传导加热组织，较少受灌注介导的热降效应影响，在靠近血管的靶目标区，微波消融技术可达到更加均匀的肿瘤灭活，减少了受热沉降效应影响的肿瘤毁损区与血管周边组织内残癌细胞存在的概率。

（3）因为同时应用数个微波能量源不会出现射频消融中的相互作用干扰现象，这样数个微波能量源在短时间内通过协同作用可取得更好的肿瘤消融效果。

（4）与多数射频消融设备不同，微波消融不需要负极板，从而避免了皮肤烫伤，同时，微波消融不受体内金属物品（如外科手术后留置的金属耗材或心脏起搏器）限制。

（5）微波消融形成更高的瘤内温度，在超声图像上更容易显示出高至强回声气泡范围，从而更易界定肿瘤消融范围，而射频消融由于热场温度相对略低，高回声图像较微波消融不甚明显。

第四节　微波消融技术及进展

为适应临床介入治疗的应用，微波技术需具备一些条件和特点。

首先是微波频率的选择，目前所有商用微波消融系统以915MHz或2450MHz进行工作。目前国际上最常用的微波消融系统使用的频率为2450MHz，它在肝组织中穿透深度为1.7cm，半衰减距离为0.59cm。915MHz微波消融系统较2450MHz微波消融系统有更深的穿透力，理论上可达到更大的消融范围。介入治疗的微波源最重要的性能是输出功率的稳定性，必须设计装置一个自动控制系统，以保证输出功率的稳定性。

微波消融的目的是毁损整个肿瘤及周边5~10mm范围的正常组织，以达到充分的肿瘤治疗安全边界和最大程度灭活整个肿瘤的目的。所有的微波消融系统均包括三个基本配件——微波生成器、低耗柔软的同轴电缆及微波天线。磁控管生成微波，磁控管包含一个共振腔，其通过调谐电路和生成电场作用。微波频率的输出也由磁控管来控制。天线通过低耗同轴电缆连接微波仪，并且将微波由磁控管传输至组织中。多数微波天线呈针状，以用来在影像引导下穿刺肿瘤。对介入治疗辐射天线性能的要求最重要的是有效微波热场所能形成的肝组织中的凝固形体和大小，因此是否能实现更大的消融范围和取得良好的治疗效果直接取决于微波天线设计是否合理。由于肝肿瘤多呈球形膨胀性生长，为使肿瘤完全坏死并尽少损伤正常肝组织，希望有效热场接近球形，体积要大，功率要小并且用最少时间达到最大凝固体。合适的天线应与组织的电解质特性相协调，最大限度地减少能量的反馈，使能量主要集中于天线的末端。作者等开展的一系列的研究证明，当微波辐射天线的裸线长度是其波长的1/4的整数倍时，天线与组织的阻抗匹配好，能量可高效率传输，最大程度作用于肝组织，高温所形成的凝固体为类球形。活体实验证明，受热凝固的肝组织由中心向外呈现规律性的病理改变，与递减性分布的温度相一致。凝固区由植入式微波天线中心向外依次分三层：中心区大于100℃，为紧贴天线的黑褐色炭化带；凝固坏死区呈致密灰褐色，其外缘温度为61.95±5.81℃；其外为充血反应带，边缘温度为52.90±6.16℃。我们研制的专用辐射天线，实现了对有效微波热场的球形调控，单根电极辐射最大热凝固直径为2.6~3.9cm，双根电极辐射最大热凝固直径达4.0~6.0cm，并且中心碳化带和外周充血带小，凝固坏死区大，凝固区内坏死均匀、彻底，这些特性为肝癌的介入治疗提供了较好的技术条件。

过去数年，为了增加消融凝固的范围，科研人员对微波天线进行了不断的改进。第一代微波系统包括Microtaze（日本生产）、UMC-I和FORSEA系统（后二者均由中国生产），工作频率均为2450MHz，其针状天线直径为1.4~2mm，活体猪肝内消融长径范围为3.7~5.8cm，短径范围为2.6~2.8cm。然而这类天线一直受能量反馈使针杆温度升高而烫伤皮肤的影响。微波消融时，需要按常规对皮肤进行保护性冷却，因而大大限制了微波能量的应用。沿针杆形成的碳化导致与天线垂直方向的能量沉积减少，从而减小了消融区短轴直径。为了避免天线过度受热并扩大消融区，近年来水冷式天线成为研究设计的焦点，目前有数种水冷式天线用于肝癌治疗。在水冷式天线杆内部有两个腔，生理盐水通过蠕动泵的驱动在腔内不断循环来降低杆温，因而使得天线杆温有效降低，使高能量的输出、长时间的治疗成为现实，这允许在组织内输入更多的微波能量而不引起皮肤的烧伤。水冷式天线较非水冷式天线可以形成更近似球形的消融形状，2450MHz微波系统可使活体猪肝内消融区长轴范围达到3.7~5.8cm，短轴范围达到2.4~3.4cm。随着技术的发展，915MHz微波系统显示出更显著的优势，因为它比通常使用的2450MHz系统能够产生更深的穿透力，形成更大的消融范围，活体猪肝内消融区长轴范围可以达到5.2~5.8cm，短轴范围可以达到3.0~3.8cm。长久以来，微波消融技术在西方国家没有受到足够重视。因为微波消融技术的潜在优势逐步显现，西方国家的研究者也在发展自己的微波消融系统，美国食品药品监督管理局批准的消融系统包括 915MHz 非水冷 Medwaves 系统、915MHz 水冷 MTX-180 系统以及 2450MHz 水冷 Acculis MTA 和 Certus 140 系统、2450MHz 气冷 Neuwave 系统，这些系统得到一定应用，但目前关于其基础和临床研究的相关报道也逐渐增多。其他类型的微波天线设计主要集中在薄、同轴间隙天线，如环状、三轴天线，这些天线根据它们的物理特性和辐射特性主要分为三类：偶极天线、裂隙天线、单极天线，但均未在临床广泛应用。

第五节　微波消融的温度场预设和治疗中监测

为了在治疗中实现对肿瘤的完全灭活并且尽量少损伤毗邻的正常组织，必须对治疗区温度场进行预设并在治疗中进行监测。在理论上根据组织加温的数学模型由计算机计算完成是可行的。实际上当前的问题是难以准确地测得患者的有关组织的热参量。本研究组采用计算机模拟与实测相结合的方法，逐次逼近来解决这一难题。在微波的作用下，局部组织获得热能，加上其自身的代谢热（一般较小）是所得到的总热量，其中的一部分通过组织的传导和血流而散失，所剩的热能则使该局部组织温度升高。这里，可采用 Pennes 生物热方程表达这一关系。

$$\rho c \partial T/\partial \tau = \lambda \nabla^2 T + \omega_b c_b \rho_b (T_b - T) + q_m + q_r$$

式中：ρ、ρ_b 为组织和血液的密度（kg/m³）；

c、c_b 为组织和血液的比热 [J/（kg·K）]；

T、T_b 为组织和血液的温度（K）；

λ 为组织的导热率 [J/（m·s·K）]；

ω_b 为血液灌注率 [m³/（m³·s）]；

q_m 为代谢率 [J/（m³·s）]；

q_r 为单位组织所吸收的微波辐射能 [J/（m³·s）]。

体模中 $\omega_b = 0$，$q_m = 0$，在微波开启的瞬间，传导热可以忽略不计，这时比吸收率（specific absorption rate，SAR）就是局部温度变化的函数，即 $SAR = \rho c \partial T/\partial \tau = q_r$。由此可见要求解 SAR，只需测出温升初始阶段的斜率，即 $\rho c \partial T/\partial_{\tau \to 0} = SAR$。实际上体模有较大的热惯性，温升初始阶段有较长一段直线，因此求斜率是比较方便的。根据微波在不同方向上的分布规律，其在 r 方向为指数衰减，在 θ 方向，SAR 采用余弦拟合，而在 z 方向采用三次多项式拟合。微波开启后短时间（100s）内的温度变化具有线性的特征，其斜率（即温升的变化率）为该点的 SAR。根据 SAR 在 3 个坐标轴的分布函数，即可求得 SAR 的三维空间分布。由于 SAR 在 z 方向上分布是不对称的。因此，在 z 方向上，我们采用分段拟合的方法。SAR 在三种临床常用功率（40W、50W、60W）下的分布函数见表 4-33-2。

表 4-33-2　40W、50W 和 60W 的分布函数

60W	前向	$2.2667 \times 2.9 e^{-0.31364r} (-0.0002z^3 - 0.0042z^2 - 0.0344z + 0.4864)$
	后向	$2.2667 \times 2.9 e^{-0.31364r} (-0.0003z^3 + 0.0013z^2 - 0.0306z + 0.4864)$
50W	前向	$1.4903 \times 3.02 e^{-0.3002r} (8E\text{-}5\, z^3 - 0.003z^2 + 0.0091\, z + 0.4152)$
	后向	$1.4903 \times 2.98 e^{-0.3002r} (4E\text{-}5\, z^3 - 0.0012z^2 + 0.0066z + 0.4168)$
40W	前向	$1.1264 \times 5.3 e^{-0.2829r} (0.00003z^3 - 0.0016z^2 + 0.0042z + 0.3651)$
	后向	$1.1264 \times 5.2 e^{-0.2829r} (0.00003z^3 - 0.0009z^2 - 0.0117z + 0.3692)$

求得 SAR，进而采用有限元方法来计算微波作用下的温度场。所重视的是边缘为 54℃ 或 60℃ 的有效温度场的形态和大小。我们经过体模、离体肝、活体肝特别是在临床肝癌患者介入治疗中的

实测校对，证明了肝癌微波治疗中的热场数学模型方程是有效实用的，并且完成了主要参数的测定和修正，初步实现了肝癌微波治疗的三维热场计算机模拟预设和监测。结果表明，在单导及多导微波辐射条件下，高温凝固范围是自 3.6cm×2.7cm 至 6.0cm×6.0cm 的类球体，适用于对 5cm 以内小肝癌的一次原位灭活治疗。该系统的建立为实现局部热疗过程中的量化控制创造了条件。

第六节　微波能量与阻断肝脏血管的关系

血液供应是肿瘤生长、发展的先决条件。实验和临床病理研究证实，肝癌是以肝动脉为主的双重血液供应。肿瘤血管的分布与肿瘤大小有关，肿瘤较小时（＜1.0cm）可以表现为单纯的肝动脉或门静脉供血；随着肿瘤的增大，动脉血供主要分布于肿瘤中央部，门静脉血供主要分布肿瘤周边部，肝动脉和门静脉间相互吻合并形成"血管湖"。由于肿瘤周边部是肿瘤生长最活跃的区域，且瘤周门静脉是肝癌肝内转移的主要途径，因而，对于肝癌的生长、发展，门静脉血供与肝动脉血供有着几乎同等重要的作用。许多学者相继报道了肝段动脉栓塞、阻断肝静脉后肝动脉栓塞等多种栓塞治疗肝癌的疗法，获得了肿瘤体积缩小及患者生存期延长的疗效。彩色多普勒超声能够清晰显示肝脏血流，甚至细小血管的低速血流。因此，在超声引导下，首先用微波直接凝固阻断肿瘤滋养血管有助于提高微波消融的疗效。

微波治疗肝癌的机制是高温凝固肿瘤及其血管。当微波场内没有较大血管存在时，在微波辐射初始的 1~3min 内，血流散热对温升影响较小，组织温度主要反映微波场内温升与微波功率的关系。在组织性质和微波频率一定的前提下，微波辐射功率是决定微波场内温度变化的主要因素。加大微波功率可以提高微波场内温度。当微波场内有较大血管存在时，血流散热显著影响管周一定范围内组织的温升。活体动物实验证明，在微波场内相同位点远离血管的肝组织已呈凝固性坏死时，而在血管周围一定范围内肝组织仍以变性瘀血改变为主。并且，我们在实验中观察到，术前肝动脉血流速度为门静脉的 2~3 倍，一定微波辐射条件可阻断肝动脉血管管径仅为门静脉的五分之一。由此可见，血流速度是血流散热的主要因素，流速高的血管血流散热快，因而微波固化困难，这是肝动脉较门静脉难以阻断的主要原因。因此充分利用提高微波辐射功率带来的温升效应，有效克服血流散热的影响，才能实现凝固阻断肝内血管的目的。

我们的实验结果表明，微波凝固阻断肝内不同管径门静脉和肝动脉与微波辐射功率密切相关（表 4-33-3）。植入式微波电极距血管 3mm 位点时，80W 225s 微波辐射可以凝固阻断 4mm 管径的门静脉或 0.6mm 管径的肝动脉，可以实现 3mm 门静脉与 0.4mm 肝动脉的双重阻断；70W 225s 微波辐射可以凝固阻断 3mm 门静脉或 0.4mm 肝动脉，可以双重阻断 2mm 门静脉及其伴行的 0.4mm 肝动脉；60w300s 微波辐摄可以阻断 2mm 门静脉或 0.2mm 肝动脉，双重阻断 1mm 门静脉与 0.2mm 肝动脉。

表 4-33-3　辐射条件与血管阻断的关系（阻断数量／观察总数）

辐射条件	门静脉 /mm				肝动脉 /mm			
	1	2	3	4	0.2	0.4	0.6	0.8
60W300s	7/7	7/7	0/7	0/7	3/7	0/7	0/7	0/7
70W257s	7/7	7/7	5/7	0/7	7/7	5/7	0/7	0/7
80W225s	7/7	7/7	7/7	6/7	7/7	7/7	5/7	0/7
p 值	—	—	0.01*	0.001	0.007*	0.001*	0.001	—

*70W 257s 微波辐摄和 80W 225s 微波辐射之间差异无显著意义，其余各组间差异均有显著意义。

正常的门静脉、肝动脉血管壁结构完整，平滑肌细胞呈长梭形，胞质丰富，胞核呈梭形，内皮细胞清晰，管腔内见红细胞堆积。微波凝固阻断血管后则发生如下病理变化：①血管壁透壁性坏死；②血管内皮细胞崩解消失；③管腔内形成混合性血栓；④坏死血管周围肝组织呈凝固性坏死改变，而未被凝固阻断的血管周围肝组织呈不完全性坏死表现，尤其在血管远离微波电极侧的肝组织呈变性瘀血表现，而非凝固性坏死。

本研究组对肿瘤周边或肿瘤内有明确滋养血管的 125 个病灶先行微波消融阻断滋养血管再消融肿瘤治疗，肿瘤滋养血管脉冲多普勒显示多为动脉样血流，PW 显示峰值流速最高为 97cm/s，动脉管径最大约 0.6mm，少数瘤内亦可探及门脉样血流。微波凝固血管选用的功率为 60～75W，时间为 200～400s。治疗结果显示，肿瘤滋养血管消失率达 95.2%（119/125），治疗后影像及活检证实 114 枚结节完全坏死，仅 5 例肿瘤有残癌，疗效突出。

第七节 适应证和禁忌证

总体来说，微波消融的适应证很广，但最终取决于每个消融治疗团队的原则和经验。肝癌是否适合微波消融治疗主要依赖两个因素：肝储备功能和肿瘤播散的程度。从肝储备功能方面讲，消融的适应证标准为：①没有腹水或超声检查提示腹腔积液深度小于 4cm；②血清总胆红素水平正常或低于 60μmol/L；③血清白蛋白水平正常或不少于 30g/L。从肿瘤播散程度角度讲，消融的适应证标准为：①肝癌肿瘤直径≤7cm 的单发结节；②多发结节，一般选择肿瘤直径≤4cm，肿瘤数目≤3 枚，如肿瘤直径≤3cm，肿瘤数目可以≤5 枚；③肝癌术后复发或肝内转移无法再行手术切除；④因肝功能差，无法耐受手术切除者；⑤行各种非手术治疗，如放化疗、介入性治疗、肝动脉栓塞、无水酒精治疗效果欠佳者；⑥位于Ⅶ或Ⅷ段的肿瘤，当位置较高难以显示肿瘤或经皮穿刺肿瘤困难时，可采用右膈下肝前注水的方法，形成很好的透声窗，而清楚地显示肿瘤便于穿刺植入微波天线；⑦位于邻近胃肠、胆囊、胆管、肝门的肿瘤，可以结合少量无水酒精注射及实时测温技术达到根治性毁损肿瘤目的；⑧对于姑息性治疗，目的是减轻肿瘤负荷并延长晚期肿瘤患者生存期。只要患者肝功能和一般状态能够耐受消融，病灶数量多、体积大、合并远处转移或无法耐受其他治疗的患者均可行微波消融治疗。

该方法无绝对禁忌证，但以下情况应慎用：①严重的凝血功能障碍：血小板<50×10⁹/L，凝血酶原时间>25s，凝血酶原活动度<40%。②严重肝硬化合并明显门脉高压，有食管胃底静脉破裂出血高危风险。③合并严重心血管及内分泌疾病无法耐受静脉麻醉者。

第八节 器具和术前准备

一、微波仪

以解放军总医院与南京康友微波公司共同研制的 KY-2000 型超声引导微波消融治疗仪为例介绍。微波频率 2450MHz 及 915MHz，输出功率 20～100W 连续可调。

二、微波天线

微波仪上配有可调换经防黏处理的水冷辐射天线，天线长 15～20cm，外径 1.9mm，辐射尖端长度 3～22mm。

三、微波治疗中温度的测量

采用微波仪上配置的 20G 热敏电阻测温针。

四、术前准备

（1）治疗前患者检查肝、肾功能以及血常规、凝血酶原时间和国际标准化比值。

（2）治疗前患者检查心电图和胸片。

（3）糖尿病患者测血糖，药物控制血糖调至基本接近正常方可进行治疗。高血压患者应控制血压接近正常水平方可进行治疗。

（4）治疗当日患者禁食水8h；建立静脉通道。经皮微波治疗可在局部麻醉和静脉麻醉两种条件下进行，以静脉麻醉较为多用，若无法耐受静脉麻醉者，可采用局部麻醉联合基础麻醉镇静剂和止痛药，可用肌内注射地西泮（安定）10mg、哌替啶（杜冷丁）50mg。

第九节 治 疗 方 法

微波消融术可经皮、经腹腔镜、经胸腔镜或剖腹手术中进行。但如有可能，微波消融应首选经皮操作。因为经皮微波消融术创伤小，价格相对便宜，可在门诊完成手术，可用于重复治疗复发的肿瘤。局部麻醉结合静脉麻醉即可满足经皮微波消融的需要。在腹腔镜手术和剖腹手术时进行微波消融术需要全身麻醉和机械通气支持。首先通过超声检查显示肝肿瘤的部位，准确测量其大小，根据肿瘤的大小决定穿刺的部位和置入微波天线的数目。一般而言，60W300s凝固的最大横径为2.7cm，为保证凝固区的边缘覆盖肿瘤外缘5～10mm，对于直径≤1.7cm肿瘤，将微波辐射天线穿刺肿瘤中心，一次辐射即可灭活肿瘤；对于>1.7cm肿瘤，根据肿瘤的大小需2根或多根辐射天线组合热场覆盖肿瘤。用穿刺引导线确立准确的穿刺部位，为尽可能地减少穿刺出血的机会和保护浅表的皮肤，原则上选择至少经过1cm的正常肝组织进入肿瘤实质；当肿瘤位于肝表面时，应尽可能选择较大角度穿刺肿瘤。应保证微波天线的裸露端完全位于肝实质中，浅表肿瘤可加用皮肤保护套管，以防止皮肤烫伤。患者的体位以穿刺引导线上清楚地显示肿瘤为原则，患者可选用平卧位或右前斜。

经皮微波治疗，常规皮肤消毒，铺无菌巾，无菌处理探头，无菌探头定位后局麻，尖刀切皮，在超声引导下将微波天线穿刺至预定的肝肿瘤部位。如果需多天线同时消融，重复上述操作完成多根天线布针，针状天线间距1.0～2.5cm，进针路径可选择肋间或肋缘下，测温针根据需要一般放于瘤周5～10mm或需保护的重要结构周围，辐射天线和测温针放好后，静脉内注射异丙酚和氯胺酮进行静脉麻醉，让患者安静入睡。将KY-2000微波仪输出功率设定为50W或60W，作用时间为300～600s，具体依据肿瘤的大小、瘤周温度的改变决定辐射的时间。以前天线置入前需先置入引导针，然后退出针蕊，将天线置入，后将引导针鞘退出，使天线有效尖端暴露。新一代水冷天线无须引导针，可以直接穿刺，每次穿刺将天线尖端置于肿瘤最深部位，消融过程中，通过回退天线即可沿天线长轴形成多个消融区。为了将整个肿瘤全部灭活，常需多次重叠消融，消融的体积可通过超声影像上扩大的高回声进行粗略的判断。微波消融后10～15min或2～3日内，用超声造影或增强MRI/CT对治疗效果进行评价。如果发现肿瘤未完全灭活，可以进行进一步的消融，以达到完全覆盖肿瘤，随即完成一个疗程的治疗进入随访期。

第十节 注意事项和并发症

一、注意事项

（1）准确地穿刺肿瘤，将微波天线放在预定的肿瘤部位，是保证疗效的关键。这需要术者熟练的操作加上患者呼吸运动的配合。

（2）应尽可能避免患者在深吸气或呼气状态下穿刺，最好是在患者平静呼吸过程中呼气一半时屏气不动时穿刺，所贯通形成的腹壁腹膜孔与肝表面孔在其后的正常呼吸状态下移动错位小，有利于治疗中声像图的观察。

（3）微波天线外径1.9mm，穿刺中禁止无辐射的反复穿刺，这样极易引起出血及针道种植。如发生穿刺中引导针偏移预定穿刺点，也应放入微波天线进行针道凝固后方可退针。

（4）胆管对热敏感，当肿瘤靠近肝门部胆管时，采用温度监测或胆管内灌注冷盐水保护胆管，防止热损伤后继发的胆道狭窄是必要的。

（5）穿刺针拔出针芯后发生出血或穿刺中引起肝被膜下或肝实质出血时，应立即放入微波辐射天线进行辐射，必要时可提高功率（70～80W）辐射，直至出血终止。

（6）肝肿瘤为血供丰富的肿瘤，而肿瘤血管作为巨大的散热池，易将热量带走影响温升，因此在微波辐射肿瘤组织前先通过高功率（70～80W）的微波将肿瘤血管阻断，减少了散热途径，有利于提高热效率。

（7）外突性肿瘤靠近肠道时，应注意保护肠壁及其血管，防止肠漏的发生。

（8）当肿瘤靠近肝表面时，应注意采用皮肤套管保护皮肤，防止表皮烫伤。

（9）消融结束后，停止水冷循环常规消融穿刺针道，天线退至皮下组织时，保证针道凝固时间达到5s，以减少肿瘤针道种植概率。

（10）尽量在同一治疗过程完成经皮肝肿瘤穿刺活检和微波消融治疗，且尽量将天线沿穿刺活检路径植入，微波辐射的热量可以减少沿活检穿刺针道肿瘤种植概率。

二、并发症

微波消融术的并发症与射频消融术相似。主要并发症包括胆管狭窄、不能控制的出血、肝脓肿、结肠穿孔、皮肤烫伤、肿瘤种植等。表4-33-4总结了微波消融后主要并发症的发生概率如下：治疗相关死亡率0～0.18%，腹腔内难以控制的出血率0～0.92%，需要引流的胆道损伤率0～2.78%，结肠穿孔率0～1.11%，肝脓肿形成率0～2.78%，皮肤烫伤率0～3.45%，针道种植率0～0.44%。预防性策略对于减少并发症的发生非常有用。如前所述，术中进行温度监控可以防止相邻器官如胆管或肠道的损伤。为了减少肿瘤的种植，在回退天线时常规进行针道凝固非常必要。利用冰盐水对皮肤进行降温或利用水冷式天线可防止皮肤的烫伤。选择合适的患者、最正确的显像方法、最佳的手术路径等措施也有助于防止并发症的发生（表4-33-4）。

表 4-33-4　微波消融肝癌相关主要并发症

报道者	腹腔内出血/%	胆道损伤/%	肠穿孔/%	肝脓肿/%	皮肤烧伤/%	肿瘤种植/%	需引流的胸水/%	围消融期死亡/%
Kuang M. et al.	0	0	1.11	1.11	0	0	2.22	0
Dong B. W. et al.	0	0	0	0	0.85	0	0	0
Liang P. et al.	0.09	0.18	0.18	0.44	0.26	0.44	1.06	0.18
Zhang X. et al.	0	1.25	0	0	0	0	0.63	0
Iannitti D. A. et al.	0	0	0	0	3.45	0	0	0
Martin R. C. et al.	0	0	0	2	0	0	0	0
Yin X. Y. et al.	0.92	0.92	0	0	0.92	0	3.67	0
Sakaguchi H. et al.	0.51	0.26	0	0.26	0.77	0	1.28	0
Shibata T. et al.	0	2.78	0	2.78	2.78	0	0	0

微波消融的副作用包括疼痛、消融后综合征、肝功能异常、无症状胸腔积液，这些常常为自限性或不需治疗。消融后综合征常常表现为低热和全身不适，其持续时间和微波消融引起坏死的体积与患者的全身状况有关，肿瘤体积大或肝功能储备差的患者消融后综合征的持续时间可能长一些。肝功能异常常发生于治疗后的1~2天，表现为一过性的转氨酶升高，一般1~2周可恢复正常。当肿瘤贴近胸膜时，可引起反应性胸水，少量胸水可自行吸收，大量胸水可适当抽吸。

第十一节　患者消融术后护理

对患者细致的观察及良好的护理是整个治疗过程中重要的环节，它可使患者减轻痛苦，缓解心理压力，积极配合治疗，以顺利康复。

一、一般护理

（1）治疗后待患者清醒，取得麻醉师同意后，用担架转运车或平抬入担架内，保持平卧位，尽量减少振动，移送至恢复室留观30min。注意观察患者血压、脉搏、呼吸以及局部治疗区等情况，重视患者主诉，无异常情况可返回病房。平卧6h后，可下地适当活动。如治疗过程中有内出血的情况应卧床24h。

（2）治疗后应保留静脉液体通路，酌情适量补液，并准确记录出入量。

（3）注意血压和脉搏等生命体征的变化，观察治疗进针切口处有无出血，同时应注意有无内出血。应注意肝硬化患者有无黑便，因其凝血机制比较差，应观察患者凝血状况及治疗情况，必要时给予止血药。

（4）少数患者疼痛明显，应注意询问并观察患者疼痛的部位、性质、时间长短、程度及范围等，有无发热、恶心及呕吐等不适，疼痛是突然发作还是逐渐加重。在排除有内出血和急腹症等并发症后，必要时可适当给予镇痛剂。

（5）注意体温变化。在肿瘤治疗后，由于病灶坏死组织的吸收，会出现不同程度的发热，如体温低于38.5℃，一般不需特殊处理；当体温高于38.5℃时，可对症处理，适当给予降温。

（6）注意观察患者呼吸变化。当肿瘤靠近膈面时，部分患者会出现胸腔积液。多数情况下，胸腔积液量较少，可自行吸收，不需作特殊处理。而当积液量较多时，患者有憋气及胸闷等症状。此时，可适当穿刺引流以缓解症状。

（7）糖尿病患者应注意观察血糖的变化，并预防感染。

（8）注意穿刺治疗创口的护理，微波治疗后第二天，应常规换药1次。部分患者对胶布过敏，其创口敷料应使用脱敏胶布粘贴。

二、心理护理

微波治疗患者多为肿瘤患者，故心理上的护理十分重要。良好的情绪和乐观的精神状态有助于提高机体的免疫力，取得更好的治疗效果。

（1）关心、体贴和充分理解患者，设法缓解及消除患者的精神紧张和悲观失望情绪，使患者乐观自信，保持愉快的心理状态，积极配合治疗。

（2）生活细节上认真照顾患者，建立良好的医患关系，了解患者对治疗及护理的需求，鼓励患者适量活动，促进身心健康的恢复。

（3）对患者家属给予心理支持和具体指导，使家属积极协助和配合患者的治疗。

三、饮食护理

（1）治疗后禁食6～8h，治疗后第一餐饮食应清淡。如病灶紧邻胃肠道、胆囊等器官，则需禁食24h，并在禁食后给予流食72h。

（2）肝硬化门脉高压伴食管静脉曲张的患者，治疗后应以含粗纤维少的软质饮食为主，禁饮酒及坚硬食物。

（3）对糖尿病的患者，应给予糖尿病饮食。

第十二节　疗 效 评 价

一、疗效评价方法

一般采用综合指标评价微波治疗的疗效，包括治疗前后影像学改变、治疗后再次活检的组织病理学改变、临床化验检查和患者临床体征的改变和治疗中温度监测等。

（一）治疗前后影像学改变

以超声检查为基础，结合增强CT或MRI检查评价治疗疗效。超声可通过微波治疗前后肿块大小、回声强度、血流特征的改变来评价治疗的疗效。微波治疗时灰阶超声表现为由辐射天线中心向外逐渐扩大的强回声，微波治疗后半小时，表现为沿微波针道中心的条状强回声，其周边为较宽的低回声带，动物实验低回声带与组织的均匀的凝固性坏死区相对应。1个月后肿块开始逐渐缩小，呈不均质高回声改变，若肿块治疗区域不缩小反而增大，出现局部低回声区域尤其有球形感或有所扩大者，应高度怀疑为治疗不彻底，应通过超声造影或增强CT、MRI检查确认或再次活检明确诊断。肿块缩小率可按公式：$(ab-a'b')/ab×100\%$ 计算，其中 a 及 a' 分别为治疗前后肿块的最大横径，b 及 b' 分别为治疗前后肿块的最大纵径。彩色或能量多普勒显示的治疗前后肿瘤内血流信息的改变可作为疗效判断的重要参考。如治疗前后能结合造影多普勒技术可提供更敏感的评判血流信息手段。治疗后肿瘤内血流信号消失为肿瘤灭活的重要指标。90%左右的原发性肝癌为血供丰富的肿瘤，治疗前增强CT或MRI多表现为注入造影剂后局部明显强化。治疗后CT平扫表现为局部密度降低，增强扫描后局部无强化，多表现为密度更低。目前国际公认以CT或MRI增强扫描局部无强化作为判断热疗治疗后肿瘤完全性坏死的金标准。我们国家也把超声造影评价疗效列入了指南中。但根据我们再次活检和影像学对照研究和一部分日本学者手术和影像学对照研究结果，该方法有时会出现假阴性或假阳性，既部分增强扫描后CT或MRI局部无强化病例，再次活检或手术切除个别病例仍有残存的肿瘤细胞；也有部分病例在治疗后的早期（1个月内），肿瘤周边有充血时，增强影像提示局部强化，但实际切除标本观察肿瘤已发生完全性坏死。因此我们认为有必要采用多种指标综合评价治疗疗效。

（二）治疗后再活检或手术切除

治疗后如能切除肿瘤并连续切片，观察病例局部的组织学改变，可作为评价疗效的金标准。但由于多种原因，治疗后患者得到手术切除的机会是很少的，因此我们认为以影像学为基础，对瘤周或影像学可疑区域治疗后的再活检是必要的。活检一般分4～6点取材，观察肿瘤的坏死情况。

（三）实验室检查和临床体征的改变

实验室检查原发性肝癌治疗前后血清 AFP 水平的改变是判断疗效的重要指标。治疗后 AFP 明显下降或降至正常，是治疗显效的标志。部分患者肿瘤完全灭活后，肝功能有所改善，如血清转氨酶下降，部分患者血小板较治疗前升高。患者临床体征的改善（如体重增加，食欲好转）也是治疗显效的一个方面。

（四）治疗时温度监测

在微波作用过程中，为及时判断坏死的范围，可采用术中实时监测温度的方法。测温针一般放置于所要达到的凝固区的边缘，如肿瘤外缘 5mm，或者考虑对温升影响较大的区域，这里主要指大血管的散热作用对温升的影响。54℃ 以上为肿瘤不可逆凝固性坏死的温度。治疗中温度的监测是即刻判定疗效和保证疗效的最佳手段。

（五）随访模式

常规于最后一次微波消融后 1 个月进行增强影像（超声造影、CT 或/和 MRI）检查，以评价消融技术是否有效。如果消融区周边出现不规则结节样增强，说明仍有残存肿瘤生长，未能达到局部完全消融，如果患者条件仍符合微波消融标准，应尽快进行补充治疗；如果实现完全消融，则常规于微波消融后 1 个月、3 个月、6 个月进行增强影像及甲胎蛋白复查，以后每隔半年复查一次。

二、治疗效果

与射频消融相比，微波消融使用相对较少，在热消融领域是最新也是最令人鼓舞的技术进展之一。当前有关微波治疗的报道主要来自日本与中国。由于各临床机构使用的微波系统不同，因而临床效果也不同。

（一）总体疗效

亚洲医生主要使用 Microtaze、FORSEA 或 KY-2000 系统，亚洲和英国报道微波消融经验主要使用 2450MHz 系统，而多数美国文献报道其消融经验主要使用 915MHz 系统。经皮微波消融最早由塞奇（Seki）等于 1994 年报道，他们对 18 例小于 2cm 的孤立性小肝细胞肝癌进行消融，术后复查 CT 显示患者所有的肿瘤均完全坏死。按照日本肝癌研究组第 15 次全国调查的报道（包括 791 家医院），微波消融 1751 例原发性肝癌患者后 1、2、3、4、5 年生存率分别为 94.2%、84.0%、72.9%、57.6% 和 44.1%，完全消融率达到 75.1%。与日本 Microtaze 微波消融系统不同，中国的消融系统能够形成更大的消融范围，由于中国是肝癌高发大国，有更多的患者符合治疗标准，因而中国的研究常有更大的样本量来对微波消融的效果进行可靠的评价。由单一研究机构进行的最大样本量的微波消融研究是由解放军总医院介入超声科完成的，共治疗 288 例患者 477 个肿瘤，1、2、3、4、5 年累积生存率分别为 93%、82%、72%、63%、51%。局部肿瘤进展率为 8%，肿瘤小于 4cm，Child A 级的肝硬化患者有较高的长期存活率。Kuang 等使用水冷式微波仪对 90 例不能手术切除的肝癌患者进行治疗，其中 74 例（82%）患者是肝细胞癌，直径≤3cm、3.1～5.0cm、5.1～8.0cm 肿瘤的完全消融率分别为 94%、91% 和 92%，局部肿瘤进展率为 5%，因为这一研究很新，没有长期生存率数据。Zhang 等使用水冷微波治疗 86 例肝癌患者，仅 8 例（9.3%）发生局部肿瘤进展。Jiao 等使用 2450MHz 水冷微波治疗 60 个直径为 1～8cm 的肝癌病灶，平均随访期为 17.17±6.52 月，直径≤3cm、3.1～5.0cm、5.1～8.0cm 肿瘤的完全消融率分别为 97.06%、93.34%、81.82%，局部肿瘤进展率为 6.67%。基于以上研究，2450MHz 微波消融系统可以有效地控制局部肿瘤。根据 915MHz 微波消融文献报道，安提（Iannitti）等使用 915MHz 系统（VivaWave™ 系统）进行了美国第一个微波消融临床试验，治疗 87 例患者 224 个肿瘤（平均直径 3.6cm），其中 45% 行开腹手术消融，7% 行腹腔镜消融，48% 行经皮消融，平均随访 19 个月，术后局部肿瘤进展率为 2.7%，总体死亡率为 2.3%，47% 的患者达到无疾病进展生存。马丁（Martin）等使用另一种 915MHz 系统（Evident™ 系统）对微波消融肝脏恶性肿瘤的效果进行了长期观察，100 例进行手术联合消融治疗或单纯消融治疗的患者，平均肿瘤直径 3.0cm，在 36 个月的随访期内，5 例（5%）发生不完全消融，2 例（2%）发生局部肿瘤进展，肝细胞癌患者中位累积生存时间为 41 月。

（二）微波消融危险部位肿瘤效果

危险部位肝癌指肿瘤邻近重要器官和组织，包括膈肌、胆囊、胃肠道、肝门和主要的胆管、血管。由于微波热量可以扩散到周围结构，微波消融肿瘤可能会增加热损伤重要结构的风险。然而，通过联合人工腹水、人工胸水、间断辐射微波能量、实时温度监测以及辅助小剂量无水酒精注射技术，可以安全、有效治疗危险部位肿瘤。Zhou 等报道微波消融治疗 53 例邻近胃肠道肿瘤，完全消融率达到 88.7%，且无即刻及延迟并发症发生。微波消融邻近肝静脉（无血流阻断）肿瘤的研究也已有成功报道。另外，通过联合人工液胸、人工腹水或胸腔镜技术，微波消融近膈顶肿瘤取得了满意的疗效，完全消融率大于 92% 且复发率很低。遗憾的是，到目前为止，尚无微波消融邻近肝门、胆囊等部位肿瘤的研究报道，因而，微波消融危险部位肝癌的大样本多中心的长期深入研究仍值得期待。

（三）与其他治疗比较

到目前为止，仅有一个随机对照研究对微波和射频消融的效果进行了对比分析，最大样本量和最长随访时间的研究来自作者团队，结果显示两者治疗肝癌的完全消融率和生存率比较无统计学差异。Lu 等回顾性地比较分析了微波与射频消融治疗 102 个肝癌患者的效果，结果显示两种方法局部肿瘤控制能力、治疗相关并发症和长期生存率均相似。大本（Ohmoto）等对微波和射频消融治疗小于 2cm 肝癌进行了回顾性比较研究，结果显示射频组治疗次数更少，局部肿瘤复发率更低，累积生存率更高。这些不同的结果可能与使用不同的消融系统有关，与第一代旧式针状微波天线比较，例如大本使用的水冷射频系统微波消融区体积小，疗效没有新一代水冷射频好。

一项回顾性研究显示微波消融治疗与手术切除治疗小于 5cm 肝癌患者 1、3、5 年无病生存率无显著差异。多因素分析结果显示肿瘤分化程度和肿瘤组织血管上皮生长因子 VEGF 及 c-Met 表达水平是影响小肝癌患者复发转移的独立预后因素，而治疗方法对预后没有影响。

另一研究对 90 例肝癌患者微波消融和经皮酒精注射治疗进行了回顾性比较研究。其中高分化肝癌两种方法治疗后 5 年总体生存率无明显不同，但是对于中分化及低分化肝癌患者，微波消融治疗后 5 年总体生存率明显优于经皮酒精注射治疗。

虽然微波消融治疗小肝癌的显著疗效已经得到了普遍认可，但是比较该技术与射频消融、酒精注射和手术切除等其他肝癌治疗方法疗效差别的研究还相对较少。到目前为止，微波消融与其他几种较新的热消融技术（如激光消融）和冷冻消融治疗肝癌的疗效对比研究尚为空白，未来评价微波消融治疗肝脏恶性肿瘤的明确效果还需进行更多深入严谨的研究。

（四）肝癌微波消融联合免疫细胞过继治疗的初步研究

目前治疗肝癌的有效方法有手术切除、局部消融、经肝动脉栓塞和放射线治疗，均能极大地减少肿瘤负荷，取得显著的阶段性临床疗效，而单独的免疫治疗不足以阻止肿瘤进展。根据 0 级动力学原则，一定的免疫活性细胞只能杀灭一定数量的肿瘤细胞，较少数量的肿瘤细胞能被免疫系统消灭，而较多的肿瘤负荷则难以抗衡。肝癌病灶微波消融后，体内大部分肿瘤细胞死亡，机体肿瘤负荷已阶段性降至低谷，但病灶局部、肝内或肝外以及血循环内可能仍然存在少量的肿瘤细胞或微小病灶，此时应为进行免疫治疗的最佳时机，我团队将影像引导下微创的肿瘤原位灭活技术与现代生物治疗技术相结合，通过探索肝癌微波消融联合树突状细胞疫苗及效应细胞综合过继细胞免疫治疗，旨在改善消融后患者机体免疫状态和免疫微环境，最终降低局部肿瘤进展率及肝内外复发转移率，提高患者生存率。我们近 10 年的研究结果显示微波消融联合细胞免疫治疗是安全的，主要不良反应为发热及轻微乏力，持续时间 2～7 天，仅需对症处理，患者完全可以耐受，并不影响其日常活动。联合治疗后，辅助 T 细胞亚群 CD4$^+$ 比例降低、效应细胞亚群 CD8$^+$ 比例增高及 CD4$^+$/CD8$^+$ 降低均与微波组有显著差异，表明免疫治疗刺激了 CD8$^+$T 细胞增殖，明显改变了患者外周血细胞比例状态，且影响一直持续到治疗后 6 个月；更重要的是，联合免疫治疗后外周血原初效应细胞亚群 CD8$^+$CD28$^+$ 比例升高，显著高于微波组，并且一直持续到治疗后 6 个月；治疗后 1 和 3 个月，联合组 CD8$^+$CD28$^-$ 细胞亚群比例也较治疗前显著升高，表明免疫治疗不仅刺激了 CD8$^+$T 细胞增殖，扩大了效应细胞池，而且诱导了肿瘤抗原特异性效应细胞，激发了机体抗肿瘤免疫机能。令人兴奋的是，联合免疫治疗后 1 个月 CD4$^+$CD25^{high} Treg 调节细胞亚群较治疗前显著降低，并显著低于微波组，表明免疫治疗明显改善了患者的免疫抑制状态。细胞因子 IL-2 是刺激淋巴细胞增殖、分化和活化的重要正向免疫调节因子，微波免疫治疗后 1 个月，患者外周血 IL-2 浓度及 IL-2/IL-4 均增高，表明免疫治疗改善了机体免疫微环境，有利于使机体免疫状态向 Th1 方向正向调节。总之，治疗后患者抑制免疫反应的调节性 T 细胞比例降低，活化效应细胞比例升高，表明患者机体免疫状态和免疫微环境得到了正向调节和改善，抗肿瘤免疫机能得到激发和提高。

同时我们还初步观察了细胞免疫治疗对肝癌微波消融治疗后近期复发率的影响，患者进行微波联合免疫治疗后 9 个月内无 1 例发生局部肿瘤进展，而单纯微波治疗患者 9 个月内 9.8% 患者发生局部肿瘤进展，虽然由于联合组患者例数较少而未达到统计学差异，但说明免疫治疗有减缓肿瘤生长和延长局部进展时间的趋势，联合组患者治疗后 3、6、9、12 个月的肝内复发和肝外转移的发生率低于微波组，虽然尚未达到统计学差异，但两组间复发曲线比较有明显分离趋势，表明免疫治疗能延长肿瘤复发时间。此外，消融联合 PD-1、PD-L1 单抗治疗也是目前研究的新方向，期待未来乐观的研究结果报道。

（五）实验室检查指标变化

1. 血清 AFP 检查

解放军总医院自 1994 年 5 月至 2001 年 7 月在超声引导下经皮穿刺肿瘤，进行微波凝固治疗 246 例肝癌病例，随访至 2001 年 12 月，其中 12 例失访予以排除。对 234 例患者 339 个结节进行了总结。全部病例均有明确病理诊断。年龄 25～82 岁（平均 54.8±11.4 岁），治疗前 234 例患者检查 AFP，升高为 139 例，占 59.40%，范围为 25～4300ng/mL；139 例治疗前 AFP 增高者治疗后 AFP 水平下降者占比 92.96%（128/139），其中 72.66% 患者（101/139）降至正常，有明显下降但未降至正常者 28 例，占 20.15%，10 例未下降，占 7.19%。

2. 外周血免疫组化检查

与正常人相比，肝癌患者免疫功能低下，治疗后其免疫功能的恢复和增强，对于机体消灭残癌，防止日后复发起重要的作用。我们进行了微波治疗前后外周血正常人与肝癌患者 CD3、CD4、CD8 和 CD4/CD8 的研究。选择对照组 20 例、肝癌微波治疗组 20 例，分别于治疗前 1 周及治疗完成后 1、2、3、4 周采集患者外周静脉血，用流式细胞仪检测 T 淋巴细胞及亚群，结果表明肝癌患者免疫功能严重低下，与正常人相比，CD3、CD4、CD4/CD8 下降，CD8 上升（表 4-33-5）。微波凝固治疗肝癌后，患者 CD4/CD8 比值明显升高（表 4-33-6）。热疗后免疫功能明显改善的患者肝癌复发率低，无明显改善者复发率高。

表 4-33-5　正常人与肝癌患者 CD3、CD4、CD8 和 CD4/CD8 比较

项目	正常组	患者组	t 值
CD3/%	69.95±3.89	64.52±5.83	3.46
CD4/%	42.02±3.89	34.05±5.58	5.24
CD8/%	25.51±2.51	31.75±4.17	5.73
CD4/CD8	1.66±0.18	1.09±0.23	8.64

表 4-33-6　微波凝固治疗肝癌后患者 CD3、CD4、CD8 和 CD4/CD8 变化比较

时间	CD3/%	CD4/%	CD8/%	CD4/CD8
疗前	64.52±5.83	34.05±5.58	31.75±4.17	1.09±0.23
疗后 1 周	64.72±5.45	34.93±5.65	31.36±3.95	1.13±0.24
疗后 2 周	66.71±5.85	37.18±6.59	29.64±4.70	1.28±0.30
疗后 3 周	66.91±5.91	38.10±6.62	28.64±5.33	1.38±0.36
疗后 4 周	66.91±6.02	37.79±6.77	29.49±4.98	1.32±0.34
F 值	0.88	1.67	1.60	3.54

3. 肝癌病灶局部免疫组化检查

78 例肝癌患者于治疗前及治疗后 3 天、17 天和 30 天在超声引导下行经皮肝脏穿刺，取癌灶内及其肝周组织做免疫组化染色，观察并计数癌灶内外的 CD3、CD45RO、CD56、CD68 和 CD20 阳性细胞数。治疗前癌灶内、外有不同程度的上述细胞浸润。治疗后 3 天，癌灶内、外上述阳性细胞数较治疗前明显增高，尤以癌灶内增加明显，且细胞体积较治疗前明显增大。78 例患者局部免疫检测结果见表 4-33-7。免疫细胞增高程度与治疗前患者病灶局部免疫细胞数量呈正相关（$r=0.56$，$p=0.013$），且局部免疫细胞浸润显著、中度增高组治疗后复发率较低。肝癌微波凝固治疗前后癌组织内免疫细胞数量变化见表 4-33-7。

表 4-33-7　肝癌微波凝固治疗前后 $0.1365mm^2$ 癌组织内免疫细胞数量变化

免疫细胞	病例数	治疗前	治疗后 3 天	治疗后 17 天	治疗后 30 天	F	p
CD3[+]	78	178±90	398±18	498±200	318±110	135.25	0.000
CD45RO[+]	78	268±70	598±10	668±171	508±109	87.79	0.000
CD56[+]	78	15±5	49±9	59±14	39±17	48.58	0.000
CD68[+]	78	178±90	438±100	348±140	268±140	40.41	0.000

注：F 和 p 为治疗前与治疗后多组数值方差分析比较。

（六）治疗后组织病理检查

1. 治疗后再活检

疗程结束，我们对治疗满意的患者于 1～3 个月内进行超声引导穿刺活检，对 156 例中的 194 枚结节活检，病理科报告 180 枚标本完全坏死，占 92.78%。

2. 治疗后手术切除

本组患者肝癌手术切除的机会很少，但有 6 例在微波治疗后行手术。对切除的肝癌标本做连续病理切片，并着重观察整个肿瘤结节（尤其周边）有无存活残癌细胞，病理科医师报告结果：5 例为完全坏死，1 例有少许残存癌细胞。

第十三节　临床意义及评价

应用高温对肿瘤病灶区进行局部适形灭活治疗始于 20 世纪 70 年代。经皮治疗的引导系统首推简便、实用、实时的超声显像系统。近年来相继发展并已应用于临床的介入治疗方法有微波、射频、激光、冷冻和高强聚焦超声。这些方法在临床应用表现出令人鼓舞的势头。临床实践已初步证明用介入治疗方法有可能取得根治性疗效。作为一种新方法，与传统手术切除比较，局部热消融适形灭活治疗具有疗效确切及微创的优势；与放疗、化疗比较，则具有疗效高、毒副作用小的特点。无疑，这将是临床肿瘤治疗方法中继手术、放疗、化疗及免疫治疗后又一新的有效治疗方法。

对目前的局部热消融治疗中微波、射频及高强聚超声诸方法进行比较，由于几种方法的基本原理不尽相同并且技术手段有差异，应当说这些方法并非是排他性的，而有可能是互补性的，关键是看适应证的选择及个案病例的条件。对此，尚须作艰苦深入的大样本前瞻性研究，才可能探索到一定规律。

超声引导下微波热消融治疗肝癌的优点是定位精确，创伤轻微，效果显著而不良反应小。其技术优势主要表现是微波对组织加热效率高，升温速度快，热场可调控，较均匀而边缘锐利，因此在肝癌的适形灭活的治疗中，发挥了突出的作用，肿瘤完全坏死率高达 90% 以上。此外，已经初步证明，在主灶热凝固灭活的同时，能激活机体抗肿瘤免疫功能，这可能是微波凝固治疗能取得较好远期疗效的重要因素。

第十四节　超声引导微波消融治疗肝癌当前的问题和发展前景

虽然微波消融凭借其疗效肯定、治疗时间短、并发症发生率低等优势已在肝癌的治疗领域显现出巨大潜力，但同其他消融技术一样，微波消融仍然处于婴儿期，尚需长期、大样本的前瞻性研究尤其是随机对照研究来揭示其与其他肝癌治理方法的真正利弊得失。

（1）肝癌患者无论是选择手术切除还是消融治疗，其生存利益与肿瘤大小直接相关，这就说明消融治疗要想达到根治目的必须保证涵盖安全边界的充足消融范围。需要不断革新，改进目前市场上可利用的消融系统和天线来扩大消融坏死体积，并广泛联合其他治疗（如肝动脉栓塞），有助于微波消融对肿瘤的有效控制，这将扩大微波消融的适应证。

（2）当前超声引导下微波介入治疗是应用二维图像来完成操作。当肿瘤稍大（如＞3cm）或欠规整时，要求有效热场准确覆盖整个肿瘤则难免不出现偏差。因此，应用超声三维成像显示肿块三维特征并指导治疗有望提高一次原位灭活效果。而对于常规超声难以显示或显示不清的病灶，应用虚拟影像导航和术中超声造影实时引导技术，能够清晰定位病灶，可实现精准消融。而且，目前消融的空间布针依赖医生经验（个人头脑进行构思），三维多模态导航系统和介入穿刺机器人的研究将为实现肿瘤三维空间精准灭活提供新技术。

（3）微波治疗肝癌的有效热场预设和治疗中的监测是保证疗效的关键，虽然我们已应用计算机模拟和实测相结合的方法，建立了一套行之有效的系统。但是，由于各个肿瘤的组织结构和电学参量都不可能一样，特别是血流状态的差异较大，影响较大，因此对治疗中的热场进行准确监测仍然是一个实际问题。当前能有效解决问题的方法仍然是在治疗中进行多点实测；发展方向则是非损伤性的能直观显示的监测方法。

（4）肝癌微波凝固治疗后，判断坏死区发生的部位和范围，特别是残癌存在与否是决定疗效的关键。灰阶超声的识别较为困难。目前公认增强 CT 或 MRI 具有很高的价值，然而多在治疗后进行，难以作为现场的指导方法。谐波成像技术和新型造影剂的发展，使得超声显像对组织的血流灌注状态能一目了然，对识别肿瘤坏死区和非坏死区有重大价值，对现场指导微波治疗肝癌，推进介入治疗学的发展有重大作用。

（5）我们的研究初步证明了局部微波凝固治疗肝癌在主灶被灭活之后，机体外周血及肝脏治疗区局部细胞免疫功能明显增强。通过联合细胞免疫过继治疗，抑制免疫反应的调节性 T 细胞比例降低，活化效应细胞比例升高，表明患者机体免疫状态和免疫微环境得到了正向调节和改善，抗肿瘤免疫机能得到激发和提高。然而微波消融联合免疫治疗未能完全清除乙肝病毒感染，患者免疫治疗后调节 T 细胞比例虽有明显降低，但仍显著高于正常水平，外周血细胞因子 IL-2 浓度亦显著低于正常水平，表明经过微波联合免疫治疗后，患者免疫状态虽然得到改善，但尚未接近正常人状态，部分患者在免疫治疗后未能产生病毒应答表明患者免疫状态改善不明显。这些结果表明乙型肝炎肝硬化背景下肝癌患者机体免疫功能状态复杂，免疫机能的调节和改善受到多因素的影响和制约，较其他单纯肿瘤疾病更复杂。总之，对局部微波消融联合细胞免疫治疗尚须增加样本，延长随访，摸索和调整免疫治疗周期和方案，同时要配合抗病毒治疗及抗病毒免疫治疗，结合心理、环境和生活方式的调整等进行综合性治疗，以期从根本上改善肝癌患者肿瘤发生的环境和土壤，实现延长患者生存期及提高无瘤生存率的目标。

（梁　萍　于　杰　董宝玮）

参 考 文 献

［1］GOLDBERG S N, CHARBONEAU J W, DODD G D, et al. Image-guided tumor ablation: proposal for standardization of terms and reporting criteria［J］. Radiology, 2003, 228 (2): 335-345.

［2］AHMED M, BRACE C L, LEE F T, et al. Principles of and advances in percutaneous ablation［J］. Radiology, 2011, 258 (2): 351-369.

［3］GOLDBERG S N, GAZELLE G S, MUELLER P R. Thermal ablation therapy for focal malignancy: a unified approach to underlying principles, techniques, and diagnostic imaging guidance［J］. Am J Roentgenol, 2000, 174 (2): 323-331.

［4］AHMED M, SOLBIATI L, BRACE C L, et al. Image-guided tumor ablation: standardization of terminology and reporting criteria--a 10-year update. Radiology, 2014, 273 (1): 241-260.

［5］董宝玮，梁萍，于晓玲，等. 超声引导下微波治疗肝癌的实验研究及临床初步应用［J］. 中华医学杂志，1996（2）：8-12.

[6] LLOVET J M, BRU C, BRUIX J. Prognosis of hepatocellular carcinoma: the BCLC staging classification [J]. Semin Liver Dis, 1999, 19 (3): 329-338.

[7] OMATA M, LESMANA LA, TATEISHI R, et al. Asian Pacific Association for the Study of the Liver consensus recommendations on hepatocellular carcinoma [J]. Hepatology International, 2010, 4 (2): 439-474.

[8] European Association for the Study of the Liver. EASL-EORTC clinical practice guidelines: management of hepatocellular carcinoma [J]. Journal of hepatology, 2012, 56 (4): 908-943.

[9] LIANG P, YU J, LU M D, et al. Practice guidelines for ultrasound-guided percutaneous microwave ablation for hepatic malignancy [J]. World J Gastroenterol, 2013, 19 (33): 5430-5438.

[10] BOLONDI L, CILLO U, COLOMBO M, et al. Position paper of the Italian Association for the Study of the Liver (AISF): the multidisciplinary clinical approach to hepatocellular carcinoma [J]. Dig Liver Dis, 2013, 45 (9): 712-723.

[11] GILLAMS A, GOLDBERG N, AHMED M, et al. Thermal ablation of colorectal liver metastases: a position paper by an international panel of ablation experts, The Interventional Oncology Sans Frontieres meeting 2013 [J]. Eur Radiol, 2015, 25 (12): 3438-3454.

[12] Korean Liver Cancer Study Group (KLCSG). 2014 KLCSG-NCC Korea practice guideline for the management of hepatocellular carcinoma [J]. Gut and liver, 2015, 9 (3): 267-317.

[13] KOKUDO N, HASEGAWA K, AKAHANE M, et al. Evidence-based clinical practice guidelines for hepatocellular carcinoma: The Japan Society of Hepatology 2013 update (3rd JSH-HCC guidelines) [J]. Hepatology Research, 2015, 45 (2): 123-127.

[14] BENSON A B, D'ANGELICA M I, ABBOTT D E, et al. NCCN guidelines insights: hepatobiliary cancers, Version 1. 2017 [J]. Journal of the National Comprehensive Cancer Network, 2017, 15 (5): 563-573.

[15] 中华人民共和国卫生和计划生育委员会医政医管局. 原发性肝癌诊疗规范（2017 年版）[J]. 中华消化外科杂志, 2017, 16（7）: 705-720.

[16] 国家肿瘤微创治疗产业技术创新战略联盟专家委员会. 影像引导肝脏肿瘤热消融治疗技术临床规范化应用专家共识 [J]. 中华医学杂志, 2017, 97（31）: 1864-1869.

[17] FORNER A, REIG M, BRUIX J. Hepatocellular carcinoma [J]. The Lancet, 2018, 391: 1301-1314.

[18] HEIMBACH J K, KULIK L M, FINN R S, et al. AASLD guidelines for the treatment of hepatocellular carcinoma [J]. Hepatology, 2018, 67 (1): 358-380.

（于 杰 梁 萍）

第三十四章

肝癌的化学消融

肝癌的化学消融（chemical ablation of liver cancer）是指在影像技术的引导下，经皮细针穿刺肝肿瘤，注射化学消融剂直接杀灭肝癌的局部治疗方法。化学消融剂主要包括无水乙醇、冰乙酸、稀盐酸等。化学消融剂直接作用于肿瘤组织，使癌细胞的蛋白质产生凝固性坏死效应，原位毁损灭活肿瘤组织，凝固坏死组织被逐渐吸收或瘢痕化，而周围正常组织无显著损伤。这种局部治疗肿瘤的技术又称为"化学切除"，或者"肿瘤内破坏术"。由于坏死的癌组织蛋白质在吸收的过程中可以激活机体免疫反应，产生"二次"效应，因此，肝癌局部化学消融也会产生一定的全身效应。

第一节 概　　述

1955 年美国劳伦斯（Laurence）首次报告将酒精注射技术（称为"化学之刀"）用于脑部治疗帕金森氏病。1983 年日本学者杉浦信文（Sugiura）首次报道超声引导下经皮无水乙醇注入瘤体治疗小肝癌，即经皮无水乙醇治疗术（percutaneous ethanol injection，PEI）。1994 年日本大西（Ohnishi）首次报告经皮乙酸注射疗法（percutaneous acetic acid injection，PAI）治疗肝癌，证实乙酸凝固癌组织的效力是无水酒精的 3 倍。2001 年中国冯威健首次公开了经皮肿瘤内盐酸注射疗法（percutaneous hydrochloric acid injection therapy，PHAIT），并于 2006 年发表治疗肝癌的实验与临床研究成果，证实盐酸消融剂凝固癌组织的效力是乙酸的 5 倍、无水酒精的 15 倍。新世纪以来，随着人们对肿瘤消融疗法的研究不断深入，特别是经皮注射疗法在肝癌的应用中得到重视，开始把上述疗法统称为肿瘤的化学消融疗法。

经皮消融最初主要用于不能手术的肝癌患者的姑息性治疗，直到 2000 年巴塞罗那会议将经皮消融界定为原发性肝细胞癌的治愈性方法。同年日本政府许可无水乙醇注射治疗肝癌并进入国民医疗保险。2005 年日本政府批准世界上首个肿瘤内注射用无水乙醇注射液上市，经皮消融疗法以其疗效确切、成本费用相对低廉、方便、重复性强，被全世界广为应用。自 2009 年开始，以美国 NCCN 为代表的肝癌诊疗指南中，将消融疗法（最常用射频消融和酒精消融）与手术切除并列为小肝癌的首选治疗方法。2010 年北京市医保增补"CT 引导下肿瘤内破坏术"为医保甲类项目，化学消融技术日益成熟。

随着超声和 CT 引导与监控技术、穿刺、肿瘤内注射等技术的进步，目前化学消融被广泛运用于肝癌的微创及综合治疗。化学消融是对传统肿瘤外科手术治疗的有效补充，根据肿瘤的分期及肿瘤位置，既可对肿瘤实施完全的消融（化学性切除），也可用于肿瘤的局部姑息治疗，在与其他疗法综合应用的时候，发挥其降低肿瘤负荷的作用。消融后远期生存率的提高和免疫学研究提示，消融后坏死的癌组织可以激活免疫，还发挥了一定的全身控制效应。

第二节　肝癌化学消融技术的分类和原理

一、化学消融技术（彩图4-34-1）

（一）经皮乙醇消融术

经皮乙醇消融术又称经皮无水酒精注射疗法，其作用机制是浓度为99.5%（分析纯）无水乙醇或者95%（医用）无水乙醇可使肝癌细胞脱水固定，蛋白质凝固变性，破坏肿瘤细胞，同时，肿瘤组织中的血管壁内皮细胞变性、坏死，继而形成血栓，导致肿瘤缺血坏死。经皮乙醇消融是目前临床应用最为普及的一种化学消融方法。由于注射无水乙醇后较少发生出血以及脏器功能损坏，适用于实体脏器肿瘤，特别是肝癌。由于肝肿癌组织内细胞间结构松散，而肿瘤周围肝组织由于肝硬化纤维变的存在阻止乙醇进一步扩散，使无水乙醇注入后"选择性"在癌肿内扩散，因而能迅速有效破坏肿瘤组织，对正常肝组织损伤却较小。

（二）经皮乙酸消融术

经皮乙酸消融术又称经皮醋酸注射疗法，其作用机制是50%的乙酸可使肝癌细胞蛋白质变性、凝固坏死，而且，还可以通过直接损伤细胞的各种膜性结构，或者改变pH值来破坏细胞内环境的稳定，导致癌细胞死亡。与无水酒精相比，乙酸具有更强的渗透能力，容易穿透癌组织的纤维间隙而均匀弥散，因而具有更强的杀伤癌细胞能力。经皮乙酸消融疗法的穿刺技术与其他经皮消融技术相似，但50%乙酸对组织蛋白的消融效力是无水乙醇的3倍，它具有注射总量少、次数少的优点。但是，乙酸具有刺激性气味，更容易渗透到纤维膜外，治疗时容易产生明显的疼痛反应。

（三）经皮盐酸消融术

经皮盐酸消融术又称经皮盐酸注射疗法，稀盐酸是生物体胃液中胃酸的主要成分，具有破坏各种组织蛋白的作用，HCl溶液是分子质量最小的水溶性无机酸，活泼的HCl分子与蛋白结构发生化学反应后，分解生成氯化钠、水，在人体内无毒，亦无毒性物质蓄积。坏死的组织逐渐被机体吞噬细胞清除，还可以引发机体对坏死后肿瘤组织的免疫反应。生物体的胃壁的主细胞主要分泌HCl，生物在进化过程中选择稀HCl作为消化食物蛋白质的主要化学物质，说明HCl在分解、灭活蛋白质中起重要作用，因此，稀盐酸属于内源性蛋白质分解剂。活体试验表明，将稀盐酸注射到实体组织或者肿瘤内部，化学消融剂依靠分子的运动，逐渐向外周组织不断扩散，在5～6h内全部发挥作用。通常，组织凝固的范围呈现为球体状，凝固坏死区与正常组织界限清晰，稀盐酸消融肿瘤的同时，对肿瘤内血管具有凝血样作用。由于稀盐酸只凝固蛋白，而对构成肿瘤包膜的纤维成分的多糖类物质几乎没有破坏作用，纤维膜可以阻止稀盐酸的扩散，因此对于有包膜的肿瘤，盐酸消融剂能够破坏包膜之内的癌组织，而对包膜以外的正常组织影响较小，组织器官外围的被膜也可以阻止药液外渗，从而防止化学消融对周围组织器官的损伤。

二、影像引导与穿刺注射技术

肝癌的化学消融通常是在影像技术的引导下经皮穿刺，并在影像的监控下将化学消融剂缓慢注射到肿瘤内。准确穿刺和影像监控注射并控制药物的剂量和分布是化学消融的关键。在超声或

CT引导下准确命中肿瘤中心，减少不必要的反复穿刺给身体带来的损伤，也减少种植转移的发生几率。

（一）超声引导下穿刺技术

超声引导介入治疗技术已经有了成熟的经验，具有实时快捷、操作方便、无辐射的特点。主要应用于CT显示不清楚而超声检查显示清晰的病灶及靶器官。可以在实时超声引导下，穿刺肿瘤并注入化学消融剂（图4-34-2）。

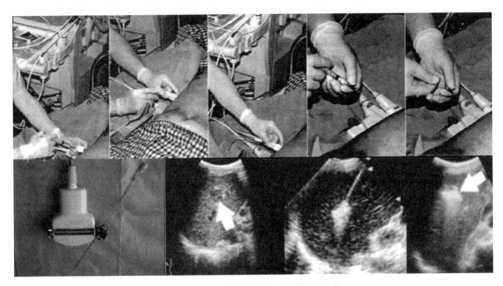

图4-34-2　超声引导下酒精消融术

超声引导下的穿刺，一般采用较直的进针途径，以最小的成角方向、最短的距离到达靶组织。这种方法适用于超声图像清晰的病变。超声穿刺专用探头装有进针孔，通过扫描探头观察靶器官结构及肿瘤后，沿穿刺孔和引导线进针即能到达相应部位进行治疗。实时超声除了可以进行定位及引导穿刺外，还能够观察进针和注药的全过程。

（二）CT引导下穿刺技术

CT扫描具有密度分辨率高，影像无重叠，定位准确的特点，获得的图像可清晰地显示穿刺断面的解剖结构，准确显示病变所在位置、大小、外形、肿瘤内部的情况及病变与周围组织的结构和空间关系，特别是相邻血管、神经等的分布和走行，甚至可观察含有造影剂的化学消融剂在病变中的分布，显示消融剂的分布以及有无外流，便于控制治疗过程，更有利于提高治疗的安全性。当病变位于肝脏的特殊部位如膈顶、肝门附近、肝被膜下、胆囊旁、邻近肠管、肺脏，超声声影干扰较重，或者需要深吸气才能显示，超声引导有困难而CT显示病灶较清晰时，选择CT引导技术（图4-34-3）。

（三）肿瘤内注射（滴注）技术

肿瘤内注射技术具有微创、准确和可控的特点。

微创是肝癌化学消融的优势。采用细针经皮穿刺肿瘤，通常选择细针如21G或22G（外径为0.8或0.7mm）的PTCD或酒精疗法穿刺针，穿刺针的外径为0.8～0.7mm。穿刺针带有的针芯，除加强

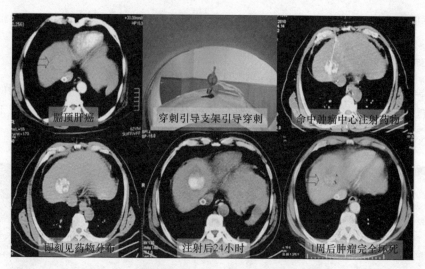

图 4-34-3 膈顶部肝癌的 CT 引导下盐酸消融术

穿刺针的强度对穿刺起支撑作用之外，还用于疏通注射时凝血块的阻塞。PTCD 穿刺针的针尖为斜面，穿刺时要考虑斜面对穿刺通路跑偏的影响。针尖为三棱型或者圆锥型，穿刺时不容易跑偏。

套管式微米针注射技术是将穿刺针穿刺到肿瘤的前端，然后将 26G（外径 0.45mm）的注射针通过套管针穿刺肿瘤。该针外径更细，穿刺损伤小，注射结束出针时药物反流少，提高治疗效率，减少不良反应。必要时可以根据肿瘤的位置，利用微米注射针可以弯曲的特点，直接命中肿瘤的中心，注射化学消融药物（图 4-34-4）。注射结束，先拔出微米注射针，观察无药物反流后再拔出套管针。还可以根据肿瘤的大小，改变微米注射针的方向，对肿瘤的不同部位分别进行多点注射。套管针技术可以应用于普通射频消融电极针难以到达的部位的肿瘤的治疗。微米针也带有针芯，可在注射针被血液堵塞时，用以疏通注射针。直径 0.45mm 的 26G 微米注射针可以限制药物注射的速度，能够在注射药物时，延缓注射的速度，达到滴注药液的效果，防止快速注射速度过快而产生不良反应。

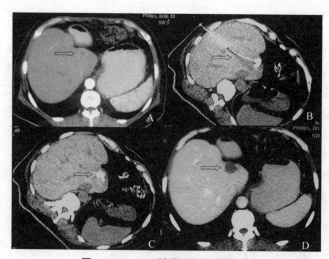

图 4-34-4 CT 引导下肝门部肝癌

A. 第二肝门部肿瘤术后复发邻近肠管；B. 微米套管针技术注射盐酸消融术；C. 盐酸消融剂分布在病灶内部；D. 术后24h复查肝癌被完全消融，周围器官无损伤

对于较大的肿瘤，也可使用多极伞形注射针，该针穿刺到肿瘤部位后，释放出 3 枚 21G 的带四个侧孔的子针，释放后分布成为一个球形阵列，有利于化学消融剂更均匀地分布于肿瘤内部，但是该注射针较粗，穿刺损伤大，药液沿针道反流，疼痛的并发症较明显。

准确是肝癌化学消融的根本。在超声或者 CT 引导下准确命中肿瘤中心，减少不必要的反复穿刺给身体带来的损伤，减少种植转移的概率。超声或 CT 影像的监控作用可以指导治疗，能够准确地控制注射的剂量和药物的分布。

可控是肝癌化学消融的优势。注射时使用自动微量注射泵，将化学消融剂以滴注的方式浸润式注射到肿瘤的内部，尤其是肝癌大多是在肝硬化的背景下发生的，因此，滴注到肿瘤内部的药液，在相对较软的癌组织内扩散，肝硬化纤维化的组织对药液的扩散有阻止作用。使用自动微量注射泵，设定好注射的速度、注射量，按照治疗计划控制注射的总量。在 CT 引导下穿刺注射时，将非离子造影剂与化学消融剂以 1：9 体积比混合后，可以显示药物的分布，必要时，随时进行 CT 扫描，观察、掌握药物的分布和流向，当药物出现逆流、反流、误流时，及时停止注射。

第三节　肝癌化学消融的适应证与禁忌证

化学消融治疗适应证的选择与疗效有着密切的关系。按照我国最新肝癌临床分期与治疗原则（图 4-34-5）及 2009 年及之后的美国 NCCN 肝癌临床治疗指南，化学消融适用于：肝癌，包括原发性肝癌（肝细胞性肝癌、胆管细胞性肝癌）和转移性肝癌，具有手术切除的指征但难以手术切除的患者，特别是对早期孤立性少血性有包膜的小肝癌（Ⅰ期），可以达到完全治愈性消融。以往认为化学消融的治疗对象是直径≤3cm，病灶数目不超过 3 个的小肝癌，目前由于治疗技术的发展、应用经验的积累，治疗范围可以扩大到直径≤5cm 的肝癌。

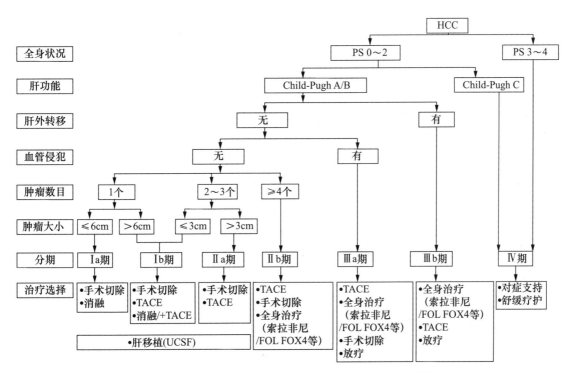

图 4-34-5　我国肝癌临床分期与治疗路线图（2017 年版）

对于晚期肝癌，肿瘤直径大于3cm的多发病灶也属于化学消融的相对适应证，主要目的是减小肿瘤体积，减轻肝脏负担，达到部分（姑息）性消融。对转移性肝癌，因内部结缔组织成分较多，药物弥散困难，应缩短治疗的间歇，延长治疗疗程。

化学消融主要适用于因合并下列情况之一而不能手术的肝癌患者：①合并严重肝硬化或其他严重心、肾疾患；②高龄体弱不能耐受手术或儿童患者；③肿瘤部位特殊，肝内多发病灶或手术后复发者；④拒绝手术者。

肝癌化学消融的禁忌证包括：①呈浸润性生长的巨大肿瘤，例如肿瘤超过肝脏一半以上；②严重黄疸，大量腹水；③有明显的出血倾向，凝血机制障碍或血小板数量低于40×10^9/L者；④肝外转移或门脉广泛瘤栓。

第四节　肝癌化学消融的术前准备

术前检查凝血机能，如出凝血时间、血小板计数，明确没有出血倾向后，方可进行穿刺。进行腹部穿刺时，需要空腹，术前可给予止痛药、止血药和镇静药。穿刺前一定要进行超声检查和CT平扫及强化检查，了解病变部位、形态、大小与周围器官的关系，初步拟定进针路线。

一、穿刺引导设备的选择

超声引导介入治疗技术具有实时、方便、无辐射的特点。对于CT显示不清楚，而超声检查结构显示清晰的病灶，尽量选择实时超声引导介入技术。

CT引导介入具有分辨率高，影像无重叠，可准确观察化学消融剂分布，便于控制治疗过程，提高疗效和安全的特点。病变位于特殊部位，如膈顶、肝门附近、肝被膜下、胆囊旁、邻近肠管、肺脏，超声声影干扰较重，或者需要深吸气才能显示，超声引导有困难而CT显示病灶较清晰时，可选择CT引导。

二、超声引导设备的准备

在超声直视下，使用超声穿刺探头及穿刺引导架引导穿刺进针，扇形凸阵穿刺探头为肋间穿刺提供短捷途径。普通扇形超声探头配备专用穿刺引导架，确定皮肤穿刺点、进针途径、深度、角度。

整个穿刺过程应采用无菌操作，探头事先用空气灭菌熏蒸消毒，也可以用无菌手套、薄膜等包裹隔离。为了获得良好的图像，可以在手套和探头之间注入耦合剂，手套与皮肤之间使用消毒石蜡油或消毒用酒精。扇形探头上配套的穿刺导向支架、进针孔道可以单独消毒。

三、CT引导设备的准备

用CT进行引导穿刺，使用多排常规螺旋CT，扫描机架的窗口直径越大，操作越方便。通常，可使用CT扫描仪带有的穿刺活检的操作程序引导穿刺。先在穿刺部位皮肤固定断层定位尺，CT扫描选择5～10mm断层，以肿瘤最大断层为中心，上下扫描整个肿瘤层面。在肿瘤最大断层层面，CT的内激光定位线与断层定位尺交叉处，标记皮肤穿刺进针点。在CT扫描图像上，选择穿刺进针的角度（包括断层的X轴角度和CT机架的Y轴角度）和进针深度的三维数值（图4-34-6）。

四、穿刺针的选择和准备

根据病灶的大小、深浅以及与周围组织的关系选择合适的穿刺针，原则上对浅表较大的肿块，应选择细针（如22G或23G穿刺针）。但对通过肌肉较多或较深在的病变时，因为22G或

23G 的穿刺针太细容易弯曲，不容易掌握方向，可以使用 20G、21G 的穿刺针。对于比较深在的病变应选长度为 15~20cm 的穿刺针。超声引导穿刺过程中，粗针（18G）较细针（22~23G）易于观察，粗针穿刺时，超声下可见穿刺针的全长，而细针仅能看见针尖部。一些穿刺针的尖端进行了特殊加工处理，使得针尖部分能够在 B 超下更清楚地显像。CT 引导用穿刺针通常带有刻度和定位卡子。常用 21G（直径 0.8mm）酒精疗法注射专用针，针尖的侧方带有 3 个出药孔，有利于药物的弥散，但是该针不带针芯，注射针容易被血液堵塞，影响注射。

套管式微米注射针：先将 21G 套管针穿刺到肿瘤的前端，为 26G 微米注射针提供穿刺的隧道，再将微米注射针穿刺肿瘤内部。可以根据肿瘤的位置，利用微米注射针可以弯曲的特点，直接命中肿瘤的中心，注射化学消融药物。还可以根据肿瘤的位置，改变微米注射针的方向。对于较大肿瘤，可对肿瘤的不同部位分别进行多点注射。当注射针被血块堵塞时，可以用针芯疏通注射针（图 4-34-7）。

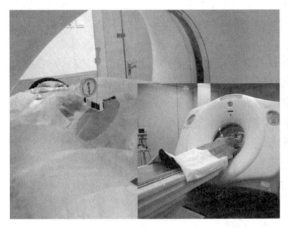

图 4-34-6　CT 穿刺引导架和导向器，可以倾斜
CT 机架穿刺

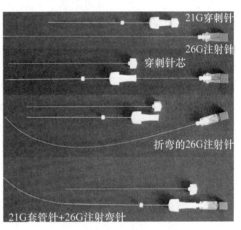

图 4-34-7　套管式微米注射针组合

五、相关条件的准备

开展化学消融的医疗机构应为具有一定规模的二甲以上医院，具有较好的肿瘤内科、外科、影像介入科基础的主治医师以上的执业医师，经过专门的培训。参与治疗的还包括有临床经验的影像医师和经过专门训练的护士。

第五节　肝癌化学消融的操作要点

化学消融应在影像技术引导下进行操作，消融范围不仅要包括全部的可见肿瘤体积（gross tumor volume，GTV），还应包括癌旁 5mm 可能存在微小病灶的临床肿瘤体积（clinical tumor volume，CTV），以获得安全边缘，彻底杀灭肿瘤。对边界不清晰、形状不规则浸润型癌或转移癌，在邻近肝组织及结构条件许可时，建议扩大瘤周安全范围达 10mm 或以上。

一、超声引导下穿刺技术

在实时超声引导下，使用扇形凸阵超声探头，首先对治疗的靶部位进行超声定位，将病灶中心固定在穿刺引导线上，选择皮肤进针点，做一个"十字"标志。局部皮肤消毒，铺巾。对进针点皮肤及皮下组织进行局部麻醉。用无菌的耦合剂或酒精涂抹局部皮肤。穿刺针插入引导孔，沿引导线穿刺插入病灶内部，超声图像保持在可观察靶组织方向，在实时超声监视下，把穿刺针插入病灶内。监视器上可以清晰地看到穿刺针沿穿刺引导线进针的过程。针尖尽可能命中病变的正中心，缓慢注射药物，在针尖处可以看到药物作用后产生的高回声区域（与消融剂作用于组织产生的气泡有关）。一边观察高回声区域逐渐增大，甚至充满整个肿瘤，一边缓慢推注药物。

二、CT引导下穿刺技术

根据病灶的位置，患者选择方便穿刺、稳定不易发生移位的舒适体位，如仰卧、俯卧或侧卧。训练患者的呼吸，嘱咐患者平静浅呼吸，并于呼气末闭气，无论扫描还是穿刺，都应保持一致的闭气。

皮肤进针点的选择：纵向放置金属栅格定位尺，CT平扫确定肿瘤最大层面，找到该层面上皮肤进针点处的纵向定位金属栅。打开CT定位灯，在横向定位光线与纵向定位金属栅交叉点做一"十字"标记，此为皮肤进针点。

将CT穿刺引导架放置于患者的身体的下方，对导向器起支撑作用。CT扫描后，在显示器上将皮肤进针点与病灶靶点连一直线（穿刺引导线），测定断层的X轴角度和CT机架的Y轴角度（通常为0°）。常规消毒，铺巾，局部麻醉后，将穿刺针插入一次性使用导向器的引导孔内，调整好进针的角度（断层的X轴角度和CT机架的Y轴角度），调整导向器水平泡位于水平仪的中央处，将CT内定位激光线与穿刺针体重合。重复扫描，确认穿刺针的尾影（穿刺引导线）或者延长线指向（瞄准）病灶靶点。出床后，术者沿引导进针方向，将穿刺针经皮穿刺，插入相应的深度，即可命中靶点。导向器辅助CT引导的过程更加接近"准实时"，操作简便、命中率高。当穿刺通路上遇到骨质障碍、经过肺脏、大血管等需要避开时，应用此项技术可以适当倾斜CT机头的角度进行定位穿刺，解决"倾斜轴位"穿刺的问题，实现了全方位CT引导穿刺（图4-34-6）。

注射的药物含有非离子造影剂，可以通过CT显示分布以及范围，每注射0.2mL左右要对药物的分布进行一次CT扫描，要注意，扫描范围要注意观察药物在头足侧的分布。对于直径超过3cm的原发性肝癌，可以间隔3~5天，再进行一次补充治疗。

三、肿瘤内注射技术

当穿刺针命中肿瘤中心后，用注射器回抽，如果回抽物为红色可能命中了较大的血管，如果回抽物为黄绿色有可能命中了胆管，此时应该稍微进针或少许退针。连接好延长管，用注射器或者自动微量注射泵缓慢注射化学消融剂，注意注射压力不能过高。采用自动微量注射泵，选择10~12mL/h的速度缓慢注射，又称滴注，特别是盐酸消融时，使消融剂缓慢滴注渗透到肿瘤组织，既便于观察药物的分布，又可以减少药物的外溢，保证疗效，减少并发症。手推注射时，每次0.1mL。为使药液在肿瘤内充分弥散，注射1mL药液后，顺时针方向转30°再注射1mL，再依次重复上述步骤一次。注射速度不宜太快，中间应有短暂间歇，以利药物的弥散，直至肝癌完全坏死。

对于较大的肿瘤，完成上述程序后拔针或进针1cm，重复以上程序。也可以采取多针穿刺注射技术，操作过程与上述相同，尽量减少穿入肿瘤次数，以减少酒精自穿刺道反流的机会。每次治疗时间需20~60min。

应用套管微米注射针技术时，先将21G的套管注射针穿刺到肿瘤的前端，再将26G的微米注射针穿刺到肿瘤内。微米注射针很细，对肿瘤包膜的损伤小，还可以控制注射剂量，做到滴注。也可以改变微米注射针的方向，对肿瘤的不同部位分别进行多点注射。

完成预计的注射量后，停止注射，插好穿刺针的针芯，休息 3～5min，以利于药物的吸收。拔出针芯，观察有无药液沿针道反流，确定肿瘤内外的压力平衡后，缓慢拔出穿刺针，局部按压止血，贴创可贴。治疗完成，术后止血、抗炎、止痛治疗 3 日。

四、经皮乙醇消融术

经皮乙醇消融术是目前临床应用最为普遍的一种化学消融方法。使用浓度为 99.5% 分析纯度无水酒精或者 95% 的医用无水乙醇。由于无水酒精对组织蛋白的消融效力是 1∶1，在影像引导下肿瘤内注射无水乙醇，一般一次注射 2～10mL，每周可以治疗 1～2 次。注射总量的计算公式为：$V（mL）=4÷3×\pi×（\gamma+0.5）^3$。$\gamma$ 代表肿瘤的半径（cm），加 0.5 是为了扩大治疗范围。按该公式计算，直径为 3cm 的肿块需注入无水乙醇约 15mL。一般一次注射 2～10mL，通常总量不宜超过 10mL，每周可以治疗 1～2 次。大量（50mL）注射时需有保护措施。注射量可以通过超声显示进行加减。要注意，注射量过多时，部分无水乙醇可能会流入肝静脉或胆管引发疼痛。对于直径超过 3cm、有包膜的原发性肝癌，1 次可以注射 5～10mL 的无水乙醇。根据肿瘤的大小，决定注射的次数和注射的部位。在 CT 引导下注射时，以 9∶1 体积混合无水乙醇、非离子造影剂，以显示药物的分布。

五、经皮乙酸消融术

经皮乙酸消融术使用 50% 乙酸，由于 50% 乙酸对组织蛋白质的消融效力为 1∶3，具有注射总量少、次数少的优点。但是，乙酸具有刺激性气味。治疗剂量：50% 乙酸对组织蛋白的消融效力是 1∶3，影像引导下肿瘤内注射乙酸消融肿瘤，每次 1～5mL，每周可以治疗 1～2 次。消融剂的注射剂量估计公式为：$V（mL）=4÷3×\pi×（\gamma+0.5）^3÷3$。$\gamma$ 为肿瘤半径（cm）。按该公式计算，直径为 3cm 的肿瘤需注入 50% 的乙酸 5mL。乙酸的注射速度以 0.1mL/min 的速度为好，注射量在计算的范围内，以超声显示病灶完全浸润为度。还有人根据肝癌的直径估计 50% 乙酸的用量：直径 1～2cm 的肿瘤每次注入乙酸 1.4±0.7mL，每周重复注射 2 次，总量约 3.5±1.5mL。在 CT 引导下注射时，以 9∶1 体积混合非离子造影剂，以显示药物的分布。但是，乙酸具有刺激性气味，注射时局部疼痛比较明显。

六、经皮盐酸消融术

经皮盐酸消融术是具有竞争力的化学消融疗法。由于 6mol/L 盐酸对组织蛋白的消融效力是 1∶15，即 1mL 的消融剂可使 15cm^3 的肿瘤完全凝固坏死，其凝固癌组织蛋白的效力是无水乙醇的 15 倍，是 50% 冰乙酸的 5 倍。治疗剂量估计公式为：$V（mL）=4÷3×\pi×（\gamma+0.5）^3÷15$。$\gamma$ 为肿瘤半径（cm）。按该公式计算，直径为 3cm 的肿块需向肿瘤中心部注入盐酸消融剂 1mL。盐酸消融剂的注射速度以 0.1mL/min 的速度为好。在影像引导下，肿瘤内注射盐酸消融肿瘤，初始剂量掌握在 1～2mL，追加剂量每次 1～5mL，每周可以治疗 1～2 次，或者每 1～2 周注射一次。CT 引导下注射时，将非离子造影剂以 9∶1 体积混合与化学消融剂混合，以显示药物的分布。治疗病例见图 4-34-8。

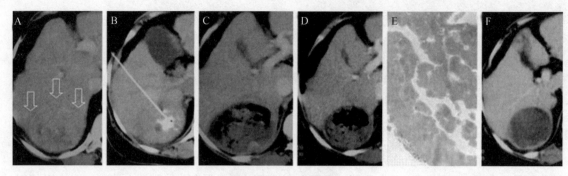

图 4-34-8　病例检查图

A. 巨块型肝癌；B. CT引导下分4次注射盐酸消融治疗；C、D. 为强化CT；E. 为活检病理，均显示肿瘤完全坏死；
F. 8年无复发

第六节　肝癌化学消融的疗效评价

实施化学消融术后，即刻及24h后可以对治疗效果进行评价，长期随诊包括术后1个月进行首次复查，术后3、6、9、12个月及每半年随访复查一次。

评估局部疗效的规范方法：采用对比增强CT/MRI或超声造影判定肿瘤是否完全消融（complete response，CR）。CR的病灶影像学表现为完全无血供，活检病理学癌细胞完全坏死。若消融不完全，可即刻补充治疗。若经3次消融仍不能获得CR，应放弃消融疗法，改用其他治疗。发现可能的局部复发和新生病灶，利用经皮消融微创安全和简便易于反复施行的优点，有效地控制肿瘤进展。

血清学检查：AFP常作为评价疗效的指标。治疗后血清AFP水平下降说明治疗有效；反之，提示肿瘤残留或复发。血清AFP浓度检查平均要求1~3月复查1次。

影像学随访：CT增强扫描是最常用和直观评价疗效的方法之一，化学消融治疗疗效判断主要是根据增强CT检查病变区是否存在强化，如发现有结节样强化提示肿瘤残留或复发。MRI影像上化学消融治疗病变坏死在T1WI表现为高信号，T2WI为低信号。T2WI出现高信号提示肿瘤组织液化；肿瘤组织残留在T2WI上也表现为高信号，此时高信号与增强扫描表现一致，可与前者鉴别；也有认为MRI上肿瘤残留组织不具有典型的T2WI表现。因此，MRI一般不作为常规随访手段。超声检查在判断肿瘤是否完全坏死上存在一定的困难，高回声肿瘤在经化学消融治疗后信号可能变得不均匀而难以观察，低回声可能是肿瘤本身或肿瘤坏死引起。但B超随访可判断肿瘤的形态的变化以及是否存在肝内转移。在随访过程中，如发现病变形态变化如增大或有新病灶产生，需及时进行治疗。彩色多普勒如见瘤灶内有动脉血流提示肿瘤残留；多普勒难以发现较小新生血管，排除复发可能，需要结合其他检查。DSA检查一般不作为常规随访的手段；无肿瘤染色被认为是治疗有效。

组织病理学及组织代谢学检查：消融灶活检显示肿瘤组织完全坏死（图4-34-8E）。PET/CT显示治疗区域无组织代谢（图4-34-10E）。

近年来，肝癌的临床指南已经把消融疗法中的射频消融和化学消融作为用于早期小肝癌的一线治疗方法。化学消融中的乙醇消融、乙酸消融治疗小肝癌，生存率和局部控制率与手术切除接近。与射频消融进行的比较研究表明，射频消融的长期生存率略优于乙醇消融，主要是局部复发率明显降低。（表4-34-1）

表 4-34-1　经皮乙醇消融治疗肝细胞癌疗效评价的随机对照试验

研究者	例数	生存期 / 年			局部复发率
		1	2	4	
Huang et al.（2005）					
乙醇消融	38	100	100	92	47%
手术切除	38	97	91	88	39%
Lin et al.（2005）					
乙醇消融	62	88	88	66	34%
乙酸消融	63	90	67		31%
射频消融	62	96	93	81	14%
Shiina et al.（2005）					
乙醇消融	114	92	81	57	11%
射频消融	118	97	91	74	2%

第七节　肝癌化学消融的并发症及其防治

化学消融常见的反应有局部疼痛、肝功能损害、吸收热和酒精中毒现象。

一、局部疼痛

局部疼痛是化学消融的常见不良反应，特别是当肿瘤位于被膜附近时，疼痛可能比较明显，多局限于穿刺部位，有时见于右肩部或剑突下。采用缓慢注射或在消融剂中加入 2% 的局部麻醉药和使用带孔针，特别是套管针微米穿刺针可减少疼痛的出现。一般疼痛均能忍受，持续几个小时，对症止痛治疗可以缓解。乙酸消融治疗引起的疼痛较酒精消融严重，盐酸消融的疼痛反应少于酒精消融和乙酸消融。

二、肝功能损害

化学消融后可能出现一过性转氨酶增高，经过保肝治疗，1 周左右恢复。因为乙醇在体内分解为乙酸和乙醛，且三者均对肝脏有损害，所以醋酸对肝组织正常结构损害更轻，坏死组织修复得更快。盐酸消融用量非常小，仅为无水乙醇的 1/15 和 50% 乙酸的 1/5，盐酸消融的不良反应更低。

三、吸收热

化学消融后，部分患者会短期内出现一过性轻至中度体温升高，经过一般性退热处置，数日内好转。

四、大剂量乙醇时可能出现酒精中毒

当酒精消融的注射量达 50mL 时，由于肝坏死、溶血和局部血栓形成而使转氨酶、胆红素、血细胞、血小板、血红蛋白、纤维蛋白原与血白蛋白水平产生变化。酒精消融后亦有报道出现严重并发症，如①腹腔内出血，系损伤覆盖于萎缩肝脏的网膜所致；②胆管损伤，引起肝内胆管扩张，甚至还会出现黄疸；③酒精反流至血管导致局灶性肝梗死，甚至药物性肺梗塞。有报道乙酸消融后，出现节段性肝脏楔形梗死、肝破裂、需要透析治疗的急性肾功能衰竭等病例，这与穿刺针使用不当、消融剂剂量过大、消融剂外溢等因素相关。

第八节 肝癌化学消融在肝癌多学科综合治疗中的作用

单个病灶、直径在 3cm 以内的原发性肝细胞癌或伴有较严重的肝硬化、肝功能不良者，化学消融为首选方法之一（图 4-34-9）。为了提高总生存率，降低局部肿瘤复发的风险，多学科综合治疗是十分必要的。

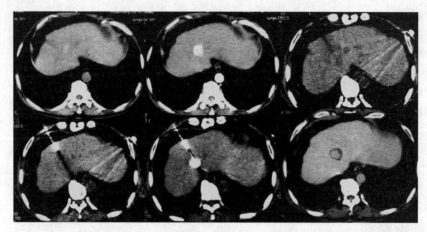

图 4-34-9 CT 引导下盐酸消融治疗左内叶肝癌，肿瘤完全坏死

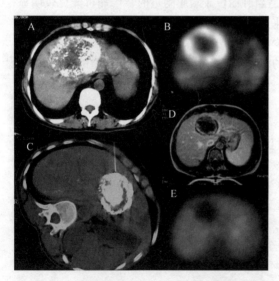

图 4-34-10 巨块肝癌（A）TACE 后，肿瘤仍然高代谢（B），联合盐酸消融（C），肿瘤坏死（D），高代谢消失（E），长期生存

化学消融（酒精注射）联合栓塞化疗比二者单独应用，无论治疗小肝癌还是巨块肝癌均可以明显提高生存期（图 4-34-10）。对于巨块型肝癌，将化学消融与肝动脉栓塞化疗（TACE）联合，进行"双介入"治疗，发挥两种治疗方法的优势，可使肿瘤的完全坏死率从单一 TACE 治疗的 20% 左右提高到 80% 左右。化学消融联合 TACE 序贯治疗的选择：对于富血供的肝癌应先 TACE，2 周后序贯化学消融；对于乏血供的肝癌，主张先行化学消融，2 周后序贯 TACE。

化学消融与射频消融联合应用可以提高消融的效果，降低射频消融所需的能量和治疗时间，减少复发。射频消融失败或者射频消融难以到达的部位可用化学消融进行补充治疗。

对于病变数目较多，超过 3 个，单纯化学消融治疗效果不佳，仅仅起到"降低肿瘤负荷"作用，应结合 TACE 技术，即首先行 TACE 治疗后，使肿瘤缩小并使瘤床血管栓塞。同时结合分子靶向治疗、免疫治疗等全身治疗。

由于化学消融对肝功能仅仅发生一过性轻微影响，肝硬化 Child C 级肝癌患者也可接受化学消融治疗。对于位于肝脏包膜下的肿瘤，化学消融治疗引起患者一过性疼痛的机会增加，出血、气胸等发生的机会与肝实质内部化学消融治疗无显著差异，化学消融治疗该处肿瘤亦被认为是安全、有效的。

随着新型化学消融剂的开发及经皮注射技术的革新，特别是治疗那些手术或者其他消融方法无法实施部位的肝细胞肝癌，化学消融将继续发挥作用。作为肝癌综合治疗的重要组成部分，化学消融在微创介入治疗中的作用还需要进一步研究证实。

（冯威健）

参 考 文 献

［1］LAURENCE W L. Chemical "knife" is used on brain; alcohol injection technique for Parkinson's disease shown in film here［J］. NewYork Times, 1955, 5: 17.

［2］杉浦信文，高良健司，大藤正雄，等. 超声波影像下经皮的肿瘤内エタノ-ル注入小肝细胞癌治疗［J］. 肝脏，1983，24（8）：920-923.

［3］OHNISHI K, OHYAMA N, ITO S, et al. Small hepatocellular carcinoma: treatment with US-guided intratumoral injection of acetic acid［J］. Radiology, 1994, 193: 747-752.

［4］FENG WEIJIAN, LIU ZAN, HAN SUHONG, et al. Destructive effect of percutaneous hydrochloric acid injection therapy for liver cancer-a preliminary experimental and clinical study［J］. Japanese Journal of Cancer and Chemotherapy, 2006, 33 (12): 1852-1856.

［5］BRUIX J, SHERMAN M, LIOVET J, et al. Clinical management of hepatocellular carcinoma. conclusions of the Barcelona-2000 EASL Conference［M］. J Hepatol, 2001, 35: 421-430.

［6］冯威健，常浩生，赵艳杰，等. 穿刺引导架在CT介入治疗中的应用［J］. 中国介入影像与治疗学，2010，7（1）：66-69.

［7］LUBIENSKI A, SIMON M, HELMBERGER T K. Percutaneous alcohol instillation［M］. Percutaneous. In Tumor Ablation in Medical Radiology, Eds (Vogl T J, Helmberger T K, Mack M G), Springer, 2006, 123-128.

［8］HUANG G, LEE P, TSANG Y, et al. Percutaneous ethanol injection versus surgical resection for the treatment of small hepatocellular carcinoma: a prospective study［J］. Ann Surg, 2005, 42: 36-42.

［9］LIN S, LIN C, et al. Randomized controlled trial comparing percutaneous radiofrequency thermal ablation, percutaneous ethanol injection, and percutaneous acetic acid injection to treat hepatocellular carcinoma of 3cm or less［J］. Gut , 2005, 54: 1151-1156.

［10］SHIINA S, TERATANI T, OBI S, et al. A randomized controlled trial of radiofrequency ablation with ethanol injection for small hepatocellular carcinoma［J］. Gastroenterology, 2005, 129: 122-130.

［11］KODA M, MURAWAKI Y, MITSUDA A, et al. Combination therapy with transcatheter arterial chemoembolization and percutaneous ethanol injection compared with percutaneous ethanol injection alone for patients with small hepatocellular carcinoma: a randomized control study［J］. Cancer, 2001, 92: 1516-1524.

［12］LUBIENSKI A, BITSCH R G, SCHEMMER P, et al. Long-term results of interventional treatment of large unresectable hepatocellular carcinoma (HCC): significant survival benefit from combined transcatheter arterial chemoembolization (TACE) and percutaneous ethanol injection (PEI) compared to TACE monotherapy［J］. Fortschr Retgenstr, 2004, 176: 1794-1802.

［13］KUROKOHCHI K, WATANABE S, MASAKI T, et al. Comparison between combination therapy of percutaneous ethanol injection and radiofrequency ablation and radiofrequency ablation alone for patients with hepatocellular carcinoma［J］. World J Gastroenterol, 2005, 11: 1426-1432.

［14］罗葆明. 原发性小肝癌射频消融与无水酒精注射治疗对比研究［J］. 中华现代临床医学杂志，2005，3（7）：581-583.

［15］李宏波. 超声引导下注射无水乙醇化学消融治疗小肝癌的临床研究［J］. 医用放射治疗，2004，（11）：97-98.

［16］LI J. Transcatheter hepatic arterial chemoembolization and sorafenib for hepatocellular carcinoma: a meta-analysis of randomized, double-blind controlled trials［J］. Oncotarget, 2017, 6: 18.

［17］OGAWA K. Effect of double platinum agents, combination of miriplatin-transarterial oily chemoembolization and cisplatin-hepatic arterial infusion chemotherapy, in patients with hepatocellular carcinoma: report of two cases［J］. World J Clin Cases, 2017, 5 (6): 238-246.

［18］XU H Y. Analysis of clinical prognosis and the correlation between bile duct injury after transcatheter arterial chemoembolization and the level of hepatic arterial embolization in patients with hepatocellular carcinoma［J］. ZhongHua ZhongLiu Za Zhi, 2017, 39 (5): 355-360.

［19］AHMED M, SOLBIATI L, BRAC C, et al. Image-guided tumor ablation: standardization of terminology and reporting criteria-a 10-year update［J］. Radiology, 2014, 273:241-260.

［20］FOLTZ G. Image-guided percutaneous ablation of hepatic malignancies［J］. Seminars in Interventional Radiology. 2014, 31: 180-186.

［21］国家卫生和计划生育委员会. 原发性肝癌诊疗规范（2017年版）［J］. 中国实用外科杂志，2017，37：705-720.

［22］SUN X, LI R, ZHANG B, et al. Treatment of liver cancer of middle and advanced stages using ultrasound-guided percutaneous ethanol injection combined with radiofrequency ablation: a clinical analysis［J］. Oncol Lett. 2016, 11: 2096-2100.

［23］LUO W, ZHANG Y, HE G, et al. Effects of radiofrequency ablation versus other ablating techniques on hepatocellular carcinomas: a systematic review and meta analysis［J］. World Journal of Surgical Oncology. 2017, 15:126-131.

第三十五章

放射性 ^{125}I 种子源治疗肝癌

肝癌分为原发性肝癌及转移性肝癌，原发性肝癌中以肝细胞癌最为常见。目前全球每年新患肝细胞癌患者约为 62.6 万，其中 55% 发生在我国，每年约 11 万人死于 HCC[1]，同时肝脏也是恶性肿瘤常见的转移部位。无论是原发性肝癌还是继发性肝癌，根治性手术切除都是其首选治疗方法。但肝癌临床表现多种多样，因其发病隐匿，患者就诊时大多已属中晚期，手术切除率低而术后复发率较高。在现在及今后相当一段时间里，手术仍是唯一可治愈肝癌的手段，但各种非手术切除的治疗措施将会在多学科综合治疗中起日益重要的作用[2, 3]，当然也包括放射性种子源治疗肝癌。

一、^{125}I 种子源的简介[4]

^{125}I 种子源是一种微型放射源，它是用渗过 ^{125}I 的 $\phi 0.5 \times 3mm$ 银棒密封在直径 0.8mm、长 4.5mm、壁厚 0.05mm 的钛管中焊接而成的。（图 4-35-1、图 4-35-2）

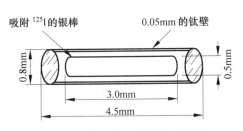

图 4-35-1　^{125}I 种子源结构示意图

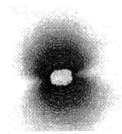

图 4-35-2　国产 ^{125}I 种子源的等剂量分布曲线

它的物理特性如下所述：

（1）半衰期为 59.43 天。

（2）光子发射为电子俘获衰变伴随有特征 X 线和内转换电子，电子被 ^{125}I 种子源的钛壁所吸收，主要 Te-KX 特征 X 线为 27.4keV、31.4keV 和 35.5keV γ 射线，同时还有从银棒发射的 22.1 和 25.2keV 的荧光 X 线。

（3）对于铅的半价层是 0.025mm。

（4）软组织的半价层为 20mm。

（5）单个源的活度范围 11.1～37MBq，相对应 1m 处空气比释动能率范围 0.38～1.32μGy/h。

二、放射性 ^{125}I 种子源组织间放射治疗的生物效应作用机制[5,6]

放射性 ^{125}I 种子源属低 LET 射线，杀灭肝癌细胞以间接作用为主，但也存在直接作用，其生物效应作用机制如图 4-35-3 所示。

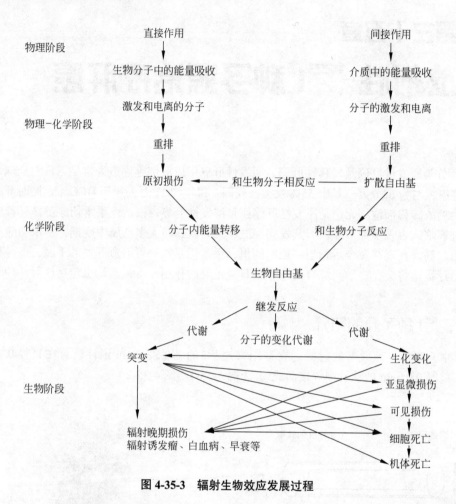

图 4-35-3 辐射生物效应发展过程

三、^{125}I 种子源治疗肝癌的特点

宋金龙等用 ^{125}I 粒子照射 BEL27402 肝癌细胞系 48h、72h、96h 后，结果显示：^{125}I 粒子近距离照射可抑制 BEL27402 肿瘤细胞增殖；照射 96h 抑制率为（36.6±7.1）%[7]，说明 ^{125}I 种子源对异常增殖细胞有抑制作用。但正常肝组织放射耐受性低，肝脏照射后产生的严重并发症是放射性肝病，临床表现为放射治疗后 3 月无黄疸性肝肿大、腹水及转氨酶增高，碱性磷酸酶明显增高，且与转氨酶增高不成比例。近期研究发现，中国人正常全肝耐受剂量仅为 23Gy[8]，因此 30Gy 以上正常全肝照射极有可能发生放射性肝病，而粒子植入后，剂量分布遵守平方反比定律，放射源周围剂量分布与放射源距离的平方呈反比的方式下降，^{125}I 种子源植入肝癌治疗靶区后，肝癌治疗靶区可受持续低剂量照射，使肝癌组织内不同分裂周期的肿瘤细胞均受照射，抑制肿瘤组织的分裂与再繁殖，但靶区周围的正常组织剂量分布急剧下降。肿瘤与正常组织的剂

量分配比更趋合理，放射性肝炎的可能性大大下降。故放射性粒子植入治疗肝癌具有剂量学优势[9]。并且 ¹²⁵I 种子源剂量率低，使得射线对肝癌细胞被杀伤时对氧的依赖性减少并使肿瘤乏氧细胞的射线不敏感性减低。但是，粒子植入也有不可克服的缺陷，缺乏像 ¹²⁵I 种子源种植治疗前列腺癌那样的成熟的 TPS 系统（治疗计划系统），对处方剂量的掌握不足，且由于手术中由于肝的活动，组织牵拉、挤压，肿瘤形状改变，无法完全做到像前列腺癌粒子植入那样精确控制剂量，但我们仍可通过巴黎剂量学系统的布源规则将 ¹²⁵I 种子源植入靶区，实现相对适形放疗，同时给出起始剂量和等剂量曲线。而从 ¹²⁵I 种子源的结构和基本参数，我们还可以看出：¹²⁵I 种子源的放射强度适中，在手术中应用时，医护人员可通过铅衣、铅眼镜防护。并且在手术中，或 CT、B 超导引植入，操作相对简易，时间不长。¹²⁵I 种子源的钛壁与人体组织的相容性好，排斥作用小。

四、¹²⁵I 种子源治疗肝癌的一些概念

（1）¹²⁵I 种子源治疗肝癌属近距离放射治疗（brachytherapy），确切地说是组织间放射治疗。

癌症组织间放射治疗是指将放射源植入肿瘤内或其附近受癌浸润的组织中的一种方法，可在手术中或影像学仪器配合下，或在内镜明视下进行穿刺植入。

（2）临床靶区：组织间放射治疗的靶区定义与外照射相同。

（3）最小靶剂量：即靶区内所接受的最小剂量，一般位于临床靶区周边。在巴黎剂量率系统中，最小靶剂量即参考剂量。

（4）平均中心剂量：指中心平面内相邻放射源之间最小剂量的算术平均值。

（5）高剂量区：指中心平面内或平行于中心平面的任何平面内的 150% 平均中心剂量曲线所包括的最大体积。考虑平均中心剂量及高剂量区对防止严重的晚期反应有重要作用。

（6）巴黎剂量学布源规则：20 世纪 60 年代初期由 Pierquin、Dutreix 创建，并由 Henschke 所建立的 ¹⁹²Ir 后装技术得到进一步完善。巴黎系统正确处理了既要求剂量分布均匀，同时又控制正常组织受量在耐受限内的关系。以中心平面各源之间的最小值做基准剂量率。优点体现在采用规范布源和 BD-RD 剂量计算方法后可预知靶区的空间分布。具体原则：放射源直线排列，相互平行，各源间应等距（15～20mm），线源与过中心点的平面垂直，其断面呈正方形或等边三角形。在肝癌植入 ¹²⁵I 种子源应用巴黎剂量学系统布源规则不失为解决空间三维布源剂量分布不均问题的一种方法。

（7）剂量率：是指单位时间内吸收的剂量，是影响肿瘤生物学效应的主要因素。根据国际辐射单位和测量委员会（ICRU）第 38 号报告，区分如下：

高剂量率（HDR）：>12Gy/h；

中剂量率（MDR）：2～12Gy/h；

低剂量率（LDR）：0.4～2Gy/h。

尽管超低剂量率范围（0.01～0.3Gy/h）在 ICRC 第 38 号报告中未作说明，但严格来讲，永久性 ¹²⁵I 种子源植入应属这一剂量率范围。

（8）线性能量传递（linear energy transfer，LET）：是指射线路径上的次级粒子在其单位径迹长度上转换给介质的能量的多少，通常将线传能密度> 100keV/μm 的射线称为高 LET 射线。深部 X 线，钴 -60，γ 射线，加速器的 X 线，电子束，其特点是在组织中沿着次级粒子轨迹上的线性能量传递较小，称为低 LET 射线，这些射线的生物效应大小对细胞的含氧情况及细胞的生长周期依赖较大，即对乏氧细胞和 G_0 期细胞作用小，高 LET 射线系指快中子、质子、π 负介子以及重粒子。细胞对高 LET 射线及低 LET 射线放射敏感性不同，有两方面原因：一是由于电离密度高造成高 LET 射线的氧增流比（OER）（在有氧及无氧情况下达到同样的生物效应所需要的照射

剂量之比）比低 LET 射线低。即高 LET 射线放射敏感性对细胞含氧状态依赖性小；二是高 LET 射线造成的细胞亚致死损伤的修复比低 LET 射线低。^{125}I 种子源属低 LET 射线，但相对来说，其放射相对生物效应较大，而且对正常组织的损伤明显减少，治疗比提高。

（9）剂量当量（Sv）

在辐射防护实践中发现，射线的生物效应不仅与吸收剂量有关，而且与射线的类型和能量等因素有关，所以在射线防护中引入剂量当量 H 这一概念，$H=D \cdot Q \cdot N$，式中：Q 为射线的品质因素（又称线质系数），其推荐值为：对电子射线，$Q=1$；对低能中子，$Q=5$；对快中子，$Q=10$；对重粒子，$Q=20$；N 为其他待定因素的修正因数，取 1。剂量当量采用的品质因子数仅与 LET 相关，而没有把影响生物效应的各种因素包括进去。剂量当量的专用单位名称是希沃特（Sievert），$1Sv=1J/kg$。

五、手术适应证参考

（1）无严重的心、肺、肝、肾功能障碍。

（2）肝局部肿瘤，直径 6cm 以下的实体病灶，伴有子瘤少于 3 个，无门静脉主干瘤栓形成者。转移性肝癌可直接行粒子植入。原发肝癌建议行介入化疗后 2 周植入[10]，植入粒子后继续介入化疗 1～2 次，1 月 1 次。

（3）原发灶未切除干净的肝癌，可于术中残缘局部植入。

（4）如行肝癌组织内 ^{125}I 种子源植入后，肿瘤缩小后亦可行 II 期手术切除。

（5）在肝脏肿瘤切除后，在肝残面及已转移或可能转移的途径如腹膜后、胰周、主动脉旁进行预防性植入。

六、放射源的准备

在运送 ^{125}I 种子源时，应该采用密封的铅罐和玻璃瓶来包装转运，铅罐能有效地屏蔽 99.9% 的 γ 射线，也可以使用其他具有等价屏蔽效果的容器来转运。

^{125}I 种子源在植入前，必须先行消毒。可以使用电子高压蒸汽消毒或环氧乙烷消毒。高压消毒条件：正常循环时要求 121℃，15 磅压力，15～30 分钟，或者热蒸汽循环，133℃，30 磅压力，3 分钟，不能超过 138℃，35 磅消毒。也可将粒子放入植入枪后高压蒸汽消毒。

七、^{125}I 种子源植入

（一）植入治疗前的准备

（1）做好患者及家属的解释工作，说明治疗情况，解除思想顾虑，建立治疗信心。包括告知患者及家属 ^{125}I 粒子的物理特性、放射性存在时间，签署知情同意书，进行放射安全防护教育。

（2）手术前常规进行血常规、凝血 6 项和心、肺、肝、肾功能检查，对肝功能进行评价，检测肿瘤标记物。

（3）如有合并症，应对合并症给予积极的处理，使患者在良好的状态下行 ^{125}I 种子源植入治疗。如合并梗塞性黄疸时，可先行 PTC 胆汁外引流，合并贫血、感染、营养不良、肝功能异常者应纠正贫血，控制感染，补充营养，改善肝功能后进行 ^{125}I 种子源植入治疗。

（二）^{125}I 种子源的植入流程

（1）植入前，用影像学方法（CT、MRI、超声等）或术中确定肝癌靶区，在治疗计划系统

（TPS）上进行治疗计划设计，制定治疗前计划（preplan），确定植入导针数、导针位置、粒子数及位置，选择粒子种类及单个粒子活度，计算靶区总活度，预期靶区剂量分布，包括肿瘤及正常组织的剂量分布。

（2）用模板、超声、CT 等引导，进行粒子植入，根据剂量分布要求，选用均匀分布或周缘密集、中心稀疏的布源方法。

（3）植入粒子时，用 TPS 进行剂量优化，优化剂量要求：①正确勾划实际肿瘤靶区；②重建核算植入针及粒子数；③计算靶区放射性总活度；④调整粒子位置，纠正不均匀度，保护靶区相邻的重要器官。

（4）粒子植入后，必须进行质量评估，包括两项内容：粒子及剂量重建。

1）植入后 30 天内行 CT 检查，尽快拍摄靶区正、侧位 X 线片，确认植入的粒子数目。必须记录植入术与质量评估间隔时间。

2）植入后根据粒子植入部位，根据 CT 检查结果，用 TPS 计算靶区及相邻正常组织的剂量分布，根据评价结果，必要时补充治疗。

3）评估参数：

① 处方剂量（PD）的靶体积（V）百分比，常用 V200、V150、V100、V80、V50 等；

② 靶区达到处方剂量的百分数（D），常用 D100、D90、D80；

③ 靶体积比（TVR），理想的 TVR＝1。

4）评估方法：

① 等剂量曲线，最主要的是 90%、100%、150%PD 处方剂量线；

② 剂量体积直方图（DVH）；

③ 粒子植入的数量、位置以及重要器官的剂量分布。

（5）评估参考指标：

① 靶区剂量 D90＞匹配周缘剂量（MPD，即 PD），提示植入质量很好；

② 平均外周剂量（mean peripheral dose，MPD）应为 PD；

③ 适形指数（conformation index）PD 的靶体积与全部靶体积之比；

④ 植入粒子剂量的不均匀度＜PD20%；

⑤ 显示 DVH 测量相邻结构正常组织的剂量。

（6）根据质量评估结果，必要时补充其他治疗。

（7）术中监测：

个人监测：^{125}I 种子源是放射性密封微型源，操作时要求进行监测，一般采用佩戴胶片盒或戒指剂量盒，所有操作步骤以减少操作人员的射线照射为准。

手术场所的监测：^{125}I 种子源的几何尺寸小，质量轻，手术操作时易遗失，另外为防止因种子源质量问题造成的泄漏，要求用辐射剂量仪对手术场所及手术遗弃物进行监测。

（8）术后防护：术后患者应予以房间隔离，幼儿及未婚人员应避免接触患者，医护人员及陪护家属接触患者时应遵循时间防护、屏蔽防护、距离防护三要素。

举例说明（图 4-35-4、图 4-35-5、图 4-35-6、图 4-35-7、彩图 4-35-8）。

八、并发症

（1）放射性溃疡或坏死：对周围正常肝组织可能产生，但这与种子源的活度有关。严格控制活度、剂量率可以尽量避免。

（2）种子源迁移或丢失：肝组织内脉管系统发达，而 ^{125}I 种子源几何尺寸小，质量轻，受脉管内液体压力变化影响，易造成 ^{125}I 种子源迁移或丢失。

（3）肺栓塞：迄今为止，除肺外，种子是否迁移到其他脏器尚无报道。综合分析，种子源植入术肺栓塞的概率为 0.7%～22.2%。可能出现胸痛、咳嗽、血痰、呼吸困难等急性肺炎的表现，但临床观察发现，放射性种子源肺栓塞一般没有症状。

（4）周围空腔脏器吻合口炎或吻合口瘘：若同时合并空腔脏器吻合术，因胃肠道黏膜腺体容易受到放射损伤，可能出现吻合口红肿、炎性反应甚至吻合口瘘，即使是完整的消化道，理论上也可能出现炎症反应。这与手术吻合的技巧有关，也与源强度及肿瘤在肝脏的部位有关。

（5）肝功能损伤：肝脏外照射大于 30Gy 时，可能会出现放射性肝炎。现行 ^{125}I 种子源植入肝癌病例大多观察到一过性肝功能升高、胆红质水平轻度升高、一过性黄疸现象，可能和脏器轻度放射损伤有关，或是细植入针破坏胆道系统的完整性，胆汁经穿刺针孔少量外渗至腹腔，腹膜重吸收有关，多可在数日至数周自愈。

（6）手术并发症：如出血、感染等。

放射性 ^{125}I 种子源的并发症主要由于使用不当造成，只要精确掌握种子源的放射性特性及活度，保证种子源植入的适形准确，相对而言，它仍是十分安全可靠的一种方法。

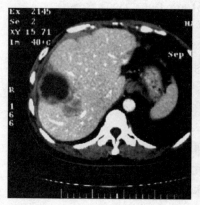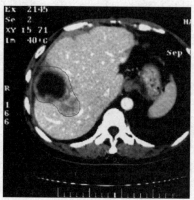

图 4-35-4　制定术前治疗计划

A. 术前 CT 图像；B. 勾画靶区

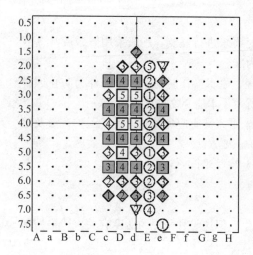

回撤量图例					
0.00 cm	0.50 cm	1.00 cm	1.50 cm	2.00 cm	2.50 cm
○	●	△	▲	□	■
3.00 cm	3.50 cm	4.00 cm	4.50 cm	5.00 cm	其它情况
◇	◆	▽	▼	⬓	⬓

参考点和模板位置					
参考点位置			模板位置		
x	y	z	x	y	z
10.8	24.8	−126.9	6.3	28.6	−126.8

模板定位方式					
偏移量定位法			角度距离定位法		
Δx	Δy	Δz	α	y	h
−4.5	3.9	0.1	139	0	6.0

图 4-35-5　放射性粒子植入报告单样式

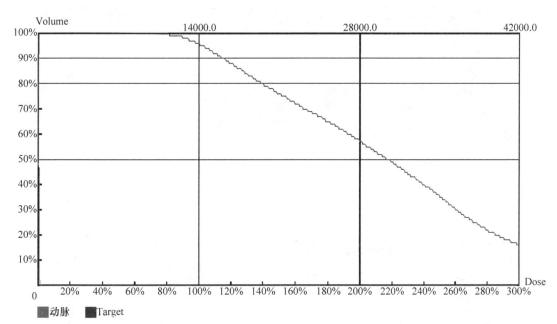

处方剂量(PD)：14000.0 cGy-(mPD：12600.0cGy)　　　　　　　　最大剂量：75070.0 cGy

粒子类型：l_125(6711_1985)　　　　　　　　　　　　　　　　　粒子活度：0.70 mCi

组织名称	体积/mL	最小剂量	最大剂量	平均剂量	D100	D90	V100	V90
动脉	17.8	0.0	0.0	0.0	0.0	0.0	0.0	0.0
Target	67.6	7595.3	73071.6	29508.5	7595.3	16100.0	64.8	66.6

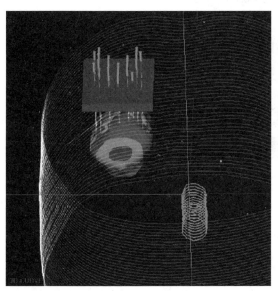

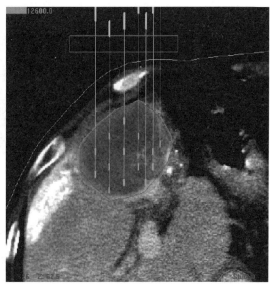

图 4-35-5　（续）

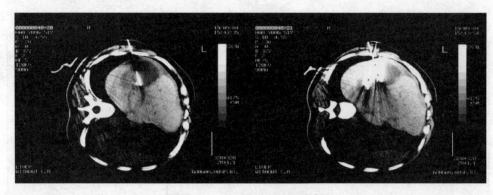

图 4-35-6 CT 导引下植入穿刺针

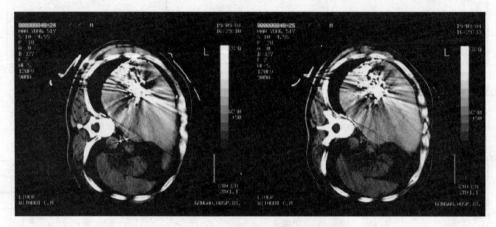

图 4-35-7 植入 ^{125}I 种子源后的 CT 图像

九、有关 ^{125}I 种子源植入治疗肝癌的辐射安全问题（表 4-35-1）

表 4-35-2、表 4-35-3 为 ^{125}I 种子源植入患者体内医生和患者家属受到的辐射剂量与推算结果，其结果与国防科工委放射计量一级站测量的结果基本吻合。

表 4-35-1 我国《放射卫生防护基本标准》GB 4792—84 规定一年剂量当量限值　　mSv（rem）

一年剂量当量限值	放射工作人员	公众人群
全身均匀照射	50（5）	5（0.5）
眼晶体	150（15）	50（5）
其他单个组织或器官	500（50）	50（5）

表 4-35-2 ^{125}I 种子源植入患者体内后医生受到的辐射剂量

放射源活度 /mCi	铅屏蔽层厚度 /mm	源与医生间距离 /cm	医生一年内所受剂量 /*mSv
10	0.25	5	5.3
10	0.25	10	1.3
10	0.25	20	0.33
10	0.25	50	0.052
10	0.25	100	0.013

* 按每星期工作 5 天，每天 8h 计算。

表 4-35-3　125I 种子源植入患者体内后患者家属受到的辐射剂量

放射源活度 /mCi	家属与患者间距离 /m	放射源植入患者体内不同深度患者家属所受剂量 */mSv		
		5cm	10cm	20cm
10	0.5	16.1	2.23	0.045
10	1	4.3	0.65	0.015
10	2	1.1	0.17	0.0043
10	3	0.47	0.08	0.0019
10	4	0.26	0.04	0.0011
10	5	0.16	0.03	0.0007

* 指患者家属从放射源植入患者体内开始陪护患者至放射源衰变结束（约一年）所受总剂量。

　　从 GB 4792—84 规定的一年剂量当量限值及以上列 2 表可看出，只要遵循国家《放射卫生防护基本标准》，把握时间防护、距离防护、屏蔽防护三要素，临床应用 125I 种子源治疗肝癌是安全可靠的。

十、结语

　　1903 年斯特雷贝尔（Strebel）用 226Ra 针插入肿瘤进行治疗，距今已有 116 年。近年来，欧美发达国家研制开发了多种组织间植入放射源及植入装置。20 世纪 80 年代中期，医用 125I 种子源获美国 FDA 认证，用于治疗前列腺癌等实体肿瘤。我国越来越多的医院开展了粒子植入治疗实体肿瘤，包括肝癌的治疗，我们相信，它会更好地造福于广大患者。

（陈　峰　许洪斌　庞少军　翟喜超　芮静安）

参 考 文 献

［1］PARKIN D M, BRAY F, FERLAY J, et al. Global cancer statistics, 2002 ［J］. CA Cancer J Clin, 2005, 55: 74-108.

［2］RICKE J，WUST P，WIENERS G，et al. Liver malignancies: CT-guided intestitial brachytherapy in patients with unfavorable lesions for thermal ablation ［J］. J. Vasc: Interv Radiol，2004，15 (11)：1279-1286.

［3］RICKE J，WUST P，STOHLMANNA, et al. CT-guided interstitial brachytherapy of liver malignancies alone or in combination with thermal ablation: phase Ⅰ - Ⅱ results of a novel technique［J］. Int Radiat Oncol Biol Phys，2004，58：1496-1505.

［4］江正辉，黄志强. 肝癌 ［M］. 重庆：重庆出版社，1996.

［5］汤钊猷. 现代肿瘤学 ［M］. 上海：上海医科大学出版社，1993.

［6］金小海. 放射性核素临床治疗的机遇和挑战 ［C］//［编著者不详］. 第八届全国放射性药物与标记化合物学术会议. 北京：［出版者不详］，2001：1-2.

［7］谷铣之. 肿瘤放射治疗学 ［M］. 北京：北京医科大学中国协和医科大学联合出版社，1993.

［8］徐燮渊. 现代肿瘤放射治疗学 ［M］. 北京：人民军医出版社，2000.

［9］宋金龙，邵文博，唐宪民. 125I 粒子近距离照射治疗原发性肝癌的实验研究 ［J］. 肿瘤防治杂志，2005，12（10）：751-752.

［10］XU Z Y, LIANG S X, ZHU J, et al. Prediction of radiation-induced liver disease by Lyman normal - tissue complication probability model in three - dimensional conformal radiation therapy for primary liver carcinoma

［J］. Int J Radiat OncolBiol Phys, 2006, 65: 189-195.

［11］王俊杰. 外照射治疗肝转移癌研究进展［J］. 癌症进展杂志，2009，7（4）：418-421.

［12］冯铁虹. ^{125}I 组织间放疗联合介入治疗肝癌 42 例报告［J］. 中国肿瘤临床与康复，2009，16（2）：158-160.

［13］Li X. Combination of permanent interstitial (^{125}I) -seed brachytherapy and surgery for the treatment of large hepatocellular carcinoma［J］. Technol Cancer Res Treat, 2017, 1: 1533034617711352.

［14］SHI Y A. Recent advance in image-guided locoregional therapy for hepatocellular carcinoma［J］. Gastrointest Tumors, 2016, 3 (2): 90-102.

［15］WU F Z. Efficacy analysis of radiofrequency ablation combined with ^{125}I seed for multiple nodular hepatocellular carcinoma［J］. ZhongHua YiXue ZaZhi, 2016, 96 (9): 693-696.

［16］QIN Q H. Radiobiological effect induced by different activities of (^{125}I) seed brachytherapy in a hepatocellular carcinoma model［J］. Int J Clin Exp Med, 2014, 7 (12): 5260-5267.

［17］YANG C. Biological effects of irradiating hepatocellular carcinoma cells by internal exposure with ^{125}I-labeled 5-iodo-2'-deoxyuridine-chitosan drug loading nanoparticles［J］. Cancer Biother Radiopharm, 2014, 29 (9): 395-402.

第三十六章

原发性肝癌放射免疫靶向治疗

原发性肝癌是最常见的恶性肿瘤之一，严重危害人类的健康。在全部恶性肿瘤的死亡原因中仅次于肺癌和胃癌，占第三位。全世界每年新诊断的原发性肝癌至少 100 万例，其中 90% 以上为肝细胞癌。目前专家认为，病毒性肝炎、肝硬化、酒精、黄曲霉素、饮水和环境污染、性激素、亚硝胺类物质等都与肝癌发病相关。我国因 HBV 感染、水污染等因素，已成为全球肝癌发病率和死亡率最高的国家。因此肝癌的治疗也成为国内医学专家的重点研究领域。目前，较成熟的治疗手段有以下几种：

（1）手术切除：手术切除一直被认为是可能治愈肝癌的唯一方法，但 70%～80% 的患者确诊肝癌时已为中晚期，无手术切除时机。即使能够手术的患者，其术后复发率仍较高。

（2）介入治疗（TACE）：TACE 栓塞肿瘤供养血管可以使肝癌细胞缺血坏死。5 年生存率 10%～20%，TACE 因此成为不能手术 HCC 患者的首选方法，但是仅限于肝功能 Child-Pugh 分级 A 级或 B 级、无大血管侵袭和肝外转移的患者，其远期疗效尚不能让人满意。因肿瘤供血动脉的多样性和复杂性，尤其对缺血性肿瘤或经过多次 TACE 治疗后肿瘤血管闭塞，侧支循环建立使 TACE 治疗后癌细胞不能被全部灭活，复发率高，同时反复治疗加重肝脏损害，影响其远期疗效。

（3）消融治疗：消融治疗主要包括经皮无水酒精注射和射频消融。消融治疗对极早期和早期肝癌（极早期肝癌指单发、直径＜2cm 的肿瘤；早期肝癌肿瘤直径＜5cm 的单发肿瘤，或者数量不超过 3 个、单个肿瘤直径＜3cm 的多发肿瘤）效果较好。该两期患者若不能手术或移植，则首选消融治疗，其复发率、生存率与手术切除大致相当，但术后复发仍是影响其远期疗效的最大问题。

（4）肝移植：肝移植应用于肝脏恶性肿瘤的治疗，目前仍有较大争论。国内外大量报道合并肝硬化的小肝癌肝移植术后效果好，因此国内外很多移植中心把肝移植作为小肝癌合并肝硬化的首选治疗方式。对于无肝外转移的进展期肝癌，失去手术切除可能性，部分医生仍选择肝移植术。由于适应证放宽，术后免疫移植剂的大量应用，导致整体复发或远处转移率明显增高，部分患者得不偿失。

一、放射免疫治疗的发展史

普勒斯曼（Pressman）在 1953 年用 ^{131}I 标记抗鼠骨肉瘤抗体，并证明其在病变组织中浓聚，由此开始世界各地兴起针对放射免疫显像（radioimmunoimaging，RII）和放射免疫治疗（radioimmuntherapy，RIT）的研究。柯勒（Kohler）和米尔斯坦（Milstein）在 1975 年成功研制出单克隆抗体（monoclonal antibody，McAb）制备技术，为 RIS 和 RIT 的研究提供了最佳保障。两人因此获得了 1984 年的诺贝尔生理学或医学奖。经过对多种肿瘤的大量实验，发现 RIT 对淋巴瘤效果良好，这是 RIT 治疗在临床应用中首次取得巨大突破，其优势表现在淋巴瘤细胞表面有大量具有相对特异性的靶抗原，并且淋巴瘤细胞对射线较敏感。经 FDA 批准，可临床应用的药物有 90Y-ibritumomab（Zevalin）和 131I-tositumomab（Bexxar），其靶抗原均为 CD20，两种药物在实际使用中均取得较好疗效。而针对实体肿瘤的治疗，RII 却一直未有大的突破。究其原因，主要是实体瘤本身对射线敏感性差，其次，即使是病理性质相同的肿瘤，特定的膜抗原也不是所有的肿瘤细胞都有表达，这会造成肿瘤部位吸收放射剂量相对不足，影响治疗效果。作为肝癌发病的重灾区，我国科学家一直在探寻、改进各种治疗手段。陈志南院士找到了针对原发性肝癌有较高特异性及亲和力的肝癌单抗 HAb18 的杂交瘤细胞株，并以此为基础制备出碘［131I］美妥昔单抗，为 RIT 在原发性肝癌领域应用提供了新的途径。

二、碘［131I］美妥昔单抗的理化性质

（一）美妥昔单抗的制备和理化性质

美妥昔单抗采用杂交瘤技术，用新鲜肝癌手术切除标本免疫 BALB/c 小鼠，融合制备杂交瘤细胞，获得能稳定分泌特异性肝癌单克隆抗体 HAb18 的细胞克隆。美妥昔单抗的制备：采用杂交瘤细胞无血清高密度悬浮培养工艺获得 HAb18 抗体，抗体经胃蛋白酶酶切，去除鼠源性 Fc 段，纯化后制备成美妥昔单抗。非还原条件下 F（ab′）2 分子质量 94～98kD；还原条件下 F（ab′）2 重链分子质量为 26～28kD，轻链分子质量为 21～23kD。

（二）碘［131I］的理化性质

质子数相同、中子数不同的同一元素称为同位素。123I、125I、127I、131I 是碘同位素中的几种。放射性核素发生核内结构或能级的变化，同时自发地放出一种或一种以上的射线而转变成另一种核素的过程为核衰变。因为衰变的原因，样品的放射性活度总是随时间而减少，半衰期是描述放射性核素衰变速率的指标。放射性活度因核衰变而减少到原有的一半所需要的时间称作物理半衰期（$t_{1/2}$）。一种核素，无论是化合物还是单质，也不论外界环境温度和压强如何变化，其物理半衰期是不变的。生物体内的放射性核素从体内排出一半需要的时间是就是生物半衰期（t_b）。t_b 因人而异，因化合物不同而异。生物体内的放射性核素由于从体内排出和物理衰变两个因素作用，放射性活度减少一半所需要的时间是有效半衰期（t_e）。

$$t_e = t_{1/2} * t_b / (t_{1/2} + t_b)$$

碘［131I］会发生 β 衰变（核衰变时放射出 β 粒子或俘获轨道电子的衰变），它有 53 个质子以及 78 个中子，带有电荷＋53e，在 β 衰变以后（一般是指 β 衰变），放出一个电子，由于电荷守恒，核内变为 54 个质子和 77 个中子，质量数不变，衰变产物是氙 131，但是衰变之后由于同位素能量较高，生成的氙 131 处于激发态，还会放射伽马射线。β 射线占 99%，γ 射线约占 1%，β 射线的电离能是 191.6keV，碘［131I］发射的 β 射线总体能量较大，可以有效杀伤肿瘤细胞，起治疗作用，并且穿透路径短，约 830μm，相当于 50 个癌细胞，所以副部分较小，而 γ 射线的电离能是 364.5keV，虽然碘［131I］释放的 γ 射线较少，但穿透能力较强，可以通过探测了解其在体内的分布。铅屏障厚度与射线残存量的关系见表 4-36-1。

表 4-36-1　铅屏障厚度与射线残存量的关系

屏障厚度（铅）/cm	射线残存量	屏障厚度（铅）/cm	射线残存量
0.24	0.5	2.55	10^{-3}
0.89	10^{-1}	3.70	10^{-4}
1.60	10^{-2}		

（三）碘［^{131}I］美妥昔单抗注射液的理化性质

碘［^{131}I］美妥昔单抗注射液是美妥昔单抗与碘［^{131}I］化钠交联的放射性标记物，为无色澄清液体，放化纯度＞95%，免疫结合率≥50%，放射性活度不低于 74MBq/mL。pH 为 6.0～8.0。

药代动力学：碘［^{131}I］美妥昔单抗注射液的整体排泄及血液清除符合二室模型，其清除速率与注射剂量有关，注射剂量增加，体内滞留时间延长。按照注射抗体剂量不同（从高到低，55.5MBq/1.5mCi、5.55MBq/150μCi、1.85MBq/50μCi），消除相 $t_{1/2}$ 依次为 70.49h、62.87h 和 42.11h，主要药代动力学参数分别为：

高剂量组：$t_{1/2}$（整体）=70.49h；$t_{1/2}$（血液）=40.77h。

中剂量组：$t_{1/2}$（整体）=62.87h；$t_{1/2}$（血液）=33.79h。

低剂量组：$t_{1/2}$（整体）=42.11h；$t_{1/2}$（血液）=27.06h。

生物学分布：碘［^{131}I］美妥昔单抗注射液在靶组织（肿瘤）、肝、脾、肺等组织中聚集较多，为其代谢起始点，以后肝、脾等网状内皮系统逐渐廓清，而在靶组织中较长时间滞留，瘤/肝比值逐渐增大。血浆和组织间液所组成的细胞外容积大于细胞内容积。放射性碘［^{131}I］在血液中主要以结合状态存在。

三、碘［^{131}I］美妥昔单抗的作用机制

（1）抗体将放射性核素碘［^{131}I］靶向浓聚在肝癌组织，通过碘［^{131}I］发射 β 射线直接电离辐射杀伤癌细胞，并通过"交叉火力"效应扩大了肿瘤区域的杀伤半径。碘［^{131}I］发射的 β 粒子在组织中的穿透路径长，可达 830μm，相当于 50 个以上的癌细胞。由于 HAb18 抗体能够大量结合肝癌细胞，因此 ^{131}I 也和大多数俄歇电子一样，具有单细胞杀伤效应。由于 HAb18 靶抗原的高密度表达以及核素本身穿透路径长等特点，也具备了杀伤大块肝癌组织的能力。

（2）其抗体交联物结合到其靶抗原 HAb18G/CD147 分子的位点，封闭 HAb18G/CD147 引发的信号转导途径，从而抑制肝癌细胞的转移和侵袭。

1）优点：靶向性强、低剂量、肿瘤部位剂量大，原发病灶和转移病灶都可以得到治疗，持续照射时间长，可以等待更多肿瘤细胞进入敏感的 G_2 和 M 期，持续指数衰减的内照射没有间歇期，使亚致死肿瘤细胞死亡。

2）缺点：该药采用碘［^{131}I］标记，放射防护较困难；未能解决部分肿瘤细胞缺乏相关抗原的问题；对较大实体瘤放射剂量不足，影响了治疗效果。

四、碘［^{131}I］美妥昔单抗的临床应用

（一）适应证

几乎适用于所有肝细胞癌，包括不能手术切除或术后复发的原发性肝癌，以及不适宜作动脉导管化学栓塞（TACE）或经 TACE 治疗后无效、复发的晚期肝癌患者。目前要求肝功能 Child-Pugh 分级 A、B 级；卡氏评分（karnofsky performance statas scale，KPS）80 分（含）以上（表 4-36-2）。

表 4-36-2　体力状况的计分与分级标准

卡尔诺夫斯基（KPS）	分值	级别	Zubrod-ECOG-WHO（ZPS）
正常，无症状及体征	100	0	正常活动
能进行正常活动，有轻微症状及体征	90	1	有症状，但几乎完全可自由活动
勉强可进行正常活动，有一些症状或体征	80		
生活可自理，但不能维持正常生活或工作	70	2	有时卧床，但白天卧床时间不超过 50%
有时需人扶助，但大多数时间可自理	60		
常需人照应	50	3	需要卧床，白天卧床时间超过 50%
生活不能自理，需特别照顾	40		
生活严重不能自理	30	4	卧床不起
病重，需住院积极支持治疗	20		
病危，临近死亡	10		
死亡	0	5	死亡

（二）禁忌证

对美妥昔单抗以及成分过敏者；HAMA 反应阳性者；曾用过鼠源性抗体者；不能耐受甲状腺封闭药物的患者。

（三）治疗过程

（1）皮试：因美妥昔单抗系鼠源性单克隆抗体，故用药前需先进行皮试，阴性者方可使用。

（2）术前准备：①按照血管性介入术前常规准备；②抽血检查全血细胞分析、肝肾功能、生化、甲胎蛋白、甲状腺功能全套，以便与术后对照；③封闭甲状腺：甲状腺具有很强的摄碘功能，为减少放射性碘剂在甲状腺内吸收，避免其对甲状腺组织的损害，治疗前后需要口服碘剂，使甲状腺摄碘达到饱和状态，这一过程称为封闭甲状腺。用药前 3 天至用药后 7 天口服复方碘溶液（Lugol 氏液）封闭甲状腺，0.5mL/ 次，3 次 / 天。

（3）给药途径：采用塞尔丁格（Seldinger）技术，经股动脉穿刺插管，常规行肝动脉造影，必要时行肝固有动脉或肠系膜上动脉、膈下动脉等血管造影，明确肿瘤部位、大小、数目及供血动脉后，超选择插管至肝癌供血动脉（如肝固有动脉或肝左、右动脉或其肝段支），固定导管并妥善压迫穿刺点，回核医学防护病房后，由专人经导管注入指定剂量的碘［^{131}I］美妥昔单抗注射液，按 27.75MBq（0.75mCi）/kg（体重）计算剂量（最大剂量不超过 62mCi），缓慢完成注射后，立即用生理盐水 10mL 冲洗导管，然后拔除导管压迫止血。

（四）术后处理

（1）保护肝功能：①还原型谷胱甘肽（GSH）是人类细胞质中自然合成的一种肽，由谷氨酸、半胱氨酸和甘氨酸组成，含有巯基，广泛分布于机体各器官内，对维持细胞生物功能有重要作用。它是甘油醛磷酸脱氢酶的辅基，又是乙二醛酶及丙糖脱氢酶的辅酶，参与体内三羧酸循环及糖代谢，能激活多种酶（如巯基酶等），从而促进糖、脂肪及蛋白质代谢，并能影响细胞的代谢过程；它可通过巯基与体内的自由基结合，可以转化成容易代谢的酸类物质，从而加速自由基的排泄，有助于减轻化疗、放疗的毒副作用，且对放射性肠炎治疗效果较明显；可减轻组织损伤，促进修复。通过转甲基及转丙氨基反应，GSH 还能保护肝脏的合成、解毒、灭活激素等功能，并促进胆酸代谢，有利于消化道吸收脂肪及脂溶性维生素（A、D、E、K）。用量：1.2g/ 天，溶解于

100mL 生理盐水中，静脉输注。②多烯磷脂酰胆碱：肝癌患者肝脏的代谢功能多有损伤，多烯磷脂酰胆碱在化学结构上与重要的内源性磷脂一致，通过直接影响膜结构使受损的肝功能和酶活力恢复正常，调节肝脏的能量平衡，促进肝组织再生。将中性脂肪和胆固醇转化成容易代谢的形式，稳定胆汁。静脉注射：每天静脉给药 250～750mg。需要特别指出的是：严禁用电解质溶液（生理氯化钠溶液、林格液等）稀释！若要配制静脉输液，只能用不含电解质的葡萄糖溶液稀释（如5% 或 10% 葡萄糖溶液；5% 木糖醇溶液）。

（2）降低门脉压力：很多肝癌患者伴有肝硬化、门脉高压，为预防消化道出血，可适当使用药物降低门脉压力。奥曲肽是人工合成的八肽化合物，为十四肽人生长抑素类似物，奥曲肽的药理作用与天然激素相似，但其抑制生长激素、胰高血糖素和胰岛素的作用较强。与生长抑素相似，奥曲肽也可抑制 LH 对 GnRH 的反应，降低内脏血流，抑制 5-HT、胃泌素、血管活性肠肽、糜蛋白酶、胃动素、胰高血糖素的分泌，继而降低门脉压力。皮下和静脉给药，剂量为 0.1mg/12h。

（3）保护胃黏膜：治疗中，患者需口服卢戈氏液 10～12 天。该药对黏膜有腐蚀作用，术后有必要给予适当药物保护胃黏膜。

（4）短期应用抗生素预防感染：建议应用青霉素类或二代头孢菌素类。

五、碘［¹³¹I］美妥昔单抗治疗效果

碘［¹³¹I］美妥昔单抗的治疗作用主要通过 ¹³¹I 发射的 β 射线的电离辐射生物学效应以及抗体片段对目标抗原结合封闭特定信号转导途径而实现。由于美妥昔单抗能特异性和高选择性地与肝癌细胞抗原结合，将标记其上的放射性核素 ¹³¹I 带至肝癌组织内，并长时间停留。而体内其他重要组织器官浓聚甚少，可集中大剂量照射肝癌组织，从而杀死肿瘤细胞。而全身的辐射剂量很低，不会引起机体重要组织器官的不可恢复性损害。同时，美妥昔单抗结合肝癌细胞表面 HAb18G/CD147 抗原，封闭 HAb18G/CD147 抗原引发的信号转导途径，从而抑制肝癌细胞的转移和侵袭，最终降低肝癌的转移和复发。在该药 I 、II 期临床研究中，其控制肿瘤进展、延长生存期、提高生活质量的作用已得到初步证实。

2010 年 10 月，由上海复旦大学附属中山医院王建华教授负责的碘［¹³¹I］美妥昔单抗联合 TACE 治疗中晚期原发性肝癌多中心 IV 期临床试验，做出总结报告，对治疗效果做出了系统的评价。

（一）靶向性

碘［¹³¹I］美妥昔单抗联合 TACE 治疗组共有 29 例患者术后行全身 SPECT 显像，其中 15 例行 4 次显像，6 例行 5 次显像。全身不同时间显像示放射性主要浓聚于肝脏肿瘤区和肝区，体内的其他组织（心脏和脾脏等）分布少，随时间推移放射性逐渐减少，其中有 4 例第 14 天显像仍可见肝区放射性浓聚，2 例第 28 天显像仍有 1 例肝脏肿瘤区仍可见放射性浓聚集；而甲状腺于第 4 天起放射性开始聚集并逐渐增加至第 14 天仍可见；其余组织则未见明显的放射性分布。7 例碘［¹³¹I］美妥昔单抗联合治疗患者的 T/NT 比值：3h 为 2.88，64h 为 2.15，120h 为 1.81，168h 为 1.64。显示肝癌组织中放射性在术后早期即有较高的浓聚，随着时间推移呈缓慢减低趋势。其他器官不同时间的 T/NT 比值范围为 4.02～24.7，表明碘［¹³¹I］美妥昔单抗主要靶向聚集于肝脏肿瘤组织，具有理想的靶向性。

（二）疗效

1. 生存率

从生存曲线分析，碘［¹³¹I］美妥昔单抗联合 TACE 治疗组 6 个月及 12 个月生存率分别为87.79% 和 74.97%，均高于 TACE 对照组。

2. 肿瘤进展时间（TTP）

根据患者入组时间，随访时间 6～15 个月。碘 [^{131}I] 美妥昔单抗联合 TACE 治疗组 TTP 为 6.82±1.28 个月；TACE 对照组 TTP 为 4.70±1.06 月，碘 [^{131}I] 美妥昔单抗联合 TACE 治疗组优于 TACE 对照组。

3. 甲胎蛋白（AFP）

碘 [^{131}I] 美妥昔单抗联合 TACE 治疗组 167 例受试者和 TACE 对照组 174 例受试者治疗前后 AFP 分析显示：①碘 [^{131}I] 美妥昔单抗联合 TACE 治疗组接受治疗 1 月后 AFP（673.443±323.71μg/L）低于治疗前（781.55±401.18μg/L），但无显著性差异（$p < 0.05$）；② TACE 对照组 174 例患者接受治疗后 1 月 AFP（639.22±301.90μg/L）低于治疗前（721.44±389.90μg/L），但无显著性差异（$p < 0.05$）。结果证实：碘 [^{131}I] 美妥昔单抗联合 TACE 可有效降低肝癌患者 AFP。

4. KPS 评分变化

治疗组：治疗 1 月 KPS 评分增加（体力状况好转）的比例为 7.1%（12 例），KPS 评分减少（体力状况下降）的比例为 21.0%（35 例），KPS 评分稳定的比例 71.9%（120 例）；治疗 2 月 KPS 评分增加（体力状况好转）的比例为 27.0%（47 例），KPS 评分减少（体力状况下降）的比例为 18.9%（33 例），KPS 评分稳定的比例 54.1%（94 例）。

TACE 对照组：治疗 1 月 KPS 评分增加（体力状况好转）的比例为 3.4%（6 例），KPS 评分减少（体力状况下降）的比例为 20.1%（35 例），KPS 评分稳定的比例 76.9%（133 例）；治疗 2 月 KPS 评分增加（体力状况好转）的比例为 18.6%（31 例），KPS 评分减少（体力状况下降）的比例为 16.7%（29 例），KPS 评分稳定的比例 64.7%（107 例）。

（三）安全性

（1）骨髓抑制：白细胞计数降低（碘 [^{131}I] 美妥昔单抗联合 TACE 治疗组 63.33% 与 TACE 对照组 34.54%。

（2）血小板减少（试验中 57.57% 与 TACE 对照组 36.69%）。两组存在显著性差异。但多为 Ⅰ～Ⅱ度抑制。此反应可能与化疗药品及碘 [^{131}I] 美妥昔单抗内放射对正常造血功能的影响有关。骨髓抑制发现的时间主要集中术后 20 天左右，术后 2 月开始恢复。

（3）肝功能损伤主要体现为：ALT 及 AST 升高（碘 [^{131}I] 美妥昔单抗联合 TACE 治疗组（39.62%）与 TACE 对照组（29.82%）；TBIL 升高（碘 [^{131}I] 美妥昔单抗联合 TACE 治疗组（52.25%）与 TACE 对照组（30.35%），两组有显著性差异）。此类反应在术后 7 天体现，1～2 月可基本恢复术前水平，表现为一过性。此反应可能与栓塞和化疗药物以及内放射对正常肝组织的损伤有关。

（4）腹痛/腹胀：碘 [^{131}I] 美妥昔单抗联合 TACE 治疗组（68.3%）与 TACE 对照组（70.69%），两组无显著性差异。此反应可能与碘化油栓塞反应、胆囊炎及靠近肝包膜的肿瘤坏死有关。

（5）恶心/呕吐：碘 [^{131}I] 美妥昔单抗联合 TACE 治疗组（58.7%）与 TACE 对照组（51.1%），无显著性差异。此反应多因化疗药物的副作用引起。

（6）发热：碘 [^{131}I] 美妥昔单抗联合 TACE 治疗组（77.8%）与 TACE 对照组（79.9%）无显著性差异。此反应多与栓塞综合征及术后的并发感染有关。

结论：碘 [^{131}I] 美妥昔单抗靶向性明确，主要聚集于肝脏肿瘤组织。在保证肿瘤内照射的同时，对正常组织的损伤较小。碘 [^{131}I] 美妥昔单抗联合 TACE，可有效弥补 TACE 的不足，从而提高 TACE 的疗效，延长患者生存时间，抑制复发转移，延长 TTP。副作用主要为 TACE 临床常见不良反应，以Ⅰ度/Ⅱ度反应为主，且表现为一过性，可耐受。该药安全、有效，可作为原发性肝癌综合治疗的新方法。

　　2011 年，首都医科大学北京佑安医院郑加生主任针对放射免疫治疗对微小病灶效果较好的特点，序贯应用射频消融、碘［131I］美妥昔单抗治疗原发性肝癌，取得良好的效果。回顾性病例分析表明：碘［131I］美妥昔单抗联合射频消融治疗原发性肝癌可将治疗后一年内复发病例减少30%，远期疗效还有待进一步观察。

　　比较我院观察的 79 例患者治疗前后影像学结果、甲胎蛋白（AFP）、肿瘤直径及肝、肾功能、血常规变化，碘［131I］美妥昔单抗治疗 1 个月后，8.9%（7/79）的患者后肿瘤体积明显缩小，治疗前后差异显著，提示对肿瘤生长有显著抑制作用，73.42%（58/79）的患者 AFP 值明显下降，提示治疗后对肿瘤毒性的抑制作用明显，但尚需观察大量样本或更长时期才能进一步明确。治疗前后肝肾功能无明显变化，提示对肝功能损害较小；白细胞、血小板下降较为明显，但均可在2～3 个月内恢复至术前水平。其他仅少部分患者有发热、轻度胃肠道反应，不排除碘油、明胶海绵栓塞后肿瘤坏死所致，总体说明患者耐受良好。

六、临床使用碘［131I］美妥昔单抗治疗原发性肝癌的思考

　　（1）疗效评价：目前碘［131I］美妥昔单抗治疗的适应证是不能手术切除或术后复发的原发性肝癌，以及不适宜肝化疗栓塞（TACE）或经 TACE 治疗后无效、复发的晚期肝癌患者，这部分患者肝功能大部分属于 Child 分期 B 级或 C 级，全身基础状况差，对治疗后的生存时间及疗效评价影响较大，由于碘［131I］美妥昔单抗使用时间短，尚不能对其远期疗效进行评价。

　　（2）用法与用量：目前几乎所有碘［131I］美妥昔单抗的使用均为肝动脉介入途径给药，这就对不愿意或不能耐受介入手术治疗的患者关上了大门，我们治疗过程中有一例患者因不能耐受介入手术而采用了经静脉输液方式给药，术后 ECT 检查证实碘［131I］美妥昔单抗明显被肝癌组织摄取，浓聚于肝癌及肝组织中，由此证实碘［131I］美妥昔单抗靶向性的同时，应该考虑是否可以进行较大样本的静脉给药研究，为碘［131I］美妥昔单抗的给药途径开辟一条新的方式；临床给药剂量为每千克体重 27.75MBq 注射液，其药代动力学特征最佳，辐射量及其不良反应少，但我们认为局部剂量仍不够，需进一步观察多种计量治疗的效果，摸索出最佳治疗剂量。

　　（3）是否第二次治疗：因碘［131I］美妥昔单抗为单克隆抗体，存在治疗后新抗体的产生导致第二次使用限制，大部分患者均为单次治疗，我们临床实践过程中，3 例患者进行了第二次治疗，治疗后随访结果证实第二次治疗疗效确切（其中一例至今 31 个月无复发，一例至今 13 个月无复发，一例为肝移植术后患者，全身多处转移去世），过敏概率较小，仅一例患者在要求第三次治疗时皮试阳性，因为第二次治疗病例数偏少，无法进行大样本对比，仍需观察多次碘［131I］美妥昔单抗治疗之后的情况。

　　（4）其他：缺乏碘［131I］美妥昔单抗用于早期肝癌外科术控制复发及对影像学上难以发现的肝癌治疗的研究；无儿童、老人的安全有效性方面的研究；碘［131I］美妥昔单抗与其他药物的相互作用尚不明确；碘［131I］美妥昔单抗对早期肝癌、综合 TACE 治疗的疗效尚无相关报道；运用2 种或多种靶向性不同的抗体联合靶向治疗已经成为放射免疫治疗研究的新热点，碘［131I］美妥昔单抗的不同抗体的联合治疗尚无相关研究。

七、结语

　　总之，目前全球广泛开展以单克隆抗体为载体的放射免疫治疗药物的研究，尤其在恶性肿瘤的治疗中有广阔的应用前景。碘［131I］美妥昔单抗是我国治疗癌症的第一个国家一类新药，在Ⅱ、Ⅲ、Ⅳ期临床研究过程中，对原发性肝癌有较好的临床效果。经肝动脉途径灌注碘［131I］美妥昔单抗治疗原发性肝细胞癌是免疫治疗、放射治疗及介入治疗的综合，为原发性肝细胞癌的

治疗带来了曙光。我们的初步临床治疗结果表明：对中晚期患者以单纯碘［^{131}I］美妥昔单抗和（或）碘［^{131}I］美妥昔单抗联合 TACE 及射频消融等联合治疗，均有一定的的疗效，对机体状态较差的和难以耐受化疗的患者，可选用单纯碘［^{131}I］美妥昔单抗治疗，在条件允许范围内，二次或二次以上碘［^{131}I］美妥昔单抗治疗可能会收到更好的治疗效果。经肝动脉途径灌注碘［^{131}I］美妥昔单抗治疗原发性肝细胞癌是一种新型的综合治疗手段，其近期疗效得到了初步的肯定，远期疗效的评价尚需开展大规模随机对照临床研究。

附 1：放射防护原则

在放射性药品使用过程中，除注意公众防护外，还应注意工作人员本身的防护，尽量减少对工作人员的辐射剂量，防止污染环境。减少不必要的接触射线的时间，每次受到辐射剂量的大小与接触时间成正比，接触时间越长，受到辐射剂量越大，所以应尽量缩短操作过程，减少与放射性药品接触时间，是个人防护重要的一环。

增大与放射性药品源的距离辐射剂量与距离的平方成正比。增大操作人员与放射源间的距离，可以大大减少操作人员的辐射剂量（表 4-36-3）。

表 4-36-3　使用中医护人员及患者家属的放射防护

所处位置	剂量率 /（μSv/h）	术后时间段 /h						
		0～1	1～24	24～48	48～72	72～96	96～120	1 个月
距患者肝区 10cm	所需时间 /h	0～0.1	0.1～0.2	0～0.1	0.1	0.1	0.1	
	该处剂量率 /（μSv/h）	550～700	545～680	453～497	410～467	330～350	180～200	3～6
距患者肝区 100cm	所需时间 /h	0.1～0.2	0.5	0.5	0.5	0.1	0.1	
	该处剂量率 /（μSv/h）	52～58	50～58	43～45	38～40	30～32	18～22	<1
距患者肝区 200cm，无防护	所需时间 /h	0.1～0.2	0.5	1.5	1.5	1	1	/
	该处剂量率 /（μSv/h）	20～32	20～30	14～16	13～15	10～11	7～8	/
距患者肝区 200cm，有 5mm 当量铅屏风防护	所需时间 /h	0.3～0.7	22	22	22	23	23	/
	该处剂量率 /（μSv/h）	7～10	7～10	6～8	5～7	3～4	1～2	/

国家规定：应对患者的慰问者所受的照射剂量加以约束，使他们在患者诊断或治疗期间所受的剂量不超过 5mSv。治疗过程中，患者的陪护人员所受照射剂量为 0.7～1.2mSv，符合国家规定。同时，适当减少陪护人员和患者的近距离接触，配备必要的防护设施仍有必要。如不限制，其理论最大照射剂量可达 3～6mSv 以上。治疗前有必要对陪护人员进行了培训，使之明确放射危害、术后其所处各区域放射剂量大小、距离与时间和其所受照射剂量的关系、国家规定照射剂量限值与其可能受照值的大小、正常接触不会使陪护人员自身成为放射源等，减轻陪护人员的恐惧心理，保证治疗顺利进行。不提倡为陪护人员配备铅衣，因为，针对 γ 射线，铅的半程值（屏蔽一半射线所需铅的厚度）为 2.4mm，大多铅衣，防护当量为 0.25～0.5mm，对 γ 射线防护效果很小，反而增加心理负担，造成工作不便并导致接触时间延长，增加受照剂量。不提倡专业陪护人员照顾所有患者，每人每年做碘［^{131}I］美妥昔单抗陪护不应超过 4 次。国家同时规定，应将探视患者的儿童所受的剂量限制在 1mSv 以下。患者 4 周后即可不受限制地与任何人（包括儿童）近距离接触。

附2：碘［¹³¹I］美妥昔单抗使用注意事项

1. 使用时应有专门场所，否则需采取适当防护措施。

2. 直接接触药物的医护人员配备恰当的防护用品（如防护服、防护围裙、防护帽、防护手套、防护眼镜和防护面罩等）。

3. 抽取药物时，要在屏蔽物后进行，并确保手握在注射器后端（如有条件，可使用长柄镊或注射器防护套）。

4. 给药注射器应有适当屏蔽，难以屏蔽时应注意控制操作时间。

5. 操作药品应在衬有吸水纸的托盘内进行，工作人员应穿戴个人防护用品。

6. 放射性物质的放置应合理有序，易于取放，每次取放应只限于需用的那部分。

7. 药品不要取出铅罐后解冻，以防打碎，造成污染；操作结束离开非密封放射性物质工作场所时，按要求进行个人体表、衣物及防护用品的放射性表面污染监测，发现污染要及时处理。

8. 保持良好通风。

9. 患者的被服和个人用品使用后需要做去污处理，并经表面污染监测合格后方可作一般处理；接受药物注射后的患者应多喝水，勤小便，并保证大便通畅，以减少放射性核素在直肠和膀胱的蓄积。

10. 观察、护理和探视患者的时间应尽量短；有效半衰期内的核素治疗患者尽量安排单独的房间，若1人以上同住一间，两床间间距1.5m。

11. 房间门尽量采用铅挂帘遮挡。若条件许可，患者应转移到核医学科病房住院4天，再转入普通病房。

12. 患者体内放射性活度降至国家法律、法规规定范围内方可出院，以控制患者家属与公众成员可能受到的照射；产生的放射性废物需要交由核医学科处理。

（杨立军 张晓勇）

参 考 文 献

［1］LIU F, CUI L, ZHANG Y, et al. Expression of HAb18G is associated with tumor progression and prognosis of breast carcinoma. [J]. Breast Cancer Research and Treatment, 2010, 3 (3): 677-688

［2］冯超，赵剑波，陈勇，等. 原发性肝癌切除术后预防性经肝动脉介入治疗：肝动脉化疗栓塞术和化疗灌注术比较［J］. 介入放射学杂志，2014，（8）：679-682.

［3］于晓河，葛乃建，申淑群，等. 经动脉灌注利卡汀治疗预防肝细胞癌术后复发［J］. 肝胆外科杂志，2014，（3）：173-175.

［4］金从军，张晓勇，谢慧梁，等. ¹³¹I美妥昔单抗治疗79例原发性肝癌的近期疗效及毒副作用观察［J］. 现代肿瘤医学，2013，（7）：1564-1567.

［5］马骏，王建华，刘嵘，等.（131）I-美妥昔单抗联合动脉化疗栓塞治疗原发性肝癌的药代动力学研究［J］：中华放射学杂志，2010，44（1）：74-78.

第三十七章
肝细胞肝癌放射治疗

肝细胞肝癌（hepatocellular carcinoma，HCC）占原发性肝癌的 70%～85%，为其主要病理类型[1]。多数 HCC 患者诊断时已为中、晚期，肿瘤较大或弥散，侵犯大血管，长期肝炎或肝硬化导致肝功能差、全身状况差，或肿瘤位置不适合手术等，85% 以上患者失去接受根治性手术的机会[2]。因此，改善这部分患者的生存率成为 HCC 治疗的重大挑战之一。

肝细胞肝癌 α/β≥10（相当于低分化鳞癌），对放射治疗（简称放疗）相对敏感，而且研究证实部分肝脏可以安全地接受较高的放疗剂量。近年来随着放疗技术的日益发展和放疗设备的更新，放疗在肝癌治疗中的作用日益得到重视。道森（Dawson）等[3] 分析了放疗在肝癌局部治疗中的地位，认为巴塞罗那肝癌临床分期系统（Barcelona clinic liver cancer，BCLC）中的多个期别患者均适合放疗。欧科诺（O'Connor J. K.）等[4] 报道，对于不适合手术、肝移植或经皮射频消融治疗的患者，放疗还可作为肝移植前的过渡治疗方法。《美国医学会杂志》2015 年发表的一篇 Meta 分析比较了放疗联合介入治疗的疗效，研究共计 2577 例肝癌患者。结果发现：在治疗有效率方面，达到完全缓解（complete remission，CR）和部分缓解（partial remission，PR）的概率，放疗＋介入的有效率明显优于单纯介入治疗（p＜0.001）。在生存率方面，放疗＋介入和单纯介入的中位生存时间分别为 22.7 个月和 13.5 个月（p＜0.001）。可见放疗联合介入治疗的疗效明显优于单纯介入治疗，是不能手术 HCC 患者最有效的综合治疗手段之一[5]。美国国立综合癌症网络（National Comprehensive Cancer Network，NCCN）发布的《原生性肝癌诊疗指南》指出，无论肿瘤位于什么位置，都适合进行三维适形放疗（3-dimensional conformal radiation therapy，3D-CRT）、调强放疗（intensity modulated radiation therapy，IMRT）、体部立体定向放疗（stereotactic body radiotherapy，SBRT）。本文将概述了放疗在 HCC 中的临床应用。

第一节　肝细胞肝癌的体部立体定向放疗

相对于常规剂量放疗，体部立体定向放疗是一种针对肿瘤进行少次大剂量的放疗方式。对于早期 HCC 患者，因各种原因不适合或拒绝手术和射频消融治疗时，SBRT 是较好的替代治疗方法，能够显著提高局部控制率，同时可以缩短治疗时间，降低治疗成本。

2010 年濑尾（Seo）等[6] 报道了 38 例无法手术的直径＜10cm HCC 患者的前瞻性研究，以 SBRT 治疗作为 TACE 后复发的挽救治疗。肿瘤体积＜300mL 者接受放疗剂量 33～57Gy/3 次，肿瘤体积介于 301～500mL 者接受 40～44Gy/4 次。中位随访 15 个月。1 年、2 年局部控制（local control，LC）率为 78.5%、66.4%，1 年、2 年总生存（overall survival，OS）率分别为 68.4%、

61.4%，SBRT 治疗后 3 月客观有效率（objective response rate，ORR）为 63%。2013 年布卓（Bujold）等[7]报道大宗进展期 HCC 患者行 SBRT 的 I 和 II 期前瞻性研究：2004—2010 年，入组的 102 例不适合行其他局部治疗的晚期 HCC 患者，肝功能均为 Child-Pugh A 级，肿瘤中位直径为 7.2cm（1.4～23.1cm）。治疗中位剂量为 36Gy/6 次 /2 周；1 年 CR 为 11%，PR 为 43%，1 年 LC、OS 分别为 87% 和 55%，中位生存时间为 17 个月。该研究认为局部控制率与照射剂量相关，照射剂量与 GTV 体积相关。

2016 年瓦尔（Wahl）等[8]回顾比较了 SBRT 与射频消融（radiofrequency ablation，RFA）治疗不可手术 HCC 的疗效。研究共纳入不能手术且无远端转移的 HCC 患者 224 例。63 例患者接受 SBRT，161 例患者接受 RFA。研究者发现在射频治疗组，随着肿瘤直径增加，局部控制率下降。肿瘤直径≥2cm 者，SBRT 组局部控制率优于射频消融组（$p=0.025$）。作者认为，SBRT 和 RFA 都可以作为不能手术 HCC 的有效的局部治疗手段，但是优先推荐 SBRT 作为不能手术的大体积 HCC 的一线治疗方法。表 4-37-1 是 HCC 体部立体定向放疗的部分相关研究。

表 4-37-1　HCC 体部立体定向放疗的相关研究

作者	发表时间	研究类型	样本量	治疗方案	观察终点	研究结果
Seo 等[6]	2010	前瞻	38	33～57Gy/3～4 次	OS，ORR	OS 2y 66.4% ORR 63%
Kang 等[9]	2012	前瞻	47	42～60Gy/3 次	OS，AE	OS 2y 68.7% 10.7%（≥3 级毒性）
Bujold 等[7]	2013	前瞻	102	24～54Gy /6 次	OS，AE	OS 1y 55% 30%（≥3 级毒性）
Sanuki 等[10]	2014	回顾	185	35～45Gy/5 次	OS，AE	OS 2y＞82.1% 3y 70% 13%（≥3 级毒性）
Wahl D. R. 等[8]	2016	回顾	63	27～60Gy/3～5	OS，AE	OS 2y 46% 5%（RILD、胃肠道出血、腹水）
Andolino 等[11]	2011	回顾	60	40～44Gy/3～5 次	OS，AE	OS 2y 67%，RILD 16%
Jiang 等[12]	2013	回顾	108	33～60Gy/3 次	LC，OS	2y LC 87%，OS 63%

AE：adverse effect 副作用；RILD：radiation-induced liver disease 放射性肝病；y：year 年

NCCN（2016 第 2 版）推荐 SBRT 适用于伴或不伴肝外的微小转移灶、数量为 1～3 个肝内肿瘤病灶。只要残余肝脏体积足够，SBRT 对放疗的肿瘤体积无严格要求。临床研究的安全性和有效性主要针对肝功能 Child-Pugh A 级的 HCC 患者，对于 Child-Pugh B 级 HCC 患者要进行严格的放疗剂量学评估，才能安全治疗。对于评估为 Child-Pugh C 级的肝硬化患者，因其临床预后较差，SBRT 的安全性尚待进一步确认。

第二节　放疗与肝动脉栓塞化疗的联合应用

肝动脉栓塞化疗（transarterial chemoembolization，TACE）已成为不能手术切除的中晚期 HCC 有效的局部治疗方法之一。但 TACE 本身有一定局限性，因 HCC 为肝动脉与门静脉双重血供，TACE 只对肝动脉供血部分肿瘤有效，而门静脉供血部分则残留。由于栓塞不彻底或肿瘤侧支循环建立等原因，TACE 很难使肿瘤完全缺血坏死。

目前的临床研究表明，放疗联合 TACE 的综合治疗可提高 HCC 的肿瘤控制率并延长患者生存期。2014 年 Choi C. 等[13]报道了放疗联合 TACE 治疗不可切除的 HCC 多中心前瞻性 II 期研究结果：2008—2010 年共入组 31 例无法手术的 II-IVA 期肝癌患者，平均进行 2 个周期的 TACE，4～6 周后开始 3D-CRT 放疗。放疗中位剂量为 54Gy（46～59.4Gy），放疗后 12 周内照射野内

ORR 为 83.9%，CR 为 22.6%。研究中位随访 30 个月，2 年 OS 为 61.3%。研究中未观察到放射性肝病（radiation-induced liver disease，RILD）和治疗相关性死亡。2016 年王维虎等[14] 报道了 IMRT 放疗联合 TACE 的治疗结果：2009—2014 年共 54 例无法手术的 HCC 患者，其中Ⅲ-Ⅳ期患者占 87%，平均进行 3 个周期的 TACE，间隔 4～6 周后开始行 IMRT，放疗中位剂量 50Gy（44～70Gy），肿瘤 ORR 为 64.8%，CR 为 20.4%。中位无病生存时间为 10.5 个月，中位生存期为 20.2 月，实际 1 年、2 年、3 年 OS 分别为 84.6%、49.7%、36.7%。10 例（18.5%）患者出现了 3 级血液学毒性，3 例（5.6%）患者出现了 3 级急性肝功能异常，未出现因放疗导致的死亡病例，研究结果证实了 IMRT 联合 TACE 治疗的安全性和有效性。

2009 年 Meng 等[15] 发表了放疗联合 TACE 和单独 TACE 治疗 HCC 的荟萃研究，共分析了 17 项临床研究的 1476 例 HCC 患者。其中包括 5 项随机研究，12 项非随机研究。结果显示，放疗联合 TACE 与单独 TACE 比较，治疗的客观有效率更高（$p=0.0001$），放疗联合 TACE 治疗的 HCC 患者的 2 年生存率和 3 年生存率较单纯 TACE 提高 10%～28%（$p=0.0001$）。与单独 TACE 治疗相比，联合治疗并没有增加治疗的毒性（$p>0.05$）。2014 年 Zou 等[16] 发表荟萃研究，共分析了 10 项临床研究的 908 例 HCC 患者，其中 400 例接受 3D-CRT 联合 TACE 治疗，508 例接受单独 TACE 治疗。联合治疗组患者 1 年、2 年、3 年 OS 明显优于单独 TACE 治疗组患者（$p<0.00001$）。此外，联合治疗组患者 ORR 更高，甲胎蛋白（α-fetoprotein，AFP）降低更明显（$p<0.00001$）。2015 年 Huo Y. R. 等[5] 发表的荟萃研究共纳入 25 篇文献的 2577 例 HCC 患者，其中 11 篇文献为小样本的随机对照研究，14 篇为非随机对照研究。放疗联合 TACE 治疗组达到 CR 和 PR 的概率明显优于单纯 TACE 治疗组（$p<0.001$）。放疗联合 TACE 治疗组和单纯 TACE 治疗组的中位生存时间分别为 22.7 个月和 13.5 个月（$p<0.001$）。但是研究也发现，放疗联合 TACE 治疗延长 HCC 患者生存时间的同时，也增加了胃肠道溃疡、ALT 升高和胆红素升高的风险。表 4-37-2 是近年来放疗联合 TACE 治疗的部分研究结果。

表 4-37-2　HCC 放疗联合 TACE 的部分研究结果

作者	发表时间	研究类型	样本量	治疗方案	中位剂量 /Gy	观察终点	研究结果
Oh D. 等[17]	2010	前瞻	40	TACE +CRT	54	ORR	62.8%（OS 1y 72.0%，2y 45.6%）
Choi 等[13]	2014	前瞻	31	TACE+ CRT	54（46～59.4）	ORR	64.5%（OS 2y 61.3%）
Zeng 等[18]	2004	回顾	54/149	TACE＋RT vs TACE	50	ORR, OS	ORR 76% vs 30.9%（$p=0.001$） OS3y 24.0% vs 11.1%（$p=0.026$）
Shim 等[19]	2005	回顾	38/35	TACE＋RT vs TACE	54（36～59.4）	OS	2y36.8% vs 14.3%（$p=0.001$）
Chen 等[20]	2014	回顾	78/80	TACE＋RT vs TACE	52	OS	3y 25.64% vs 16.25%（$p<0.05$）
Wang 等[14]	2016	回顾	54	TACE＋IMRT	50（44-70）	ORR, OS	ORR 64.8% OS 1y 84.6%，2y 49.7%，3y36.7%

RT：radiotherapy，放疗；CRT：conformal radiation therapy，适形放疗；vs：versus，比；y：year，年

第三节　门静脉癌栓 / 下腔静脉癌栓的放疗

HCC 易侵犯肝内门静脉系统，44.0%～62.2% HCC 患者会发生门静脉癌栓（portal vein tumor thrombus，PVTT）[21]。根据 PVTT 部位不同，程树群等[22] 将 PVTT 分为Ⅰ0～Ⅳ型。目

前我国对于 PVTT 分型多选择程氏分型法以指导治疗。合并 PVTT 是临床确定肝癌预后不良的因素[23]。对于肝功能 Child-Pugh A 级的原发性肝癌合并 PVTT 和（或）下腔静脉癌栓（inferior vena cava tumor thrombus，IVCTT）患者，放疗是最有效的局部治疗手段，也可适当延长患者的总体生存时间[24, 25]。

2013 年 Tang 等[26] 报道 371 例可手术切除的 HCC 伴门静脉癌栓患者的回顾性研究：186 例接受手术切除，185 例接受包括原发灶和静脉癌栓的 3D-CRT 放疗，中位放疗剂量为 40Gy（30～52Gy）。两组患者均行 TACE 治疗，放疗组患者中位生存期为 12.3 个月，手术组患者为 10.0 个月，两组患者生存率有显著差异（$p=0.029$）。多因素分析显示 PVTT 分级和治疗方式是影响患者总生存的预后因素，与手术切除相比，放疗更有益于患者生存。2015 年 Kim 等[27] 报道了 HCC 患者伴有 PVTT 的单中心回顾性分析结果，共计入组 557 例患者，分为 TACE 组（295 例）、放疗+TACE 组（196 例）和索拉非尼组（66 例）。研究终点为肿瘤进展时间（time to progression，TTP）和 OS。研究结果显示，TACE 联合放疗组与 TACE 组和口服索拉非尼组相比，有更长的 TTP 和 OS（$p<0.001$）。作者认为放疗联合 TACE 可以作为伴有 PVTT 的 HCC 患者口服索拉非尼的替代治疗。

2017 年 Zhao 等[28] 发表了 HCC 伴 PVTT 接受肝动脉化疗栓塞联合放疗的荟萃分析，共计纳入 8 项临床研究（3 项前瞻性研究和 5 项回顾性研究）的 1760 例患者。研究终点为 ORR、OS 以及治疗的不良反应。分析表明放疗联合介入治疗能够显著提高 PVTT 患者的 ORR（$p<0.001$）和 OS（$p=0.001$），同时毒副反应增加，3～4 级白细胞降低和血小板减少的概率增加（$p<0.001$ 和 $p=0.041$）。表 4-37-3 为近年来 HCC 伴有 PVTT 患者联合治疗的部分研究结果。

表 4-37-3　HCC 伴有 PVTT 综合治疗的部分研究结果

作者	发表时间	研究类型	样本量	治疗方案	放疗剂量/Gy	观察终点	研究结果
HanK. H.[29]	2008	前瞻	40	HAIC+CRT	45	ORR	ORR 45%（OS3y 24.1%）
Koo J. E.[30]	2010	前瞻	71（42/29）	TACE+CRT vs TACE	45	ORR	ORR 42.9% vs. 13.8%（$p<0.01$）
Yoon[31]	2012	回顾	412	TACE+RT	40（21～60）	ORR	ORR 27.9%（OS 1y 42.5% 2y 22.8%，）25.2%
Chung[32]	2015	回顾	151	TACE+RT		ORR	
Kim[27]	2015	回顾	557	TACE+RT vs TACE vs Sorafenib		TTP、OS	TTP: RT 8.7m vs. TACE3.6m（$p<0.001$）; RT 5.1m vs. S 1.6m（$p<0.001$）OS: RT 11.4m vs. TACE 7.4m（$p=0.023$）; RT 8.2m vs. S3.2m（$p<0.001$）
Fujino H.[33]	2015	回顾	83（41/42）	HAIC+CRT vs HAIC	39（30～45）	ORR	56.1% vs. 33.3%（$p=0.013$）

HAIC: hepatic arterial infusion chemotherapy，肝动脉灌注化疗；RT: radiotherapy，放疗；Sorafenib：索拉非尼；m: month 月；vs: versus，比

第四节　肝细胞肝癌的术后放疗

中央型 HCC 是指与门静脉分叉部、三支主肝静脉、下腔静脉汇合部和肝后下腔静脉主干距离≤1cm 的 HCC。对于大部分中央型 HCC（位于肝脏Ⅳ、Ⅴ和Ⅷ段）和小部分外周型 HCC（位于肝脏Ⅱ、Ⅲ、Ⅵ和Ⅶ段），肿瘤邻近或累及肝门部血管主干，即使手术切除肿瘤，也难以实现

切缘安全界>1cm，甚至部分患者手术切缘仍为阳性，从而影响疗效。2015年王维虎等[34]首次报道了HCC患者窄切缘（<1cm）术后辅助IMRT的结果：研究共纳入181例患者，分为窄切缘手术联合术后放疗组33例，单纯窄切缘手术组83例，宽切缘（>1cm）根治手术组65例，术后IMRT剂量为46~60Gy/23~30次，中位放疗剂量56Gy/28F。3年总生存率和无病生存率分别为：窄切缘手术联合放疗组89.1%和64.2%，单纯窄切缘手术组67.7%和52.2%，宽切缘根治手术组86.0%和60.1%。与宽切缘手术组相比，窄切缘手术联合术后IMRT组患者的总生存率（$p=0.957$）和无病生存率（$p=0.972$）均与之相近；与单纯窄切缘手术组患者相比，窄切缘手术联合术后IMRT组的总生存率（$p=0.009$）和无病生存率（$p=0.038$）均具有显著优势。窄切缘手术联合放疗组的3级毒性反应发生率为12.1%，未出现4级以上的毒性反应。该研究显示术后辅助IMRT可弥补窄切缘手术的不足，窄切缘术联合术后放疗可以取得与宽切缘根治术相似的疗效且无严重毒副反应。

第五节　肝细胞肝癌放疗适应证与禁忌证

一、肝细胞肝癌的放疗适应证[35]

1. 肝细胞肝癌患者无论肿瘤位于何处，均可考虑外放疗带来的益处，但肝功能为Child-Pugh C级为肝内病灶放疗的相对禁忌证。（循证医学证据级别B1）

2. 小肝细胞癌不宜手术切除者，立体定向放疗与射频消融可作为替代治疗手段。（循证级别B1）

3. 肝细胞肝癌窄切缘需术后辅助放疗。（循证医学证据级别B1）

4. 对局限于肝内的肝细胞肝癌，接受介入栓塞化疗后有肿瘤残存者，外放疗可补充介入治疗的不足，巩固疗效，延长患者生存期。（循证医学证据级别B1）

5. 肝细胞肝癌伴有门静脉/下腔静脉癌栓者，应该给予外放疗。（循证医学证据级别B1）

6. 肝细胞肝癌肝外转移（淋巴结、骨、肾上腺、肺、脑转移等）者，出现转移灶浸润、压迫导致的症状（如疼痛、黄疸、咳嗽等），外放疗可有效缓解症状，提高生存质量。（循证医学证据级别B1）

二、肝细胞肝癌放疗禁忌证

美国国家综合癌症网络发布的《原发性肝癌诊疗指南》明确指出，无论肿瘤位于何处都适合外放疗。仅对肝功能Child-Pugh C级、肝内病灶较大而不能作立体定向放疗的患者，才是常规放疗的禁忌证。

第六节　肝细胞肝癌放疗的工作流程

一、放射治疗前准备

在原发性肝癌放疗前，必须有明确的诊断，可以是病理诊断，也可以是临床诊断。其次要有放疗的适应证。最后，需要准备完善的影像资料，目前的核磁共振是诊断肝癌最好的影像手段，对存在肝外转移可能，有条件的情况下，建议做PET-CT检查。

放疗前必须明确肝脏的功能情况，需要常规进行血常规、凝血试验、肝功能检测，以便进行肝功能分级。原发性肝癌患者常伴有病毒性肝炎，所以，也需要检测乙型肝炎病毒标志物、HBV-DNA、丙型肝炎病毒RNA和抗体。根据检测结果决定是否需要抗病毒治疗。肿瘤标志物除AFP

外，CEA 和 CA199 也需要检测，以鉴别转移性肝癌或胆管来源的肝癌。

在 CT 模拟定位前，必须了解患者是否有造影剂过敏史。患者接受造影前，患者必须签署知情同意书。

二、定位与固定技术

原发性肝癌患者接受放疗时取仰卧位，双手交叉置额头或双臂置于翼形板臂托上。使用热塑网膜进行固定。对于静态调强技术、容积调强技术、螺旋断层放疗技术以及其他特殊照射技术，在体位固定方法选择上则更为关键，特别是对肝内肿瘤行立体定向照射时，每次治疗前均要通过图像引导技术，对患者的分次间摆位误差进行纠正。在固定装置的选择上，要充分考虑患者分次内的摆位误差，同时也要兼顾选择的固定装置是否带有呼吸控制器（呼吸板或呼吸带），或者是否可以与其他呼吸干预装置兼容。

CT 定位扫描前，给患者的左、右、前皮肤表面预设参考点，并进行体表标记，在三个标记中心放置 CT 可成像定位铅珠。参考点应尽量选择靠近肿瘤、皮下脂肪相对较少、受呼吸运动和胃肠充盈影响较小的体表区域。对于肝内肿瘤患者，剑突区域为比较理想的参考点。如果患者使用热塑网膜进行体位固定，参考点则标记于上述体表区域相对应的热塑网膜上。按治疗计划的要求，对相应的部位进行增强扫描。一般扫描范围要大于诊断 CT 的扫描范围。建议肿瘤区域扫描层厚最好为 3mm。有条件的单位可对患者进行四维 CT 扫描，依据四维 CT 图像来确定肝内肿瘤的呼吸运动幅度，从而确定肝内肿瘤放疗时的内靶区。呼吸运动是导致肝脏肿瘤在放疗过程中出现位移和形变的主要原因。目前，已有多种技术可减少呼吸运动带来的影响，常用技术包括门控技术、实时追踪技术、呼吸控制技术和四维 CT 技术等。腹部加压能够简单易行地减少肝脏呼吸动度，腹部加压部位应在剑突与脐连线的上半部，可最大程度地减少肝脏的呼吸动度[36]。

肝内肿瘤尤其是小肝癌，在 CT 图像上的病灶边界可辨识度不足，而 MRI 技术则弥补了这一缺陷，故 CT 和 MRI 图像融合已被广泛应用于肝内肿瘤外照射中的 GTV 勾画，但需要强调的是两幅图像应尽量采用同机融合，即 CT 定位和 MRI 图像采集时患者应尽可能取同一固定体位。CT 定位之前可在肿瘤周围正常肝组织内植入多枚金属标记物，用于后续治疗中的复位、肿瘤呼吸动度评估、肿瘤的实时追踪以及射线门控。CT 定位扫描结束后，将所有的 CT 图像传送至治疗计划工作站。

第七节　肝细胞肝癌放疗靶体积的勾画

肝细胞肝癌不仅会浸润周围肝组织，还会通过淋巴管途径转移。因此，将肿瘤靶区分为两部分：一部分是肉眼或影像学上的可见病灶（gross tumor volume，GTV）；另一部分是肉眼或影像学上看不见的病灶，需借助显微镜方能看到肿瘤细胞，或成为日后复发转移的常见区域，称为亚临床灶，如肿瘤边缘的微浸润灶和潜在转移危险的淋巴结引流区。放疗学将亚临床灶和可见病灶合在一起，统称为临床靶体积（clinical target volume，CTV）。

HCC 放疗的实施要利用 CT（或 4D-CT）定位，充分结合 MRI 图像和 TACE 后碘油沉积的 CT 图像，确定肝癌的大体肿瘤范围。建议对 HCC 原发肿瘤和瘤栓分别进行勾画和定义。原发肿瘤 GTV 在动脉期进行勾画，而瘤栓 GTV 需要在静脉期或者延迟期进行勾画。

建议 GTV 勾画时，同时获取 CT 和 MRI 定位图像。MRI 具有组织分辨率高的优势，同时可以进行弥散功能成像，对肝癌病灶内部的变化如出血坏死以及肝癌病灶外周侵袭边界的判定和分辨均优于增强 CT，MRI 无须增强即能显示门静脉和肝静脉的分支，能够更好地显示门静脉或者下腔静脉癌栓。在相同体膜固定下，CT 和 MRI 定位能够保持患者体位的一致性，减少呼吸动度及体位改变引起的肝脏位置变化，从而实现 CT/MRI 较好的图像融合，能显著提高放疗靶区勾画的准确性，从而实现精确放疗，并且减少正常肝脏的受照体积和剂量。

肝细胞肝癌出现淋巴引流区转移相当少见，因此，CTV 一般不包括淋巴引流区。对于已经出现淋巴结转移的患者，CTV 应包括其所在的淋巴引流区。2010 年王维虎等[37]报道了 76 例 I、II 期 HCC 根治术后标本病理大切片研究结果，其中 61 例（80.3%）患者在大体原发灶外发现了亚临床病变。研究发现亚临床病变浸润距离与原发肿瘤分化程度密切相关。分化差的肿瘤，亚临床病变发生率更高，亚临床变范围更大，94.7%（72/76）的患者亚临床病变外侵范围≤3.5mm。因此，考虑到亚临床病变低估的情况，在无病理分级的情况下建议将 GTV 外延 5mm 形成 CTV。对立体定向放疗，仅 GTV 作为处方剂量，不外扩 CTV，因为立体定向放疗的剂量递减，已经足够清除 GTV 周围的亚临床灶癌细胞。

肝癌放疗野设计的一个重要原则是充分利用正常肝组织所具有的强大再生能力。在设计放射野时，尤其是大肝癌，最好能保留一部分正常肝组织不受照射，让这部分正常肝组织在大部分肝脏受到照射的情况下得以再生。

第八节　肝脏耐受剂量及放疗剂量

放射性肝病（radiological liver disease，RILD）是肝脏放疗的严重并发症，尤其是我国的大多数 HCC 患者为肝癌伴肝硬化患者，一旦发生 RILD，70% 以上的患者可能在短期内死于肝衰竭。避免 RILD 发生的关键是在制定放疗计划时，把正常肝脏受照剂量限制在能够耐受的范围内。而正常肝脏放射耐受剂量因患者基础肝功能情况及每次分割剂量不同而有所不同。肝功能为 Child-Pugh A 级者行三维适形或调强放疗时，常规分割放疗的全肝耐受量约为 28Gy[38, 39]，或非常规分割放疗的全肝耐受量为 23Gy（每次分割剂量 4～8Gy）[40]，或常规分割放疗肝脏耐受量 V30<60%[39, 41]；立体定向放疗时，正常肝体积>700mL，<15Gy×3Fx，或正常肝体积>800mL，<18Gy×3Fx，这些剂量是安全的[42]。肝功能为 Child-Pugh B 级者，肝脏对射线的耐受剂量明显下降[43]。

一、常规分割放疗剂量

HCC 的放疗效果随着放疗剂量的增加而显著提高[12, 17, 29, 44, 45]。2005 年本·约瑟夫（Ben Josef）等[46]报道了放疗联合介入治疗的 II 期前瞻性研究结果。研究共入组不可手术或者不能行 RFA 的 HCC 患者 128 例，所有患者均接受了 3D-CRT 和同步肝动脉灌注化疗。结果显示放疗剂量是 HCC 的重要预后因素：接受<60.7Gy 和>60.7Gy 患者的中位生存时间分别为 15.2 个月和 18.4 个月，接受<75Gy 和≥75Gy 患者的中位生存时间分别为 14.9 个月和 23.9 个月，存在显著差异（$p<0.01$）。

同时 HCC 放疗可能诱发不同程度的肝损伤，轻者表现为 Child-Pugh 评分上升，转氨酶上升，严重者可以出现放射性肝病，因此在提高肿瘤放疗剂量的同时，必须考虑正常肝脏放疗的剂量限制毒性。韩国 Lee J. I. 等[43]对 131 例 HCC 患者行 3D-CRT 的放疗数据进行研究，同时也比较了中国台湾省 Cheng S. H.[47]和美国研究[48]中给予的放疗推荐剂量，作者认为，与美国研究相比，亚洲患者 HCC 多伴有肝炎或肝硬化背景，基础肝功能储备低，放疗耐受性差，因此韩国推荐的放疗处方剂量建议更适用于亚洲患者。表 4-37-4 即为韩国学者建议的 HCC 患者放疗处方剂量。

表 4-37-4　韩国学者建议的 HCC 患者放疗处方剂量

正常肝脏接受 50% 处方剂量照射的百分比	处方剂量 /Gy	正常肝脏接受 50% 处方剂量照射的百分比	处方剂量 /Gy
<25%	≥59.4	50%～75%	30.6～45
25%～49%	45～54	>75%	不治疗

正常肝脏：肝脏体积减去大体肿瘤（GTV）。

二、SBRT 放疗剂量

关于立体定向放疗的最佳剂量分割模式，目前尚无统一标准。在既往研究中，SBRT 治疗 HCC 的剂量分割模式主要分为 3 种：3 次 ×（10～20）Gy，（4～6）次 ×（8～10）Gy，10 次 ×（5～5.5）Gy。2015 年 Wang 等[49] 根据肿瘤大小和 CP 分级确定剂量分割方案。对于直径<3cm，肝功能储备良好的 HCC 患者（CP-A5），处方剂量为 3×（15～25）Gy；对于直径 3～5cm，相对肝功能储备不足的 HCC 患者（CP-A6），处方剂量建议 5 次 ×（10～12）Gy；对于直径>5cm，肝功能储备不良的 HCC 患者（CP-B），处方剂量为 10 次 ×（5～5.5）Gy。

第九节　肝细胞肝癌放射治疗技术

肝细胞肝癌的放疗究竟选择哪一种放疗技术，就目前国内放疗界现状而言，通常不取决于医生，而取决于医院所拥有的放疗设备。与普通二维照射技术和 3D-CRT 相比，IMRT、图像引导的调强放疗（image-guided radiotherapy，IGRT）可以提高肝内肿瘤的照射剂量，同时降低正常肝脏组织的照射剂量，从而提高 HCC 控制率及患者对于肝脏放疗的耐受性。临床也已经证实，与 3D-CRT 治疗相比，接受 IMRT 治疗的 HCC 患者生存优势更佳，并且不增加治疗毒性。[50, 51] 目前最新的 IMRT 技术如容积旋转调强（volumetric-modulated arc therapy，VMAT）与目前常用的固定野 IMRT（fixed-angle IMRT）和 3D-CRT 技术相比，靶区的适形度进一步提高，针对某些特定部位的 HCC 患者有一定的剂量学优势，能够减少某些危及器官的受照体积和剂量，但是正常肝脏受照的低剂量区有所增加，临床疗效仍需进一步证实[52, 53]。

螺旋断层放疗最适合多发病灶的肝细胞肝癌患者，韩国报道利用断层放疗技术治疗同时存在肝内和肝外病灶（肺、肾上腺、软组织转移）的患者，每个病例平均 3.5 个病灶，结果显示患者中位生存期为 12.3 个月，放疗病灶的 1 年局部控制率为 79%，且没有Ⅳ级毒副反应[54]。

立体定向放疗适用于小肝癌的治疗，必须满足以下条件：四维 CT 的影像引导或肿瘤追踪系统，非常精确的体位固定，放疗前的个体化图像校正，放射线聚焦到肿瘤，以及肿瘤外放疗剂量跌落快。

质子治疗原发性肝细胞肝癌已有报道。美国报道 76 例局限于肝内的肝细胞肝癌患者（平均最大经 5.5cm）接受质子放疗，其 3 年无进展生存率为 60%，无明显毒副作用[55]。44 例局限肝内的肝细胞肝癌，中位最大径 5cm（1.9～12.0cm），放疗 58Gy/15Fx，2 年总体生存率为 63.2%（23）。一篇有关 70 篇质子治疗肝细胞肝癌的 Meta 分析报道显示，患者生存率高，毒副作用小[56]。目前尚缺乏临床研究证据支持质子治疗比传统放疗（光子线）治疗肝细胞肝癌更具生存优势。

原则上肝癌的放射治疗具体选用何种治疗模式由下列因素决定：肿瘤所需获得的放射剂量、

肿瘤大小和数量、肿瘤和周边正常器官的相对位置以及正常器官所能耐受的放射剂量与肝脏功能。

第十节　放疗中的抗病毒治疗

韩国学者报道48例乙型肝炎病毒感染并发肝细胞肝癌的患者接受外放疗，16例患者放疗前和放疗中服用拉米夫定，32例患者未服用抗病毒药物，结果显示未抗病毒组患者有21.8%（7/32）发生乙型肝炎病毒复制，抗病毒治疗组患者则未发生病毒复制，两组患者乙型肝炎活动发生率有显著差异[57]。因此，中华医学会肝病学分会，中华医学会感染病学分会对于HBV-DNA阳性的肝癌患者建议应用核苷类药物（NAs）抗病毒治疗，并优先选择恩替卡韦（ETV）或替诺福韦酯（TDF）治疗，以预防乙型肝炎病毒复制[58]。

第十一节　肝细胞肝癌放疗后随访

肝细胞肝癌放疗后随访应注意观察：①受照射肿瘤的局部控制情况；②正常肝组织的毒副反应并给予及时处理；③放射野外的肿瘤进展情况。放疗后1.5个月随访一次，以后每隔3个月随访一次，2年后原发灶和转移灶都控制良好的情况下，每半年随访一次。

一、影像学的变化

（一）肿瘤

放疗过程中和放疗结束时，肿瘤体积多保持稳定，较少出现肿瘤缩小，而介入治疗后，碘油沉积者的肿瘤存活体积更加难以确定。放疗结束后6周，才出现影像学上的肿瘤缩小。有研究显示，肝细胞肝癌立体定向放疗后3、6、9和12个月随访，肿瘤坏死比例分别为59%、69%、81%和92%，但肿瘤体积缩小不明显。以实体瘤的疗效评价标准（response evaluation criteria in solid tumor，RECIST）评价放疗效果，放疗后12个月完全缓解者占15%，以欧洲肝病学会（European Association for the Study of the Liver，EASL）标准评价，完全坏死者占50%；以RECIST标准评价，部分缓解9例，稳定1例，但以EASL标准评价，则为完全缓解，明显的坏死出现在放疗结束后9个月[59]。因此，对肝细胞肝癌立体定向放疗进行疗效评价，EASL标准要优于RECIST标准。

为排除肝外转移，可以推荐有条件者做全身PET-CT检查。

（二）正常组织

放疗后早期，病灶旁正常肝组织CT和MRI T_1加权像表现为低密度改变（平扫、动脉相、静脉相），病理表现为肝血窦内血流变慢，红细胞淤积在肝血窦内，加之水肿、脂肪浸润，即使增强扫描也呈现明显的延迟性强化[60, 61]。

二、实验室检查

放疗前、后必须完成血常规、血生化、出凝血酶原时间等检测；如肿瘤标志物（AFP、CA199、CEA）升高，也必须进行随访；HBV DNA在放疗前必须进行测定，放疗后根据情况进行监测（放疗前HBV DNA升高者应口服抗病毒治疗药物，并进行监测，每月1次）。

第十二节　问题与展望

原发性肝癌放疗存在两大问题：其一是循证医学证据较低；其二是肿瘤所在及其周围器官的放射损伤限制了放疗剂量的提高。

目前，原发性肝癌放疗的循证医学证据均来自回顾性研究，缺少随机前瞻的临床研究，与药物治疗、射频消融、介入治疗原发性肝癌相比，放疗的循证医学证据等级较低，而《欧洲肝癌学会指南》根本未提及放疗。进一步提高肝癌放射治疗的循证医学证据是今后努力的方向，目前已注册的研究有小肝癌的立体定向放射治疗与射频消融或手术切除的比较，有不能手术切除的大肝癌介入栓塞后残存病灶，结合与未结合放疗的比较，也有癌栓介入结合放疗与手术切除疗效的比较，这些随机前瞻多中心的临床研究结果的发布将进一步提高放疗在肝癌治疗中的地位。

放射性肝病和胃肠道损伤是影响肝癌放疗疗效的重要因素。理论上处于 G_0 期的肝细胞对射线不敏感，临床上全肝的放射耐受剂量只有 28Gy 的常规分割剂量（肝功能为 Child-Pugh A 级者）或 6～8Gy（Child-Pugh B 级者）。全肝耐受剂量如此低下，与肝脏的微环境有关。进一步研究放射性肝损伤的分子机制，找出有效的预防方法，是肝癌放疗必须解决的难题。精准放疗可以有效减轻肝、胃肠及肿瘤周围组织的损伤，临床研究发现图像引导下的精确放疗可以提高肿瘤的放疗剂量，减少肿瘤周围正常组织的放射损伤，从而提高患者的生存期。

（王维虎　朱向高　余子豪）

参 考 文 献

[1] PERZ J F, ARMSTRONG G L, FARRINGTON L A, et al. The contributions of hepatitis B virus and hepatitis C virus infections to cirrhosis and primary liver cancer worldwide [J]. J Hepatol, 2006, 45 (4): 529-538.

[2] FORNER A, REIG M A E, RODRIGUEZ DE LOPE C, et al. Current strategy for staging and treatment: the BCLC update and future prospects [J]. Seminars in Liver Disease, 2010, 30 (1): 61-74.

[3] DAWSON L A. Overview: where does radiation therapy fit in the spectrum of liver cancer local-regional therapies? [J]. Seminars in Radiation Oncology, 2011, 21 (4): 241-246.

[4] O'CONNOR J K, TROTTER J, DAVIS G L, et al. Long-term outcomes of stereotactic body radiation therapy in the treatment of hepatocellular cancer as a bridge to transplantation [J]. Liver Transpl, 2012, 18 (8): 949-954.

[5] HUO Y R, ESLICK G D. Transcatheter arterial chemoembolization plus radiotherapy compared with chemoembolization alone for hepatocellular carcinoma: a systematic review and meta-analysis [J]. JAMA Oncol, 2015, 1 (6): 756-765.

[6] SEO Y S, KIM M, YOO S Y, et al. Preliminary result of stereotactic body radiotherapy as a local salvage treatment for inoperable hepatocellular carcinoma [J]. J Surg Oncol, 2010, 102 (3): 209-214.

[7] BUJOLD A, MASSEY C A, KIM J J, et al. Sequential phase I and II trials of stereotactic body radiotherapy for locally advanced hepatocellular carcinoma [J]. Journal of Clinical Oncology, 2013, 31 (13): 1631-1639.

[8] WAHL D R, STENMARK M H, TAO Y, et al. Outcomes after stereotactic body radiotherapy or radiofrequency ablation for hepatocellular carcinoma [J]. J Clin Oncol, 2016, 34 (5): 452-459.

[9] KANG J, KIM M, CHO C K, et al. Stereotactic body radiation therapy for inoperable hepatocellular carcinoma as a local salvage treatment after incomplete transarterial chemoembolization [J]. Cancer, 2012, 118 (21): 5424-5431.

[10] SANUKI N, TAKEDA A, OKU Y, et al. Stereotactic body radiotherapy for small hepatocellular carcinoma: a

retrospective outcome analysis in 185 patients [J]. Acta Oncologica, 2013, 53 (3): 399-404.

[11] ANDOLINO D L, JOHNSON C S, MALUCCIO M, et al. Stereotactic body radiotherapy for primary hepatocellular carcinoma [J]. Int J Radiat Oncol Biol Phys, 2011, 81 (4): 447-453.

[12] JIANG W I, KIM M, BAE S H, et al. High-dose stereotactic body radiotherapy correlates increased local control and overall survival in patients with inoperable hepatocellular carcinoma [J]. Radiation Oncology, 2013, 8 (1): 250.

[13] CHOI C, KOOM W S, KIM T H, et al. A prospective phase 2 multicenter study for the efficacy of radiation therapy following incomplete transarterial chemoembolization in unresectable hepatocellular carcinoma [J]. Int J Radiat Oncol Biol Phys, 2014, 90 (5): 1051-1060.

[14] ZHANG T, ZHAO Y, WANG Z, et al. Efficacy and safety of intensity-modulated radiotherapy following transarterial chemoembolization in patients with unresectable hepatocellular carcinoma [J]. Medicine, 2016, 95 (21): 3789.

[15] MENG M, CUI Y, LU Y, et al. Transcatheter arterial chemoembolization in combination with radiotherapy for unresectable hepatocellular carcinoma: a systematic review and meta-analysis [J]. Radiotherapy and Oncology, 2009, 92 (2): 184-194.

[16] ZOU L, ZHANG B, CHANG Q, et al. 3D conformal radiotherapy combined with transcatheter arterial chemoembolization for hepatocellular carcinoma [J]. World J Gastroenterol, 2014, 20 (45): 17227-17234.

[17] OH D, LIM D H, PARK H, et al. Early three-dimensional conformal radiotherapy for patients with unresectable hepatocellular carcinoma after incomplete transcatheter arterial chemoembolization: a prospective evaluation of efficacy and toxicity [J]. Am J Clin Oncol, 2010, 33 (4): 370-375.

[18] ZENG Z C, TANG Z Y, FAN J, et al. A comparison of chemoembolization combination with and without radiotherapy for unresectable hepatocellular carcinoma [J]. Cancer J, 2004, 10 (5): 307-316.

[19] SHIM S J, SEONG J, HAN K H, et al. Local radiotherapy as a complement to incomplete transcatheter arterial chemoembolization in locally advanced hepatocellular carcinoma [J]. Liver Int, 2005, 25 (6): 1189-1196.

[20] CHEN W J, YUAN S F, ZHU L J, et al. Three-dimensional conformal radiotherapy in combination with transcatheter arterial chemoembolization in the treatment of hepatocellular carcinoma [J]. J BUON, 2014, 19 (3): 692-697.

[21] ZHANG Z, LAI E C H, ZHANG C, et al. The strategies for treating primary hepatocellular carcinoma with portal vein tumor thrombus [J]. International Journal of Surgery, 2015, 20: 8-16.

[22] 程树群，吴孟超，陈汉，等. 肝癌门静脉癌栓分型的影像学意义 [J]. 中华普通外科杂志，2004，19（4）：200-201.

[23] LI S, WEI W, GUO R, et al. Long-term outcomes after curative resection for patients with macroscopically solitary hepatocellular carcinoma without macrovascular invasion and an analysis of prognostic factors [J]. Medical Oncology, 2013, 30 (4): 20.

[24] YAMADA K, IZAKI K, SUGIMOTO K, et al. Prospective trial of combined transcatheter arterial chemoembolization and three-dimensional conformal radiotherapy for portal vein tumor thrombus in patients with unresectable hepatocellular carcinoma [J]. Int J Radiat Oncol Biol Phys, 2003, 57 (1): 113-119.

[25] HUANG Y, HSU H, WANG C, et al. The treatment responses in cases of radiation therapy to portal vein thrombosis in advanced hepatocellular carcinoma [J]. Int J Radiat Oncol Biol Phys, 2009, 73 (4): 1155-1163.

[26] QH T, AJ L, GM Y. Surgical resection versus conformal radiotherapy combined with TACE for resectable hepatocellular carcinoma with portal vein tumor thrombus: a comparative study [J]. World J Surg, 2013, 37: 1362-1370.

[27] KIM G, SHIM J H, YOON S M, et al. Comparison of chemoembolization with and without radiation therapy and sorafenib for advanced hepatocellular carcinoma with portal vein tumor thrombosis: a propensity score

analysis［J］. J Vasc Interv Radiol, 2015, 26 (3): 320-329.

［28］ZHAO Q, ZHU K, YUE J, et al. Comparison of intra-arterial chemoembolization with and without radiotherapy for advanced hepatocellular carcinoma with portal vein tumor thrombosis: a meta-analysis［J］. Ther Clin Risk Manag, 2017, 13: 21-31.

［29］HAN K, SEONG J, KIM K, et al. Pilot clinical trial of localized concurrent chemoradiation therapy for locally advanced hepatocellular carcinoma with portal vein thrombosis［J］. Cancer, 2008, 113 (1): 995-1003.

［30］KOO J E, KIM J H, LIM Y, et al. Combination of transarterial chemoembolization and three-dimensional conformal radiotherapy for hepatocellular carcinoma with inferior vena cava tumor thrombus［J］. Int J Radiat Oncol Biol Phys, 2010, 78 (1): 180-187.

［31］YOON S M, LIM Y, WON H J, et al. Radiotherapy plus transarterial chemoembolization for hepatocellular carcinoma invading the portal vein: long-term patient outcomes［J］. Int J Radiat Oncol Biol Phys, 2012, 82 (5): 2004-2011.

［32］CHUNG S R, KIM J H, YOON H, et al. Combined cisplatin-based chemoembolization and radiation therapy for hepatocellular carcinoma invading the main portal vein［J］. J Vasc Interv Radiol, 2015, 26 (8): 1130-1138.

［33］FUJINO H, KIMURA T, AIKATA H, et al. Role of 3D conformal radiotherapy for major portal vein tumor thrombosis combined with hepatic arterial infusion chemotherapy for advanced hepatocellular carcinoma［J］. Hepatology Research, 2015, 45 (6): 607-617.

［34］WANG W, WANG Z, WU J, et al. Survival benefit with IMRT following narrow-margin hepatectomy in patients with hepatocellular carcinoma close to major vessels［J］. Liver Int, 2015, 35 (12): 2603-2610.

［35］中国生物医学工程学会精确放疗分会肝癌学组，中华医学会放射肿瘤学分会，中国研究型医院学会放射肿瘤学分会肝癌学组与消化系统肿瘤专家委员会. 2016 年原发性肝癌放疗共识［J］. 中华放射肿瘤学杂志，2016，25（11）：1141-1150.

［36］HU Y, ZHOU Y K, CHEN Y X, et al. 4D-CT scans reveal reduced magnitude of respiratory liver motion achieved by different abdominal compression plate positions in patients with intrahepatic tumors undergoing helical tomotherapy［J］. Med Phy, 2016, 7 (43): 4335-4341.

［37］WANG M, JI Y, ZENG Z, et al. Impact factors for microinvasion in patients with hepatocellular carcinoma: possible application to the definition of clinical tumor volume［J］. Int J Radiat Oncol Biol Phys, 2010, 76 (2): 467-476.

［38］DAWSON L A, NORMOLLE D, BALTER J M, et al. Analysis of radiation-induced liver disease using the Lyman NTCP model［J］. Int J Radiat Oncol Biol Phys, 2002 (53): 810-821.

［39］DAWSON L, TENHAKEN R. Partial volume tolerance of the liver to radiation［J］. Seminars in Radiation Oncology, 2005, 15 (4): 279-283.

［40］LIANG S, ZHU X, XU Z, et al. Radiation-induced liver disease in three-dimensional conformal radiation therapy for primary liver carcinoma: the risk factors and hepatic radiation tolerance［J］. Int J Radiat Oncol Biol Phys, 2006 (65): 425-434.

［41］KIM T H, KIM D Y, PARK J, et al. Dose–volumetric parameters predicting radiation-induced hepatic toxicity in unresectable hepatocellular carcinoma patients treated with three-dimensional conformal radiotherapy［J］. Int J Radiat Oncol Biol Phys, 2007, 67 (1): 225-231.

［42］GUHA C, KAVANAGH B D. Hepatic radiation toxicity: avoidance and amelioration［J］. Seminars in Radiation Oncology, 2011, 21 (4): 256-263.

［43］LEE I J, SEONG J, SHIM S J, et al. Radiotherapeutic parameters predictive of liver complications induced by liver tumor radiotherapy［J］. Int J Radiat Oncol Biol Phys, 2009, 73 (1): 154-158.

［44］LIU M T, LI S H, CHU T C, et al. Three-dimensional conformal radiation therapy for unresectable hepatocellular carcinoma patients who had failed with or were unsuited for transcatheter arterial chemoembolization［J］. Jpn J Clin Oncol, 2004, 34 (9): 532-539.

［45］PARK H C, SEONG J, HAN K H, et al. Dose-response relationship in local radiotherapy for hepatocellular carcinoma［J］. Int J Radiat Oncol Biol Phys, 2002, 54 (1): 150-155.

［46］BEN-JOSEF E, NORMOLLE D, ENSMINGER W D, et al. Phase Ⅱ trial of highdose conformal radiation therapy with concurrent hepatic artery floxuridine for unresectable intrahepatic malignancies［J］. J Clin Oncol, 2005, 23 (34): 8739-8747.

［47］CHENG S H, LIN Y, CHUANG V P, et al. A pilot study of three-dimensional conformal radiotherapy in unresectable hepatocellular carcinoma［J］. J Gastroenterol Hepatol, 1999, 14 (10): 1025-1033.

［48］ROBERTSON J M, LAWRENCE T S, DWORZANIN L M, et al. Treatment of primary hepatobiliary cancers with conformal radiation therapy and regional chemotherapy［J］. J Clin Oncol, 1993, 11 (7): 1286-1293.

［49］WANG P, CHUNG N, HSU W, et al. Stereotactic body radiation therapy in hepatocellular carcinoma: optimal treatment strategies based on liver segmentation and functional hepatic reserve［J］. Reports of Practical Oncology & Radiotherapy, 2015, 20 (6): 417-424.

［50］YOON H I, LEE I J, HAN K, et al. Improved oncologic outcomes with image-guided intensity-modulated radiation therapy using helical tomotherapy in locally advanced hepatocellular carcinoma［J］. J Cancer Res Clin Oncol, 2014, 140 (9): 1595-1605.

［51］HOU J, ZENG Z, WANG B, et al. High dose radiotherapy with image-guided hypo-IMRT for hepatocellular carcinoma with portal vein and/or inferior vena cava tumor thrombi is more feasible and efficacious than conventional3D-CRT［J］. Jpn J Clin Oncol, 2016, 46 (4): 357-362.

［52］CHEN D, WANG R, MENG X, et al. A comparison of liver protection among3D conformal radiotherapy, intensity-modulated radiotherapy and rapid arc for hepatocellular carcinoma［J］. Radiat Oncol, 2014, 9: 48.

［53］KUO Y C, CHIU Y M, SHIH W P, et al. Volumetric intensity-modulated arc (rapid arc) therapy for primary hepatocellular carcinoma: comparison with intensity-modulated radiotherapy and3D conformal radiotherapy［J］. Radiat Oncol, 2011, 6: 76.

［54］JANG J W, KAY C S, YOU C R, et al. Simultaneous multitarget irradiation using helical tomotherapy for advanced hepatocellular carcinoma with multiple extrahepatic metastases［J］. Int J Radiat Oncol Biol, 2009, 74 (2): 412-418.

［55］BUSH D A, KAYALI Z, GROVE R, et al. The safety and efficacy of high-dose proton beam radiotherapy for hepatocellular carcinoma: a phase 2 prospective trial［J］. Cancer, 2011, 117 (13): 3053-3059.

［56］HONG T S, WO J Y, Yeap B Y, et al. Multi-institutional phase Ⅱ study of high-dose hypofractionated proton beam therapy in patients with localized, unresectable hepatocellular carcinoma and intrahepatic cholangiocarcinoma［J］. J Clin Oncol, 2016, 34 (5): 460-468.

［57］KIM J H, PARK J W, KIM T H, et al. Hepatitis B virus reactivation after three-dimensional conformal radiotherapy in patients with hepatitis B virus-related hepatocellular carcinoma［J］. Int J Radiat Oncol Biol Phys, 2007, 69 (3): 813-819.

［58］王贵强，王福生，成军，等. 慢性乙型肝炎防治指南（2015更新版）［J］. 胃肠病学，2016（4）: 219-240.

［59］PRICE T R, PERKINS S M, SANDRASEGARAN K, et al. Evaluation of response after stereotactic body radiotherapy for hepatocellular carcinoma［J］. Cancer, 2012, 118 (12): 3191-3198.

［60］HOWELLS C C, STINAUER M A, DIOT Q, et al. Normal liver tissue density dose response in patients treated with stereotactic body radiation therapy for liver metastases［J］. Int J Radiat Oncol Biol, 2012, 84 (3): 441-446.

［61］BROOK O R, THORNTON E, MENDIRATTA-LALA M, et al. CT imaging findings after stereotactic radiotherapy for liver tumors［J］. Gastroenterol Res Pract, 2015, 2015: 126245.

第三十八章

原发性肝癌的免疫缓释库治疗：非手术靶向肿瘤内化学免疫治疗

肝癌是死亡率最高的恶性肿瘤之一，我国每年有近 40 万人死于肝癌，占全球肝癌死亡人数的 50%。肝癌起病隐匿，恶性程度高，进展快，发现晚；早期经检查发现，无外科手术禁忌证的患者，传统方法是进行肝癌根治切除术，但肝癌病灶切除的刺激可改变残留微小灶的细胞周期动力学，使其增殖速度显著增快，加速播散和转移。小肝癌手术切除的成功率很高，小于 3cm 肝癌术后 5 年生存率达 58.2%，而大肝癌术后较易发生肝内转移，引起多中心性复发，难以手术切除，术后 5 年生存率仅为 36.9%，且生存质量差，死亡率很高[1]。不可切除的大肝癌是肝移植的普遍适应证，但晚期肝癌移植的结果令人失望，5 年生存率仅为 18%，原因可能是血循环中存在肝癌细胞，导致高复发率。肝移植除受供体器官缺乏限制外，其本身还存在一些问题，如长期的免疫抑制带来的并发症和死亡率增高[2]。

化疗药物几乎都是细胞毒性药物，在杀死肿瘤细胞的同时，对人体的正常细胞也有相当的毒副作用，尤其是对分裂、增殖比较快的细胞，如骨髓造血细胞、胃肠道黏膜上皮细胞等。全身化疗的毒性作用较强，对全身各器官组织均可造成损害，胃肠道症状和骨髓抑制等常见毒性反应明显，但是目前全身化疗仍是肿瘤治疗的的主要手段之一。如何尽量避开大剂量化疗带来的毒副作用，一直都是医生与患者关注的问题。美国许多医生建议不进行全身化疗，仅仅对症治疗。区域化疗反倒受到重视，如经动脉栓塞化疗（TACE），通过介入或植入剂直接作用于肿瘤局部区域等。瘤内化疗也同样受到关注，采用抗癌药物瘤体内直接注射方法来治疗肿瘤有多年的历史，常用的有经皮酒精注射疗法（PET）、经皮乙酸注射疗法（PAI）、热盐酸注射疗法和肿瘤内注射化疗药物。这种疗法多是在影像仪器、内窥镜等技术的导引下，直接靶向注射于肿瘤内，具有操作简单，并发症少，治疗效果良好等优点，已引起较多关注，然而，由于直接注射的药物在肿瘤内停留的时间短，效果并不理想。

除手术及化疗外，还有以放疗、热疗、冷冻治疗等为代表的各种物理治疗。放射治疗根据放射源类型可分为外放疗及体内近距离放疗两大类。近年来外放疗设备的进展如 3DCRT、3DMIT 和 CITR（碳重离子治疗机）能显著提高肿瘤处的放射剂量并迅速降低肿瘤周围正常组织剂量，可提高放射治疗的增益比，但仍然存在一定的局限性：①无法避免正常组织低剂量照射，存在潜在的诱发第二肿瘤的风险；②不能完全消除乏氧细胞的抗放性；③这些治疗装置造价昂贵，占地面积大，技术保障要求高，难以推广普及[3, 4]。放射性粒子近距离治疗肿瘤技术成功的关键在于准确控制粒子的放射性强度、精确计算粒子种植的体积、准确定位以及严密监视粒子均匀排布，这一切有待于提高[5]。放射治疗对早期癌症和中期的局部癌症有效，对转移的晚期癌症几乎无效。加热疗法是目前较有苗头的方法，如微波热疗、超声聚焦热疗和射频热疗等。肿瘤热疗目前尚处于快速发展的初级阶段，加热的硬件设施有待进一步改进和完善，加热治癌的分子机制还不清楚，更加客观实用的质量保障规范尚未制订等，还有待进一步深入研究[6]，资料显示由于存在特殊的并发症，冷冻治疗有相对高的死亡率[7]。

近40年来国内外一些专家一直致力于瘤内缓释给药剂型的研究，这些瘤内缓释给药剂型一般是利用一种黏稠凝胶基质或固体基质，使药物在肿瘤内缓释，研究发现这些瘤内给药剂型存在注入或植入瘤内困难，药物在肿瘤组织内难以均匀分布，不能真正彻底有效杀死给药区域的全部肿瘤细胞。缓释库疗法创造性提出利用肿瘤组织作为抗癌药物缓释库，肿瘤内注射液体药物，药物迅速渗透并均匀分布于给药区域的肿瘤组织内，避免了凝胶或固体基质缓释给药剂型给药无法均匀分布的缺点。

手术、放疗及全身化疗有其局限性，数十年来随着分子生物学、生物工程、免疫学基础理论的发展，人们开始应用系统生物学的观点来研究肿瘤，从而认识到肿瘤是一种多因素参与、多步骤发展的全身性、系统性疾病。癌症相关基因异常能够引起肿瘤基因组稳定性丧失，进而导致肿瘤细胞出现异常生物学行为，如逃避凋亡、无限复制的潜能、血管生成、侵袭及转移和免疫逃逸等。

目前肿瘤生物治疗主要包括：

（1）分子靶向治疗。通过使用小分子化合物、单克隆抗体、多肽等物质，特异性干预调节肿瘤细胞生物学行为的信号通路，从而达到抑制肿瘤发展的目的。分子靶向治疗在本质上有别于传统的全身化疗，全身化疗的缺点在于缺乏对正常细胞和肿瘤细胞的选择性，药物的毒副反应限制了治疗强度和频率，又存在耐药问题，故使大多数患者的治疗难以为继，与之相反，分子靶向治疗针对肿瘤异常的信号通路，具有高选择性、低毒性和高治疗指数，可长期用药。迄今为止，已有十余种分子靶向药物被批准用于实体肿瘤的治疗，从目前的疗效情况看，分子靶向药物确实对靶点的肿瘤有效，但持续时间有限并有不同程度的副作用；另有数种分子靶向药物用于治疗血液系统肿瘤。目前亟待解决的问题是寻找更能特异性作用于肿瘤细胞靶点的治疗药物[8]。

（2）肿瘤免疫学已成为目前最为活跃的生命科学研究领域之一，2010年美国FDA批准Prevenge用于治疗前列腺癌，2011年美国及法国的三位免疫学家因免疫领域的新发现共同获得当年的诺贝尔医学奖，2018年的诺贝尔医学奖又授予对肿瘤免疫通道抑制PD-1及PD-L1研究发现的免疫学科学家。近年来，在揭示人类肿瘤抗原、肿瘤抗原加工、呈递和识别及对T细胞、NK、DC的研究有了新的进展。细胞过继免疫治疗、细胞因子治疗、免疫基因治疗、肿瘤疫苗的临床研究持续稳定发展。基因工程抗体进入临床研究。肿瘤抗原基因或相关基因产物被大量挖掘出来，对肿瘤的诊断和治疗更准确、更有效。肿瘤抗原基因芯片和肿瘤抗原多肽芯片可能问世。基因重组细胞因子、过继免疫治疗、肿瘤疫苗、免疫基因治疗将被广泛应用。在肿瘤的诊断方面，基因诊断方法有可能会超过免疫学方法的运用。但是，对于肿瘤分泌或脱落的物质，取材于血液、尿液、各种分泌液的免疫诊断仍有较大的发展潜力，有些是基因诊断无法替代的。目前，肿瘤免疫学中尚有很多未知的机制需要探讨，还有不少肿瘤的免疫诊断和免疫治疗方面的难题有待于解决[9]。

随着生物治疗成为肿瘤治疗的常规疗法，它与目前手术、放疗、化疗三大常规疗法有明显的互补性，其抗肿瘤的特异性和免疫记忆是其他方法所不能比拟的，尤其在防止肿瘤复发、转移方面，免疫治疗的地位更为重要。将这些治疗方法合理配合甚至整合使用，将使肿瘤综合治疗谱写新的篇章[10]。

第一节　概　　述

缓释库治疗就是肿瘤内化学免疫治疗，是指利用缓释剂与化疗药物、免疫佐剂联合形成的一种抗癌组合药物，在B超、CT或其他影像设备的引导下，将这种组合药物制剂经皮肤穿刺注入实体肿瘤组织内，当组合药物进入肿瘤内，其中的化疗药物能迅速杀死邻近的癌细胞，而缓释剂则将高浓度的药物包绕其中（可高于常规静脉给药化疗药物浓度几十倍），形成一个大的"药物仓库"，然后缓慢地向周围释放药物以消灭剩余的癌细胞，就是缓释库治疗，组合药物中的免疫佐剂可以通过调强免疫原性降低的肿瘤细胞的免疫原性，使患者重新产生抗肿瘤免疫反应，缓释库治疗起类肿瘤疫苗样的作用。这样，既提高了局部的药物作用浓度并延长药物的滞留时间；同时，被化疗药物杀死的癌细胞释放出自身的肿瘤抗原或形成新的肿瘤抗原，在免疫佐剂的协助下，激活机体的系统性免疫反应，从而起到清除或治疗复发或转移癌细胞的作用，这一点是手术和放疗都不具备的，这就是远端效应的机制。由于注射药物集中在肿瘤内，极少渗出到血液循环中，所以有别于常规的全身化疗，使用这种组合药物治疗除了引起短暂的低烧之外，没有明显的毒副作用。2018 年《科学》子刊《转化医学》发表文章，进一步证实治肿瘤内局部治疗比全身给药更安全、有效，药物缓慢释放可防止癌症复发[11]。

　　肿瘤内化疗概念的提出已有多年，但组方比较单一，大多数工作都是有关临床前研究的，应用在临床上的不多。过去人们一直认为化疗和免疫治疗的关系是对立的，因为化疗的主要副作用之一就是大量杀伤免疫细胞，降低机体的免疫力。但近几年新的实验和临床数据表明，若二者适当地配合使用，可以产生显著的抗癌协同效应。化学免疫治疗整合了化疗和免疫治疗的优点，首次把二者结合应用到肿瘤的治疗上。它集局部和整体治疗于一体，通过肿瘤内缓释给药，增加药物作用浓度和时间，既起到了化疗药物局部抗癌的作用，同时又有兼顾系统性免疫治疗的作用，从而弥补了其他疗法的不足，为癌症（尤其中晚期肿瘤）的治疗，提供了新的思路和方法，特别对减少肿瘤复发和抑制肿瘤转移有非常重要的作用。此外，以自身肿瘤为抗原来源，化学免疫治疗具备了自体疫苗的优点，也符合个体化治疗（personalized medicine）的发展趋势，它操作更简便，适于普遍性的应用。通过数万例不同类型的肿瘤患者的临床应用，证明这种组合药物可以改善大多数癌症患者的治疗效果，包括有可见肿瘤团块但不适合手术治疗的早期癌症患者，以及已失去手术机会或对其他治疗不敏感的晚期癌症患者。更重要的是，它在提高疗效的基础上，极大地减少了患者的痛苦，能够明显延长患者生存时间，并提高其生活质量。缓释库疗法技术操作安全可靠，临床医生较容易掌握其技术操作，更容易临床推广使用。

　　由于缓释库疗法的综合治疗费用不到传统放疗及全身化疗费用的三分之一，在很大程度上减轻了患者的经济压力。缓释库疗法已经在美国、中国及澳大利亚，获得了发明专利（US6811788，ZL01806830.8，AU60177024），美国 FDA 已经受理 IND，2019 年已在美国开展临床研究。

第二节　肿瘤内给药的研究

一、肿瘤内给药研究的回顾[12]

　　肿瘤内给药历史悠久，早在 1878 年欧利希（Ehrlich）就已经把肿瘤的局部化疗作为化疗的主要目标。肿瘤内给药主要涉及两方面的内容：瘤内化疗和瘤内免疫。

（一）局部区域化疗

　　瘤内化疗可通过局部灌注给药，例如可以在肿瘤的供血血管内进行局部药物输送，可以在肿瘤内注射，也可以通过导管将药物直接输送到肿瘤部位（埋植药物泵），或者在不切除（或切除）肿瘤的情况下，在腔内放置药物或其成分。由于传统化疗要长期应用高浓度的用药方案，加之剂量依赖的药物毒性，常常使原发灶和继发灶不能获得足够剂量的药物，而瘤内给药却可以使肿瘤局部拥有较高的药物浓度并且伴随较低的全身毒性。

以肝癌为例，全身化疗对肝癌的治疗并未证明其对预后的有效性，曾被应用的一些药物如阿霉素、顺铂、丝裂霉素等因疗效较低和明显的毒副反应而令人失望，因而人们更加关注局部治疗方案，如肝动脉灌注，使肝内局部达到较高的药物浓度。通过肝动脉进行肝癌局部治疗的理论基础是肝癌的供血来自肝动脉，而正常肝组织的供血则来自于肝动脉和门静脉（Breedis& Young，1954[13]）。因此，1964 年有人就开始进行经皮导管肝动脉局部药物灌注的治疗，但由于感染和机械性并发症等原因，埋植药物泵治疗推迟到了 20 世纪 80 年代晚期。几项研究揭示这项技术的临床肿瘤治疗效果可以达到 29%～88%（Buchwald et al，1980[14]；Balch et al，1983[15]；Cohen et al，1983[16]；Shepard et al，1985[17]）。一项随机的全身和局部用药（动脉内）的临床对比试验也提示局部用药能提高疗效。但是，局部治疗依然具有较强的肝毒性（Chang et al，1987[18]）。

早期应用肝动脉的肿瘤供血分支栓塞的疗法有严重的腹腔并发症，而且长期疗效也不理想。然而，最近的一项新技术——动脉化疗栓塞，它用含药物的油乳液溶解明胶海绵颗粒，从而对肝动脉进行局部栓塞化疗。将阿霉素、丝裂霉素、表柔比星、顺铂溶解在脂醇里，脂醇对肝细胞有很强的亲和力。它既可作为栓塞剂，也可以作为药物缓释的载体，它能显著地增加药物从局部向肿瘤输送的剂量。因此，局部栓塞联合肝动脉药物缓释可以明显延长肝癌患者的寿命（Yamashita，et al，1991[19]；Bismuth，et al，1992[20]；Bronkowski，et al，1994[21]）。几项报告均描述了通过肝动脉分支，运用不同的化学栓塞药物颗粒栓塞肿瘤毛细血管床的方法（Fujimoto，et al，1985[22]；Ichihara，et al，1989[23]；Audisio，et al，1990[24]；Beppu，et al，1991[25]）。

自 1983 年日本杉浦等[26]报道应用以来，瘤内经皮注射乙醇已被认为是高分化肝细胞癌的有效治疗措施之一。局部麻醉患者在超声或者 CT 的引导下进行肿瘤穿刺，缓慢注射 99.5% 的酒精使肿瘤及其周围组织坏死。同样，瘤内经皮乙酸注射（Ohnish et al，1998[27]）、瘤内经皮热盐水注射（Honda et al，1994[28]），这些技术已成为低成本、低损伤的有效治疗方法。在经皮瘤内注射栓塞可以使用盐酸米托蒽醌 / 油乳剂（Farres et al，1998[29]）或其他药物。在一篇关于肝癌局部治疗的综述中，依据肝癌和肝癌直肠转移的生物性和发病率差异，明确了局部治疗肝癌存在的问题（Venook，2000[30]）。因此，考虑到肝癌顽固性与难以手术性，许多临床实例已经证实，相对于全身或手术治疗来说，局部瘤内治疗有更好的疗效。

有两项研究说明了术后局部治疗对直肠癌肝转移的有效性。其中的一项研究（Kemeny et al，1999[31]），156 个经手术治疗的患者被随机分组，然后通过肝动脉灌注氟尿嘧啶脱氧核苷和地塞米松，同时静脉注射氟尿嘧啶。这种治疗与肝切除后单独静脉注射氟尿嘧啶相比较，两年后，局部联合静脉治疗组有 90% 的患者没有复发，而单独使用全身性静脉治疗组只有 60% 的患者没有复发。另一项研究评估了肝转移局部化疗和肝动脉化学栓塞这两种治疗方法（Tuite et al，1999[32]）。研究中，59 个采用全身性氟尿嘧啶治疗的患者都无效，而每月一次，治疗 2～7 个月，用含顺铂、阿霉素、丝裂霉素 C 的碘化油联合聚乙烯醇颗粒进行化学栓塞，这种局部治疗方法比全身性化疗的生存时间延长一倍，很值得进一步进行Ⅲ期临床研究。

鉴于多数抗癌药物半衰期较短，多聚体赋形成分可以增加药物的稳定性，并且增加肿瘤病灶周围的药物浓度，载药的微粒、脂质体、多聚物凝胶的使用为瘤内治疗的成功奠定了坚实的基础。古普塔（Gupta）[33] 1990 年发表了一篇关于局部靶向化疗的综述，提出了瘤内治疗的药物输送体系，即用油包水性乳浊液、脂质体和由淀粉、乙基纤维素或白蛋白制成的微球。一篇关于脑瘤研究的综述提到了一些关于其他恶性肿瘤瘤内或腔内化疗的方法（Haroun & Brem，2000[34]）。例如一项 FDA 1996 年批准的在 80% 肿瘤切除后应用卡莫司汀浸润的多聚薄膜治疗神经胶质瘤的方法。在临床上，关于这个聚合体的研究包括羧基苯氧基丙烷癸二酸盐和乙烯 – 乙酸乙烯酯共聚物（Gliadel，Guilford Pharmaceuticals，Baltimore，MD）。埋植多聚体药物除可使局部高药物浓度保持 30 天，对机体毒性很小，还可以显著延长患者的生存时间。另一项研究应用多聚体包裹 5- 氟尿嘧啶进行瘤内注射治疗神经胶质瘤，可使生物效应保持 1～4 周。同时由于 5- 氟尿嘧啶在临床上可被用作放射增敏剂，患者在手术后，在其腔内灌注 5- 氟尿嘧啶多聚体微粒，给予 59.4Gy 的局部放疗。用这个方法治疗患者可以使其中位生存时间延长一倍（Menei et al，1999[35]）。

（二）瘤内注射治疗

临床应用瘤内注射化疗药物最早是由贝特曼（Bateman）[36, 37] 在 1955 年和 1958 年提出的。1955 年贝特曼使用两种磷酰胺颗粒进行瘤内注射化疗，并在 1958 年成功研制出 TEPA 和 ODEPA。这项研究涉及 486 名包括乳腺癌和肝癌在内的不同类型晚期癌症患者。患者起初是每周用药，当瘤块缩小后，再每隔 4～5 周用药，总体来说，肿瘤明显消退。对 177 个乳腺癌患者的研究发现，66% 可呈阳性反应。然而我们仍然不能根据这项研究确定瘤内治疗已经有很大价值，因为这些患者同样接受了手术、辅助放疗等治疗方法。

在过去的数十年里，有关临床瘤内治疗的研究越来越多。我们举几个有代表性的例子。一个是将多聚物凝胶作为药物的载体来延长药物在肿瘤内的滞留时间的研究。在 20 个患者的双盲试验中，用氟尿嘧啶多聚物瘤内缓释治疗基底细胞癌（Matrix Pharmaceutical MPI 5003），10 个患者中有 8 个在组织学上已确认治愈。在病变部位注射顺铂 / 肾上腺素凝胶物质（Matrix Intra Dose）已经进入肝癌治疗的 II 期临床试验（Johnson，1999[38]）。这项试验取得了令人欣慰的结果，29 个患者中有 6 个完全治愈，有 10 个患者在治疗后 10 个月内肿瘤没有复发。III 期临床试验选取 102 个高分化乳腺癌、黑色素瘤和食管癌患者（他们中的大多数接受过全身性化疗），瘤内注射顺铂 / 肾上腺素凝胶。与全身性化疗相比，这种局部药物凝胶治疗大大降低了毒性作用。超过 50% 患者的肿瘤负荷降低，45% 的患者肿瘤变小并且生活质量提高。0.5～3cm 的肿瘤需多次注射药物（Hardbord et al，1999[39]）。在与之相关的 I 期临床研究中，82 个恶性实体瘤（比如头和颈）患者接受了瘤内注射顺铂 / 肾上腺素等的牛胶原凝胶，39% 的患者完全有效，11% 的患者部分有效。注射是通过 20～26 Gauge 的针进行。尽管注射的剂量比全身用药的剂量低得多（5～20mg 瘤内注射对比 160～220mg 静脉注射对比），但肿瘤部位顺铂的浓度是全身性治疗浓度的 10～100 倍（Agerwal，1998[40]）。最后，在一项关于 8 例未手术的直肠癌肝转移患者中，在 CT 引导下瘤内注射顺铂 / 肾上腺素凝胶物（重复 3～5 次）可以改善患者状态，并且在 6 个月内产生坏死；其中 38% 是转移癌，83% 是肝癌（Engelmann，et al，2000[41]）。

另据德国歌德大学福格尔（Vogl）等[42] 报告，在 CT 引导下瘤内注射顺铂 / 肾上腺素凝胶，治疗肝脏恶性肿瘤显示有一定疗效。福格尔等将纯化的牛胶原作为蛋白质载体，加入 4mg/mL 顺铂及 0.1mg/mL 肾上腺素（每次最大注射剂量为 1mg），瘤内注射治疗肝脏恶性肿瘤。在每次注射前，先静脉滴注 500～1000mL 生理盐水，以减少化疗的全身毒副作用。然后用带有 6 个侧孔的穿刺针在 CT 定位下进行瘤体内注射。福格尔等用这种方法治疗了 8 个结直肠癌患者的 17 个肝转移灶（平均注射 5.1 次）和 9 个原发性肝细胞肝癌的 13 个病灶（平均注射 3.1 次）。结果显示，治疗前转移瘤的平均体积为 77.4mL，原发性肝癌病灶的平均体积为 29.2mL。治疗后转移灶的平均体积降至 68.3mL，而原发性肝癌灶的平均体积降至 14.5mL。治疗后随访 6 个月，肝细胞癌的局部治疗控制率为 71%；结直肠癌肝转移患者的局部治疗控制率为 38%。全部患者总累积生存时间为 13.15 个月，8 个结直肠癌肝转移患者的生存期为 14.48 个月，9 个肝细胞癌患者为 14.11 个月。

注射后副作用主要为短暂局部疼痛（76%）、心悸（24%）、多汗（30%）、肩疼（30%）、恶心呕吐（53%）。未出现顺铂药物常见的肾、耳和外周神经毒性。研究者认为，局部注射凝胶化疗对肝细胞癌的疗效要好于结直肠癌肝转移灶，其原因可能是肝细胞癌一般有包膜，药物不易扩散到肿瘤以外，同时肝细胞癌内压力较高，利于药物在肿瘤内的均匀扩散。

对转移性胃肠恶性肿瘤患者瘤内注射 ^{32}P-铬磷酸盐可以明显地消退肿瘤。17个患者中，70%的患者呈阳性反应，其中有7个患者完全康复（41%），有5个患者无效（Firusian & Dempke，1999[43]）。另一个有趣的、不常见的气管内肿瘤严重阻塞呼吸且不能手术治疗的例子（Celikoglu，et al，1997[44]），患者气管内肿瘤通过纤维支气管镜进行治疗，应用多种药物方案：注射1～3mL，药物含50mg氟尿嘧啶，1mg丝裂霉素，5mg甲氨蝶呤，10mg博来霉素，2mg盐酸米托蒽醌。结果令人欣喜：在93个患者中，81个患者的气道阻塞得到缓解。这些研究者认为这种瘤内治疗是可以接受的拯救生命且没有全身性副作用的治疗方法。

（三）瘤内化疗和化学免疫治疗的免疫反应

瘤内注射药物引起的免疫反应可以减少肿瘤负荷，同时刺激机体产生全身性的肿瘤特异性的免疫反应，对于减少肿瘤转移有积极的作用。在1970年由NCI-NIH小组领导的在贝塞斯达（Bethesda）、汉密尔顿（Hamilton）和蒙塔拿（Montana）进行的先驱性研究提供了有力的佐证：瘤内化疗结合瘤内BCG治疗在豚鼠肝癌和牛视网膜癌的免疫治疗方面效果显著（Bast，et al，1976[45]；Borsos，et al，1976[46]；Cantrell，et al，1979[47]；McLaughlin & Goldberg，1983[48]）。这些研究有力证明了应用放线菌素D、阿霉素、丝裂霉素等能有效地清除引流淋巴结内肿瘤转移灶，而甲氨蝶呤、氟尿嘧啶和巯嘌呤则没有效果。两个关于丝裂霉素的研究引起了人们特别的兴趣。在2种豚鼠肝癌细胞株10的模型中，麦克罗林（McLaughlin）等提出了一个瘤内注射50～500μg的丝裂霉素剂量范围，应用250～500μg丝裂霉素的动物，80%肿瘤细胞完全坏死，应用100μg丝裂霉素的动物，仅有50%的肿瘤细胞坏死，而应用50μg的动物只有17%肿瘤坏死。这项研究使用了皮下接种10^{6}个肿瘤细胞6天后，小鼠肿瘤发展到6～12mm大小，并伴有淋巴结转移。即便对于严重恶化或体积较大的肿瘤（16～20mm），500μg的药量也可以使肿瘤完全消退（11天70%，14天90%）。注射丝裂霉素使肿瘤完全消除的动物，当再接种10^6/ml肿瘤细胞时，并没有肿瘤长出，因此被认为"治愈了"。然而，在瘤内注射后一天给予免疫治疗BCG细胞乳糜混悬液更为有效（在注射后11/12天90%被治愈）。坎特尔（Cantrell）等研究了在皮下接种EL-4淋巴瘤细胞的B57BL/10雄性小鼠中，单独使用丝裂霉素或联合一个从EL4细胞提取的可溶性肿瘤特异性抗原。单独用25μg或100μg药物可以使20%～26%小鼠治愈，但是瘤内注射水包油乳糜抗原（在瘤内注射药物2天后）可以治愈50%～80%小鼠。而值得注意的是，单独使用瘤内免疫疗法却没有抗肿瘤效应。由费歇尔（Fisher）等[49]人1979年在匹兹堡大学做的一项研究表明，对C3H/HeJ小鼠应用环磷酰胺和棒状杆菌联合免疫治疗原发性乳腺癌是有效的。在这项研究中，单独使用化学治疗看起来没有效果。

对瘤内化疗引起的免疫反应，还有其他的相关报道。1980年拜尔（Bier）等[50]使用 ^{57}Co 标记博来霉素，发现在治愈的豚鼠肝癌模型中，注射的肿瘤部位和引流淋巴结的药物浓度都很高。因此，与游离态的药物相比，应用博来霉素油乳浊液可以延长药物的活性。

对肝癌瘤内顺铂和长春新碱的治疗研究进行比较发现，T淋巴细胞在化疗诱导的免疫反应中起重要作用，即便在T淋巴细胞被抑制的动物身上也是如此，早期的研究否定了瘤内化疗诱导免疫反应的治愈作用（Bier，1987[51]）。而这里要提到两项早期的人类临床研究，认为瘤内化疗可能提高了全身的免疫能力。其中的一项涉及32个Ⅲ～Ⅳ期卵巢癌转移的患者，其中的15人病情得到控制，14 人肿瘤消退，其余 3 人治疗失败。瘤内注射的药物为硫代 TEPA，（三乙烯磷酰胺、替哌）、环磷酰胺、消旋苯丙氨酸氮芥和甲氨蝶呤（Vinokurov & Mitrokhina, 1983[52]）。另一项研究在 12 个不同癌症的患者身上进行测试，通过 22 Gauge 细针注射，研究了甲氨蝶呤、氟尿嘧啶和环磷酰胺经皮超声引导瘤内化疗的可行性。其中 60% 的患者病情得到控制或肿瘤消退（Livraghi et al，1986[53]）。

最近证明，瘤内注射有细胞毒作用的依托泊苷和 Z7557（一种活化的环磷酰胺衍生物）可以产生针对抗原（KLH）的细胞介导的抗原特异性免疫，其中引流淋巴结细胞与 IL-2 均增多（Limpens et al,1990[54]）。接下来由克莱森（Claessen）等[55]1991 年的研究说明低剂量的 4-HPCY（一种活化的环磷酰胺衍生物）可以有效地增强小鼠和豚鼠对肿瘤产生的 T 细胞介导的免疫反应。他们用肝癌细胞系 10 小鼠模型进行的研究与先前的研究结果（McLaughlin et al, 1978[56]）如出一辙，即早期瘤内治疗（肿瘤接种后 7 天）可以使 75% 的动物治愈并且没有发生肿瘤特异性激发反应。而晚期（14 天后）进行瘤内治疗效果明显下降。然而，如果在 14 天的瘤内治疗之前给予机体低剂量的环磷酰胺（单独使用没有效），可以使 57% 的动物被治愈。研究还报道了瘤内注射顺铂和依托泊苷也可以激发免疫潜能。

（四）瘤内免疫治疗

1. 细菌和其他免疫调节剂

关于瘤内化疗最有趣的研究之一是在 DBA/2 小鼠乳腺腺癌的模型（CAD2）中应用热杀伤性的短小棒状杆菌进行治疗（Likhite & Halpern，1974[57]）。治疗的时间是在皮下接种 10^7 个 / ml 肿瘤细胞后的第 14 天，肿瘤已经发生了转移并且其直径约为 9mm。在六处不同注射点瘤内注射短小棒状杆菌（C. P）[400μg C. P 溶解在 0.2mL 汉氏（Hank's）液中]。尽管对照组和试验组的注射点不同，但只有接受了瘤内治疗的动物才可以存活。瘤内治疗组的动物全部都存活（12/12），当再次注射 10^7、5×10^7 和 10^8 CAD2 细胞时，都没有肿瘤生长，因此它们可以被看作已经治愈。但是这些动物再次接种另一种乳腺癌细胞（T1699）时，却全部死亡，说明这种治愈是肿瘤特异性的。另一项早期的研究证明瘤内注射 BCG 细胞壁的海藻糖二霉菌酸酯的油 - 磷酸盐混悬液也可以产生免疫治疗效应（McLaughlin et al, 1978）。尽管在豚鼠肝癌细胞系 10 模型中 50% 被治愈，但在瘤内注射丝裂霉素一天后进行瘤内免疫治疗效果更好。作者认为，单独使用瘤内注射所产生的全身性免疫反应（除了转移）在联合应用免疫调节剂后更有效，这是因为联合治疗能够调动机体的免疫系统去加工更多的表达肿瘤细胞抗原的细胞碎片（包括肿瘤抗原），产生抗原呈递反应。

作为一个致敏源，BCG 被证实能有效治疗浅表性膀胱癌，但是合理的治疗方案仍有待研究。在一项临床研究中，15 个原位膀胱癌患者每月接受治疗，持续了一年，在第 18～21 个月内没有患者复发，治疗是有效的。而下面的试验却不那么成功，用 BCG 治疗 48 个浅表膀胱癌的患者，有 28% 患者复发（Rigatti et al，1990[58]）。许多近期的临床研究将链球菌致热原的变异株（OK-432，溶链菌，Chugai Pharmaceutical，Tokyo）作为瘤内免疫调节剂，进行胃癌术前瘤内治疗。在一项 395 个病例的临床试验中，Ⅲ期患者瘤内注射 OK-432 可以显著延长其五年生存时间（瘤内注射 OK-432 试验组 48% 存活 vs 对照组 28% 存活）（Tanaka et al，1994[59]）。近期，一项关于 370 例胃癌患者应用 OK-432 的长达 10 年瘤内免疫治疗的研究指出，在瘤内治疗组，患者在手术前一到两周瘤内注射 OK-432，术后静脉注射丝裂霉素并且口服喃氟啶和皮下注射 OK-432 进行辅助治疗。癌症Ⅲ期和淋巴结转移的患者接受瘤内免疫治疗可以显著延长 5～10 年的生存时间。所以，瘤内治疗很可能会清除淋巴结内的微小转移灶。

2. 细胞因子治疗

由于人们逐渐意识到局部治疗比全身性治疗更安全有效，因此关于瘤内应用细胞因子（如IL-2、IL-7、IL-12 和 IL- 刺激剂）的研究蓬勃发展。我们这里只简单地提一下相关研究。小鼠直接瘤内注射 IL-2，每天 2 次，注射 3 周（Dubinett et al，1993[60]）。与对照组或腹腔内治疗比较，瘤内治疗的小鼠生存率明显增加，有 24% 小鼠被治愈。对于瘤内治疗组来说，通过分离肿瘤浸润的淋巴细胞（TILs）和活性增强的脾淋巴细胞，发现机体产生了全身性肿瘤反应。在一个鼠的前列腺癌模型中，进行 24 天瘤内 IL-2 缓释治疗，结果肿瘤生长被严重抑制并且没有毒性反应（Hautmann et al，1997[61]）。相对于在豚鼠肝癌系 10 应用重组 IL-2，瘤内应用 PEG 修饰的 IL-2疗效更好（EuroCetus，Amsterdam）。在一项每周三次，持续五周的治疗方案中，PEG-IL-2 比重组 IL-2 更有效。在应用 PEG-IL-2 适当剂量的治疗后，12 只动物全部存活，并且再次在豚鼠上接种肿瘤细胞时出现排斥反应，证明已经治愈（Mattijssen et al，1992[62]）。而在淋巴结旁注射或瘤内注射重组 IL-2 时没有出现治愈。

细胞因子像 IL-2 的瘤内缓释似乎是一个重要的治疗因素，在一项人鼠肿瘤异体移植（SCID）的模型中，IL-2 多聚乳酸微粒体缓释治疗进一步说明了缓释的重要性。用可生物降解的多聚物微粒体包裹 IL-2 缓释给药可以使 80% 小鼠肿瘤生长受抑制，这些是由 NK 细胞介导的（Egilmez et al，1998[63]）。在另一项相关研究中，在 BALB/C 小鼠肿瘤进行重组 IL-2 多聚乳酸微粒体治疗。单纯地注射重组 IL-2 多聚乳酸微粒体可以预防肿瘤转移，使其完全消退，并且机体产生了抵抗肿瘤再攻击的能力，所以，这个系统被认为起 "体内疫苗作用"（Egilmez et al，2000[64]）。

在另一项有关 IL-2 的研究中，将骨髓源性树突状细胞注射到鼠的肿瘤中（MCA205、B16、D122）。结果证明基因修饰的树突状细胞可以在肿瘤和引流淋巴结部位有效地表达 IL-12 的活性，因此可以使机体产生肿瘤特异性的免疫（Nishioka et al，1999[65]）。另一项 IL-12 瘤内基因疗法是在非移植性土拨鼠的肝癌治疗中，以腺病毒介导 IL-12/B7.1 基因。在 MRI 引导下，对较大的瘤体（2～5cm）进行肝内肿瘤注射 10^9 U Ad IL-12/B7.1（一种鼠 IL-12 和 B7.1 的腺病毒载体）。在一到两周内，肿瘤有实质性的消退（组织学观察）并且伴有大量 T 淋巴细胞浸润，CD4（+）、CD8（+）细胞和 IFN-γ 大量增加。一个肿瘤在治疗后七周完全消除（Putzer et al，2001[66]）。以腺病毒作载体的瘤内免疫治疗对于人类的肝细胞癌的治疗是有效的并且前景乐观。

3. 肿瘤疫苗治疗

戴维·伯德（David Berd）等进行了 DNP 修饰自体肿瘤细胞疫苗试验，结果显示体内抗半抗原的应答可以促进细胞介导的免疫应答的抗肿瘤活性。2004 年，戴维·伯德、隆美·佐藤（Takami Sato）、亨利（Henry C.）等[67]报道了 DNP 修饰的自体肿瘤疫苗Ⅲ期临床试验结果，五年生存率为 44%，DTH 反应阳性的五年生存率 DTH 反应阴性患者的两倍（59.3%：29.3%；P<0.01）。国内杜楠等人 2004 年 2 月至 2007 年 4 月的三年多时间里，对 32 例Ⅲ期恶性黑色素瘤患者，进行了 DNP（dinitrophenyl）修饰自体肿瘤疫苗治疗恶性黑色素瘤的临床研究，结果表明抗原 DNP 修饰的自体肿瘤疫苗可增强恶性黑色素瘤患者特异性细胞介导的免疫反应，从而延长患者生存时间。

2010 年 4 月 29 日，FDA 批准 Dendreon 的 Provenge（Sipuleucel-T）上市申请，这种新药用于治疗无症状或低症状的、转移性的前列腺癌。Provenge 是一种自体源性免疫疗法药物，通过激活 T 细胞来杀伤肿瘤细胞。它的活性组分是自身 APCs 和 PAP-GM-CSF。通过白细胞去除术采集患者自身周边血单核细胞，PAP-GM-CSF 是将前列腺酸性磷酸酶（PAP 在前列腺癌组织中表达的一种抗原），连接至免疫细胞激活颗粒 - 巨噬细胞集落刺激因子（GM-CSF）组成的，将二者共培养后再输入患者体内，大约每隔 2 周静脉注射 3 剂。Provenge 属于一种新型的自体源性细胞免疫疗法药，可以调动患者自身的免疫系统对抗疾病。这种治疗前列腺癌的治疗性疫苗的三项Ⅲ期临床试验共涉及737例患者的多中心双盲对照临床试验结果，使用该药治疗可以降低患者22.5%的死亡风险，延长患者中位生存期4.1个月。它不是一种预防性疫苗，与防止感染病毒的麻疹、肝炎疫苗不同。Provenge是第一个被证明有效，并且被食品和药物管理局批准的药物。这种药不像普通疫苗那样起预防作用，但是和普通疫苗一样是利用激发自身免疫系统的办法达到治病目的[68]。

最近几年，癌症免疫治疗领域出现的两个里程碑式的进展：嵌合抗原受体T淋巴细胞（CAR-T）和免疫核查点信号阻断抗体PD-1/PD-L1的创新和临床应用，使癌症免疫治疗真正走上了台面，成为继手术、化疗、放疗和靶向治疗后又一种癌症治疗方法，并有希望成为癌症治疗的最重要手段。但CAR-T在实体肿瘤中面临瓶颈，PD-1药物只在大约20%的癌症患者中有持久疗效，当今癌症免疫的机制许多还不十分清楚。

上述研究证明瘤内化疗和免疫治疗的有效并且毒副作用低，使得人们越来越重视它在临床上的应用前景。

二、化疗和免疫治疗的关系[69, 70]

免疫治疗一般只对肿瘤荷载少于10^8细胞的部分癌症患者有效。以自体疫苗为例，除了疗效有限，它要求对每一患者的肿瘤标本都要进行处理，生产程序复杂，治疗成本高，临床实践中也难以满足广大患者的需要。全身化疗仍是目前治疗转移性肿瘤或者辅助清除微小转移灶的主要方案，但其作用靶位特异性较差，对机体正常组织器官造成毒副作用，因而很少能够真正治愈转移性肿瘤病灶。化疗药物几乎都是细胞毒性药物，对正常细胞和肿瘤细胞都有杀伤作用，其大多利用恶性细胞快速繁殖的特性而优先杀伤这些细胞，从而在某种程度上避免了对正常细胞的杀伤。不过遗憾的是，肿瘤细胞与正常细胞的相同点还是多于不同点。所以，许多药物的治疗指数都很低，而且毒性较强，伴有许多不必要的毒副作用。由于骨髓造血干细胞持续增生，特别容易遭受化疗药物的损害，所以这些药物大部分都可以导致中性粒细胞减少症，比较严重的还可出现淋巴细胞减少症、血小板减少症和贫血。从直接效果上看，这一反应会减弱抗肿瘤免疫反应的作用。因此，化学疗法和免疫疗法一直被认为是两种对立的治疗方法。直到现在，学者们才明白，某种化疗药物杀伤肿瘤的方式取决于濒死的细胞与机体免疫系统的作用方式，以及这种作用能否产生免疫反应。化疗药物同时也杀伤调节T细胞，使机体免疫反应增强。另外，淋巴细胞的消耗也会激发体内原本处于稳态的T细胞发生重建，产生大量新生的需要在胸腺微环境中哺育的前体T细胞。化疗后免疫系统的重建过程可以为免疫介入治疗提供一个独特的机会，可以在此时诱导免疫细胞的分化，使之产生对肿瘤抗原强的反应性。近几年新的实验和临床数据表明，若两者适当地配合使用，可以达到显著的抗癌协同效应，这种疗法称为化疗免疫治疗。

（一）机体对实体瘤的免疫反应

理解细胞毒性化学疗法如何影响机体对实体瘤的免疫反应，首先必须理解正常内环境中免疫系统对癌症产生应答的机制。尽管固有免疫，即通过自然杀伤细胞和NKT细胞以及巨噬细胞杀伤肿瘤细胞的途径，可能在抗肿瘤免疫中起到一定的作用（Di Carlo E. et al, 2001[71]; Swann et al, 2004[72]; Smyth M. J. et al, 2000[73]），但现在被普遍接受的观点仍然是：获得性免疫，即肿瘤特异性免疫在肿瘤免疫中起主要作用。CD8+/T细胞作为反应中的重要细胞成分，能够直接溶解肿瘤细胞，并能分泌IFN-γ和TNF-α。获得性免疫系统的优势就在于其特异性，这里我们将着重讨论特异性抗肿瘤免疫是如何产生的。

抗原特异性抗肿瘤免疫的产生有以下几个重要步骤：首先，必须存在肿瘤抗原，而且必须在淋巴结引流中与专职性抗原呈递细胞（通常为树突状细胞）相遇。虽然肿瘤相关抗原表达的缺失是肿瘤免疫逃避的一个主要机制（M. E. Dudley et al, 1996[74]），但大部分肿瘤细胞依然表达相关抗原。未成熟的树突状细胞能够捕获抗原并对其进行充分的加工，但是不能有效地激活 T 细胞。内环境中的一些信号产物如细菌产物（LPS 脂多糖）、趋化因子和细胞因子（GM-CSF、IL-4、TNFα、IL-1β）都可以促使树突状细胞成熟，表达更多的共刺激分子和 MHC Ⅱ类分子，然后迁移至淋巴器官，在那里完成选择和刺激静息的抗原特异性 $CD4^+$ T 细胞。树突状细胞的最终成熟发生于 $CD4^+$细胞表面分子（CD40-CD40L 结合体），如 IFNγ 的细胞因子结合后。这时的树突状细胞表达更多的共刺激分子，使其能够刺激原始的 CD8＋ T 细胞。作为对树突状细胞刺激的反应，抗原特异性 T 细胞发生增殖，并且离开淋巴结，前往肿瘤处发挥免疫效应细胞的作用。进入肿瘤后，免疫效应细胞还必须克服由肿瘤自身分泌的细胞因子如 TGF-β、IL-10 和血管内皮生长因子（VEGF）肿瘤局部的免疫抑制环境（Czarniecki C. W. et al, 1998[75]；Becker J. C. et al, 1994[76]），进一步识别和杀伤肿瘤目标。最终，为了使免疫反应持久存在，必须产生记忆 T 细胞。在抗肿瘤 CD8 免疫反应的大部分阶段，即使不是全程的话，都需要其他细胞的"辅助"，而这种辅助主要由 CD4 细胞完成。在反应的每一个阶段也都有可能被某些因素所抑制，如调节 T 细胞和 TGF-β 等的细胞因子。

很明显的一点是，尽管在许多不存在免疫抑制的个体中，一定程度上存在着可以消除多种不正常细胞的免疫监视功能，但上述机制在许多实体瘤的控制和清除中是无法起作用的。免疫监视在肿瘤发生过程中失效说明：在免疫系统功能完整的情况下产生的肿瘤，其免疫原性要弱于在免疫功能较低下的宿主体内产生的肿瘤，因为前者免疫系统可以强力清除那些高免疫原性的肿瘤克隆，而遗留下那些免疫原性较弱或者以某些机制逃避免疫攻击的克隆。这种情况被称为"免疫雕琢"或"癌症的免疫编辑"，可以看作是肿瘤遗传功能不稳定性的体现（Dunn G. P. et al, 2002[77]）。肿瘤的发生可能会经历一个较长期的免疫平衡阶段，即已经生成的肿瘤逐渐被免疫效应细胞和细胞因子完全填充的动态过程（Dunn G. P. et al, 2004[78]）。然而，选择压力促使新产生的肿瘤克隆逐渐产生某些机制来逃逸该平衡，导致最终阶段无控制的增生繁殖，此时肿瘤也就在临床上可以观察到了。肿瘤逃逸的机制包括肿瘤抗原丢失，HLA Ⅰ型决定簇抗原丢失，对 IFNγ 通路反应性下降，导致控制 HLA Ⅰ型决定簇表达上调减少，过度生成免疫抑制性细胞因子，阳性共刺激因子表达减少，表面表达凋亡信号 Fas 配体减少，肿瘤血管供应较差，血管内皮屏障异常，以及不适宜的细胞外基质。另外抗原呈递系统的功能不足，比如共刺激因子的丢失，表达阴性共刺激因子，或者Ⅰ型抗原表达下调都能导致 T 细胞的无能或者凋亡（Khoury S. J. et al, 2004[79]）。

即使产生了针对肿瘤抗原的免疫反应，这种针对自身抗原的肿瘤特异性反应还可能在正常情况下被调节自身免疫功能的相关机制所遏制。与肿瘤抗原有强亲合力的 T 细胞的中央清除（在胸腺进行）以及外周清除，限制了针对肿瘤相关抗原的免疫反应能力，而超出调控能力的肿瘤特异性 T 细胞进一步被 $CD4^+CD25^+$调节 T 细胞（Tregs）和骨髓抑制细胞所清除（Walker L. S. et al, 2002[80]）。免疫疗法的主要任务就是克服以上种种障碍，促使机体产生足以控制或清除肿瘤的强大的免疫反应。

（二）化疗的免疫调节效应

许多化疗药物都是作用于细胞周期的药物，其导致细胞死亡的共同通路是将 DNA 损伤至一定程度，迫使细胞进入细胞凋亡级联反应。化疗药物造成细胞死亡的其他机制还包括坏死、衰老、自吞噬和有丝分裂异常，但这些机制都不如凋亡常见（Okada H. et al, 2004[81]）。由化疗所导致的死亡细胞可以产生免疫原性，也可以不产生免疫原性，这其中细胞死亡的方式将对随后的免疫反应产生影响（彩图 4-38-1）。

　　具有免疫原性的细胞死亡可以诱导树突状细胞的成熟，使树突状细胞激活相应的 T 细胞；相反，非免疫原性的细胞死亡属于温和反应，不能激活树突状细胞。过去，学者都认为凋亡属于一种具有耐受性的、非免疫原性的过程（J. F. Kerr et al, 1972[82]）。在凋亡过程中，磷脂酰丝氨酸从细胞膜的内层小叶转位到外层小叶，提醒巨噬细胞对即将死亡的细胞进行吞噬（J. Savill et al, 2000[83]）。磷脂酰丝氨酸还刺激产生抗炎症反应的细胞因子，甚至可以抑制促炎症细胞因子的释放（Kim S、Yu, BF、et al, 2004[84]；Steinman R. M. et al, 2000[85]），这样就可以在微环境中充分清除凋亡细胞，进而产生人们所认为的抗原隔离或者耐受。然而，目前有证据表明，由化疗造成的细胞凋亡并不是一个可耐受的事件，实际上，在实验模型中，该过程可以启动免疫系统产生抗肿瘤反应（Nowak A. K. et al, 2003[86]），尤其是当细胞大量凋亡，超过了正常机体的清除能力时（Rovere P. et al, 1999[87]）。这些说明我们有机会将化疗造成的细胞死亡与免疫疗法或者肿瘤疫苗联合以产生作用。表 4-38-1 列出的已经经过论证的潜在机制，说明化疗和免疫疗法有可能协同作用，促进彼此的抗肿瘤疗效。

表 4-38-1　化疗和免疫疗法可能协同作用的潜在机制

抗肿瘤免疫反应中的相关点	化学疗法潜在的治疗效应
1. 抗原呈递过程	抗原的交叉呈递增加
	部分激活树突状细胞
	CD40 信号使抗原呈递细胞开始活动
	杀伤抗原呈递细胞亚群
2. T 细胞反应	避免由凋亡肿瘤细胞诱导的免疫耐受
	稳态增殖使肿瘤特异性 T 淋巴细胞增多
3. T 细胞迁移过程	使肿瘤内的 T 细胞数量增多
4. 肿瘤杀伤过程	肿瘤消退作用（发生于体积较小且全身免疫抑制程度较低的肿瘤）
	肿瘤细胞部分致敏，以便 CTL 细胞杀伤
5. 记忆细胞生成过程	促进长期非抗原依赖性记忆的形成
6. 其他方面	促进自体稳定增生
	促进外源性抗原的呈递
	促进 CD4 细胞的辅助作用
	使调节细胞（Treg）的功能降低

　　人体内的免疫系统可以通过自体稳定机制对淋巴细胞数量的变化产生反应，从而尽量保持成熟 T 细胞池的容量（Bell E. B. et al, 1997[88]；Freitas A. A. et al, 1993[89]；Mackall C. L. et al, 1997[90]）。产生免疫反应时，T 细胞大量增殖，同时在反应末期也会大量死亡，使之重新回归至正常数量（Van Parijs L. et al, 1998[91]）。在化疗药物使体内淋巴细胞减少时，稳态增殖过程便会启动由大量细胞因子驱动（IL-7、IL-12、IL-15 和 IL-21）的免疫系统反应，并产生大量需要在甲状腺微环境中孵育的前体 T 细胞。自体稳定性增生所产生的前体 T 细胞需要与自身细胞的 MHC Ⅰ类（CD8+细胞）和Ⅱ类（CD4+细胞）分子相接触（Muranski P. et al, 2000[92]；Kieper W. C et al, 1999[93]），也可能被低亲和力的 MHC 多肽复合物趋化至包括肿瘤细胞的自身配体上，诱导有效的抗肿瘤免疫反应（Dummer W. et al, 2002[94]）。彩图 4-38-2 说明在这一过程中，我们有机会

扩增能够与肿瘤抗原反应的 T 细胞数量。

（三）几种常见化疗药物的免疫调节作用

1. 环磷酰胺（cyclophosphamide）

环磷酰胺的免疫调节作用已经被学者们所广泛研究。DNA 是数十年来应用于血液学和实体瘤的 DNA 烷基化试剂。根据药物注射剂量和时间的不同，它既可以产生免疫抑制作用，也可以产生免疫促进作用。关于环磷酰胺同免疫系统作用的早期研究工作已经在前人的综述中有所概括（Turk J. L. et al，1982[95]）。环磷酰胺在鼠类模型中可以诱导迟发性超敏反应（DTH），因此其最适宜的注射时间为抗原注入前的 1～3 天。关于这种迟发性超敏反应产生的机制，学者认为是调节 T 细胞的活性降低造成的。环磷酰胺在动物模型中还可以增强抗体免疫反应，其最适宜的注射时间也是在抗原注入前的 1～2 天。相反，如果在抗原注入之后再注入环磷酰胺，则机体无法产生任何抗体反应。另外，只有低剂量的环磷酰胺能够增强抗体反应，而较高（细胞毒性）剂量却降低抗体反应。由此可见环磷酰胺可能在动物模型中逆转抗原的耐受性。

在荷瘤动物体内，环磷酰胺的种种作用最终表现为在某些条件下使具有免疫原性的肿瘤不再生长，也可以促使已经存在的肿瘤消退，这些过程也证明了恰当的注射剂量以及注射时间，还有调节 T 细胞的重要作用（Bass K. K. et al，1998[96]）。早期研究曾经发现一种"移植性" T 细胞亚群对环磷酰胺的作用相对比较敏感（Glaser M. 1979[97]）。而最近，环磷酰胺对 CD4[+]CD25[+]调节 T 细胞亚群的杀伤作用已经被学者确认，同时被确认的还有 CD4[+] CD25[+]细胞在肿瘤耐受中的重要作用（Ghiringhelli F. et al，2004[98]；Sutmuller R. P. et al，2001[99]；Ercolini A. M. et al，2005[100]）。在这一过程中，环磷酰胺不仅可以减少调节 T 细胞的数量，阻滞调节 T 细胞的稳态增殖，还可以抑制调节 T 细胞的免疫抑制功能。其主要机制是下调 T 细胞的 FoxP3 以及 GITR 基因，而这些基因在调节 T 细胞功能发挥中起重要作用（Lutsiak M. E. et al，2005[101]）。CD4[+] CD25[+]调节 T 细胞占总 CD4[+]细胞数量的 5%～10%，在控制免疫系统对自身抗原的耐受以及封闭自身免疫反应中起重要作用。它们可能导致机体对许多肿瘤只能够产生很弱的细胞免疫反应（Shimizu J. et al，1999[102]）。长期低剂量环磷酰胺节律性化疗可以增强免疫疗法的效果，尽管其可以杀伤增生的肿瘤特异性细胞毒性 T 细胞（CTLs），而保留下 CD43[Lo] 记忆性 CD8[+]细胞（Hermans，I. F. et al，2003[103]）。因为在节拍器疗法中，肿瘤特异性 CTL 细胞的杀伤速度要慢于全剂量疗法，从而提高了一种可能性，即肿瘤可以对现有的记忆细胞进行不断的再刺激。环磷酰胺还可以在注入后不久即直接诱导产生 I 型干扰素，使表达 CD44[HI] 记忆表型的细胞在数量和生存时间上都有所增加（Schiavoni G. et al，2000[104]）。

在人体试验中，环磷酰胺增强免疫反应的能力最早发现于 1982 年，是在 22 名实体瘤患者中发现的。在抗原激发免疫抑制作用前 3 天给予环磷酰胺（1000mg/m^2）时，患者的迟发性超敏反应比对照组显著提高。在低剂量环磷酰胺（300mg/m^2）注入时，也可以观察到相似的迟发性超敏反应变化，但是只有低剂量环磷酰胺能够提高抗体反应的强度（Berd D. et al，1982[105]）。作者随后尝试以下试验：对转移性恶性黑色素瘤患者提前注入低剂量的环磷酰胺，观察其能否增强患者对自体肿瘤疫苗的免疫反应。尽管患者数目很少，在对自体肿瘤细胞产生的平均迟发性超敏反应的强度对比中，接受环磷酰胺治疗的 8 名患者为 11mm，而 7 名对照组患者为 4mm，差异显著（$p=0.034$）（Berd D. et al，1986[106]）。在这一试验中，两名治疗后的患者还产生了抗肿瘤免疫反应，其无病生存期也有所延长。关于这种效应机制的最重要的假说是对调节 T 细胞的抑制或者说是选择性毒性作用。1000mg/m^2 的环磷酰胺可以杀伤 T 和 B 淋巴细胞的所有亚群，药物注射之后第 3 天至第 7 天，调节 T 细胞功能产生障碍（Berd D. et al，1984[107]）。而随后研究人员发现，与更低剂量如 75mg/m^2

或者 150mg/m² 相比较，300mg/m² 的剂量可以达到最佳的调节 T 细胞减少量。但在重复治疗中，这种抑制作用逐渐下降。在试验中，环磷酰胺治疗组 CD8⁺ CD11B⁺（当时认为这是调节 T 细胞的标志）细胞的数量要低于对照组（Hoon D. S. et al，1990[108]）。这一结果在其他学者的试验中也得到了重复证实（Livingston P. O. et al，1987[109]；Berd D. et al，1988[110]）。

患有侵袭性乳腺癌和胰腺癌的患者，其体内的 CD4⁺CD25⁺调节 T 细胞无论在外周血内和肿瘤微环境中均高于正常对照患者（Liyanage U. K. et al，2002[111]）。肿瘤浸润产生的调节 T 淋巴细胞表达高水平的 CTLA-4 可以抑制自体 T 细胞增生，产生局部免疫抑制效应（Woo E. Y. et al，2002[112]）。这些调节 T 细胞可以产生 TGF-β，这可能是其产生肿瘤内抑制的机制。因此，如果能够利用环磷酰胺或者其他试剂消除体内的调节 T 细胞，可能会提高免疫疗法的疗效。

2. 吉西他滨（gemcitabine）

吉西他滨（2′, 2′- 双氟脱氧胞苷酸）是人工合成的嘧啶类似物，可以通过多种机制表现出抗肿瘤效应。其磷酸化代谢产物可以抑制核苷酸还原酶，从而减少 DNA 合成和修复所需的脱氧核苷酸池的容量，同时它还可以与 DNA 整合，从而抑制 DNA 聚合酶 α，阻止 DNA 合成（Plunkett W. et al，1996[113]；Storniolo A. M. et al，1997[114]）。吉西他滨在人体内可造成中性粒细胞减少和淋巴细胞减少，在鼠类模型中还可以首先抑制 B 细胞和抗体生成，但是仍保留 T 细胞应答（Nowak A. K. et al，2002[115]）。在荷瘤鼠中，吉西他滨可以促使机体对带有肿瘤新生抗原的病毒致敏产生更有效的反应，并且与单独应用吉西他滨或病毒的小鼠相比，其肿瘤生长明显延缓。这种反应并不仅仅是一种相累加作用（Nowak A. K. et al，2003[86]）。其他试验也发现了相似的吉西他滨与免疫疗法的协同作用（Pratesi G. et al，2005[116]；Suzuki E. et al，2005[117]；Hou J. M. et al，2005[118]）。本试验室之前的工作显示，从现有肿瘤中获得的肿瘤抗原在局部淋巴结引流中是通过交叉呈递的，尽管这只能引起微弱的抗肿瘤免疫反应（Marzo A. L. et al，1999[119]）。在同一肿瘤模型中，吉西他滨化学疗法会诱导大量的肿瘤细胞凋亡，这时抗原交叉呈递就会增加，说明凋亡的肿瘤细胞是肿瘤抗原的一个很好的来源（Nowak A. K. et al，2003[86]）。吉西他滨所激发的抗原呈递细胞，可以随后配合免疫疗法激活 CD40 细胞，在鼠类中可以达到最高 80% 的肿瘤治愈率（Nowak A. K. et al，2003[120]）。吉西他滨还可以优先杀伤 B 细胞，从而使免疫反应由体液免疫向细胞免疫倾斜，从而有利于抗肿瘤免疫反应（Nowak A. K. et al，2002[114]）。最近的研究工作还表明，吉西他滨还可以减少荷瘤鼠脾脏中骨髓抑制细胞的数量，从而增强抗肿瘤 CD8⁺细胞和自然杀伤（NK）细胞的活性，进而增加免疫疗法抗肿瘤治疗的疗效（Suzuki E. et al，2005[116]）。

在胰腺癌患者体内已经观察到吉西他滨对免疫系统的作用。在注入后短期内，患者淋巴细胞所有亚群均发生了绝对值的减少，但是在治疗末期，其数值趋于稳定，并可以最终恢复正常。这其中 T 和 B 淋巴细胞亚群变化的趋势是相同的，二者的相互比例也是稳定的。但是，没有发现调 T 细胞亚群的变化。在注入之后的几天内，产生 IFNγ 的 T 细胞数量增多，在第 21 天还发现表达有活化标志 CD69⁺的细胞数量增多（Plate J. M. et al，2005[121]）。研究人员认为该药物总体是有效的，可以进一步优化化学免疫联合疗法的方案。吉西他滨还被证实可以刺激免疫刺激性因子 TNFα 和 IL-2 的生成，而二者均为免疫刺激性因子（Levitt M. L. et al，2004[122]）。在人类肿瘤的体外试验中，吉西他滨可以下调肿瘤抗原黏蛋白（Dorn D. C. et al，2004[123]），同时抑制 T 细胞增殖（Tiefenthaler M. et al，2003[124]）。然而，这些体外试验的数据不能用于推断体内存在完整细胞免疫和大量肿瘤细胞凋亡的情况。

3. 多柔比星（adriamycin）

蒽环类药物治疗肿瘤已有 40 多年的历史，可用于治疗白血病、淋巴肉瘤、子宫癌、卵巢癌、恶性肉瘤以及恶性乳腺癌，是目前治疗乳腺癌与肉瘤的首选药物。多柔比星由于毒副反应低和良好的抗肿瘤作用而成为蒽环类中应用最广泛的药物之一。

早期的研究表明多柔比星可以通过鼠类脾细胞增加 IL-2 的分泌（Ehrke M. J. et al, 1986[125]），在人体内则是通过外周血单核细胞进行的（Arinaga S. et al, 1986[126]），从而有可能增强细胞免疫的强度。它还可以在各种实体瘤的小鼠模型和肿瘤患者中提高 CTL 反应强度，促进巨噬细胞对肿瘤细胞的杀伤作用（Mace K. et al, 1988[127]）。

最近的两项研究说明蒽环类药物在化疗中对先天免疫与获得性免疫调节都有显著的作用。其中的一项研究（Stephen R. Mattarollo, et al, 2011[128]），在经诱导的乳腺癌与纤维肉瘤的小鼠模型中，多柔比星的抗肿瘤疗效与 CD8$^+$ T 细胞和 IFN-γ 的数量有关。多柔比星能够增加肿瘤引流淋巴结内 CD8＋/T 细胞以同源抗原特异性的方式进行增殖。而且，局部注射多柔比星能增加 CD8＋/T 细胞浸润到肿瘤内的数量，提高 CD8TILs 分泌的肿瘤抗原特异性 INF-γ 的产量。多柔比星最佳疗效要求 IL-1β 和 IL-17 细胞因子参与，而并不需要 IL-23p 19。同时证明与 rδ$^+$T 细胞有关而与 Jα18$^+$NKT 细胞无关。上述结论同样在人体实验中得到验证，通过对比检测乳腺癌患者使用蒽环类药物化疗前后活检样本结果，可知临床疗效随着 CD8α、CD8β 与 INF-γ 的增加而渐好，从而证实了完整的免疫系统有助于蒽环类药物的治疗。

在另一项研究中（Fucikova J. et al, 2011[129]），阐述了蒽环类药物作用于人体原发与继发的癌细胞表面所诱导的几种免疫原分子的表达情况，并与免疫治疗方案中常用的化疗与放疗相比较。树突状细胞（DCs）吸收的蒽环类药物杀死的人体肿瘤细胞，能够激活 T 细胞应答，并诱发其抗肿瘤活性。其作用机制为蒽环类药物在治疗后 12h 内能够引起钙网织蛋白（HSPs）——HSP70、HSP90 向细胞表面迁移，快速释放高迁移率族蛋白（HMGB1）。未成熟 DCs 与免疫原性肿瘤细胞的相互作用，能够增加对肿瘤细胞的特异反应，并诱导成熟 DCs 的适度表型分化。死亡肿瘤细胞负荷的 DCs 能有效地刺激 T 细胞产生肿瘤特异性 INF-γ，而杀伤免疫原性肿瘤细胞诱导的 DCs 与非免疫原性肿瘤细胞相比，能够诱导调节性 T 细胞显著减少。这些结果表明人的前列腺癌、卵巢癌与急性淋巴白血病与小鼠死亡的肿瘤细胞具有相同免疫原特性，同时证明了蒽环类药物作为抗肿瘤药，能诱导人体肿瘤死亡细胞的免疫原性。而紫外光和 γ 光照射并不能显著上调死亡细胞免疫原性标记物。

4. 紫杉烷（taxane）

紫杉烷［类似紫杉醇（paclitaxel）和紫杉萜（docetaxel）］是一种细胞毒性剂，其作用是在有丝分裂时对细胞内微管起作用，阻止微管解聚，导致细胞周期阻滞，使细胞凋亡。虽然该药物已经在临床中应用多年，但是关于紫杉烷在鼠类或者人类抗肿瘤免疫反应中的数据相当有限。体外研究数据显示，暴露于紫杉烷的乳腺癌细胞可以对抗 CD3 活化杀伤 T 细胞介导的细胞融解作用产生抵抗性，这一作用是由药物诱导的 LFA-1 和 ICAM-1 黏附分子下调所导致的，并且可能会影响抗肿瘤过程中的免疫应答（Zhao C. et al, 2003[130]）。这一作用在鼠类或者人体内是否存在，现在还不清楚。在人体试验中，从健康供者体内获得的来源于单核细胞的树突状细胞如果在体外与紫杉烷相混合，则根据其所暴露于紫杉烷的浓度，可以产生不同的作用。在所有浓度中，树突状细胞的运动性都受到损害，但是在最接近临床应用的剂量组中，树突状细胞的存活能力、吞噬能力以及对抗原呈递最重要的表面分子都没有受到影响（Nakashima H. et al, 2005[131]）。在鼠类体内研究中，对负荷有肿瘤新生抗原转染的乳腺囊腺癌的小鼠注射单一紫杉烷试剂后，再按照交替时间表于静脉或者肿瘤内注射树突状细胞。对 CD4$^+$ 和 CD8$^+$/T 细胞的功能分析显示，只有联合用药组和肿瘤内树突状细胞接种组患者体内诱导出抗原特异性抗肿瘤反应，并且延缓了肿瘤的生长（Yu B. et al, 2003[132]）。这些结果也被其他试验所支持，即含有紫杉烷的联合用药方案（紫杉烷、环磷酰胺及多柔比星）的提前应用，可以增加表达 HER2/neu 或者经过转染后可分泌 GM-CSF 的完整细胞疫苗的疗效（Machiels J. P. et al，2001[133]）。同样的，目前尚没有成熟的人类临床试验来支持这一治疗方案。

5. 5- 氟尿嘧啶（5-fluorouracil）

5- 氟尿嘧啶是氟嘧啶类药物，是应用与结直肠癌和其他胃肠道恶性肿瘤的活性化疗联合方案的常见重要成分。其在手术后辅助治疗以及转移性肿瘤的治疗中都有应用。目前，学者的关注到癌胚抗原（CEA）等肿瘤抗原在大多数的结直肠肿瘤中都有表达，他们研制出了许多以 CEA 为靶位的肿瘤疫苗。近期在鼠类和人类研究中层出不穷，包括联合免疫方案（Ponnazhagan S. et al，2004[134]），DNA 疫苗（Reisfeld R. A. et al，2004[135]），表达 CEA 的重度病毒载体（Chakraborty M. et al，2004[136]），重组 CEA 蛋白（Ullenhag G. J. et al，2004[137]），以及树突状细胞接种方案（Liu K. J. et al，2004[138]）。而将化疗与疫苗接种在结直肠癌患者中联合应用，还需要 5- 氟尿嘧啶的免疫调节作用。

体外研究显示，5- 氟尿嘧啶可以促进单核细胞来源的树突状细胞摄取肿瘤抗原，还可以诱导热休克蛋白（hsp70）的产生（Galetto A. et al，2003[139]）。暴露于 5- 氟尿嘧啶的体外细胞还可以上调 Fas 的表达和 ICAM-1 的数量，导致 CTL 细胞介导的细胞融解作用增强（Bergmann-Leitner E. S. et al，2001[140]）。在鼠源模型中，许多研究者都使用过将 5- 氟尿嘧啶治疗与包括疫苗的免疫疗法相联合使用。在一项裸鼠异体移植结肠癌模型试验中，注射表达 TRAIL 的腺病毒，在疫苗接种后给予 5- 氟尿嘧啶，可以提高疫苗接种后的抗肿瘤效应，这很显然是由非免疫介导机制造成的（Qiu S. et al，2004[141]）。而鼠类结肠癌模型中，在使用低剂量 5- 氟尿嘧啶和顺铂（cisplatin）治疗后，继续采用瘤内树突状细胞接种，可以造成非常引人瞩目的协同效应，表现为非常长的生存期而且肿瘤消退，包括肿瘤内注射树突状细胞和在瘤内远距离处包埋（Tanaka F. et al，2002[142]）。这一作用由 CD8＋/T 细胞介导且具有肿瘤特异性。随后一项采用 5- 氟尿嘧啶治疗的试验，也显著促进了一种针对 5- 氟尿嘧啶本身作用靶位—胸腺嘧啶合成酶的疫苗的疗效（Correale P. et al，2005[143]）。

第三节　缓释库疗法

一、原理

1994 年，于保法首次提出一种将肿瘤自身治疗性凝固块作为抗癌药物缓释库的新概念——通过肿瘤内注射抗癌药物酒精饱和液产生一种肿瘤内自身治疗性凝固块作为抗癌药物缓释库（intratumoral autologous therapeutic coagulum with drug depots，IATCWDD），它能缓释其内存的抗癌药物到肿瘤坏死组织的周围，以杀死酒精治疗未能杀死的肿瘤组织细胞，弥补纯酒精治疗的不足[144]。"缓释库疗法"创造性地利用肿瘤自身作为药物载体，在肿瘤内形成抗癌药物仓库，缓慢在肿瘤内释放。将肿瘤组织自身作为药物载体是药物载体缓释技术的一次突破。

我们知道癌症的治疗方法目前主要是手术、放射治疗和全身化疗。手术一般是治疗早期癌症的唯一有效方法。但对于 50% 以上的癌症患者而言，诊断时或已经是晚期，或由于个人身体状况和肿瘤生长部位的原因，不能再做手术。即使能手术的患者，手术过程的操作和对肿瘤的挤压，也可能使癌细胞脱落并通过血液循环造成肿瘤的转移。另外，仅靠手术也不能完全防止肿瘤复发。放疗一般只对早期和中期的局部癌症有效，对晚期癌症，尤其是发生广泛性转移的癌症没有多大应用价值。全身化疗在临床上是常用的方法，可弥补手术及放疗的不足，有一定的疗效，不过也有严重的毒副作用。这种毒副作用的产生是由于抗癌药物的低靶向特异性和系统性给药的方式所造成的，仅有一小部分药物能够到达肿瘤组织并作用于肿瘤，而大部分药物（>95%）则作用于其他正常组织。这样既有毒副作用，给患者带来额外的痛苦，同时也因药物在肿瘤内达不到有效的治疗浓度或滞留时间短而降低了化疗的效果。因此许多癌症患者无法完成全部的化疗过程，其中有相当一些患者由于对这种毒副作用无法耐受，身体损伤大，免疫力低下，严重影响了其生活质量，甚至导致死亡。所以客观上讲，全身化疗所起的正面作用没有其副作用大。但这并非全是化疗本身的问题，而是说正确的给药途径在治疗癌症的过程中起着至关重要的作用。除了上述的疗法，免疫治疗也是一种辅助的肿瘤疗法，它种类较多，包括细胞因子和癌症疫苗（如自体疫苗）。但免疫治疗一般只对肿瘤荷载少于 10^8 细胞的部分癌症患者才有效，且价格昂贵，目前大多尚不成熟，仍处于研发阶段。以自体疫苗为例，除了疗效有限，它要求对每一患者的肿瘤标本都要进行处理，生产程序复杂，治疗成本高，临床实践上也难以满足广大患者的需要。肿瘤内化疗的概念提出来已有多年，但组方比较单一，且大多数工作都是有关临床前研究的，在临床上应用的不多。近几年研究进展显示肿瘤内部化疗能引起全身免疫反应，配合免疫治疗可进一步增加疗效。缓释库疗法是以长效缓释用药理论为根据，克服了注射困难和分布不均匀的缺点，创造性地集局部和整体治疗为一体，通过肿瘤内缓释给药，增加药物作用浓度和时间，既起到了化疗药物局部抗癌的作用，更重要的是通过免疫佐剂如 DNP 修饰释放出的肿瘤抗原提高了其免疫原性，刺激免疫反应兼顾系统性免疫治疗的作用，从而弥补了其他疗法的不足。同时具有操作简便、成本低的优点，为癌症治疗，尤其中晚期的肿瘤，提供了新的可行治疗方法。

缓释库疗法属国际首创，简单实用，易于推广。该疗法在国内外主要会议及医学杂志发表论文、成果 20 余项，并获得美国、中国及澳大利亚了发明专利（US6811788，ZL01806830.8，AU2001230977）。

常用的缓释库治疗包括缓释库加瘤内化疗（intratumoral chemotherapy，JTCT）、缓释库加瘤内化学免疫治疗（ultra-minimum incision personalized introtumoral chemoimmunotherapy，UMIPIC）。

缓释库疗法主要从三个方面发挥作用，从而达到治疗肿瘤的目的[145]。

（1）凝聚作用，也是最基本的作用。"肿瘤的凝聚"是指使肿瘤细胞其中的成分和胞外基质转化为一种软的半固体或固体块的过程，这种转化导致凝聚的肿瘤细胞的死亡，并且凝聚的肿瘤细胞使肿瘤药物长期停留。诱导肿瘤形成凝块的方法多种多样，包括变性方法、氧化及生物还原法、物理方法，以及这些方法的组合使用。物理方法包括低温疗法、激光凝聚、辐射、经皮微波凝聚、超声吸引、反式瞳孔热疗、电化学疗法等。所有提及的这些方法可以单独使用，或者组合使用，只要达到适当凝聚肿瘤即可。通过凝聚作用形成凝块，将实体瘤封闭起来；同时也使部分肿瘤细胞死亡，产生对机体的后续作用。凝聚作用可以通过其对胞外基质（EM）的作用效果来达到治疗效果。在体内，肿瘤细胞被胞外基质包围，如胶原、纤维结合素、蛋白聚糖（蛋白碳水化合物）、透明质酸和其他高分子质量的物质。肿瘤细胞与正常细胞的胞外基质是不同的。纤维结合素与胶原这两个主要的被研究的胞外基质成分，随着细胞的转化，其质量和数量都会改变。与相同的正常组织相比，研究表明转化细胞分泌的纤维结合素磷酸化增加了许多。另外，肿瘤细胞合成的纤维结合素有慢的电泳迁移率。肿瘤细胞分泌的纤维结合素大大低于正常细胞分泌的纤维结合素。胶原是一种长的蛋白链和分子素，它把其他物质结合在一起且作为细胞的信息载体。包围细胞的胶原性质与细胞形状、分化和分裂有关。癌症的胞外基质的修饰或破坏导致细胞饥饿，切断癌症细胞紧急需要的葡萄糖的输送。当组合药物注射入肿瘤，肿瘤细胞大量破碎（图 4-38-3），该组合药物分散在肿瘤周围的胞外基质中，大量的膜性小体和脂质中包含药物（图 4-38-4、图 4-38-5）。胞外基质会被氧化或还原变性或改变。例如，当过氧化氢作为氧化剂，部分胞外基质被过氧化氢破坏产生羟基自由基（305nm 光照），部分胞外基质被还原剂如苏木精反应损伤而变形。另外，当抗癌药物与所述组合物结合使用时，成纤维细胞会增多，胞外基质中胶原和纤维成分增多（图 4-38-5～图 4-38-9），抗癌药物会在一定程度

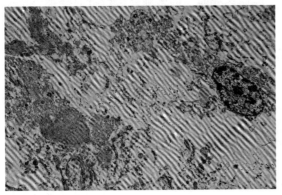

图 4-38-3　缓释库疗法治疗 1h 后，可见大量破碎的细胞碎片

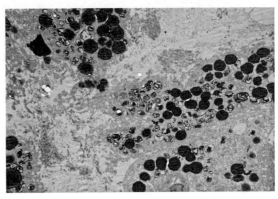

图 4-38-4　缓释库疗法治疗后 24h，可见大量膜性的体脂滴中包含药物

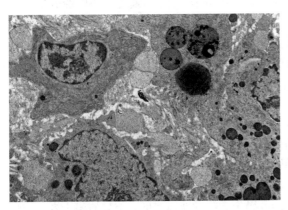

图 4-38-5　脑肿瘤患者淋巴转移，缓释库疗法治疗 20 天后抽取组织，可见脂滴中包含药物

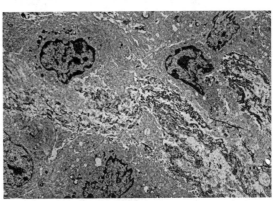

图 4-38-6　缓释库疗法治疗后 48h，可见间质中有大量纤维成分

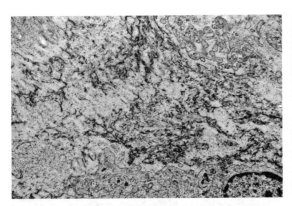

图 4-38-7　缓释库疗法治疗后 48h，间质中有大量纤维和胶原

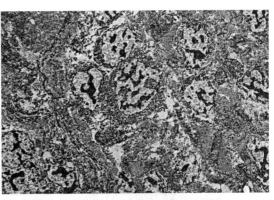

图 4-38-8　口腔癌颈部淋巴转移患者，缓释库疗法治疗后第 8 天，可见细胞坏死和纤维大量增生

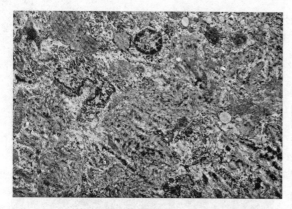

图 4-38-9　左肾癌术后双肺转移，缓释库疗法治疗第 10 天，可见细胞坏死，大量纤维增生

上被胶原和别的胞外基质物包围。随着胞外基质的改变，当周围发生微小的改变时，肿瘤的中心区域会坏死，这就允许初始治疗后抗癌药物缓慢释放到肿瘤细胞的周围。而当肿瘤坏死时，许多肿瘤蛋白抗原会被半抗原（如 TNP 或 DNP 等佐剂）修饰，以增加肿瘤特异性抗原性。

（2）肿瘤内化疗药物逐步由内向外缓慢地释放以杀死肿瘤细胞。凝聚剂作用于肿瘤细胞外基质和间质，使其发生变性变形，肿瘤细胞不断变性坏死及死亡，使高浓度的化疗药物和半抗原等镶嵌在变性的肿瘤组织之间，形成一个大的"药物缓释库"（是正常化疗浓度的几十至百倍），化疗药物逐步由内向外缓慢地释放，杀死剩余的肿瘤细胞。这样，既提高了局部的药物作用浓度和延长了药物的作用时间，也降低了全身的药物浓度及毒副作用。肿瘤凝聚剂的作用是增加化疗药物保留在凝固的肿瘤团块中的时间，使肿瘤团块暴露于化疗药物中的时间更长。凝聚是作为控制药物释放的工具。彩图 4-38-10 荷瘤小鼠瘤内注射经放射性核素 ^{99m}Tc 标记的阿糖胞苷和凝聚剂的混合药液，实验显示可明显延长阿糖胞苷在瘤内的停留时间。彩图 4-38-11～彩图 4-38-20 是荷瘤小鼠注射经 ^{131}I 标记的 BLM 和凝聚剂的混合药液，对照组为荷瘤小鼠注射单纯 ^{131}I 标记的 BLM，每个时间段两组各取 4 只小鼠进行实验结果图，结果显示缓释液可明显延长 BLM 在瘤内停留时间，彩图 4-38-21 和彩图 4-38-22 为本次实验的柱状图和散点图。

肿瘤内注射时采用的是水溶性药物，肿瘤凝聚剂的作用使高浓度化疗药物保留在凝固的肿瘤团块中逐步由内向外缓慢释放，从而克服了乳剂和凝胶剂药物注射困难、药物在肿瘤内分布不均匀的缺陷。肿瘤凝聚剂增加了化疗药物保留在凝固的肿瘤团块中的时间，使肿瘤团块暴露于化疗药物中更长的时间（彩图 4-38-23）。这样既提高了局部的药物作用浓度，延长了药物的作用时间，也降低了全身的药物浓度及毒副作用。我们在一例肝癌患者缓释库治疗前、治疗后第 1 天、治疗后第 7 天抽取肿瘤内组织，进行扫描电镜比较。结果显示，治疗后第 1 天、第 7 天肿瘤内组织有大量结晶（图 4-38-24、图 4-38-25）；扫描电镜成分分析显示，治疗前分析部位似为肿瘤碎片，细

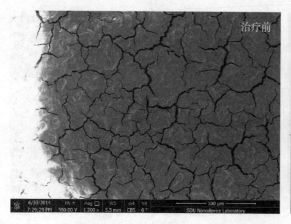
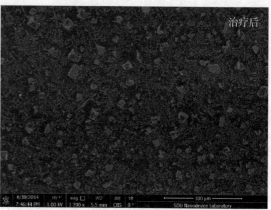

图 4-38-24　王某某治疗前、后扫描电镜图，治疗后第 1 天，显示肿瘤内有大量结晶

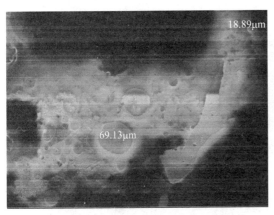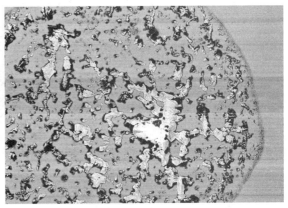

图 4-38-25　王某某治疗后第 7 天扫描电镜图，左可见癌细胞和红细胞，右可见大量细胞碎片与盐结晶

胞成分居多（图 4-38-26）；治疗后第 1 天 Na、Cl 成分明显增加（图 4-38-27）；治疗后第 7 天 Na、Cl 成分仍然较高（图 4-38-28、图 4-38-29），说明治疗后药物进入肿瘤间质，第 7 天肿瘤内依然有药物并有大量细胞破碎。另一项研究采集了患者首次缓释库治疗前、后肿瘤内细胞样本，通过液质联用蛋白质谱检测肿瘤组织蛋白分子变化，共完成 3 例患者样本检测，结果发现虽然由于细胞量较少，检测出的蛋白质仅有 515 种，但治疗前、后有明显差异的蛋白质 225 种，其中包括肿瘤相关蛋白 23 种，免疫相关蛋白 41 种，细胞结构和增殖凋亡相关蛋白 52 种，细胞间质相关蛋白 7 种，代谢相关蛋白 50 种、功能相关尤其与核酸合成相关蛋白质 52 种。从已有的结果看，治疗后由于药物快速杀伤作用，蛋白肽链断裂较多，出现大量蛋白碎片。

治疗前 分析部分似为细胞碎片，细胞成分居多

Na K	1.36	0.78
Cl K	1.30	0.48

谱图处理：
没有被忽略的峰
处理选项：所有经过分析的元素（已归一化）
重复次数=3
标准样品：
C　CaCO$_3$　1–Jun–1999 12:00 AM
O　SiO$_2$　1–Jun–1999 12:00 AM
Na Albite　1–Jun–1999 12:00 AM
S　FeS$_2$　1–Jun–1999 12:00 AM
Cl　KCl　1–Jun–1999 12:00 AM
K　MAD–10 Feldspar　1–Jun–1999 12:00 AM

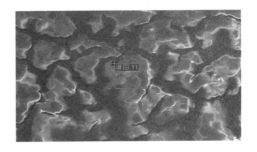

元素	重量 百分比/%	原子 百分比/%
C K	67.69	74.64
O K	28.61	23.68
Na K	1.36	0.78
S K	0.64	0.27
Cl K	1.30	0.48
K K	0.41	0.14
总量	100.00	

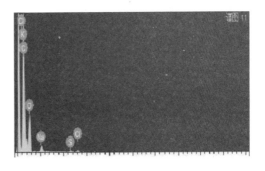

图 4-38-26　王某某治疗前扫描电镜元素分析

治疗后 分析视野中出现大量的结晶

Na K	8.67	5.75
Cl K	18.49	7.95

谱图处理：
没有被忽略的峰
处理选项：所有经过分析的元素（已归一化）
重复次数=5
标准样品：
C $CaCO_3$ 1–Jun–1999 12:00 AM
O SiO_2 1–Jun–1999 12:00 AM
Na   Albite   1–Jun–1999 12:00 AM
Si SiO_2 1–Jun–1999 12:00 AM
Cl   KCl   1–Jun–1999 12:00 AM

元素	重量 百分比/%	原子 百分比/%
C K	60.17	76.38
O K	7.41	7.06
Na K	8.67	5.75
Si K	5.26	2.86
Cl K	18.49	7.95
总量	100.00	

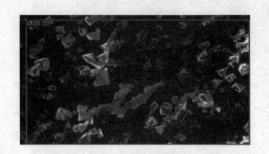
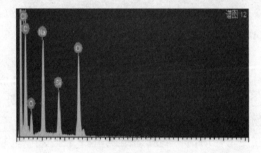

图 4-38-27   王某某治疗后第 1 天扫描电镜元素分析

单纯的盐的结晶

Na K	41.09	50.89
Cl K	57.09	45.86

谱图处理：
没有被忽略的峰

处理选项：所有经过分析的元素（已归一化）
重复次数=3

标准样品：
O SiO_2 1–Jun–1999 12:00 AM
Na   Albite   1–Jun–1999 12:00 AM
Cl   KCl   1–Jun–1999 12:00 AM

元素	重量 百分比/%	原子 百分比/%
O K	1.83	3.25
Na K	41.09	50.89
Cl K	57.09	45.86
总量	100.00	

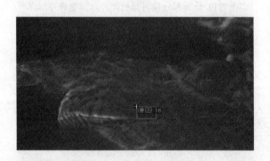
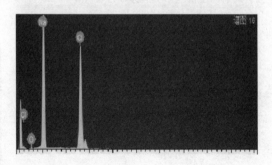

图 4-38-28   王某某治疗后第 7 天扫描电镜元素分析

元素分析的细胞组分

	Na K	1.18	0.99
	Cl K	2.1	1.19

谱图处理：
没有被忽略的峰
处理选项：所有经过分析的元素（已归一化）
重复次数=4
标准样品：
C　CaCO₃　1–Jun–1999 12:00 AM
O　SiO₂　1–Jun–1999 12:00 AM
Na　Albite　1–Jun–1999 12:00 AM
Si　SiO₂　1–Jun–1999 12:00 AM
S　FeS₂　1–Jun–1999 12:00 AM
Cl　KCl 1–Jun–1999 12:00 AM
K　MAD-10 Feldspar　1–Jun–1999 12:00 AM
Ca　Wollastonite　1–Jun–1999 12:00 AM

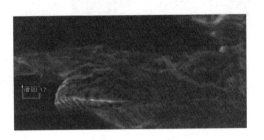
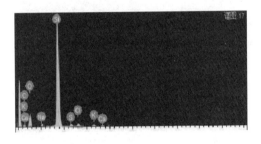

元素	重量 百分比/%	原子 百分比/%
C K	21.52	34.54
O K	23.67	28.51
Na K	1.18	0.99
Si K	47.78	32.79
S K	1.75	1.05
Cl K	2.19	1.19
K K	1.31	0.64
Ca K	0.60	0.29
总量	100.00	

图 4-38-29　王某某治疗后第 7 天扫描电镜元素分析

（3）免疫反应以及相关反应。这一方面主要是调动体内器官、组织和细胞，形成对肿瘤细胞的搜寻和杀死的协作效应。肿瘤凝聚作用杀死大部分肿瘤细胞，在大多数情况下，注射部位的肿瘤中 80% 以上的瘤细胞被杀死。同时使镶嵌在变性的肿瘤组织之间的抗癌药物逐步由内向外释放，以杀死那些还活着的肿瘤细胞，这些半抗原将与死亡的肿瘤细胞或肿瘤细胞死亡释放出的蛋白质结合，形成具有较强免疫原性的抗原，以刺激机体产生针对肿瘤特异性的抗体或免疫淋巴细胞，以杀死那些肿瘤凝聚和抗癌药物没有杀死的肿瘤细胞。此外，凝聚也可以引起细胞表面、胞外基质的结构变化，导致细胞裂解释放肿瘤细胞的成分，诱发局部急性炎症。这一炎症过程由于加入了半抗原，可诱导机体产生更多复合的免疫原，化疗药物包括半抗原与肿瘤相关蛋白形成新的复合物也可诱导机体对化疗药物产生免疫反应。炎症区域吸引不同的淋巴细胞，如肿瘤抗原递呈细胞（APC）、巨噬细胞、树突状细胞（DC）和活化的 B 细胞，淋巴细胞聚集于炎症区域且与肿瘤抗原成分如复合的肿瘤抗原、DNA、RNA 和其他由细胞裂解释放的组分）作用。我们在动物实验中不但发现白细胞（图 4-38-30）和树突状细胞（图 4-38-31、图 4-38-32），CD86 和 CD11b/c 染色阳性率增高（图 4-38-33、图 4-38-34），还发现白细胞吞噬破碎细胞的现象（图 4-38-35、图 4-38-36），临床试验中也发现治疗后肿瘤内有白细胞（图 4-38-37）。这些因素相互作用诱导了肿瘤特异性的免疫应答，其中包括体液免疫、细胞免疫和补体介导的应答。这一局部的肿瘤特异性免疫应答可杀死化疗药物未能消灭的残留肿瘤。通过这种方式产生的肿瘤特异免疫应答可增强凝聚作用（原位接种疫苗），并对转移的肿瘤有治疗作用，像一把"看不见的手术刀"阻止肿瘤细胞的复发和转移（图 4-38-38）。另外，体内注射肿瘤裂解液、从肿瘤提取的 DNA 制备物、RNA 制备物等，可刺激白细胞（WBC）、抗原呈递细胞，增加肿瘤免疫原性。通过对 TRAP、TEN、DNP、TNP 化学修饰的肿瘤细胞裂解液释放新的反义基因，可增加凝块周围肿瘤

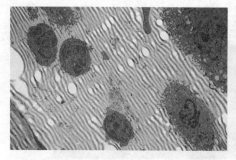

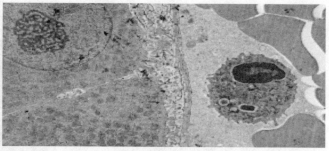

图 4-38-30 治疗后 24 h，可见白细胞

图 4-38-31 原发性肝癌患者缓释库疗法治疗后第 8 天，可见白细胞

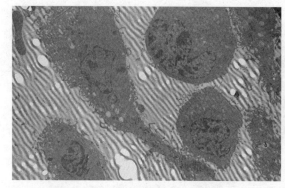

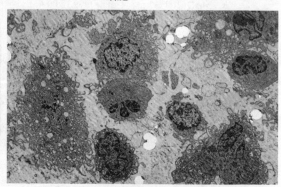

图 4-38-32 治疗后 1h，可见 DC 细胞

图 4-38-33 治疗后 48 h，可见 DC 细胞

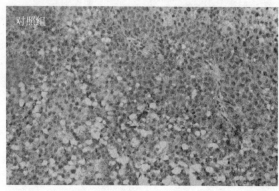

图 4-38-34 治疗后第 7 天，治疗组 CD86 染色阳性率明显高于对照组

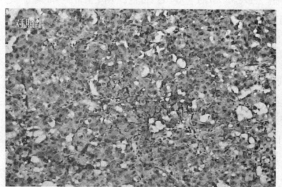

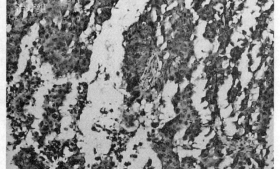

图 4-38-35 治疗后第 7 天，治疗组 CD11b/c 染色阳性率明显高于对照组

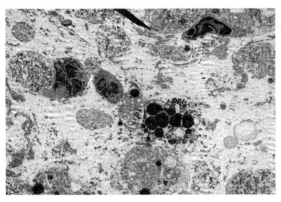

图 4-38-36　治疗后第 24 个 h，白细胞在吞噬细胞碎片

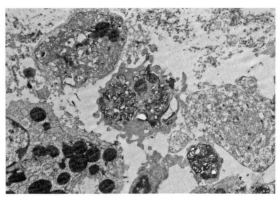

图 4-38-37　治疗后第 24 个 h，白细胞吞入大量膜性小体

细胞的免疫原性。通过病毒进行遗传修饰，可表达肿瘤蛋白 P-16-GM-CSF、IL-2，或者是直接表达 cDNA 编码 COGENcDNA、GM-CSP cDNA 和 IL-2cDNA。

我们通过皮下注射接种 B16 黑色素瘤细胞悬液建立 C57 小鼠皮下实体瘤模型，待肿瘤最长径长至 5～8mm 左右时随机分组，次日给小鼠瘤内注射相对应药物，各组小鼠每次 3 只分别于 1 天、4 天、7 天处死后取小部分肿瘤 PCR 定量测定 20 个 10 对引物包括各种纤维增生的、炎性因子和免疫有关因子的含量变化，见表 4-38-2 和图 4-38-38、图 4-38-39。结果显示小鼠瘤内注射药物前、后各种纤维增生的、炎性因子和免疫有关因子的含量都发生明显变化。

表 4-38-2　PCR 定量测定各参数在组间的比较

对比项	时间 / 天	DOX＋佐剂一	DOX＋佐剂二	DOX 对照	PYM＋佐剂一	PYM＋佐剂二	PYM 对照
10 号内标	1	1.00	1.00	1.00	1.00	1.00	1.00
	4	1.00	1.00	1.00	1.00	1.00	1.00
	7	1.00	1.00	1.00	1.00	1.00	1.00
collal	1	39.30	3.20	0.44	4.73	12.29	3.94
	4	2.16	6.92	0.36	0.29	2.05	1.13
	7	1.85	10.10	4.38	13.39	2.29	0.18
CD4	1	17.82	467.25	8.68	3.80	3.93	6.75
	4	2.44	14.85	1.66	3.30	5.09	1.99
	7	1.66	3.66	4.40	1.80	2.08	0.24
I112COA	1	50.88	35.56	1.43	1.31	0.73	3.69
	4	2.16	10.14	4.95	5.89	3048.93	1.02
	7	0.50	6.11	3.78	4.76	14.82	2.26
TGF	1	8.09	4.03	0.49	3.24	3.98	1.79
	4	4.95	5.05	0.98	0.72	3.97	1.43
	7	0.90	1.41	1.14	1.17	0.92	0.10
Ela	1	49.03	8.57	-	1.20	2.29	0.72
	4	1.92	8.81	0.19	0.07	2.33	0.93
	7	3.73	3.80	3.26	8.53	3.46	0.21

续表

对比项	时间/天	DOX+佐剂一	DOX+佐剂二	DOX对照	PYM+佐剂一	PYM+佐剂二	PYM对照
	1	32.13	13.86	1.72	12.26	15.24	5.52
NFKB	4	1.00	2.89	0.95	0.91	1.88	0.46
	7	2.06	2.23	2.33	2.20	2.00	0.13
	1	37.56	3.23	1.21	2.64	4.44	2.05
Cox2	4	2.52	5.10	0.52	0.61	4.34	1.40
	7	2.30	9.23	10.07	9.81	4.38	0.65
	1	126.53	345.46	18.96	21.38	32.87	14.94
CD11c	4	6.52	14.15	1.00	0.76	11.83	1.06
	7	6.12	5.84	10.74	2.62	13.20	0.28
	1	431.74	301.73	7.76	6.25	5.46	5.79
CD8	4	2.42	22.10	2.40	0.56	30.15	3.09
	7	9.96	7.55	11.92	1.29	1.04	0.07
	1	93.27	31.09	6.15	5.70	8.46	3.92
TNFaA	4	2.35	14.00	2.76	2.51	61.66	2.33
	7	3.97	7.01	7.18	1.96	1.82	0.39

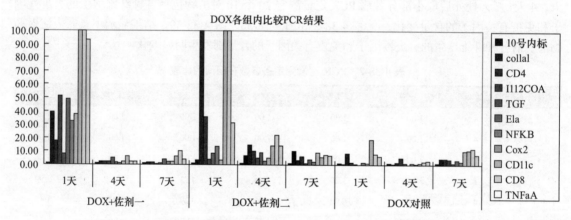

图 4-38-38　PCR 定量测定 1 天、4 天、7 天 DOX 各组内结果比较

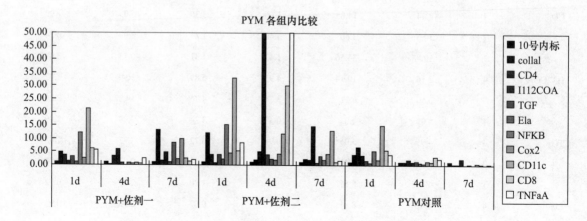

图 4-38-39　PCR 定量测定 1 天、4 天、7 天 PYM 各组内结果比较

另外，可以制备肿瘤裂解液、从肿瘤提取的 DNA 制备物、RNA 制备物等，不论这些物质的单一成分或者多种成分，将它们进行注射，刺激白细胞（WBC）、抗原呈递细胞（APC），增加肿瘤免疫原性。还可以通过释放新的反义基因，增加 TRAPTEN：DNP、TNP 化学修饰的肿瘤细胞裂解液、凝块周围的活的肿瘤细胞免疫原性，以及通过病毒进行遗传修饰，表达肿瘤蛋白 P-16-GM-CSF、IL-2 或者直接表达或者其 cDNA 编码，如 COGEN cDNA、GM-CSP cDNA 和 IL-2 cDNA。图 4-38-40 为化疗和免疫治疗的整合示意图。

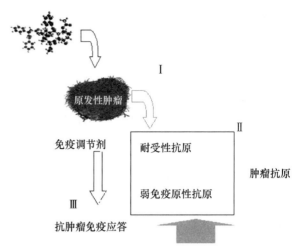

图 4-38-40 化疗和免疫治疗的整合示意图
（1）化疗杀伤或杀死肿瘤可释放出不同的肿瘤抗原；（2）这些抗原可增加抗原的交叉递呈，增强寄主免疫应答；（3）促进 T 细胞的迁移和在肿瘤内的聚集；（4）促进 CTL 杀伤肿瘤细胞；（5）增加抗原的长期记忆；（6）化疗能减少有助于肿瘤生长的 T 调节细胞

缓释库化疗免疫组合药物的主要成分包括凝聚剂、化疗药物、免疫佐剂或半抗原等，其常用化疗药物有阿霉素、阿糖胞苷、紫杉醇、吉西他滨和顺铂等。这种特殊的组合药物能通过免疫佐剂或半抗原作用，在化疗药物已杀灭局部大量肿瘤细胞的同时，产生相应的免疫应答，增强患者机体进一步杀灭远处转移的微小癌灶或血液中的游离癌细胞，从而起到化疗药物杀伤肿瘤诱导免疫治疗的作用，以自身肿瘤为抗原来源类似自体肿瘤疫苗治疗，我们把这种特殊组合药物简称化药疫苗。它整合了化疗和免疫治疗的优点，首次把两者创造性地结合并应用到肿瘤内治疗上。它集局部和整体治疗于一体，肿瘤内给药增加了药物作用浓度和时间，既起到化疗药物局部抗癌的作用，同时兼顾系统性免疫治疗的作用，从而弥补了其他疗法的不足，为癌症治疗，尤其中晚期肿瘤治疗，提供了新的思路和途径，特别对减少肿瘤的复发和抑制肿瘤的转移有着非常重要的价值。此外，以自身肿瘤为抗原来源，UMIPIC 具备了自体疫苗的优点，也符合个体化治疗（personalized medicine）的发展趋势，但它比后者操作更简便，适于普遍性的应用。更主要的是，根据我们逾万例瘤内缓释化疗的经验，它在保证疗效的基础上，极大地减少了患者的痛苦，初步统计资料显示患者生存期明显延长，生活质量显著提高。

二、免疫佐剂

许多肿瘤抗原免疫原性弱，必须加入一些免疫佐剂才能诱导出机体的免疗应答。佐剂能激发单核细胞和巨噬细胞的活性，将可溶性抗原提呈给免疫效应细胞，同时释放多种细胞因子，如 IL-2、TNF 等，从而杀伤肿瘤细胞。佐剂与抗原混合成重构抗原后，有利于抗原的提呈和缓慢释放。最早使用的佐剂是 BCG，多用于增强完整细胞疫苗的 SATT 效果，另外还有完全福氏佐剂、半抗原 DNP、痘苗病毒、IL-2 等。用于瘤细胞提取物佐剂的主要为脂质体。近年来还有应用载体蛋白 KIH、Detox、Sef-1 和 Qs21、IL-1、IFN-γ、CM-CSF 等。许多抗独特型抗体和合成多肽必须与佐剂 KLH 结合才能发挥作用，如 GM2＋KLH＋Qs21 用于黑色素瘤、STN＋KLH＋Detox 用于乳腺癌、卵巢癌、结肠癌等已进入Ⅲ期临床。合成 MUG-1 肽段＋KLH＋Qs21 在小鼠体内能诱导出高梯度抗体应答。由此可见，佐剂在肿瘤疫苗发挥抗肿瘤作用中起着重要作用[146]。

（一）氢氧化铝[147, 148]

目前大规模用于人类疫苗的佐剂只有铝化合物，其中最主要的是 Al（OH）$_3$。1926 年哥李尼（Glenny）首先应用铝盐吸附白喉类毒素，发明了铝佐剂。20 世纪 30 年代已确认其功效，直至今日，它还是唯一被美国 FDA 批准用于人用疫苗的佐剂。用作疫苗佐剂的铝化合物，最初用于部分纯化蛋白抗原，在阴离子（包括磷酸盐和碳酸氢盐离子）存在下发生沉淀，形成混合物。铝佐剂以氢氧化铝、磷酸铝和明矾的形式，长期普遍用于多种疫苗。

1. 铝佐剂的性质

铝佐剂（aluminum-containing adjuvants）包括氢氧化铝佐剂（aluminum hydroxide adjuvant）和磷酸铝佐剂（aluminum phosphate）两种。在使用过程中，氢氧化铝因其本身的特点而广泛应用。氢氧化铝佐剂是以 4.5nm×2.2nm×10nm 大小的纤维状粒子形式存在，等电点（isoelectric point）11.4。这种粒子聚集后以松散的 1～10μm 大小的形式存在。在化学上，氢氧化铝佐剂是以铝羟基形式存在的，其羟基可以提供或接受质子，从而表现为两性化合物。在 pH 7.4 的溶液中以阳离子形式存在，是阴离子抗原的良好吸附剂。磷酸铝佐剂不是单一的物质，而是羟基磷酸铝复合物，磷酸基团对羟基地置换程度取决于反应物和沉淀的条件及其等电点，商品化磷酸铝佐剂的等电点是 5.0，在 pH 7.4 的溶液中以阴离子形式存在，它是阳离子抗原的良好吸附剂。

2. 含铝佐剂的疫苗制备方法

铝化合物是仅有的人用疫苗佐剂，它们已成为评价人用疫苗新佐剂配方的基准或参照制剂。制造质量好的佐剂并不简单，不同批号的佐剂产生不同效果的现象经常出现，主要原因是抗原吸附于铝佐剂上容易受物理、化学因素以及抗原本身的性质和铝盐种类的影响。

制作铝佐剂疫苗的方法通常有两种：一种是将含铝的溶液加入抗原中做成蛋白铝酸盐沉淀，这些产物被称为铝沉淀疫苗；另一种方法是在抗原中加入已制备好的氢氧化铝或磷酸铝，这样形成铝吸收疫苗。

铝佐剂剂量：对不同的抗原使用不同的铝佐剂，才能获得最佳的免疫效果。已经有实验证实氢氧化铝比磷酸铝有更好的佐剂效果，可能是由于更高的吸附容量和中性 pH 对某些蛋白有更好的吸附作用。通常合适的铝佐剂剂量为每剂 0.5mg，WHO 要求不超过 1.25mg，美国 FDA 的要求是 0.85～1.25mg。

3. 铝佐剂的吸收代谢

人体平均每天接触 10～15mg 铝，大部分来自食物。铝佐剂已在疫苗中使用多年，但未对肌肉（IM）接种后铝的分布情况做过研究，因为小剂量不会在正常血浆浓度（5μg 铝 /L）中引起可检出的改变。目前，加速质谱仪可精确测量铝 26 的极小浓度（10～17g），此浓度没有可检出的放射线，被认为是安全的。Stanley 等通过铝同位素 ^{26}Al、^{27}Al 标记的方法对氢氧化铝和磷酸铝佐剂进行研究。体外分解和体内吸收研究表明：通过肌内注射的铝佐剂被 α- 羟基羧酸溶解在组织间液，再吸收入血液，分布到组织，最后在尿液中排除。

4. 铝佐剂的作用机制

主要有两方面：一方面是在注入部位强烈反应，吸引巨噬细胞、树状细胞、朗格汉斯巨细胞等来识别与内吞；另一方面在局部缓慢释放抗原，延长了抗原提呈细胞与 T 淋巴细胞相互作用的时间，因此明显增强体液免疫应答。铝佐剂通过诱导型免疫应答诱导机体产生体液免疫保护，但是不能诱导细胞毒性 T 细胞（cytotoxic T lymphocytes，TCL）和细胞介导的免疫。Ham 实验显示，免疫后暴露于间质液中的大多数抗原在铝佐剂中被快速吸收，提示铝化合物的佐剂效应与持续释放抗原的储存作用关系不明显。然而抗原吸附到铝盐上可能导致抗原注射部位局部高浓度，增加抗原提呈细胞的摄取，铝化合物通过直接或间接刺激树状突细胞激活补体和诱导细胞因子释放，进一步加强免疫应答。关于氢氧化铝佐剂的作用，比较一致的观点是：①注射位点的沉积作用；②诱导动物模型的 Th2 型免疫应答；③体外诱导 T 细胞显著增殖；④ PBMC 受到氢氧化铝佐剂的作用可以诱导单核细胞分化为成熟的 $CD83^+DC$；⑤可以在体内延长和增殖鼠由骨髓衍生的巨噬细胞。

5. 铝佐剂对人体的副作用

衡量佐剂能否使用的重要指标是佐剂的有效性和安全性。任何佐剂对机体都具有副作用。布勒森（Bresson）等证实氢氧化铝佐剂（0.6mg/mL）与抗原混合后的人体注射位点反应：肿胀、红斑、疼痛、硬结和淤斑，佐剂组普遍高于无佐剂组，尤其在加强免疫（21 天）之后。佐剂组与不加佐剂组的全身反应几乎没有差异。Lin 等用福尔马林灭活 HRAI（HSNI）全病毒，用层析仪浓缩和纯化病毒，与氢氧化铝佐剂结合，至 Al 的终浓度 0.5m/mL，人体肌内注射，首免后记录 30min 内和 3 天内的不良反应，受试者局部反应情况：疼痛、红斑、肿胀、局部发热和痒，全身反应记录：发热、疲劳、肌痛、头痛、腹泻、咳嗽、呕吐、头晕、恶心等。在 0~56 天的试验期内，没有出现严重不良反应，多数是轻度和暂时的局部和全身反应，所有症状在 72h 内可以恢复。在加强免疫（28 天）后反应更加轻微，尽管有发热反应存在，但是与对照组（安慰剂）没有差异。陲安讷（Treanor）等没有使用佐剂的不良反应以注射位点的轻度疼痛最为普遍，记录接种后 30min 和以后 7 天的不良反应，局部疼痛和全身反应为发热、肌痛、头痛和恶心。以上试验说明氢氧化铝佐剂在 0.5~0.6mg/mL 用量下不仅有效，而且对人体也是安全的：使用佐剂组局部不良反应普遍升高，但是全身不良反应和不使用佐剂组之间没有显著差异。

6. 制备铝佐剂的商品（非药品）

天然的氢氧化铝有上百种存在形式，如 $Al(OH)_3$、$Al_2O_3 \cdot 3H_2O$ 等，而商品化的氢氧化铝佐剂实际上是 $Al(OH)_3$ 的不完全脱水产物，即纤维状结晶形态的偏氢氧化铝 $AlO(OH)$。使用中由于商品化氢氧化铝佐剂的不同生产批次之间存在差异，目前以丹麦生产的 Alhydrogel® 为公认标准，其胶粒大小为 3.07μm。另外还有美国生产的 Inject® Alum，50mL，为氢氧化铝（45mg/mL）和氢氧化镁（40mg/mL）的溶液。将它们加入抗原溶液半成品中制备疫苗。

（二）2,4- 二硝基苯酚（2,4-dinitrophenol，DNP）

2,4- 二硝基苯酚为半抗原，是一种小分子物质，其本身不能引起免疫应答，只有当它们和分子物质偶合后才能引起免疫应答。注射 DNP，使其在实体瘤局部与被杀死肿瘤细胞结合以增加其抗原性，进而增加免疫原性，启动特异性杀伤肿瘤细胞活性，增加化疗药物的抗肿瘤效果，并可修饰肿瘤细胞，改变和增强肿瘤细胞的免疫原性。对多数晚期癌症患者和术后患者来说，化疗是最重要的一种治疗方式，但是化疗的疗效并不令人满意。2,4- 二硝基苯酚修饰体内凋亡的肿瘤细胞，激活 T 淋巴细胞，起到补充化疗和术后免疫治疗的作用。国内外研究显示应用 DNP 修饰的肿瘤抗原可以增加肿瘤细胞的死亡，可以起到治疗的作用，而且 AVAX 公司的产品 M-Vax 已进入临床Ⅲ期，在澳大利亚已经上市。现我们对 DNP 注射液的药效及安全性方面进行了研究，作为后期临床应用时的参考。

1. 主要药效学研究

1）DNP 注射液联合化疗瘤内注射对 H22 肝癌、S180 及 Lewis 肉瘤肺癌的抑制作用（彩图 4-38-41～彩图 4-38-43）。

DNP 联合化疗瘤内注射给药，可以明显抑制 H22、S180 及 Lewis 单、双侧皮下实体瘤，H22、S180 及 Lewis 皮下实体瘤鼠至实验第 9 天（处死前），三次实验荷瘤小鼠缓释化疗＋DNP

组瘤内注射后瘤重均有下降，抑瘤率均＞40%，且有统计学意义（$p < 0.05$），DNP 各组抑瘤率有高有低，无统计学意义。且缓释化疗＋DNP 组不引起小鼠体重明显下降及免疫器官损害。

2）DNP 注射液联合化疗瘤内注射对 C57 BL/6J 小鼠黑色素瘤 B16 的抗肿瘤作用及作用机制初步研究

（1）DNP 联合化疗对 C57 小鼠黑色素瘤的抗肿瘤作用

除阳性对照组略有下降外，阴性对照组、缓释化疗组、缓释化疗＋DNP 组小鼠体重均略有增加，无统计学意义（$p > 0.05$），见表 4-38-2。

缓释化疗＋DNP 组瘤体积在给药后生长缓慢，第 5 天即明显低于阴性对照组（$p < 0.05$），第 8 天后明显低于阴性对照组和阳性对照组（$p < 0.05$）。缓释化疗组和阳性对照组瘤体积亦明显缩小，但至实验结束时，与对照组比较无明显统计学意义，见表 4-38-3、表 4-38-4 和彩图 4-38-44。

表 4-38-3　DNP 联合化疗对 B16 黑色素瘤荷瘤小鼠的体重改变　　　　　　　　　　　　　　g

组别与剂量 / （mg/mL）	动物数 / 只 开始 / 结束	实验天数（分组后）/ 天					
		0	3	5	8	11	14
阴性对照组（NS）	10/8	20.24±3.55	20.44±3.80	21.45±3.80	21.99±3.80	22.45±3.63	23.86±3.18
阳性对照组（Ara-C12.5）	10/8	19.77±2.75	20.62±2.68	20.05±2.94	19.92±2.50	19.82±2.69	19.59±1.11
缓释化疗组（Ara-C12.5）	10/10	19.89±3.46	19.95±3.52	21.12±3.04	21.63±3.50	21.86±3.61	22.00±3.41
缓释化疗＋DNP 组（Ara-C12.5＋DNP1.0）	10/10	20.73±2.77	20.86±2.68	21.78±2.93	22.27±2.78	22.35±2.92	22.53±2.81

$\overline{X} \pm S$，$p > 0.05$

表 4-38-4　DNP 联合化疗荷 B16 黑色素瘤小鼠瘤体积改变　　　　　　　　　　　　　　g

组别与剂量 / （mg/mL）	动物数 / 只 开始 / 结束	实验天数（分组后）/ 天					
		0	3	5	8	11	14
阴性对照组（NS）	10/8	286.65± 228.65	709.90± 530.33	1382.90± 906.37	1959.09± 1406.02	2541.81± 1778.34	3158.89± 2660.05
阳性对照组（Ara-C12.5）	10/8	290.20± 197.86	708.12± 574.98	1026.96± 888.54	1464.86± 1074.40	1794.33± 1392.20	2355.90± 1710.43
缓释化疗组（Ara-C12.5）	10/10	253.47± 240.16	399.00± 254.21	742.07± 825.30	907.41± 899.64*	1384.08± 2033.77	1577.17± 2426.53
缓释化疗＋DNP 组（Ara-C12.5＋DNP1.0）	10/10	254.08± 176.03	397.85± 398.28	575.20± 519.87*	587.59± 538.26*#	609.91± 574.35*#	626.09± 624.18*#

$\overline{X} \pm S$，$p > 0.05$；$p < 0.05$，与阴性对照组比较；# $p < 0.05$，与阳性对照组比较。

（2）药理作用机制初步研究

① 肿瘤组织病理改变：切片镜下可见阴性对照组瘤细胞排列密集成片，坏死区较少，瘤体内血管丰富，肿瘤组织生长旺盛。缓释化疗组及缓释化疗＋DNP 组的瘤细胞区域则出现大片坏死，瘤细胞溶解以及细胞核固缩，散在区域性存活肿瘤细胞灶，切片染色较阴性对照组浅。

每鼠选取瘤中心层面连续病理切片 3 张，观察肿瘤坏死范围，各组坏死程度明显不一，阴性对照组坏死较少；阳性对照组以轻、中度坏死为主，部分见到小片状瘤细胞变性；缓释化疗组及缓释化疗＋DNP 组以中重度坏死为主，见到大小不一的多个凝固性坏死灶，肿瘤细胞崩解甚至消失，见彩图 4-38-45。

② 肿瘤组织纤维染色：切片特殊染色显示：与阴性对照组和阳性对照组相比，缓释化疗及缓释化疗＋DNP 组的肿瘤组织中除可见肿瘤细胞具有上述的变性、坏死表现外，还发现变性、坏死的瘤组织周围，有大量纤维组织增生包绕，变性、坏死的瘤细胞周围有大量纤维生长。分别进行特殊染色后，发现缓释化疗及缓释化疗＋DNP 组中弹性纤维明显较粗，连续分布于肿瘤组织内及瘤旁组织，着色深；缓释化疗及缓释化疗＋DNP 组中胶原纤维明显增多，排列紊乱，出现分支且互相交织，呈连续分布，着色深；缓释化疗及缓释化疗＋DNP 组中瘤组织中网状纤维明显增多、增粗，有大的分支并交织成网状，着色深，参见彩图 4-38-46 至彩图 4-38-49 和表 4-38-5。临床上，我们曾对一例缓释库疗法治疗后行手术切除的患者的肿瘤进行了染色，结果显示，经过缓释库治疗的肿瘤组织发生纤维化，纤维化组织包绕肿瘤细胞，见彩图 4-38-50。

表 4-38-5　各组小鼠弹性纤维、胶原纤维、网状纤维分析结果比较

组别	小鼠 / 只	胶原纤维	网状纤维	弹性纤维
阴性对照组	8	1.01±0.61	0.52±0.35	0.90±0.39
阳性对照组	8	9.52±1.72*	11.80±3.05*	5.66±2.57*
缓释化疗组	10	21.39±2.60*△	20.82±2.36*△	20.66±3.05*△
缓释化疗＋DNP 组	10	24.86±2.93*△	29.27±4.98*△	23.42±3.03*△

*$p<0.01$，与阴性对照组比较；△$p<0.01$，与阳性对照组比较。

③ 肿瘤组织 ICAM-1 免疫组织化学染色分析：肿瘤组织 ICAM-1 染色阳性信号为棕黄色颗粒，主要是细胞膜表达。缓释化疗及缓释化疗＋DNP 组肿瘤组织内 ICAM-1 表达分布密度明显高于阴性对照组和阳性对照组，着色分布广且呈强阳性染色。在缓释化疗及缓释化疗＋DNP 组中，后者较前者 ICAM-1 阳性表达量明显增多，见彩图 4-38-51、图 4-38-52。

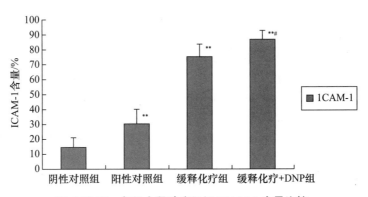

图 4-38-52　各组小鼠肿瘤组织 ICAM-1 含量比较

④ 肿瘤组织 CD4、CD8 细胞免疫组化染色分析：肿瘤组织 CD4、CD8 细胞染色阳性信号均为棕黄色颗粒，主要是细胞膜表达。肿瘤组织中 CD4 与 CD8 的细胞表达水平均显示缓释化疗及缓释化疗＋DNP 组较阴性对照组和阳性对照组明显升高，阴性对照组细胞膜着色明显较弱，且分布局限。在化疗及缓释化疗＋DNP 组中，后者较前者的 CD4、CD8 阳性表达量明显增多，见彩图 4-38-53、彩图 4-38-54、彩图 4-38-55。

⑤ 瘤组织区淋巴细胞浸润情况分析：阴性对照组瘤组织区浸润的淋巴细胞数量少，阳性对照组瘤组织区浸润的淋巴细胞数量也比较少，缓释化疗组瘤组织区浸润的淋巴细胞相对前两组多一

些。缓释化疗＋DNP 组瘤组织区浸润的淋巴细胞相对更多了一些，参见彩图 4-38-56。

⑥ 瘤组织区炎症浸润情况分析：对照组及阳性对照组瘤组织内几乎见不到炎症细胞浸润，缓释组瘤组织内可见少量炎症细胞浸润，免疫缓释组瘤组织内可见较多粒细胞、淋巴细胞浸润，其中也存在少量单核细胞（淋巴细胞占 17%，单核占 2%，中性粒细胞占 81%），参见彩图 4-38-57。

⑦ 流式细胞术分析脾内 T 细胞数量：FCM 检测结果显示，与阴性对照组和阳性对照组相比，缓释化疗及缓释化疗＋DNP 组脾脏中 $CD4^+$ 及 CD8＋/T 淋巴细胞标记率均明显增高。但各实验组 $CD4^+/CD8^+$ 的比值之间无统计学意义（$p > 0.05$），见彩图 4-38-58 和表 4-38-6。

表 4-38-6　FCM 检测各组动物脾脏 $CD4^+$、CD8＋/T 淋巴细胞标记率和 $CD4^+/CD8^+$ 比值

组别	动物数（开始/结束）	CD4＋/%	CD8＋/%	CD4＋/CD8＋/%
阴性对照组	10/8	14.80±1.94	10.48±1.71	1.45±0.30
阳性对照组	10/8	20.10±4.40	15.13±4.70	1.38±0.26
缓释化疗组	10/10	28.28±4.94*△	24.69±7.30*△	1.18±0.20
缓释化疗＋DNP 组	10/10	33.03±3.22*△	25.66±5.03*△	1.34±0.33

$\bar{X} \pm s$，*$p < 0.01$，与阴性对照组比较；△$p < 0.01$，与阳性对照组比较。

讨论与结论：DNP 联合化疗可以明显抑制 C57 BL/6J 小鼠黑色素瘤 B16 生长，效果优于单用化疗药物治疗，其抑瘤作用机制可能是：①促进肿瘤细胞坏死及胶原增生，分割包绕坏死瘤组织；②促进瘤组织内 ICAM-1 表达；③促进免疫细胞增殖，提高免疫功能。其机制尚需进一步研究。

（3）体外抗肿瘤作用：DNP 本身不具备抗肿瘤作用，故体外实验需联合化疗药物进行，但考虑到体外实验无法观察检测其免疫作用，故本文未涉及。

（4）生命延长作用：DNP 联合缓释化疗组生存时间较阳性对照组和阴性对照组延长，中位生存时间分别为 70.00 天、37 天和 35.00 天（$p < 0.05$）。生存率曲线参见彩图 4-38-59。实验证明，DNP 联合化疗可明显延长荷瘤小鼠的生存时间，提高其生存质量。

2. 一般药理学研究

（1）小鼠尾静脉注射自主活动实验：DNP 注射液在给药后 60min 内，动物自主活动次数明显减少，在 90～180min 恢复至 NS 组水平，240min 左右又开始回升；DNP 溶媒对照组小鼠给药前及给药后各时间点自主活动次数与 NS 组相比均无明显差异（$p > 0.05$）。

（2）比格（Beagle）犬重复肌内注射给药安全性药理实验：给药后，动物即刻出现烦躁、舔舐给药部位等反应，继而转为后肢无力、趴卧，之后恢复正常，动物心电 ST 段、收缩压亦出现有规律的波动。通过实验研究发现其对犬的心血管系统、呼吸系统无影响，见彩图 4-38-60。

3. 安全性研究

1）急性毒性实验

（1）小鼠尾静脉注射给药急性毒性实验：小鼠单次尾静脉注射 20.0mg/kg 的 DNP 注射液后，大部分小鼠即刻死亡（4/5），个别小鼠即刻出现呼吸急促、趴卧不动等症状，5 分钟后逐渐开始恢复，15 分钟后基本恢复正常（1/5）；给予 17.0mg/kg 的 DNP 注射液后，小鼠即刻出现活动减少、呼吸加快等症状，15 分钟后基本恢复正常（4/4）。根据上下法 LD_{50} 的计算公式，计算 DNP 注射液的 LD_{50} 值为 19.0mg/kg。

（2）比格（Beagle）犬静脉注射给药急性毒性实验：比格犬静脉给予 8.89～30.0mg/kg DNP 注射液后，可产生昏迷、流涎、麻醉等毒性反应，比格犬静脉给予 DNP 注射液的致死剂量大于 30.0mg/kg（相当于临床拟用量的 450 倍），无毒反应剂量为 3.95mg/kg（相当于临床拟用量的 60

倍）。对体重几乎无影响，实验结束解剖主要脏器未见异常改变。

2）长期毒性实验

比格犬重复肌内注射给药毒性实验：比格犬连续 2 周肌内注射 DNP 注射液后，高（2.0mg/kg）、中（1.0mg/kg）剂量组（分别相当于临床拟用量的 30 倍、15 倍）动物出现明显的刺激反应：烦躁不安，舔舐给药部位，并随给药次数的增加刺激反应程度降低；DNP 注射液三个剂量组：给药局部可见肿胀、硬化，并伴有红斑，大体解剖可见给药局部肌肉有不同程度的变性、凝固、坏死，DNP 注射液高（2.0mg/kg）、中（1.0mg/kg）剂量组可显著抑制动物体重增加，高剂量（2.0mg/kg）组能引起动物呼吸频率可逆性加快。因此，DNP 注射液对犬肌内注射的相对安全剂量是 0.5mg/kg（相当于临床拟用量的 7.5 倍），瘤内注射时可能不会发生上述现象。整个实验过程无动物死亡现象，在实验中和结束后，对动物的摄食量、体重、心电图、血液学、大小便常规检测结果、组织病理学等检测结果进行了研究分析，均在正常范围内，与溶媒对照组相比无差异。

3）局部刺激性实验

（1）家兔肌内注射给药局部刺激性实验：DNP 注射液单次给药引起家兔不可逆性肌肉刺激反应，DNP 溶媒单次给药引起家兔可逆性肌肉刺激反应。

（2）豚鼠全身主动过敏性实验：DNP 注射液高剂量（0.3mg/ 只）可引起豚鼠弱阳性全身主动过敏反应；低剂量（0.15mg/ 只）不引起豚鼠全身主动过敏反应；DNP 溶媒不引起豚鼠全身主动过敏反应。

（3）威斯塔（Wistar）大鼠被动皮肤过敏性实验：DNP 注射液高剂量（0.17mg/ 只）、低剂量（0.085mg/ 只）及 DNP 溶媒不会引起威斯塔大鼠被动皮肤过敏反应。溶媒对照组、给药组所有动物皆为阴性。

（4）体外溶血性实验：DNP 注射液（4mg/mL）对家兔红细胞在体外有全溶血和凝集作用；DNP 溶媒对家兔红细胞在体外有部分溶血作用。

4. 药代动力学研究

（1）比格犬静脉注射给药的药代动力学研究：随静脉注射 DNP 注射液给药剂量的增加，c_{max} 与 AUC 存在明显的剂量依赖性，c_{max} 与 AUC 增加的比例与剂量增加的比例不一致，尤其是在中、高剂量较为明显，2mg/kg 组及 4mg/kg 组比格犬静脉注射 DNP 注射液均出现代谢缓慢，清除半衰期随着剂量增加明显延长（从 3.335h 到 4.030h）；总清除率随剂量增加明显地降低［从 0.038L/（h·kg）到 0.024L/（h·kg）］。

以上结果说明，在 1～4mg/kg 剂量范围内，静脉注射 DNP 注射液在比格犬体内存在非线性动力学过程。

（2）DNP 与人、犬、小鼠的血浆蛋白结合率研究的结果见表 4-38-7。

表 4-38-7 DNP 与人、犬、小鼠血浆蛋白结合率

配制浓度 /（μg/mL）	血浆蛋白结合率 /%		
	人	犬	小鼠
0.5	96.372±0.604	95.687±0.436	95.639±0.279
25.0	98.376±0.106	96.788±0.613	97.348±0.035
40.0	96.842±0.208	96.718±0.040	96.725±0.037

由表 4-38-6 可知：当人、犬、小鼠血浆中 DNP 配制浓度为 0.5～40.0μg/mL 时，DNP 与人、犬、小鼠的血浆蛋白结合率均大于 95%。

（3）荷瘤小鼠单次瘤内注射的体内药代动力学研究：荷瘤小鼠瘤内注射 DNP 后，高、中、

低剂量组的 CL、$t_{1/2}$、t_{max}、MRT、V_z 参数无明显变化，给药剂量与 $AUC_{(0-t)}$ 呈线性相关性（$r=0.996$）；表明 DNP 注射液在荷瘤小鼠体内过程呈线性药动学特征。

（4）单次瘤内注射在荷瘤小鼠体内组织分布的研究：DNP 注射液组织分布较快，

在组织存留时间较短，组织浓度较低，分布不均衡，主要分布于脾、肺、肾组织中，卵巢未检出 DNP。药后 8h 实体瘤及肺中仍含有较高的药物浓度，给药后 2h 心、肝、胃、肠、脑、睾丸、骨骼肌与脂肪未检出 DNP。

实验表明，DNP 注射液组织分布广泛，给药后 8h，实体瘤仍含有较高药物浓度，向脾、肺、肾的分布具有相对靶向性，较易进入脂溶性组织和透过血脑屏障。

（5）DNP 注射液联合化疗复方制剂单次瘤内注射后化疗药物在瘤内停留时间的研究：化疗药物复方制剂联合应用 DNP 注射液后，实体瘤局部给药可明显延长化疗药物在瘤内的停留时间（图 4-38-61）。

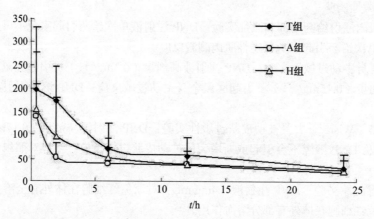

图 4-38-61　荷瘤小鼠瘤内注射给药后平均实体瘤浓度 - 时间曲线（$n = 6$）

（6）比格犬重复肌内注射给药的毒代动力学研究：DNP 注射液的全身性毒性随给药剂量增加而增大；重复给药后 DNP 注射液在比格犬体内的处置呈线性动力学特征；DNP 注射液重复给药至出现明显毒性反应时，第 13 天高、中、低剂量清除半衰期较第 1 天 $t_{1/2}$ 基本不变，且总清除率随剂量增加而增加，第 1 天和第 13 天给药后 AUC_{0-t} 与剂量线性相关（$r>0.99$），且 AUC_{0-t} 和 c_{max} 无明显增加（$p>0.05$），提示 DNP 注射液未在比格犬体内产生蓄积作用，其重复给药后在比格犬体内的处置呈线性动力学特征。c_{max} 和 AUC_{0-t} 经剂量校正后，由两组 t 检验得出犬第 1 天和第 13 天肌内注射不同剂量 DNP 注射液后的 c_{max} 和 AUC_{0-t} 无性别差异。结合重复给药实验中毒性症状反应程度，DNP 注射液以 2mg/kg、1mg/kg 重复给药 2 周后即产生较为严重毒性反应，即暴露量 AUC 超过 11.9mg/（L·h）时产生毒性反应；AUC 低于 5.5mg/（L·h）时为安全剂量。

5. 国内外研究报道情况

1986 年，戴维·伯德（David Berd）等对 9 例黑色素瘤患者进行环磷酰胺预处理后接种自体肿瘤细胞疫苗，结果发现两例患者肿瘤完全消失，两例患者的无瘤生存期分别为 42 和 33 个月[149]。

1991 年，戴维·伯德、乔治·墨菲（George Murphy）、亨利（Henry C.）等对 24 例转移性黑色素瘤患者进行研究，他们应用 DNP 修饰自体肿瘤细胞，预先用低剂量环磷酰胺处理后，每 28 天注射一次 DNP 修饰的自体肿瘤疫苗，注射自体肿瘤疫苗后，14 例皮肤转移瘤患者出现红斑、肿胀、皮肤温度升高、转移瘤部位触痛等炎症反应症状。活检标本的免疫组化和流式细胞分析显示有明显的白细胞浸润，大部分细胞为 CD8+、HLA-DR＋T 细胞。结果显示，体内抗半抗原的应答可以促进细胞介导的免疫应答的抗肿瘤活性[150]。

　　为了进一步观察 DNP 修饰肿瘤细胞疫苗导致的转移瘤炎症反应，莫瑞路萨（Marialuisa Sensi）、森撒（Cinthia Farina）、克瑞娜（Cristina Maccalli）等对 6 个患者的活检标本和外周血白细胞 T 细胞受体 β 链可变区（TCRBV）所有组分进行了分析。他们发现，进行 DNP 修饰的肿瘤细胞疫苗治疗后，一条受限的 TCRBV 基因开始表达。在对一位患者 DNP 修饰疫苗两年多不同的时间段内观察中，他们发现，TCRBV14＋T 细胞克隆性增长，T 细胞克隆型也可以检测到。两个主要的复发克隆向 TCRBJ1S5 的利用倾斜。此外，从两个发生炎症浸润的皮肤病损分离出的富含 TCRBV14＋T 细胞 T 细胞株显示经典的 HLA-Ⅰ型自体肿瘤细胞溶解。第二例应用 DNP 修饰的肿瘤疫苗的患者的 T 细胞浸润也表现出了 T 细胞的克隆扩展。这些结果说明 DNP 修饰的自体肿瘤疫苗可以有选择性地扩张肿瘤部位的 T 细胞克隆，扩展的 T 细胞克隆对肿瘤可能有杀伤作用[151]。

　　2000 年，戴维·伯德等报道对 DNP 修饰的自体肿瘤疫苗是否可导致转移肿瘤消退进行了研究，他们对 97 例不能接受手术治疗的转移性黑色素瘤患者首先应用了低剂量的环磷酰胺，然后进行了 DNP 修饰的自体肿瘤疫苗的治疗。结果 11 例患者出现不同程度的缓解：2 例完全缓解，4 例部分缓解，5 例混合性稳定。2 例完全缓解的患者和 4 例部分缓解中的 2 例发生在肺部转移瘤的患者。部分缓解持续时间分别为 5、6、8、48 个月，完全缓解患者分别为 12、29 个月[152]。

　　2002 年，黄明宜等报道了半抗原 DNP 修饰的肿瘤疫苗治疗小鼠 T 淋巴细胞瘤的效果观察。他们将 C57BL/6 小鼠随机分为灭活 RMA（小鼠 T 淋巴细胞瘤来源的细胞系）肿瘤细胞组、DNP 修饰的灭活 RMA 肿瘤细胞组、肿瘤细胞破碎物组 RMA、DNP 修饰的 RMA 肿瘤细胞破碎物组和生理盐水对照组共 5 组（每组 10 只），于免疫接种后第 10 天用 RMA 肿瘤细胞再攻击实验小鼠，观察它们抵抗 RMA 肿瘤细胞再攻击的能力（主要观察出瘤时间、肿瘤生长速度和生存期）。结果：DNP 修饰的灭活 PMA 肿瘤细胞可诱导小鼠产生抗肿瘤免疫保护力，主要表现为小鼠肿瘤生长速度减慢，生存期延长；而灭活 RMA 肿瘤细胞、RMA 肿瘤细胞破碎物和 DNP 修饰的肿瘤组织破碎物不能诱导小鼠产生抗肿瘤免疫保护力。因而得出结论：半抗原修饰的瘤苗可作为有效的抗淋巴瘤瘤苗[153]。

　　2004 年，戴维·伯特等报道了 DNP 修饰的自体肿瘤疫苗Ⅲ期临床试验结果，他们对 240 例Ⅲ期黑色素瘤患者进行了标准的多点皮内注射 DNP 修饰的自体肿瘤疫苗和卡介苗的混合物的研究，用 DTH 应答来测定机体的免疫反应强度，所有的患者都预先用环磷酰胺处理。结果：五年生存率为 44%，DTH 反应阳性的五年生存率是 DTH 反应阴性患者的两倍（59.3% vs 29.3%；$p < 0.01$）。

　　2006 年 6 月，杜楠等报道了半抗原修饰的黑色素瘤细胞激活树突状细胞诱导特异性 T 细胞反应。采用 DNP 修饰恶性黑色素瘤细胞 B16（H-2^b），然后在体外激活 C57BL/6 小鼠（H-2^b）外周血来源的 DC，观察其诱导 T 细胞的增殖和特异性 T 细胞杀伤功能。在小鼠皮肤迟发性超敏反应和荷瘤实验中，观察 DNP 修饰瘤苗＋DC 的特异性。结果：经 DNP 修饰的 B16 细胞激活的 DC，诱发 T 细胞增殖的能力和对 B16 细胞的特异性杀伤效应均明显高于未修饰的 B16 细胞和 DC。动物实验显示 DNP 修饰瘤苗联合 DC 具有明显的诱发皮肤迟发性超敏反应和抑瘤的作用。得出结论：DNP 修饰 B16 所激活的 DC 可以诱导更强的恶性黑色素瘤特异性 T 细胞效应[154]。

　　2006 年 10 月 19 日，美国 AVAX 公司宣布开始黑色素瘤疫苗 M-Vax 的临床Ⅲ期试验。该公司称已与 FDA 就该药品的临床试验设计和替代疗效指标达成一致意见。FDA 已同意 AVAX 通过之前的临床试验数据来证明该疫苗的安全性和有效性。本次试验将招募 387 名黑色素瘤Ⅳ期患者，这些患者按 2∶1 的比率或接受疫苗治疗或接受安慰剂药物。接受治疗的患者会首先接受一定剂量的 M-VAX，该疫苗是由自体同源 DNP 修饰的癌细胞和环磷酰胺共同组成的。AVAX 的药物主管，该疫苗的发明者戴维·伯特说："我们对和 FDA 就试验结果的讨论感到很满意，我们会尽快向 FDA 提交疫苗试验的数据而且期望能逐步增加患者的数量。AVAX 称会向 FDA 申请对该项疫苗加速审查治疗的过程"[155]。2017 年作者专程去费城拜访戴维·伯特，深入交流，他很痛心地说：由于投资公司投入 1 亿美元，他们仅仅关注上股市，而不关心 FDA 的程序及疗效，最终公司没有完成临床试验而告终。

2007 年，杜楠等报道了半抗原 DNP 修饰自体肿瘤疫苗治疗恶性黑色素瘤。他们切除了 32 例Ⅲ期恶性黑色素瘤患者肿瘤或淋巴结，分别采用半抗原 DNP 修饰的自体瘤苗和未修饰的自体瘤苗联合生物化疗进行治疗，观察两组患者淋巴细胞亚群变化、迟发型超敏反应（DTH），进行临床随访。结果：①两组比较，半抗原修饰瘤苗组较未修饰疫苗组 CD8$^+$-IFN-PE 明显升高（$p<0.05$）；半抗原修饰瘤疫苗组治疗后，CD8$^+$-IFN-PE 细胞比例较治疗前明显升高（$p<0.05$），然而，半抗原未修饰瘤苗组治疗前后变化不大（$p>0.05$）。②半抗原修饰瘤苗组患者治疗后 DTH 明显增强，硬结由（5.4 ± 1.2）mm 增大到（23.5 ± 4.2）mm（$P<0.05$），半抗原未修饰瘤苗组硬结由（6.3 ± 1.4）mm 增大到（11.2 ± 3.2）mm（$p<0.05$），然而，两组 DTH 达到阳性结果（$\geqslant5$mm）的百分比分别为 95% 和 36%（$p<0.01$）。③随访 2 年，半抗原修饰瘤苗组 13 例患者生存时间超过 24 个月，其中仅 2 例 DTH 阴性；半抗原未修饰瘤苗组 8 例患者生存时间超过 24 个月，6 例 DTH 阳性。从而得出结论：半抗原 DNP 修饰的自体肿瘤疫苗可增强恶性黑色素瘤患者特异性细胞介导的免疫反应，从而延长患者生存时间[156]。

2007 年，卜洁琼、于保法等报道了肿瘤内缓释治疗对 B16 黑色素瘤的影响及其机制。他们将皮下接种 B16 肿瘤细胞的成瘤小鼠随机分成 4 组并进行治疗：①生理盐水（NS）对照组，瘤内注射 NS；②阿糖胞苷（Ara-C）对照组，瘤内注射 Ara-C；③单纯缓释液治疗组，瘤内注射 Ara-C＋缓释液；④免疫缓释液治疗组，瘤内注射 Ara-C＋缓释液＋DNP。4 天后重复治疗，观察各组小鼠肿瘤的生长情况。两次治疗后 1 周分离瘤体，对 HE 及网状纤维、弹力纤维、胶原纤维染色，观察瘤体病理改变，用流式细胞术检测脾内 CD4$^+$ T 细胞、CD8$^+$ T 细胞浸润情况。结果缓释液治疗能够控制肿瘤的生长；HE 染色显示，两缓释液治疗组瘤内出现大片坏死区域，纤维特殊染色显示，两缓释液治疗组三种纤维含量均明显增加（$p<0.01$）；流式细胞术检测表明，缓释液治疗组的 CD4＋T 细胞数量明显增多（$p<0.05$），但 CD4$^+$/CD8$^+$T 比值无明显变化。从而得出结论：瘤内缓释液治疗通过直接破坏肿瘤细胞及增加肿瘤抗原性，发挥明显的抗肿瘤作用，为肿瘤治疗提供了新的思路[157]。

6. 总结

通过上述药理、毒理及药代动力学实验可看出，DNP 注射液是一种安全有效的制剂，可联合化疗药物用于肿瘤治疗，并可刺激机体产生免疫反应，从而起到预防肿瘤复发和转移的作用，在临床上具有广阔的应用前景。

三、实施方法

（一）操作方法

1. 仪器及药品准备

可选用 B 超或 CT 扫描引导穿刺。B 超扫描引导穿刺，可动态了解穿刺部位及注入药液后肿瘤区域回声变化，以及药液覆盖肿瘤面积的大小。CT 扫描引导穿刺，对于一些 B 超扫描的死角及从背部进针，有独到之处。常用的穿刺针为 21～22G 长 15～20cm 细针，而缓释液瘤内注射专用针更具优点，其针尖为盲端呈锥状三角形，距针尖 3mm 内针管有 3 个侧孔，每孔相距 120° 角。

专用针与普通针比较，针道直，准确性高，注入药液向四周分散，凝固肿瘤面积大，扩散快。缓释库瘤内注射药物（由已上市的药物组合配伍而成）。局部麻醉药采用 1%～2% 利多卡因 5mL。消毒穿刺包一个，内有常规皮肤消毒物品及孔巾，5mL、20mL 注射器各 1 个，B 超用无菌偶合剂或石蜡油，小纱布 3～4 块。

2. 术前准备

检查血常规、出凝血时间、凝血酶原活动度、肝肾功能 AFP、胸片及心电图。通过 B 超或 CT 了解肝内肿物大小、数目及部位，术前 4h 禁食，术前 20min 给予镇静剂。

3. 操作步骤

（1）在 B 超或 CT 引导下，确定皮肤穿刺点，避开大血管、胆管、胆囊及肺。

（2）局部皮肤消毒及铺洞巾，按确定好的穿刺点及进针方向浸润麻醉，直达肝被膜。

（3）在无菌超声探头扫描引导下，嘱患者屏住呼吸，刺入穿刺针。小肿瘤直达肿瘤中心，大肿瘤达肿瘤内边缘区。嘱患者改为浅慢呼吸后拔出针芯，接上装有药物的注射器，回吸无血后缓慢注入 1mL 药液，见局部出现团状增强回声，表明在肿瘤组织内，继续缓慢注入药物，较大肿瘤可多点注射。注意：药物注入肿瘤组织内有一定的阻力，而注入血管内则无阻力。在 CT 扫描引导下，按设计好的角度、路线进针达半程。CT 重新扫描进针路线及与肿瘤位置关系，修正角度后按应进深度进针,CT 再次确定进针位置准确后注入药物。CT 扫描可见 CT 值极低影覆盖肿瘤区域。

（4）保留穿刺针几分钟后，边注入 2～3mL 2% 利多卡因边退针，局部压迫片刻后，用无菌纱布包扎。

4. 药物注射量及疗程

药物注入量应视肿瘤大小、组织坚硬度、患者反应及其肝功能、肾功能和全身情况决定。一般每次注射的药量为 $1mL/cm^3$ 瘤体积，肿瘤的体积按长 × 宽 × 高 ×0.5 计算。治疗时要保证瘤体一点或多点注射，每 7～10 天注射 1 次，每疗程共 2 次。每次治疗时，要重新测量瘤体积，根据肿瘤消退或生长的情况计算给药量，同时还要检测肿瘤与周边组织局部毒性反应，必要时应推迟治疗一周或直到肿瘤与周围组织的毒性反应完全消退。

5. 术后护理

患者回病房后，应立即测量其血压、心率，嘱其平卧 2h 左右，并给予补液、静脉抗菌、保肝治疗。注意观察患者术后生命体征变化及有无发热、血尿及黄疸等，如有恶心、呕吐、腹痛、发热和穿刺疼痛，应及时告知医生予以对症处理。

（二）适应证

最佳指征为不能手术切除的小肝癌（直径小于 3cm，癌结节数目少于 3 个，无大量腹水，凝血功能基本正常，无严重心功能不全与恶性高血压）及各种不适合手术切除者，包括：

（1）癌肿位置不佳，或位于两叶或侵犯血管者；

（2）癌肿位于左叶或右叶，需做半肝或三区切除，估计切除后余肝不能代偿者；

（3）多病灶手术切除困难者；肝癌术后复发或肝内转移无法再行手术切除者；

（4）患者年老体弱，合并严重肝硬化、肝功能不良，不能耐受切除手术者；

（5）尤其适用于肝硬化严重、病灶深藏或多个病灶的复发性肝癌。

（三）并发症

缓释库治疗由于注射药物集中在肿瘤内，缓释剂极少渗出到血液循环中，所以有别于常规的系统性化疗，使用这种组合药物除了有短暂的注射疼痛和低热之外，没有明显的毒副作用。短暂的注射疼痛常常表现为腹痛，为一过性局部灼痛或胀痛，在注射药物过程中或拔针时出现。可能的原因为注入药物后肿瘤内压力增高，药物沿穿刺针道外溢，刺激肝被膜所致。预防腹痛的方法为缓慢注射，拔针前停留片刻边退针边注入少许局部麻醉药，对于腹痛较重者，可用镇静剂。发热较常见，大多发生在注射后1周内，一般为低热或中度热，体温不超过39℃。发热原因为肿瘤组织坏死后吸收热。当体温较高时可用退热剂对症处理，肝功能损害较少见。大多为轻度、中度的一过性损害，转氨酶、胆红素升高，经过保肝治疗后，多可以好转。极少见的严重并发症有腹腔内出血、肿瘤有坏死后腔内出血、胸腔积液、肝脓肿、血红蛋白尿、急性胆囊炎、红细胞比容降低。

（四）相对禁忌证

（1）出、凝血时间明显延长，凝血酶原活动度明显低下，有明显出血倾向者。

（2）中度以上黄疸，中等量以上腹水，有肝功能衰竭倾向者。

（3）肿瘤为弥漫性生长或癌组织占据半肝以上者。

（4）全身恶病质或肝外转移者。

四、疗效评价

评价疗效常用的客观指标：

（一）肿瘤客观缓解

肿瘤体积的改变分为可测量的病变和可估计的病变，按国际抗癌联盟和世界卫生组织的规定分为完全缓解（complete response，CR）、部分缓解（partial response，PR）、稳定（stable disease，SD）、进展（progressive disease，PD）4级。目前临床医师借助B超、CT、MRI等能有效测量治疗前后肿瘤大小，将其作为疗效的判定依据之一。

（二）不良反应

主要评价药物对各个脏器的影响。目前常用美国国立肿瘤研究所和欧洲癌症研究组织制定的标准。

（三）实验室检查

（1）血清AFP、AFU检查：AFP甲胎蛋白是一种糖蛋白、一种肿瘤标志物。正常时由卵黄囊及胚胎肝产生，出生一年后维持低水平，肝病时升高，明显增高见于肝细胞性肝癌和畸胎瘤。AFP作为诊断原发性肝细胞肝癌的主要标志物，检测其阳性率为64.15%，已作为临床诊断原发性肝癌的常规指标之一。AFUα-L岩藻糖苷酶属溶酶体酸性水解酶类，广泛存在于哺乳动物的细胞和体液中，主要生理功能是参与含岩藻糖基的糖蛋白、糖脂等生物活性大分子的分解代谢。1980年德涅（Deugnier）首先报道原发性肝细胞肝癌患者血清中AFU活性升高，认为AFU将成为HCC诊断的又一有用的指标。有资料显示HCC患者血清AFP及AFU检测值和阳性率均高于良性肿瘤和肝硬化组，证明它对原发性肝癌有诊断价值，同时，我们注意到，虽然AFU的阳性率高于AFP，但其特异性不如AFP，AFP的水平与肿瘤的大小呈正相关，而AFU活性与肿瘤大小无关，若用AFP和AFU联合检测，则可使HCC诊断敏感性达92.11%，说明联合检测对诊断HCC更有意义，因此我们建议，在HCC的实验室诊断中，把AFU和AFP联合作为常规肝肿瘤标志物的检测指标，以便为HCC患者作出早期、准确的临床诊断。

（2）外周血免疫组化检查：我们进行了缓释库治疗前后外周血正常人与肝癌患者CD3、CD4

和 CD4/CD8 的研究，分别于治疗前 1 周及治疗完成后 1、2、3、4 周采集患者外周静脉血，用流式细胞仪检侧 T 淋巴细胞及亚群。结果肝癌患者存在严重的免疫功能低下。与正常人相比，其 CD3、CD4 和 CD4/CD8 下降，CD8 上升，经缓释库治疗前后，CD4/CD8 比值明显上升。经缓释库治疗后免疫功能明显改善的患者肝癌复发率低，无明显改善的患者肝癌复发率高。

（四）生存率

生存率是反映临床疗效最有意义的指标，但由于生存期观察时间长、工作量大和费用高，致使 68% 的常规审批程序和全部快速程序关心的都是非生存期相关指标。其中，对有效率（RR）和肿瘤进展时间（TTP）进行了详尽的讨论。作者认为 RR 虽是最常用的替代指标，占 FDA 批准量的 46%，但很少能代表真实的患者的临床全部利益。如有些带瘤患者经治疗后，肿瘤可长期不进展。因此，虽 RR 很低但生存期可能较长。这点特别适合于细胞稳定性（如细胞抑制剂）药物和植物性药物的评价。TTP 不像生存期，在改变下一个治疗方案之前就已经记录在案了。它不需要肿瘤缩小，在所有患者中都可测定，是比 RR 更好的总受益预测指标。因此，与 TTP 相关的无进展生存期（PFS）也具有相同的意义。除了常规化疗药外，也是评价细胞稳定性生物治疗性药物和中药的重要指标。缓解期、生存时间药物控制肿瘤的时限和患者生存时间的计算，目前常采用总生存期、无病生存期、缓解期、肿瘤进展时间等指标评价，为临床实践提供了有益的帮助。

（五）病情减轻、患者报告的结果和与健康相关的生活质量

除了生存期，与患者受益有关的终点还包括病情减轻或症状控制等有关的受益指标，例如疼痛减轻或止痛药用量减少。这些终点通常是患者报告的结果。临床上达到的主要目标与靶向的肿瘤和医患选择的预期有关。患者可以选择权宜的目标，如疼痛的控制、伤口护理、肝癌典型症状改善，身体表现、视觉、听力、嗅觉或运动能力为指标。肝癌症状和体征改善主要包括肝区疼痛减轻、腹胀及食欲不振情况好转、体重增加、原有上腹部肿块缩小或消失。

第四节　临床资料

临床缓释库疗法治疗后，肿瘤病灶会出现不同程度的炎症反应，因此，临床上我们以肿瘤的受益率和患者的生存时间评价治疗的效果。

在保法肿瘤医院实施缓释库治疗的 339 例肝癌患者数据回顾中[158]，加佐剂缓释库（UMIPIC）治疗组，患者（$n=214$）中有反应数据 119 例，214 例有生存数据，而未加佐剂缓释库（ITCT）治疗组患者（$n=125$）中，61 例有反应数据，125 例有生存数据。初次给药 6~8 周后，用计算机断层扫描评估肿瘤反应；通过随访评估生存率。肿瘤大小分为小（<5cm）、大（5~10cm）很大（>10cm）；肝功能肿瘤大小按照 Child-Pugh 分级分为（A 和 B），并与总生存率相关。患者基本特征见表 4-38-8。

表 4-38-8　患者基本特征

项目	ITCT		UMIPIC	
	n	%	n	%
入组病人	125	100.0%	214	100.0%
性别				
男性	101	80.8%	184	85.9%

续表

项目	ITCT		UMIPIC	
	n	%	*n*	%
女性	24	19.2%	30	14.1%
肝炎				
甲型肝炎	43	34.4%	96	44.8%
乙型肝炎	0	0	1	0.5%
丙型肝炎	1	0.8%	0	0
无	81	64.8%	117	54.7%
酒精	61	48.8%	98	45.8%
黄疸	39	31.2%	60	28.0%
白蛋白平均值（SD）/（g/L）	37.9		37.1	
总胆红素/（mmol/L）	61.92		44.83	
平均值（SD）	（*n*＝96）		（*n*＝150）	
肝硬化/%	42	33.6%	102	47.7%
AFP/（μg/l）				
＜20	28	22.4%	73	34.1%
20～400	69	55.2%	111	51.8%
＞400	28	22.4%	30	14.0%
疾病分期				
I	2	1.6%	1	0.46%
II	46	36.8%	36	16.8%
III	46	36.8%	91	42.5%
IV	22	17.6%	83	38.7%
癌症细胞学诊断	9	7.2%	3	4.2%
肿瘤大小				
＜5 cm	18	14.4%	39	18.2%
5–10 cm	58	46.4%	95	44.4%
≥10 cm	37	29.6%	57	26.6%
巨块型肝癌	5	4.0%	10	4.7%
弥漫性肝癌	7	5.6%	13	6.1%
胚胎性癌				
先前的治疗				
先前的化疗	7	5.6%	13	6.07%
先前的辅助治疗	25	20.0%	47	21.9%
先前的手术	2	1.6%	19	8.8%
疾病的状态				
局部进展期	66	52.8%	113	52.8%
转移性疾病	35	28.0%	71	33.2%

续表

项目	ITCT		UMIPIC	
	n	%	n	%
肿瘤情况				
侵犯门静脉	32	25.6%	50	23.4%
浸润肝包膜	62	49.6%	105	49.1%
腹水	30	24.0%	55	25.7%
1 个肿瘤	70	56.0%	108	50.5%
≥2 个肿瘤	55	44.0%	106	49.5%
Child-Pugh 肝硬化分级				
A	74	59.2%	114	53.3%
B	48	38.4%	93	43.4%
C	3	2.4%	7	3.3%

一、临床受益率

加佐剂缓释库治疗组受益率为 81.52%，未加佐剂缓释库治疗组受益率为 78.68%，没有统计学意义，但均高于 TACE[159] 报道的 65.5% 的临床受益率（表 4-38-9）。

表 4-38-9　ITCT 与 UMIPIC 受益率比较

效果	ITCT		UMIPIC		总数		P
	n	%	n	%	n	%	
CR（n）	0	0	0	0	0	0	0.650
PR（n）	5	8.19	5	4.21	10	5.56	
SD（n）	43	70.49	92	77.31	135	75	
PD（n）	13	21.32	22	18.48	35	19.44	
总数	61	100.00	119	100.00	180	100.00	
CR+PR /%	8.19		4.21		5.56		
CR+PR+SD /%	78.68		81.52		80.56		

二、中位生存期和生存率

加佐剂缓释库治疗组中位生存期为 7 个月，未加佐剂缓释库治疗组中位生存期为 4 个月（$p < 0.01$）。加佐剂缓释库治疗组和未加佐剂缓释库治疗组的 6 个月生存率比 1 年生存率分别为 58.88% vs 30.37%，32.8% vs 13.6%，（$p < 0.01$）。加佐剂缓释库治疗组一年生存率高于 TACE[160] 报道一年生存率 14.98%（表 4-38-10、彩图 4-38-62）。

表 4-38-10　ITCT 与 UMIPIC 生存时间的比较

组别	n	平均值 /月	中位数 /月	Log-Rank		6 个月生存率			1 年生存率		
				$\chi 2$	P	%	$\chi 2$	P	%	$\chi 2$	P
UMIPIC	214	10.55	7	15.289	0.000	58.88	21.471	0.000	30.37	12.107	0.001
ITCT	125	7.42	4			32.8			13.6		

三、影响患者生存率和生存期的因素

（1）缓释库治疗次数

与未加佐剂缓释库治疗相比，单次给药和多次给药的加佐剂缓释库治疗组在总体生存率上有显著提高（表4-38-11、表4-38-12）。

表4-38-11　UMIPIC 与 ITCT 单次治疗生存时间比较

组别	n	平均值/月	中位数/月	Log-Rank		6 个月生存率			1 年生存率		
				χ^2	p	/%	χ^2	p	/%	χ^2	p
UMIPIC	41	6.24	4	3.734	0.053	36.58	3.047	0.083	24.39	6.952	0.01
ITCT	33	4.21	3			18.18			3.03		

表4-38-12　UMIPIC 与 ITCT 多次治疗患者生存时间比较

组别	n	平均值/月	中位数/月	Log-Rank		6 个月生存率			1 年生存率		
				χ^2	p	/%	χ^2	p	/%	χ^2	p
UMIPIC	173	11.37	7	9.152	0.002	64.16	16.560	0.000	31.61	6.217	0.013
ITCT	92	10.08	4			38.04			17.39		

（2）肿瘤大小

包括小肿瘤、大肿瘤和巨大肿瘤在内，加佐剂缓释库治疗组的生存时间和生存率要明显优于未加佐剂缓释库治疗组。而加佐剂缓释库治疗大肿瘤和巨大肿瘤，二者没有明显差异（表4-38-13）。

表4-38-13　肿瘤大小与生存时间和生存率相关性

组别	n	平均值/月	中位数/月	Log-Rank		6 个月生存率			1 年生存率		
				χ^2	p	/%	χ^2	p	%	χ^2	p
小肿瘤：<5cm 肿瘤相关性											
UMIPIC-<5	39	18.26	8	5.642	0.018	72.22	3.898	0.048	43.59	4.228	0.040
ITCT-<5	18	9.22	6			38.89			16.67		
大肿瘤：5～10cm 肿瘤相关性											
UMIPIC-5～10	95	9.05	7	6.770	0.009	61.05	10.173	0.001	29.47	6.183	0.013
ITCT-5–10	58	6.01	4			34.48			12.07		
巨大肿瘤≥10cm 肿瘤相关性											
UMIPIC-≥10	57	8.14	6	6.700	0.010	57.89	7.148	0.008	24.56	6.028	0.014
ITCT-≥10	37	4.89	3			29.73			8.11		
UMIPIC 与大、巨大肿瘤的相关性											
UMIPIC-5～10	95	9.05	7	0.279	0.597	61.05	0.148	0.701	29.47	0.430	0.512
UMIPIC-≥10	57	8.14	6			57.89			24.56		

（3）肝功能

在加佐剂缓释库治疗组中，Child-Pugh A 类患者的肝功能较 Child-Pugh B 类患者有更好改善。Child-Pugh A 类患者接受加佐剂缓释库治疗后肝功能改善，优于接受未加佐剂缓释库治疗。与接受加佐剂缓释库治疗的 Child-Pugh B 类患者相比，Child-Pugh A 类患者的生存期更长，提示肝功能改善是提高患者生存时间的重要因素（表4-38-14）。

表 4-38-14　Child–Pugh 分级 A 和 B 对病人存活率的影响

组别	n	平均值/月	中位数/月	Log-Rank			6 个月生存率			1 年生存率	
				χ^2	p	%	χ^2	p	%	χ^2	p
1. Child A 和 B 对 UMIPIC 的影响											
UMIPIC-A	114	12.9	7	11.167	0.001	66.7	5.526	0.019	38.6	7.983	0.005
ITCT-B	93	7.3	6			50.5			20.4		
2. Child A 和 B 对 ITCT 的影响											
UMIPIC-A	74	7	5	3.290	0.070	40.5	4.342	0.037	16.2	0.817	0.366
ITCT-B	48	8.3	3			22.9			10.4		
3. Child A 对 UIMIPIC 和 ITCT 的影响											
UMIPIC-A	114	12.9	7	11.172	0.001	66.7	12.454	0.000	38.6	10.746	0.001
ITCT-A	74	7	5			40.5			16.2		
4. Child B 对 UIMIPIC 和 ITCT 的影响											
UMIPIC-B	93	7.3	6	5.499	0.019	50.5	9.975	0.002	20.2	2.248	0.134
ITCT-B	48	8.3	3			22.9			10.4		

四、疗效展示

（1）王某某，男，51 岁，住院号：00066。患者于 2014 年 2 月 8 日在中国人民解放军 306 医院行肝脏 CT 增强扫描示：肝右叶恶性病变，考虑巨块型肝癌，门脉右支受侵。2014 年 2 月 10 日行 PET/CT 示：肝右叶巨大代谢活性稍高团块影，密度稍低，考虑巨块型肝癌，肝左叶萎缩，未行特殊治疗。于 2014 年 2 月 11 日在保法肿瘤医院行肝部肿瘤内缓释库治疗 3 次，即在彩超引导下将治疗肿瘤的组合物直接注射到肝部肿瘤内，并给予相关的对症支持治疗。3 次治疗结束后于 2014 年 3 月 5 日在卫生部北京医院行 PET/CT 复查显示：肝右叶巨大占位，代谢活性增高，中央坏死区代谢活性缺损。又经 2 次治疗后于 2014 年 3 月 25 日在卫生部北京医院再次做 PET/CT 复查显示：肝右叶代谢活性稍高的巨大肿块，考虑恶性，其中央坏死区较前增大。

患者治疗前后对比见彩图 4-38-63。

（2）李某某，男，41 岁，住院号：04442，CT 号：02973，山东省金乡县人。2004 年 9 月 20 日，因上腹不适、纳差、体重下降赴当地县医院行腹部 B 超检查，结果显示：肝脏实性占位性病变。诊断意见：肝癌，胸部 DR 检查考虑双肺转移瘤。2004 年 10 月 28 日首次入院。腹部 B 超检查结果显示：肝右叶可见实性强回声团块，大小约 13.5cm×10.8cm。诊断意见：肝癌。胸部 CT 检查意见：双肺转移瘤。血 AFP 计数：200～400μg/L。遂给予肝癌缓释库治疗，2008 年 5 月 22 日回医院复诊，一般情况尚可，腹部 CT 检查疗效评价：部分缓解，血 AFP 计数：20μg/L。经胸部 CT 检查发现，未采用缓释库治疗的肺部转移肿瘤也得到缓解（图 4-38-64～图 4-38-67）。

（3）张某某，40 岁，山东淄博人。住院号：02378。2002 年 5 月查出 2.8cm×3.0cm 肝癌，某省医院手术无法切除肿瘤，取病理后缝合。2002 年 6 月 28 日在保法肿瘤医院实施缓释库疗法 4 个疗程，效果明显。2006 年 1 月复查 CT：肝肿瘤消失（图 4-38-68、图 4-38-69）。

（4）徐某某，男，于 2004 年 4 月 29 日入院。入院 CT（首都医科大学附属复兴医院 2004 年 4 月 23 日）检查结果显示：肝左外叶巨大肿物，最大截面约 9.3cm×10cm。动脉期肝右前叶

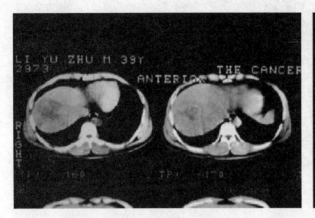

图 4-38-64　肝部肿瘤治疗前

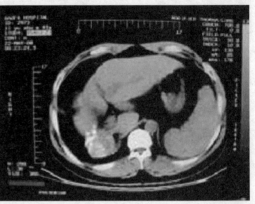

图 4-38-65　肝部肿瘤治疗后

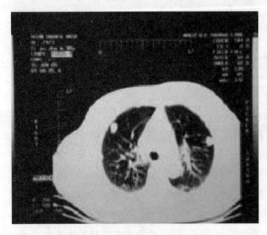

图 4-38-66　治疗前肺部转移瘤情况

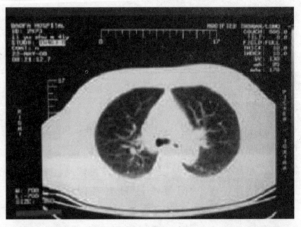

图 4-38-67　治疗后肺部转移瘤情况

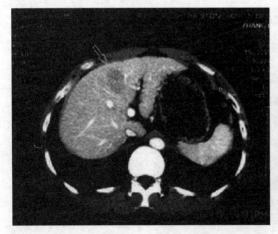

图 4-38-68　2002 年 5 月 20 日治疗前 CT 肝占位影像

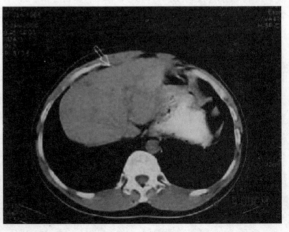

图 4-38-69　2006 年 6 月 17 日复查 CT 肝占位消失
影像

及左内叶见多发高密度结节灶，最大者约 2.1cm×2.8cm，余肝右叶见多发低密度灶，最大者约 1.3cm×1.5cm。

入院后行肝左叶肿瘤缓释库治疗 3 次。2004 年 5 月 28 日复查，B 超显示肝左外叶肿瘤缩小至 7.8cm×6.5cm，并行此肿块缓释库治疗 1 次。2005 年 5 月 8 日复查，B 超显示肝左外叶肿瘤缩小 3.5cm×3.4cm，再行此肿块缓释库治疗 1 次，且肝内其他散在病灶消失。2006 年 4 月 17 日，患者来院做 CT 检查，肝内未见肿块，有肝硬化表现（图 4-37-70、图 4-37-71）。

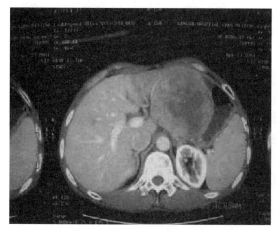
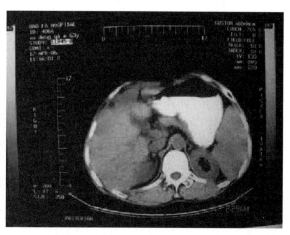

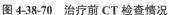

图 4-38-70　治疗前 CT 检查情况　　　　图 4-38-71　治疗后 CT 检查情况

（5）李某某，男，56 岁，住院号：00234。患者于 2013 年 10 月查体发现肝占位，因患者有乙型肝炎、肝硬化病史 10 余年，考虑为原发性肝癌，但无发热，无恶心、呕吐、乏力等症状，患者未行任何治疗，于 2014 年 7 月 14 日行肝脏 CT 扫描显示：肝左叶体积增大，肝左右叶比例失调，肝左叶 S3 可见团块状密度影，边界清，直径约 10.1cm，肝右叶可见散在多个小片状低密度灶，边界清，直径约 1.2cm。行中医中药治疗，效果不理想，后因体重下降，厌食乏力，进食后呕吐，腹部包块，于 2015 年 1 月 4 日在保法肿瘤医院按肝部肿瘤三个部位依次行缓释库治疗 2 次，6 次治疗结束后好转出院。

2015 年 2 月 28 日，在解放军第四五八医院行 PET/CT 复查显示：肝左叶多发结节状及巨块状高代谢病灶，考虑为肿瘤活性残留。

2015 年 3 月 5 日，在保法肿瘤医院行肝部肿瘤缓释库治疗 3 次，好转出院。

2015 年 5 月 9 日，在保法肿瘤医院行 CT 复查显示：肝左叶可见一巨大肿块，最大截面约 19.7cm×12.7cm，肿块可见分叶，其内密度不均匀，可见坏死灶，肝脏肿瘤原大小约 24cm×15cm，肿瘤较前缩小 30%，继续巩固治疗，行肝部肿瘤缓释库治疗 3 次，好转出院。

2015 年 7 月 13 日，在保法肿瘤医院行 CT 复查显示：肝左叶可见一巨大肿块，最大截面约 15.5cm×10.7cm，向肝内下方凸出，肿块可见分叶，其内密度均匀，可见坏死灶，肿瘤较前缩小，继续巩固治疗，行肝部肿瘤缓释库治疗 2 次，好转出院。

2015 年 9 月 30 日，在保法肿瘤医院行肝部肿瘤缓释库治疗 2 次，好转出院。

2016 年 1 月 11 日，在解放军第四五八医院行 PET/CT 复查显示：原肝左叶多发结节状及巨块状高代谢病灶，现体积较前期明显缩小，放射线摄取范围大致同前，现范围约 13.2cm×9.6cm×13.2cm，病灶呈分叶状，大部突出肝轮廓之外，中央大部分成低密度坏死区。

2016 年 1 月 18 日，在保法肿瘤医院行肝部肿瘤缓释库治疗 2 次，好转出院。

2016 年 7 月 3 日，在保法肿瘤医院行肝部肿瘤缓释库治疗 2 次，好转出院。

2016 年 10 月 2 日，在保法肿瘤医院行肝部肿瘤缓释库治疗 3 次，好转出院。

2016 年 12 月，随诊肝癌侵犯胃穿孔死亡。患者生存时间为 2 年。

患者治疗前后对比见彩图 4-38-72。

（6）何某某，男，64 岁，因 2 年前因腹痛、腹胀就诊于当地医院，初步诊断："原发性肝癌"，遂赴山东大学齐鲁医院进一步诊治，诊断："原发性肝癌"，并在此院行肝切除术，术后恢复良好；1 个月后行介入治疗 1 次，出现发热、胃肠道反应，因副作用明显，后口服槐耳颗粒等药物维持治疗。2002 年 4 月复查肝脏 CT，结果提示：肝癌术后复发，患者拒绝手术治疗，于 2002 年 5 月 8 日在保法肿瘤医院行肝脏肿瘤缓释库治疗 2 次，术后出现低热，对症治疗后体温正常，病情好转，于 2002 年 5 月 22 日出院。

2002 年 6 月 14 日，首次复诊，患者自述病情平稳，复查血 AFP：200～400ng/ml，腹部 B 超所见：肝右叶可见范围约 6.8cm×6.6cm 的实性强回声团块，边界清，内呈分叶状，部分回声明显增强，团块的左边缘处可见一 2.3cm×2.0cm 的强回声结节，压迫胆囊右侧壁，向囊内突出。评价疗效：SD。行肝脏肿瘤缓释库治疗 1 次，无不良反应，于 2002 年 6 月 24 日出院。

2002 年 7 月 14 日，第 2 次复诊，患者自述病情平稳，复查血 AFP：50～100ng/ml，腹部 B 超所见：肝右叶可见范围约 6.0cm×7.4cm 的实性强回声团块，形态规则，边界清，内呈分叶状，部分回声明显增强，团块的左边缘处可见一 1.7cm×2.1cm 的强回声结节，压迫胆囊右侧壁，肝内外胆管及 PV 未见扩张。评价疗效：SD。行肝脏肿瘤缓释库治疗 1 次，无不良反应，于 2002 年 7 月 19 日出院。

2002 年 8 月 28 日，第 3 次复诊，患者自述病情平稳，复查腹部 B 超所见：肝右叶可见范围约 6.6cm×5.9cm 的实性强回声团块，形态规则，边界清，内呈分叶状，部分回声明显增强，团块的左边缘处可见一 2.5cm×2.3cm 的强回声结节，压迫胆囊右侧壁，肝内外胆管及 PV 未见扩张，病灶缩小 17%。评价疗效：SD。行肝脏肿瘤缓释库治疗 1 次，无不良反应，于 2002 年 8 月 31 日出院。

2002 年 10 月 25 日，第 4 次复诊，患者自述病情平稳，复查腹部 B 超所见：肝右叶可见范围约 5.5cm×5.6cm 的实性强回声团块，形态规则，边界清，内呈分叶状，部分回声明显增强，团块的左边缘处可见一 2.5cm×2.3cm 的强回声结节，压迫胆囊右侧壁，肝内外胆管及 PV 未见扩张，病灶缩小 31%。评价疗效：SD。行肝脏肿瘤缓释库治疗 1 次，无不良反应，于 2002 年 10 月 28 日出院。

2002 年 12 月 21 日，第 5 次复诊，患者自述病情平稳，复查血 AFP：100～200ng/ml，腹部 B 超所见：肝右叶可见范围约 5.8cm×5.8cm 的实性强回声团块，形态规则，边界清，内呈分叶状，部分回声明显增强，其中一小卫星灶压迫胆囊右侧壁，肝内外胆管及 PV 未见扩张。评价疗效：SD。行肝脏肿瘤缓释库治疗 1 次，无不良反应，于 2002 年 12 月 25 日出院。

2003 年 2 月 22 日，第 6 次复诊，患者自述病情平稳，行肝脏肿瘤缓释库治疗 1 次，无不良反应，于 2003 年 2 月 26 日出院。

2003 年 3 月 26 日，第 7 次复诊，患者自述病情平稳，行肝脏肿瘤缓释库治疗 1 次，无不良反应，于 2003 年 3 月 30 日出院。

2003 年 5 月 4 日，第 8 次复诊，患者自述病情平稳，行肝脏肿瘤缓释库治疗 1 次，无不良反应，于 2003 年 5 月 6 日出院。

2003 年 6 月 23 日，第 9 次复诊，为巩固疗效又行肝脏肿瘤缓释库治疗 1 次，无不良反应，于 2003 年 6 月 24 日出院。

2007 年 8 月随诊，患者因肝癌合并多器官功能衰竭死亡。患者生存时间为 7 年。

（7）苏某某，男，56 岁，因"右季肋区疼痛伴乏力、食欲下降 21 个月"于 1997 年 11 月在美国洛杉矶东区希望之城医疗中心行 CT 检查，发现肝右叶顶部一实性占位，约 5cm×6cm×8cm 大小，确诊为原发性肝癌，行手术治疗，术后出现腹水。1998 年 11 月又发现肝内多个肿块，行化疗 6 次，并行介入栓塞治疗，效果欠佳。1999 年 9 月 23 日，来保法肿瘤医院就诊。体格检查：生命体征平稳，浅表淋巴结未触及肿大，心肺（-），上腹部可见一"人"字形刀口瘢痕，腹软，肝、脾肋下未及，肝、肾区无叩痛。B 超检查显示：肝内多发转移病灶，大者 2.7cm×2.6cm。诊断为原发性肝癌术后肝内转移。患者明确诊断后行缓释库疗法治疗，治疗后患者在美国检查显示多发肿瘤大部分消失，剩余 1 个肿瘤经多年检查没有增大迹象。目前患者健在，生存时间已经超过 16 年。

作者认为肿瘤缓释库治疗作为一种新的肿瘤内化疗手段，用于临床，取得一点疗效，值得庆祝，也更让我们深思，怎样在临床癌症治疗中进一步提高疗效，是临床肿瘤工作者的任务。肿瘤内化疗的概念提出来已有多年，但组方比较单一，大多数工作都是有关临床前研究的，应用在临床上的不多。过去人们一直认为化疗和免疫治疗的关系是相对立的，因为化疗的主要副作用之一就是大量杀伤免疫细胞，降低机体的免疫力。但近几年有新的实验和临床数据表明，若两者适当地配合使用，可以取得显著的抗癌协同效应。缓释库治疗整合了化疗和免疫治疗的优点，首次把两者结合并应用到了临床肿瘤的治疗上。它集局部和整体治疗于一体，通过肿瘤内缓释给药，增加药物作用浓度和时间，既起到了化疗药物局部抗癌的效应，同时兼顾系统性免疫治疗的作用，从而弥补了其他疗法的不足，为癌症治疗，尤其中晚期肿瘤的治疗，提供了新的思路和途径，特别对减少肿瘤的复发和抑制肿瘤的转移有非常重要的价值。此外，以自身肿瘤为抗原来源，UMIPIC 具备了自体疫苗的优点，也符合个体化治疗（personalized medicine）的发展趋势，但它比后者操作更简便，适于普遍性的应用。通过上千例不同实体瘤患者的临床应用，证明这种组合药物可以改善大多数癌症患者的疗效，包括有可见肿瘤团块但不适合手术治疗的早期癌症患者，以及已失去手术机会的或对其他疗法不敏感的晚期癌症患者。更主要的是，它在保证疗效的基础上，极大地减少了患者的痛苦，能够明显延长患者生命，提高其生活质量。

（于保法 付强 马振禄 高峰 刘建 李健 井鹏 崔光辉 韩燕）

参 考 文 献

［1］吴孟超. 原发性肝癌的诊断及治疗进展［J］. 中国医学科学院学报，2008，30（4）：363-365.

［2］芮静安. 肝癌治疗进展和展望［J］. 临床肝胆病杂志，2004，20（3）：131-133.

［3］钟南保，程惠华. 重离子治疗肿瘤进展［J］. 福州总医院学报，2006，13（2）：116-118.

［4］李方明，聂青，夏廷毅. 重粒子束高 LET 射线肿瘤放疗研究进展［J］. 中国肿瘤，2008，17（6）：483-488.

［5］葛辉玉，苗立英，冉维强. 超声引导放射性粒子植入技术治疗肿瘤的进展［J］. 中国医学影像技术，2004，20（7）：1133-1135.

［6］刘本春，张元芳. 肿瘤热疗研究进展［J］. 国外医学肿瘤学分册，2004，31（10）：758-760.

［7］牛立志，王静，周亮，等. 冷冻治疗 320 例肝癌的并发症分析及处理［J］. 中国肿瘤临床与康复，2010，17（6）：508-510.

［8］陈正堂. 肿瘤分子靶向治疗的临床应用及其思考［J］. 医学研究生学报，2007，20（8）：785-787.

［9］台桂香. 肿瘤免疫治疗的研究进展和发展趋势［J］. 中国肿瘤生物治疗杂志，2009，16（5）：427-430.

［10］董坚. 肿瘤生物治疗在肿瘤治疗发展中的地位［J］. 昆明医学院学报，2010，31（4）：1-3.

［11］PARK CG, HARTL CA, SCHMID D, et al. Extended release of perioperative immunotherapy prevents tumor recurrence and eliminates metastases［J］. Sci Transl Med, 2018, 10 (433): 1916.

［12］EUGENE P, GOLDBERG. Intratumoral cancer chemotherapy and immunotherapy: opportunities for nonsystemic preoperative drug delivery［J］. Journal of Pharmacy and Pharmacology, 2002, 54: 159-180.

［13］CHARLES BREEDIS, GANG YOUNG. The blood supply of neoplasm in the liver［J］. American Journal of Pathology, 1954, 30: 969-985.

［14］BUCHWALD H, GRAGE T B, VASSILOPOVLOS, et al. Intra-arterial infusion chemotherapy for hepatic carcinoma using a totally implantable infusion pump［J］. Cancer, 1980, 45 (5): 866-869.

［15］BALCH C M, URIST M M, SOONG S J, et al. A prospective phase Ⅱ clinical trial of continuous FUDR regional chemotherapy for colorectal metastasis to the liver using a totally implantable drug infusion pump［J］. Annals of Surgery, 1983, 198 (5): 567-573.

［16］COHEN. Regional hepatic chemotherapy using an implantable drug infusion pump［J］. The American Journal of Surgery, 1983, 145 (4): 529-533.

［17］SHEPARD. Therapy for metastatic colorectal cancer with hepatic artery infusion chemotherapy using a subcutaneous implanted pump［J］. Journal of Clinical Oncology, 1985, 3 (2): 161-169.

［18］CHANG. A prospective randomized trial of regional versus systemic continuous 5-fluorodeoxyuridine chemotherapy in the treatment of colorectal liver metastasis［J］. Annals of Surgery, 1987, 206 (6): 685-693.

［19］YAMASHITA. Prognostic factors in the treatment of hepatocellular carcinoma with transcatheter arterial embolization and arterial infusion［J］. Cancer, 1991, 67: 385-391.

［20］BISMUTH. Primary treatment of hepatocellular carcinoma by arterial chemoembolization［J］. The American Journal of Surgery, 1992, 163 (4): 387-394.

［21］BRONKOWSKI. Transcatheter oily chemoembolization for hepatocellular carcinoma: a 4-year study of 127 French patients［J］. Cancer, 1994, 74: 16-24.

［22］FUJIMOTO. Biodegradable mitomycin C microspheres given intra-arterially for inoperable hepatic cancer with particular reference to a comparison with continuous infusion of mitomycin C and 5-fluorouracil［J］. Cancer, 1985, 56: 2404-2410.

［23］ICHIHARA. Transcatheter arterial chemoembolization therapy for hepatocellular carcinoma using polylactic acid microspheres containing aclarubicin hydro-chloride［J］. Cancer Research, 1989, 49: 4357-4362.

［24］AUDISIO. Hepatic arterial embolization with microencapsulated mitomycin C for unresectable hepatocellular carcinoma in cirrhosis［J］. Cancer, 1990, 66: 228-236.

［25］BEPPU. A new approach to chemoembolization for unresectable hepatocellular carcinoma using aclarubicin micro-spheres in combination with cisplatin suspended in iodized oil［J］. Cancer, 1991, 68: 2555-2560.

［26］杉蒲信子，高良健司，大藤正雄，等. 超音波影像下经皮的肿瘤内エタノヘⅣ注入江上う小肝细胞癌の治疗［J］. 肝脏，1983，24（8）：920.

［27］OHNISH K. Prospective randomized controlled trial comparing percutaneous acetic acid injection and percutaneous ethanol injection for small hepatocellular carcinoma［J］. Hepatology, 1998, 27: 67.

［28］HONDA N. Percutanous hot saline injection therapy for hepatic tumors: an alternative to percutanous ethanol injection therapy［J］. Radiaology, 1994, 190: 53.

［29］FARRES. Percutaneous mitoxantrone injection for primary and secondary liver tumors: preliminary results［J］. Cardiovascular and Interventional Radiol, 1998, 21: 399-403.

［30］ALAN P VENOOK . Regional strategies for managing hepatocellular carcinoma［J］. Oncology, 2000, 14: 347-354.

［31］KEMENY. Hepatic arterial infusion of chemotherapy after resection of hepatic metastasis from colorectal cancer［J］. New England Journal of Medicine, 1999, 341 (27): 2039-2048.

［32］TUITE C M, SOUL EN M C, BAUM R A, et al. Hepatic metastasis from colorectal carcinoma treated with CAM/Ethiodol/PVA chemoembolization: evaluation of survival, biologic and morphologic response. 24th Annual Sci. Meeting, Soc.［J］. Cardiovascular and Interventional Radiol, 1999, 10 (2): 260.

［33］GUPTA P K. Drug targeting in cancer chemotherapy: a clinical perspective［J］. Journal of Pharmaceutical Sciences, 1999, 79 (11): 949-962.

［34］HAROUN R I, BREM H. Local drug delivery［J］. Current Opinion In Oncology, 2000, 12: 187-193.

［35］MENEI. Local and sustained delivery of 5-fluorouracil from biodegradable microspheres for the radiosensitization of glioblastoma［J］. Cancer, 1999, 86 (2): 325-330.

［36］BATEMAN J C. Chemotherapy of solid tumors with triethyl phosphoramide［J］. N Engl J Med, 1955, 252: 879-887.

［37］BATEMAN J C. Palliation of cancer in human patients by maintenance therapy with N- triethylene thiophosphoramide and N- (3-oxapentamerthylene) -N-diethylene phosphoramide［J］. Ann NY Acad Sci, 1958, 1057-1071.

［38］JOHNSON P. Hepatocellular tumors reduced with cisplatin/epinephrine gel treatment［Z］//TAMSON. 17th Annual Chemother Foundation Symp. NewYork· Bantam, 1999.

［39］HARBORD. Phase Ⅲ trials of intratumoral cisplatin/epinephrine injectable gel for treatment of advanced solid tumors［J］. Proc Am Soc Clin Oncol, 1999, 18: 192.

［40］AGERWAL H. Intralesional gel delivers localized tumor chemotherapy［J］. Am Cancer Soc Seminar. 1998, 4(6): 8.

［41］ENGELMANN. In situ tumor vaccination with interleukin 12-encapsulated biodegradable microspheres: induction of tumor regression and potent antitumor immunity［J］. Cancer research, 2000, 60: 3832-3837.

［42］于保法. 肿瘤内注射顺铂 / 肾上腺素凝胶治疗肝脏恶性肿瘤［J］. 传染病网络动态. 2002，4：7-8.

［43］FIRUSIAN N, DEMPKE W. An early phase Ⅱ study of intratumoral P-32 chromic phosphate therapy for patients with refractory solid tumors and solitary metastasis［J］. Cancer, 1999, 85: 980-987.

［44］CELIKOGLU. Direct injection of anti-cancer drugs into endobronchial tumors for palliation of major airway obstruction［J］. Postgrad Med. J. 1997, 73: 159-162.

［45］BAST. Regression of established tumors and induction of tumor immunity by intratumor chemotherapy［J］. Journal of the National Cancer Institute, 1976, 56: 829-832.

［46］BORSOS. Induction of tumor immunity by intratumoral chemotherapy［J］. Annals of the New York Academy of Sciences, 1976, 276: 565-572.

［47］CANTRELL. Efficacy of tumor cell extracts in immunotherapy of murine EL-4 leukemia［J］. Cancer research, 1979, 39: 1159-1167.

［48］MCLAUGHLIN C A, GOLDBERG E P. Local chemo- and immunotherapy by intratumor drug injection: opportunities for polymer-drug compositions［M］// GOLDBERG E P. Targeted drugs. New York: John Wiley & Sons, 1983: 231-268.

［49］FISHER. Further observations on the inhibition of tumor growth *by C. parvum* with cyclophosphamide. Ⅶ. effect of treatment prior to primary tumor removal on the growth of distant tumor［J］. Cancer, 1979, 43: 451-458.

［50］BIER. Animal experiments for intratumoral chemotherapy with bleomycin［J］. Arch Otorhinolaryngol, 1980, 229: 13-27.

［51］BIER H. Animal experiments on the role of T lymphocytes in the course of antineoplastic chemotherapy. Ⅱ. chemotherapy and T lymphocyte depression［J］. J Otorhinolaryngol Relat Spec, 1987, 49: 57-66.

[52] VINOKUROV V L, MITROKHINA M V. Intratumor chemotherapy of patients with cancer of the ovaries [J]. Vopr Onkol, 1983, 29: 58-61.

[53] LIVRAGHI. Fine needle percutaneous intratumoral chemotherapy under ultrasound guidance: a feasibility study [J]. Tumori, 1986, 72: 81-87.

[54] LIMPENS. Enhancing effects of locally administered cytostatic drugs on T effector cell functions in mice [J]. Int J Immunopharmacol, 1990, 12: 77-88.

[55] CLAESSEN A M, VALSTER H, BRIL H, et al. Tumor regression and induction of antitumor immunity by local chemotherapy of guinea pigs bearing a line-10 hepatocarcinoma [J]. Int J Cancer, 2010, 47 (4): 626-632.

[56] MCLAUGHLIN. Intratumor chemoimmunotherapy with mitomycin C and components from mycobacteriain regression of line-10 tumors in guinea pigs [J]. Cancer Research, 1978, 38: 1311-1316.

[57] LIKHITE V V, HALPERN B N. Lasting rejection of mammary adenocarcinoma cell tumors in DBA/2 mice with intratumor injection of killed Corynebacterium parvum [J]. Cancer Research, 1974, 34: 341-344.

[58] RIGATTI P, COLOMBO R, MONTORSI F, et al. Local bacillus Calmette-Guerin therapy for supercial bladder cancer: clinical, histological and ultrastructural patterns Scand [J]. J Urol Nephrol, 1990, 24 (3): 191-198.

[59] TANAKA. Intratumoral injection of a streptococcal preparation, OK-432, before surgery for gastric cancer. a randomized trial. cooperative study group of preoperative intratumoral immunotherapy for cancer [J]. Cancer, 1994, 74: 3097-3103.

[60] DUBINET T. Intratumoral interleukin-2 immunotherapy: activation of tumor-infiltrating and splenic lymphocytes in vivo [J]. Cancer Immunology Immunotherapy, 1993, 36 (3): 156-162.

[61] HAUTMANN. Intratumoral depot interleukin-2 therapy inhibits tumor growth in an adenocarcinoma of the prostate implanted subcutaneously in rats [J]. Journal of Cancer Research and Clinical Oncology, 1997, 123 (11-12): 614-618.

[62] MATTIJSSEN. Polyethylene-glycol-modied interleukin-2 is superior to interleukin-2 in locoregional immunotherapy of established guineapig tumors [J]. International Journal of Cancer, 1992, 51 (5): 812-817.

[63] EGILMEZ. Cytokine immunotherapy of cancer with controlled release biodegradable microspheres in a human tumor xenograft/SCID mouse model [J]. Cancer Immunology Immunotherapy, 1998, 46 (1): 21-24.

[64] EGILMEZ. In situ tumor vaccination with interleukin 12- encapsulated biodegradable microspheres: induction of tumor regression and potent antitumor immunity [J]. Cancer Research, 2000, 60 (14): 3832-3837.

[65] NISHIOKA. Induction of systemic and therapeutic antitumor immunity using intratumor injection of dendritic cells geneticallymodied to express interleukin-12 [J]. Cancer Research, 1999, 59: 4035-4041.

[66] PUTZER. Large nontransplanted hepatocellular carcinoma in woodchucks: treatment with adenovirus-mediated delivery of interleukin 12/B7. 1 genes [J]. Journal of the National Cancer Institute, 2001, 93 (6): 472-479.

[67] DAVID BERD, TAKAMI SATO, HENRY C MAGUIRE Jr, et al. Immunopharmacologic analysis of an autologous hapten-modified human melanoma vaccine [J]. Journal of Clinical Oncology, 2004, 22 (3): 403-415.

[68] FINKE L H. Lessons from randomized phase Ⅲ studies with active cancer immunotherapies-outcomes from the 2006 Meeting of the Cancer Vaccine Consortium (CVC) [J]. Vaccine, 2007, 25: 97-109.

[69] LAKE R A. Immunotherapy and chemotherapy-a practical partnership [J]. Nat Rev Cancer, 2005, 5 (5): 397-405.

[70] NOWAK A K. Combined chemoimmunotherapy of solid tumours: improving vaccines? [J]. Advanced Drug Delivery Reviews, 2006, 58: 975-990.

[71] CARLO E D, FORNI G, LOLLINI P L, et al. The intriguing role of polymorphonuclear neutrophils in antitumor reactions [J]. Blood, 2001, 97: 339-345.

[72] SWANN J, CROWE N Y, HAYAKAWA Y, et al. Regulation of antitumour immunity by CD1d restricted NKT

cells [J]. Immunology and Cell Biology, 2004, 82: 323-331.

[73] SMYTH M J, TANIGUCHI M, STREET S E. The anti-tumor activity of IL-12: mechanisms of innate immunity that are model and dose dependent [J]. The Journal of Immunology, 2000, 165: 2665-2670.

[74] DUDLEY M E, ROOPENIAN D C. Loss of a unique tumor antigen by cytotoxic T lymphocyte immunoselection from a3-methylcholanthrene- induced mouse sarcoma reveals secondary unique and shared antigens [J]. Journal of Experimental Medicine, 1996, 184: 441-447.

[75] CZAMIECKI C W. Transforming growth factor-beta 1 modulates the expression of class II histocompatibility antigens on human cells [J]. The Journal of Immunology, 1998, 140: 4217-4223.

[76] BECKER J C, CZERNY C, BROCKER E B. Maintenance of clonal anergy by endogenously produced IL-10 [J]. International Immunology, 1994, 6: 1605-1612.

[77] DUNN G P. Cancer immunoediting: from immunosurveillance to tumor escape [J]. Nature Immunology, 2002, 3: 991-998.

[78] DUNN G P, OLD L J, SCHREIBER R D. The immunobiology of cancer immunosurveillance and immunoediting [J]. Immunity, 2004, 21: 137-148.

[79] KHOURY, S J SAYEGH M H. The roles of the new negative T cell costimulatory pathways in regulating autoimmunity [J]. Immunity, 2004, 20: 529-538.

[80] WALKER L S, ABBAS A K. The enemy within: keeping selfreactive T cells at bay in the periphery [J]. Nat Rev Immunol, 2002, 2: 11-19.

[81] OKADA H, MAK T W. Pathways of apoptotic and non-apoptotic death in tumour cells [J]. Nat Rev Cancer, 2004, 4: 592-603.

[82] KERR J F. Apoptosis: a basic biological phenomenon with wide-ranging implications in tissue kinetics [J]. British Journal of Cancer, 1972, 26: 239-257.

[83] SAVILL J, FADOK V. Corpse clearance defines the meaning of cell death [J]. Nature, 2000, 407: 784-788.

[84] KIM S, ELKON K B, MA X. Transcriptional suppression of interleukin-12 gene expression following phagocytosis of apoptotic cells [J]. Immunity, 2004, 21: 643-653.

[85] STEINMAN R M. The induction of tolerance by dendritic cells that have captured apoptotic cells [J]. Journal of Experimental Medicine, 2000, 191: 411-416.

[86] NOWAK A K. Induction of tumor cell apoptosis in vivo increases tumor antigen cross-presentation, cross-priming rather than cross-tolerizing host tumor-specific CD8 T cells [J]. The Journal of Immunology, 2003, 170: 4905-4913.

[87] ROVERE P. Delayed clearance of apoptotic lymphoma cells allows cross-presentation of intracellular antigens by mature dendritic cells [J]. Journal of Leukocyte Biology, 1999, 66: 345-349.

[88] BELL E B, SPARSHOTT S M. The peripheral T-cell pool: regulation by non-antigen induced proliferation? [J]. Seminars in Immunology, 1997, 9: 347-353.

[89] FREITAS A A, ROCHA B B. Lymphocyte lifespans: homeostasis, selection and competition [J]. Immunology Today, 1993, 14: 25-29.

[90] MACKALL C L. Restoration of T-cell homeostasis after T-cell depletion [J]. Seminars in Immunology, 1997, 9: 339-346.

[91] PARIJS L V, ABBAS A K. Homeostasis and self-tolerance in the immune system: turning lymphocytes off [. J]. Science, 1998, 280 (5361): 243-248.

[92] MURANSKI P. Mature $CD4^+$ T cells perceive a positively selecting class II MHC/peptide complex in the periphery [J]. The Journal of Immunology, 2000, 164: 3087-3094.

[93] KIEPER W C, JAMESON S C. Homeostatic expansion and phenotypic conversion of naive T cells in response to self peptide/MHC ligands [J]. Proceedings of the National Academy of Sciences USA, 1999, 96: 13306-

13311.

[94] DUMMER W. T cell homeostatic proliferation elicits effective antitumor autoimmunity [J]. The Journal of Clinical Investigation, 2002, 110: 185-192.

[95] TURK J L, PARKER D. Effect of cyclophosphamide on immunological control mechanisms [J]. Immunological Reviews, 1982, 65: 99-113.

[96] BASS K K, MASTRANGELO M J. Immunopotentiation with low dose cyclophosphamide in the active specific immunotherapy of cancer[J]. Cancer Immunology, Immunotherapy, 1998, 47: 1-12.

[97] GLASER M. Regulation of specific cell-mediated cytotoxic response against SV40-induced tumor associated antigens by depletion of suppressor T cells with cyclophosphamide in mice [J]. Journal of Experimental Medicine, 1979, 149: 774-779.

[98] GHIRINGHELLI F. $CD4^+$ $CD25^+$ regulatory T cells suppress tumor immunity but are sensitive to cyclophosphamide which allows immunotherapy of established tumors to be curative[J]. European Journal of Immunology, 2004, 34: 336-344.

[99] SUTMULLER R P. Synergism of cytotoxic T lymphocyte associated antigen 4 blockade and depletion of $CD25^+$ regulatory T cells in antitumor therapy reveals alternative pathways for suppression of autoreactive cytotoxic T lymphocyte responses[J]. Journal of Experimental Medicine, 2001, 194: 823-832.

[100] ERCOLINI A M. Recruitment of latent pools of high avidity $CD8^+$ T cells to the antitumor immune response [J]. Journal of Experimental Medicine, 2005, 201: 1591-1602.

[101] LUTSIAK M E. Inhibition of $CD4^+25^+$ T regulatory cell function implicated in enhanced immune response by low-dose cyclophosphamide[J]. Blood, 2005, 105: 2862-2868.

[102] SHIMIZU J. Induction of tumor immunity by removing $CD25^+$ $CD4^+$ T cells: a common basis between tumor immunity and autoimmunity[J]. The Journal of Immunology, 1999, 163: 5211-5218.

[103] HERMANS I F. Synergistic effect of metronomic dosing of cyclophosphamide combined with specific antitumor immunotherapy in amurine melanoma model[J]. Cancer Research, 2003, 63: 8408-8413.

[104] SCHIAVONI G. Cyclophosphamide induces type I interferon and augments the number of CD44 (hi) T lymphocytes in mice: implications for strategies of chemoimmunotherapy of cancer [J]. Blood, 2000, 95: 2024-2030.

[105] BERD D. Augmentation of the human immune response by cyclophosphamide[J]. Cancer Research, 1982, 42: 4862-4866.

[106] BERD D. Induction of cell mediated immunity to autologous melanoma cells and regression of metastases after treatment with a melanoma cell vaccine preceded by cyclophosphamide [J]. Cancer Research, 1986, 46: 2572-2577.

[107] BERD D. Impairment of concanavalin A-inducible suppressor activity following administration of cyclophosphamide to patients with advanced cancer[J]. Cancer Research, 1984, 44: 1275-1280.

[108] HOON D S. Suppressor cell activity in a randomized trial of patients receiving active specific immunotherapy with melanoma cell vaccine and low dosages of cyclophosphamide [J]. Cancer Research, 1990, 50: 5358-5364.

[109] LIVINGSTON P O. Inhibition of suppressor-cell activity by cyclophosphamide in patients with malignant melanoma[J]. The Journal of Biology Response modifier, 1987, 6: 392-403.

[110] BERD D, MASTRANGELO M J. Effect of low dose cyclophosphamide on the immune system of cancer patients: depletion of $CD4^+$, $2H_4^+$ suppressor–inducer T-cells[J]. Cancer Research, 1988, 48: 1671-1675.

[111] LIYANAGE U K. Prevalence of regulatory T cells is increased in peripheral blood and tumor microenvironment of patients with pancreas or breast adenocarcinoma[J]. The Journal of Immunology, 2002, 169: 2756-2761.

[112] WOO E Y. Regulatory T cells from lung cancer patients directly inhibit autologous T cell proliferation[J]. The Journal of Immunology, 2002, 168: 4272-4276.

[113] PLUNKETT W. Gemcitabine: preclinical pharmacology and mechanisms of action[J]. Seminars in oncology, 1996, 23: 3-15.

[114] STORNIOLO A M. Preclinical, pharmacologic, and phase I studies of gemcitabine[J]. Seminars in oncology, 1997, 24 (7):

[115] NOWAK A K. Gemcitabine exerts a selective effect on the humoral immune response: implications for combination chemo-immunotherapy[J]. Cancer Research, 2002, 62: 2353-2358.

[116] PRATESI G. Therapeutic synergism of gemcitabine and CpG oligodeoxynucleotides in an orthotopic human pancreatic carcinoma xenograft[J]. Cancer Research, 2005, 65: 6388-6393.

[117] SUZUKI E. Gemcitabine selectively eliminates splenic Gr-1＋/CD11b＋ myeloid suppressor cells in tumor-bearing animals and enhances antitumor immune activity[J]. Clinical Cancer Research, 2005, 11: 6713-6721.

[118] HOU J M. Combination of low-dose gemcitabine and recombinant quail vascular endothelial growth factor receptor-2 as a vaccine induces synergistic antitumor activities[J]. Oncology, 2005, 69: 81-87.

[119] MARZO A L. Tumor antigens are constitutively presented in the draining lymph nodes[J]. The Journal of Immunology, 1999, 162: 5838-5845.

[120] NOWAK A K. Synergy between chemotherapy and immunotherapy in the treatment of established murine solid tumors[J]. Cancer Research, 2003, 63: 4490-4496.

[121] PLATE J M. Effect of gemcitabine on immune cells in subjects with adenocarcinoma of the pancreas[J]. Cancer Immunology, Immunotherapy, 2005, 54: 915-925.

[122] LEVITT M L. Phase I study of gemcitabine given weekly as a short infusion for non-small cell lung cancer: results and possible immune system-related mechanisms[J]. Lung Cancer, 2004, 43: 335-344.

[123] DORN D C, HARNACK U, PECHER G. Down-regulation of the human tumor antigen mucin by gemcitabine on the pancreatic cancer cell line capan-2[J]. Anticancer Research, 2004, 24: 821-825.

[124] TIEFENTHALER M. In vitro studies on the immunosuppressive effect of 2', 2'-difluorodeoxycytidine (dFdC) and its metabolite 2', 2'-difluorodeoxyuridine (dFdU)[J]. Immunobiology, 2003, 207: 149-157.

[125] EHRKE M J. Correlation between adriamycin-induced augmentation of interleukin 2 production and of cell-mediated cytotoxicity in mice[J]. Cancer Research, 1986, 46: 54-60.

[126] ARINAGA S. Augmentation of the generation of cell-mediated cytotoxicity after a single dose of adriamycin in cancer patients[J]. Cancer Research, 1986, 46: 4213-4216.

[127] MACE K. Alterations in murine host defense functions by adriamycin or liposome encapsulated adriamycin[J]. Cancer Research, 1986, 48: 130-136.

[128] STEPHEN R. MATTAROLLO. Pivotal role of innate and adaptive immunity in anthracycline chemotherapy of established tumors[J]. Cancer Research. 2011, 71 (14): 4809-4820.

[129] JITKA FUCIKOVA. Human tumor cells killed by anthracyclines induce a tumor-specific immune response[J]. Cancer Research, 2011, 71 (14): 4821-4833.

[130] ZHAO C. Exposure to paclitaxel or vinblastine down-regulates CD11a and CD54 expression by P815 mastocytoma cells and renders the tumor cells resistant to killing by nonspecific cytotoxic T lymphocytes induced with anti-CD3 antibody[J]. Cancer Immunology, Immunotherapy, 2003, 52: 185-193.

[131] NAKASHIMA H. Effects of docetaxel on antigen presentation-related functions of human monocyte-derived dendritic cells[J]. Cancer Chemotherapy and Pharmacology, 2005, 55: 479-487.

[132] YU B. Effective combination of chemotherapy and dendritic cell administration for the treatment of advanced-stage experimental breast cancer[J]. Clinical Cancer Research, 2003, 9: 285-294.

［133］MACHIELS J P. Cyclophosphamide, doxorubicin, and paclitaxel enhance the antitumor immune response of granulocyte/macrophage-colony stimulating factor-secreting whole-cell vaccines in HER-2/neu tolerized mice ［J］. Cancer Research, 2001, 61: 3689-3697.

［134］PONNAZHAGAN S. Augmentation of antitumor activity of a recombinant adeno-associated virus carcinoembryonic antigen vaccine with plasmid adjuvant［J］. Human Gene Therapy, 2004, 15: 856-864.

［135］REISFELD R A. DNA vaccines suppress tumor growth and metastases by the induction of anti-angiogenesis［J］. Immunological Reviews, 2004, 199: 181-190.

［136］CHAKRABORTY M. External beam radiation of tumors alters phenotype of tumor cells to render them susceptible to vaccine mediated T-cell killing［J］. Cancer Research, 2004, 64: 4328-4337.

［137］ULLENHAG G J. Durable carcinoembryonic antigen (CEA) -specific humoral and cellular immune responses in colorectal carcinoma patients vaccinated with recombinant CEA and granulocyte/macrophage colony-stimulating factor［J］. Clinical Cancer Research, 2004, 10: 3273-3281.

［138］LIU K J. Generation of carcinoembryonic antigen (CEA) - specific T-cell responses in HLA-A*0201 and HLA-A*2402 late-stage colorectal cancer patients after vaccination with dendritic cells loaded with CEA peptides［J］. Clinical Cancer Research, 2004, 210: 2645-2651.

［139］GALETTO A. et al. Drug-and cell-mediated antitumor cytotoxicities modulate cross-presentation of tumor antigens by myeloid dendritic cells［J］. Anti-Cancer Drugs, 2003, 14: 833-843.

［140］BERGMANN-LEITNER E S, ABRAMS S I. Treatment of human colon carcinoma cell lines with anti-neoplastic agents enhances their lytic sensitivity to antigen-specific $CD8^+$cytotoxic T lymphocytes ［J］. Cancer Immunology, Immunotherapy, 2001, 50: 445-455.

［141］QIU S, RUAN H, PEI Z, et al. Combination of targeting gene-virotherapy with 5-FU enhances antitumor efficacy in malignant colorectal carcinoma ［J］. Journal of Interferon & Cytokine Research, 2004, 24 (4): 219-230.

［142］TANAKA F YAMAGUCHI H, OHTA M, et al. Intratumoral injection of dendritic cells after treatment of anticancer drugs induces tumor-specific antitumor effect in vivo［J］. International Journal of Cancer, 2002, 101: 265-269.

［143］CORREALE P VECCHIO M T, GENOVA, et al. 5-Fluorouracil-based chemotherapy enhances the antitumor activity of a thymidylate synthasedirected polyepitopic peptide vaccine［J］. Journal of the National Cancer Institute, 2005, 97 (19): 1437-1445.

［144］于保法，SINIL KIM. 抗癌药物酒精饱和液肿瘤内注射疗法及其药物动力学研究［J］. 当代肿瘤杂志，1994，1（2）：97-100.

［145］YU BAOFA. Combinations and methods for treating neoplasms［Z］. US6811788. 用于治疗肿瘤的组合物. ZL01806830. 8.

［146］杨镇. 肿瘤免疫学［M］. 武汉：湖北科学技术出版社，1998：107.

［147］GUPTA R K. Aluminum compounds as vaccine adjuvants［J］. Advanced Drug Delivery Reviews, 1998, 32: 155-172.

［148］何萍，吕凤林，任建敏，等. 铝佐剂机制及其纳米化前景［J］. 世界华人消化杂志. 2003，11（11）：1764-1768.

［149］DAVID BERD, HENRY C MAGIARE, MICHAEL J MASTRANGELO. Induction of cell-mediated immunity to autologous melanoma cells and regression of metastasesafter treatment with a melanoma cell vaccine preceded by cyclophosphamide［J］. CANCER RESEARCH , 1986, 46: 2572-2577.

［150］DAVID BERD, GEORGE MURPHY, HENRY C MAGUIRE, et al. Immunization with haptenized, autologous tumor cells induces inflammation of human melanoma matastases［J］. Cancer Research , 1991, 51: 2731-2734.

［151］MARIALUISA SENSI. Clonal expansion T lymphocytes in human melanoma metastases after treatment with a hapten-modified autologous tumor vaccine［J］. J Clin Invest, 1997, 99: 710-717.

［152］DAVID BERD, SATO T COHN H, et al. Treatment of metastatic melanoma with autologous, hapten-modified melanoma vaccine: regression of pulmonary metastases［J］. Int J Cancer, 2001, 94: 531.

［153］黄明宜，高全立，马保根，等. 半抗原修饰的肿瘤疫苗治疗小鼠 T 淋巴细胞瘤效果观察［J］. 郑州大学学报，2002，37（5）：619-621.

［154］杜楠，李留树，肖文华，等. 半抗原修饰的黑色素瘤细胞激活树突状细胞诱导特异性 T 细胞反应［J］. 中国肿瘤生物治疗杂志，2006，13（3）：221-223.

［155］BILL C R. AVAX technologies launches global phase Ⅲ registration clinical trial of M-Vax in metastatic melanoma［J］. Business Wire News, 2006,11: 29.

［156］杜楠，王希良，宋林萍，等. 半抗原修饰自体肿瘤疫苗治疗恶性黑色素瘤［J］. 中国肿瘤生物治疗杂志. 2007，14（5）：487-489.

［157］卜洁琼. 瘤内缓释治疗对 B16 黑色素瘤小鼠影响的实验研究［J］. 山东大学学报（医学版），2007，45（10）：988-991.

［158］BAOFA YU. Hapten-enhanced overall survival time in advanced hepatocellular carcinoma by ultro-minimum incision personalized intratumoral chemoimmunotherapy. Journal of hepatocellular carcinoma , 2015, 2: 57.

［159］马涛，王宁菊. 艾迪注射液联合肝动脉介入治疗原发性肝癌的临床研究［J］. 肿瘤防治杂志，2005，12（7）：538-540

［160］韩蕾，文小平. 介入治疗、三维适形放疗与氩氦刀治疗原发性肝癌的临床对比研究［J］. 贵州医药，2010，34（8）：687-690.

第三十九章

原发性肝癌的药物治疗

原发性肝细胞癌（简称肝癌，HCC）是临床最常见的恶性肿瘤之一，全球发病率逐年增长，发病人数已超过 62.6 万 / 年，居于恶性肿瘤的第 5 位；死亡人数接近 60 万 / 年，位居肿瘤相关死亡的第 3 位。我国是肝癌的高发区，目前发病人数约占全球的 55%，在肿瘤相关死亡人数中仅次于肺癌，位居第二。晚期肝癌的内科药物治疗尤其是传统细胞毒药物的疗效不理想，结果令人失望。生物治疗有助于降低术后复发和改善生活质量，但大多数生物治疗方法或技术尚处于研发和临床试验阶段；分子靶向治疗，特别是抗血管生成是肝癌治疗的基本策略，目前尚无抗血管生成之外有效的治疗靶点。随着近年来免疫治疗研究的深入，免疫检查点抑制剂等临床研究结果提示对部分肝癌患者有效，有望开辟肝癌治疗的新时代。

尽管临床常用的细胞毒药物均曾试用于肝癌的治疗，但有效的药物并不多。比较常用的药物有氟尿嘧啶、阿霉素、顺铂和丝裂霉素，大组临床报告部分缓解率均在 20% 以下。近年一些新药用于肝癌的治疗取得一定的疗效，如卡培他滨（希罗达）单药有效率 13%，吉西他滨 18%，伊立替康 7%，我国应用斑蝥制剂和三氧化二砷治疗肝癌也有一定的姑息作用。联合化疗对肝癌的疗效有所提高，例如 Leung 报道，DDP＋5FU＋IFN 方案连续 4 天给药治疗 50 例不能手术的肝癌患者，有效率 26%，中位生存时间 8.9 个月，13 例有效病例中 9 例变为可手术，并有 3 例术后病理证实达到完全缓解。在我国学者报道的一项 III 期研究中，奥沙利铂联合氟尿嘧啶（FOLFOX4）方案为晚期患者带来了生存获益。该研究共入组 371 例患者，FOLFOX4 组的 OS（6.40 月和 4.97 月，$p=0.07$）和 PFS（2.93 月和 1.77 月，$p<0.001$）均优于对照组传统的阿霉素，客观缓解率也有提高，分别为 8.15% 和 2.67%（$p=0.02$）。

总体来看，全身化疗对肝癌的疗效不理想，加之肝癌患者常有肝炎及肝硬化等肝病背景，因此只有在以下适应证时才考虑行全身化疗：肝外转移；肝局部病变无法行手术，局部消融疗法或肝动脉内插管栓塞化疗；门静脉主干癌栓；一般状况 KPS＞70 分；肝功能指标总胆红素＜正常上限 2 倍，白蛋白＞30g/L，INR＜1.4。

肝癌的生物治疗，涉及免疫治疗（细胞因子、过继性细胞免疫、单克隆抗体、肿瘤疫苗）、基因治疗、内分泌治疗、干细胞治疗等多个方面。目前，大多数生物治疗方法或技术尚处于研发和临床试验阶段，小部分已应用于临床。一些单中心的小规模临床试验结果提示生物治疗可提高患者的生活质量，减少术后复发率。乙型肝炎相关性 HCC 患者根治性切除术后长期应用 INFα 辅助治疗，可以有效地延缓和降低复发率，并具有抗病毒疗效。一般认为，适当应用胸腺肽 α1 和 IL2 可以增强免疫功能，辅助抗病毒和抗肿瘤作用，有助于降低术后复发和改善生活质量。国内学者多数报告，细胞因子与其他抗肿瘤治疗联合应用。目前用于肝癌过继性细胞免疫治疗的免疫活性细胞主要是细胞因子诱导的杀伤细胞（CIK）和特异杀伤性 T 淋巴细胞（CTL）。CIK 细胞治疗对清除残癌、降低抗肿瘤毒副反应、改善生活质量有较好疗效。肝癌疫苗和基因治疗正在进行临床试验，其中树突状细胞（DC）疫苗受到较多关注。生物化疗等综合治疗模式显示出良好的效果和耐受性，但缺乏大规模、多中心协作研究的证据。由于生物治疗开展随机对照的大规模临床试验研究难度大，循证医学证据还不充分，不推荐作为常规治疗，但可作为辅助治疗或不能手术情况下的治疗选择。

肝癌的发病机制十分复杂，其发生、发展和转移与多种基因的突变、细胞信号传导通路和新生血管增生异常等密切相关，其中存在着多个关键性环节，正是进行分子靶向治疗的理论基础和重要的潜在靶点。2007 年 12 月，美国 FDA 批准索拉非尼可用于治疗晚期肝细胞癌是肝癌分子靶向治疗的里程碑。分子靶向药物治疗自此受到高度关注。近年来，进行了多个研究，包括：①抗表皮生长因子受体（EGFR）药物，如埃罗替尼（erlotinib）和西妥昔单抗（cetuximab）；②抗血管生成药物，如贝伐珠单抗（bevacizumab）和布立尼布（brivanib）等；③信号传导通路抑制剂，如 mTOR 抑制剂依维莫司（everolimus，RAD001）和 C-MET 抑制剂（tivantinib）；④多靶点抑制剂，如舒尼替尼（sunitinib）、瑞戈非尼（regorafenib）、仑伐替尼（lenvatinib）等不同机制分子靶向药物的探索，其中，以瑞戈非尼、仑伐替尼为代表的多靶点、多激酶抑制剂是近年研究的亮点。

索拉非尼（sorafenib，商品名 Nexavar，多吉美）是一种口服的多靶点、多激酶抑制剂，既可通过抑制血管内皮生长因子受体（VEGFR）和血小板源性生长因子受体（PDGFR）阻断肿瘤血管生成，又可通过阻断 Raf/MEK/ERK 信号传导通路抑制肿瘤细胞增殖，从而发挥双重抑制、多靶点阻断的抗 HCC 作用。多项随机、双盲、平行对照的国际多中心Ⅲ期临床研究表明，索拉非尼能够延缓 HCC 的进展，明显延长晚期患者生存期。2008 版 NCCN 指南已经将索拉非尼列为晚期 HCC 患者的一线治疗药物；欧洲 EMEA、美国 FDA 和我国 SFDA 也已相继批准索拉非尼用于治疗不能手术切除和远处转移的 HCC。迄今为止，两项大型Ⅲ期国际多中心临床试验确立了索拉非尼在晚期肝癌治疗中的地位：一项是 SHARP 研究，另一项为 Oriental 研究。2008 年 7 月，《新英格兰医学杂志》发表了 SHARP 研究的结果，即索拉非尼与安慰剂随机治疗晚期肝癌的欧美国家多中心Ⅲ期临床试验的最终结果。该试验共入组 602 例患者，分别接受索拉非尼 400mg，每日两次或安慰剂口服，结果显示：索拉非尼与安慰剂组总生存率的风险比（HR）为 0.69（95% CI：$0.5 \sim 0.87$，$p = 0.0006$），即索拉非尼组较安慰剂组的生存改善了 44%；中位总生存（mOS）分别为 10.7 个月与 7.9 个月；中位至疾病进展时间（TTP）分别为 5.5 和 2.8 月；疾病控制率（DCR，指肿瘤完全缓解、部分缓解及稳定后持续 28 天的患者分别为 43% 和 32%，并且无论患者的一般状况评分如何，有无大血管侵犯，有无肝外转移及既往治疗情况如何均未影响上述索拉非尼的获益。亚组分析还显示，病期较早的患者 mOS 10.7 月，而病期较晚的患者为 5.5 月，提示晚期肝癌患者尽早使用索拉非尼获益更大。索拉非尼 3~4 度不良反应主要有腹泻（8%）、皮疹（8%）、高血压（2%），但与安慰剂组相比，因不良反应导致的停药率相似。Oriental 临床试验是另一项在亚洲进行的多中心Ⅲ期临床研究，我国近 20 家医院参与了此项研究，其临床设计与 SHARP 试验相同，研究结果已在 2009 年 1 月的《柳叶刀肿瘤学》（Lancet Oncology）上发表。入组病例共 226 例，按 2：1 的比例随机接受索拉非尼单药或安慰剂治疗，主要研究目的仍然是总生存（OS）。结果显示，两组 mOS 分别为 6.5 月与 4.2 月（$p = 0.014$），中位 TTP 分别为 2.8 月与 1.4 月（$p < 0.001$），DCR 分别为 35% 与 16%，表明索拉非尼明显优于安慰剂的治疗。且亚组分析还显示，不论患者年龄大小，不论患者的一般状况评分高低，有无大血管侵犯，有无肝外转移及既往治疗情况如何，索拉非尼都显示出生存获益。尽管 Oriental 与 SHARP 临床试验相比，入组患者的病期更晚，一般情况更差，但两个实验在生存上的获益及耐受性方面却非常相似，显示

出索拉非尼在不同人种及不同地域及不同的病期均有较好的获益。索拉非尼的客观有效率（完全缓解＋部分缓解）较低，改善生存的程度尚有限，因此，寻找具有疗效预测价值的生物标记物是促进肝癌个体化治疗的关键。SHARP 研究分析了血浆 VEGF、sVEGFR-2、sVEGFR-3、s-c-Kit、HGF、Ras p21、Ang2、bFGF、EGF 和 IGF-2 的变化，以确定与生存期或索拉非尼治疗反应相关的临床预测因子，结果显示，基线血管生成素 2（Ang2）和 VEGF 水平是进展期肝癌生存的独立预后因素。在索拉非尼治疗组中，基线高 c-KIT 和低 HGF 的患者有生存延长的趋势（P 值分别为 0.081、0.073）。但没有一个检测的生物标记物在疗效预测方面有显著统计学差异。有研究提示 VEGFA、Ang-2、IGF-1、HGF、G-CSF、AFP 应答、循环内皮细胞或祖细胞数、中性粒细胞与淋巴细胞比值、ERK 活性改变、可溶 c-Kit、瘦素等可能是索拉非尼治疗的疗效预测因素，这些研究大部分基于小样本、单臂回顾性研究，同时许多生物标记物本身即为肝癌的预后因素，无法用以准确判断索拉非尼疗效。因此，目前尚无有效的索拉非尼疗效预测标志物。

除了索拉非尼，另一个多靶点激酶抑制剂仑伐替尼对晚期肝细胞癌也显示出良好的疗效。仑伐替尼作用于 VEGFR2、3 和 PDGFRa/b、FGFR1、KIT、RET 等多个靶点，已被美国 FDA 批准联合依维莫司治疗抗血管生成治疗失败的晚期肾细胞癌患者（2016 年 5 月）和放射性碘难治性、侵袭性、分化型甲状腺癌（DTC）（2015 年 2 月）。2017ASCO 年会上报道的乐伐替尼与索拉非尼随机对照非劣效Ⅲ期临床研究中，954 名晚期 HCC 患者 1∶1 随机分为乐伐替尼组和索拉非尼治疗组，结果显示，在主要终点 OS 上，仑伐替尼非劣于索拉非尼（仑伐替尼组 13.6 月 vs. 索拉非尼组 12.3 月，HR 0.92；95% CI 0.79～1.06），两个次要终点 PFS（仑伐替尼组 7.4 月 vs. 索拉非尼组 3.6 月，HR 0.66；95% CI 0.56～0.77，$p<0.00001$），ORR（仑伐替尼组 24.1% vs. 索拉非尼组 9.2%，OR3.13；95% CI 2.15～4.56，$p<0.00001$）仑伐替尼组均优于索拉非尼组。仑伐替尼组严重不良事件率较高（43% vs. 30%），同样，严重不良事件发生率也高于索拉非尼组（18% vs. 10%）。基于有效性和安全性的研究结果，目前认为仑伐替尼是晚期 HCC 继索拉非尼之后又一有效的治疗手段。

而其他的多个靶向药物包括舒尼替尼、布立尼布、利尼伐尼（linifanib）在与索拉非尼的随机对照的肝癌一线治疗Ⅲ期临床研究中均未能取得阳性结果。

对于索拉非尼失败的晚期肝细胞癌，瑞戈非尼被证实可以延长生存期。瑞戈非尼能对多种激酶产生强有力的抑制作用，这些激酶包括驱动肿瘤血管新生（VEGFR1-3、TIE-2）、肿瘤形成（KIT、PDGFR、RAF 和 RET）和微环境调节（PDGFR、FGFR 1-2）的激酶，由此抑制肿瘤进展和转移形成。RESORCE 研究是瑞戈非尼对比安慰剂治疗索拉非尼失败的晚期肝细胞癌的随机对照双盲Ⅲ期研究，560 名受试者按 2∶1 比例随机分入瑞戈非尼治疗组和安慰剂组。结果显示不管是主要终点 OS（瑞戈非尼组 10.6 月 vs. 安慰剂组 7.8 月，$p \leqslant 0.01$，还是次要终点 PFS（瑞戈非尼 3.1 月 vs. 安慰剂 1.5 月，$p<0.001$，ORR（瑞戈非尼 10.6% vs. 安慰剂 4.1%，$p=0.01$，mRECIST），瑞戈非尼组均优于安慰剂组。2017 年 5 月，美国 FDA 批准瑞戈非尼治疗既往索拉非尼失败的肝细胞癌。

近年来，免疫治疗在晚期肝癌的治疗中出现曙光。HCC 是具有免疫原性的肿瘤，然而，HCC 真正引发 T 细胞应答非常少，因为肿瘤细胞会通过肿瘤浸润性淋巴细胞、瘤内库普弗细胞及骨髓原性的抑制细胞（MDSC）对 PD-1、PD-L1 表达的上调等不同途径限制 T 细胞对肿瘤相关性抗原产生杀伤作用。

Checkmate040 研究是 PD-1 抑制剂 Nivolumab 单抗（纳武利尤单抗）治疗未接受过索拉非尼治疗或索拉非尼治疗失败晚期肝癌患者的Ⅰ/Ⅱ期临床研究。该研究的主要终点为安全性和耐受性（剂量递增组，ESC）及客观缓解率（ORR）（剂量扩展组，EXP）。2017 年 ASCO 报道的该研究的最新数据显示，中心独立盲法审查（BICR）mRECIST 标准评估的未接受索拉非尼治疗组（ESC＋EXP）、接受索拉非尼治疗组（ESC）、接受索拉非尼治疗组（EXP）的客观缓解率分别为 24%、22%、19%。BICR RECISTv1.1 标准评估的三组客观缓解率分别为 20%、19%、14%。三组的缓解时间分别为 17.15（4.2～17.1）、19.35（2.8～38.2）、16.59（3.2～16.8）个月。Nivolumab 在接受索拉非尼治疗组的中位总生存期分别为 15.0（ESC）和 15.6（EXP），在一线未经索拉非尼治疗组的总生存期甚至达到 28.6 个月。在剂量递增期中，仅报告 1 个剂量限制毒性（2 级肝损伤），没有达到最大耐受剂量。既往接受索拉非尼治疗组（EXP）中的 1 例患者由于研究药物毒性而死亡（肺炎）。Nivolumab 治疗晚期肝细胞癌被证实疗效显著，且无论病因学、PD-L1 表达情况、一线和二线治疗均有效且无新发现的安全性问题。KETNOTE-224 研究是一项探索帕博利珠单抗（pembrolizumab）治疗晚期肝癌疗效的 Ⅱ 期临床研究，共纳入了 104 例经索拉非尼治疗失败的患者。ORR 为 16.4%，疾病控制率为 61.5%，中位 PFS 为 4.8 个月，中位 OS 为 12.9 月。基于以上研究成果，美国 FDA 分别于 2017 年 9 月、2018 年 11 月批准 Nivolumab 及 Pembrolizumab 作为晚期肝癌的二线治疗。

从现有的研究结果看，晚期肝癌的靶向治疗，无论是一线还是二线，仍以抗血管生成治疗为主。免疫治疗的出现可望大幅改善部分患者的预后，开创晚期肝癌药物治疗的新时代。未来，扩大免疫治疗的获益人群、探索联合其他治疗手段以进一步提高疗效将成为下一步研究目标。寻找靶向治疗、免疫治疗疗效预测标志物，定位最可能从相应治疗中获益的目标患者也是肝癌个体化治疗及精准医疗努力的方向。中国的晚期肝细胞癌的治疗在不断探索新药物的同时，更要注意实行治疗规范化，将基础肝病的管理贯穿整个肿瘤治疗，合理地对已有的治疗方案进行优化选择和组合，争取使每位晚期肝癌患者取得最大幅度的生存获益，提高患者生存质量。

（俞　悦　周爱萍　李　青　孙　燕）

参 考 文 献

［1］FERLAY J, SOERJOMATARAM I, ERVIK M, et al. GLOBOCAN 2012 v1. 0, Cancer incidence and mortality worldwide: IARC cancer- base No. 11［M］. Lyon: International Agency for Research on Cancer, 2013.

［2］CHEN W, ZHENG R, BAADE P D, et al. Cancer statistics in China, 2015［J］. CA: A Cancer Journal for Clinicians, 2016, 66 (2): 115.

［3］YEO W, MOK T S, ZEE B, et al. A randomized phase Ⅲ study of doxorubicin versus cisplatin/interferon α-2b/ doxorubicin/fluorouracil (PIAF) combination chemotherapy for unresectable hepatocellular carcinoma［J］. J Natl Cancer Inst, 2005, 97 (20): 1532.

［4］WU Z M, LIU Q, QI X H. Efficacy of cantharidin combined with transcatheter arterial embolization for primary hepatocellular carcinoma［J］. Journal of Southern Medical University, 2010, 30 (12): 2774.

［5］HU H T, YAO Q J, MENG Y L, et al. Arsenic trioxide intravenous infusion combined with transcatheter arterial chemoembolization for the treatment of hepatocellular carcinoma with pulmonary metastasis: long-term outcome analysis［J］. Journal of Gastroenterology & Hepatology, 2017, 32 (2): 295-300.

［6］QIN S, BAI Y, LIM H Y, et al. Randomized, multicenter, open-label study of oxaliplatin plus fluorouracil/ leucovorin versus doxorubicin as palliative chemotherapy in patients with advanced hepatocellular carcinoma from Asia［J］. Journal of Clinical Oncology, 2013, 31 (28): 3501.

［7］LLOVET J M, RICCI S, MAZZAFERRO V, et al. Sorafenib in advanced hepatocellular carcinoma［J］. New

England Journal of Medicine, 2008, 359 (4): 378-390.

［8］RAOUL J, SANTORO A, BEAUGRAND M, et al. Efficacy and safety of sorafenib in patients with advanced hepatocellular carcinoma according to ECOG performance status: a subanalysis from the SHARP trial［J］. Journal of Clinical Oncology, 2008, 26 (15): 431-436.

［9］CHEN Z. Efficacy and safety of sorafenib in patients in the Asia-Pacific region with advanced hepatocellular carcinoma: a phase III randomized, double-blind, placebo-controlled trial［J］. Lancet Oncology, 2009, 10 (1): 25-34.

［10］QIN S, YANG T, TAK W, et al. Efficacy and safety of sorafenib in patients with advanced hepatocellular carcinoma (HCC): Asia-Pacific (AP) trial subgroup analyses by baseline transaminase (ALT/AST)/α-fetoprotein (AFP) levels［J］. Journal of Clinical Oncology, 2009, 27 (15): 4590.

［11］BRUIX J, CHENG A, KANG, Y, et al. Effect of macroscopic vascular invasion, extrahepatic spread , and ECOG performance status on outcome in patients with advanced hepatocellular carcinoma treated with sorafenib: analysis of two phase III, randomized, double-blind trial［J］. Journal of Clinical Oncology, 2009, 27 (15): 4580.

［12］SHAO Y, HSU C, HUANG C, et al. Use of plasma angiogenesis-related factors to investigate the association of interleukin 8 and interleukin 6 levels with efficacy of sorafenib-based antiangiogenic therapy in patients with advanced hepatocellular carcinoma (HCC)[J］. Journal of Clinical Oncology, 2011, 29 (4): 199.

［13］MIYAHARA K, NOUSO K, TOMODA T, et al. Predicting the treatment effect of sorafenib using serum angiogenesis markers in patients with hepatocellular carcinoma［J］. Journal of Gastroenterol and Hepatology, 2011, 26 (11): 1604-1611.

［14］SHAO Y Y, HUANG C C, LIN S D, et al. Serum insulin-like growth factor-1 levels predict outcomes of patients with advanced hepatocellular carcinoma receiving antiangiogenic therapy［J］. Clinical Cancer Research, 2012, 18 (14): 3992.

［15］SHAO Y Y, LIN Z Z, HSU C, et al. Early alpha-fetoprotein response predicts treatment efficacy of antiangiogenic systemic therapy in patients with advanced hepatocellular carcinoma［J］. Cancer, 2010, 116 (19): 4590.

［16］SHAO Y Y, LIN Z Z, CHEN T J, et al. High circulating endothelial progenitor levels associated with poor survival of advanced hepatocellular carcinoma patients receiving sorafenib combined with metronomic chemotherapy［J］. Oncology, 2011, 81 (2): 98-103.

［17］ZHENG Y B, ZHAO W, LIU B, et al. The blood neutrophil-to-lymphocyte ratio predicts survival in patients with advanced hepatocellular carcinoma receiving sorafenib［J］. Asian Pac J Cancer Prev, 2013, 14 (9): 5527-5531.

［18］CARAGLIA M, GIUBERTI G, MARRA M, et al. Oxidative stress and ERK1/2 phosphorylation as predictors of outcome in hepatocellular carcinoma patients treated with sorafenib plus octreotide LAR［J］. Cell Death & Disease, 2011, 2 (4): 150.

［19］FALOPPI L, SCARTOZZI M, BIANCONI M, et al. The role of LDH serum levels in predicting global outcome in HCC patients treated with sorafenib: implications for clinical management［J］. BMC cancer, 2014, 14 (1): 110.

［20］KUDO M, FINN R S, QIN S K, et al. Lenvatinib versu sorafenib in first-line treatment of patients with unresectable hepatocellular carcinoma: a randomised phase 3 non-inferiority trial［J］. Lancet, 2018, 391: 1163-1173.

［21］CHENG A L, KANG Y K, LIN D Y, et al. Sunitinib versus sorafenib in advanced hepatocellular cancer: results of a randomized phase III trial［J］. Journal of Clinical Oncology, 2013, 31 (32): 4067.

［22］JOHNSON P J, QIN S, PARK J W, et al. Brivanib versus sorafenib as first-line therapy in patients with

unresectable, advanced hepatocellular carcinoma: results from the randomized phase Ⅲ BRISK-FL study [J].
Journal of Clinical Oncology, 2013, 31 (28): 3517.

[23] CAINAP C, QIN S, HUANG W T, et al. Linifanib versus sorafenib in patients with advanced hepatocellular carcinoma: results of a randomized phase Ⅲ trial [J]. Journal of Clinical Oncology, 2015, 33 (2): 172-179.

[24] BRUIX J, QIN S, MERLE P, et al. Regorafenib for patients with hepatocellular carcinoma who progressed on sorafenib treatment (RESORCE): a randomized, double-blind, placebo-controlled, phase3 trial [J]. Lancet, 2016, 389 (10064): 56.

[25] BREOUS E, THIMME R. Potential of immunotherapy for hepatocellular carcinoma [J]. Journal of Hepatology, 2011, 54 (4): 830-834.

[26] CROCENZI T S, EL-KHOUEIRY A B, YAU T C, et al. Nivolumab (nivo) in sorafenib (sor)-naive and-experienced pts with advanced hepatocellular carcinoma (HCC): checkmate040 study [J]. Journal of Clinical Oncology, 2017, 35 (15 suppl.): 4013.

[27] ZHU A X, FINN R S, CATTAN S, et al. KEYNOTE-224: pembrolizumab in patients with advanced hepatocellular carcinoma previously treated with sorafenib [J]. Journal of Clinical Oncology, 2018, 36 (4 suppl): 209.

第四十章
人工肝支持与肝癌治疗

第一节　人工肝的概念与分类

人工肝脏简称人工肝（artificial liver），是借助体外机械、化学或生物性装置，暂时及部分替代肝脏功能，清除体内毒性物质，改善患者内环境，补充因为肝病而缺乏的凝血因子等，从而协助治疗肝功能不全、肝衰竭或相关疾病的方法。人工肝与一般内科药物治疗的主要区别在于，前者主要通过"功能替代"治病，后者主要通过"功能加强"治病。由于目前的人工肝以体外支持和功能替代为主，故又称人工肝支持系统（artificial liver support system，ALSS）。

由于肝脏功能的重要性及复杂性，以及重型肝炎、肝功能不全、肝衰竭时体外功能支持的多样性与个体化需求，目前常用的人工肝方法有数种，按其组成及性质，主要分为以下三种类型：

Ⅰ型（非生物型人工肝）：指不包括生物部分构成的人工肝支持系统。常用的方法有血浆置换、血液滤过、血液透析滤过、血液/血浆灌流吸附、分子吸附再循环系统（molecular adsorbent recirculating system，MARS）等。这些多基于血液净化技术的非生物型人工肝的功能以解毒为主，部分兼有补充体内物质的作用。目前非生物型人工肝仍是治疗重型肝病、肝衰竭的主流技术，占人工肝治疗病例的绝大多数，操作简单，安全有效。

Ⅱ型（生物型人工肝）：指将同种或异种动物的肝脏组织或细胞置入生物反应器内，与其他一些特殊材料共同构成人工肝系统，如美国生命治疗公司的 EALD 生物人工肝，在其循环系统中有四个生物反应器，里面有 400 克左右 C3A 细胞。从理论上分析，生物型人工肝可以暂时替代肝脏的部分生物合成、转化功能，这是人工肝支持系统的发展方向。20 世纪 80 年代末期以来，曾采用猪肝细胞、原代人肝细胞、永生化细胞系细胞等组成的生物人工肝进行临床治疗，虽然取得一定疗效，但仍存在一些具体的技术问题，如细胞数量、功能、致瘤性、生物反应器结构合理性等，目前尚未进入临床应用。

Ⅲ型（混合型生物人工肝）：是由生物型和非生物型人工肝组合构成的混合型支持系统。由于重型肝炎、肝衰竭等严重肝病患者体内毒性物质蓄积严重，需要非生物人工肝协助去除毒素，生物部分才能更好地发挥功能。但因为生物人工肝发展的滞后，混合型生物人工肝也进展较慢。

第二节　人工肝的治疗作用与适应证

目前的人工肝主要用于重型肝炎、肝功能不全、肝衰竭的辅助治疗，以促进肝脏功能的自发恢复，或作为肝移植的桥梁与过渡措施。因此，其主要作用及适应证包括以下几个方面：

（1）促进重型肝炎、肝衰竭患者的自发恢复：重型肝炎、肝功能不全、肝衰竭患者病情重，发展快，并发症多，死亡率高。由于肝脏在短期内发生大块或亚大块坏死，患者体内毒性物质迅速蓄积，黄疸进行性加深，出血、肝肾综合征、肝昏迷等严重并发症相继发生。在这种情况下，人工肝支持系统有利于快速清除体内毒素，降低血清总胆红素，改善机体的内环境，为肝细胞再生及肝脏功能恢复创造有利条件。曾有报道用人工肝支持系统治疗 92 例肝功能衰竭患者，同时设 103 例同期未用人工肝的患者作为对照，结果治疗组存活率为 71.7%（66/92），与对照组 55.3%（57/103）相比，两组存活率有显著性差异（χ^2 值为 5.65，$p < 0.05$）。

（2）作为肝移植的准备措施和桥梁：重症肝病、肝衰竭患者病情危重，不少患者在得到供肝之前已经死亡；或因病情严重，条件极差难以承受肝移植手术；或勉强手术增加围手术期风险。在这种情况下，人工肝治疗能够延长患者生命，改善凝血功能，稳定内环境，有利于肝移植患者度过围手术期难关，提高肝移植成功率。肝移植手术后，若出现移植肝脏无功能，或严重感染暂时不能应用免疫抑制剂等情况，人工肝能够帮助患者度过危险期，有时能够避免二次肝移植。

（3）经济意义：由于人工肝治疗可在短时间暂时去除体内较多毒性物质，集中补充部分有益成分，维持内环境相对稳定，加上肝脏强大的再生能力，对一些肝功能不全患者，或者肝衰竭早中期患者，在内科药物治疗基础上配合人工肝治疗，有时可明显缩短患者病程和住院时间，减少并发症发生，从而节省住院花费。

第三节　人工肝支持与肝癌治疗

由于我国多数肝癌患者都是在慢性肝炎、肝硬化基础上发展而来，而且发现和诊断较晚，全身情况较差，因此，无论是外科切除手术，还是经皮动脉导管栓塞化疗（TACE）、各种消融治疗，手术后肝衰竭（postoperative liver failure）或肝功能不全是一个必须面对的问题。一些患者在手术后出现肝衰竭症候群，表现为极度乏力，精神萎靡，嗜睡，有明显的消化道症状；黄疸迅速加深，血清总胆红素大于正常值上限 10 倍或每日上升≥17.1μmol/L；凝血酶原时间明显延长，凝血酶原活动度≤40%，国际标准化凝血比值≥1.5，如果没有强有力的治疗措施，风险迅速增加。

手术后肝衰竭是肝脏手术后严重的并发症，也是导致术后死亡的主要原因。肝脏储备功能差及手术创伤、切除肝脏体积、术中出血、阻断肝门血流与否以及围手术期的处理等是影响患者术后肝功能的主要因素。因此，除了术前正确评估肝脏储备功能外，手术方式的选择及手术创伤的程度也是术者需要考虑的因素。术后肝脏功能代偿的能力取决于两个因素：一是剩余肝脏质地的好坏；二是为剩余肝脏容积的大小。

就常规开腹手术而言，术前准确评估肝脏储备功能、术中合理掌握切肝量是避免术后肝功能衰竭的重要措施。Child-Pugh 分级能够很好地反映肝脏储备功能，因而广泛用于门脉手术预后、肝硬化患者预后、肝叶切除前肝功能的评估等多个方面。Child-Pugh 评分 A 级手术危险度小，B级手术危险度中等，C 级手术危险度大。手术前尽量保持肝功能 Child-Pugh 评分处于 A 级状态。即使肝功能为 A 级的肝硬化患者也并非都能耐受大型手术，如肝巨量切除。虽然 Child-Pugh 分级法简单易行并在临床广泛应用，但是它难以准确反映所有肝病患者的储备功能，仍有 Child-Pugh 分期 A 级的患者术后出现肝衰竭。吲哚菁绿（ICG）静脉注射后，迅速与血液中的蛋白结合，有选择性地被肝细胞摄取后，以游离形式逐步排入胆汁，后随粪便排出体外，无肠肝循环，亦不通过肾脏排泄，是定量反映肝脏储备功能的较好方法。在肝胆外科中，ICG 清除试验已被作为评价肝储备能力的一个重要指标，可用于术前肝储备功能的判断和肝切除量的参考。

总之，人工肝在三个方面可能为肝脏肿瘤的治疗提供辅助作用：①对术前（包括常规开腹切除手术、微创手术）肝脏储备功能较差的肝癌患者，在术后数日内如果出现肝功能不全或肝衰竭的情况，辅以人工肝治疗，会有助于患者肝功能自发恢复；②对肝癌肝移植术后暂时出现的肝脏无功能状态，可以通过人工肝体外支持，保持内环境稳定，促进肝功能恢复；③人工肝能否作为扩大肝脏手术切除范围及增加微创治疗强度与频度的保障措施，目前缺乏高等级的循证医学证据的支持，但值得观察和总结。

（段钟平　陈　煜）

参 考 文 献

［1］中华医学会肝病学分会重型肝病与人工肝学组，中华医学会感染病学分会肝衰竭与人工肝学组. 肝衰竭诊疗指南（2012版）［J］. 中华临床感染病杂志，2012，5（6）：321-327.

［2］SARIN S K, KUMAR A, ALMEIDA J A, et al. Acute-on-chronic liver failure: consensus recommendations of the Asian Pacific Association for the study of the liver (APASL)[J]. Hepatol Int, 2009, 3: 269-282.

［3］SAMIR G. Assessing liver function［J］. Current Opinion in Critical Care, 2007, 13: 207-214.

［4］段钟平，李俊峰. 慢加急性肝衰竭：从病理生理到临床实践［J］. 临床肝胆病杂志，2013，29（9）：57-60.

［5］张晶，段钟平，何金秋，等. 人工肝治疗对重型肝病患者生存期的影响［J］. 中华肝脏病杂志，2006，14（9）：647-651.

［6］KANTOLA T, ILMAKUNNAS M, KOIVUSALO A M, et al. Bridging therapies and liver transplantation in acute liver failure. 10 years of MARS experience from Finland［J］. Scandinavian Journal of Surgery, 2011, 100: 8-13.

［7］JALAN R, SUBRAT K, VICENTE I, et al. Toward an improved definition of acute-on-chronic liver failure［J］. Gastroenterology, 2014, 147: 4-10.

［8］LARSEN F S, SCHMIDT L E, BERNSMEIER C, et al. High-volume plasma exchange in patients with acute liver failure: an open randomized controlled trial［J］. Journal of Hepatology, 2016, 64: 69-78.

［9］LODES U. Acute liver failure, acute-on-chronic liver failure, hepatorenal syndrome, hepatopulmonary syndrome and portopulmonary hypertension, artificial liver support on the ICU［J］. Zentralbl Chir, 2017, 142 (3): 275-286.

［10］MINDIKOGLU A L, PAPPA S C. New developments in hepatorenal syndrome［J］. Clin Gastroenterol Hepatol, 2018, 16 (2): 162-177.

［11］SAKIYAMA R. Clinical translation of bioartificial liver support systems with human pluripotent stem cell-derived hepatic cells［J］. World J Gastroenterol, 2017, 23 (11): 1974-1979.

［12］Hadsell A T. Artificial organs 2016: a year in review［J］. Artif Organs, 2017, 41 (3): 276-304.

［13］LI M. Clinical observation on the treatment of acute liver failure by combined non-biological artificial liver［J］. Exp Ther Med, 2016, 12 (6): 3873-3876.

第四十一章
原发性肝癌的中医药治疗

原发性肝癌是目前世界上最常见的恶性肿瘤之一，中国是肝癌的高发区，发病人数和死亡人数约占全球 50%。它具有发病率高、病程短、恶性程度大、预后差等特点。肝癌一经发现多数已处中晚期，肝功能失代偿，大多已发生肝内转移或远处转移。

目前现代医学对肝癌的主要治疗方法有：①手术切除治疗及不能切除者术中进行的各种局部治疗，包括术中肝动脉结扎、置入式注药泵输注化学治疗药、微波凝固治疗、术中冷冻治疗等；②经皮股动脉穿刺肝动脉化疗并栓塞；③全身化学药物治疗；④射频消融治疗；⑤超声引导下微波凝固治疗；⑥高功率聚焦超声治疗；⑦激光光动力学治疗；⑧立体定向放射治疗；⑨放射性粒子组织间永久性植入术；⑩电化学疗法；⑪靶向药物治疗，包括索拉非尼、仑伐替尼、瑞格菲尼等；⑫免疫治疗，包括胸腺肽、免疫核糖核酸、干扰素、白介素 2、贝伐单抗等；⑬肝移植。

尽管肝癌的治疗手段日益丰富，但该病的预后仍不理想。以肝肿瘤切除术为代表的外科治疗仍是原发性肝癌首选治疗方法，然而 80% 以上的患者就诊时已属中晚期或伴各种手术禁忌证，失去手术治疗机会，手术切除率低。而传统的全身化疗疗效低，不良反应大，目前尚缺乏针对肝癌有特异性疗效的化疗药物。肝动脉化疗栓塞需要多次、重复进行，对患者肝功能有较大影响，且用于门静脉化疗的药物毒副作用明显，患者多不能耐受长时间的化疗，而且对术后肝癌和门静脉癌栓难以完全奏效，如果肿瘤太大或为乏血供肿瘤，栓塞治疗效果有限。放疗、射频消融、微波凝固治疗等也有一定的局限性。以索拉非尼为代表的靶向药物为肝癌治疗探索了一条新的途径，但对于肝癌的基因治疗，在靶基因的选择和载体有效性、安全性等方面还有很长的路要走。

肝癌治疗的目标：一为根治；二为延长生存期；三为减轻痛苦。中西医结合综合治疗是提高肝癌疗效的重要途径。中医学以整体观念为指导，治疗上坚持辨证与辨病相结合、内服与外用相结合、中医与西医相结合的原则，用于各型各期肝癌，能有效改善患者症状，延长生存期，提高生活质量，防止肝癌复发和转移，因此，中医中药在肝癌，尤其是中晚期肝癌治疗中占有非常重要的地位，成为近年来临床治疗的趋势。

第一节　肝癌的中医治疗

一、中医对"肝"及"肝癌"的认识

《难经》四十一难中记载："肝独有两叶。"滑伯仁曰："肝之为脏，在右胁右肾之前。"此

"肝"在解剖位置上与今大致相同。"肝"的主要生理功能是"主疏泄""藏血""主筋"，其与胆的经脉相互"络属"，肝与胆相表里。

中医学文献中并无"肝癌"的病名，根据肝癌临床表现，它大致属中医的"肝积""肝著""癥积""积聚""臌胀""肝壅""癖黄""黄疸"等病范畴。《难经》曰："肝之积，名曰肥气，在胁下如覆杯，有头足，久不愈，令人四肢不收，发黄疸，饮食不为。"《诸病源候论》积聚候中记载："诊得肝积，脉弦而细，两胁下痛，邪走心下，足胫寒，胁下痛引小腹，……身无膏泽，喜转筋，爪甲枯黑。"《医宗必读》水肿胀满中记载："肝胀者，胁下满而痛引小腹。"《癖黄候》中说："病水饮停滞积聚成癖，因热气相搏，则郁蒸不散，故胁下满痛，而发身黄，名为癖黄。"《太平惠民和剂局方》曰："心腹积聚，日久癥癖，块大如杯碗，黄疸，宿食，朝起呕变，支满上气，时时腹胀，心下坚硬……。"以上诸条描述的症状与肝癌常见的肝区疼痛、上腹肿块、腹水、黄疸等症状相似。

二、肝癌的病因病机

《济生方·瘤瘕积聚门》记载："肥气之状，在左胁下，覆大如杯，肥大而似有头足，是为肝积"；《圣济总录》记载："积气在腹中，久不瘥，牢固推之不移者，癥也，饮食不节，致脏腑气虚弱，饮食不消，按之其状如杯盘牢结，久不已，令人身瘦而腹大，至死不消"；《诸病源候论·积聚病诸候》记载："积聚者，由阴阳不和，脏腑虚弱，受于风邪，搏于脏腑之气所为也"；《医宗必读》记载："积之成也，正气不足，而后邪气踞之"。这些记载表明古代中医对肝癌已有一定的了解，并认识到肝癌系正气不足、邪气盘踞所致。目前较公认的病因病机包含以下三方面：

（一）气滞血瘀

肝主疏泄，当内伤七情，外受寒气、湿邪、湿热之邪时，导致气机失调而使肝气郁结，可见胸胁作痛、郁闷不舒、脘腹胀满或串痛等。气行则血行，气滞则血瘀，气血凝聚日久，必成癥积。《医林改错》曰："肚腹结块，必有形之血。"故见血瘀之征及舌脉象。

（二）湿热蕴结

肝气横逆，侵犯脾胃，脾胃虚弱则水谷不化，致水湿内停，可见胸膈满闷、纳少食呆、呕恶便溏、水肿肢胀、腹水鼓胀、苔腻、脉濡滑等。湿聚日久，郁而化热，湿热熏蒸而致黄疸。

（三）正气虚衰

《内经》曰："正气存内，邪不可干""邪之所凑，其气必虚"，肝腑气虚血亏是肝癌发病的基础之一。病邪侵入日久，必耗伤精血，至气血双亏，脏腑损伤，阴阳俱虚，故可见消瘦乏力、面苍神淡、气短心悸、体力不支、脉沉细弱、舌淡唇黯等。

肝癌的病因病机可概括为：外感六淫疫疠，饮食失调，嗜酒过度，七情内伤，致气血不和、脏腑虚损，进而气滞血瘀、湿热蕴结、正气益亏，邪凝毒结，日久成疾，是一种全身性虚、局部性实，本虚标实的疾病。

目前有学者提倡脾虚为肝癌病机之本，虽然肝癌临床常见脾虚表现，但多系"见肝之病，知肝传脾"之果，即肝癌发展过程中的伴随证候。潘敏求教授认为，"瘀、毒、虚"是肝癌基本病机；刘嘉湘教授提出"因虚受邪说"；王沛教授认为，肝癌属本虚标实之证，提出肝癌的基本病理特点为肝之体用失调，以及瘀、湿、邪毒的蕴结；曹继刚等提出"脏虚络痹"为肝癌基本病机，认为肝脾失调虚损是肝癌发生、发展的根本原因，肝络瘀滞痹阻是肝癌发生、发展的重要因素。

根据中医"正虚致癌""肝体阴而用阳""肝肾同源"以及"肾为先天之本"等理论，有学者提出肝肾阴虚是肝癌发病基础的观点。随着对肝癌认识的深入，自20世纪90年代以来，中医肿瘤界发展了"癌毒"概念，认为正气虚损是原发性肝癌发生、发展的内在因素，癌毒内生是原发性肝癌发生、发展的病理基础。

三、辨证分型治疗

（一）肝郁脾虚型

（1）主证：两胁胀满，右侧为甚，胁下痞块时时坠痛，胸闷不舒，生气后加重，口苦腹胀，食欲不振，或恶心嗳气，性情急躁，时有便溏，舌淡红，苔薄黄或薄白，脉弦数。

（2）治法：疏肝理气，健脾和胃。

（3）方药：柴胡疏肝散、逍遥丸加减。

醋柴胡9g，当归9g，黄芩9g，白术9g，茯苓9g，杭白芍15g，炒陈皮9g，郁金9g，夏枯草15g，薏米30g，木香9g，八月札15g，蛇舌草20g，鸡内金12g，焦三仙各12g。

（二）气滞血瘀型

（1）主证：胁痛如刺，痛引腰背，固定不移，入夜更剧，胁下痞块巨大，推之不动，胸闷腹胀，纳呆食少，嗳气或呃逆，便干尿少，舌质紫或暗红，有瘀点、瘀斑，苔薄白或黄，脉沉细或涩。

（2）治法：活血化瘀，行气散结。

（3）方药：桃红四物汤合大黄蛰虫丸加减。

桃仁9g，红花9g，川芎6g，生地15g，莪术9g，山慈姑9g，八月札12g，郁金9g，枳壳9g，元胡9g，土贝母15g，杭白芍15g，大黄3g，全蝎3g，凌霄花10g，鳖甲15g，龟板15g，半枝莲30g。

（三）湿热瘀毒型

（1）主证：上腹肿块，脘腹胀满，腹大如鼓，目肤黄染，肌肤晦暗，心烦口苦，恶心食少，便结溺黄，发热汗出，舌红或绛，少津，苔黄厚腻，脉滑数或弦滑数。

（2）治法：清热利湿，解毒散结。

（3）方药：茵陈蒿汤合龙胆泻肝汤加减。

茵陈30g，胆草9g，黄檗9g，炒栀子9g，大黄6g，蒲公英20g，龙葵30g，泽泻15g，茯苓15g，薏米30g，赤小豆20g，水红花子30g，大腹皮15g，郁金9g，川朴9g，鸡内金12g，焦三仙各15g。

（四）肝肾阴虚型

（1）主证：胁肋隐痛，绵绵不休，肝大胀满，腹胀如鼓，恶心口苦，纳少消瘦，面色萎黄，口渴思饮，低热或五心烦热，自汗盗汗，肌肤干燥，头晕心烦或皮下出血点，鼻出血，齿龈出血，便干尿少，或有呕血，黑便，腰膝酸软，舌红或暗红，干燥少津，苔少或光剥有裂纹，或薄白，脉沉细而数。

（2）治法：滋补肝肾，养血柔肝，利水解毒。

（3）方药：滋水清肝饮合麦味地黄丸加减。

冬虫夏草2根（另煎），生地20g，山萸肉20g，赤白芍各15g，旱莲草30g，三七粉3g（分冲），何首乌20g，龟板15g，鳖甲15g，丹皮12g，麦冬12g，五味子9g，茯苓15g，知母15g，泽泻9g，蛇舌草30g，龙葵20g，八月札15g，焦三仙各15g。

四、辨病施治

辨病施治也是中医药治疗原发性肝癌的重要手段，即根据本病的病因病机特点及临床表现，拟定一个基本方，并根据具体病情随症加减，临床上也能取得较好的疗效。杨勤龙以自拟的大黄甲虫汤（熟大黄、水蛭、穿山甲等）治疗肝癌30例，总有效率为90.0%。彭海燕等用补肝软坚方（生牡蛎、仙鹤草、炙鳖甲等）随证加减治疗肝癌，100例中近期缓解率为8.0%，瘤体稳定率83.0%，生存质量改善者71.0%。傅理琦以扶正抑瘤汤（黄芪、半枝莲、白花蛇舌草等）作为基本方治疗晚期肝癌42例，结果：完全缓解2例，部分缓解7例，稳定18例，缓解率为24.89%，明显改善患者生存质量。

五、中成药治疗

（一）鳖甲煎丸

主要药物为鳖甲、乌扇、黄芩、鼠妇、干姜、大黄、桂枝、石韦、厚朴、瞿麦、蜣螂、土鳖虫、蜂巢、赤硝、柴胡、桃仁、牡丹皮、葶苈子等。诸药相合，具有软坚消癥、行气活血、解毒抗癌的功效。对于痰瘀互结型的肝癌较为适宜，表现为右胁下或心下肿块，质硬如石，表面高低不平，腹部青筋暴露，肝区刺痛，夜间加重，口渴不欲饮，舌质暗，有瘀点、瘀斑、苔腻，脉弦细涩。本药有水丸、蜜丸。水丸每次服3g，1日1次；蜜丸每次1丸，每日2次，温开水送服。服药期间忌食辛辣之物。

（二）平消片

药物组成为郁金、仙鹤草、制马钱子、枳壳、干漆、五灵脂、白矾、火硝。诸药相合，能祛痰解毒，软坚散结。对顽痰结聚型的肝癌颇为适宜，其表现为右胁下肿块、质硬、表面高低不平，隐痛，腹胀，舌质淡暗，苔白腻，脉滑。本药为片剂，每次4～8片，1日3次，温开水送服。少数患者服药后有轻度胃脘不适，大便干结或轻度头晕，口唇肢体抽动。一般不需停药。

（三）西黄丸（胶囊）

主要药物为犀牛黄、麝香、乳香、没药，具有活血化瘀、解毒散结、消肿止痛的功效。对瘀毒蕴结型肝癌较为适宜，其表现为肝区疼痛，肿块质硬，局部灼热，低热乏力，身体消瘦，舌质暗红、苔黄，脉弦细数。本药多为水丸，每服3g，1日2次；胶囊者每次4～6粒，1日2次。局部疼痛时，可用该药12g，研末加米醋调成糊状，外敷肝区，1日1次，每次保留6h。若不能内服者，可用本品6g，加30mL水化开，保留灌肠，1日1次。

（四）金克槐耳颗粒

槐耳是生长在老龄中国槐树茎上的槐栓菌，主要成分为槐耳菌质，其功能是扶正固本，活血消癥，适用于正气虚弱、瘀血阻滞的原发性肝癌不宜手术和化疗者的辅助治疗，有改善肝区疼痛、腹胀、乏力等症状的作用。金克槐耳颗粒可与作用于S期的化疗药同时使用，具有极佳的协同性。化疗后再长期使用金克槐耳颗粒对休眠状态的肿瘤细胞仍有治疗作用。口服，1次1包，1日

3次，一个月为1个疗程。

（五）艾迪注射液

采用既有显著免疫调节作用，又有协同抗肿瘤作用的黄芪、刺五加、人参与抗癌药斑蝥，经科学提取精制而成新型双相抗癌注射液。它具有清热解毒、消瘀散结功能，适用于肝癌及其他多种肿瘤的治疗，也适用于肿瘤术后巩固治疗，与化疗配合使用可增效减毒等。成人1次50～100mL，加入0.9%氯化钠注射液或5%葡萄糖注射液250～500mL中静脉滴注，1日1次，15d为一周期，间隔3d，2周期为1个疗程；也可连用30d为1个疗程。

（六）华蟾素注射液（片、口服液）

华蟾素是中华大蟾蜍皮水制剂，具有清热解毒、利水消肿、软坚散结的作用。对消化系统肿瘤有较好的疗效。具体用法为：华蟾素注射液20～30mL（生药含量1.0g/2mL）加5%～10%葡萄糖液500mL静脉滴注，每日1次，连用1个月为1个疗程，休息4周后再用第二疗程。或肌内注射，1次2～4mL，1日1～2次，疗程同静脉滴注。华蟾素片1次3～4片，1日3次。华蟾素口服液1次10～20mL，1日3次。

（七）斑蝥素制剂

本品对原发性肝癌有较好的治疗效果，有片剂、注射剂两种规格。片剂又分斑蝥素片、去甲斑蝥素片和羟基斑蝥胺片。斑蝥素片：1天3次，口服，每次2～3片。去甲斑蝥素片（利佳片）：1次1～3片，1日3次，疗程为1个月。羟基斑蝥胺片：1日25～100mg，1天3次，口服。针剂为斑蝥胺注射液，1天50mL，1天1次，静脉注射。也可经皮肝穿刺，局部注射。本品具有一定细胞毒性作用，部分患者用后出现轻度黄疸，故应加强保肝措施。

（八）复方斑蝥胶囊（康赛迪胶囊）

采用黄芪、人参、刺五加、斑蝥、山茱萸、女贞子、半枝莲、三棱、莪术、甘草、熊胆粉等10余味既有免疫调节又有抗癌作用的中药，经科学提取精制而成的新型双相抗癌胶囊。它具有清热解毒、消瘀散结功能，口服1次3粒，1日2次，偶见消化道不适。

（九）得力生注射液

主要成分为人参、黄芪、蟾蜍、斑蝥的提取物，既保留了传统复方中药的疗效特点，又充分吸收了现代工艺的高新技术，有抑制肿瘤、增强免疫、联合化疗减毒增效及镇痛作用。将50mL得力生注射液加入5%葡萄糖液500mL中，每日1次，静脉滴注，45d为一疗程。

（十）康莱特注射液（软胶囊）

它是从传统中药薏苡仁中提取制成的注射液及软胶囊，是在静脉使用的脂乳剂。本药具有治疗肿瘤、提高免疫功能，改善症状，放化疗增效减毒等作用。注射液常用100～200mL，静脉滴注每日1次，胶囊每次服3～5粒，每日2～3次，连服20～30d为1疗程。

（十一）肝复乐片（胶囊）

主要成分为党参、鳖甲（醋制）、重楼、白术（炒）、黄芪、陈皮、土鳖虫、大黄、桃仁、半枝莲、败酱草、茯苓、薏苡仁、郁金、苏木、牡蛎、茵陈、木通、香附（制）、沉香、柴胡等，有化瘀散结、理气健脾、清热解毒的功能，适用于以肝瘀脾虚为主证的原发性肝癌，证见上腹肿块，胁肋疼痛，神疲乏力，食少纳呆，脘腹胀满，心烦易怒，口苦咽干等。每次服 6 片（粒），每日 2～3 次。

（十二）金龙胶囊

主要成分为鲜守宫、鲜金钱白花蛇、鲜蕲蛇等鲜活动物，以鲜动物整体为原料，运用低温冷冻干燥和生化技术等现代科技手段精制而成。它具有破瘀散结、解毒通络功效，具有扶正、祛邪、免疫调节、增效、减毒等方面的作用，在稳定瘤体、抑制肿瘤发展、提高生存质量、改善症状、减轻化疗的血液学毒性等方面，与化疗药物合用有相加、协同作用，对肝癌介入化疗栓塞有增效减毒作用。口服 1 次 4 粒，1 日 3 次。

（十三）消癥益肝片

本药为䗪虫（蟑螂）提取物，能破瘀化积，消肿止痛。对原发性肝癌和肝疼痛、肝大、食欲不振等症状有一定的缓解作用，对各型各期肝癌均适用，临床应用时常配合其他疗法。口服每次 6～8 片，1 日 3 次，温开水送下。1 个月为 1 个疗程，一般用药 3 个疗程。若长期服用，少数患者服后有恶心呕吐等反应，一般对症治疗后可缓解。

（十四）消癌平片

抗癌有效成分是乌骨藤，以"东方苗药神藤"——乌骨藤为原料，采用低温提取、生物分离及离子交换萃取等现代中药制取工艺，完整保留了药物的活性成分，具有抗癌、消炎、平喘作用，用于食管癌、胃癌、肝癌、肺癌的治疗，对肠癌、宫颈癌、白血病等多种恶性肿瘤也有一定疗效，亦可配合放化疗及手术后治疗。每片重 0.3g，口服 1 次 8～10 片，1 日 3 次。消癌平片尤其适用于年老体弱失去手术机会，以及放疗、化疗效果欠佳的中晚期恶性肿瘤患者。

（十五）榄香烯注射液

榄香烯乳是从姜科植物温郁金中提取的有效抗癌成分，它能降低肿瘤细胞有丝分裂能力，诱发肿瘤细胞凋亡，抑制肿瘤细胞的生长。对癌性胸腹水及某些恶性实体瘤有一定疗效，本品与放化疗同步治疗可增强疗效，可用于介入、腔内化疗及癌性胸腹水的辅助治疗。静脉注射 1 次 0.4～0.6g，1 日 1 次，2～3 周为 1 个疗程。主要不良反应为静脉炎，发生率约 100%。最为有效的防护措施是采用经皮中心静脉导管输注。

（十六）莲花片

主要成分蚤休、半枝莲、山慈菇、莪术、人工牛黄、蜈蚣、仙鹤草、三七等，是治疗原发性肝癌的复方成药，具有清热解毒、活血化瘀、软坚散结的功效，适用于肝热血瘀、肝盛脾虚而正气未全虚者。口服每次 6～8 片，每日 3 次，可连服数月至一年。

（十七）复方木鸡冲剂

由云芝提取物、广豆根、核桃树皮、菟丝子等组成，具有抑制甲胎蛋白升高的作用。用于慢性肝炎、肝硬化及早中期肝癌者。对甲胎蛋白持续低度阳性者有转阴作用，对肝癌有一定的预防作用。口服，一次 10g，一日 3 次，饭后服。

（十八）清开灵注射液（口服液）

主要药物为牛黄、郁金、黄芩、栀子、麝香、珍珠等，具有清热解毒、醒脑开窍的功效。对于毒热炽盛型肝癌及肝昏迷患者疗效较佳。具体用法为：将清开灵注射液 40～60mL，加入 5% 葡萄糖 500mL 中静脉点滴，每日或隔日 1 次，30 次为 1 疗程，休息 30d 后可进行第二疗程。用清开灵注射液的同时辨证服用中药治疗，疗效更佳。

（十九）安宫牛黄丸

主要药物为牛黄、郁金、黄连、黄芩、山栀子、朱砂、雄黄、梅片、麝香、珍珠等，诸药组合，共奏清热开窍、豁痰解毒之效。对毒热壅盛型的肝癌最为适合，其表现为肝区肿块迅速增大，疼痛，局部灼热，体热神昏，黄疸进行性加重，口渴，呕血，便血，转氨酶升高。本药为蜜丸，重 3g，每次 1 丸，每日 1～2 次，温开水送服。若用安宫牛黄丸的同时，结合辨证论治服用中药则效果更佳。

（二十）茵栀黄注射液

主要成分为茵陈提取物、栀子提取物、黄芩苷等，具有清热解毒、利湿退黄作用，用于肝胆湿热，面目悉黄，胸胁胀痛，恶心呕吐，小便黄赤者。静脉滴注一次 10～30mL，用 10% 葡萄糖液 250～500mL 稀释，症状缓解后可改用肌内注射，一日 2～4mL。

另外安替可胶囊、白芍六味口服液、葫芦素片、参一胶囊、冬凌草片、癌敌注射液、乌头碱注射液、大黄䗪虫丸、复方益肝灵片、茵连清肝合剂等中成药也常用于肝癌及其并发症的治疗。

六、对症治疗

（一）疼痛

在辨证论治基础上，加入理气活血、化瘀止痛类药，如香附 10g，元胡 12g，川楝子 12g，八月札 10g，蒲黄 10g，降香 10g，郁金 12g，五灵脂 10g，徐长卿 30g，丹参 30g，白屈菜 30g，杭白芍 20g，乳香、没药各 6g，土鳖虫 10g 等，也可与平肝舒络丸、舒肝丸、云南白药、活血止痛散、舒肝止痛丸、元胡止痛冲剂（片）、沉香舒气丸等中成药配合应用，也可用下列药方内服或外敷。

（1）推气散加减：姜黄、枳壳、桂心、当归、红藤、厚朴、蜈蚣、郁金、柴胡、丹参各 30g，制南星、半夏、大黄各 18g，白芍 60g，炙甘草 12g，共研细末，每次 12g，每日 3 次冲服，痛甚者，每次 16g，并用党参、生姜各 6g，白术、茯苓、桃仁各 9g，大枣 9 枚，水煎送服。

（2）金铃子 15～20g，元胡 20～40g，白芍 20～60g，从小剂量起，视病情轻重而定，水煎至黏糊状即可，取汁频服。

（3）如意金黄散外敷：大黄 50g，天花粉 100g，冰片 20g，黄檗 50g，生南星 20g，乳香 20g，没药 20g，姜黄 50g，皮硝 50g，芙蓉叶 50g，雄黄 30g。共研细末，加饴糖调成厚糊状，摊于油纸上，厚 3～5mm，敷贴于肝区肿块疼痛处，隔日换药 1 次。

（4）干燥鼠妇 60g，加水煎 2 次，共取汁 240mL，混合后每天分 4 次服，30min 产生镇痛效果，可维持 2～4h。

（5）香松散外敷：蜈蚣 10 条，生米壳 45g，陈皮 45g，硼砂 30g，蚤休 45g，全蝎 30g，乳香 30g，没药 30g，紫花地丁 40g，麝香 1.5g。上药各研细粉混匀，用荞麦面粉打成稀糊，调药粉外敷于肝区疼痛处的皮肤上，每2天换药1次。

（6）癌痛散外敷：山奈、乳香、没药、大黄各20g，丁香、赤芍、木香、黄檗各15g，蓖麻仁20粒。共研细末，用鸡蛋清调匀，外敷期门穴，6h换药1次。

（二）腹水和腹胀

在肝癌患者中，对腹胀需特别注意，腹胀常为腹水的预兆，适当增加理气利水药，常能减少大量腹水的产生，轻者用药如下：陈皮10g，木香10g，佛手10g，焦三仙各15g，苏梗10g，沉香曲12g，香橼皮12g，绿萼梅10g，玫瑰花12g；重者加川朴10g，枳实10g，莱菔子15g，大腹皮12g，焦槟榔12g，青皮10g，乌药10g，降香10g，大黄10g等。

对小量至中量腹水，按照辨证以理气利水为本，常选用：茯苓皮30g，车前子20g，车前草30g，猪苓30g，龙葵20g，泽泻15g，赤小豆15g，商陆12g，二丑6g，牛膝10g，半边莲20g，水红花子20g，桂枝6g，油葫芦15g，大腹皮20g，芫花3～6g等。对中大量腹水，单用中药则力不从心，可配合西药利尿剂，或腹腔穿刺放腹水。

消水膏外敷：黄芪40g，薏苡仁30g，牵牛子50g，莪术40g，桃仁50g，红花50g，桂枝40g，猪苓40g，车前子60g，大腹皮30g，常规水煎，浓缩呈稀粥状150mL左右。将浓缩之药液敷于上至肋弓下缘，下至脐下2寸处，盖纱布，每2日更换1次，一般外敷3～5次。

（三）黄疸

中药以茵陈蒿汤为主，常用茵陈30g，山栀15g，胆草6g，姜黄10g，黄檗10g，金钱草30g，赤小豆15g，滑石15g，虎杖15g，茯苓20g，车前子15g，海金砂15g，大黄10g等。亦可静脉滴注中药制剂茵栀黄注射液，每日30mL，或苦黄注射液，每日30mL。

（四）吐血或便血

在中药辨证的基础上常选加：仙鹤草30g，白茅根30g，生地炭15g，白及10g，地榆10g，三七粉（冲服）6g，蒲黄15g，大小蓟各15g，旱莲草30g，槐花12g，花蕊石20g，血余炭10g，紫草20g等。小量呕血可用下列方药：

（1）生大黄粉、白及粉、三七粉、煅花蕊石粉各等分，每次3～6g，加少许水拌成糊状吞服，每日2～3次。或加云南白药1g，每日4次。

（2）紫珠草30g，仙鹤草30g，蒲黄、茯苓各12g，血余炭、白术、白及各10g，侧柏叶、党参各15g，阿胶20g，生大黄（后下）10g，甘草3g，三七粉3g（冲服），水煎服，每日1剂。

（3）白及、紫珠草各60g，煅花蕊石50g，田三七30g，炒蒲黄、血余炭各15g，共研细末，每次3～5g，开水冲服，每日3次。

大量出血时应禁食，中药也应禁用，如出血稍止或其势稍缓，可再服中药，配合止血西药。

（五）发热

往往为癌性发热，低热者在辨证的基础上加青蒿15g，生地15g，地骨皮20g，银柴胡10g，丹皮10g，鳖甲20g，知母12g，黄连3g，白薇10；高热者加生石膏20g，知母10g，寒水石15g，羚羊粉3g（冲服），水牛角15g，板蓝根30g，银花20g，滑石20g，人工牛黄3g等。也可用中成药牛黄清热散、紫雪散、绿雪、安脑丸、安宫牛黄丸、清开灵等，静脉滴注中成药可选用清开灵注射液、双黄连注射液、穿琥宁注射液、醒脑静注射液等。因感染所致高热者加用抗生素治疗。

（六）消化系统症状

（1）恶心呕吐：常加清半夏10g，木香3g，竹茹15g，旋覆花10g（包煎），代赭石20g，丁香10g，柿蒂10g，生姜10g，藿香15g，神曲15g，炒麦芽20g等。

（2）腹泻便溏：炒扁豆20g，山药20g，薏米30g，肉豆蔻12g，赤石脂15g，焦白术10g，茯苓15g，石榴皮20g，党参15g，苍术10g，炮姜10g，用于脾虚气弱者；木香6g，黄连6g，秦皮10g，白头翁10g，黄檗10g，用于湿热下注者。

（3）便秘：生大黄6g，枳壳10g，厚朴10g，芒硝6g，元明粉6g（冲服），麻子仁30g，郁李仁20g，莱菔子15g，生山楂20g，肉苁蓉20g，首乌20g，当归20g，芦荟3g，瓜蒌仁30g，番泻叶6g（泡水服）等。

（七）恶病质

中医治疗着重两个方面：一是增进食欲，改善摄食情况和消化功能，以健脾理气、芳香消导类药为主，常用神曲、佛手、香橼、玫瑰花各12g，白术、茯苓、绿萼梅、陈皮、半夏、藿香各10g，焦山楂、炒谷芽、炒麦芽、薏米各20g等加减；二是扶正，以健脾益气、养阴生血、滋补肝肾为主，常用党参20g，白术10g，茯苓15g，黄芪30g，薏米30g，黄精20g，当归15g，赤芍15g，阿胶珠15g，芦根20g，生地20g，石斛15g，麦冬15g，杭白芍15g，枸杞于15g，女贞子15g，鸡血藤30g等，可配以蜂蜜、西瓜汁、甘蔗汁、生梨汁、山楂水等食品调养。

七、有效验方治疗

（1）加味犀黄丸：人工牛黄9g，麝香3g，炙乳没各15g，三七粉30g，海马15g，山慈姑、薏米、砂仁、鸡内金各30g。研为细末，入胶囊，每次3～4粒，每日服2～3次。

（2）蟾龙粉：蟾酥10g，蜈蚣、儿茶各50g，白英、龙葵、山豆根、丹参、三七各500g，共为细末，每次服1g，每日3次，用于肝癌热结者。

（3）肝癌饮：黄芪、党参、丹参、牡蛎各30g，白术、穿山甲各12g，茯苓20g，柴胡、桃仁、苏木、蚤休、鼠妇各10g，每日1剂，水煎，分2次服，主治瘀结兼气阴两虚者。

（4）平消汤：仙鹤草、枳壳、郁金、白矾、净火硝各18g，五灵脂15g，制马钱子10g，干漆6g。每日1剂，水煎，分2次服。

（5）清热活血散结汤：茵陈、车前子、蛇舌草、铁树叶、海藻、海带、牡蛎、元胡各30g，漏芦、郁金、丹参、黄芪、党参、北沙参、石斛、当归、赤白芍各15g，夏枯草、甘草各12g，川楝子9g。每日1剂，水煎，分2次服。

（6）扶正化瘀汤：茯苓、猪苓、半枝莲各15g，太子参、沙参、郁金、绵茵陈、三棱、莪术各12g，天冬18g，蛇舌草、白毛藤各20g，党参、白芍各10g，红参须6g（另炖）或西洋参3g（另炖）。辨证加减，每日1剂，水煎，分2次服。

（7）肝复方：黄芪、党参、白术、茯苓、柴胡、穿山甲、桃仁、丹参、苏木、蚤休、鼠妇等辨证加味。每日1剂，连服2月为1疗程。

（8）柴胡鳖甲参术汤：柴胡、鳖甲、白芍、半夏、蛰虫、黄芩、桃仁、党参、焦白术、茯苓、砂仁、半枝莲、龙葵、鸡内金、焦三仙、甘草、山核桃等加减，每日1剂，水煎，分2次服。

（9）肝癌丸：麝香、牛黄、熊胆各3g，人参、三七、乳香、没药各15g，银耳、苡仁各60g，土茯苓30g，共研细末入胶囊，每日3次，每次1.5g，连服4月为1疗程，用于手术后，肝胆湿热、津液不足、气血两亏、邪气尚存者。

（10）水红黄精汤：黄精、水红花子、益母草各30g，炒白术、广郁金各15g，青陈皮各12g加减，每日1剂。

（11）肝癌汤：柴胡、三棱、莪术、青皮、木香、茯苓、枳实、当归、鳖甲、山甲、牡蛎、茵陈、郁金、马鞭草、金钱草加减，每日1剂。

（12）马红丸：马钱子、红娘子、全蝎、水蛭、生甘草等，每日3次，每次7.5～11g。

（13）抗癌散：生黄芪10g，北沙参、炙鳖甲、赤练蛇粉各45g，生甘草、生香附、生牡蛎、制乳没各30g，炙全蝎60g，炙露蜂房120g，制马钱子3g，半边莲、凌霄花、钩藤、佛手花、炒苍术、广陈皮、代赭石各15g。共研细末，每日2次，每次3g。

（14）双半煎：半边莲、半枝莲、黄毛耳草、薏米各30g，天胡荽60g，水浓煎内服。

（15）金黛散：紫金锭6g，青黛、牛黄各12g，野菊花60g，共研细末，每次3g，每日3次。

（16）海斑合剂：斑蝥2只，海金砂30g，水煎浓缩成糖浆，每次2mL，每日3次。

（17）软坚丹：山甲珠30g，红牙大戟20g，甘遂15g，生南星、白僵蚕、制半夏、朴硝、制乳没各10g，蟾酥、麝香各2g，蜈蚣30条，酌加少量铜绿、阿魏，共为细末，瓷瓶收贮，用时取药粉调凡士林，贴敷肿块部位，每日1换，切勿内服。

（18）直肠净化液：将黄芪30g，大黄10g，丹参15g，红花5g，海藻20g，蒲公英25g水煎，制成净化液，每次以250mL保留灌肠，保留时间<30min者可再次灌入250mL，连用5d为1疗程。有解毒排毒、洁肠利水作用，用于晚期肝癌腹水、肝肾综合征的治疗。

八、抗肝癌偏方及单方

（1）韭菜地的活蚯蚓和芭蕉根各等量，捣烂如泥，外贴肝区日3换，至疼痛消失为止。

（2）三白草根、大小蓟根各90～120g，分别煎水去渣后加白糖适量服用，上午服三白草根，下午服大小蓟根。

（3）斑蝥50个，陈皮50g，糯米500g，将糯米淘净沥干，加入斑蝥后置锅内用微火炒至焦黄，拣去斑蝥，糯米研碎，另将陈皮研末，混合均匀，首次用量10～15g，每日3次，口服，维持量每次5～6g，每日3次，均于饭后温开水冲服。

（4）白术20g，山慈姑30g，昆布12g，当归30g，太子参30g，白花蛇舌草25g，海藻12g，半边莲30g，三棱10g，水煎服，每日1剂。另用向日葵秆内之芯，适量切片，泡茶频饮。

（5）白毛藤、石橄榄各50g，紫草根、龙葵、陈皮、白茅根、白花蛇舌草、半枝莲各25g，五味子根50g，元胡10g，广木香、两面针各15g，水煎服，每日1剂，分2次服。

（6）斑蝥1.5g，巴豆霜0.5g，蝉蜕2.5g，土茯苓20g，防风3g，共研细末以蜂蜜调和成丸，每早晚各服1丸，4周1疗程，停药30天后，方可再用。

（7）斑蝥烧鸡蛋：将鸡蛋扎一小孔，把斑蝥1～3个去足、头、翅后塞入鸡蛋中，用纸和泥包好后，投入火中烧熟，只食鸡蛋，每日吃1个。连用5d，休息5d后再用。

（8）芫青（亦称地胆）1～3个塞入鸡蛋内，用泥土包好，放在炭火中烧熟，扔掉芫青吃鸡蛋，每日1次，连服20次。

（9）猫人参100g，铁树叶1/2～1张，凌霜根、半枝莲、威灵仙各25g，红枣10个，白花蛇舌草、平地木各30g，水菱壳1把，1日1剂，水煎服。

（10）蜈蚣、全蝎、马钱子各500g，紫草1.7g，黑矾400g，明矾500g，五倍子450g，白及25g，石膏500g，冰片150g，黄丹300g，共研细末，桐油调和配成膏药外敷。

（11）老鸦柿根60g，四季菜、半边莲各30g，丹参、三棱、泽泻、莪术各12g，八月札、桃仁、红花、干蟾蜍皮各9g，水煎服，对肝癌肿痛有腹水者有效，有黄疸者加荷包草12g，茵陈

15g，山栀子 9g。

（12）田基黄 30g，研细末，用白砂糖开水冲服，每天 3 次，10d 为 1 疗程，每疗程间歇 5d，依次共服 8 个疗程。

（13）野梧桐树皮 15g，加 300mL 水煎服，或鲜嫩叶牙 10g 煎服。

（14）七叶一枝花、紫丹参、白花蛇舌草、生薏米、生牡蛎、白毛藤、败酱草、红藤各 30g，夏枯草、海藻、皂刺各 15g，八月札、炮山甲 12g，党参、地鳖虫各 9g，制成水煎剂或糖浆，口服。

（15）魔芋、景天、三七、爵床、草乌各适量，用鲜品捣烂，外敷肝区部位。

（16）用癞蛤蟆心脏及其肉煮鸡蛋，食用。并将癞蛤蟆皮贴于患部。

（17）取活蟾蜍 1 只，去内脏，将 30g 雄黄放于蟾蜍腹内，数日后取出研末，加温水少许调成糊状，敷于肝区最痛处，夏天敷 6～8h 换 1 次，冬天可 24h 换 1 次。

（18）鲜猕猴桃根 100g，瘦猪肉 200g，炖熟吃肉喝汤，隔日 1 剂。

（19）天性草根 90g，野荠菜根 90g，分别水煎，上午服天性草根，下午服野荠菜根。

（20）雄黄 40g，白矾 80g，共研末，加适量水和白面粉调成膏，涂于患处，若涂后排便，则证明此方有效。

（21）大黄、姜黄、朴硝、芙蓉叶、黄檗各 50g，天花粉 100g，冰片、生胆南星、乳香、没药各 20g，雄黄 30g，共研细末，加饴糖调成厚糊状，摊于油纸上，厚 3～5mm，周径略大于肿块，贴敷于肿块上或疼痛处，1 日 1 次。

（22）葱白七根，冬瓜 500g，500g 左右的鲤鱼 1 条，加佐料同煮，隔日 1 剂，吃肉喝汤，有治疗肝癌腹水的功效。

（23）全蝎、蜈蚣、僵蚕、蜣螂、守宫、五灵脂各等分，共研为末，每服 3g，每日 2 次。

（24）猕猴桃根 600g，中等大小母鸡 1 只，水 4500mL，温水煮 3h 以上，其汤分 3～4 次喝，4 次为 1 疗程。

（25）鲤鱼赤豆汤：取鲤鱼 1 条（约 500g），洗净去内脏，赤小豆 100g，陈皮少许。赤小豆煮烂加鱼同煮熟，加佐料，吃鱼喝汤。

（26）槟榔、砂仁、草蔻各 24g，土鳖虫、壁虎、沉香各 15g，木香 12g，先将壁虎泡入烧热的米酒中，一昼夜后取出焙干，如此再浸再焙 3 次，与其余各药共研细末，每服 3～6g，每日 3 次，温开水送下。

（27）活蟾蜍 5 只，黄酒 500mL，共蒸 1h，去蟾蜍取酒，每次饮 10mL，每日 3 次。

（28）猫人参、双花、紫金牛、苦参、活血龙、白芷、皂刺各 25g，水煎服。

（29）镇痛消肿膏：蟾蜍、马钱子、生川乌、生南星、生白芷、姜黄、冰片，共研细末，调成糊膏，外敷肝区疼痛部。

（30）阿魏镇痛膏：生军、白芷、川草乌、当归、细辛、玉桂、穿山甲、全蝎、冰片、没药、乳香、麝香、莪术、雄黄、木鳖子、血竭、青黛、公丁香、生南星，共研细末，调成膏药，贴敷于肿块区域，10 分钟后产生镇痛效果。

（31）消肿止痛膏：马钱子、天南星、樟脑、丁香、乳香、没药、黄连、蟾酥、斑蝥，共研细末，外敷肝癌肿块疼痛处。

（32）肝癌消肿膏：山慈姑、莪术、雄黄、土鳖虫、参三七、大黄、麝香、冰片、蟾酥，研末，制成膏药，每周 1 张，外敷。

（33）普陀膏：血竭、地龙、无名异、全蝎、蜈蚣、水红花子、僵蚕、木鳖子、大枫子、土鳖虫、虻虫、冰片等经麻油熬炼成膏药，每贴外敷 5～7d，休息 3d 再换，12 贴为一疗程。

（34）冰砂酊：朱砂、乳香、没药各 15g，冰片 30g，捣碎置 500mL 米酒内，密封 2d 备用，以棉签或毛笔蘸药水擦于痛处，稍干再重复 3～4 遍。外擦 10～15min 见效。

（35）田螺膏：田螺 10 枚，七叶一枝花（鲜）30g，同捣如泥，作饼状，加冰片 1g 散于表面，敷贴脐部，每日 1 次，用于肝癌腹水。一般连用 3d，尿量可明显增加，腹水减少。

九、针灸治疗

常配合中医辨证治疗，以提高机体免疫功能，增强抗病能力，调整脏腑功能，恢复机体阴阳平衡，减轻疼痛、腹胀等症状。

（1）常选穴有章门、期门、肝俞、内关、公孙穴等。疼痛加外关、足三里、支沟、阳陵泉；呃逆加膈俞、合谷；腹水加气海、三阴交、水道、阳陵泉、阴陵泉；上消化道出血加尺泽、列缺、曲泽、合谷；肝昏迷加少商、涌泉、人中、十宣、太溪等。

（2）取肝俞、胆俞、阳陵泉、丘墟、太冲、胆囊等穴，采用按、压、擦、摩、拍击等手法，促进手术后、放化疗后的康复。

（3）取肝炎点（右锁骨中线直下肋弓下缘 2 寸处）、足三里、阳陵泉、期门、章门、三阴交、阿是穴等，缓慢进针，留针半小时，每 5～10min 震刮针柄 1 次，用于肝癌疼痛。

（4）选肝俞、内关、外关、公孙、足三里、膈俞、脾俞穴，用各种抗癌注射液，如鸦胆子、榄香烯、艾迪、华蟾素、得力生、康莱特等，每次选 2～3 穴，每穴 0.5～2mL，隔日做穴位注射。

（5）上消化道出血者，取曲池、下巨虚，两侧交替，用维生素 K_4 2mL 做穴位注射，以得气为度。或用仙鹤草注射液穴位注射，每次 0.5～1mL，隔日一次。

第二节　肝癌的中西医结合治疗

中西医结合治疗原发性肝癌是我国独创且行之有效的方法，能提高肝癌患者的生存率，改善肝癌患者的生存质量。近年来，中西医思维的互相渗透，中药剂型的改变使得中药可以静脉注射、腹腔灌注或瘤体注射，可用中药辅助化疗、放疗，与介入治疗联合应用，和靶向治疗及免疫治疗合用，可运用分子生物学的进展来解析中药单药和复方的药理，并且有可能指导选药组方。中西医结合综合治疗原发性中晚期肝癌有广阔的前景。

肝癌的中西医治疗原则：Ⅰ期尽可能手术切除，手术前后用中药调理，术后酌情辅助化疗、靶向治疗、免疫治疗及中药治疗。因故不能切除者，可行放疗、肝动脉化疗并栓塞、中药治疗、靶向治疗、射频消融治疗、微波凝固治疗、免疫治疗等综合治疗。Ⅱ期可行姑息性手术及术中的各种局部治疗，以及放疗、小剂量化疗、介入治疗、无水酒精注射、靶向治疗、射频消融治疗、微波凝固治疗等，中药治疗及免疫治疗贯彻始终。Ⅲ期者以中药治疗、免疫治疗为主，加强支持及对症治疗，可酌情靶向治疗、射频消融、小剂量化疗等。

一、中药加手术治疗

单纯巨块型肝癌Ⅰ、Ⅱ期，病变局限而未侵及肝门区及下腔静脉，全身状况好，肝功能代偿良好的，应争取手术切除治疗。20 世纪 70 年代以后以小肝癌切除为主的肝癌手术治疗成为肝癌治疗史上重大进展。部分不能切除的大肝癌，经综合治疗缩小后，仍然可以手术切除。术后复发的患者，只要身体状况好，肝功能代偿良好，仍有再次切除的可能。

手术前 1 周可用中药扶正调理，清肠和胃。药用黄芪、党参、当归、生熟地、大黄、黄檗、焦三仙、鸡内金、黄连、陈皮、白术、郁金、薏米等。可用当归六黄汤（黄芪、当归、黄檗、地黄、大黄、薏仁、仙鹤草等）术前服用，以益气健脾，通腑止血。术后早期予调胃承气汤合生脉饮加减，药用：沙参、当归、生地、麦冬、五味子、白术、茯苓、薏米、鸡内金、胆草、炒麦芽、大黄、枳壳、佛手、仙鹤草、白及、三七粉等益气生津，理气止血；有发热者，予青蒿鳖甲汤合膈下逐瘀汤加减；一般恢复期予小柴胡汤、逍遥散、六味地黄汤加减。待患者基本复原后，应加消积软坚、解毒清热之味，以扶正祛邪，攻补兼施，常加八月札、鳖甲、蒲公英、败酱草等。治疗中始终别忘记健脾和胃、疏肝滋肾。

手术切除是目前治疗肝癌的首要方法，但手术后 5 年生存率也不高，所以术后巩固治疗是提高生存率的关键。季平报道用补气活血的黄芪、当归、莪术等为基本方配合鳖甲煎丸加减治疗 18 例肝癌术后患者，结果：存活 1 年 2 例，存活 2 年 3 例，存活 3 年 7 例，存活 4 年 6 例，取得了良好的效果。傅凤霞等对 60 例肝癌术后患者进行辨证分型治疗，气阴不足型用益气养阴，药用黄芪、麦冬、五味子等。肝郁脾虚、湿热内阻者治以清热化湿、疏肝健脾，方选黄连温胆汤加减，结果 60 例患者中基本痊愈 13 例，显著好转 25 例，好转 18 例，总有效率 93.33%。

二、中药加化学药物治疗

肝癌的全身化疗疗效很低，近期有效率仅 15% 左右，单纯化疗不如单纯用中药治疗的疗效，联合化疗可提高疗效，但也远非理想，目前尚缺乏针对肝癌有特异性疗效的化疗药物。对手术后的患者，或不宜手术及放疗者，可用化疗加中药治疗。化疗剂量应根据全身状况及肝功能对化疗药物的耐受性而定，一般以小剂量长疗程为好，肝动脉插管化疗优于全身化疗，肝动脉栓塞化疗也有较好的姑息疗效。

（一）全身化疗与中药结合

化疗同时结合中药应以扶正补虚或攻补兼施为宜。化疗后可见胃肠道反应、骨髓抑制及全身副反应，采用中医药补气养血、健脾和胃、滋补肝肾、清热解毒来减轻毒副反应，保障化疗顺利进行。化疗中出现消化障碍为主要症状者，常用中药：党参、白术、茯苓、陈皮、清半夏、广木香、砂仁、焦三仙、鸡内金、薏米等；恶心呕吐明显者，常用竹茹、姜半夏、丁香、柿蒂、黄连、旋覆花、代赭石、牛膝等；胁胀痛或胸胁串痛者，宜以醋柴胡、郁金、杭白芍、川楝子、炒枳壳、苏子、香附、白术等；化疗后患者常发热，可用金银花、山豆根、蒲公英、黄连、银柴胡、地骨皮、鳖甲、知母等；滋补肝肾常用枸杞子、女贞子、何首乌、菟丝子、山萸肉、旱莲草、五味子、补骨脂、寄生等。补气养血分为温补气血及凉补气血，用于血象下降、气血双亏者，温补选用人参、党参、当归、黄芪、鹿茸等；凉补选用西洋参、沙参、生地、首乌、鸡血藤。

常用中成药：逍遥丸、加味保和丸、平胃丸、扶正解毒冲剂、参苓白术散、香砂养胃丸、气滞胃痛冲剂、中汇川黄液、生血丸、乌苯美司、八珍冲剂、益气维血颗粒、贞芪扶正胶囊等。

王雄文等为了观察化疗配合辨证中药治疗原发性肝癌的疗效，将 37 例中晚期肝癌患者入组，其中治疗组 16 例给予吉西他滨或奥沙利铂，配合辨证中药汤剂（基本方：生黄芪 20～30g，生地 15～20g，土鳖虫 5g，怀山药 30g，大腹皮 15g，龙葵 15g，半枝莲 15g，鸡内金 20g，白术 10g，八月札 30g，白芍 15g，蜈蚣 2 条）每日一剂。中药组 21 例仅服用辨证中药汤剂，每日一剂。结果显示：治疗组与中药组比较，治疗 3 个月后两组临床获益率分别为 75%、57.1%，治疗 6 个月后为 62.5%、28.6%，差别均有统计学意义（$p < 0.05$），而体能状况改变评分无统计学意义（$p > 0.05$）。6 个月生存率两组分别为 93.8%、85.7%，12 个月生存率分别为 41.7%、33.3%，生存率差异均无统计学意义（$p > 0.05$）。结论：吉西他滨配合辨证中药汤剂治疗中晚期原发性肝癌患者可提高 3 个月及 6 个月临床获益率，但未能提高 1 年生存率。汪凯波运用中药配合化疗 FAM 方案治疗，与单纯缓释化疗组比较，综合治疗组 0.5 年、1 年、2 年生存率分别达 52.9%、60.4%、

33.3%，明显高于单纯缓释化疗组的24.0%、25.0%、8.3%，且综合治疗组白细胞下降率只有27.1%，明显低于缓释化疗组白细胞下降率80.1%。邵世祥等将65例肝癌随机分成连慈饮加羟基喜树碱注射液治疗组及单纯羟基喜树碱注射液对照组。结果：在总缓解率、生存质量总改善率、免疫调节作用等方面，治疗组明显优于对照组。

（二）肝动脉化疗并栓塞与中药结合

肝动脉化疗并栓塞治疗中晚期肝癌的疗效已被公认。但它也存在一定的不良作用，如胃肠功能紊乱、肝功能损害、骨髓抑制等，影响了患者中远期生存期及生存质量。若在肝动脉插管化疗的同时服用中药治疗，则能减轻插管化疗所致的各种副反应，增强治疗效果，延长生存期，改善患者的生存质量。对提高肝癌的总体疗效有积极意义。采用健脾理气、活血化瘀等中药（太子参12g，炒白术12g，茯苓30g，枳壳9g，川朴9g，八月札30g，木香9g，半枝莲30g）治疗。也可服用益气清热的中药：党参、黄芪、仙鹤草各30g，败酱草、蒲公英各15g，白毛藤10g，黄连3g，知母9g，山豆根10g。每天1剂。配合疏肝健脾理气中药（广郁金12g，炒枳壳6g，炙黄芪30g，潞党参15g，苍白术各10g，当归10g，柴胡10g，制香附10g，川芎6g，红枣7枚）也能取得较好疗效。恶心呕吐加旋覆花12g（包煎），姜竹茹10g；阴虚潮热加丹皮12g，生地20g，麦冬12g；腹水加五加皮。

另外，肝动脉化疗并栓塞术后常出现发热、肝区疼痛、呕吐、消化道出血等不良反应。术后给予小柴胡汤加减治疗，方药：党参9g，柴胡、黄芩、半夏各15g，仙鹤草30g，炙甘草6g，郁金20g，牡蛎、蛇舌草各30g，三七粉3g（冲服）。手术后第2天开始，1日1次顿服。热甚阴伤加地骨皮、五味子；实热加山栀子、石膏、大黄、虎杖；热结血瘀加桃仁、血竭、蜈蚣；血虚气亏加黄芪、鸡血藤；热盛风动加羚羊角、钩藤；神昏谵语加安宫牛黄丸或冲服牛黄；湿热蕴蒸加黄连、绵茵陈、苡仁、金钱草；痛甚加延胡、熊胆、麝香，或用蟾蜍皮外敷；呕吐甚酌加旋覆花、代赭石、竹茹等。

邬晓东等用疏肝健脾、解毒软坚的中药护肝软坚方（黄芪、茯苓、白花蛇舌草等）配合介入治疗30例Ⅱ、Ⅲ期肝癌患者，结果显示有效率为63.3%，在延长Ⅱ、Ⅲ期原发性肝癌患者生存期、提高生存质量方面，治疗组明显优于对照组。龙建安等采用艾迪注射液加肝动脉化疗栓塞（治疗组）与单用肝动脉化疗栓塞（对照组）方法治疗Ⅱ、Ⅲ期原发性肝癌，并对其临床疗效进行了观察。结果显示治疗组疗效显著，可改善患者的生存质量。王红民等选择57例不能手术的原发性肝癌患者，采用肝动脉栓塞化疗联合复方苦参注射液治疗，随机分为治疗组和对照组，结果治疗组1、2、3年生存率均与对照组有显著性差异，可以提高部分不能手术的原发性肝癌的疗效。田秀岭等采用斑蝥酸钠维生素B_6注射液联合肝动脉化疗栓塞治疗中晚期肝癌。将72例中晚期肝癌随机分成治疗组和对照组，结果显示治疗组和对照组总有效率比较，差异无显著性，但两组进展率、生活质量提高率、毒副反应发生率、12和24个月生存率比较，差异有显著性。彭艳芳对晚期肝癌介入治疗后出现并发症的106例患者，分组进行西药对症和中药辨证治疗，结果中药组并发症改善情况、临床疗效等明显好于西药组。

三、中药加放射治疗

放射治疗对原发性肝癌有缩小癌块、缓解症状、延长生命的作用。放疗适用于全身状况尚佳，肝功能正常，肿块较局限而又不能切除者，如有黄疸、腹水、肝硬化，或有远处转移者，则不宜放疗。全肝照射总量不宜超过3000cGy，肿瘤巨大者可采用多照射或用全肝移动条照射方法，目前还有手术准确定位局部照射、超分割放射、立体定向放射治疗、放射性粒子组织间永久性植入等放射方法。随着放疗技术、影像设备的不断更新进步，尤其是三维适形放疗（3DCRT）被广泛应用后，可使放射高剂量区在三维方向最大限度地与肿瘤形状一致，使肝肿瘤区接受高剂量的同时，周围正常肝组织受到较低剂量的照射。尤其对于门静脉癌栓的治疗，放疗有一定的优势。但放疗主要是针对肝癌瘤体的局部治疗，存在放射损伤且对病灶外影像学不能发现的微小病灶无治疗作用。运用中药配合放疗，可改善肝功能以及临床症状，不仅提高了放疗适应证和耐受性，而且也提高了疗效。某些中药制剂还具有放疗增敏的作用，可增强放疗的效果。在采取放射治疗的同时服用益气养阴、健脾和胃的中药可减轻放射线损害，保护肝脏，保护骨髓，增强机体免疫力，提高放疗效果。

放疗期间结合中药治疗以健脾理气为主，并养阴生津、滋补肝肾，常用药物：沙参、麦冬、元参、花粉、白术、茯苓、广木香、薏米、焦三仙、炒枳壳、竹茹、旋覆花、黄连、银花、蒲公英、鸡血藤、女贞子、旱莲草、枸杞子、五味子、败酱草、生甘草等。根据临床经验，放疗期间并用活血化瘀药（如三棱、莪术、桃仁、红花等），患者生存期反缩短，故放疗期间中医药不宜活血化瘀、软坚散结太猛，以防肝脏大出血。

放射治疗肝癌在杀伤肿瘤细胞的同时，也损伤了机体的免疫、造血、消化等系统功能，中药配合放疗，能改善症状、延长生存期和提高患者生存质量。陈乃杰等随机将 53 例肝癌患者分成中药加放射治疗组和单纯放疗组。结果表明，中药加放射治疗组在全身状况及症状改善上，明显优于单纯放疗组，且近期疗效以及 1 年、2 年生存率有所提高。邓国忠等治疗肝癌 56 例，采用局部放疗配合服用参苓汤，与 39 例单纯放疗的对照组比较，中药组发生肝功能损害为 28.6%，低于对照组的 64.1%，平均生存时间为 12 个月和 7 个月，表明参苓汤有减轻射线对肝脏损伤和提高远期生存率的作用。冯献斌等采用 6MV X 线直线加速器及立体定向适形放疗系统对 51 例中晚期肝癌给予放疗，放疗全程加服中药为治疗组，单纯放疗为对照组。结果显示治疗组的临床症状改善情况、近期疗效、肝功能保护（放疗后 1、2 月）均优于对照组（$p < 0.05$）。尹立杰等采用信封法随机将 96 例晚期肝癌患者分为治疗组（伽马刀治疗加金龙胶囊）和对照组（单纯伽马刀治疗），分别对疼痛、卡氏评分及体重改变进行评估，结论为金龙胶囊和伽马刀联用不增加毒副作用，可增强放疗疗效，提高临床受益率，可改善中晚期肝癌患者的生活质量。刘延军等将 72 例患者随机分为 2 组解毒固本汤（生黄芪、当归、西洋参、白花蛇舌草、半枝莲、鸡血藤、陈皮、半夏、竹茹、鸡内金、莪术、厚朴、白芍）联合适形放疗为治疗组，单纯适形放疗为对照组。结果：治疗组 1 年以上生存率 77.8%，对照组 69.4%；白细胞减少治疗组 7%，对照组 15%；两组胃肠道反应发生率分别为 8.3% 和 13.9%。以上数据表明解毒固本汤联合适形放疗治疗肝癌疗效较好，不良反应较少。李志梁以 X 线适形放疗联合复方苦参注射液为治疗组，以单纯放疗为对照组，放疗后 3 个月进行 CT 复查，根据治疗前后的 CT 片改变评价肿瘤变化情况。结果显示，治疗组的疼痛缓解率、临床受益反应率、血液毒性反应率、近期有效率均优于对照组，提示复方苦参注射液能增强 X 线适形放疗的疗效，且对放疗所引起的血液毒性反应有明显的缓解作用。

四、中药介入治疗与中医药配合局部消融治疗

随着肿瘤多学科综合治疗的发展以及肿瘤局部治疗设备的日益丰富，介入治疗在中晚期肝癌的治疗地位日显突出。肝动脉化疗栓塞（TACE）已是目前公认的非手术治疗中晚期肝癌的首选治疗方案，而局部化学和物理的消融治疗方法也逐渐显示出它们独特的疗效。但大部分患者，不管是采用 TACE 还是局部消融治疗的患者，都有不同程度的肝功能损害及发热、腹痛、恶心、呕吐等表现，但配合中医中药治疗，在保护肝功能、改善临床症状、提高生活质量方面取得较好疗效。

因为中药剂型的变化，中药注射剂可以直接灌入腹腔或动脉以及瘤体内，增加了中药使用的途径，使得局部中药的药物浓度增加，发挥更好的抗肿瘤作用。另外因为中药的低毒性，对肝功能不佳者也可以使用，进一步扩大了中药使用的适应证范围。将使治疗肝癌有效的中药制剂经肝动脉灌注直达病灶，以充分发挥中药的作用，这种方法对肝动脉化疗栓塞复发的肝癌和因其他疾病不能使用化疗药的患者均适宜。可用榄香烯乳剂 400～800mg 加 0.9% 生理盐水 60～100mL 经肝动脉插管注入并栓塞，每周 1 次，辅助治疗与前述相同。或榄香烯乳注射液加 5-FU、ADM、MMC 等化疗药同用，行肝动脉化疗栓塞术，可提高疗效，减轻副反应。也有报道用艾迪注射液、华蟾素注射液及康莱特注射液肝动脉灌注治疗。卢斌贵等采用中药羟喜树碱肝动脉灌注栓塞治疗中晚期肝癌 162 例，每例介入治疗 1～3 次，总治疗次数 391 次。结果：治疗后 154 例食欲增加，生存质量改善，135 例疼痛明显减轻或消失，106 例患者术后体重增加。半年生存率 94%，1 年生存率 65%，2 年生存率 27%，4 例生存期大于 4 年。总有效率为 95%。

肝动脉灌注治疗同时加中药治疗，湿热型用茵陈蒿汤合三仁汤加减，瘀热型用茵陈蒿汤合丹参饮加减，瘀血型用桃仁四物汤合四逆散加减，肝阳化火型用龙胆泻肝汤合四黄汤加减，脾肾两虚型用参苓白术散合水陆二仙丹加减。

王桦等将 58 例患者随机分为两组：治疗组口服癌清软肝煎（以人参、莪术、丹参、薏苡仁、白花蛇舌草、半枝莲、白及等为基本方辨证加减）合肝动脉插管局部灌注羟喜树碱；对照组以肝癌介入的常规疗法——经导管动脉内化疗栓塞作为对照标准。结果：两组瘤体有效率、稳定率比较无显著性差异（$p>0.05$）；治疗组中位生存期为 332 天，对照组为 273 天。6 个月、12 个月及 24 个月生存率：治疗组分别为 79.31%、37.93%、13.79%，对照组分别为 62.07%、24.14% 及 6.89%，两组比较有显著性差异（$p<0.05$）；治疗前后的白细胞下降、血小板下降、血红蛋白下降和恶心呕吐等毒副反应，治疗组的发生率均低于对照组，两组比较有显著性差异（$p<0.05$）。

魏兆勇等采用腹腔灌注中药得力生的方式获得较好的治疗效果。治疗组腹腔积液消退明显，不良反应少，患者生活质量改善，生存时间延长。

陈武进等应用经皮微波凝固配合中药（党参、山药、鳖甲、夏枯草等）治疗不能手术切除的中晚期肝癌 45 例，配合中药组治疗后，多数患者短期内局部疼痛减轻，食欲、体重和体力增加，全身状况明显改善。

白广德等观察了 90 例失去手术切除机会的原发性中晚期肝癌患者，随机分为对照组（单纯肝动脉化疗栓塞治疗组）、治疗 1 组（肝动脉化疗栓塞＋氩氦刀治疗组）、治疗 2 组（自拟益肝方＋肝动脉化疗栓塞＋氩氦刀治疗组）。自拟益肝方以疏肝健脾、活血化瘀类中药为主，组成：柴胡、郁金、白术、川芎、桃仁、甘草各 10g，丹皮、陈皮各 12g，党参、茯苓、白芍、当归、半夏、昆布、海藻各 15g，鳖甲 20g，半枝莲、白花蛇舌草各 30g，随证加减。结果：三组治疗总有效率分别为 63.33%、83.33%、90%，1 年生存率分别为 56.67%、86.67%、93.33%，肿瘤初次复发率分别为 46.67%、13.33%、10%，差异均有统计学意义。

五、B 超引导下中药瘤体注射治疗

以中药制剂代替化疗药物，对肝癌实施局部介入栓塞治疗，其毒副作用较化疗药物明显减少。常用的灌注和栓塞中药有莪术油、榄香烯乳注射液、鸦胆子油、鸦胆子乳注射液、华蟾素注射液等。

（一）斑蝥素瘤体注射

现代研究认为中药斑蝥中的斑蝥素是治疗肝癌的有效成分。临床曾报道口服或静脉滴注去甲斑蝥素治疗原发性肝癌收到一定的效果。据此采用 B 超引导下定位行肿瘤中心注射去甲斑蝥素治疗原发性肝癌获较好的治疗效果，具体方法为：先用 B 超确定肿瘤部位，测量其大小。在超声监视下，让针尖直达瘤体中心，后注入去甲斑蝥素 20mg，此时 B 超示波器上可见药液呈逐渐增大白色光团，弥散于肿瘤之间，注射完毕再插入针芯后嘱患者摒气并迅速拔针。每周重复 1 次上述治疗，共 4 次。

（二）榄香烯乳注射液瘤体注射

榄香烯为中药莪术提取的抗癌制剂，目前多采用静脉注射、胸腹腔内或颈静脉用药。在 B 超导引下，将榄香烯注射液直接注入肝癌瘤体内，取得一定的临床效果。具体方法为：取右肋间定位在肿瘤中心为穿刺部位。穿刺部位常规消毒后，用 16 号肝穿针或 9 号胸穿针，根据超声定位的方向、深度进针，取 20mL 的注射器，抽取榄香烯 100mg，直接肝内瘤体注射。术后局部加压，穿刺部位包扎腹带，常规测血压，24h 后接触加压包扎的腹带，B 超复查穿刺部位的变化。大多数患者注药后肝区疼痛明显缓解，精神饮食好转。B 超提示肝癌内出现不易消失的强回声光斑。以上结果提示榄香烯局部应用效果可靠、安全、副作用小，值得进一步研究探讨。

（三）其他中药注射液（如莪术油、鸦胆子油、鸦胆子乳注射液、华蟾素注射液等）按照以上方法，也可做经皮肝内肿瘤瘤体注射

肖立森用榄香烯乳注射液经肝动脉灌注治疗肝癌，近期有效率 56.3%，不良反应轻微。彭大为采用华蟾素注射液介入治疗肝癌 11 例，同时内服疏肝健脾的中药，结果肿瘤缩小 50.0% 以上者共 5 例，9 例患者临床症状均有改善，特别在缓解疼痛方面效果较明显。刘雪梅用中药榄香烯乳注射液介入治疗肝癌 30 例，结果完全缓解 1 例，部分缓解 11 例，总缓解率 40.0%，患者症状与生存质量也有明显改善。

六、中药结合靶向治疗

迈入 21 世纪，肿瘤治疗已经进入分子靶向治疗（molecular targeted therapy）时代，分子靶向药物的临床应用为肝癌的治疗带来了新突破，靶向药物治疗肝癌已成为新的研究热点。尤其是多靶点多激酶抑制剂是近年来研究的亮点，在控制肝癌的肿瘤增殖、预防和延缓肿瘤复发转移以及提高患者的生活质量等方面具有独特的优势。

到目前为止，只有几种靶向药物在大样本临床研究中显示出治疗肝癌的可能性，并且已由 FDA 批准应用于肝癌的治疗，它们是：索拉非尼、乐（仑）伐替尼、舒尼替尼、瑞戈非尼、沙利度胺、卡博替尼。只有索拉非尼在两项 III 期临床研究中显示可以明显改善肝癌患者的生存期。索拉非尼是多激酶抑制剂，既能靶向作用于 RAF/MEK/ERK 信号转导通路中 RAF 激酶，阻断肿瘤细胞增殖，又可以靶向作用于血管内皮生长因子受体 2（VEGFR-2）、血管内皮生长因子受体 3（VEGFR-3）和血小板衍生生长因子受体 β（PDGFR-β）酪氨酸激酶而发挥抗血管生成作用。反应停（沙利度胺）具有抑制血管生成、促细胞凋亡和免疫调节活性等抗肿瘤作用。使用这类药物对患者肝功能要求不高，单独使用这些药物可延长晚期肝癌患者生存期已经得到临床证实。

与传统的细胞毒化疗药物相比，靶向药物的不良反应更少，但靶向药物治疗也存在一些毒副反应。常见有：①手足皮肤反应：服药 1～4 周，70% 患者会出现手脚疼痛，脱皮，甚至糜烂、合并感染破溃。②腹泻：40% 患者服药 2～4 周可出现腹泻，甚至发生严重腹泻。③肝功能异常：15% 患者服药 4～12 周可出现肝功能异常。④高血压：25% 患者服药 3～14 天可出现高血压。⑤口腔溃疡：30% 患者服药 1～3 周可出现口腔溃疡。⑥皮疹：20% 患者用药 3～14 天可出现头颈部、胸背部、四肢及会阴部皮肤皮疹，或伴瘙痒。

靶向治疗中出现手足皮肤反应及皮疹明显者，常用白鲜皮、地肤子、鸡血藤、荆芥、防风、蝉蜕、紫草、牛膝、川芎、忍冬藤等；同时配合中药外洗外敷效果更佳，辨证选用下列中药：黄芩、黄柏、苦参、蒲公英、紫花地丁、野菊花、白鲜皮、地肤子、红花、五倍子、丹皮等；腹泻腹痛者，宜以芡实、焦白术、杭白芍、炒山药、米壳、诃子、石榴皮、赤石脂、补骨脂、菟丝子等；以消化障碍为主要症状者，常用党参、白术、茯苓、陈皮、清半夏、广木香、砂仁、焦三仙、鸡内金、薏米等；肝功能异常可用五味子、垂盆草、蒲公英、枸杞子、沙苑子、鸡骨草、鳖甲、知母等；滋补肝肾宜用枸杞子、女贞子、何首乌、菟丝子、山萸肉、旱莲草、桑寄生、杜仲。

王雄文等采用索拉非尼配合辨证中药汤剂对晚期原发性肝癌进行治疗。39例晚期原发性肝癌患者，其中18例接受索拉非尼配合辨证中药汤剂治疗（中西组），21例接受辨证中药汤剂治疗（中医组），观察统计两组患者近期疗效及临床获益率、体能状况评分变化、6月及12月生存率。结果：中西组与中医组治疗3个月后临床获益率分别为77.8%、57.1%，两组比较差异有统计学意义 $p < 0.05$）。而体能状况改变评分比较，差异无统计学意义（$p > 0.05$）。6月生存率两组分别为84.9%、85.7%。完成12月随访患者分别为11例、15例，12月生存率分别为54.5%、33.3%，差异有统计学意义（$p < 0.05$）。结果显示索拉非尼配合辨证中药汤剂治疗晚期原发性肝癌患者可提高临床获益率及1年生存率。

陆运鑫等为了探讨反应停联合中药治疗晚期原发性肝癌的临床疗效。采用反应停与中药增免汤（黑蚂蚁、刺五加、牡蛎、黄芪、黄精、仙灵脾、桑葚、党参、白术、茯苓、枸杞子、半枝莲、三棱、莪术）同步应用治疗30例晚期原发性肝癌，采用治疗前后自身对照研究，观察主要症状、体征和瘤体的变化、生存情况，进行安全性监测。12周后进行客观疗效及不良反应评价。结果治疗后主要症状体征均有所改善，其中腹胀减轻18例（60%），食欲增加15例（50%），肝区疼痛减轻11例（37%），腹水减少10例（33%）；黄疸不同程度减退7例（23%），体力及营养状态改善10例（33%）。瘤体变化情况：PR3例占10%，NC 16例占53%，PD 11例占37%；受益率（PR+NC）为63%。最长生存时间613d，中位生存时间280d。1年生存率43%，2年生存率17%。结果显示反应停联合中药治疗晚期原发性肝癌能有效减轻症状，延长患者的生存期。

以索拉非尼为代表的靶向药物治疗肝癌取得了控制病情、延长生存期的里程碑式进展，中医中药在如何与其有机结合、相互切入等方面还有许多空白等待开拓和填补，相信分子靶向药物联合中医中药对肝癌的治疗会有更加广阔的前景。

七、中药结合免疫治疗

肝癌的免疫治疗是指遵循免疫学的原理和方法，将免疫效应分子、免疫细胞或肿瘤疫苗等制剂输入患者体内，激发和增强机体抗肿瘤免疫应答，从而控制和清除肿瘤的一种治疗方法。主要有：①生物反应调节剂。既往，临床上用于肝癌免疫治疗的免疫效应分子主要是一些调控免疫反应的细胞因子，如白介素、干扰素和胸腺肽等。②免疫检查点抑制剂。近年来，一些增强免疫细胞功能的治疗性抗体，如免疫检查点抑制剂，也在肝癌患者中开展了临床试验。免疫检查点包括程序性死亡受体1（PD-1）、程序性死亡受体配体1（PD-L1）和细胞毒性T淋巴细胞相关抗原4（CTLA-4）。其中，PD-1抗体类药物纳武单抗、派姆单抗已在国内获得批注上市。③免疫细胞治疗。肝癌的免疫细胞治疗开展也比较早，淋巴因子激活的杀伤细胞（LAK细胞），细胞因子诱导的杀伤细胞（CIK细胞）被尝试用于肝癌的治疗；近年来，嵌合抗原受体T细胞（CAR-T细胞）、T细胞受体T细胞（TCR-T细胞）以及自然杀伤细胞（NK细胞）等细胞治疗，已进入肝癌的临床前期研究。④肿瘤疫苗。肿瘤疫苗治疗肝癌从未在临床正式应用，但目前国内外已有多个相关的研究正在进行之中。

免疫治疗可作为肝癌综合治疗的一种手段，应用免疫治疗的时机最好选在手术、放疗或化疗之后，或放化疗间歇期，与中医药结合应用效果更好。不宜手术及放化疗的肝癌患者，可予中医药治疗加免疫治疗，能改善患者全身状况，延长生命。常用方法有：自体或异体肝癌瘤苗、LAK/IL-2 免疫输注治疗、干扰素、免疫核糖核酸、转移因子、胸腺肽、卡介苗等。很多中草药、中成药都具有提高免疫功能作用，能够激发和增强机体抗肿瘤免疫应答功效。进行肝癌免疫治疗同时加用中医治疗，可起到事半功倍的作用。能提高免疫功能的中药有：康莱特注射液、猪苓多糖、云芝多糖、香菇多糖、人参皂苷、吗特灵注射液（苦参提取物）、贞芪扶正冲剂、健脾益肾颗粒、金水宝片、扶正增效方、六味地黄丸、乌苯美司胶囊、百令胶囊、补中益气丸等。

综上所述，现代中医学既不弃中医辨证与辨病的精髓，也吸收现代西医学的精华，在辨证论治、辨病施治还是中药制剂、介入治疗等方面都取得了一定的成绩，抑制、延缓了肿瘤生长，改善、减轻了患者症状，减轻了放化疗毒副作用，对放化疗、靶向治疗起增效减毒作用，提高了患者生存质量与延长患者生存期。

（张代钊　郝迎旭）

参 考 文 献

[1] 张代钊，郝迎旭. 张代钊治癌经验辑要［M］. 北京：中国医药科技出版社，2001.
[2] 李佩文. 中西医临床肿瘤学［M］. 北京：中国中医药出版社，1996.
[3] 郑玉铃，韩新巍. 中西医肿瘤诊疗大全［M］. 北京：中国中医药出版社，1995.
[4] 王伯祥. 中医肝胆病学［M］. 北京：中国医药科技出版社，1997.
[5] 汤钊猷. 原发性肝癌［M］. 上海：上海科学技术出版社，1981.
[6] 侯俐，方肇勤. 原发性肝癌的中西医结合治疗的概述［J］. 河南中医，2006，26（11）：83-85.
[7] 伍婧，罗荣城，张华，等. 索拉非尼联合三氧化二砷对肝癌细胞株的抑制作用［J］. 南方医科大学学报，2008，28（4）：639-641.
[8] 李霞，尤建良. 中医药治疗原发性肝癌的临床研究进展［J］. 中医学报，2010，25（2）：122.
[9] 杜琴，胡兵，沈克平. 肝癌中医病机与治法研究［J］. 世界中西医结合杂志，2010，5（9）：841-844.
[10] 王万群. 中西医结合治疗原发性肝癌［J］. 中国实用医药，2010，23（5）：182.
[11] 林桐榆，于世英，焦顺昌. 恶性肿瘤靶向治疗［M］. 北京：人民卫生出版社，2016.

第五篇　肝癌相关病毒性肝炎诊断和治疗

第四十二章
原发性肝癌患者乙型肝炎的诊断和治疗

　　原发性肝癌是世界范围内发病率很高的恶性肿瘤之一，全世界每年新增病例超过 100 万人，尤其以亚太地区居多，是高度恶性、预后差的肿瘤（World Health Organization，2019）。近年来，随着分子生物学、病毒学及遗传学的进展，普遍认为原发性肝癌的发生是多因素、多途径、多步骤长期作用的结果，包括外环境致癌因素（病毒、寄生虫、细菌的感染，黄曲霉毒素的摄入，水源污染以及吸烟、饮酒）和自身遗传因素（陆培新等，1998；吴江南等，2007）。其中，我国属 HBV 感染高流行区，HBV 感染与 HCC 发生之间有比较密切的关系：一方面，几项流行病学的研究结果表明，在全球范围内，除了极少例外，慢性 HBV 感染区与 HCC 发生区有极大的相似之处，在低 HBV 感染的区域，HCC 的发病率也比较低；另一方面，80% 的 HCC 患者都伴有 HBV 的感染，无论这些患者是否生活在高 HBV 感染的地区，在他们的血液中均检测到了 HBsAg 和抗 -HBc 阳性（Feitelson et al，1992）。

一、病原学

　　乙型肝炎病毒（hepatitis B virus，HBV）属嗜肝 DNA 病毒科（hepadnaviridae），基因组长约 3.2kb，为部分双链环状 DNA（图 5-42-1）。HBV 侵入人体后，与肝细胞膜上的受体结合，脱去包膜，穿入肝细胞质内，然后脱去衣壳，部分双链环状 HBV DNA 进入肝细胞核内，在宿主酶的作用下，以负链 DNA 为模板延长正链，修补正链中的裂隙区，形成共价闭合环状 DNA（cccDNA），然后以 cccDNA 为模板，在宿主 RNA 聚合酶 Ⅱ 的作用下，转录成几种不同长短的 mRNA，其中 3.5kb 的 mRNA 含有 HBV DNA 序列上全部遗传信息，称为前基因组 RNA。后者进入肝细胞质作为模板，在 HBV 逆转录酶作用下，合成负链 DNA；再以负链 DNA 为模板，在 HBV DNA 聚合酶作用下，合成正链 DNA，形成子代的部分双链环状 DNA，最后装配成完整的 HBV，释放至肝细胞外。胞质中的子代部分双链环状 DNA 也可进入肝细胞核内，再形成 cccDNA 并继续复制。cccDNA 半衰期长，很难从体内彻底清除（Scaglioni et al，1997；Seeger et al，2000）。HBV 含

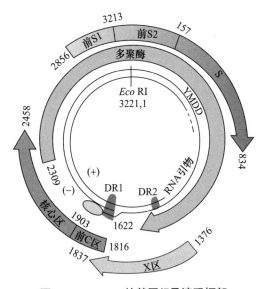

图 5-42-1　HBV 的基因组及读码框架

4 个部分重叠的开放读码框（ORF），即前 S/S 区、前 C/C 区、P 区和 X 区。前 S/S 区编码大（前 S1、前 S2 及 S）、中（前 S2 及 S）、小（S）3 种包膜蛋白；前 C/C 区编码 HBeAg 及 HBcAg；P 区编码聚合酶；X 区编码 X 蛋白。前 C 区和基本核心启动子（BCP）的变异可产生 HBeAg 阴性变异株。前 C 区最常见的变异 G1896A 点突变，形成终止密码子（TAG），不表达 HBeAg。BCP 区最常见的变异是 A1762T/G1764A 联合点突变，选择性地抑制前 C mRNA 的转录，降低 HBeAg 合成。P 基因变异主要见于 POL/RT 基因片段（349～692aa，即 rt1～rt344）。在拉米夫定治疗中，最常见的是酪氨酸 - 蛋氨酸 - 天门冬氨酸 - 天门冬氨酸（YMDD）变异，即由 YMDD 变异为 YIDD（rtM204I）或 YVDD（rtM204V），并常伴有 rtL180M 变异，且受药物选择而逐渐成为对拉米夫定耐药的优势株。S 基因变异可导致隐匿性 HBV 感染（occult HBV infection），表现为血清 HBsAg 阴性，但仍可有 HBV 低水平复制（血清 HBV DNA 常 $<10^4$ 拷贝 /mL）（图 5-42-1）。

根据 HBV 全基因序列差异 ≥8% 或 S 区基因序列差异 ≥4%，目前 HBV 分为 A～I 9 个基因型（Olinger et al, 2008; Tran et al, 2008）。各基因型又可分为不同基因亚型。A 基因型慢性乙型肝炎患者对干扰素治疗的应答率高于 D 基因型，B 基因型高于 C 基因型；A 和 D 基因型又高于 B 和 C 基因型（Hou et al, 2007; Jardi et al, 2008; Liu et al, 2008）。基因型是否影响核苷（酸）类似物的疗效尚未确定。

HBV 易发生变异。在 HBV 感染者体内，常形成以一个优势株为主的相关突变株病毒群，称为准种（quasispecies），其确切的临床意义有待进一步证实。HBV 的抵抗力较强，但 65℃ 10h、煮沸 10min 或高压蒸气均可灭活 HBV。含氯制剂、环氧乙烷、戊二醛、过氧乙酸和碘伏等也有较好的灭活效果。

二、流行病学

HBV 感染呈世界性流行，但不同地区 HBV 感染的流行强度差异很大。据世界卫生组织报道，全球约 20 亿人曾感染过 HBV，其中 3.25 亿人为慢性 HBV 感染者，每年约有 134 万人死于 HBV 感染所致的肝衰竭、肝硬化和原发性肝细胞癌（HCC）（World Health Organization, 2019）。

2006 年全国乙型肝炎血清流行病学调查表明，我国 1～59 岁一般人群 HBsAg 携带率为 7.18%[6, 7]。据此推算，我国有慢性 HBV 感染者约 9300 万人，其中 CHB 患者约 2000 万例[8]。2014 年中国疾病预防控制中心（Chinese Center for Disease Control and Prerention, CDC）对全国 1～29 岁人群乙型肝炎血清流行病学调查结果显示，1～4 岁、5～14 岁和 15～29 岁人群 HBsAg 检出率分别为 0.32%、0.94% 和 4.38%；基因型主要为 C 型和 B 型（中华医学会肝病学分会, 2015）。

HBV 主要经血和血制品、母婴、破损的皮肤和黏膜及性接触传播。围产期传播是母婴传播的主要方式，多为在分娩时接触 HBV 阳性母亲的血液和体液传播。经皮肤黏膜传播主要发生于使用未经严格消毒的医疗器械、注射器、侵入性诊疗操作和手术，以及静脉内滥用毒品等。其他如修足、文身、扎耳环孔、医务人员工作中的意外暴露、共用剃须刀和牙刷等也可传播。与 HBV 阳性者性接触，特别是有多个性伴侣者，其感染 HBV 的危险性明显增高。由于对献血员实施严格的 HBsAg 筛查，经输血或血液制品引起的 HBV 感染已较少发生。日常工作或生活接触，如同一办公室工作（包括共用计算机等办公用品）、握手、拥抱、同住一宿舍、同一餐厅用餐和共用厕所等无血液暴露的接触，一般不会传染 HBV。经吸血昆虫（蚊、臭虫等）传播未被证实。

三、慢性乙型肝炎的自然史

人感染 HBV 后，病毒持续 6 个月仍未被清除者称为慢性 HBV 感染。感染时的年龄是影响慢性化的最主要因素。在围产期和婴幼儿时期感染 HBV 者中，分别有 90% 和 25%～30% 将发展成慢性感染，而 5 岁以后感染者仅有 5%～10% 发展为慢性感染（Lai et al，2003）。其 HBV 感染的自然史一般可分为 4 个期，即免疫耐受期、免疫清除期、非活动或低（非）复制期和再活动期。免疫耐受期的特点是 HBV 复制活跃，血清 HBsAg 和 HBeAg 阳性，HBV DNA 滴度较高（$>10^5$ IU/mL），血清丙氨酸氨基转移酶（ALT）水平正常，肝组织学无明显异常。免疫清除期表现为血清 HBV DNA 滴度$>10^5$ IU/mL，但一般低于免疫耐受期，ALT/AST 持续或间歇升高，肝组织学有坏死炎症等表现。非活动或低（非）复制期表现为 HBeAg 阴性，抗 -HBe 阳性，HBV DNA 检测不到（PCR 法）或低于检测下限，ALT/AST 水平正常，肝组织学无明显炎症。再活动期表现与免疫清除期相似，但炎症程度相对较弱。慢性乙型肝炎患者中，肝硬化失代偿的年发生率约 3%，5 年累计发生率约 16%。慢性乙型肝炎、代偿期和失代偿期肝硬化的 5 年死亡率分别为 0～2%、14%～20% 和 70%～86%。其影响因素包括年龄、血清白蛋白和胆红素水平、血小板计数和脾肿大等。自发性或经抗病毒治疗后 HBeAg 血清学转换，且 HBV DNA 持续转阴和 ALT 持续正常者的生存率较高。

四、HBV 与 HCC 发生的细胞与分子机制

（一）HBV 直接致癌作用

HBV 基因组整合到宿主细胞，使 HBV 的 DNA 序列和宿主细胞的基因序列同时遭到破坏，或者重新整合，使癌基因激活和抑癌基因失活，从而发生细胞癌变。反式激活蛋白 HBx 蛋白的转录调控作用可以激活多个细胞信号传导途径来调控基因的转录（Bouchard et al，2004）。同时，它对 p53 的转录激活有重要影响，能抑制 p53 与特异 DNA 序列的结合及其转录活性（Wang et al，1994）。

（二）HBV 间接致癌作用

慢性乙型肝炎可引起肝组织的坏死和炎症，大大增加肝细胞癌变的概率，并促进肝细胞的增殖（Webber et al，1994）。慢性乙型肝炎可引起肝脏纤维化，引起肝细胞生长的失控（Arbuthnot et al，2001）；且在炎性肝脏组织中存在的单核细胞可在局部产生活性氧，这种活性氧可以促进肝癌的发生。

五、临床诊断

有乙型肝炎或 HBsAg 阳性史超过 6 个月，现 HBsAg 和（或）HBV DNA 仍为阳性者，可诊断为慢性 HBV 感染。根据 HBV 感染者的血清学、病毒学、生化学试验及其他临床和辅助检查结果，可将慢性乙型肝炎分为以下类型（中华医学会传染病与寄生虫病学分会 2000）：

（一）慢性肝炎

急性肝炎病程超过半年，或原有乙型、丙型、丁型肝炎或 HBsAg 携带史，本次又因同一病原再次出现肝炎症状、体征及肝功能异常者可以诊断为慢性肝炎。发病日期不明或虽无肝炎病史，但肝组织病理学检查符合慢性肝炎，或根据症状、体征、化验及 B 超检查综合分析，亦可作出相应诊断。

为反映肝功能损害程度，慢性肝炎临床上可分为：

（1）轻度：临床症状、体征轻微或缺如，肝功能指标仅 1 或 2 项轻度异常。

（2）中度：症状、体征、实验室检查居于轻度和重度之间。

（3）重度：有明显或持续的肝炎症状，如乏力、纳差、腹胀、尿黄、便溏等，伴有肝病面容、肝掌、蜘蛛痣、脾大并排除其他原因，且无门静脉高压症者。实验室检查血清 ALT 和 / 或 AST 反复或持续升高，白蛋白降低或 A/G 比值异常、丙种球蛋白明显升高。除前述条件外，凡白蛋白≤32g/L，胆红素大于 5 倍正常值上限、凝血酶原活动度 60%～40%，胆碱酯酶＜2500U/L，四项检测中有一项达上述程度者即可诊断为重度慢性肝炎，慢性肝炎的实验室检查异常程度参考指标见表 5-42-1。

表 5-42-1　慢性肝炎的实验室检查异常程度参考指标

项目	轻度	中度	重度
ALT 和（或）AST/（IU/L）	≤正常 3 倍	＞正常 3 倍	＞正常 3 倍
胆红素 /（μmol/L）	≤正常 2 倍	＞正常 2 倍～正常 5 倍	＞正常 5 倍
白蛋白（A）/（g/L）	≥35	＜35～＞32	≤32
A/G	≥1.4	＜1.4～＞1.0	＜1.0
电泳 γ 球蛋白 /%	≤21	＞21～＜26	≥26
凝血酶原活动度（PTA）/%	＞70	70～60	＜60～＞40
胆碱酯酶（CHE）/（U/L）	＞5400	≤5400～＞4500	≤4500

B 超检查结果可供慢性肝炎诊断的参考：

（1）轻度：B 超检查肝脾无明显异常改变。

（2）中度：B 超可见肝内回声增粗，肝脏和 / 或脾脏轻度肿大，肝内管道（主要指肝静脉）走行多清晰，门静脉和脾静脉内径无增宽。

（3）重度：B 超检查可见肝内回声明显增粗，分布不均匀；肝表面欠光滑，边缘变钝，肝内管道走行欠清晰或轻度狭窄、扭曲；门静脉和脾静脉内径增宽；脾脏肿大；胆囊有时可见"双层征"。

（二）重型肝炎

（1）急性重型肝炎：以急性黄疸型肝炎起病，2 周内出现极度乏力，消化道症状明显，迅速出现Ⅱ度以上（按Ⅳ度划分）肝性脑病，凝血酶原活动度低于 40% 并排除其他原因者，肝浊音界进行性缩小，黄疸急剧加深；或黄疸很浅，甚至尚未出现黄疸，但有上述表现者均应考虑本病。

（2）亚急性重型肝炎：以急性黄疸型肝炎起病，15 天至 24 周出现极度乏力，消化道症状明显，同时凝血酶原时间明显延长，凝血酶原活动度低于 40% 并排除其他原因者，黄疸迅速加深，每天上升≥17.1μmol/L 或血清总胆红素大于正常 10 倍，首先出现Ⅱ度以上肝性脑病者，称为脑病型（包括脑水肿、脑疝等）；首先出现腹水及其相关症候（包括胸水等）者，称为腹水型。

（3）慢性重型肝炎：其发病基础有：①慢性肝炎或肝硬化病史；②慢性乙型肝炎病毒携带史；③无肝病史及无 HBsAg 携带史，但有慢性肝病体征（如肝掌、蜘蛛痣等）、影像学改变（如脾脏增厚等）及生化检测改变者（如丙种球蛋白升高，白蛋白 / 球蛋白比值下降或倒置）；④肝穿检查支持慢性肝炎；⑤慢性乙型或丙型肝炎患者或慢性 HBsAg 携带者重叠感染甲型、戊型或其他肝炎病毒时要具体分析，应排除由甲型、戊型和其他型肝炎病毒引起的急性或亚急性重型肝炎。慢性重型肝炎起病时的临床表现与亚急性重型肝炎相同，随着病情发展而加重，达到重型肝炎诊断标准（凝血酶原活动度低于 40%，血清总胆红素大于正常 10 倍）。

为便于判定疗效及估计预后，亚急性重型和慢性重型肝炎可根据其临床表现分为早、中、晚三期：①早期符合重型肝炎的基本条件，如严重乏力及有消化道症状，黄疸迅速加深，血清胆红素大于正常 10 倍，凝血酶原活动度 30%～40%，或经病理学证实。但未发生明显的脑病，亦未出现腹水。②中期有 Ⅱ 度肝性脑病或明显腹水、出血倾向（出血点或瘀斑），凝血酶原活动度 20%～30%。③晚期有难治性并发症，如肝肾综合征、消化道大出血、严重出血倾向（注射部位瘀斑等）、严重感染、难以纠正的电解质紊乱或 Ⅱ 度以上肝性脑病、脑水肿和凝血酶原活动度≤20%。

六、病理诊断

（一）慢性肝炎

慢性肝炎按炎症活动度（G）划分为轻、中、重三度。如 S＞G，则应予特殊标明。

（1）轻度慢性肝炎（包括原慢性迁延性肝炎及轻型慢性活动性肝炎）：G1-2，S0-2。①肝细胞变性，点、灶状坏死或凋亡小体；②汇管区有（无）炎症细胞浸润，扩大，有或无限局碎屑坏死（界面肝炎）；③小叶结构完整。

（2）中度慢性肝炎（相当于原中型慢性活动性肝炎）：G3，S1-3。①汇管区炎症明显，伴中度碎屑坏死；②小叶内炎症严重，融合坏死或伴少数桥接坏死；③形成纤维间隔，小叶结构大部分保存。

（3）重度慢性肝炎（相当于原重型慢性活动性肝炎）：G4，S2-4。①汇管区炎症严重或伴重度碎屑坏死；②桥接坏死累及多数小叶；③大量纤维间隔，小叶结构紊乱，或形成早期肝硬化。

（二）重型病毒性肝炎

（1）急性重型肝炎：肝细胞呈一次性坏死，坏死面积＞肝实质的 2/3，或亚大块性坏死，或桥接坏死，伴存活肝细胞的重度变性；坏死＞2/3 者，多不能存活；反之，肝细胞保留 50% 以上，肝细胞虽有变性及功能障碍，度过急性阶段，肝细胞再生迅速，可望恢复。如发生弥漫性小泡性脂肪变性，预后往往较差。

（2）亚急性重型肝炎：肝组织新、旧不一的亚大块坏死（广泛的 3 区坏死）；较陈旧的坏死区网状纤维塌陷，并可有胶原纤维沉积；残留肝细胞增生成团；可见大量小胆管增生和淤胆。

（3）慢性重型肝炎：病变特点表现为在慢性肝病（慢性肝炎或肝硬化）的病变背景上，出现大块性（全小叶性）或亚大块性新鲜的肝实质坏死。

七、实验室检查

（一）生物化学检查

（1）ALT 和 AST：血清 ALT 和 AST 水平一般可反映肝细胞损伤程度，最为常用。

（2）胆红素

通常血清胆红素水平与肝细胞坏死程度有关，但需与肝内和肝外胆汁淤积所引起的胆红素升高鉴别。肝衰竭患者血清胆红素常较高，且呈进行性升高，每天上升≥1 倍正常值上限（ULN），可≥10×ULN；也可出现胆红素与 ALT 和 AST 分离现象。

（3）凝血酶原时间（PT）及 PTA：PT 是反映肝脏凝血因子合成功能的重要指标，PTA 是 PT 测定值的常用表示方法，对判断疾病进展及预后有较大价值，近期内 PTA 进行性降至 40% 以下为肝衰竭的重要诊断标准之一，＜20% 者提示预后不良。亦有用国际标准化比值（INR）来表示此项指标者，INR 值的升高与 PTA 值的下降有同样意义。

（4）胆碱酯酶可反映肝脏合成功能，对了解病情程度和监测肝病发展有参考价值。

（5）血清白蛋白反映肝脏合成功能，慢性乙型肝炎、肝硬化和肝衰竭患者的血清白蛋白下降或球蛋白升高，血清白蛋白/球蛋白比值降低。

甲胎蛋白（AFP）明显升高往往提示 HCC，故用于监测 HCC 的发生；AFP 升高也可提示大量肝细胞坏死后的肝细胞再生，可能有助于判断预后。但应注意 AFP 升高的幅度、持续时间、动态变化及其与 ALT、AST 的关系，并结合患者的临床表现和 B 超等影像学检查结果进行综合分析。

肝功能衰退常用评分标准：Child Pugh Turcotte（CPT）分级（表 5-42-2、表 5-42-3）和 Model for End-Stage Liver Disease（MELD 分级）（Detlef et al，2008）（表 5-42-4）。

表 5-42-2　Child Pugh Turcotte（CPT）分级

临床生化指标	分数		
	1	2	3
肝性脑病	无	容易控制	难以控制
腹水	无	容易控制	难以控制
胆红素/（μmol/L）	<34	34～51	>51
白蛋白/（g/L）	>35	28～35	<28
INR	<1.7	1.7-2.2	>2.2

在 PBC 患者评分是对胆红素的标准提高：胆红素（μmol/L）17～68：1 分；胆红素（μmol/L）69～170：2 分；胆红素（μmol/L）>170：3 分。

总分：Child Pugh Turcotte A 级：5～6 分；B 级：7～9 分；C 级：10～15 分。

表 5-42-3　Child Pugh Turcotte（CPT）分级预后判断

	CHILD A 级	CHILD B 级	CHILD C 级
生存预期/年	15～20	4～14	1～3
围手术期死亡率/%	10	30	80

MELD 由来及计算公式：2000 年，马林柯克（Malinchoc）等首先应用 MELD 来预测终末期肝病行经颈静脉肝内门 - 体分流术后患者的死亡率，并证实 MELD 可以预测终末期肝病的死亡率及术后的生存时间。其计算公式为：$R=0.378\ln[胆红素（mg/dl）]+1.12\ln（INR）+0.95\ln[肌酐（mg/dl）]+0.64$（病因：胆汁性或酒精性 0，其他 1）。其 R 值越高，其风险越大，生存率越低。后为计算方便，卡玛斯（Kamath）等将公式改良为 $R=3.78\ln[胆红素（mg/dl）]+11.2\ln（INR）+9.576\ln[肌酐（mg/dl）]+6.43$（病因：胆汁性或酒精性 0，其他 1）。

表 5-42-4　MELD 分级预后判断 3 个月死亡率

得分	死亡率/%	得分	死亡率/%
≥40	71.3	10～19	6.0
30～39	52.6	≤9	1.9
20～29	19.6		

（二）HBV 血清学检测

HBV 血清学标志包括 HBsAg、抗 -HBs、HBeAg、抗 -HBe、抗 -HBc 和抗 -HBc Ig M。目前常采用酶免疫法（EIA）、放射免疫法（RIA）、微粒子酶免分析法（MEIA）或化学发光法等检测。HBsAg 阳性表示 HBV 感染；抗 -HBs 为保护性抗体，其阳性表示对 HBV 有免疫力，见于乙型肝炎康复及接种乙型肝炎疫苗者；HBsAg 转阴而抗 -HBs 转阳，称为 HBsAg 血清学转换；HBeAg 阳性可作为 HBV 复制和传染性高的指标；抗 -HBe 阳性表示 HBV 复制水平低（但有前 C 区突变者例外）；HBeAg 转阴而抗 -HBe 转阳，称为 HBeAg 血清学转换；抗 -HBc IgM 阳性提示 HBV 复制，多见于乙型肝炎急性期；抗 -HBc 总抗体主要是抗 -HBc IgG，只要感染过 HBV，无论病毒是否被清除，此抗体均为阳性。为了解有无 HBV 与丁型肝炎病毒（HDV）同时或重叠感染，可测定 HDVAg、抗 -HDV、抗 -HDV IgM 和 HDV RNA。

（三）HBV DNA、基因型和变异检测

HBV DNA 定性和定量检测反映病毒复制情况或水平，主要用于慢性 HBV 感染的诊断、血清 HBV DNA 及其水平的监测，以及抗病毒疗效的评价。HBV DNA 的检测值可以 IU/mL 或拷贝 /mL 表示，根据检测方法的不同，1IU 相当于 5~6 拷贝（Pawlotsky et al，2008）。

八、影像学诊断

可对肝脏、胆囊、脾脏进行 B 超、电子计算机断层扫描（CT）和磁共振成像（MRI）等检查。影像学检查的主要目的是鉴别诊断和监测慢性乙型肝炎的病情进展及发现肝脏的占位性病变（如 HCC 等）。

九、肝癌患者慢性乙型肝炎的治疗

慢性乙型肝炎治疗的总体目标是：最大限度地长期抑制 HBV 复制，减轻肝细胞炎性坏死及肝纤维化，延缓和减少肝功能衰竭、肝硬化失代偿、HCC 及其他并发症的发生，从而改善生活质量和延长生存时间。在治疗过程中，对于部分适合的患者应尽可能追求 CHB 的临床治愈，即停止治疗后持续的病毒学应答、HBsAg 消失，并伴有 ALT 复常和肝脏组织病变改善。

慢性乙型肝炎治疗主要包括抗病毒、免疫调节、抗炎保肝、抗纤维化和对症治疗，其中抗病毒治疗是关键，只要有适应证，且条件允许，就应进行规范的抗病毒治疗。目前针对肝癌患者的慢性乙型肝炎的治疗，基本上按照最新的乙型肝炎防治指南进行，只是原发性肝癌作为乙型肝炎的严重并发症，在抗病毒的适应证方面，需要更为积极，因此不论 ALT 是否正常，只要 HBV DNA 阳性，均建议抗病毒治疗。

目前国内有 8 种药物可用于慢性乙型肝炎的治疗：包括普通干扰素、聚乙二醇干扰素和 6 种核苷类似物。治疗 HBV 感染的核苷类似物包括：L- 核苷类（拉米夫定、替比夫定），脱氧鸟苷类似物（恩替卡韦）和开环磷酸核苷类似物［阿德福韦、替诺福韦、丙酚替诺福韦（TAF）］。

从理论上讲，干扰素 α（普通或聚乙二醇干扰素）的主要优点是无耐药、有免疫介导的控制 HBV 感染的潜在作用，从而使患者有机会得到持久的病毒学应答以及使 HBsAg 消失，这些患者可维持 HBV DNA 处于检测不到的水平。经常产生副作用和需要皮下注射是干扰素 α 的主要缺点。干扰素 α 禁用于 HBV 相关失代偿性肝硬化患者或自身免疫性疾病以及未得到控制的严重抑郁症或精神病患者。

恩替卡韦、替诺福韦和丙酚替诺福韦（TAF）为 HBV 强效抑制剂，它们具有较高的耐药屏障，因此可以放心地将其作为一线单用药。如果长期治疗发生耐药现象，需要进行基因型耐药的检测，并尽早给予挽救治疗。

十、抗病毒治疗推荐意见

原发性肝癌作为乙型肝炎的严重并发症，在抗病毒的适应证方面，需要更为积极的治疗，因

此不论 ALT 是否正常，只要 HBV DNA 阳性，均建议抗病毒治疗。

（1）普通 IFNα：3～5MU，每周 3 次或隔日 1 次，皮下注射，一般疗程为 6 个月。如有应答，为提高疗效亦可延长疗程至 1 年或更长。可根据患者的应答和耐受情况适当调整剂量及疗程；如治疗 6 个月仍无应答，可改用或联合其他抗病毒药物。

（2）PEG IFN α-2a：180μg，每周 1 次，皮下注射，疗程 1 年。具体剂量和疗程可根据患者的应答及耐受性等因素进行调整。

（3）PEG IFN α-2b：1.0～1.5μg/kg（体重），每周 1 次，皮下注射，疗程 1 年。具体剂量和疗程可根据患者的应答及耐受性等因素进行调整。

（4）恩替卡韦：0.5mg，每日 1 次口服。建议长期抗病毒治疗。

（5）替诺福韦：300mg，每日 1 次口服。建议长期抗病毒治疗。

（6）丙酚替诺福韦（TAF）25mg，每日 1 次口服。建议长期抗病毒治疗。

十一、抗病毒治疗应答

治疗应答包含多项内容，有多种分类方法。

（一）单项应答

（1）病毒学应答（virological response）：指血清 HBV DNA 检测不到（PCR 法）或低于检测下限，或较基线下降 2 个数量级。

（2）血清学应答（serological response）：指血清 HBeAg 转阴或 HBeAg 血清学转换或 HBsAg 转阴或 HBsAg 血清学转换。

（3）生物化学应答（biochemical response）：指血清 ALT 和 AST 恢复正常。

（4）组织学应答（histological response）：指肝脏组织学炎症坏死或纤维化程度改善达到某一规定值。

（二）时间顺序应答

（1）初始或早期应答（initial or early response）：治疗 12 周时的应答。

（2）治疗结束时应答（end-of-treatment response）：治疗结束时应答。

（3）持久应答（sustained response）：治疗结束后随访 6 个月或 12 个月以上，疗效维持不变，无复发。

（4）维持应答（maintained response）：在抗病毒治疗期间，检测不到 HBV DNA（PCR 法）或低于检测下限，或 ALT 正常。

（5）反弹（breakthrough）：达到了初始应答，但在未更改治疗的情况下，HBV DNA 水平重新升高，或一度转阴后又转为阳性，可有或无 ALT 升高。有时也指 ALT 和 AST 复常后，在未更改治疗的情况下再度升高，但应排除由其他因素引起的 ALT 和 AST 升高。

（6）复发（relapse）：达到了治疗结束时应答，但停药后 HBV DNA 重新升高或阳转，有时亦指 ALT 和 AST 在停药后的再度升高，但应排除由其他因素引起的 ALT 和 AST 升高。

（三）联合应答（combined response）

（1）完全应答（complete response，CR）：HBeAg 阳性慢性乙型肝炎患者，治疗后 ALT 恢复正常，检测不出 HBV DNA（PCR 法）和 HBeAg 血清学转换；HBeAg 阴性慢性乙型肝炎患者，治疗后 ALT 恢复正常，检测不出 HBV DNA（PCR 法）。

（2）部分应答（partial response，PR）：介于完全应答与无应答之间。如 HBeAg 阳性慢性乙型肝炎患者，治疗后 ALT 恢复正常，HBV DNA<10^5 拷贝 /mL，但无 HBeAg 血清学转换。

（3）无应答（non- response，NR）：未达到以上应答者。

十二、核苷（酸）类药物耐药的预防和治疗

（1）谨慎选择核苷（酸）类药物：如条件允许，开始治疗时宜选用抗病毒作用强和耐药发生率低的药物。

（2）关于联合治疗：对合并 HIV 感染、肝硬化及高病毒载量者，宜选用强效低耐药的药物，或尽早采用无交叉耐药位点的核苷（酸）类药物联合治疗。

（3）治疗中密切监测：定期检测 HBV DNA，以及时发现原发性后应答或病毒学突破。一旦发现耐药，尽早给予救援治疗：恩替卡韦治疗期间出现病毒学突破的患者可换用或加用替诺福韦（TDF）或丙酚替诺福韦（TAF）。替诺福韦或丙酚替诺福韦治疗期间出现病毒学突破时，根据患者既往核苷（酸）类似物的治疗史，首选换用或加用恩替卡韦。非首选药物拉米夫定或替比夫定治疗期间出现病毒学突破的患者，换用或加用丙酚替诺福韦或替诺福韦。非首选药物阿德福韦治疗期间出现病毒学突破的患者，换用或加用恩替卡韦、丙酚替诺福韦或替诺福韦。

（4）尽量避免单药序贯治疗：有临床研究结果显示，因对某一核苷（酸）类药物发生耐药而先后改用其他苷（酸）类药物治疗，可筛选出对多种苷（酸）类耐药的变异株。因此，应避免单药序贯治疗。

十三、抗炎保肝治疗

肝脏炎症坏死及其所致的肝纤维化是疾病进展的主要病理学基础，因而如能有效抑制肝组织炎症，有可能减少肝细胞破坏和延缓肝纤维化的发展。甘草酸制剂、水飞蓟素类等制剂活性成分比较明确，有不同程度的抗炎、抗氧化、保护肝细胞膜及细胞器等作用，临床应用这些制剂可改善肝脏生化学指标。联苯双酯和双环醇等也可降低血清氨基转移酶（特别是 ALT）水平。

抗炎保肝治疗只是综合治疗的一部分，并不能取代抗病毒治疗。对于 ALT 明显升高者或肝组织学明显炎症坏死者，在抗病毒治疗的基础上可适当选用抗炎和保肝药物。不宜同时应用多种抗炎保肝药物，以免加重肝脏负担及因药物间相互作用而引起不良效应。

总之，在慢性乙型肝炎基础上发生的原发性肝癌的治疗中，一方面需要针对原发性肝癌进行根治性或者姑息性的治疗；另一方面要积极治疗慢性乙型肝炎，保护正常肝脏功能，对于患者改善生存质量、延长生命，乃至其有好的肝功能基础接受手术、射频、介入等治疗至关重要。

（孟繁平　李捍卫）

参 考 文 献

［1］ARBUTHNOT P, KEW M. Hepatitis B virus and hepatocellular carcinoma［J］. Int J Exp Pathol, 2001, 82: 77-100.

［2］BOUCHARD M J, SCHNEIDER R J. The enigmatic X gene of hepatitis B virus［J］. J Virol, 2004, 78: 12725-12734.

［3］DETLEF SCHUPPAN, NEZAM H AFDHAL. Liver Cirrhosis［J］. Lancet, 2008 , 371 (9615): 838-851.

［4］FEITELSON M. Hepatitis B virus infection and primary hepatocellular carcinoma［J］. Clin Microbiol Rev,

1992, 5: 275-301.

［5］GANEM D, PRINCE A M. Hepatitis B virus infection-natural history and clinical consequences［J］. N Engl J Med, 2004, 350: 1118-1129.

［6］HOU J, SCHILLING R , JANSSEN H L, et al. Genetic characteristics of hepatitis B virus genotypes as a factor for interferon-induced HBeAg clearance［J］. J Med Virol, 2007, 79: 1055-1063.

［7］JARDI R, RODRIGUEZ-FRIAS F, SCHAPER M, et al. Analysis of hepatitis B genotype changes in chronic hepatitis B infection: influence of antiviral therapy［J］. J Hepatol, 2008, 49: 695-701.

［8］LAI C L, RATZIU V, YUEN M F, et al. Viral hepatitis B［J］. Lancet, 2003, 362: 2089-2094.

［9］LAI C L, GANE E, LIAW Y F, et al. Telbivudine versus lamivudine in patients with chronic hepatitis B［J］. N Engl J Med, 2007, 357: 2576-2588.

［10］LIU C J, KAO J H. Genetic variability of hepatitis B virus and response to antiviral therapy［J］. Antivir Ther, 2008, 13: 613-624.

［11］OLINGER C M, JUTAVIJITUM P, HUBSCHEN J M, et al. Possible new hepatitis B virus genotype, southeast Asia［J］. Emerg Infect Dis, 2008, 14: 1777-1780.

［12］PAWLOTSKY J M, DUSHEIKO G, HATZAKIS A, et al. Virologic monitoring of hepatitis B virus therapy in clinical trials and practice: recommendations for a standardized approach［J］. Gastroenterology, 2008, 134: 405-415.

［13］PERRILLO R, HANN H W, MUTIMER D, et al. Adefovir dipivoxil added to ongoing lamivudine in chronic hepatitis B with YMDD mutant hepatitis B virus［J］. Gastroenterology, 2004, 126: 81-90.

［14］SCAGLIONI P P, MELEGARI M, WANDS J R. Biologic properties of hepatitis B viral genomes with mutations in the precore promoter and precore open reading frame［J］. Virology, 1997, 233: 374-381.

［15］SEEGER C, MASON W S. Hepatitis B virus biology［J］. Microbiol Mol Biol Rev, 2000, 64: 51-68.

［16］TRAN T T, TRINH T N, ABE K. New complex recombinant genotype of hepatitis B virus identified in Vietnam［J］. J Virol, 2008, 82: 5657-5663.

［17］WANG X W, FORRESTER K, YEH H, et al. Hepatitis B virus X protein inhibits p53 sequence-specific DNA binding, transcriptional activity, and association with transcription factor ERCC3[J］. Proc Natl Acad Sci USA, 1994, 91: 2230-2234.

［18］WEBBER E M, WU J C, WANG L, et al. Overexpression of transforming growth factor-α causes liver enlargement and increased hepatocyte proliferation in transgenic mice［J］. Am J Pathol, 1994, 145: 398-408.

［19］WORLD HEALTH ORGANIZATION. Hepatitis B (Revised August 2008)［Z］. (2010-12-9). http: //www. who. int/Med-iacentre/factsheets/fs204/en/[2010-12-9］

［20］陆培新，旷双远，王金兵，等. 肝癌发生中乙肝病毒感染与黄曲霉毒素暴露的作用［J］. 中华医学杂志, 1998, 78（5）: 340-342.

［21］吴江南，陈裕明，王翠玲，等. 丙型、乙型肝炎病毒对原发性肝癌影响的荟萃分析［J］. 中华肝脏病杂志, 2007, 15（2）: 137-140.

［22］中华医学会肝病学分会，中华医学会感染病学分会. 慢性乙型肝炎防治指南（2015 年版）[J］. 中华肝脏病杂志, 2015, 23（12）: 888-905.

［23］中华医学会传染病与寄生虫病学分会，肝病学分会. 病毒性肝炎防治方案［J］. 中华肝脏病杂志, 2000, 8: 324-329.

第四十三章
原发性肝癌患者丙型肝炎诊断和治疗

第一节 概 述

丙型肝炎病毒（hepatitis C virus，HCV）感染可导致慢性肝炎、肝硬化甚至肝癌。据世界卫生组织（WHO）估计，2015 年全世界有 7100 万人存在慢性 HCV 感染，并且有 399000 人死于由 HCV 感染引起的肝硬化或肝细胞癌。2016 年 5 月，世界卫生大会批准了关于病毒性肝炎的全球卫生部门战略，该战略提出到 2030 年消除病毒性肝炎（发病率降低 90%，死亡率降低 65%）。全球每年新感染 HCV 病例 300 万～400 万，HCV 感染的慢性化率为 75%～85%，一旦发展为肝硬化，每年可有 1%～4% 的患者发展为肝癌，HCV 感染是欧美、日本等发达国家肝细胞癌（hepatocellular carcinoma，HCC）的主要致病因素。我国为乙肝病毒感染大国，原发性肝癌患者主要为乙肝病毒感染（HBV）所致，但近年来由于新生儿乙肝疫苗预防接种及母婴阻断措施的实施，HBV 感染率已明显下降，2006 年全国乙型肝炎流行病学调查表明，我国一般人群 HBsAg 携带率为 7.18%，5 岁以下儿童的 HBsAg 仅为 0.96%。而丙型肝炎感染，由于在慢性感染阶段大多数患者临床表现不明显，很多患者都处于"隐匿状态"。2006 年施小明等对全国 30 个省市 250 家医疗机构的 13714 例有效样本调查发现，丙型肝炎漏诊率达 52%，远高于全国感染病总体漏诊率及甲、乙型肝炎的漏诊率。由于社会对 HCV 感染的认知水平普遍提高及检测试剂敏感性提高，2012 年以来我国疾病控制中心报告的 HCV 感染的病例数每年均在 20 万例以上，有关 HCV 感染与肝癌关系的认识也逐步深化。可以预见，随着人们生活水平的提高和疾病预防、认知程度提高，必将有更多的 HCV 感染者就诊，对 HCV 感染与 HCC 的关系的认识也将更加深入。

HCV 感染呈全球流行，遍及全世界所有国家及地区，对人类的健康产生巨大影响，据报道，全世界每年死于 HCV 感染相关性疾病的患者达 50 万～70 万，中国达 35 万，占疾病死亡排名第 10 位，成为最严重的传染病之一。尽管近年已经开始对丙肝病毒感染进行防治，但是庞大的感染人群为 HCV 传播的基础。据世界卫生组织 1999 年的统计数据，非洲的感染率最高，达 5.3%，其他地区：东地中海地区 4.6%，西太平洋地区 3.9%，东南亚地区 2.2%，美国 1.7%，欧洲 1.0%。其中超过 10% 的国家有：肯尼亚 10.7%，蒙古 10.7%，布隆迪 11.1%，玻利维亚 11.2%，喀麦隆 11.5%，卢旺达 17.0%，埃及 18.0%。全世界 3% 人口为慢性丙型肝炎患者，约为 1.7 亿人，其中 69% 分布在西欧，25% 在中国，约 0.425 亿。

第二节　丙型肝炎的流行病学

一、丙型肝炎流行状况

丙型肝炎呈全球性流行，是欧美及日本等国家终末期肝病的最主要原因。据世界卫生组织统计，全球 HCV 的感染率约为 3%，估计约 1.8 亿人感染 HCV。

我国丙型肝炎流行状况：2006 年全国血清流行病学调查资料显示，我国 1～59 岁人群抗 -HCV 流行率为 0.43%，在全球范围内属 HCV 低流行区。各地抗 -HCV 阳性率有一定差异，以长江为界，北方（0.53%）高于南方（0.29%），抗 HCV 阳性率随年龄增长而逐渐上升，1～4 岁组为 0.09%，50～59 岁组升至 0.77%。男女间无明显差异。HCV 1b 和 2a 基因型在我国较为常见，其中以 1b 型为主（56.8%），其次为 2a 型（24.1%）和 3 型（9.1%），某些地区有 1a 型、2b 型报道，未发现基因 4 型和 5 型，6 型相对较少（6.3%），主要见于中国香港和澳门特别行政区，在南方边境省份也可见此基因型。

二、丙型肝炎传播途径

（一）血液传播

主要有：①输血和血制品传播。我国自 1993 年开始对献血员进行抗 -HCV 筛查，以后又取消了有偿献血，大力推行无偿献血制度，该途径得到了有效控制。但由于抗 -HCV 存在窗口期、早期抗 -HCV 检测试剂的质量不稳定及少数感染者不产生抗 -HCV，因此，无法完全筛除 HCV RNA 阳性者，输血及血制品、血液透析仍有可能感染 HCV。②经常血液暴露或经破损的皮肤和黏膜传播。这是目前最主要的传播方式，在某些地区，因静脉注射毒品导致 HCV 传播占 60%～90%。使用非一次性注射器和针头、未经严格消毒的牙科器械、内镜、侵袭性操作和针刺等也是经皮肤和黏膜传播的重要途径。一些可能导致皮肤破损和血液暴露的传统医疗方法也与 HCV 传播有关；共用剃须刀、牙刷、文眉、文眼线、文身和穿耳环孔、修脚等也是 HCV 潜在的经血传播方式。

（二）性传播

与 HCV 感染者性交及有性乱行为者感染 HCV 的危险性较高。同时伴有其他性传播疾病者，特别是感染人类免疫缺陷病毒（HIV）者，感染 HCV 的危险性更高。

（三）母婴传播

抗 -HCV 阳性母亲将 HCV 传播给新生儿的危险性为 2%，若母亲在分娩时 HCV RNA 阳性，则母婴传播的危险性可高达 4%～7%；合并 HIV 感染时，传播的危险性增至 20%。HCV 高病毒载量可增加传播的危险性。有研究证明，HCV RNA 阳性产妇择期剖腹产可基本避免母婴传播。另外，关于哺乳是否导致母婴传播虽然有争议，但可以肯定的是，HCV RNA 阳性母亲，乳汁中可检出 HCV RNA，因此，至少不能排除母乳喂养导致 HCV 传播的可能。

（四）其他途径

尽管 HCV 传播途径比较明确，但仍有 15%～30% HCV 感染者的传播途径不明。国外认为，低收入人群为丙型肝炎的高发人群。密切生活接触需要注意有污染血液暴露的风险。

接吻、拥抱、喷嚏、咳嗽、食物、饮水、共用餐具和水杯、无皮肤破损及其他无血液暴露的接触一般不传播 HCV。目前研究认为，蚊虫叮咬不会传播 HCV。

三、HCV 感染的自然史

感染 HCV 后 1～3 周，在外周血可检测到 HCV RNA；急性 HCV 感染者出现临床症状时，仅 50%～70% 患者抗 HCV 阳性，3 个月后约 90% 患者抗 -HCV 阳性。感染 HCV 后，40 岁以下人群及女性病毒自发清除率较高；感染 HCV 时年龄在 40 岁以上男性及合并感染 HIV 并导致免疫功能低下者可促进疾病的进展。合并 HBV 感染、嗜酒（50g/d 以上）、非酒精性脂肪性肝炎（nonalcoholic steatohepatitis，NASH）、肝脏高铁载量、合并吸虫感染、肝毒性药物和环境污染所致的有毒物质等也可促进疾病进展。HCV RNA 持续 6 个月仍未清除者为慢性感染。丙型肝炎慢性化率为 75%～85%。感染后 20 年，儿童和年轻女性肝硬化发生率为 2%～4%；中年因输血感染者为 20%～30%；一般人群为 10%～15%，HCV 相关的 HCC 发生率在感染 30 年后为 1%～3%，主要见于肝硬化和进展性肝纤维化患者，一旦发展成为肝硬化，HCC 的年发生率为 1%～7%。上述促进丙型肝炎进展的因素以及糖尿病等均可促进 HCC 的发生。输血后丙型肝炎患者的 HCC 发生率相对较高。

肝硬化和 HCC 是慢性丙型肝炎患者的主要死因，其中最主要致死原因为失代偿期肝硬化。有报道，一旦发生肝硬化，10 年生存率约为 80%，如出现肝功能失代偿，10 年的生存率仅为 25%。抗病毒治疗后完全应答者（包括完全应答后复发者）的 HCC 发生率较低，但无应答者的 HCC 发生率较高。

第三节　丙型肝炎病毒的基因学

一、HCV 发现历史

20 世纪 60～70 年代，随着 HBV 和 HAV 相继发现，对献血员进行 HBsAg 筛选，使得输血后肝炎的发生率下降了 50%，但仍有 50% 输血后肝炎没有得到控制。研究者认识到还有一种肝炎病毒存在于患者血液中，并暂时命名为非甲非乙型肝炎病毒。

随着分子生物学技术的迅猛发展，使得病毒的研究可以从提取病毒核酸、基因克隆、蛋白质表达这样的新思路入手。1989 年，丹尼尔·布拉德利（Daniel Bradley）等从黑猩猩血清中分离非甲非乙肝炎病毒，同年，迈克尔·霍顿（Michael Houghton）等克隆出该病毒基因序列；12 月在罗马举行了第一次丙型肝炎国际会议，至此丙型肝炎得到了公认（图 5-43-1、图 5-43-2）。

二、HCV 特点

（一）HCV 分类

属于黄病毒科（flaviviridae），其基因组为单股正链 RNA，含 9.6kb 核苷酸，3000 多氨基酸，HCV 复制快，每天可达 10^{12} 拷贝 /mL，缺乏校对酶，易变异（图 5-43-3 为 HCV 模型）。目前可分为 6 个基因型及不同亚型，按照国际通行的方法，以阿拉伯数字表示 HCV 基因型，以小写的英文字母表示基因亚型（如 1a、2b、3c 等）。基因 1 型呈全球性分布，占所有 HCV 感染的 70% 以上。HCV 感染宿主后，经一定时期，在感染者体内形成以一个优势株为主的相关突变株病毒群，称为准种（quasispecies）。

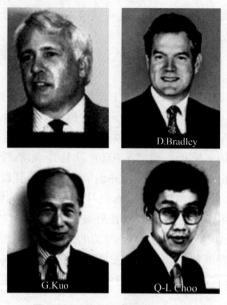

图 5-43-1 HCV 发现者

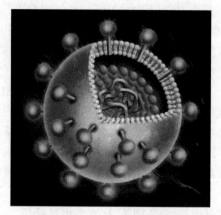

图 5-43-2 HCV 分离及克隆

（二）HCV 基因组结构特点

HCV 基因组含有一个开放读码框（open reading frame，ORF），编码 10 余种结构蛋白和非结构（NS）蛋白。NS3/4A 蛋白、NS/5A 蛋白、NS/5B 蛋白均为 HCV 复制所必需，是抗病毒治疗的重要靶位（图 5-43-3）。

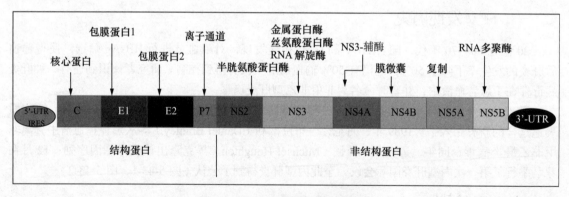

图 5-43-3 HCV 基因结构示意图

（1）病毒的蛋白组：包括结构蛋白和非结构蛋白。其基因组表达的蛋白如 NS3/4A、NS5A 等在病毒的致病性、致纤维化和致癌过程中起重要作用。HCV 基因组含有一个开放读码框，编码 10 余种结构蛋白和 NS 蛋白，其中 NS3/4A 蛋白是蛋白酶抑制剂，NS5B 蛋白是 RNA 依赖的 RNA 聚合酶，NS3/4A 蛋白、NS 5B 蛋白均为 HCV 复制所必需，是直接抗病毒药物（direct acting-virus agents，DAA）进行抗病毒治疗的重要靶位。

（2）HCV NS3：基因编码的 NS3 蛋白（631aa）是一种多功能蛋白质，氨基端具有蛋白酶活性，羧基端具有螺旋酶 / 三磷酸核苷酶活性。在 HCV 复制及表达产物多蛋白裂解加工过程中起重要作用，在 HCV 致病及致癌过程中也起重要的作用。

（3）HCV NS5A：是病毒编码的一种功能广泛的蛋白质。除了参与 HCV 多种蛋白的成熟和 RNA 的复制外，还具有调控细胞、病毒基因表达、细胞生长、凋亡以及免疫调节等功能。在肝纤维化及肝细胞癌发生、发展过程中起重要作用。NS5A 还是转录反式激活因子，定位于细胞内质网（endoplasmic reticulum，ER），推测其参与了细胞信号转导途径。NS5A 能够反式激活核转录因子 NFB 及 STAT3，在细胞炎症反应、肿瘤发生及转移过程中起重要作用。

第四节　HCV 感染与原发性肝癌的关系

一、流行病学证据

自 1989 年美国加州的奇伦（Chiron）公司首先成功地从受感染的黑猩猩血液标本中克隆了 HCV cDNA 以来，对 HCV 的研究和认识有了长足的进步。目前已知全球 HCV 感染者达 1.8 亿以上。HCV 是造成慢性肝炎、肝硬化及肝癌的重要原因之一。据文献报道，慢性丙型肝炎 20 年内发生肝硬化的危险率达 10%，30 年内达 20%。美国疾病预防控制中心调查显示，丙型肝炎肝硬化患者中每年肝癌发生率达 1%～4%。丙型肝炎持续或反复活动，病毒常年复制并伴有多次变异等因素是肝硬化、肝癌发生的促进因素。根据国际癌症研究机构发布的资料，全球因感染病毒患上乙型和丙型肝炎的患者中有 3%～5% 的人有可能在若干年后患肝癌。国外报道，美国及西欧的 45%～69% 原发性肝细胞癌（HCC）患者与丙型肝炎病毒感染有关。日本学者报道 60%HCC 病例有 HCV 感染。HCV 感染与 HCC 发病有极强的病因学联系，相对危险度（RR）在 20～70 之间。我国 HCC 患者中 HCV 感染率报道差别较大，为 7.5%～42.9%。郑定容等报道当患者 HBV、HCV 均阴性者 RR 是 1 时，HBV 阳性者发生 HCC 的 RR 是 52.79，HCV 阳性者 RR 是 30.21，HBV 和 HCV 均阳性者 RR 是 84。据报道广西地区自然人群 HBsAg、抗 -HCV 阳性率分别为 15.49% 和 1.98%，黄文成等报告广西地区 11376 例肿瘤患者 HBsAg、抗 -HCV 检测阳性率分别为 19.21% 和 1.34%，其中原发性肝癌（pathologic hepatic carcinoma，PHC）患者和其他肿瘤组患者的 HBsAg 阳性率分别是 82.31% 和 8.54%（$p<0.01$），抗 -HCV 阳性率分别是 1.58 和 1.29%（$p>0.05$）。提示该地区，HBV 感染是原发性肝癌的主要致病因素，而 HCV 感染尚不是 PHC 发生的主要致病因素。高纪东等人的对照实验提示 HCV 感染为 HCC 发生的危险因素，但其实验中的 14 例抗 -HCV 阳性患者无一例外均伴 HBV 感染标志，推测 HCV 感染本身可能不足以引起肝细胞癌变，但可与 HBV 感染产生协同致癌作用。因此，他们认为在中国北方地区，HCV 感染是 HCC 发生的一个重要的辅助因素。战淑慧等的研究同样显示虽然 HBV 感染仍是 HCC 发病的主要因素，但肝癌患者中 HCV 的感染率也较高，提示 HCV 感染可能也是肝细胞癌发生的原因之一，但不是主要因素，其他多项研究证明二者协同致癌作用。不同 HCV 基因型的肝癌发生率、预后不同。尽管目前 HBV 仍是我国 HCC 最重要的患病因素，但 HCV 在 HCC 中的病因作用正日益受到重视。

HCV 是 HCC 发生的危险因子现已得到公认，但我国部分资料显示 HCV 感染还不是 HCC 发生的主要危险因子，考虑与下列因素有关：①HCC 的发生是致癌因子与宿主长期相互作用的结果，中国 HBV 感染人数众多，占人口比例达 10% 左右，绝大多数为母婴传播，到 40 岁以上时其 HBV 感染的病程已很长（40 年）。②HCV 感染主要是输血或血制品感染，而慢性丙型肝炎病情发展的特点是感染时年龄越大（>40 岁）形成慢性感染的比例越高，感染前 10 年病情进展缓慢，感染 20 年以后，尤其是感染 30 年后疾病进展较快，所以，如果仅对发生 HCC 的患者进行 HBV 和 HCV 感染的检测，不能真实反映 HCC 与 HCV 感染的关系，如从感染病程与 HCC 发生关系来分析二者之间的联系应该更合理。③我国 1993 年以后才开始 HCV 抗体检测，早期试剂盒敏感度不高，可能存在假阴性。④HCV 检测开展还不够普及，漏诊率高于 HBV 感染及其他传染病（2006 年全国血清流行病学调查发现 HCV 感染漏诊率高达 52%，远高于 HBV 感染漏诊率）。⑤随着我国乙型肝炎疫苗的普及应用，人群 HBsAg 阳性率已明显下降（2006 年调查已降为 7.18%），尤其是母婴传播的成功阻断，使得围产期感染 HBV 者大为减少（2006 年调查仅为 0.59%），HBV 感染导致的 HCC 也必将大幅下降，而较多 HCV 感染者病程步入了 30 年以上阶段，因此，有必要进行更详细、更具有代表性人群的流行病学调查，了解 HCV 感染与 HCC 发生的流行病学关系。

二、病毒学因素

（一）HCV 的基因组结构

HCV 属于黄热病毒科肝病毒属，基因组全长约 9.6kb，为单股、正链 RNA，具有单一的开放阅读框，编码长约 3000 个氨基酸残基的单链多蛋白体。编码结构蛋白的序列位于近 5′ 端，非结构蛋白的编码序列位于近 3′ 端。5′ 端和 3′ 端均有高度保守的非编码区（noncoding region，NCR），这些序列对病毒的蛋白合成及复制是必需的。HCV 基因组核酸序列存在较高的变异性，变异可发生于基因组中任何部位，但 NCR 和核心蛋白是相对保守的，而另一些区域尤其是 E2 的 HVR1 和 HVR2 是变异发生较多的区域。根据核酸变异程度将 HCV 分为 6 个基因型，90 多种亚型及众多的准种。造成序列变异的原因可能是由于病毒核酸复制酶的复制差异及缺少翻译后校正系统。

（二）HCV 的基因功能

HCV 基因编码二类蛋白，即结构蛋白（核心蛋白、包膜蛋白 E1 和 E2）和非结构蛋白（NS2～NS5）。HCV 蛋白在胞质核糖体内翻译的同时即被剪切。首先在内质网内进行结构蛋白的剪切，包括 core、E1 和 E2，并通过宿主的信号肽酶进行介导。然后进行由病毒编码的蛋白酶介导的非结构蛋白的剪切，包括一系列酶促反应：由 NS2 对 NS2/NS3 进行顺式剪切并释放出 NS3，后者再对 NS3/NS4 进行顺式剪切；最后剪切并释放出剩余部分即 NS4A、NS4B、NS5A 和 NS5B。NS5A 和 NS5B 均进行磷酸化修饰。核心蛋白是胞质蛋白，序列保守，除保护 HCV 的核心结构外，可能还具有促进 HCV 复制等功能。另外，核心蛋白可与淋巴毒素 B 受体的胞质内功能域结合并激活细胞凋亡机制，帮助病毒逃避机体的免疫监视或攻击。

E1 和 E2 均定位于内质网并形成异二聚体，对病毒吸附并进入宿主细胞是必需的。E2 具有高变异性，可能与病毒的免疫逃逸有关。此外，E2 可能与细胞内一种由干扰素诱导的蛋白激酶 R 结合，导致对干扰素的耐受。NS2 是一类跨膜蛋白，作用类似金属蛋白酶。除了剪切 NS3 外，还参与 NS5A 的磷酸化。NS3 的结构分为 2 个结构域，N 端的 181 个氨基酸具有蛋白酶活性，C 端的 465 个氨基酸具有螺旋酶及 NTP 酶活性，可解旋 DNA 双链及 DNA-RNA 杂交双链，参与病毒复制。NS4A 是 NS3 的辅助因子，参与其催化反应，而 NS4B 是 NS5A 磷酸化反应中的辅助因子。NS5A 可能通过与双链 RNA 激活的蛋白激酶（PKR）结合使病毒对干扰素产生耐药。NS5B 是 HCV 的核酸复制酶。

三、HCV 诱发肝癌的发病机制

HCV 形成慢性感染后的持续复制、机体的免疫失调和持续肝功能损伤都是 HCC 发生的重要诱因，而 HCC 的危险因素还包括纤维化和肝硬化的程度、合并其他病毒感染、长期大量乙醇摄入等。

（一）HCV 持续复制

典型丙型肝炎病例通常在经历肝硬化阶段后最终发展成 HCC。临床研究显示，患者经有效的抗病毒治疗后，HCC 的发生率明显降低。而在已发生 HCC 患者中，若手术治疗后辅以有效的抗病毒治疗，可以显著延长二次及多次复发的间隔期及患者的生存期。

导致 HCV 持续复制、HCV 感染慢性化的原因很多：

（1）HCV 的核酸多聚酶缺乏核酸校正功能，复制过程中不能有效纠正错误而导致病毒核苷酸序列发生错配概率升高。HCV 在体内发生持续的变异并出现大量准毒株，使机体无法产生持续和有效的特异性细胞和体液免疫应答，从而易导致感染慢性化。

（2）HCV 主要在肝细胞中繁殖，但其亦可在外周血单个核细胞中复制，是 HCV 再感染、慢性化和复发的重要根源之一，这在肝移植后丙型肝炎再感染、复发以及抗病毒治疗后 HCV 复发中起重要作用。

（3）HCV RNA 病毒载量显著少于 HBV 感染时 HBV DNA 载量，病毒抗原表达水平不高，不能激起机体对 HCV 特异性免疫应答的强烈应答，也就不能及时清除 HCV RNA，导致对 HCV 的免疫耐受，使得病毒在体内长期生存。

（4）部分患者的细胞免疫应答能力下降（尤其是 T 辅助细胞 1 功能下降），也是导致 HCV 在体内持续复制和慢性化的重要原因。

（5）不同的 HCV 基因型与丙型肝炎感染慢性化及病情进展有一定关系，有报道 HCV1b 型感染更易慢性化，发生肝硬化及肝癌的比例均显著高于其他基因型。

（二）机体免疫反应失调

（1）宿主免疫：机体感染 HCV 后，CTL 的免疫功能低下导致病毒感染慢性化。慢性丙型肝炎患者体内 HCV-CTL 活性值明显低于正常人，肝组织内 HCV-CTL 可攻击 HCV 感染的肝细胞；$CD4^+Th$ 细胞被致敏后分泌的细胞因子也可引起细胞免疫损伤，导致肝脏慢性炎症、肝细胞反复增殖和修复；肝细胞的存活期和再生周期明显缩短，由正常的平均 100 天变为仅数天。在此过程中伴随发生多种癌前期病变，已发现多个 HCV 蛋白具有这种作用。在此基础上，遗传不稳定性和基因突变的发生频率增加，某些肝细胞最终恶变，并逃避机体免疫调控和监视机制的限制，导致 HCC 的发生。

（2）自身免疫：HCV 感染者体内常存在多种自身抗体，提示 HCV 感染可诱导自身免疫反应；免疫损伤可能是 HCV 感染后肝损伤的主要原因；这种免疫反应与疾病严重程度及病程长短有关。

（3）HCV 还可能对机体免疫监视系统有一定影响。研究表明，B 细胞淋巴瘤的发生可能与 HCV 慢性感染有关。HCV 的 E2 蛋白可抑制 NK 细胞，并与 CD81 相互作用激活 T 淋巴细胞。C 蛋白通过补体受体 C1qR 抑制 T 细胞功能。HCV 对树突状细胞的功能可能也有干扰作用。

（三）肝细胞损伤

（1）HCV 直接杀伤作用：HCV 的复制可干扰细胞内的分子合成，增加溶酶体膜的通透性；HCV 的基因产物（蛋白）对肝细胞有毒性作用。

（2）细胞凋亡：HCV 感染肝细胞内有较大量 Fas 表达，同时，HCV 激活 CTL 表达 FasL，Fas 和 FasL 是一对诱导细胞凋亡的膜蛋白分子，二者结合导致细胞凋亡。

（四）氧化应激反应

研究显示氧化应激反应在慢性丙型肝炎病程发展中起重要作用。反应性氧分子家族（reactive oxygen species，ROS）是多种病因导致肝细胞免疫损伤的主要因素。慢性 HCV 感染者血浆中脂质过氧化产物增加，外周血单核细胞超氧化物歧化酶（superoxide dismutase，SOD）活性增高，与细胞中 ROS 形成增加相一致。免疫组织化学方法也证明了 HCV 患者肝组织标本中氧化应激的存在。体外细胞转染实验发现，多种 HCV 蛋白可诱导 ROS 的产生。HCV 核红蛋白可诱导细胞产生过量的 ROS，使肝细胞发生氧化性损伤；ROS 还可激活细胞核因子 B（nuclear factor B，NF-B）和信号转导和转录活化因子 3（signal transducer and activator of transcription type3，STAT-3）。NS5A 蛋白可诱导细胞内钙离子的释放，促进 ROS 的产生。除了核心蛋白和 NS5A 外，慢性 HCV 感染中产生的促炎症因子也可增加 ROS 的产生。ROS 增加可能使肝细胞易发生染色体和基因的损伤。临床抗氧化剂治疗能减轻 HCV 患者的肝脏损伤也证明了氧化应激在 HCV 发病机制中担任的角色。HCV 蛋白与肝脏氧化应激的作用模式还有待进一步研究。

慢性 HCV 感染患者体内有过多的铁积聚也是氧化应激存在的证据。肝内铁沉积与肝脏炎症反应和肝组织病理损害程度相关，与肝纤维化程度也密切相关。在慢性 HCV 患者中，铁通过增加羟基结构导致肝脏炎症、肝纤维化加剧，增加了发生 HCC 的风险。

塞弗里（Severi）等发现，在 HepG2 细胞中表达 HCV 核心蛋白基因，能使其在抗氧化功能方面具有明显的优势，可避免细胞的死亡，这可能是 HCV 感染肝细胞后使其获得生长优势的重要途径，并可能促进 HCC 的发生。

（五）基因遗传损伤

HCV 在导致肝细胞癌变的过程中不与宿主染色体进行整合，这与 HBV 的致癌机制不同。HCV 可能通过其编码的病毒蛋白激活细胞多种癌基因和抑制抑癌基因而在 HCC 发病中发挥作用。

癌基因的激活是肿瘤形成的主要机制之一，而癌基因激活、抑癌基因失活与信号转导、细胞周期调控及凋亡通路改变等多种因素间存在复杂的相互作用，共同促进细胞的转化。研究发现 HCC 患者中 C-myc 基因和 N-ras 基因均存在高比例的过度表达，推测 HCC 的发生可能与 C-myc 和 N-ras 的协同作用有关。

在 HCV 感染后 HCC 组织样本中发现 β 联蛋白（β-catenin）和 p53 等原癌基因和抑癌基因发生突变，提示肝细胞高频率的突变可能促进 HCC 的发生。高浓度的野生型 p53 蛋白在细胞受损 DNA 修复方面具有重要作用，肿瘤中常见的 p53 异常主要包括基因突变、p53 与其他蛋白形成复合物或融合蛋白以及等位基因缺失等。突变的 p53 基因编码的蛋白不能发挥正常生物学功能，细胞生长调控发生异常，促进细胞的转化。此外，HCV 感染与寡克隆性淋巴增殖异常密切相关，并可在 HCV 感染淋巴细胞内检测到特异性染色体易位及发生频率高于正常 5～10 倍的原癌基因突变。对 HCV 感染后 HCC 和淋巴瘤的比较发现二者存在相似的高突变频率和突变方式，提示遗传损伤是 HCV 致癌的一种重要机制。

（六）HCV 感染后 HCC 的转基因动物模型研究

尽管目前仍缺乏有效的组织培养系统和小型动物模型，但运用体外细胞转染方法和转基因动物模型研究已取得一定进展。任勇亚通过对 HCV 感染的转基因小鼠研究 HCV 核心蛋白诱导一氧化氮合成酶（iNOS）表达，导致 NO 过量生成，进而引发 DNA 双链断裂，造成对基因组

DNA 的损伤，证明 HCV 可能在肝癌的发生和进展过程中都发挥了重要作用。转基因小鼠模型研究 HCV 单个蛋白或多个蛋白不同组合的体内功能，发现核心蛋白可诱导小鼠发生脂肪肝、腺瘤和 HCC，而 HCV 多蛋白体或结构蛋白也可诱导脂肪肝和 HCC。然而，另一些研究小鼠并未发生 HCC，可能因为各研究采用的转基因表达调控的启动子序列不同，因而造成 HCV 蛋白的表达强度、组织定位及表达时相等不同。

（七）其他致癌机制

HCV NS3 蛋白抑制活性 caspase3 的表达，从而抑制细胞凋亡，提示 HCV NS3 可能通过抑制细胞凋亡促使肿瘤形成。NS4B 对肝细胞增殖有促进作用，可能在丙型肝炎致癌机制中起一定作用。

综上所述，HCV 在肝癌发生、发展中的作用机制是多方面的。虽然许多功能的作用机制尚不十分明确，但其生物学功能在 HCC 发生、发展中具有重要作用是毋庸置疑的，其确切机制尚需进一步深入研究。

第五节　HCV 感染后原发性肝癌的诊断

HCV 感染是 HCC 的危险因素之一，因此，对于慢性 HCV 感染者，尤其是已进展为肝硬化的患者，需要密切监察 HCC 的发生。而新发现的 HCC 患者，也需要查找病原因素，其中抗 -HCV 是筛查试验，如果抗 -HCV 结果阳性，需进一步查 HCV RNA 确定是否仍存在 HCV 病毒复制。

一、慢性丙型肝炎及肝硬化诊断

1）流行病史：有输血或血制品史，或手术、外伤、长期血液透析、性乱及共用注射器等。

2）有或无慢性肝病症状和体征，如乏力、纳差、眼黄、尿黄、肝区不适、面色晦暗、肝掌、蜘蛛痣、鼻出血、牙龈出血等。肝硬化者可出现腹水、双下肢水肿。

3）抗 -HCV 阳性超过 6 个月，或发病日期不明、无肝炎史，但肝脏组织病理学检查符合慢性肝炎，或根据症状、体征、实验室及影像学检查结果综合分析，亦可诊断。第三代 EIA 法检测抗 -HCV，其敏感度和特异度可达 99%，因此，不需要用重组免疫印迹法（RIBA）验证。但一些血液透析、免疫功能缺陷和自身免疫性疾病患者可出现抗 HCV 假阴性，因此，HCV RNA 检测有助于确诊这些患者是否感染了 HCV。

（1）HCV RNA 定性检测：抗 -HCV 阳性者，如 HCV RNA 定性检测为阳性，提示 HCV 感染并有病毒复制，但一次检测阴性并不能完全排除 HCV 感染，应重复检查。

（2）HCV RNA 定量检测：定量聚合酶链反应（qPCR）、分枝 DNA（bDNA）、实时荧光定量 PCR 法均可检测 HCV RNA 病毒载量。不同 HCV RNA 定量检测法可用拷贝 /mL 和 IU/mL 两种表示方法，两者之间进行换算时，应采用不同检测方法的换算公式。HCV RNA 病毒载量的高低与疾病的严重程度和进展并无绝对相关性，但可作为抗病毒疗效的预测和评估指标。在 HCV RNA 检测中，应注意可能存在假阳性和假阴性结果。

（3）HCV 感染可能与 HBV、HIV 等病毒同时感染或重叠感染，或与酒精性肝损伤和药物性肝损伤同时存在。

（4）病程早期可无明显实验室检查指标异常，随疾病进展可表现出肝功能异常，如 ALT、AST、TBil 升高，ALB、CHE 下降；白细胞、血小板减低。值得注意的是，部分患者早期可出现血小板降低，甚至因血小板降低就诊。

（5）肝组织病理检测：肝组织病理可观察到汇管区淋巴滤泡形成、胆管损伤、小叶内肝细胞脂肪变性、库普弗细胞或淋巴细胞聚集，这些特征性的表现对慢性丙型肝炎的诊断有一定的参考价值。组织病理学检查对肝移植后丙型肝炎复发的判断和决定是否进行抗病毒治疗至关重要。

（6）影像学检查：明显肝纤维化甚至肝硬化时，肝脏瞬时弹性成像（FibroScan）可检测出肝硬度值（liver stiffness measurement，LSM）明显增加，B超等影像学检查可见肝脏回声增粗、不均匀、有条索样改变，脾脏增大等。明确肝硬化时可能有肝脏缩小、边缘不规则、肝裂增宽、肝叶比例失调，门静脉、脾静脉增宽，严重者可出现腹水。

慢性HCV感染的最严重结果是进行性肝纤维化所致的肝硬化和HCC，因此，对于慢性HCV感染患者，应定期行AFP检查及B超、CT或MRI等影像学检查。

（7）肝脏移植后HCV感染的复发：丙型肝炎常在肝移植后复发，且其病程的进展速度明显较一般的丙型肝炎患者快，1年复发率达70%，5年10%~30%进展为肝硬化。一旦发生移植肝肝硬化，出现并发症的危险性也将高于未做过肝移植的肝硬化患者。肝移植后丙型肝炎复发与移植时HCV RNA水平及移植后免疫抑制程度有关。

（8）慢性丙型肝炎肝外表现：肝外临床表现或综合征可能是机体异常免疫反应所致，包括类风湿关节炎、眼口干燥综合征（Sjogren syndrome）、扁平苔藓、肾小球肾炎、混合型冷球蛋白血症、B细胞淋巴瘤和迟发性皮肤卟啉病等。具有肝外病变的患者在应用干扰素过程中可能病情加重，或限制抗病毒药物的使用。

二、HCV感染后原发性肝癌的诊断

HCV感染后肝硬化患者，尤其是HCV RNA阳性，没有经过正规抗病毒治疗或抗病毒治疗无效的丙型肝炎肝硬化患者，是原发性肝癌的高危人群，需要注意：

（1）不明原因体重减轻，肝大、肝区疼痛，尿黄，皮肤、眼黄，大便颜色变浅；

（2）血清胆红素（Bil）升高，尤其是直接胆红素升高为主；肝梗阻酶（ALP、GGT）升高；AFP异常升高，或其他肝癌标记物如AFP异质体、AFP-L3/AFP、高尔基体蛋白73升高；

（3）B超提示肝脏结节密度不均匀或肝脏结节较前增大、密度改变、门静脉有栓塞表现等，需进一步行肝脏CT或MRI（核磁共振）检查，必要时进一步行肝动脉造影检查或肝脏结节病理学检查；

（4）部分患者血抗-HCV阳性，HCV RNA阴性，无其他慢性肝病证据，肝病理组织检查同时进行免疫组化检查HCV NS3、NS5蛋白，进一步明确肝癌的病因。

第六节　HCV感染后原发性肝癌的治疗

一、HCC治疗

遵循原发性肝癌的治疗原则，参照原发性肝癌的诊疗指南选择治疗方案，包括根除或缩小肿瘤组织的治疗措施如肝肿瘤切除、肝动脉化疗栓塞术（TACE）、射频消融、微波消融、肝移植、氩氦刀、射波刀等，晚期肝癌患者可使用靶向治疗药物（如索拉非尼、乐伐替尼、卡博替尼等）治疗。免疫检查点抑制剂（PD-1/PD-L1）通过阻断PD-1/PD-L1信号通路使癌细胞死亡，延长终末期患者寿命，已经取得较多循证医学证据支持。PD-1抑制剂联合另一种免疫治疗药物（如CTLA4）或靶向药物等多种联合治疗方案也在研发中，预期可取得令人鼓舞的结果。另外，中药抗肝癌药物（如消癌平、槐耳颗粒等）、调节免疫功能药物（如白介素-2、胸腺肽、甘露聚糖肽等）也具有一定的治疗作用，但需要更多的循证医学证据。

二、丙型肝炎治疗

通过有效治疗手段控制 HCC，再考虑丙型肝炎的治疗。首先需评估肝脏疾病程度，多数 HCC 是在肝硬化基础上发生的，因此可以通过 Child-Pugh 评分分级系统对肝功能进行评分分级。

对于丙型肝炎肝硬化肝癌患者，除根据肝功能情况给予保肝、对症治疗外，如 HCV RNA 阳性，应进行抗病毒治疗。慢性 HCV 感染者经历了干扰素为基础的治疗和全口服直接抗病毒药物（direct acting-virus agents，DAA）治疗两个不同阶段。持续病毒学应答率（sustained virological response，SVR）由 40%～80% 上升为 90% 以上。已有研究提示，丙型肝炎肝硬化患者经抗病毒治疗获得 SVR 后，HCC 发生率下降，肝硬化相关并发症发生率、患者死亡率均下降。即使是失代偿期肝硬化患者，经无干扰素、无利巴韦林的 12 周～24 周疗程治疗，也可以取得 100%SVR。由于 DAA 的 SVR 高、适应症广泛、副作用小，目前全球大部分地区肝病学会所发布的慢性 HCV 感染防治指南均将 HCV 清除作为首要目标，DAA 治疗作为一线首选治疗，少数国家和地区由于 DAAs 药物可及性问题，仍将干扰素为基础的治疗列为首选方案。我国近几年已经陆续批准多种 DAA 药物上市，部分省市将 DAA 药物列为医保报销范围，DAA 药物已经或者正在成为抗丙型肝炎病毒的首选治疗方案。鉴于部分地区仍使用干扰素为基础的抗 HCV 治疗方案，对于丙型肝炎肝硬化肝癌患者的抗病毒治疗必须强调个体化治疗策略（individualized RGT strategy）。

应遵循 RGT（response guided therapy）策略，即应答指导治疗。对于肝功能基础较差，以及肝癌治疗后身体虚弱的患者，一定要根据患者实际耐受能力，酌情调整抗病毒治疗药物中的剂量和疗程。

（1）代偿期肝硬化（Child-Pugh-A 级）患者，可以在密切观察下给予抗病毒治疗。

（2）失代偿期肝硬化（Child-Pugh B 级）患者，多难以耐受干扰素和利巴韦林（RBV）治疗的不良反应，应择期行肝脏移植术。在进行肝移植手术前，可以在密切观察下进行抗病毒治疗，但一定要注意干扰素和 RBV 的适应证及禁忌证，如 TBil≥34μmol/L，须经保肝褪黄治疗后 Bil<34μmol/L，没有其他干扰素及 RBV 禁忌证时方可治疗。如 Hb<100g/L，不能应用 RBV 治疗。可考虑单独应用小剂量干扰素抗病毒治疗，剂量以患者能耐受为主。

（3）失代偿期肝硬化（Child-Pugh C 级）患者，为抗病毒禁忌证，应考虑肝移植治疗。

（4）肝移植后丙型肝炎复发：HCV 相关的肝硬化或 HCC 患者经肝移植后，HCV 感染复发率很高。IFN-α 治疗对此类患者有一定效果，但有促进对移植物排斥反应的可能，应在有经验的专科医生指导和严密观察下进行抗病毒治疗。

三、抗病毒药物应用

干扰素＋RBV 作为抗 HCV 的主要治疗药物，需在肝功能代偿期、符合抗病毒药物适应证时使用。

（一）抗病毒治疗目的

抗病毒治疗的目的是清除或持续抑制体内的 HCV，以改善或减轻肝损伤、阻止进展为肝硬化、肝功能衰竭或 HCC，对于已经发展为 HCC 的患者，在 HCC 得到有效治疗的前提下，仍然需要抗病毒治疗，以清除 HCV 或持续抑制体内的 HCV RNA 复制，阻止或延缓肝硬化进展，并且干扰素可以抑制 HCC 生长，从而提高患者的生活质量，延长寿命。由于抗病毒治疗的主要药物 IFN 和 RBV 都有较多副作用，因此需注意某些不宜抗病毒治疗的禁忌证（表 5-43-1）。

表 5-43-1　慢性丙型肝炎抗病毒治疗禁忌证

（1）未控制的抑郁症
（2）肝脏外实质器官（肾、心、肺）移植者
（3）自身免疫性肝炎或其他已知应用干扰素、利巴韦林可加重自身免疫状况的疾病
（4）未治疗的甲状腺疾病
（5）妊娠或无采取避孕措施的育龄妇女
（6）合并其他严重疾病，如严重高血压、心力衰竭、症状明显的冠心病、控制不理想的糖尿病、慢性阻塞性肺病
（7）2 岁以下小儿
（8）已知对药物过敏者

此外，对干扰素和利巴韦林用药还有一些注意事项，其绝对禁忌证和相对禁忌证见表 5-43-2。

表 5-43-2　抗 HCV 药物的禁忌证

药品名称	绝对禁忌证	相对禁忌证
干扰素（普通干扰素、聚乙二醇干扰素）	妊娠	甲状腺疾病
	精神病史（如严重抑郁症）	视网膜病
	未能控制的癫痫	银屑病
	未戒断的酗酒 / 吸毒者	既往抑郁症史
	未能控制的自身免疫性疾病	未控制的糖尿病
	失代偿期肝硬化	未控制的高血压
	有症状的心脏病	
	治疗前粒细胞 $<1.0\times10^9$/L	
	治疗前血小板 $<50\times10^9$/L	
	器官移植者急性期（肝移植除外）	
利巴韦林	妊娠	未控制的高血压
	严重心脏病	未控制的冠心病
	肾功能不全	血红蛋白 <10g/L
	血红蛋白病	
	血红蛋白 <80g/L	

（二）抗病毒药物应用方案

基因 1 型和基因 4 型 HCV 感染者 PEG-IFNα 和 RBV 联合治疗的疗程应为 48 周，有 2 种方案：① PEG-IFNα-2a 180μg/w 皮下注射加 RBV1000～1200mg/d（体重≤75kg 者一日 1000mg，体重＞75kg 者一日 1200mg）；② PEG-IFNα-2b 1.5μg/kg/w 皮下注射加 RBV1000～1200mg/d（体重≤65kg 者，800mg/d；66～85kg，1000mg/d；86～105kg，1200mg/d；＞105kg，1400mg/d）。

基因 2 型和基因 3 型 HCV 感染者 PEG-IFNα 和 RBV 联合治疗疗程应为 24 周，RBV 剂量为 800mg/d。

聚乙二醇干扰素 α（PEG-IFN α），是在 IFN α 分子上交联无活性、无毒性的 PEG 分子，延缓 IFN α 注射后的吸收和体内清除过程，其半衰期较长，每周 1 次给药即可维持有效血药浓度。PEG IFN α 与 RBV 联合应用是目前最有效的抗 HCV 治疗方案。如条件所限不能应用 PEG-IFN α，也可使用普通 IFN α300 万 U～500 万 U，肌内注射 3 次 / 周。PEG-IFN α 或普通 IFN 与 RBV 联合疗法均优于单用 IFN。因此，如无 RBV 的禁忌证，均应采用联合疗法。

DAA 药物是针对 HCV 非结构蛋白的 3 个靶点研制和分类的，分别是 NS3/4A 蛋白酶抑制剂（帕利普韦、瑞托纳韦、格拉瑞韦、达诺瑞韦、格卡瑞韦、VOX 等）、NS5A 蛋白抑制剂（达拉他韦、艾尔巴韦、雷迪帕韦、维帕他韦、奥比他韦、哌仑他韦等）及 NS5B 蛋白抑制剂（索磷布韦、达塞布韦）。治疗方案通常是 NS3/4A 抑制剂联合 NS5A 抑制剂、NS5A 联合 NS5B 抑制剂以及以上 3 个位点抑制剂的联合应用，针对不同的 HCV 基因型选择合适药物。治疗基因 1 型 HCV 感染的 DAA 药物有索磷布韦 / 雷迪帕韦、艾尔巴韦 / 格拉瑞韦、奥比帕利（奥比他韦 / 帕利普韦 / 瑞托纳韦）/ 达塞布韦，泛基因型药物，如索磷布韦 / 维帕他韦、格卡瑞韦 / 哌仑他韦及索磷布韦＋达拉他韦，即针对 HCV 的 1-6 基因型均有效的 DAA 药物，目前欧美国家已经普遍使用，我国的慢性丙型肝炎治疗也即将进入泛基因时代，意味着可高效、安全、简单治愈丙型肝炎。

四、抗病毒治疗应答的类型及影响因素

（一）抗病毒治疗应答的类型

依据所观察的指标不同，可分为生化学应答、病毒学应答及组织学应答。

1）生化学应答：肝功能指标（如 ALT 和 AST）恢复正常。

2）病毒学应答：是以干扰素为基础的抗病毒治疗方案中的重要概念。

（1）快速病毒学应答（rapid virus response，RVR）：指治疗 4 周时血清 HCV RNA 定性检测阴性（或定性检测小于最低检测限，＜50IU/mL）。

（2）早期病毒学应答（early virus response，EVR）：指治疗 12 周时血清 HCV RNA 定性检测阴性（或定性检测小于最低检测限），此为完全 EVR（complete EVR，cEVR）；或定量检测降低 2 个对数级（lg）以上，为部分 EVR（partial EVR，pEVR）。有 EVR 者易获得 SVR，无 EVR 者不易获得 SVR，因此 EVR 可作为预测 SVR 的指标。

（3）治疗结束时病毒学应答（end treatment virus response，ETVR）：即治疗结束时定性检测 HCV RNA 为阴性（或定量检测小于最低检测限）。

（4）持续病毒学应答（sustained virus response，SVR）：即治疗结束至少随访 24 周时，定性检测 HCV RNA 阴性（或定量检测小于最低检测限）。

（5）无应答（no response，NR）：指从未获得 EVR、ETVR 及 SVR 者。

（6）复发（relapse）：指治疗结束时定性检测 HCV RNA 为阴性（或定量检测小于最低检测限），但停药后 HCV RNA 变为阳性。

（7）治疗中反弹（breakthrough）：治疗期间曾有 HCV RNA 载量降低或阴转，但尚未停药即出现 HCV RNA 上升或阳转。

3）组织学应答：是指肝组织病理学炎症坏死和纤维化的改善情况，可采用国内外通用的肝组织分级（炎症坏死程度）、分期（纤维化程度）或半定量计分系统来评价。

（二）抗病毒治疗应答的影响因素

慢性丙型肝炎抗病毒治疗疗效受多种因素的影响。下列因素有利于取得 SVR：① HCV 基因型 2、3 型；②基线病毒水平＜$2×10^6$ 拷贝 /mL；③年龄＜40 岁；④女性；⑤感染 HCV 时间短；⑥肝脏纤维化程度轻；⑦对治疗的依从性好；⑧无明显肥胖者；⑨无合并 HBV 及 HIV 感染者；⑩治疗方法：以 PEG IFN α＋RBV 联合治疗为最佳。

研究发现白介素 28B 等位基因对抗病毒治疗是独立预测因素，凡 IL-28 基因为 CC 者抗病毒治疗疗效优于 IL-28CT/TT 者，其预测效果优于病毒载量、纤维化程度等预测因素。此基因检测目前还处于临床研究阶段，国内尚无相关研究报道。

DAA 药物抗 HCV 治疗，疗效明显优于以干扰素为基础的治疗，非肝硬化患者 SVR 接近 100%，影响疗效的因素为：失代偿期肝硬化，DAA 经治患者，基因 3b 型。

第七节　肝移植后丙型肝炎复发

肝移植受者术后外周血中再次检测 HCV RNA 阳性为肝移植后丙型肝炎复发。肝移植后 HCV 再感染是一个从急性肝炎到慢性肝炎并发展为肝硬化的过程。其发病率高，术后 1 年复发率达到 70%，近 10%～30% 的患者 5 年内发展为肝硬化，是肝移植后死亡或再次肝移植的常见原因。

一、肝移植后 HCV 再感染的机制

HCV 再感染与肝移植术后肝肾功能减退、急慢性排斥及移植受者生存率下降等密切相关。肝移植术后丙型肝炎复发的机制比较复杂，许多机制尚待进一步阐明。HCV 具有泛嗜性，可在肝外组织潜伏及复制，多项研究证实，外周血单个核细胞（peripheral blood mononuclear cell，PBMC）能够支持 HCV 的复制，目前认为 PBMC 在术后丙型肝炎复发中起着关键作用。肝移植后 HCV 再感染虽然与自然感染 HCV 经历急性肝炎、慢性肝炎、肝硬化的发展过程相似，但其疾病进展速度远比自然感染 HCV 患者要快得多。影响 HCV 复发和疾病进展的因素仍未明确。

研究发现，在肝移植后 HCV 复发的急性肝炎期，肝内可见到明显的 CD8$^+$ 和 CD57$^+$（NK）细胞浸润，并伴有大量肝细胞凋亡和再生。在慢性肝炎阶段，40% 的患者可以检测到特异性 CD4$^+$ 细胞反应，但与病毒量和肝损伤程度无相关性。多项研究显示，移植后慢性丙型肝炎患者肝内存在 Th1 反应，伴 IL-2、IFN-γ、TNF-α 升高，并发现肝病进展与 CD69$^+$ 细胞、凋亡分子（factor related apoptosis，FAS）的 mRNA 表达、人类白细胞抗原（human leucocyte antigen，HLA）及一些细胞黏附分子表达增高有关。外周血淋巴细胞中可以检测到 CD4$^+$ 和 Th1 淋巴细胞反应，并能检测到 IFN-γ，且这种免疫反应与 ALT 升高及肝纤维化程度相关。对病毒载量的检测显示，从急性肝炎发展为慢性肝炎，HCV RNA 水平呈逐渐下降的趋势。上述研究结果提示，所有损伤均继发于非特异性 Th1 细胞反应，与未行肝移植的慢性丙型肝炎患者相似，但进展明显加快，并伴有大量的肝细胞凋亡、增生及明显的纤维化。洛森（Rosen）等在对胆汁淤积性肝炎的研究中未发现 CD4$^+$ 细胞反应，而其他 2 个采用不同方法检测肝内非特异性免疫反应的研究，均发现肝内有高水平的 IL-10 和 IL-4 的 mRNA 及蛋白表达，提示肝内细胞因子的反应更倾向于 Th2 淋巴细胞反应。上述实验结果显示，胆汁淤积性肝炎阶段，HCV 逃避了宿主的免疫反应而大量复制，而且 HCV 本身可能有直接的细胞毒性。

目前，对肝移植后 HCV 复发所致肝损伤的研究虽然取得了一些进展，但在分子、细胞水平上的认识仍有限。在对发病机制的研究中，必须重视免疫抑制剂对疾病进展的影响，处理好抗排斥反应、减少病毒复制和疾病进展之间的关系。

二、肝移植术后 HCV 复发的自然病程和病理表现

肝移植后 HCV 再感染是一个从急性肝炎到慢性肝炎并发展为肝硬化的过程。术后第 4 日，许多肝移植患者的血清 HCV RNA 浓度已达到移植前水平，并在移植术后 1～4 个月达到峰值。术后 1 年丙型肝炎复发率达到 70%，近 10%～30% 的患者 5 年内发展为肝硬化，且绝大部分最终发

展为移植肝功能衰竭。其 5 年生存率明显低于抗 HCV 阴性的肝移植患者。

肝移植后丙型肝炎复发病理表现与术后急性排斥反应（AR）类似，有时很难鉴别。在急性期，肝小叶中心区肝细胞脂肪变性，小叶炎性浸润，散在凋亡小体和细胞肿胀。后期主要表现为门静脉及肝实质单核细胞浸润，肝细胞肿胀和坏死。有时也可出现胆管损伤、淋巴细胞聚集和单核细胞浸润等改变，较少出现小叶中心或弥漫性细胞肿胀，无明显炎症反应的碎片样坏死、胆管损伤伴门静脉淋巴细胞和多形核细胞浸润等改变。

三、肝移植术后 HCV 复发及病情严重程度的影响因素

肝移植术后 HCV 复发及肝炎严重程度的影响因素众多，包括供者、受者、免疫抑制剂和移植相关事件等。

（一）供者的影响因素

（1）年龄：目前器官移植供者的年龄越来越大。英国一项研究发现，近十年来供者的中位年龄较十年前增加了 10 岁；美国一个移植中心的连续 402 例肝移植供者，49% 年龄超过 50 岁；供者年龄的增大，不仅影响移植物和受体的存活率，而且会影响其对抗病毒药物的反应；多项研究结果揭示，应用老年性供肝者丙型肝炎复发后 PEG-IFNα 联合 RBV 抗病毒治疗疗效降低。

（2）供体类型：早期研究发现，活体供肝移植的丙型肝炎患者，术后丙型肝炎复发时间早于尸体供肝的患者，且病程进展较快；但也有研究报告二者差异无统计学意义；另外，与脑死亡供体比较，无心跳供体因胆道和血管并发症的发生率更高，其移植效果更差。

在慢性丙型肝炎的 DAA 治疗时代，上述因素已经不影响肝移植后丙型肝炎治疗效果，而且，由于丙型肝炎抗病毒疗效好，副作用小，在紧急情况下，慢性 HCV 感染者也可以成为肝脏捐献者，对移植肝的成活率没有影响。

（二）受者的影响因素

（1）年龄：与自然感染 HCV 病程进展规律一致，肝移植受者年龄是影响丙型肝炎病程进展的重要因素。感染 HCV 时的年龄越大，其丙型肝炎的病程进展越迅速；朴纳德（Poynard）等发现同样有 20 年丙肝病程的患者中，20 岁以前感染的仅有 2% 发展为肝硬化，31~40 岁感染的患者为 6%，41~50 岁感染的患者为 37%，50 岁以上感染的患者高达 63%。由此可见，40 岁后感染 HCV 的患者，其病程进展显著加快。

（2）女性：肝移植术后丙型肝炎复发所致移植肝失功能的发生率，女性患者显著高于男性，因此女性患者术后需要更严密地监测丙型肝炎复发并及早进行抗病毒治疗。

（3）病毒因素：HCV 可分为 6 个基因型及不同亚型。研究表明，HCV 的基因型与感染的严重程度相关，不同基因型对治疗的反应及疗效亦不相同，1b 型易导致肝硬化和肝癌，对 IFN-α 治疗不敏感，1a 型易发展成肝功能衰竭，而且与纤维化淤胆型肝炎的发生相关。近年研究发现，基因 3b 型 HCV 感染者较基因 1 型更容易发展为肝硬化。

（4）病毒载量也是影响肝移植术后丙型肝炎复发及病程进展的独立危险因素。

目前大多数观点认为，HCV 的致病作用是由 HCV 介导的免疫反应引起，但在丙型肝炎复发的急性期，血清 HCV RNA 水平很高，这与小叶型肝炎的发生有关，此时 HCV 的致病作用在于直接破坏肝细胞。美国一项针对 166 例丙型肝炎肝移植受者的研究发现，与 HCV RNA 滴度较低的患者相比，术前血清 HCV RNA 滴度大于 10^6IU/mL 的患者，其 5 年生存率明显降低。丙型肝炎肝硬化患者若能术前进行有效的抗病毒治疗，不但可延缓肝功能恶化，延长等待肝移植的时间，还

可减少移植术后丙型肝炎复发率，减轻丙型肝炎复发后的病变程度。

（三）免疫抑制剂的应用

应用免疫抑制剂可以促进 HCV 大量复制，应用剂量较大和药物作用较强者，丙型肝炎复发率较高。与免疫功能正常的丙型肝炎患者相比，肝移植后丙型肝炎复发患者其移植肝纤维化的发生率增加，进展速度加快，重型肝炎、失代偿肝硬化的发生率高。在所有影响疾病进展的因素中，免疫抑制剂是影响肝移植后丙型肝炎复发患者的病情严重程度和进展速度的最重要因素。

近年来，由于钙调磷酸酶抑制剂（calcineurin inhibitor，CNI）及肾上腺皮质激素的应用，丙型肝炎术后复发率及病程进展程度有进一步扩大的趋势。

肾上腺皮质激素：作为基础免疫抑制剂已有多年历史，广泛应用于免疫诱导、免疫维持和排斥反应的治疗。

有研究发现，激素在治疗急性排斥（acute rejection，AR）时，可增加 HCV RNA 的滴度并加重丙型肝炎的病情，而且由于长期使用激素导致多种不良反应，如肝移植术后细菌感染、代谢并发症和移植肝纤维化等，故目前激素早期撤离甚至不使用激素的免疫抑制方案受到越来越多的关注。不使用激素有利于降低肝移植术后糖尿病、巨细胞病毒感染、AR 的发生率，降低胆固醇水平，以及降低丙型肝炎的复发率。

钙调磷酸酶抑制剂：环孢素和他克莫司等 CNI 在肝移植术后降低 AR 方面取得革命性的成功。但是，应用 CNI 也可引起移植术后肾功能不全、代谢疾病和心血管疾病等并发症。目前，各类的 CNI 对肝移植术后丙型肝炎复发的影响仍存在争议。贝伦格（Berenguer）等在肝移植术后 1 年行移植肝穿刺活检发现，在移植肝纤维化、复发性急性肝炎和胆汁淤积性肝炎的发生率等方面，环孢素和他克莫司二者基本相同。但另一项多中心的研究发现，他克莫司组的丙型肝炎复发率高于环孢素组。还有研究发现在治疗丙型肝炎复发的过程中，有些应用他克莫司的患者在抗病毒治疗无应答时，改用环孢素后取得病毒学应答。因此，对于丙型肝炎患者肝移植比较优化的免疫抑制方案是开始应用他克莫司减少排斥反应的发生率，而一旦考虑有丙型肝炎复发则将他克莫司改为环孢素治疗。

四、移植相关事件

（1）急性排斥反应：肝移植术后出现 AR，需要应用激素冲击治疗或提高其他免疫抑制剂的用药剂量，而这会导致丙型肝炎复发及病情的进一步恶化；一项 284 例丙型肝炎肝移植的研究发现，在移植术后 1 年内应用激素冲击治疗 AR 的患者预后明显较差；另一项研究发现抗 HCV 阳性患者术后出现 AR 后生存率明显下降，而抗 HCV 阴性患者生存率并无明显下降。

（2）巨细胞病毒感染（cytomegalovirus，CMV）：CMV 是一种 DNA 病毒，具有直接抑制免疫的作用。多项研究证实，合并 CMV 感染的患者，肝脏损害严重，加快了肝纤维化进展的速度，究其原因可能是 CMV 和 HCV 混合感染后，患者体内会产生交叉免疫反应，使肝细胞损害更严重。

五、肝移植术后丙型肝炎复发的监测

肝移植术后 HCV 复发缺乏特异性症状及体征，肝功能异常表现与移植物排斥反应相似；抗 HCV 的产生易受免疫抑制剂的影响，因此根据 ALT 和抗 HCV 检查不能确定丙型肝炎复发。目前监测丙型肝炎复发的可靠的、常用的办法是反复进行肝活检及 HCV RNA 检测。但肝活检是有创检查，患者难以接受；而 HCV RNA 检测受病毒复制水平、检测试剂敏感性等影响，特异性强但敏感度不高，而且 HCV RNA 检查阳性虽然提示病毒复制，但不能反映肝功能损害程度。理想的检查方法应是敏感且无创的。研究表明，抗 HCV 核心 IgM 在 HCV 感染早期即可出现在血中，不受免疫抑制剂的影响，是一种敏感的病毒再发标记物，可以作为肝移植术后丙型肝炎复发的标记。肝纤维化无创检测方法，如肝弹性检测法测定肝脏硬度值和血清无创诊断模型，如 Fibrotest 等，可评价肝纤维化程度，可以部分替代肝穿刺检查。

六、肝移植术后丙型肝炎的治疗

（一）抗病毒治疗指征与时机

指征：HCV RNA 检测阳性，尤其是经肝组织学证实肝炎复发者。

时机：抗病毒治疗的时机目前还有争议。一般认为治疗的时间限于患者确实有进展性的肝脏组织学损伤表现并且身体状况能够耐受抗病毒治疗。

（二）抗病毒治疗方案

肝移植后丙型肝炎复发患者抗病毒治疗与一般丙型肝炎患者一致，由于肝移植患者身体条件特殊，在用药时机及剂量方面与普通丙型肝炎患者不同。由于缺乏大样本临床报告，目前尚无统一抗病毒治疗方案。2011 年 EASL 指南指出，应密切检测肝移植后患者 HCV 复发迹象，一旦明确有 HCV 复发并且存在肝功能损伤，应给予干扰素和 RBV 小剂量递增方案抗病毒治疗，但副作用发生率和治疗中断率均较高，需根据病情给予 RGT 方案治疗。虽然由于干扰素导致的排斥反应发生率低，但是应高度警惕。对怀疑诊断者可行肝穿刺检查明确诊断。对于治疗过程中无应答的病例不建议使用小剂量干扰素长期治疗。

苏海滨等报告 12 例肝移植术后 HCV 复发给予干扰素联合 RBV 抗病毒治疗的患者，采用小剂量递增的方法进行治疗。12 例均为 HCV 相关终末期肝病进行肝移植患者，术后 HCV RNA 阳性，肝穿病理检查证实 HCV 复发，给予干扰素联合 RBV 抗病毒治疗，完成抗病毒疗程的患者随访时间超过 6 月。用药方法：首先给予小剂量普通干扰素联合 RBV，普通干扰素初始用量 90 万单位；RBV 初始用量 600mg/d；如患者能够耐受治疗，则每两周增加药物剂量 1 次，逐渐过渡至 PEG IFNα-2a（派罗欣）联合 RBV 治疗。治疗过程中，如出现粒细胞 $< 1.0 \times 10^9$/L，则给予粒细胞集落刺激因子（G-CSF）对症处理。如患者出现严重不良反应，如排斥反应、严重感染、精神失常以及不可控制的并发症等，则终止抗病毒治疗。标准抗病毒疗程：基因 1 型为 48 周，基因 2 型为 24 周。所有患者在移植早期给予甲基强的松龙＋他克莫司＋吗替麦考酚酯三联免疫抑制方案，在移植术后 3 月内停用激素。3 月后根据患者情况，单独使用他克莫司或联合使用吗替麦考酚酯。12 例患者抗病毒开始治疗时间平均为移植后 15 个月（2~36 个月），7 例完成了标准抗病毒疗程。3 例获得 SVR。5 例提前终止治疗的患者的原因：1 例因粒细胞显著下降，2 例因急性排斥反应，1 例因严重感染，1 例因过敏反应。肝移植术后 HCV 复发提示抗病毒治疗易受各种不良反应影响中断治疗；总 SVR 率明显低于一般 HCV 感染者。天津李珊霓等治疗肝移植术后丙型肝炎复发的患者 39 例，在肝功能代偿良好的情况下应用 PEG-IFN 与 RBV 单一或联合抗病毒治疗。PEG-IFN 135μg/w 或 180μg/w，皮下注射，RBV 200mg 口服，2 次/d。结果本组中 21 例因不良反应停药，18 例完成全疗程规范治疗，疗程 25~105 周，4 例（22.22%）获得 SVR，其平均治疗周期为 57 周。非 Ib 基因型、低水平 HCV RNA 和 EVR 是肝移植后丙肝复发抗病毒治疗产生 SVR 的影响因素，与一般 HCV 感染的预后因素相同。段英等应用普通干扰素联合 RBV 小剂量递增方案治疗肝移植后复发性

丙型肝炎共 14 例，结果 11 例患者干扰素逐渐加量达到 3MIU～5MIU/隔日一次，10 例患者 RBV 剂量达到 900～1200mg/日，12 例患者坚持用足 48 周疗程。SVR38.5%，不良反应少，无 1 例出现排异反应，治疗后肝组织炎症及纤维化程度均有所改善。

可见，对于肝移植后 HCV 复发患者的抗病毒治疗与一般丙型肝炎的治疗原则是相同的，只是由于患者身体状况差，更需要强调个体化治疗。

第八节　抗病毒治疗的不良反应及处理方法

一、IFN-α 的主要不良反应

主要不良反应有流感样症候群、骨髓抑制、精神异常、甲状腺疾病、食欲减退、体重减轻、腹泻、皮疹、脱发和注射部位无菌性炎症等。

（1）流感样症候群：表现为发热、寒战、头痛、肌肉酸痛、乏力等，有人主张睡前注射 IFN-α，或在注射 IFN-α 同时服用非甾体类消炎镇痛药，以减轻流感样症状。多数患者随疗程进展，此类症状逐渐减轻或消失。

（2）骨髓抑制：主要表现为外周血白细胞和血小板减少。如中性粒细胞绝对值 $<0.75\times10^9/L$，PLT $<50\times10^9/L$，应降低 IFN-α 剂量；1～2 周后复查，如中性粒细胞、PLT 数上升，则逐渐增加至原量。如中性粒细胞绝对数 $<0.50\times10^9/L$，PLT $<30\times10^9/L$，则应停药。对于中性粒细胞或 PLT 明显降低者，可用粒细胞集落刺激因子（G-CSF）或粒细胞巨噬细胞集落刺激因子（GM-CSF）治疗。

（3）精神异常：可表现为抑郁、妄想症、重度焦虑和精神病。其中抑郁是 IFN-α 治疗过程中常见的不良反应，症状可从烦躁不安到严重的抑郁症。因此，使用 IFN-α 前应评估患者的精神状况，治疗过程中也要密切观察。抗抑郁药可缓解此类不良反应。对症状严重者，应及时停用 IFNa。需要注意的是，干扰素可诱发癫痫发作，因此，对有癫痫病史的患者，即使暂时病情稳定，也应高度警惕。

（4）IFN-α 可诱导自身抗体的产生：包括抗甲状腺抗体、抗核抗体和抗胰岛素抗体。多数情况下无明显临床表现，部分患者可出现甲状腺疾病（甲状腺功能减退或亢进）、糖尿病、血小板减少、溶血性贫血、银屑病、白斑、类风湿关节炎和系统性红斑狼疮样综合征等，严重者应及早停药。

（5）其他少见的不良反应：包括肾脏损害（间质性肾炎、肾病综合征和急性肾功能衰竭等），心血管并发症（心律失常、缺血性心脏病和心肌病等），视网膜病变，听力下降和间质性肺炎等，发生上述反应时，应停止治疗。

二、利巴韦林的不良反应

利巴韦林的常见且易导致治疗中断的不良反应为溶血性贫血，其他有胃肠道反应、皮肤干燥、瘙痒、咳嗽和高尿酸血症等。该药有致畸作用，妊娠或准备妊娠者禁用。

（1）胃肠道反应：饭后 0.5h 服药，多数患者能耐受，反应较重者可酌情使用对症治疗药物。

（2）溶血性贫血：需定期做血液学检测，包括血红蛋白、红细胞计数和网织红细胞计数。肾功能不全者可引起严重溶血，应禁用 RBV。当 Hb 降至 $<100g/L$ 时应减量；Hb $<80g/L$ 时应停药。

（3）致畸性：动物实验显示有强致畸性，男女患者在治疗期间及停药后 6 个月内均应采取避孕措施。该药物可在乳汁中分泌，故服用本品的哺乳期妇女应停止哺乳。

（4）皮肤瘙痒、皮疹：症状轻者可对症处理，严重者需停药观察。

（5）其他不良反应处理：视程度对症处理。

第九节　抗病毒治疗的监测和随访

一、对接受抗病毒治疗患者的随访监测

（1）治疗前监测项目：治疗前应检测肝肾功能、血糖、血常规、甲状腺功能、自身抗体及尿常规。开始治疗后的第 1 个月应每周检查 1 次血常规，以后每个月检查 1 次直至 6 个月，然后每 3 个月检查 1 次。其他指标每 3 个月至少检查 1 次。

（2）生化学检测：治疗期间每 1～3 个月检查 ALT，治疗结束后 6 个月内每 2～3 个月检测 1 次。即使患者 HCV 未能清除，也应定期复查 ALT。

（3）病毒学检查：治疗前、治疗 4 周、12 周、24 周、48 周及停药 24 周测定 HCV RNA，了解是否取得 RVR、EVR、SVR。

（4）不良反应的监测：所有患者在治疗过程中每 3～6 个月、治疗结束后每 3～6 个月检测甲状腺功能，如治疗前就已存在甲状腺功能异常，则应每月检查甲状腺功能。治疗前或治疗过程中如有自身抗体阳性，也应密切随访，如患者同时伴有自身免疫性疾病症状、体征，应及时停药，必要时请专科医师会诊。同时患糖尿病、高血压、心脏病及其他器质性疾病患者，应注意评估治疗的安全性和可行性，原则上应待上述病情稳定并能承受药物副作用。对于老年患者，治疗前应做心电图检查和心功能判断。应定期评估精神状态，尤其对有明显抑郁症和有自杀倾向的患者，应停药并密切防护。

二、对于有禁忌证及不愿接受抗病毒治疗患者的随访

（1）肝脏活检：显示无或仅为轻微损害者以及肝病无明显进展者，应每 24 周进行 1 次体检并检测 ALT。必要时可再做肝活检。

（2）不能或不愿定期做肝活检者，可行无创肝纤维化检查，如 LSM（FibroScan）检查，了解肝脏硬度变化情况，判定肝纤维化程度。

（3）肝硬化患者的随访：如已发展为肝硬化，除注意复查肝功能外，应每 3～6 个月检测 AFP 和腹部 B 超（必要时 CT 或 MRI），以早期发现 HCC。对失代偿期肝硬化患者，还应注意肝功能状况，掌握再次肝移植时机。

三、提高患者对抗病毒治疗的依从性

患者的依从性是影响疗效的一个重要因素。医生应在治疗开始前向患者详细解释本病的自然病程，并说明抗病毒治疗的必要性、现有抗病毒治疗的疗程、疗效及所需的费用等，还应向患者详细介绍药物的不良反应及其预防和减轻的方法，以及定期来医院检查的重要性，并多给患者关心、安慰和鼓励，以取得患者的积极配合，从而提高疗效。

第十节　原发性肝癌患者丙型肝炎预后

患者预后与肝硬化的程度及肝癌的病程均密切相关，失代偿期肝硬化患者合并肝癌，必须尽早进行肝移植手术。

一、肝癌的病程

肝癌的病程是决定患者预后的最重要因素之一，如肝癌体积较大，有肝内外或门静脉等转移，肝内多个肝癌病灶等，则预后差。对于早期肝癌，如肝功能为代偿期，采取及时有效的治疗措施，尚可有一部分患者取得较好疗效。

二、肝硬化的病程

代偿期肝硬化的基础上发生早期肝癌，经积极有效治疗，可能取得较满意疗效。失代偿期肝硬化患者如合并早期肝癌，必须进行肝移植手术才有可能取得较好疗效。

三、抗病毒应答情况

影响丙型肝炎抗病毒应答的相关因素，如 HCV RNA 基因分型和病毒载量、肝纤维化及肝硬化的程度、患者对干扰素及 RBV 的耐受性及治疗的依从性等。

第十一节　HCV 肝癌的预防

一、HCV 传播的预防

（一）疫苗的研制

尽管已进行多年的研究，但由于 HCV 病毒复制水平可以高达 10^{12} 拷贝 /（mL·d），而且在复制过程中缺乏校对酶，病毒变异率可高达 10^3 拷贝 /（mL·d），目前尚无有效疫苗可预防丙型肝炎。

（二）严格筛选献血员

严格执行《中华人民共和国献血法》，推行无偿献血。通过检测血清抗 HCV、丙氨酸氨基转移酶（ALT）严格筛选献血员。

应研制 HCV 抗原的检测方法，提高对窗口期感染者的检出率。

（三）经皮肤和黏膜途径传播的预防

推行安全注射。对牙科器械、内镜等医疗器具应严格消毒。医务人员接触患者血液及体液时应戴手套。对静脉吸毒者进行心理咨询和安全教育，劝其戒毒。不共用剃须刀及牙具等，理发、穿刺和文身等用具应严格消毒。

（四）性传播的预防

对有性乱史者应定期检查，加强管理。建议 HCV 感染者在性交时使用安全套。对青少年应进行正确的性教育。

（五）母婴传播的预防

对 HCV RNA 阳性的孕妇，应避免羊膜腔穿刺，尽量缩短分娩时间，保证胎盘的完整性，减少新生儿暴露于母血的机会。由于在 HCV RNA 阳性母亲的乳汁中可检测到 HCV RNA，不建议患者哺乳。

二、HCV 灭活方法

HCV 对一般化学消毒剂敏感；100℃加热 5min 或 60℃加热 10h、高压蒸气和甲醛熏蒸等均可灭活病毒。

三、HCV 后肝硬化及肝癌的预防

首先要积极治疗慢性丙型肝炎，降低肝硬化的发生率；其次，对已经发展为丙型肝炎肝硬化的患者，有条件抗病毒治疗者，仍需积极抗病毒治疗，有效防止肝癌发生；再次，定期复查 APF、肝脏 B 超等，检测肝癌的发生，争取做到早发现、早治疗。

（陈国凤）

参 考 文 献

［1］MARC G GHANY, DORIS B STRADER, DAVID L THOMAS, et al. AASLD Practice Guidelines-diagnosis, management, and treatment of hepatitis C［J］. An Update Hepatology, 2009, 49 (4): 1335-1374.

［2］European Association for the Study of the Liver. EASL Clinical Practice Guidelines: management of hepatitis C virus infection［J］. J Hepatol, 2011, 55（2）: 245-264.

［3］魏来. 慢性丙型肝炎治疗：优化与发展［J］. 传染病信息, 2009, 22（4）: 196-199.

［4］MARCELLIN P, HEATHCOTE E J, CRAXI` A, et al. Which patients with genotype1chronic hepatitis C can benefit from prolonged treatment with the 'accordion' regimen?［J］. J Hepatol, 2007, 47 (4): 580-587.

［5］NAKAMURA J, TOYABE S-I, AOYAGI Y, et al. Economic impact of extended treatment with PEG interferon α-2a and ribavirin for slow hepatitis C virologic responders［J］. J Viral Hepatitis, 2008, 15: 293-299.

［6］POYNARD T, COLOMBO M, BRUIX J, et al. PEG interferon alfa-2b and ribavirin: effective in patients with hepatitis C who failed interferon alfa/ribavirin therapy［J］. Gastroenterology, 2009; 136 (5): 1618-1628.

［7］郑定容, 黄龙, 杨庆, 等. HBV、HCV 感染与 HCC 发生的关系［J］. 中国热带医学, 2006, 6(1): 73-80.

［8］黄文成, 黄玲沙, 赵惠柳, 等. 11376 例肿瘤患者 HBsAg、抗 -HCV 检测结果分析［J］. 广西预防医学, 2005, 11（2）85-86.

［9］施小明、郭岩, 王丽萍, 等. 我国医疗机构传染病疫情报告质量调查分析［J］. 疾病控制杂志, 2007, 11（3）: 266-269.

［10］STANKOVIC D D, D JORD JEVIC N, TASIC G, et al. Hepatitis C virus genotypes and the development of hepatocellular carcinoma［J］. Chin J Dig Dis, 2007, 8 (1): 42-47.

［11］KULIK L M. Can therapy of hepatitis C affect the development of hepatocellular carcinoma?［J］. J Nat l Compr Canc Netw, 2006, 4 (8): 751-757.

［12］BARTH H, L IANG T J, BAUMERT T F. Hepatitis C virus entry: molecular biology and clinical implications［J］. Hepatology, 2006, 44 (3): 527-535.

［13］TWAKITA T, PIETSCHMANN T, KATO T, et al. Production of infectious hepatitis C virus in tissue culture from a cloned viral genome［J］. Nat Med, 2005, 11 (7): 791-796.

［14］MAKI A, KONO H, GUPTA M, et al. Predictive power of biomarkers of oxidative stress and inflammation in patients with hepatitis C virus associated hepatocellular carcinoma［J］. Ann Surg Onco, 2007, 14: 1182-1190.

［15］ERNSTE, S K, BUGERT J J, et al. Generation of inducible hepatitis C virus transgenic mouse lines［J］. J Med Virol, 2007, 79 (8): 1103-1112.

［16］SEVERI T, VANDER BORGHT S, LIBBRECHT L, et al. HBx or HCV coregene expression in HepG$_2$ human liver cells results in a survival benefit against oxidative stress with possible implications for HCC development

［J］. Chem Biol Interact, 2007, 168 (2): 128-134.

［17］李颖，刘沛，王雪莲，等. 慢性丙型肝炎患者自身抗体检测的临床意义［J］. 肝脏，2007，（2）：17-19.

［18］孙丽杰，于建武，李树辰，等. 丙型肝炎病毒特异性细胞毒性 T 淋巴细胞功能的研究［J］. 肝脏，2007，（4）：87-90.

［19］孙树燕，郭慧，李波，等. 丙型肝炎病毒 NS3 蛋白对血清饥饿诱导 QSG7701 细胞凋亡的影响［J］. 中华肝脏病杂志，2007（7）：540-541.

［20］杨春，李昌平，陈枫，等. 丙型肝炎病毒 NS4B 对 lo2 肝细胞周期及 cyclinD1 表达的影响［J］. 实用肝脏病杂志，2008，11（1）：14-16.

［21］任勇亚. 丙型肝炎病毒核心蛋白激活 iNOS 表达对 DNA 的损伤作用研究［J］. 军事医学科学院院刊，2006，12（16）：537-540.

［22］LIANG X, BI S, YANG W, et al. Epidemiological serosurvey of hepatitis B in China-declining HBV prevalence due to hepatitis B vaccination［J］. Vaccine, 2009, 27 (47): 6550-6557.

［23］LIANG X, BI S, YANG W, et al. Evaluation of the impact of hepatitis B vaccination among children born during 1992—2005 in China［J］. J Infect Dis, 2009, 200 (1): 39-47.

［24］李嘉，朱理珉. 肝移植后丙型肝炎病毒的再感染［J］. 医学综述，2007，13（9）：707-709.

［25］李姗霓，孙丽莹，朱志军，等. 肝移植术后丙肝复发的临床分析［J］. 天津医药，2011，39（4）：377-378.

［26］张英才，姜楠. 肝移植术后丙型病毒性肝炎复发的影响因素、监测与治疗［J］. 器官移植，2011,2(1)：50-54.

［27］苏海滨，张敏，刘振文，等. 肝移植术后丙型肝炎复发抗病毒疗效分析［J］. 军医进修学院学报，2011，32（5）：435-437.

［28］段英，王笑梅，邢卉春，等. 干扰素联合利巴韦林小剂量递增方案治疗肝移植术后复发性丙型肝炎的疗效及安全性［J］. 胃肠病学和肝病学杂志，2010，19（12）：1117-1119.

［29］PILLAI A. Simeprevir and sofosbuvir (SMV-SOF) for 12 weeks for the treatment of chronic hepatitis C genotype 1 infection: a real world (transplant) hepatology practice experience［J］. Am J Gastroenterol, 2016, 111 (2): 250-260.

［30］SPAAN M. Immunological analysis during interferon-free therapy for chronic hepatitis C virus infection reveals modulation of the natural killer cell compartment［J］. J Infect Dis, 2016, 213 (2): 216-223.

［31］HUANG J F. The tertiary prevention of hepatocellular carcinoma in chronic hepatitis C patients［J］. J Gastroenterol Hepatol, 2015, 30 (12): 1768-1774.

［32］MORGAN T R. A phase Ⅱ randomized, controlled trial of S-adenosylmethionine in reducing serum A-fetoprotein in patients with hepatitis C cirrhosis and elevated AFP［J］. Cancer Prev Res, 2015, 8 (9): 864-872.

［33］MAEDA Y. Dendritic cells transfected with heat-shock protein 70 messenger RNA for patients with hepatitis C virus-related hepatocellular carcinoma: a phase 1 dose escalation clinical trial［J］. Cancer Immunol Immunother, 2015, 64 (8): 1047-1056.

第六篇 展 望

44 *Chapter*

第四十四章
21世纪肝癌诊断治疗展望

一、简介

在原发性肝癌中，以肝细胞癌（常简称为肝癌）最为多见，约占95%，其次是胆管细胞癌。肝癌是全球第六常见的癌症，全球每年的新发病人约为748000例，是全球癌症相关死亡的第三大原因。[1]肝癌亦是我国癌症中的第二号杀手，全球50%以上的肝癌发生在我国。罹患肝癌的高危人群以35岁至65岁人群为主，男性患者居多，男性是女性的2~4倍。高达80%~90%的肝癌患者同时有肝硬化。慢性乙、丙型肝炎病毒是最主要的病因（约80%），其次是酒精、药物、摄入含有黄曲霉毒素的食物等。肝癌是高侵袭性的恶性肿瘤，早期症状不明显，导致大多数患者就诊较晚。中、晚期主要病征为右上腹疼痛、上腹胀满、发热、乏力、消瘦，晚期常有腹水、黄疸。确诊时往往已属晚期，只有10%~30%患者能接受根治性切除手术，整体预后很差，一般平均存活时间只有三个月左右。这些患者大部分都是家庭经济支柱，因此，肝癌对个人、家庭及社会有很大影响，有效地预防、及早地诊断和有效地治疗十分重要。乙型肝炎病毒疫苗已被证实可降低肝癌的发病率，肝癌成为第一个可用疫苗预防的肿瘤。但迄今尚无丙型肝炎病毒疫苗，主要通过避免接触可能感染的人类体液防止感染。以往，基于经济效益的考虑，对应否进行肝癌筛查尚有争议性，近年国内外学者对肝癌筛查多持较肯定的态度，监测高危人群和肝硬化患者，每年或每半年监测一次，可使更多肝癌患者获得较早的治疗机会，从而延长存活期[2-5]。复旦大学肝癌研究所对18816位患者进行随机对照研究（randomized controlled trial，RCT），对高危人群每六个月监测甲胎蛋白和腹部超声（ultrasonography，USG），发现肝癌筛查可降低肝癌死亡率37%。[7]

肝癌的治疗目标包括：①根治性治疗；②局部控制肿瘤，为移植做准备；③局部控制肿瘤，开展姑息治疗；④提高生活质量。本文通过四个方面来讨论肝癌治疗方面的进展：①外科手术治疗；②术后转移复发的预防；③增加外科手术切除机会的手段；④非外科手术治疗。

二、外科手术治疗

肝癌的诊断与治疗在过去三十多年取得很大的进展，外科手术切除（partial hepatectomy）及肝脏移植（liver transplantation）属于根治性治疗，仍是肝癌治疗的首要选择。

（一）肝脏切除（liver resection）

手术切除至今仍是肝癌治疗的首选方案，肝切除的可行性必须从解剖学上进行评估，看肿瘤的大小、数目，肿瘤位于肝脏何处，与肝脏内血管位置的关系，有无转移，以及手术后残肝的功能等。随着术前对患者更适当的评估、对肝解剖学和肝脏功能认识的增加、肝脏切除技术及术后护理的改善，肝脏切除的并发症及死亡率已大大下降，现时，国内外肝脏切除死亡率的标准为＜3%。[2-6, 8, 9]

　　肝脏切除技术的进步主要是基于"以段为本"的切除及术中减少失血方法的发展。[8, 9]奎诺把肝脏分为 8 个段，而每个段可视为功能和解剖上一个独立单位。[10]由于每个段可独立或和其他相连段一起切除，这对肝脏手术的改进产生了重大的影响，大大提高了肝脏手术的安全性。"以段为本"的优点如下所述：①段界面中没有大的血管和胆管，断肝通过相对无血管界面可减低术中出血；②由于不会破坏大血管和胆管，就避免了术后残肝缺血或坏死，减低术后并发症；③由于术前和术中可决定要切除的肝段，可保证切缘足够和保留最多的非肿瘤组织，减少术肝功能衰竭；④该方法是最符合对付肝内肿瘤扩散的手段，可减少术后复发。原发性肝癌早期通常发生在一个肝段内。肝内播散是由于肿瘤侵犯门静脉分支所致。随着突然增加的腹压，例如咳嗽，肿瘤细胞可能会自血管壁脱落，经血运进入同肝段的相邻门静脉分支，逐步形成肝内广泛扩散。这种扩散形式可由肝癌附近的卫星灶发展成为同肝段、同肝区的转移灶，直到最终扩散整个半肝或对侧肝。由于早期卫星灶和主体肿瘤位于同一肝段，所以，以肝段为本的肝切除应是切除肝癌的最好方法。另外，术中超声（intraoperative ultrasonography，IOUS）诊断为肝癌的切除提供了极大的方便。[11, 12]IOUS 具有准确、可靠、安全、重复性好的优点。IOUS 能在术中诊断肿瘤的定位、界线和深度，确立肿瘤与周围血管的关系，进一步发现微小的卫星病灶，从而提高肝癌切除的精确度，增加手术的安全性，为外科术中诊断发挥了重要作用。此外，术中减少失血方法的发展也给肝脏外科带来突破，如术中肝血流阻断、专门断肝器械的发展及肝脏切除术中维持低中央静脉压（CVP≤5cmH$_2$O）等。围术期输血已经被证实与肝癌患者的长期存活率呈负相关，原因可能是对免疫系统产生抑制，从而促进复发。

　　目前，小肝癌的早期手术切除仍是延长肝癌患者存活期的主要途径。经手术治疗小肝癌5 及 10 年存活率分别是 55%～70% 及 18%～46.3%。[13, 14]迄今为止，在没有其他有效治疗大肝癌（＞10cm）的方法情况下，对能够切除的肝癌，专家们仍持积极态度，而大肝癌切除后 5 年存活率为 26.2%～38.7%。[15-18]

（二）腹腔镜肝切除

　　尽管微创外科手术已广泛应用于各个领域，但由于肝脏功能和解剖的复杂性的限制，腹腔镜肝切除术发展相对较慢，腹腔镜肝切除需要手术者具有纯熟的腹腔镜外科技巧和丰富的肝脏外科经验。腹腔镜肝切除的难点主要在游离及切除中的出血。肝脏具有肝动脉和门静脉双重血供，血运非常丰富，切除时极易出血。尤其给肝硬化患者肝切除时，出血的控制愈加困难。同时，由于肝静脉直接与下腔静脉相连，肝静脉的负压加上腹腔镜手术时的气腹正压，在肝静脉损伤时，腹腔镜肝切除易发生气体栓塞。随着腹腔镜器械的改进和操作技术的提高，腹腔镜肝切除的适应证逐渐扩大，由最初应用于肝脏良性肿瘤的治疗扩展到恶性肿瘤。

　　腹腔镜肝切除可分为完全腹腔镜肝切除术（total laparoscopic hepatectomy）及手辅助腹腔镜行腹腔镜切除术（hand assisted laparoscopic hepatectomy）。最近，产生了机器人辅助腹腔镜肝切除术（robot-assisted laparoscopic hepatectomy）。[19-21]完全腹腔镜肝切除术，从肝脏探查、腹腔镜下超声肿瘤定位、游离到病灶切除等操作过程均在腹腔镜下完成，其优点是切口及创伤最小，减小肝硬化门静脉高压患者的侧支血管的切断，从而减小术后腹水的产生，但由于缺乏手的触觉帮助，手术难度大，手术时间较长。手辅助腹腔镜行腹腔镜切除术是根据手术需要，在腹部作一切口，通过手助装置（hand port）进入一只手来帮助手术操作，切口及创伤程度比完全腹腔镜肝切除术大，但由于引入了手的触觉帮助，可加快手术速度，降低手术难度。如果发生出血，能及时控制，从而避免气体栓塞的发生。同时，可从手助装置切口取出标本。手辅助腹腔镜行腹腔镜切除术也有一些缺点：①术中可能会阻碍手术视野，不利于手术操作；②切口较大。机器人辅助腹腔镜肝切除术延伸了传统腹腔镜手术的微创理念：①在高分辨率的三维放大（10～15倍）术野图像指导下，手术医生可以更清晰、精确地进行组织定位，从而提高手术精度；②手术医生对术野的自主平稳控制可以明显增强其手眼协调性，阵颤过滤系统能滤除手术医生手部的不自主颤动，二者相结合，可提高手术操作的稳定性，使外科医生能够完成脏器的显微吻合及重建手术；③机器臂具有7个方向的活动自由度，可以像手腕一般使外科操作精确而灵活；④手术医生采取坐姿操作，在长时间的复杂手术中，可减少因疲劳犯错误的概率，增加手术的安全性。

现在，腹腔镜肝癌切除适应证局限于病灶直径＜5cm、肝左外区及肝下缘浅表病变（奎诺Ⅱ、Ⅲ、Ⅳb、Ⅴ和Ⅵ段），主要用作较小规模的肝切除，其中，越来越多学者认为腹腔镜肝左外区切除应成为金标准。多个队列研究及非随机对照研究表明，腹腔镜肝切除的出血量、输血率、并发症发生率、死亡率、近期存活率与开腹肝切除相似，在镇痛药使用、住院时间及生活质量等指标方面明显优于开腹肝切除，而手术时间略长。[22-32]西里亚（Ciria）等对自腹腔镜开展以来至2009年全球463篇英文文献中9527例腹腔镜肝切除术进行统计分析，其中3072的病例为原发性肝癌[32]。手术方式：楔形切除和非解剖切除术占20.3%，左外区切除占19.8%，右肝切除占13.6%，肝段切除占13.4%，左肝切除占10.6%。手术死亡率仅为0.39%，死亡原因主要为出血、胆漏、肝衰竭等。腹腔镜肝切除术整体并发症发生率为18.31%，优于开腹肝切除的29.77%。这些研究表明，对于原发性肝癌，在一定的条件下，腹腔镜肝切除治疗是安全可行的，且在肿瘤治疗效果方面，与传统开腹肝切除手术相比较，病者的总生存率及无瘤生存率无显著性差异，它同时具有传统开腹手术无法比拟的微创优势。肝癌腹腔镜肝切除术后5年总生存率38%～89.7%，5年无瘤生存率19%～67.8%。[31]

腹腔镜下肝切除术目前在肝癌病者外科治疗中的效果明显，术中、术后并发症发生率和近、远期效果已与开腹手术无明显差异，其手术适应证随着腹腔镜技术的不断进步及手术理念的不断革新而不断变化。然而，对于巨大肝癌切除、特殊部位肝癌切除、肝癌合并肝硬化等仍是一项技术难度大、技术水平要求极高的手术方式。另外，目前仍缺乏开腹手术与腹腔镜手术在治疗肝癌方面的多中心、大样本的前瞻性随机对照研究结果。

（三）肝脏移植（liver transplantation）

在肝移植中，由于肿瘤和肝硬化的肝脏都被切除，可以有效地降低肝内肿瘤复发及因肝功能衰竭、门静脉高压等并发症所导致患者死亡的危险性。因此，近几年来，肝移植已成为合并肝硬化的小肝癌治疗的主要方法之一。用肝移植方法治疗肝癌，应严格地选择适当的病例：单个肿瘤直径不超过5cm，多发性肿瘤直径小于3cm和肿瘤总数不超过3个，肿瘤没有血管和淋巴结侵犯和肝外转移。[33]如按米兰标准，移植术后患者5年生存率可达58%～69%。[33-35]现时，没有足够证据显示手术前后辅助性化疗可提高肝移植治疗肝癌的疗效。由于器官捐赠者的缺乏，每年有25%～37.8%的肝移植等候患者因为肝癌的持续生长而死去或变成不符合肝移植条件的患者。[36-37]如肝癌患者等待肝移植的时间长，可考虑以经肝动脉化疗栓塞治疗（transcatheter arterial chemo-embolization，TACE）或局部消融疗法（local ablative therapy）以减慢肝癌生长速度。[36-38]对选择移植还是肝部分切除来进行小肝癌治疗，目前仍有争论。有研究指出肝移植较部分肝切除的长期治疗结果好，肝切除会影响日后肝移植的机会，亦有研究指出肝移植和肝切除

的长期治疗结果相近，亦不影响日后肝移植的机会及结果。由于器官的缺乏，肝切除仍是主要的治疗手段。[35-45]

（四）术后复发转移的预防

肝癌的复发转移目前已成为影响肝癌患者疗效和长期存活的关键因素，大部分的肝癌患者在治疗后一年内复发。治疗一年内再发现肿瘤的机会约为40%。肝癌术后复发通常被认为是由于术前存在微小癌灶未被影像检查发现所致，或是由于手术操作引起肿瘤细胞扩散的缘故。有数据显示在肝切除手术中，可在右心房、门静脉或外周静脉的血液中找到肝癌细胞。[46-48]这正是对手术患者给予术前或术后辅助治疗，以提高根治性肝切除效果的理论依据。然而，上述理论并没有得到临床证据的实际支持。过去，有多个肝癌术前或术后辅助治疗的RCT，肝癌的术前辅助治疗主要手段是TACE，而术后辅助治疗手段包括全身性化疗、经肝动脉化疗（transcatheter arterial chemotherapy，TAC）、TACE、全身性化疗＋TACE、经肝动脉内放射栓塞（transarterial arterial radio-embolization，TARE）、免疫治疗等。从目前的研究结果来看，还没有普遍接受的有效的辅助治疗方法，这方面的技术尚有待今后更深入的研究。

（五）增加外科手术切除机会的手段

1. 肝切除术前门静脉栓塞术

肝切除是目前治愈性治疗肝癌最广泛应用的方法。可是，大部分肝癌患者合并肝硬化，如施行肝癌切除，术后残肝组织太少，导致肝脏的储备功能不足以维持患者生命，这样就限制了部分肝肿瘤患者接受肝切除治疗的选择。肝切除术前肿瘤侧门静脉栓塞术（portal vein embolization，PVE）可以使栓塞侧肝萎缩和对侧肝代偿性肥大，使残肝增大，功能提高，因此可提高手术切除率，从而使不能施行手术切除的肝癌患者获得手术切除的机会。PVE可基本分为开腹经回结肠静脉插管栓塞（transileocolic portal vein embolization，TIPE）及USG导引下的经皮经肝门静脉穿刺栓塞（percutaneous transhepatic portal vein embolization，PTPE）两种方法。因为PTPE具有创伤小、操作简便、疗效确切等优点，近年已替代TIPE，成为PVE的主要途径。如患者的肝癌位于右半肝内，PTPE可通过穿刺门静脉左支脐部（contralateral approach）或门静脉右支第Ⅷ段分支（ipsilateral approach）注入栓塞物质。前者不受右半肝肝癌位置及大小的影响；后者具有操作简便以及出血、胆瘘等并发症少的优点。如患者的肝癌位于左半肝内，PTPE穿刺门静脉的方法与右半肝肿瘤的方法相反进行。国外非随机对照研究认为PVE是有效、安全的辅助治疗措施，不增加肝切除难度，并能够降低手术并发症，但不能提高长期存活率。[49-52]

2. 联合肝脏分隔和门静脉结扎的二步肝切除术（ALPPS）

ALPPS手术出现后，引起国际上很大争议。争议点为该手术在治疗肝癌中的真正地位。反对ALPPS代替PVE的学者觉得该手术死亡率和并发率太高，赞成的学者觉得该手术能在较短期内把未来残肝增生的速度加快，使更多病者可接受二期肝切除手术。近年该手术经过不断改良，手术也变得更安全。但对有肝硬化肝癌患者，ALPPS治疗肝癌数据尚缺乏，要多一点研究证据才能决定它的临床地位。

3. 肿瘤降期治疗（therapy of tumor downstaging）

随着局部治疗和全身治疗方法的进步，晚期肝癌可通过降期的方法处理。理论上就是通过一些原来的姑息性治疗的方法，如局部、全身或综合治疗，使肝癌分期降低，把不能切除的肝癌降期到较早期的肝癌，使降期前不可切除的肝癌变为可以切除。这就为晚期肝癌患者带来了长远存活和治愈的希望。成功的肿瘤降期和拯救手术（salvage surgery after tumor downstaging）有几个先决条件：包括使较多患者肿瘤有效降期的治疗方法、用放射学方法密切监测肿瘤对降期治疗的反应、肝脏外科医生反复评估肝切除手术的合适时间和采取积极根治性手术切除手段。[53-55] 1993—2002年，香港中文大学有49名患者在其肝癌成功降期后接受肝切除手术，这些患者的存活期中位数为85.9个月，术后5年存活率达到57%，香港中文大学专家总结了2005年前国际文献中的7篇研究报告，写了一篇综合报告，使用不同肿瘤降期手段，包括TACE、全身化疗、化学免疫疗法、经动脉90Y微球治疗、化疗/外放射±[131]I-铁蛋白抗体、肝动脉结扎合并插管（HAL＋HAI）、放射免疫治疗和超分割局部外放疗等，8%～18%的患者获得降期后肝切除机会，其5年存活率为25%～57%。[55-55] 这与最初诊断时发现为早期可切除肝癌的手术效果基本相同。令人遗憾的是，目前在降期治疗前还不能预知究竟哪些患者对这种治疗有良好的反应，缺乏高度有效的肿瘤降期手段。肝癌降期后，肝切除是必需的手段，原因是在显微镜下，降期后大部分的肝癌没有完全坏死。残余的癌细胞会再生长；在肝癌再增大或转移前，只有一段很短的时间可通过肝切除来治愈肝癌。近年来，降期治疗把不能使用肝移植治疗的肝癌降期到米兰标准之内，患者进行肝移植的结果也十分理想。

三、非外科手术治疗

在确立诊断时，由于受肿瘤的大小、部位以及肝脏的基本病变、肝功能和患者的整体状况的影响，大部分患者不能耐受手术切除。此时，姑息性治疗方法就成为治疗肝癌的重要手段。姑息性治疗方法包括区域性治疗（regional therapy）、经肝动脉治疗（如TACE、TARE等）和局部消融治疗及包括全身性治疗（systemic therapy）（如化疗、化疗免疫治疗）。近年局部治疗已成为研究的热点。

（一）区域性治疗 (regional therapy)

1. 肝动脉栓塞化疗（transcatheter arterial chemoembolization，TACE）

正常肝脏的血液供应主要来自门静脉（约80%），而肝动脉只供应少量血液（约20%）。但是，肝癌的主要血液供应来自肝动脉（90%～100%）。因此，通过肝动脉注入化疗药物，不但可使肿瘤组织内的药物浓度提高，同时也能降低化疗药物在全身的浓度，进而减少不良反应。在肝动脉内注入栓塞剂可阻断肝肿瘤的血液供应。如果栓塞剂和化疗药物一起使用，效果更是相得益彰，与任何一种单一治疗方法相比该疗法使肿瘤组织坏死的作用更加显著。此外，栓塞肝动脉可使血流速度减慢，延长药物和癌细胞接触时间。癌细胞的缺血改变，又可使药物更容易吸收进入癌细胞内。TACE是以TAC配合：①碘化油（lipiodol，L）；或②肝动脉栓塞（embolization，E）；或③碘化油和肝动脉栓塞（L和E）同时使用。由这几种治疗方法的不同组合衍生出TACE中的三大类别：碘化油-肝动脉化疗（L-TAC）、肝动脉化疗-肝动脉栓塞（TAC-E）、碘化油-肝动脉化疗-肝动脉栓塞（L-TAC-E）。以碘化油混悬化疗药物，可使药物高度集中于肿瘤之内，浓度可高出一般周围静脉给药或口服给药的10-100倍，而且药物在肿瘤内可停留数星期甚至数月之久。在栓塞方面，不同的选择包括栓塞物质、栓塞程度和栓塞是在化疗药物注入前或注入中进行。不同栓塞物决定血管栓塞时间的长短、受影响的肝区分布和程度等。碘化油是最早用于治疗肿瘤的栓塞剂，也是目前最常用的栓塞剂，碘化油具有黏性且不溶于水，经肝动脉导管注入后选择性进入血供丰富的肿瘤微血管，可引起血管短暂性血流阻滞、血栓形成，导致肿瘤细胞缺血坏死，同时由于正常肝组织中的库普弗细胞能够吞噬碘化油，在数天内将其移除；而肿瘤细胞因缺乏库普弗细胞，不能移除碘化油，碘化油会停留在肿瘤中数月甚至数年，且能被CT检查监测，故能够用于鉴定肿瘤和监测治疗效果。碘化油、明胶海绵、聚乙烯醇微粒、聚丙烯酰胺微球是目前最常用的栓塞剂。明胶海绵是暂时性的血管栓塞，通常血管栓塞后 2 周自动打通。目前，哪一种物质是最好的栓塞剂尚未确定。在化疗药物方面，不同的选择包括药物种类、剂量、浓度、注入药物速度、治疗次数和相隔时间。目前推荐使用的化疗药物主要是蒽环类和铂类化疗药物。不同临床治疗机构、不同肿瘤类型的化疗药物选择、药物剂量差异较大。尽管常规 TACE 是中间期肝癌的标准治疗手段，但 TACE 治疗栓塞剂及化疗药物的种类及用量尚未达成统一标准。TACE 后的几小时到几天，80%～90% 的病者会有发热，轻微腹痛、恶心、呕吐等症状。化疗药物和栓塞物质逆流造成非靶器官的损害，可引发坏疽性胆囊炎、急性胰腺炎、胃十二指肠炎症或溃疡等并发症。如果肝肿瘤坏死后受到感染，更可引发肝脓肿。胆管受损是一种不常见的并发症，临床表现为肝包膜下胆汁囊肿、胆管狭窄等。在肝功能较差的病者施行 TACE，可能引发肝功能衰竭，甚至造成死亡。经肝动脉介入治疗作为一种微创介入治疗方式，具有疗效确切、安全度高、副作用少、费用较低等优点，在肝癌的治疗中有着重要的作用。西班牙巴塞罗那荟萃分析及香港中文大学回顾研究指出，在小心选择肝癌病者的情况下，如肿瘤较小、肝功能良好和没有血管侵犯等情况下，TACE 对延长无法切除肝癌病者的存活期略有好处。哪一种药物是最好的 TACE 治疗栓塞剂及化疗药物尚未确定。目前，已作为不可切除中期肝癌的首选治疗方式在临床广泛应用。但是，TACE 不能完全杀死肿瘤细胞，会促进肿瘤血管新生、化疗耐药等，以至于远期治疗效果不佳。[56]

药物缓释微球化疗栓塞（drug-eluting beads-TACE，DEB-TACE）是一种新的药物输送栓塞系统，它以具有吸附作用的惰性材料和抗肿瘤药物如阿霉素、表阿霉素及伊立替康等聚合而成。微球经肝动脉注射到达病灶靶器官时栓塞病灶微小动脉，引起肿瘤血供中断，吸附于微球内的抗肿瘤药物缓慢释放，起到类似药泵的作用，延长化疗药物作用于病灶器官的时间，使药物的效果达到最大化。血管阻断和药物的缓慢释放两者协同作用，起到靶向药物效果。同时，微球具有结构稳定，与血管壁的形态相适应的特点，因而能持久闭塞血管。并且，缓释微球血管作用于肿瘤组织中，能明显减少外周血液循环系统中的药物浓度及毒性作用，进一步减少 TACE 术后并发症的发生及肝脏毒性。Lammer 等多中心随机对照试验临床研究证实了与常规 TACE 组相比，DEB-TACE 在显示出更高的完全反应、客观反应和疾病控制率（分别为 27% 和 22%，52% 对 44%，63% 对 52%）的优势，且具有较低的肝脏毒性。但没有达到统计学上 DEB-TACE 较常规 TACE 优越性的假设。但 Golfieri 等随机对照实验报导，DEB-TACE 组与常规 TACE 组的肿瘤进展时间均为 9 个月，两者的 1 年、2 年生存率无统计学差异（86.2% 对 83.5%，56.8% 对 55.4%），得出结论 DEB-TACE 与常规 TACE 治疗效果相当。[57, 58] 尽管早期研究取得了令人满意的结果，但 DEB-TACE 在不能切除的肝癌中的优越性尚未建立。

2. 选择性内放射治疗（selection internal radiation therapy，SIR therapy）

钇 90 微球是选择性内放射治疗中的一种方法。有关其它不同的内放射治疗方法，在此不作细述。使用外放射治疗肝癌的疗效不好，主要原因是非肿瘤肝脏耐受外放射的剂量低（30Gy），但杀灭肝癌细胞的外放射剂量却相对较高（＞120Gy）。使用外放射治疗肝癌，只可以选择使用低放射剂量而达不到治疗肝癌良好效果，或使用高放射剂量但会引致放射性肝炎的发生的患者。选择性内放射治疗肝癌的原理跟外放射治疗完全不同。选择性内放射治疗是把带辐射性的同位素高度集中于肝癌内，使肝癌接受很高的放射剂量，而非肿瘤的肝脏和病者身体的其他器官只接受很低的放射剂量，达到疗效高、副作用少的治疗功效。选择性内放射治疗利用肝癌的主要血液供应来自肝动脉，而非肿瘤肝脏的主要血液供应来自门静脉的原理。如果把钇 90 微球打进肝动脉内，微球就会高度集中和滞留于肝癌的微细血管中，然后慢慢地放出辐射能量，杀灭附近的癌细胞。由于钇 90 只发出 β 射线，因此保护医护人员免受过量辐射就变得十分容易。现在通常使用的钇90微球，主要有两种：玻璃微球（thera spheres）和树脂微球（SIR spheres）。两种微球差别不大，主要不同在于体积质量和每一微球含放射量不同。使用钇90微球时，用的内放射剂量是成功的关键。在治疗前计划和计算十分重要。最常使用的计算方法包括：（1）以经验为根据；（2）病者体表面积计算法；（3）分隔模型计算法。计算剂量应以安全为主要原则，考虑范围包括肺放射剂量应低于30Gy，非肿瘤肝脏放射剂量在正常肝脏最高应只达到70Gy，但在肝硬化肝脏应低于50Gy。如肝癌接受放射剂量在计划后达不到120Gy，可考虑低剂量多次治疗或使用内放射性肝段/肝叶切除术的方法。在不可切除的晚期肝癌方面研究资料比较多。研究显示不论使用玻璃还是树脂钇90微球，治疗的安全性、病者对治疗的耐受和肿瘤对治疗的局部反应都很好。治疗后病者的中位数存活时间为7至21.6个月，显示钇90微球是一种有效的治疗晚期肝癌的方法。当然，病者的肿瘤期、肝外转移和肝硬化程度与治疗后病者的存活期有直接关系。也有研究显示钇90微球对治疗肝癌合并门静脉癌栓也有疗效。[59-61]

（二）局部消融治疗

局部消融技术为不宜手术治疗的小肝癌提供了首要的选择。局部消融治疗是一种低侵袭性的方法，为肝癌综合治疗的一种重要手段，取得了令人满意的临床效果。依据消融的原理可分为温度消融和化学消融两类。温度消融原理是利用电、光、声等能源导入肿瘤组织内制造热场或冷场，从而原位灭活肿瘤细胞，主要包括射频消融（RFA）、微波消融（MWA）、冷冻消融、高强度聚焦超声和激光消融等。化学消融原理是通过化学物质产生的细胞毒性而使细胞质脱水、细胞蛋白变性和血管血栓形成，进而使肿瘤细胞坏死，主要有酒精消融（PEI）。尽管方法不尽相同，但结果均能达到局部组织的完全坏死。在不同的局部消融治疗方法中，最常用的是包括经皮酒精注射（percutaneous ethanol injection，PEI）、射频消融（radiofrequency ablation，RFA）、微波消融（microwave coagulation therapy，PMCT）。局部消融常用于肝内小肝癌的治疗，也用于多发性肝癌病者的肝内局部性肝癌的控制、以及肝癌病者等候肝移植时减慢肿瘤生长速度。局部消融治疗最适合用于：（1）没有肝外转移的小肝癌（直径<5cm）；（2）癌灶数目在3个以下的小肝癌；（3）手术风险较大的病者，如肝功能不全、严重肝硬化、严重门静脉高压者；（4）术后肿瘤复发但不宜再手术者。RFA治疗原理是射频治疗仪发出中高频射频波，并利用插入肿瘤组织内的射频治疗电极头端发出射频电流，再激发电极周围组织细胞进行离子震荡，离子互相撞击产生热量，从而使肿瘤组织细胞内温度超过60℃，进而使细胞不可逆坏死，同时使肿瘤周围的血管组织凝固，阻断肿瘤供血。不同局部消融治疗技术之间以及消融与手术切除之间的疗效比较是值得关注的热点。近年，RFA已取代PEI的地位。随机对照试验亦显示RFA优于PEI，总存活率明显优于PEI，且局部复发率低于PEI，RFA以较少的治疗次数达到上述疗效，并发症则无明显差别。RFA可通过经皮穿刺的介入方法、腹腔镜或剖腹手术进行，经皮穿刺的介入方法的优点是低创伤性，而通过腹腔镜或剖腹手术进行的优点是较精确及可通过术中超声检查术前影像看不见的肿瘤。[62, 63]

近年随着局部消融及微创技术的发展，微波消融术已广泛应用于肝癌病者的治疗，微波消融法具有创伤性小、疗效明显、术后并发症发生率低、医疗费用低等优点，已成为肝癌手术禁忌病者的重要补充治疗手段。微波消融治疗肝癌的作用原理基于微波的热效应及肝肿瘤组织对热量的敏感反应。将微波辐射电极经皮或其他途径插入肝肿瘤内，辐射微波，高频交变的微波使肝组织内的离子和极性分子高速旋转、相互碰撞，在短时间内产生65~100℃的局部高温；因肝肿瘤组织内血管丰富，含水量高，对热的调节能力差，所以当温度达到60~100℃时肿瘤组织可即刻产生蛋白质凝固，细胞溶质酶、线粒体酶的核酸形成凝固坏死从而使肿瘤组织凝固、变性、坏死，肿瘤血管发生透壁性坏死，达到部分损毁甚至原位灭活肿瘤的效果。微波消融技术和其他微创技术相比，具有止血效果好、升温高、加热快、组织凝固可靠、操作简单等优点。临床常用的微波治疗频率为 2450MHz 和 915MHz。微波消融加热更快速直接，在消融时间、热效能方面优于射频；微波消融无需连接体外负极板，受热沉降效应影响小。射频消融由于肿瘤介质的差异，热效能变化较大，微波探针有特氟龙涂层可防止碳化；射频针周围组织碳化，组织阻抗增高后会影响温度的扩散，部分新的水冷射频电极的设计可防止加热时间长电极周围组织碳化。但在部分毗邻重要结构特殊部位的消融中，持续加热较微波快速加热更安全可控。荟萃分析统计结果表明，在完全消融率、局部复发率、生存率方面，射频消融和微波消融无显着性差异。微波消融较射频治疗更大直径的病灶似乎更高效。[64, 65]

近年，渐多研究显示局部消融治疗对小肝癌（直径 3cm 以下）有根治疗效。有随机对照试验显示局部消融治疗与手术切除对小肝癌的疗效一样，但局部消融的优点在于微创，较少使用镇痛药，有利于早期活动，从而更早地恢复健康，缩短住院时间。但亦有随机对照试验显示出不同的结果。[66-74]

（三）全身性治疗在晚期肝癌治疗中的作用

全身性治疗，尤其是传统化疗 / 化疗免疫治疗较晚期肝癌的疗效不理想，结果令人失望。随着近年来对肝癌分子生物学的深入研究，分子靶向药物的临床应用为肝癌的治疗带来了新突破。索拉非尼（Sorafenib）有广泛的抗肿瘤作用。索拉非尼属于多激酶抑制剂，能抑制 RAF-1、BRAF 丝氨酸 / 苏氨酸激酶的活性，以及血管内皮生长因子（VEGF-2、VEGF-3）、血小板衍化生长因子（PDGF-p）、受体酪氨酸激酶 KIT、Fms 样酪氨酸激酶 -3（FLT-3）等多种受体的酪氨酸激酶活性。索拉非尼具有抑制肿瘤细胞增殖和血管形成的双重作用，即它一方面可以抑制受体酪氨酸激酶 KITFLT-3 以及 Raf/MEK/ERK 途径中丝氨酸 / 苏氨酸激酶，抑制肿瘤细胞增生；另一方面，它可以通过上游抑制受体酪氨酸激酶 VEGFR 和 PDGFR，及下游抑制 Raf/MEK/ERK 途径中丝氨酸 / 苏氨酸激酶，抑制肿瘤新生血管的形成和切断肿瘤细胞的营养供应而达到遏制肿瘤生长的目的。因此它可以起到抗肿瘤血管生成和抑制肿瘤细胞增殖的双重作用。一项欧洲前瞻随机多中心的Ⅲ期临床试验（SHARP）[75]，比较索拉非尼单药和安慰剂对晚期肝癌病者的临床疗效，研究说明索拉非尼的临床效果。共有 602 例未经系统治疗的晚期肝癌病者被随机分入索拉非尼组和安慰剂组，结果试验组与对照组的中位生存期分别为 10.7 与 7.9 个月，两组在中位无症状进展生存期上差异无统计学意义（试验组和对照组为 4.1 和 4.9 个月），影像学上的中位无肿瘤无进展生存期分别为 5.5 和 2.8 个月。主要不良反应是腹泻、体重下降、手足皮肤综合征与低磷酸盐血症。该试验证实了索拉非尼可将晚期肝癌病者的无进展生存期延长 3 个月。Oriental 临床试验是另一项在亚洲进行的多中心期临床研究，其临床设计与 SHARP 试验相同，入组病例共 226 例，随机接受索拉非尼单药或安慰剂治疗，结果显示，两组中位总生存期分别为 6.5 与 4.2 个月，中位肿瘤进展时间分别为 2.8 与 1.4 个月，表明索拉非尼明显优于安慰剂治疗。[76]尽管 Oriental 与 SHARP 临床试验相比，入组病者的病期更晚，一般情况更差，但两个试验在延长生存期及耐受性方面却非常相似，显示出索拉非尼在不同人种、不同地域及不同病期均有较好的作用。[77]2007 年，索拉非尼已被 FDA 批准治疗手术无法切除的肝癌，然而尚无有力的证据证实辅助治疗可降低肝癌根治术后复发率，索拉非尼亦不能使肝癌分期降低。然而，从总体生存率收益上看，它要优于安慰剂。但它的客观缓解率（objective response rate，ORR）较低，并且具有显着的副作用。

2017 年，Stivarga（regorafenib）和 Opdivo（nivolumab）被批准用于在接受索拉非尼治疗后晚期肝癌病者。2018 年，Lenvima（lenvatinib）被批准用于无法切除的晚期肝癌病者。但是，由于耐药性的快速发展和毒性，这些治疗方案并不完全令人满意。[77]因此，迫切需要靶向新的不同信号传导机制的系统性组合疗法，从而降低癌细胞对治疗产生耐药性。

近年来，肿瘤免疫治疗呈现出突飞猛进的发展势态，肝癌作为一种治疗最为复杂的实体性肿瘤，在免疫治疗方面也取得了一些进展。免疫治疗可作为晚期肝癌的一种可选择的有效治疗手段。与分子靶向药物相比，具有更高的客观反应率和总体更少的副作用，免疫治疗剂可能会替代标准一线治疗中的索拉非尼。2017 年 9 月，根据多队列 phase 1/2 试验 CheckMate-040 的数据，纳武单抗（nivolumab）被 FDA 批准用于肝癌治疗，作为索拉非尼失败后的二线治疗，nivolumab 是针对 PD-1 的单克隆抗体抑制剂。El-Khoueiry 等将纳武单抗应用于治疗晚期肝癌，在Ⅰ期剂量爬坡试验（0·1-10mg/kg）中 48 例病者都未达到最大耐受剂量（最大耐受剂量，MTD），客观缓解率达到 15%；在Ⅱ期扩展试验（3mg/kg）中，214 例肝癌病者的 ORR 达到 20%，中位反应持续时间（duration of response；DOR）为 9.9 个月，DCR 达到 64%，并且Ⅱ期扩展试验阶段 6 个月总生存率为 83%，9 个月总生存率达到 74%。该试验证明纳武单抗能提高晚期肝癌病者的总生存率且安全性尚可。[78., 79]近年，新的不同靶标药物已出现。此外，新的免疫治疗药物在肝癌治疗中也有良好疗效。

四、总结

部分肝切除、肝移植和局部消融都是有效治疗小肝癌的方法。治疗方法的选择主要取决于患者的整体情况、肝脏功能情况和治疗中心的设施和经验。将来的研究重点应集中于改善各种不同治疗方法的疗效。局限于肝脏的大肝癌，如果能够切除的话，仍应持积极态度，给予切除。如果肝癌不可切除，应考虑 TACE 或其他区域性治疗。

对晚期肝癌患者，如患者整体情况许可之下，应给予积极性的全身性（或全身性加区域性治疗）。希望通过这些治疗，达到肿瘤降期和拯救性肝切除的目的，给这些以前完全没有治愈机会的患者带来治愈的希望。对已扩散肝外的晚期肝癌或不适合局部、区域性治疗的晚期肝癌患者，也应是未来研究改善疗效的重点，随着近年来对肝癌分子生物学的深入研究，分子靶向药物的临床应用和免疫治疗为肝癌的治疗带来了新突破。

（刘允怡 赖俊雄 刘晓欣）

参 考 文 献

［1］ YANG J D, ROBERTS L R. Epidemiology and management of hepatocellular carcinoma［J］. Infect Dis Clin North Am. 2010, 24: 899-919.

［2］ LAU W Y. Primary liver tumors［J］. Semin Surg Oncol, 2000, 19: 135-144.

［3］ LAU W Y. Management of hepatocellular carcinoma［J］. J R Coll Surg Edinb, 2002, 47: 389-399.

［4］ LAI E C, LAU W Y. The continuing challenge of hepatic cancer in Asia. Surgeon. 2005, 3: 210-215.

［5］ LAU W Y, LAI E C. Hepatocellular carcinoma: current management and recent advances［J］. Hepatobiliary Pancreat Dis Int. 2008, 7: 237-257.

［6］ CHANG M H, CHEN C J, LAI M S, et al. Universal hepatitis B vaccination in Taiwan and the incidence of hepatocellular carcinoma in children. Taiwan childhood hepatoma study group［J］. N Engl J Med, 1997, 336: 1855-1859.

［7］ ZHANG B H, YANG B H, TANG Z Y. Randomized controlled trial of screening for hepatocellular carcinoma［J］. J Cancer Res Clin Oncol, 2004, 130: 417-422.

［8］ LAU W Y. The history of liver surgery［J］. J R Coll Surg Edinb, 1997, 42: 303-309.

［9］ LAU W Y. A review on the operative techniques in liver resection ［J］. Chin Med J, 1997, 110: 567-570.

［10］ COUINAUD C. LEFOI. Etudes anatomiques et chirurgicales ［M］. Paris: Masson, 1957.

［11］ MAKUUCHI M, TAKAYAMA T, KOSUGE T, et al. The value of ultrasonography for hepatic surgery ［J］. Hepatogastroenterology, 1991, 38: 64-70.

［12］ LAU W Y, LEUNG K L, LEE T W, et al. Ultrasonography during liver resection for hepatocellular carcinoma ［J］. Br J Surg, 1993, 80: 493-494.

［13］ ZHOU X D, TANG Z Y, YANG B H, et al. Experience of 1000 patients who underwent hepatectomy for small hepatocellular carcinoma ［J］. Cancer, 2001, 91: 1479-1486.

［14］ SHIMOZAWA N, HANAZAKI K. Longterm prognosis after hepatic resection for small hepatocellular carcinoma［J］. J Am Coll Surg, 2004, 198: 356-365.

［15］ ZHOU X D, TANG Z Y, MA Z C, et al. Surgery for large primary liver cancer more than 10cm in diameter［J］. J Cancer Res Clin Oncol, 2003, 129: 543-548.

［16］ PAWLIK T M, POON R T, ABDALLA E K, et al. Critical appraisal of the clinical and pathologic predictors of survival after resection of large hepatocellular carcinoma ［J］. Arch Surg, 2005, 140: 450-457.

［17］ NAGANO Y, TANAKA K, TOGO S, et al. H. Efficacy of hepatic resection for hepatocellular carcinomas larger than 10cm ［J］. World J Surg, 2005, 29: 66-71.

［18］ CHEN X P, QIU F Z, WU Z D, et al. Long-term outcome of resection of large hepatocellular carcinoma ［J］. Br J Surg, 2006, 93: 600-606.

［19］ NGUYEN K T, GAMBLIN T C, GELLER D A. World review of laparoscopic liver resection-2, 804 patients［J］. Ann Surg, 2009，250: 831-841.

［20］ BUELL J F, CHERQUI D, GELLER D A, et al. World consensus conference on laparoscopic surgery. the international position on laparoscopic liver surgery: The Louisville Statement, 2008 ［J］. Ann Surg, 2009, 250: 825-830.

［21］ LAI E C, TANG C N, YANG G P, et al. Multimodality laparoscopic liver resection for hepatic malignancy - from conventional total laparoscopic approach to robot-assisted laparoscopic approach ［J］. Int J Surg, 2011, 9(4): 324-328.

［22］ BELLI G, FANTINI C, D'AGOSTINO A, et al. Laparoscopic versus open liver resection for hepatocellular carcinoma in patients with histologically proven cirrhosis: short- and middle-term results ［J］. Surg Endosc, 2007, 21: 2004-2011.

［23］ LAI E C, TANG C N, HA J P, et al. Laparoscopic liver resection for hepatocellular carcinoma: ten-year experience in a single center ［J］. Arch Surg, 2009, 144: 143-147.

［24］ TRANCHART H, DI GIURO G, LAINAS P, et al. Laparoscopic resection for hepatocellular carcinoma: a matched-pair comparative study ［J］. Surg Endosc, 2010, 24 (5): 1170-1176.

［25］ CHERQUI D, LAURENT A, TAYAR C, et al. Laparoscopic liver resection for peripheral hepatocellular carcinoma in patients with chronic liver disease: midterm results and perspectives ［J］. Ann Surg, 2006, 243: 499-506.

［26］ DAGHER I, LAINAS P, CARLONI A, et al. Laparoscopic liver resection for hepatocellular carcinoma ［J］. Surg Endosc, 2008, 22: 372-378.

［27］ LAI E C, TANG C N, YANG G P, et al. Minimally invasive surgical treatment of hepatocellular carcinoma: long-term outcome ［J］. World J Surg, 2009, 33: 2150-2154.

［28］ TAKAHARA T, WAKABAYASHI G, BEPPU T, et al. Long-term and perioperative outcomes of laparoscopic versus open liver resection for hepatocellular carcinoma with propensity score matching: a multi-institutional Japanese study ［J］. J Hepatobiliary Pancreat Sci. 2015, 22: 721-727.

［29］ WU X, HUANG Z, LAU W Y, et al. Perioperative and long-term outcomes of laparoscopic versus open liver resection for hepatocellular carcinoma with well-preserved liver function and cirrhotic background: a propensity score matching study [J]. Surg Endosc. 2019, 33: 206-215.

[30] LAI E C, TANG C N. Long-term survival analysis of robotic versus conventional laparoscopic hepatectomy for hepatocellular carcinoma: a comparative study [J]. Surg Laparosc Endosc Percutan Tech. 2016, 26 (2): 162-166.

[31] DI SANDRO S, DANIELI M, FERLA F, et al. The current role of laparoscopic resection for HCC: a systematic review of past ten years [J]. Transl Gastroenterol Hepatol. 2018, 3: 68.

[32] CIRIA R, CHERQUI D, GELLER D A, et al. Comparative short-term benefits of laparoscopic liver resection: 9000 cases and climbing [J]. Ann Surg, 2016, 263 (4): 761-777.

[33] MAZZAFERRO V, REGALIA E, DOCI R, et al. Liver transplantation for the treatment of small hepatocellular carcinomas in patients with cirrhosis [J]. N Engl J Med, 1996, 334: 693-699.

[34] FIGUERAS J, IBANEZ L, RAMOS E, et al. Selection criteria for liver transplantation in early-stage hepatocellular carcinoma with cirrhosis: results of a multicenter study [J]. Liver Transpl, 2001, 7: 877-883.

[35] LLOVET J M, FUSTER J, BRUIX J. Intention-to-treat analysis of surgical treatment for early hepatocellular carcinoma: resection versus transplantation [J]. Hepatology, 1999, 30: 1434-1440.

[36] MADDALA Y K, STADHEIM L, ANDREWS J C, et al. Drop-out rates of patients with hepatocellular cancer listed for liver transplantation: outcome with chemoembolization [J]. Liver Transpl, 2004, 10: 449-455.

[37] YAO F Y, BASS N M, ASCHER N L, et al. Liver transplantation for hepatocellular carcinoma: lessons from the first year under the model of end stage liver disease (MELD) organ allocation policy [J]. Liver Transpl, 2004, 10, 621-630.

[38] CHUI A K, RAO A R, ISLAND E R, et al. Multimodality tumor control and living donor transplantation for unresectable hepatocellular carcinoma [J]. Transplant Proc, 2004, 36: 2287-2288.

[39] FIGUERAS J, JAURRIETA E, VALLS C, et al. Resection or transplantation for hepatocellular carcinoma in cirrhotic patients: outcomes based on indicated treatment strategy [J]. J Am Coll Surg, 2000, 190: 580-587.

[40] BIGOURDAN J M, JAECK D, MEYER N, et al. Small hepatocellular carcinoma in child a cirrhotic patients: hepatic resection versus transplantation [J]. Liver Transpl, 2003, 9: 513-520.

[41] ADAM R, AZOULAY D, CASTAING D, et al. Liver resection as a bridge to transplantation for hepatocellular carcinoma on cirrhosis: a reasonable strategy? [J]. Ann Surg, 2003, 238: 508-518.

[42] POON R T, FAN S T, LO C M, et al. Long-term survival and pattern of recurrence after resection of small hepatocellular carcinoma in patients with preserved liver function: implications for a strategy of salvage transplantation [J]. Ann Surg, 2002, 235: 373-382.

[43] BELGHITI J, CORTES A, ABDALLA E K, et al. Resection prior to liver transplantation for hepatocellular carcinoma [J]. Ann Surg, 2003, 238: 885-892.

[44] MARGARIT C, ESCARTIN A, CASTELLS L, et al. Resection for hepatocellular carcinoma is a good option in Child-Turcotte-Pugh class A patients with cirrhosis who are eligible for liver transplantation [J]. Liver Transpl, 2005, 11: 1242-1251.

[45] DE CARLIS L, GIACOMONI A, PIROTTA V, et al. Surgical treatment of hepatocellular cancer in the era of hepatic transplantation [J]. J Am Coll Surg, 2003, 196: 887-897.

[46] WONG I H, YEO W, LEUNG T, et al. Circulating tumor cell mRNAs in peripheral blood from hepatocellular carcinoma patients under radiotherapy, surgical resection or chemotherapy: a quantitative evaluation [J]. Cancer Lett, 2001, 167: 183-191.

[47] WONG I H, LAU W Y, LEUNG T, et al. Hematogenous dissemination of hepatocytes and tumor cells after surgical resection of hepatocellular carcinoma: a quantitative analysis [J]. Clin Cancer Res, 1999, 5: 4021-4027.

[48] WONG I H, LEUNG T, HO S, et al. Semiquantification of circulating hepatocellular carcinoma cells by reverse

transcriptase polymerase chain reaction [J]. Br J Cancer, 1997, 76: 628-633.

[49] TAKAYAMA T, MAKUUCHI M. Preoperative portal vein embolization: is it useful? [J]. J Hepatobiliary Pancreat Surg, 2004, 11: 17-20.

[50] WAKABAYASHI H, ISHIMURA K, OKANO K, et al. Is preoperative portal vein embolization effective in improving prognosis after major hepatic resection in patients with advanced-stage hepatocellular carcinoma?[J]. Cancer, 2001, 92: 2384-2390.

[51] HEMMING A W, REED A I, HOWARD R J, et al. Preoperative portal vein embolization for extended hepatectomy [J]. Ann Surg, 2003, 237: 686-691.

[52] FARGES O, BELGHITI J, KIANMANESH R, et al. Portal vein embolization before right hepatectomy: prospective clinical trial [J]. Ann Surg, 2003, 237: 208-217.

[53] LAU W Y, LAI E C. Salvage surgery following downstaging of unresectable hepatocellular carcinoma-a strategy to increase resectability [J]. Ann Surg Oncol, 2007, 14: 3301-3309.

[54] LAU W Y, LEUNG T W, LAI B S, et al. Preoperative systemic chemoimmunotherapy and sequential resection for unresectable hepatocellular carcinoma [J]. Ann Surg, 2001, 233: 236-241.

[55] LAU W Y, HO S K, YU S C, et al. Salvage surgery following downstaging of unresectable hepatocellular carcinoma [J]. Ann Surg, 2004, 240: 299-305.

[56] Lau W Y, Yu S C, Lai E C, et al. Transarterial chemoembolization for hepatocellular carcinoma [J]. J Am Coll Surg, 2006, 202: 155-168.

[57] LAMMER J, MALAGARI K, VOGL T, et al. Prospective randomized study of doxorubicin-eluting-bead embolization in the treatment of hepatocellular carcinoma: results of the PRECISION V study [J]. Cardiovasc Intervent Radiol, 2010, 33: 41-52.

[58] GOLFIERI R, GIAMPALMA E, RENZULLI M, et al. Randomised controlled trial of doxorubicin-eluting beads vs conventional chemoembolisation for hepatocellular carcinoma [J]. Br J Cancer, 2014, 111: 255-264.

[59] LAU W Y, LAI E C, LEUNG T W. Current role of selective internal irradiation with yttrium-90 microspheres in the management of hepatocellular carcinoma: a systematic review [J]. Int J Radiat Oncol Biol Phys, 2011, 81: 460-467.

[60] SALEM R, LEWANDOWSKI R J, MULCAHY M F, et al. Radioembolization for hepatocellular carcinoma using Yttrium-90 microspheres: a comprehensive report of long-term outcomes [J]. Gastroenterology, [J] 2010, 138: 52-64.

[61] LOBO L, YAKOUB D, PICADO O, et al. Unresectable hepatocellular carcinoma: radioembolization versus chemoembolization: a systematic review and meta-analysis [J]. Cardiovasc Intervent Radiol, 2016, 39: 1580-1588.

[62] LAU W Y, LAI E C. The current role of radiofrequency ablation in the management of hepatocellular carcinoma: a systematic review [J]. Ann Surg, 2009, 249: 20-25.

[63] ORLANDO A, LEANDRO G, OLIVO M, et al. Radiofrequency thermal ablation vs. percutaneous ethanol injection for small hepatocellular carcinoma in cirrhosis: meta-analysis of randomized controlled trials [J]. Am J Gastroenterol, 2009, 104: 514-524.

[64] VIETTI VIOLI N, DURAN R, GUIU B, et al. Efficacy of microwave ablation versus radiofrequency ablation for the treatment of hepatocellular carcinoma in patients with chronic liver disease: a randomised controlled phase 2 trial [J]. Lancet Gastroenterol Hepatol, 2018, 3: 317-325.

[65] FACCIORUSSO A, DI MASO M, MUSCATIELLO N. Microwave ablation versus radiofrequency ablation for the treatment of hepatocellular carcinoma: a systematic review and meta-analysis [J]. Int J Hyperthermia, 2016, 32: 339-344.

[66] CHEN M S, LI J Q, ZHENG Y, et al. A prospective randomized trial comparing percutaneous local ablative

therapy and partial hepatectomy for small hepatocellular carcinoma [J]. Ann Surg, 2006, 243: 321-328.

[67] HUANG J, YAN L, CHENG Z, et al L, A randomized trial comparing radiofrequency ablation and surgical resection for HCC conforming to the Milan criteria [J]. Ann Surg, 2010, 252: 903-912.

[68] FENG K, YAN J, LI X, et al. A randomized controlled trial of radiofrequency ablation and surgical resection in the treatment of small hepatocellular carcinoma [J]. J Hepatol, 2012, 57: 794-802.

[69] LÜ MD, KUANG M, LIANG LJ, et al. Surgical resection versus percutaneous thermal ablation for early-stage hepatocellular carcinoma: a randomized clinical trial[J]. zhonghua Yi Xue Za Zhi, 2006, 86: 801-805.

[70] FANG Y, CHEN W, LIANG X, et al. Comparison of long-term effectiveness and complications of radiofrequency ablation with hepatectomy for small hepatocellular carcinoma [J]. J Gastroenterol Hepatol, 2014, 29: 193-200.

[71] NG K K C, CHOK K S H, CHAN A C Y, et al. Randomized clinical trial of hepatic resection versus radiofrequency ablation for early-stage hepatocellular carcinoma [J]. Br J Surg, 2017, 104: 1775-1784.

[72] SHIINA S, TATEISHI R, ARANO T, et al. Radiofrequency ablation for hepatocellular carcinoma: 10-year outcome and prognostic factors [J]. Am J Gastroenterol, 2012, 107: 569-577

[73] N'KONTCHOU G, MAHAMOUDI A, AOUT M, et al. Radiofrequency ablation of hepatocellular carcinoma: long-term results and prognostic factors in 235 Western patients with cirrhosis [J]. Hepatology, 2009, 50: 1475-1483.

[74] KIM Y S, LIM H K, RIIIM II, ct al. Tcn-ycar outcomes of percutaneous radiofrequency ablation as first-line therapy of early hepatocellular carcinoma: analysis of prognostic factors [J]. J Hepatol, 2013, 58: 89-97.

[75] LLOVET J M, RICCI S, Mazzaferro V, et al. Sorafenib in advanced hepatocellular carcinoma [J]. N Engl J Med, 2008, 359: 378-390.

[76] CHENG A L, KANG Y K, CHEN Z, et al. Efficacy and safety of sorafenib in patients in the Asia-Pacific region with advanced hepatocellular carcinoma: a phase III randomised, double-blind, placebo-controlled trial [J]. Lancet Oncol, 2009, 10: 25-34.

[77] JINDAL A, THADI A, SHAILUBHAI K. Hepatocellular carcinoma: etiology and current and future drugs [J]. J Clin Exp Hepatol, 2019, 9: 221-232.

[78] FINKELMEIER F, WAIDMANN O, TROJAN J. Nivolumab for the treatment of hepatocellular carcinoma [J]. Expert Rev Anticancer Ther, 2018, 18: 1169-1175.

[79] EL-KHOUEIRY A B, SANGRO B, YAU T, et al. Nivolumab in patients with advanced hepatocellular carcinoma (CheckMate040): an open-label, non-comparative, phase 1/2 dose escalation and expansion trial[J]. Lancet, 2017, 389: 2492-2502.

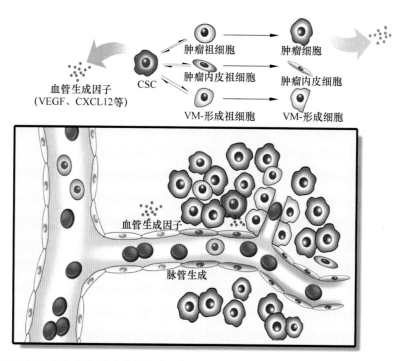

彩图 1-2-9　肿瘤干细胞在肿瘤脉管形成中的作用［引自 PING YF, BIAN XW. Cancer Stem Cells Switch on Tumor Neovascularization［J］. Current Molecular Medicine，2011，11，69-75］

肿瘤干细胞产生肿瘤祖细胞、肿瘤内皮细胞祖细胞和模拟脉管（VM）-形成细胞祖细胞，然后分别分化为肿瘤细胞、肿瘤内皮细胞和VM-形成细胞。肿瘤内皮细胞和VM-形成细胞相互连接形成管网为肿瘤提供营养和氧。肿瘤干细胞比肿瘤细胞释放更多的促血管生成因子。肿瘤干细胞、肿瘤细胞和间质细胞产生的促血管生成因子共同诱导宿主脉管内皮细胞出芽形成新的脉管，称为血管生成（angiogenesis）；并可招募血液循环中的内皮祖细胞到肿瘤组织参与肿瘤的脉管形成，此即血管发生（vasculogenesis）。来自于肿瘤干细胞形成的模拟脉管称为血管生成拟态（vasculogenic mimicry，VM）。

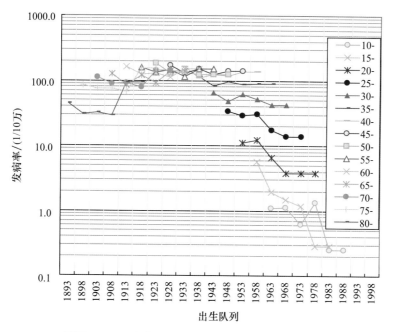

彩图 1-3-12　启东 1972—2005 年肝癌出生队列发病率

资料来源：陈建国. 中华医学杂志，2005[63]。

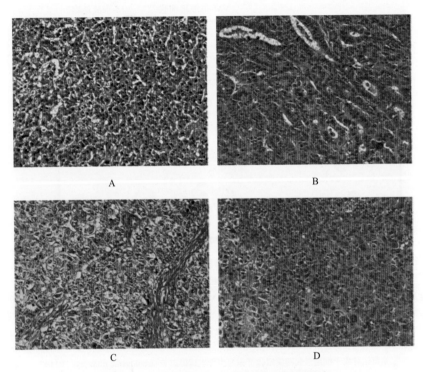

彩图 1-5-1　不同级别 HCC 病变的组织学特点

A. Edmondson 1 级病变，癌细胞大小较一致，呈细梁状排列；B. 2 级病变，癌细胞核增大，呈腺样排列；C. 2 级病变，肝透明细
胞癌，癌细胞胞质透明；D. 3 级 HCC 病变，癌细胞明显异型，可见多核巨细胞。HE 染色。

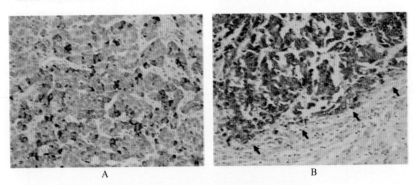

彩图 1-5-2　HCC 的免疫组织化学表型

A. Hepa1 阳性反应位于肿瘤细胞胞质；B. GPC3 阳性反应仅出现于癌组织，呈胞质和 / 或胞膜着色，右下方为癌旁肝组织，呈阴
性反应。

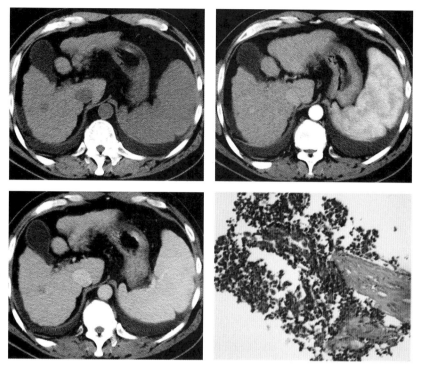

彩图 2-9-1　平扫示肝右叶低密度小结节影，增强扫描动脉期该结节呈轻度强化，
门脉期该结节内造影剂快速消退呈低密度改变，病理确诊 HCC

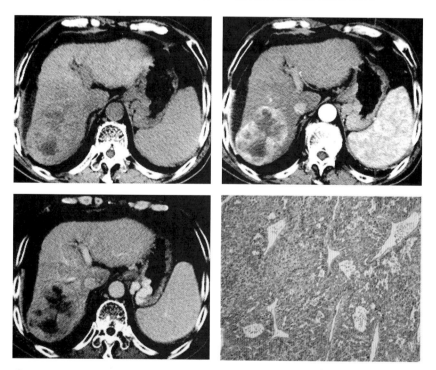

彩图 2-9-3　肝右叶低密度团块影，其内密度不均匀，可见更低密度坏死区，增强
扫描肿块呈不均匀强化，中心低密度区未见明确强化，门脉期肿块内造影剂快速
消退呈低密度，中心坏死区仍未见强化，诊断为肝细胞癌

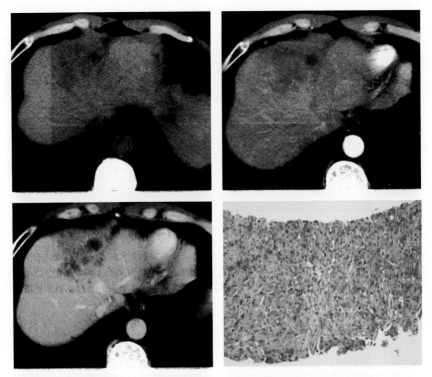

彩图 2-9-10　平扫示肝左叶低密度团块，动脉期肿块仅周边呈轻度强化，呈乏血供表现，门脉期病灶呈混杂低密度改变，边界欠清晰。诊断为胆管细胞癌

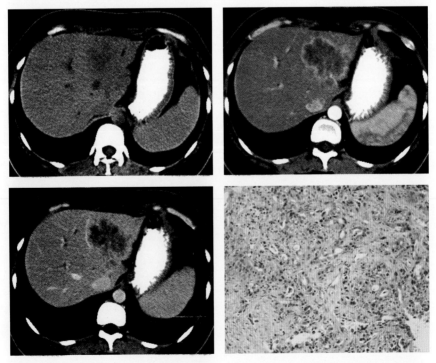

彩图 2-9-11　平扫示肝左叶低密度团块影，边界不清晰，可见肿块远端扩张胆管显影，动脉期肿块边缘环形强化，肿块呈分叶状，中心强化不明显，门脉期肿块呈低密度改变，远端扩张胆管清晰，诊断为胆管细胞癌

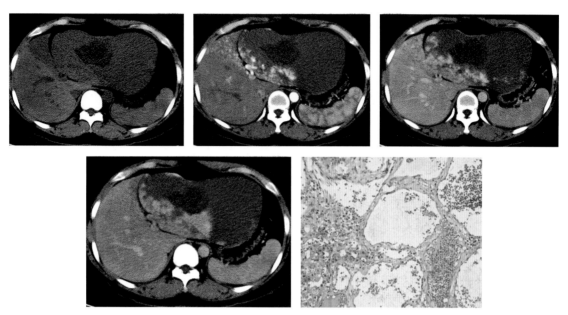

彩图 2-9-12　肝左叶巨大低密度团块影，边界清晰，中心可见类圆形更低密度影，增强扫描动脉期肿块周边可见半点及结节样强化，病灶大部分未见造影剂充填，门脉期及延迟期肿块内可见造影剂缓慢充填，中心类圆形更低密度影始终未见强化，诊断为血管瘤

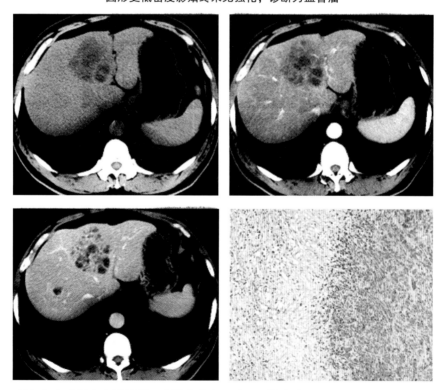

彩图 2-9-17　平扫肝左叶低密度团块影，边界尚清晰，增强扫描动脉期病变强化不明显，仅周边轻度强化，门脉期病灶呈"蜂窝状"强化，中心可见低密度脓腔及分隔强化

6

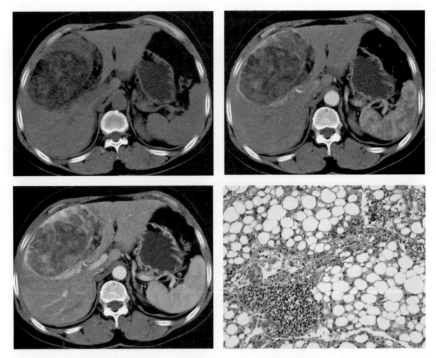

彩图 2-9-18　肝左右叶交界处低密度团块影,其内密度混杂,可见脂肪成分,增强扫描动脉期病变呈不均匀强化,周边环形强化门脉期病变仍呈不均匀强化,周围无明显血管受侵,诊断为肝脏血管平滑肌脂肪瘤

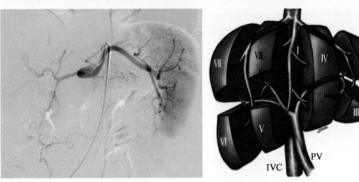

彩图 2-11-1　腹腔动脉造影显示肝总动脉、脾动脉和胃左动脉三大分支　　　　彩图 2-11-2　门静脉及肝静脉

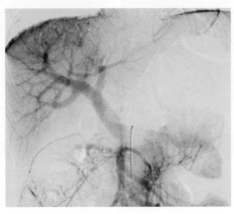

彩图 2-11-3　肠系膜上动脉插管行间接门静脉造影

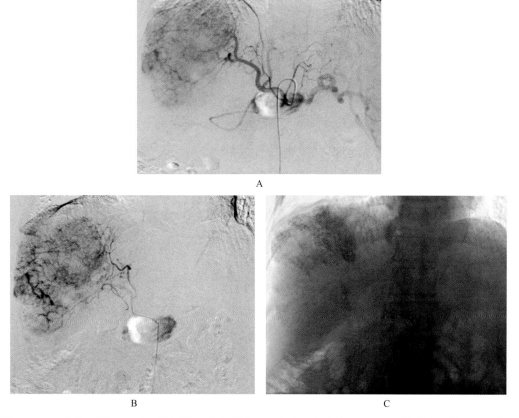

彩图 2-11-4　患者，男，58 岁。选择性肝动脉造影示肝右叶巨大肿块，可见明显的肿瘤血管和肿瘤染色，
TACE 后碘油沉积效果好

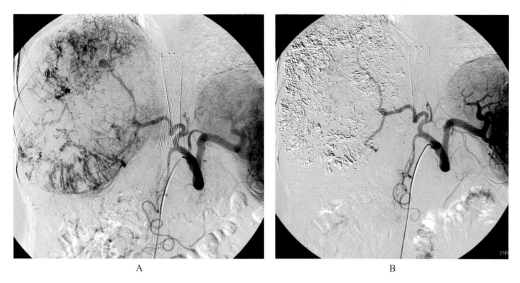

彩图 2-11-5　患者，男，72 岁。腹腔动脉造影显示肝右叶巨大肿块，可见明显的肿瘤血管和肿瘤染色。
TACE 后肿瘤染色消失（支架放置于下腔静脉内，治疗肿瘤压迫引起的下腔静脉狭窄）

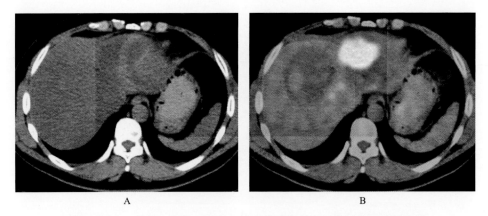

彩图 2-12-3　患者，男性，48 岁。肝左叶肿物手术切除证实胆管细胞癌
A. 同机 CT 图像，显示肝左叶低密度肿物；B. PET-CT 融合图像显示肝左叶肿物放射性摄取增高，最大 SUV8.4，延迟显像最大 SUV10.0

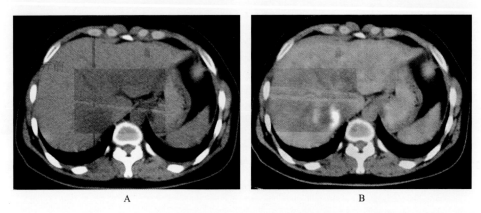

彩图 2-12-4　患者，女性，41 岁。肝右叶肿物手术切除证实"特殊感染（尤其是寄生虫感染）可能性大"
A. 同机 CT 图像，显示肝右叶低密度肿物；B. PET-CT 融合图像显示肝右叶肿物放射性摄取增高，最大 SUV4.5，延迟显像最大 SUV6.4

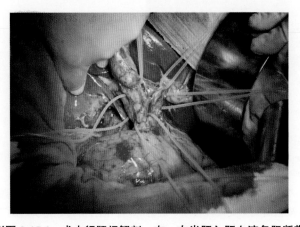

彩图 3-15-1　术中行肝门解剖，左、右半肝入肝血流备阻断带

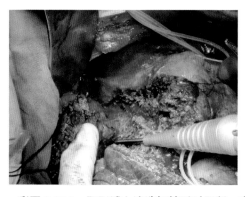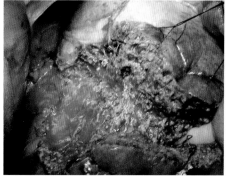

彩图 3-15-3　肝区域血流选择性适时阻断，应用超吸刀精细解剖行肝Ⅷ段、Ⅳ a 段切除

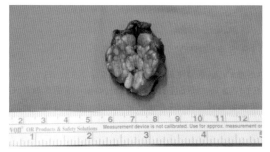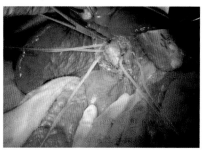

彩图 3-16-3　小肝癌切除标本　　　　　彩图 3-16-5　第一肝门解剖

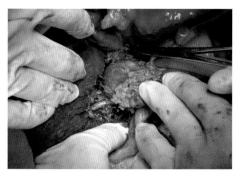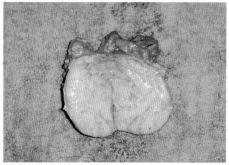

彩图 3-16-6　紧邻右肝静脉的肝癌　　　彩图 3-16-7　完整切除的肝门区小肝癌

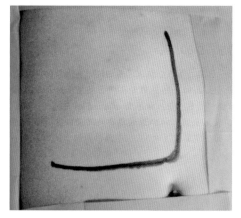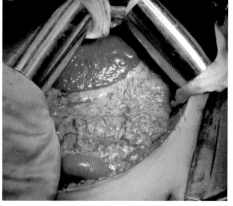

彩图 3-20-2　反"L"形切口

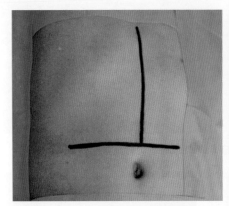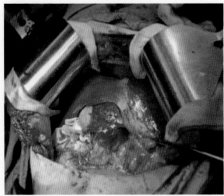

彩图 3-20-3　倒"T"字形切口

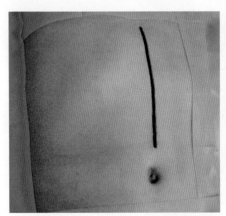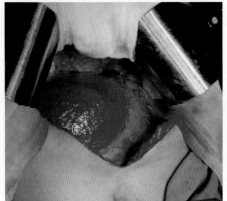

彩图 3-20-4　正中切口

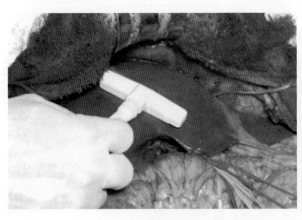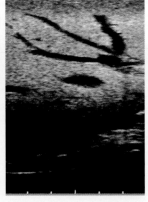

彩图 3-20-5　线阵探头术中扫描

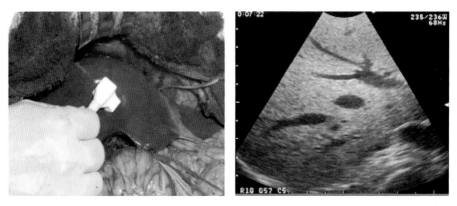

彩图 3-20-6　凸阵探头术中扫描

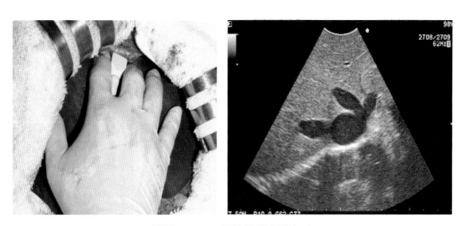

彩图 3-20-7　肝静脉根部的扫查

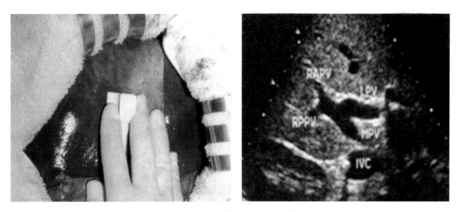

彩图 3-20-8　门静脉矢状部的扫查

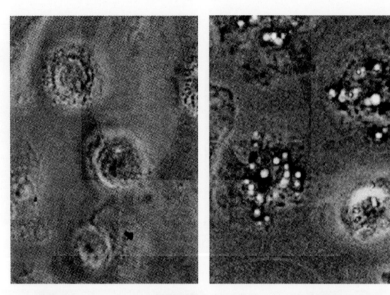

彩图 3-20-19　sonazoid 造影剂微泡被培养的肝脏库普弗细胞所吞噬

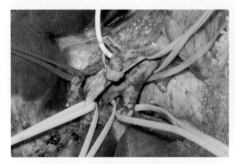

彩图 3-20-21　胆总管的前方为肝右动脉，后方为门静脉右支的前、后分支

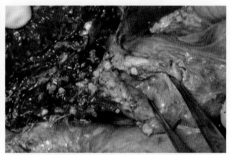

彩图 3-20-22　离断后肝右动脉、门脉右支，胆道右支的残端

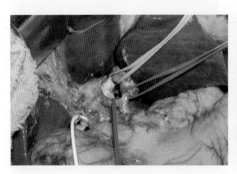

彩图 3-20-23　游离后牵引肝左动脉、肝中动脉及门脉左支

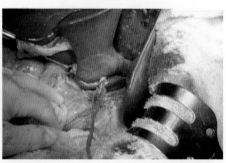

彩图 3-20-24　肝左动脉发自胃网膜左动脉

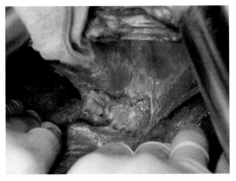

彩图 3-20-25　肝静脉根部的显露

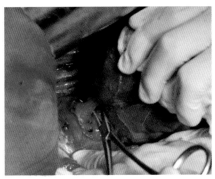

彩图 3-20-26　右侧肾上腺的游离

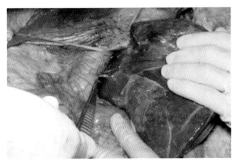

彩图 3-20-27　肝右静脉和 2 支右
后下静脉被充分显露

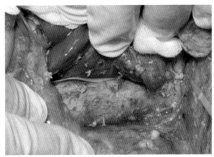

彩图 3-20-28　左尾状叶被充分显露

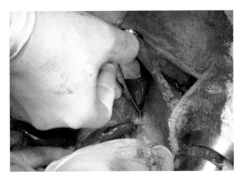

彩图 3-20-29　切断阿兰管

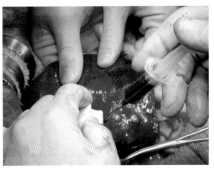

彩图 3-20-30　术中使用 Aloka UST-MC11-
8731 凸型探头对 P3 亚段进行穿刺及染
色区域标记

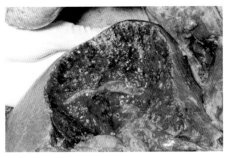

彩图 3-20-34　S8 腹侧亚及 S5 亚段切除术
后显露部分肝右静脉

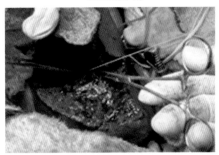

彩图 3-20-35　用直角钳处理格利森分支

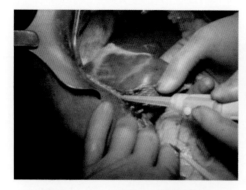
彩图 3-20-36　用 CUSA 离断肝实质

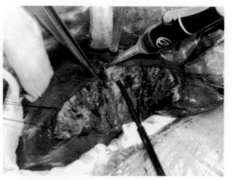
彩图 3-20-38　Tissuelink 联合 CUSA 的
　　　　　　肝脏切除

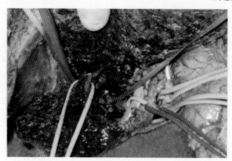
彩图 3-20-41　用绕肝带技术离断肝脏

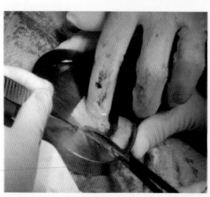
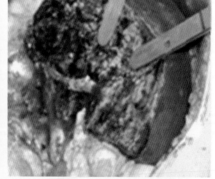
彩图 3-20-42　同种异体血管口径设计修剪后吻合

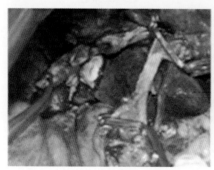
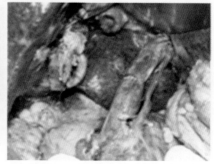
彩图 3-20-44　受侵门静脉的切除、重建

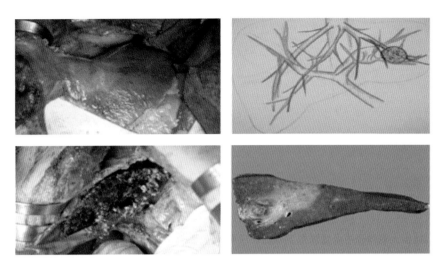

彩图 3-20-50　左外叶切除的草图、离断面及术后标本

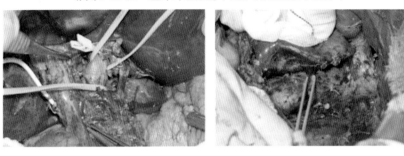

彩图 3-20-52　左半肝肝门的解剖　　　彩图 3-20-53　肝左尾状叶的离断

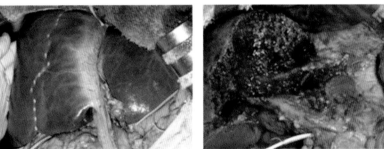

彩图 3-20-54　沿缺血线行左半肝离断和断面充分显露肝中静脉

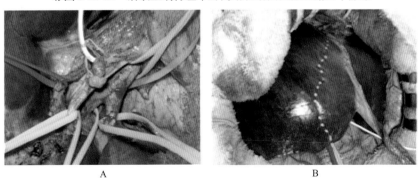

A　　　　　　　　　　　　　　B

彩图 3-20-57　肝门解剖

A. 肝门右侧的解剖及脉管牵引；B. 肝右叶缺血离断线

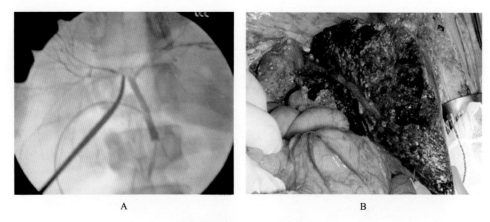

A   B

彩图 3-20-58　肝脏离断

A. 术中胆道造影；B. 断面显露肝中静脉

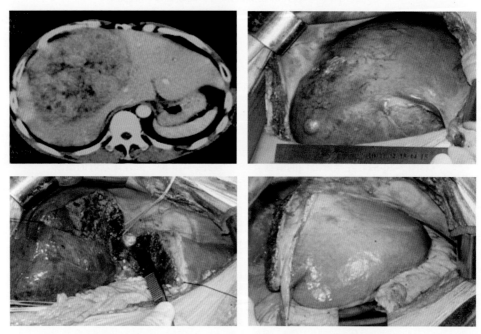

彩图 3-20-60　肿瘤的 CT 影像、术中位置、术中离断及余肝

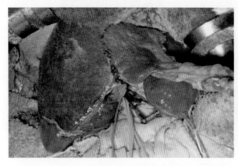

彩图 3-20-62　沿缺血线用电刀标记预定的肝
中叶切离线

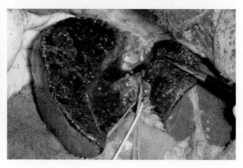

彩图 3-20-63　肝中叶切除后的断面

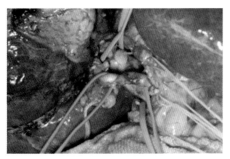

彩图 3-20-65 解剖右前叶肝门部

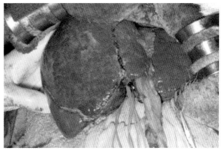

彩图 3-20-66 阻断肝右前叶门脉及动脉支，沿缺血线标记离断线

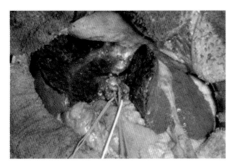

彩图 3-20-67 肝右前叶离断面

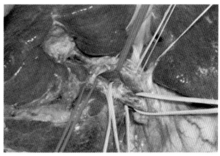

彩图 3-20-69 肝右后叶脉管的解剖牵引

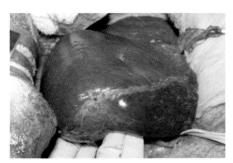

彩图 3-20-70 肝右后叶门静脉及动脉支结扎离断后沿缺血线用电刀在肝脏被膜上标记预定的切离线

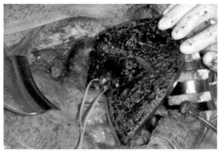

彩图 3-20-71 肝右后叶切除后的断面

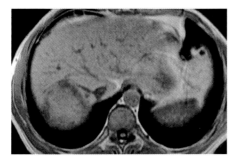

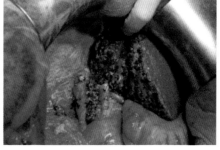

彩图 3-20-72 肿瘤的 MRI 影像及扩大右后叶切除的断面

18

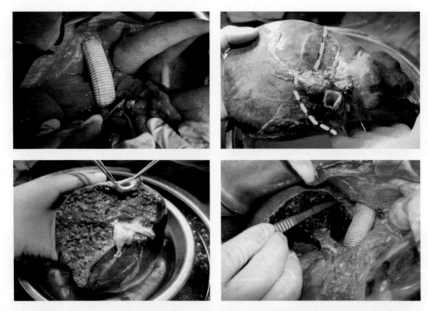

彩图 3-20-73　离体肝切除的人工血管重建、肝肿瘤切除修复及术后术野

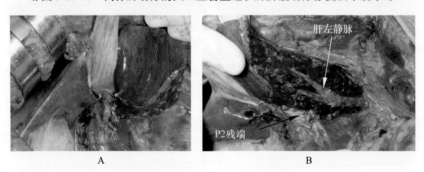

A　　　　　　　　　　　　B

彩图 3-20-75　一并勾法 S2 段切除法

A. P2 结扎离断后用电刀标记出离断范围；B. S2 断面显露了 P2 残端和肝左静脉主干

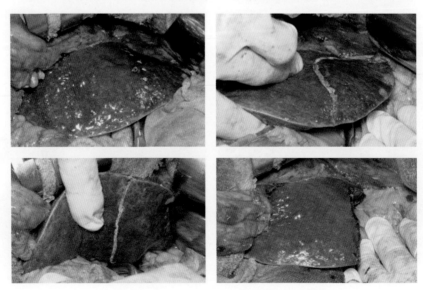

彩图 3-20-76　S2 段门静脉染色后标记切除

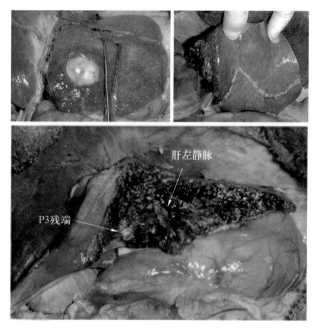

彩图 3-20-78　沿缺血线标记后切除 S3 段，断面显露 P3 残端和 V2 侧壁

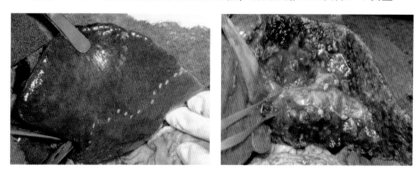

彩图 3-20-79　S3 段门静脉支染色后标记切离线及离断后断面

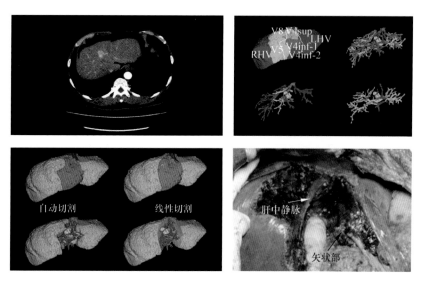

彩图 3-20-81　S4 段肿瘤的术前精准影像学评估及 S4 段解剖性切除后的断面

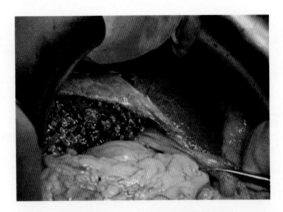

彩图 3-20-83　S4b 切除断面

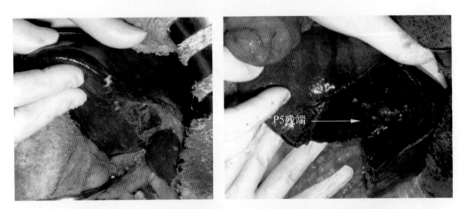

彩图 3-20-85　S5 段肝表面出现的染色区域及切除后的离断面

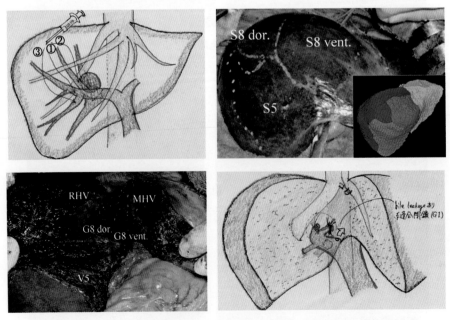

彩图 3-20-87　行 P5 及 P8 两分支穿刺染色后，沿标记线完成 S8 精准切除术，
断面显露肝右静脉的左侧壁、肝中静脉主干右侧壁及 S8 段门脉支残端

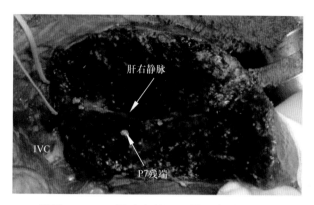

彩图 3-20-89　肝脏离断面显露肝右静脉主干
右侧壁及肝右后叶 S7 段门脉支的残端

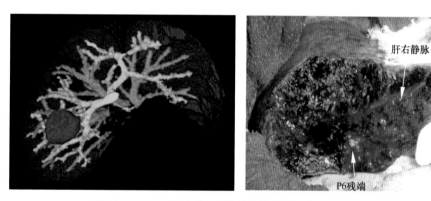

彩图 3-20-91　肿瘤在 S6 段所处的位置及术后的离断面

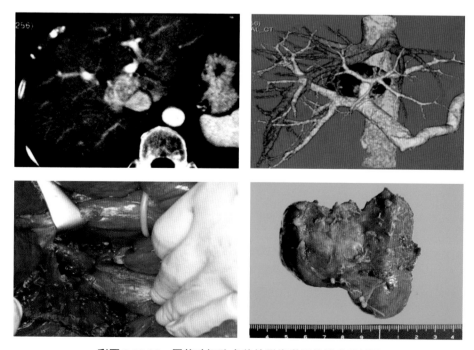

彩图 3-20-93　尾状叶切除术前的影像学评估及术后断面

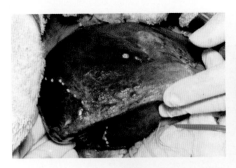
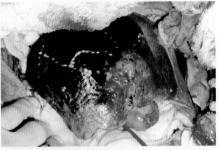

彩图 3-20-95　S4b、S5 及 S6 段的染色定位

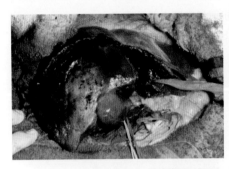
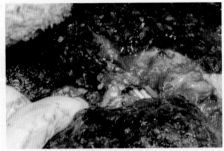

彩图 3-20-96　沿离断线切除 S4b、S5 及 S6 段以及术后残端

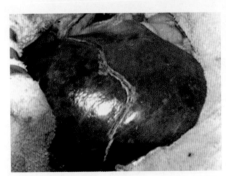
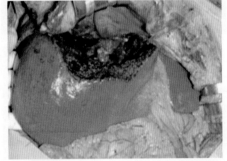

彩图 3-20-98　S7 和 S8 段染色后沿染色线做标记切离线　　彩图 3-20-99　S7 段联合 S8 的精准切除后的断面

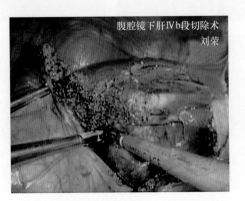

彩图 3-21-2　镜下联合使用超声刀、百科钳离断肝实质

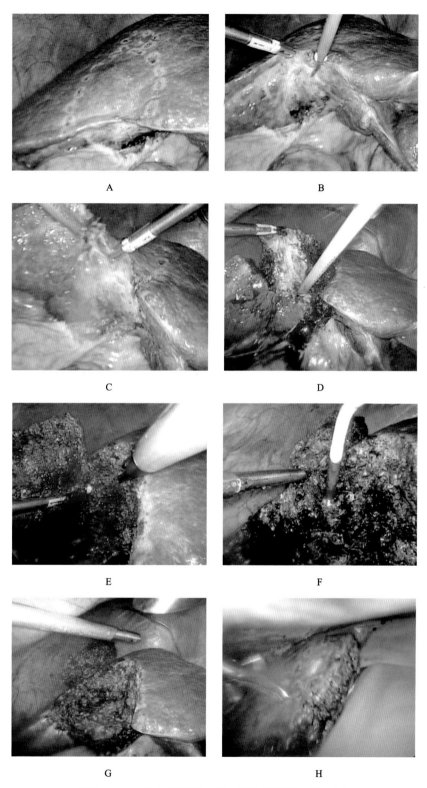

彩图 3-21-4　腹腔镜肝Ⅵ b 段 / Ⅴ段交界处肝癌切除术

A. 沿肿瘤周边划出预切线；B. 用超声刀沿肿瘤左侧离断肝实质；C. 用超声刀沿肿瘤右侧离断肝实质；D. 用超声刀沿肿瘤下
　缘离断肝实质；E. 用止血夹夹闭肿瘤供应血管；F. 用氩气刀喷凝创面；G. 创面处理完毕；H. 标本放入一次性取物袋

24

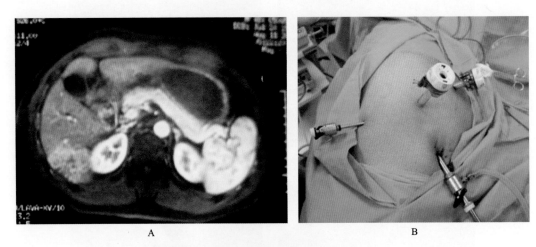

A B

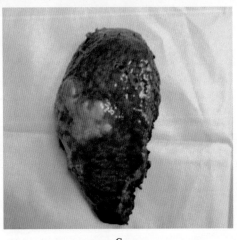

C

彩图 3-21-5　腹腔镜Ⅵ段肝癌切除术

A. Ⅵ段肝癌；B. 腹壁套管针（Trocar）布置；C. 手术标本

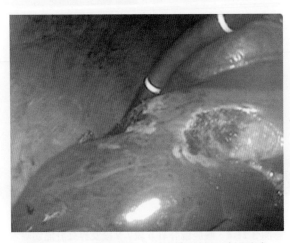

彩图 3-21-6　腹腔镜超声辅助腹腔镜肝脏切除术

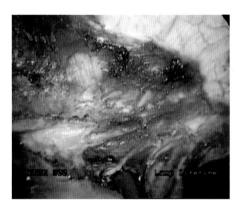

彩图 3-21-7　离断左三角韧带，游离左外叶

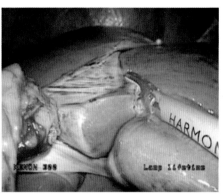

彩图 3-21-8　沿镰状韧带左侧旁 1cm
离断肝实质

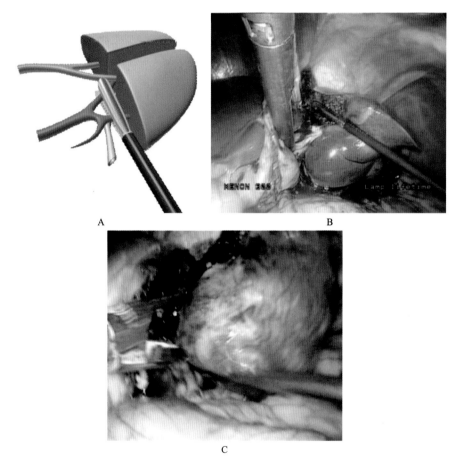

彩图 3-21-9　用直线切割闭合器离断Ⅱ／Ⅲ段血管蒂

A. 示意图；B、C. 手术录像截图

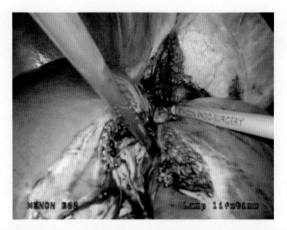

彩图 3-21-10　血管蒂离断后，用超声刀粗分离左肝静脉

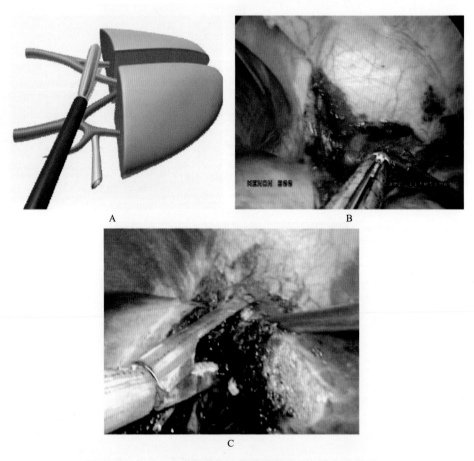

A

B

C

彩图 3-21-11　用直线切割闭合器离断粗分离后的肝左静脉

A. 示意图；B、C. 手术录像截图

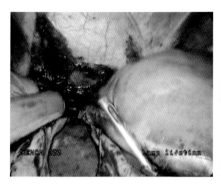 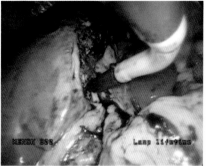

彩图 3-21-12　用可吸收夹夹闭残留肝组织　　彩图 3-21-13　用氩气刀喷凝创面

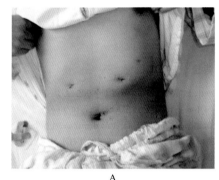 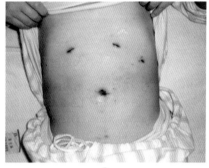

A　　　　　　　　　　　　　　　　　B

彩图 3-21-14　腹腔镜肝左外叶切除术出院时腹壁切口

A、B 均为良性疾病，标本钳碎后取出，因此未扩大皮肤切口

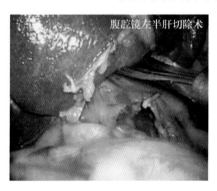 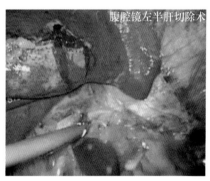

彩图 3-21-16　离断肝胃韧带　　　　彩图 3-21-17　分离静脉韧带

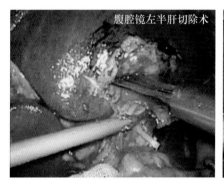 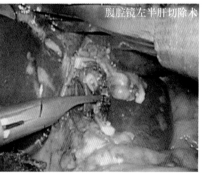

彩图 3-21-18　离断左肝动脉　　　　彩图 3-21-19　钳夹左侧门静脉

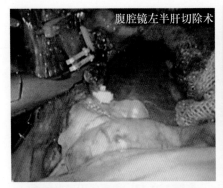

彩图 3-21-20 钳夹左侧门静脉

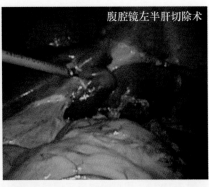

彩图 3-21-21 沿肝脏缺血线离断肝实质

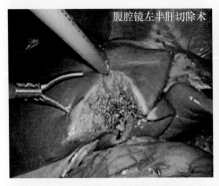

彩图 3-21-22 离断肝实质

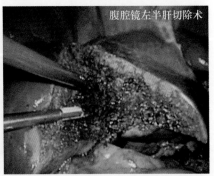

彩图 3-21-23 肝创面出血使用百科钳止血

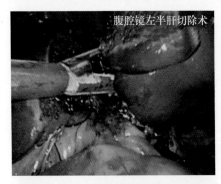

彩图 3-21-24 用直线切割闭合器闭合左侧肝门

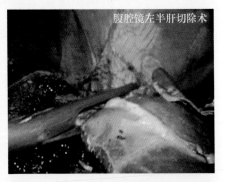

彩图 3-21-25 用直线切割闭合器闭合左肝静脉

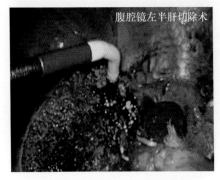

彩图 3-21-26 用氩气刀喷凝创面

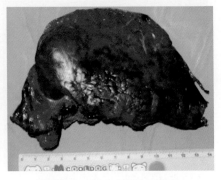

彩图 3-21-27 手术切除标本

29

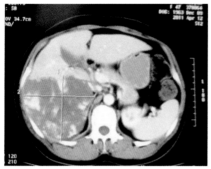

彩图 3-21-28　右肝巨大血管瘤

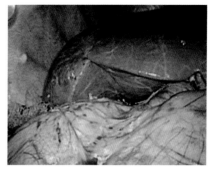

彩图 3-21-29　镜下探查见病变主要位于右后叶

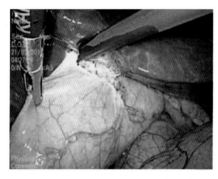

彩图 3-21-30　游离胆囊

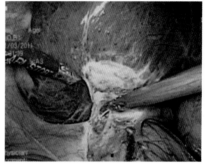

彩图 3-21-31　离断肝肾韧带，游离肝右叶

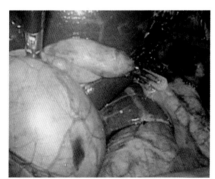

彩图 3-21-32　处理胆囊三角

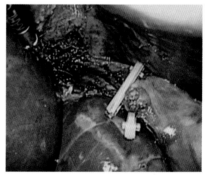

彩图 3-21-33　离断右肝动脉

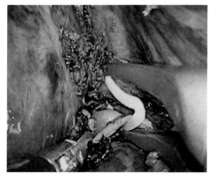

彩图 3-21-34　用 Hem-o-lok 夹关闭门静脉右支

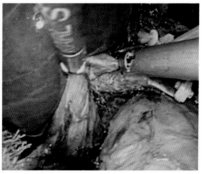

彩图 3-21-35　离断右尾状叶（右肝门下方肝实质）

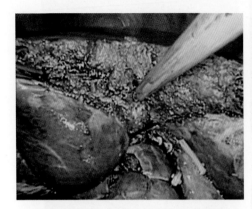
彩图 3-21-36　离断右肝门上方肝实质

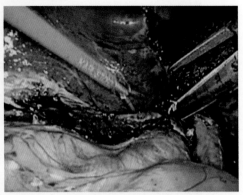
彩图 3-21-37　用直线切割闭合器离断右侧肝门

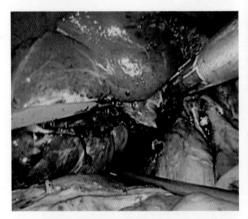
彩图 3-21-38　用直线切割闭合器离断右侧肝门

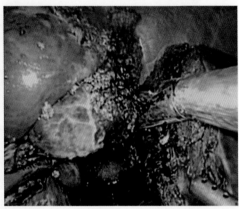
彩图 3-21-39　用直线切割闭合器离断右肝静脉

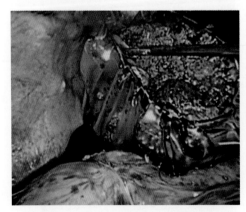
彩图 3-21-40　标本放入一次性取物袋

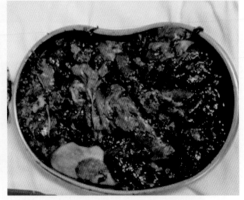
彩图 3-21-41　标本钳碎后取出

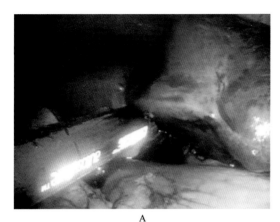

A

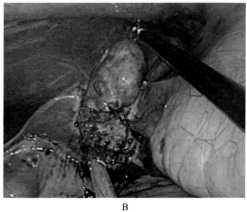
B

彩图 3-21-44　单孔腹腔镜手术操作关键步骤

A. 用切割闭合器闭合 Ⅱ/Ⅲ 段血管蒂；B. 用超声刀切除Ⅳ b 段肿瘤

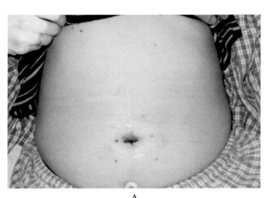
A

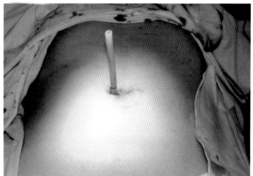
B

彩图 3-21-45　患者脐部切口

A. 术毕未留置腹腔镜引流管；B. 术毕经脐切口留置腹腔引流管

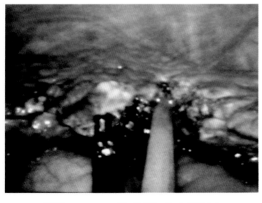

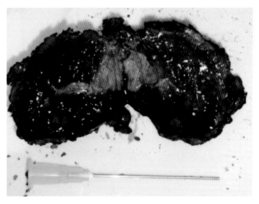

彩图 3-21-46　单孔下切除表浅肝癌　　　　**彩图 3-21-47　手术切除标本**

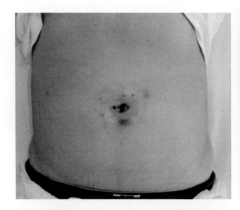
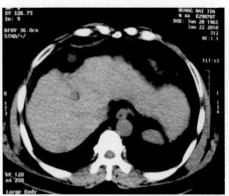

彩图 3-21-48　患者术后腹壁切口　　　　　　彩图 3-21-49　术后 1 周 CT 复查

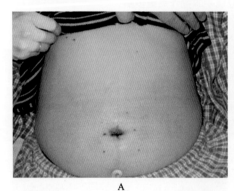
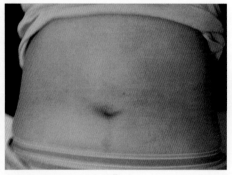

A　　　　　　　　　　　　　　　　B

彩图 3-21-50　单孔腹腔镜肝左外叶切除术后腹壁切口

A. 出院时；B. 术后 16 月

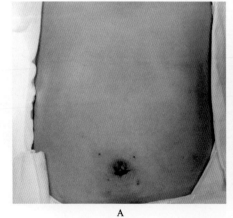
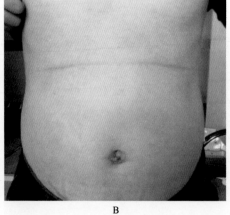

A　　　　　　　　　　　　　　　　B

彩图 3-21-51　单孔腹腔镜肝局部切除术后腹壁切口

A. 出院时；B. 术后 10 月

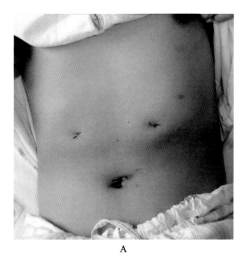 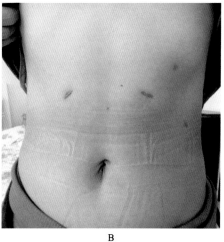

A   B

彩图 3-21-52　传统腹腔镜肝左外叶切除术后腹壁切口

A. 出院时；B. 术后 12 月

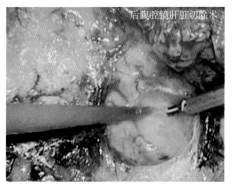 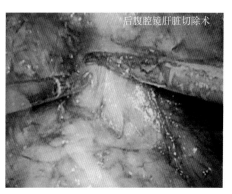

彩图 3-21-54　于腹膜反折内侧打开侧锥筋膜和肾周筋膜，进入肾周间隙　　**彩图 3-21-55　紧贴肾前筋膜深面向上向内侧**

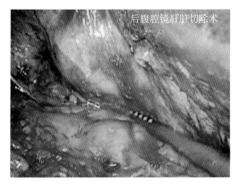 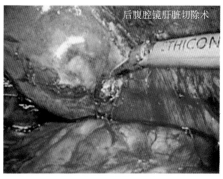

彩图 3-21-56　探及Ⅵ段肿瘤分离肾周脂肪囊，扩大肾周间隙　　**图 3-21-57　切开肝表面融合筋膜**

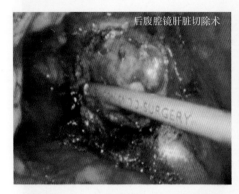

彩图 3-21-58 使用超声刀局部切除肝癌

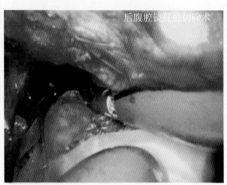

彩图 3-21-59 标本放入一次性取物袋

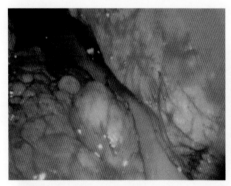

彩图 3-21-60 留置腹腔镜引流管 1 根

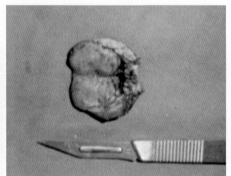

彩图 3-21-61 手术切除标本

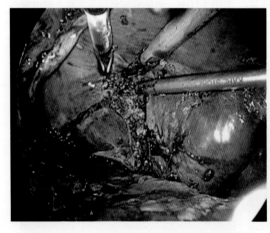

彩图 3-21-64 后腹腔镜下局部切除Ⅵ肝转移灶

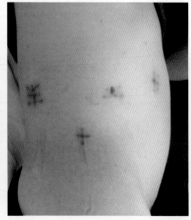

彩图 3-21-65 术后切口（此例患者同时行经腹腔的腹腔镜肝左外叶切除术）

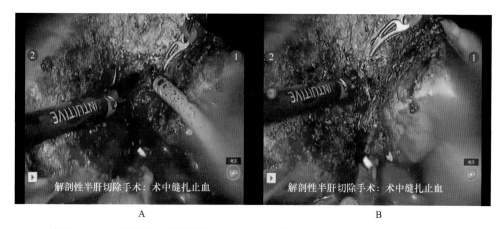

彩图 3-22-5 解剖性左半肝切除术中，超声刀分离肝实质时发生中肝静脉大出血

A. 随即用超声刀夹闭出血部位并锁定；B. 随后再缝合，结扎止血

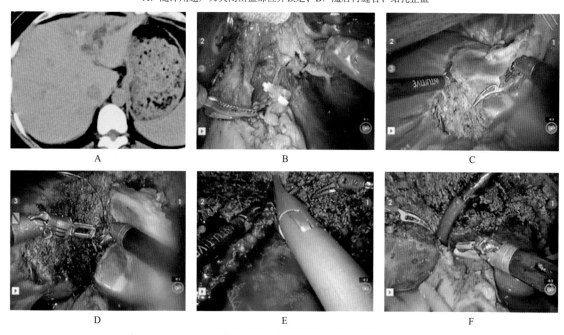

彩图 3-22-8 机器人规则性左半肝切除术和胆管探查（病例 9）

A. 术前 CT 显示左肝内胆管结石；B. 显露肝门后依次离断左肝蒂管道；C. 离断左肝蒂后，超声刀离断肝实质；D. 缝扎肝断面出血；E. 用 Hem-o-Lok 夹闭左肝静脉；F. 用胆道镜探查胆道

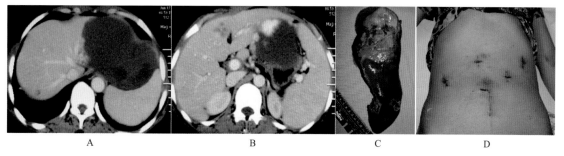

彩图 3-22-9 机器人左肝外叶切除术（病例 17）

A、B. 术前增强 CT 证实为最大直径 13cm 的左肝血管瘤；C. 切除标本；D. 术后腹部切口情况（箭头为操作第二肝门时的持镜臂 Trocar 位置）

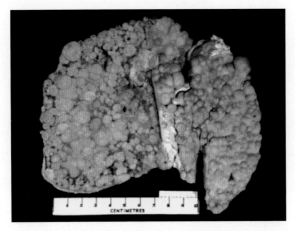

彩图 3-25-5　肝硬化大体病理标本

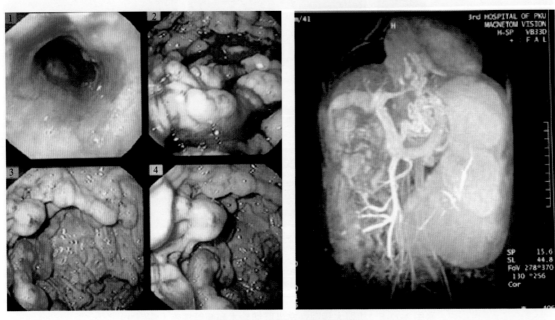

彩图 3-25-6　食管胃底静脉曲张

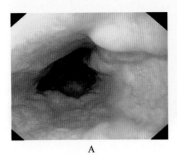

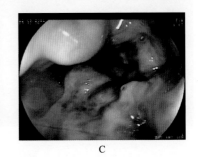

A　　　　　　　　　　　B　　　　　　　　　　　C

彩图 3-25-12　胃镜下食管静脉曲张

A. 轻度；B. 中度；C. 重度

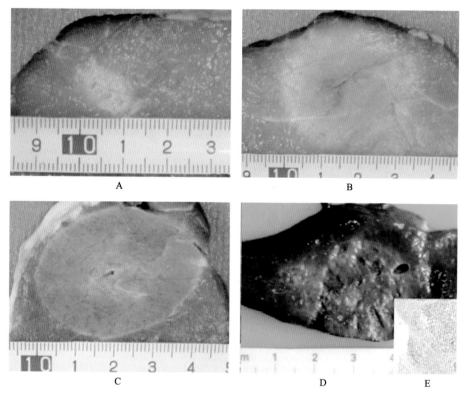

彩图 4-34-1　离体肌组织中酒精（99.5%）消融（A）、乙酸（50%）消融（B）与盐酸（6mol/L）消融（C）的范围、均匀度、边界的比较。离体肝组织中盐酸消融（D）病理切片示消融完全，界限清楚，周围组织无明显损伤（E）

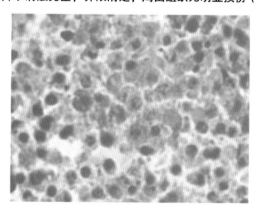

彩图 4-35-8　肿瘤病理镜下图像

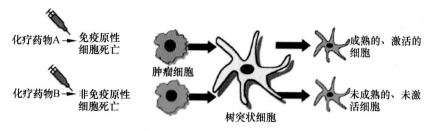

彩图 4-38-1　化疗所诱导的细胞死亡是否为免疫原性决定机体随后对肿瘤产生的免疫反应

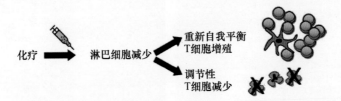

彩图 4-38-2　化疗所诱导的淋巴细胞数量减少有可能是有益的

因为：①其可以诱导 T 细胞的自体稳定性增生；②可以减少调节 T 细胞的数量。

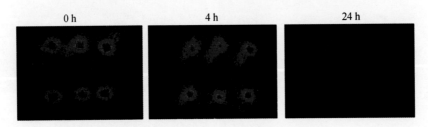

治疗后，Ara-C在C57小鼠B16黑色素瘤细胞中的保留时间

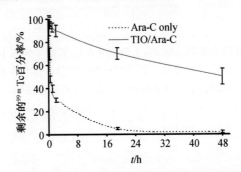

彩图 4-38-10　荷瘤小鼠瘤内注射给药后瘤内药物停留时间

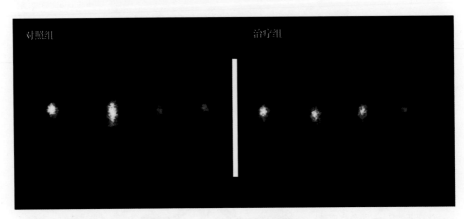

彩图 4-38-11　荷瘤小鼠注射药物 0.5h

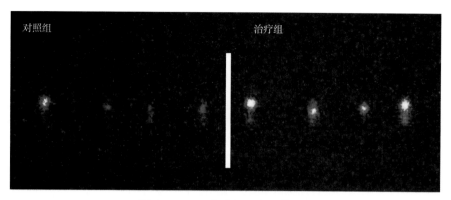

彩图 4-38-12　荷瘤小鼠注射药物 1h

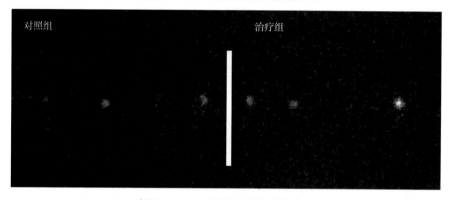

彩图 4-38-13　荷瘤小鼠注射药物 2h

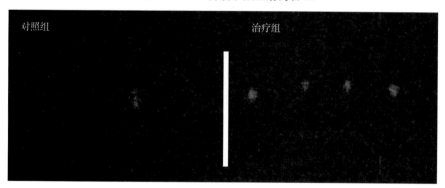

彩图 4-38-14　荷瘤小鼠注射药物 4h

彩图 4-38-15　荷瘤小鼠注射药物 8h

彩图 4-38-16　荷瘤小鼠注射药物 24h

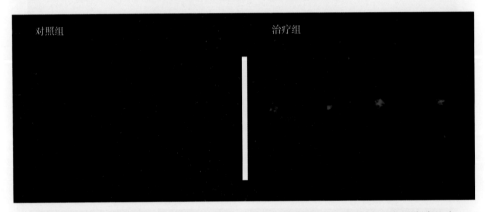

彩图 4-38-17　荷瘤小鼠注射药物 48h（对照组已无药物，以下时间只显示治疗组）

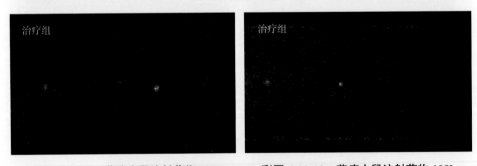

彩图 4-38-18　荷瘤小鼠注射药物 96h　　　　彩图 4-38-19　荷瘤小鼠注射药物 108h

彩图 4-38-20　荷瘤小鼠注射药物 132h

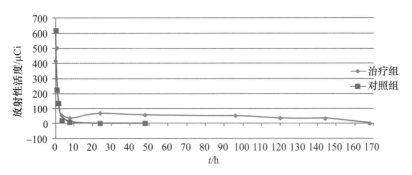

彩图 4-38-21　荷瘤小鼠药物停留时间散点图

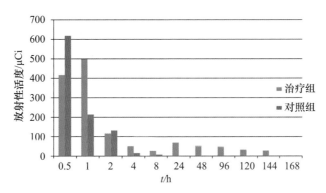

彩图 4-38-22　荷瘤小鼠药物停留时间柱状图

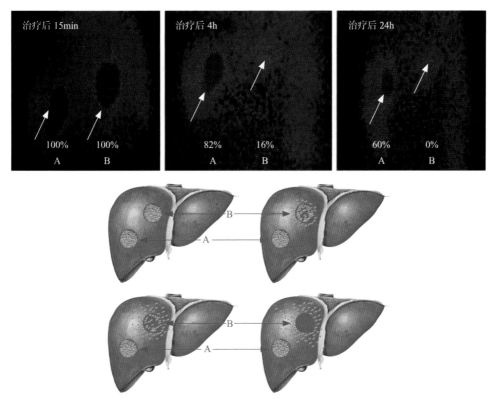

彩图 4-38-23　肝癌注射药物前、后药物停留时间变化（A 缓释，B 未缓释）

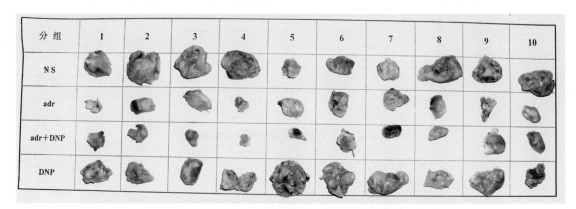

彩图 4-38-41　DNP 联合化疗药物对荷 H22 肝癌小鼠的抗肿瘤作用

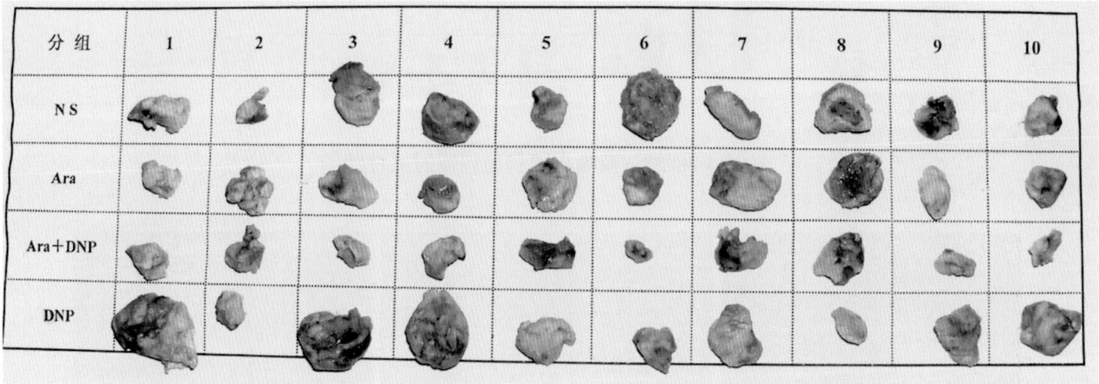

彩图 4-38-42　DNP 联合化疗药物对荷 S180 肝癌小鼠的抗肿瘤作用

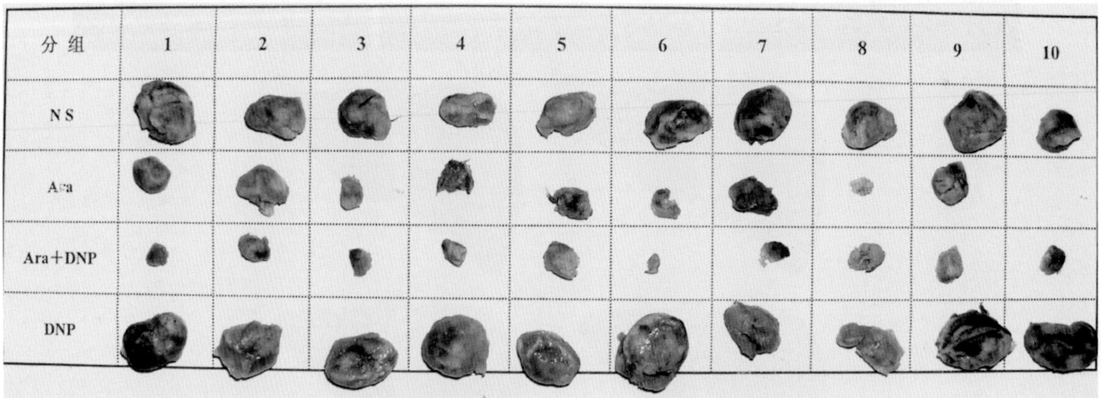

彩图 4-38-43　DNP 联合化疗药物对荷 Lewis 肺癌小鼠的抗肿瘤作用

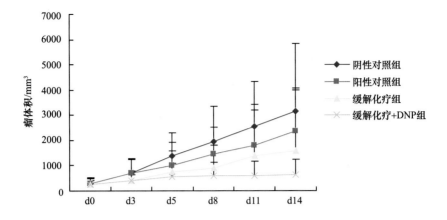

彩图 4-38-44　DNP 联合化疗瘤内注射对黑色素瘤 B16 的抑制作用

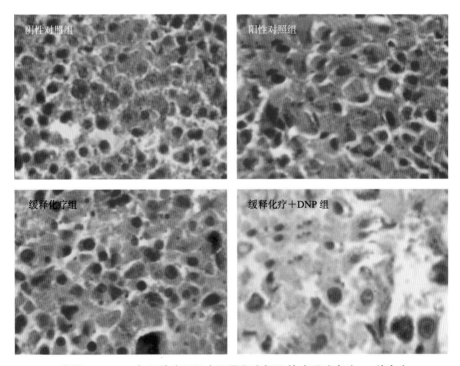

彩图 4-38-45　各组肿瘤组织中不同程度坏死的病理改变（HE 染色）

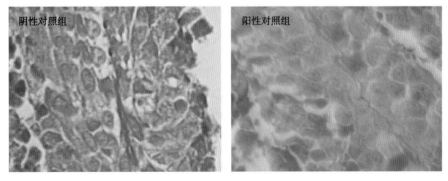

彩图 4-38-46　各组肿瘤组织胶原纤维染色

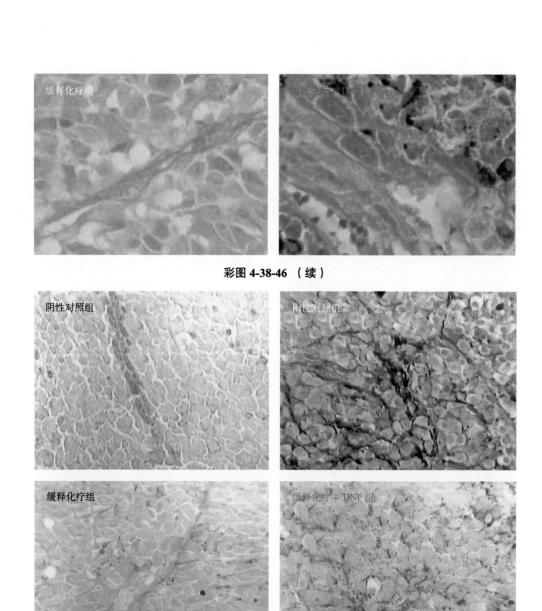

彩图 4-38-46 （续）

彩图 4-38-47　各组肿瘤组织弹力纤维染色

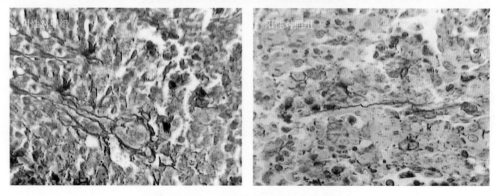

彩图 4-38-48　各组肿瘤组织网状纤维染色

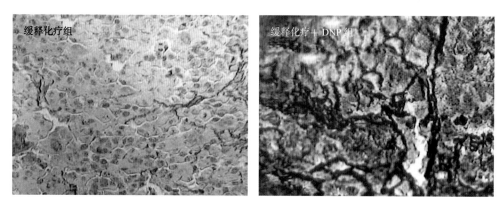

彩图 4-38-48 （续）

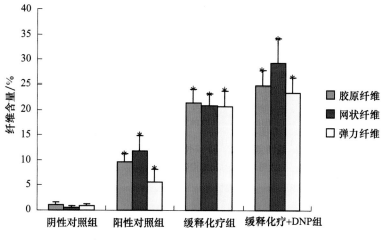

彩图 4-38-49　各组小鼠纤维含量比较图

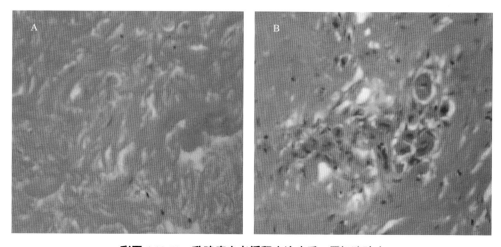

彩图 4-38-50　乳腺癌患者缓释库治疗后 8 周切除肿瘤

A 为肿瘤发生纤维化；B 为纤维化组织肿瘤细胞

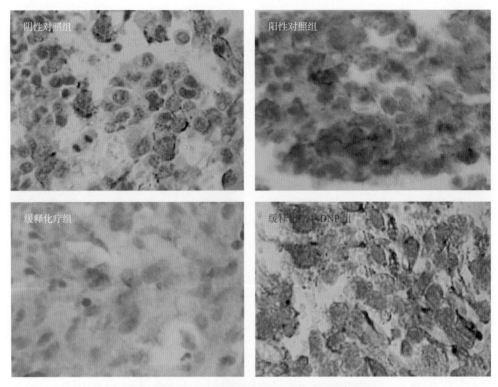

彩图 4-38-51　各组肿瘤组织 ICAM-1 免疫组化染色

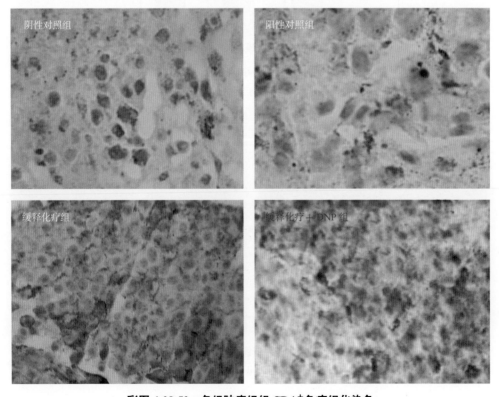

彩图 4-38-53　各组肿瘤组织 CD4$^+$免疫组化染色

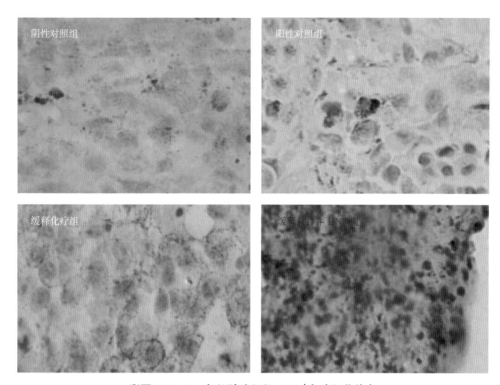

彩图 4-38-54　各组肿瘤组织 CD8$^+$免疫组化染色

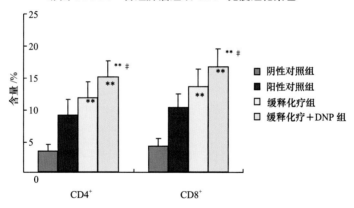

彩图 4-38-55　各组肿瘤组织 CD4$^+$和 CD8$^+$含量比较

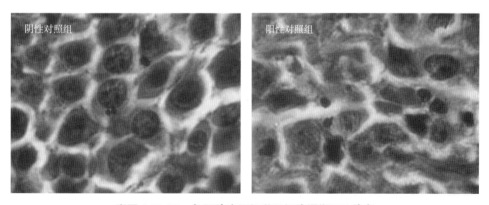

彩图 4-38-56　各组肿瘤组织淋巴细胞浸润 HE 染色

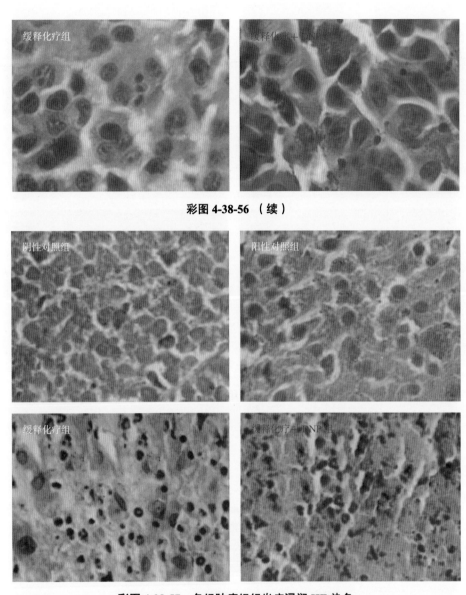

彩图 4-38-56 （续）

彩图 4-38-57　各组肿瘤组织炎症浸润 HE 染色

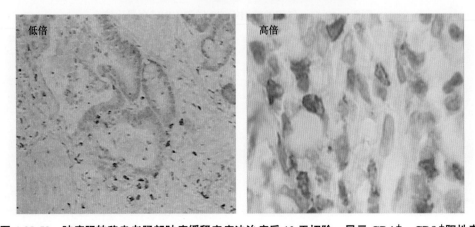

彩图 4-38-58　肺癌肠转移患者肠部肿瘤缓释库疗法治疗后 10 天切除，显示 CD4$^+$、CD8$^+$阳性表达

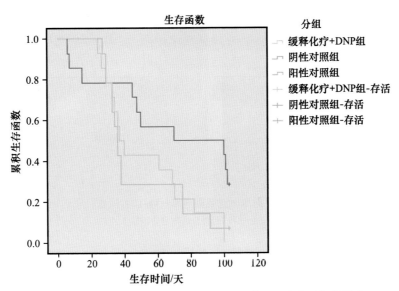

彩图 4-38-59　DNP 联合化疗对荷 H22 肝癌小鼠生存时间的影响

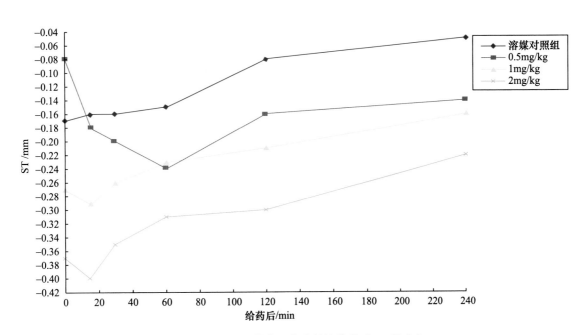

彩图 4-38-60　比格犬肌内注射给药前后 ST 段改变

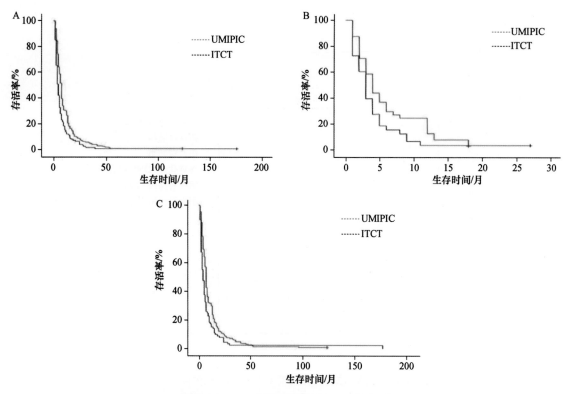

彩图 4-38-62　生存曲线（Kaplan-Meier）

A. 加佐剂缓释库治疗组和未加佐剂缓释库治疗组患者的 OS 曲线（*p*=0.000）。该图显示，加佐剂缓释库治疗组和未加佐剂缓释库治疗组的 6 个月和 1 年生存率有显著差异，这表明半抗原在延长患者生存时间中起重要作用。B. 单次给药治疗的加佐剂缓释库治疗组和未加佐剂缓释库治疗组中患者的 OS 曲线（*p*=0.000）。该图显示，多次给药的加佐剂缓释库治疗组和未加佐剂缓释库治疗组的 6 个月和 1 年生存率有显著差异。这表明在单次给药治疗中，半抗原在延长患者生存时间中也发挥了重要作用。C. 多次给药的加佐剂缓释库治疗组和未加佐剂缓释库治疗组中患者的 OS 曲线（*p*=0.000）。该图显示，在多次给药治疗中，加佐剂缓释库治疗组和未加佐剂缓释库治疗组的 6 个月和 1 年生存率有显著差异。这表明在多次给药治疗中，半抗原在延长患者生存时间中起着重要作用。

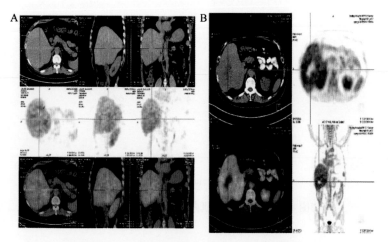

彩图 4-38-63　患者治疗前后 PET/CT 检查结果对比

治疗前（A）PET/CT 显像肿瘤代谢不旺盛，治疗后（B）肿瘤代谢比治疗前明显旺盛，说明代谢增强不是肿瘤自身代谢增强，而是引发了急性炎症反应，可能是发生了特异性免疫反应